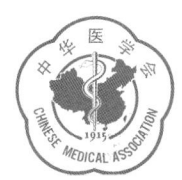

中国医学发展系列研究报告

麻醉学进展
【2017】

中华医学会 编 著
熊利泽 邓小明 主 编

中华医学电子音像出版社
CHINESE MEDICAL MULTIMEDIA PRESS
北 京

图书在版编目（CIP）数据

麻醉学进展．2017 / 熊利泽，邓小明主编．—北京：中华医学电子音像出版社，2018.10

ISBN 978-7-83005-113-6

Ⅰ．①麻…　Ⅱ．①熊…　②邓…　Ⅲ．①麻醉学—进展—中国—2017　Ⅳ．① R614

中国版本图书馆 CIP 数据核字（2018）第 218597 号

麻醉学进展（2017）
MAZUI XUE JINZHAN（2017）

主　　编：	熊利泽　邓小明
策划编辑：	裴　燕　孙葵葵
责任编辑：	孙葵葵
文字编辑：	王月红
校　　对：	龚利霞
责任印刷：	李振坤
出版发行：	中华医学电子音像出版社
通信地址：	北京市东城区东四西大街 42 号中华医学会 121 室
邮　　编：	100710
E - mail：	cma-cmc@cma.org.cn
购书热线：	010-85158550
经　　销：	新华书店
印　　刷：	北京顶佳世纪印刷有限公司
开　　本：	889 mm×1194 mm　1/16
印　　张：	28
字　　数：	700 千字
版　　次：	2018 年 10 月第 1 版　　2018 年 10 月第 1 次印刷
定　　价：	150.00 元

版权所有　侵权必究

购买本社图书，凡有缺、倒、脱页者，本社负责调换

内 容 简 介

本书为"中国医学发展系列研究报告"丛书之一，旨在记录中国麻醉学领域的创新发展和学科建设，以期对该专业后续发展起到良好指导和推动作用。本书全面、详细地总结与记载了中华医学会麻醉学分会2017年度工作进展，包括工作概览、中国麻醉学科建设进展、创建中国麻醉学院、践行围术期医学进展、患者教育与麻醉科普、国内外学术会议与交流、中国麻醉学者获得国家自然科学基金概况、中国麻醉学教育与培训、精准医疗扶贫、爱心医疗及基层医疗；从中国麻醉学者2017年在PubMed及中文核心学术期刊发表的6 000余篇论文中精选出其中的15%编撰成一年回顾，包括麻醉药物研究进展、麻醉方法研究进展、麻醉并发症与围术期医学、围术期器官保护研究进展、危重症医学研究进展、疼痛研究进展、港澳台地区研究进展及其他研究进展等，并精选了其中146篇文摘，由资深的相关专家撰写了评述。本书多角度、全方位地反映了中国麻醉学科与麻醉学者2017年度在医疗、教学、科研、学术交流及学科发展等方面的诸多工作业绩，汇聚国内麻醉学者在"新理论、新技术、新疗法和新观念"上的洞见，既追踪了我国麻醉学研究热点与进展，也及时总结了本学科发展的成绩。本书可作为麻醉学及相关专业从业者的临床和科研指导用书，也可供卫生管理人员参考。

中国医学发展系列研究报告
麻醉学进展（2017）
编委会

主　　编　熊利泽　邓小明

学术顾问（以姓氏笔画为序）

于布为　马　虹　马正良　王天龙　王秀丽　王国年　王国林
王俊科　方向明　田玉科　庄心良　刘　进　米卫东　孙大金
李天佐　李师阳　吴新民　张　卫　罗爱伦　郑　宏　俞卫锋
姚尚龙　徐军美　郭　政　郭向阳　黄文起　黄宇光　喻　田
鲁开智　曾因明　薛张纲

编　　委（以姓氏笔画为序）

王　庚　王　晟　王　强　王　锷　王英伟　王海云　仓　静
卞金俊　朱　涛　刘克玄　许平波　李文献　李金宝　余剑波
张　兵　张加强　陈向东　邵建林　欧阳文　易　杰　赵　晶
思永玉　袁红斌　夏中元　高　鸿　梅　伟　戚思华　董海龙
韩如泉　谢玉波　蔡宏伟　薛庆生

主编助理　薄禄龙　杨谦梓　白　雪

评述专家（以姓氏笔画为序）

王　庚　王　晟　王　强　王英伟　王国林　王海云　车向明
卞金俊　尹毅青　邓小明　吕　欣　庄心良　刘艳秋　刘绮虹
安海燕　杜洪印　李　姝　杨　岑　余相地　余剑波　张　兵
张加强　张篷勃　邵建林　范　婷　杭燕南　欧阳文　赵　晶
赵振龙　思永玉　姜春玲　姚志文　袁红斌　耿志宇　夏中元
倪新莉　徐子锋　徐美英　高　鸿　郭曲练　郭培培　梅　伟
阎文军　董一女　董海龙　韩如泉　鲁开智　谢玉波　蔡宏伟
裴有铭　廖欣鑫　熊利泽　缪长虹　薛庆生　薛张纲　薛荣亮
魏　珂

参编人员（以姓氏笔画为序）

万小健　马　宇　王　庚　王　晟　王　朔　王　婕　王　强
王　戡　王　锷　王英伟　王贵龙　王海云　韦锦锋　仓　静
卞金俊　文平山　尹毅青　邓　萌　邓文涛　卢纯华　史　佳
冉明梓　白　雪　包　睿　朱　涛　朱昭琼　任　浩　任宪凤
刘　建　刘　星　刘　悦　刘克玄　刘艳秋　许　涛　许平波
孙　哲　孙　蓓　花　晴　花　璐　李　姝　李　爽　李卫霞
李元涛　李文献　李华宇　李金宝　李健楠　杨　涛　杨夏敏
杨谦梓　吴朝萌　余剑波　余喜亚　邹　最　邹丽华　张　兵
张加强　张志发　张芳玲　张喜洋　陈　功　陈　辉　陈向东
陈治军　邵建林　武晓文　林思芳　欧阳文　易　杰　金　华
周　莉　周柏伟　郑少强　郑华容　郑媛芳　赵　晶　赵　觐
赵广超　赵尧平　赵秉诚　赵茗姝　赵聪聪　胡宝吉　胡家祺
思永玉　段　乐　宣　烨　袁红斌　贾怡童　贾继娥　夏中元
徐金东　卿文祥　凌晓敏　高　鸿　郭远波　陶建平　黄文芳
梅　伟　戚思华　龚　丽　崔倩宇　符校魁　董树安　董海龙
蒋　龙　韩如泉　覃　罡　谢玉波　谢宇颖　谢思宁　雷少青
蔡宏伟　廖　娟　黎曈亮　潘玩莹　薛庆生　薄禄龙　魏　玮

序

习近平总书记指出："没有全民健康，就没有全面小康"。医疗卫生事业关系着亿万人民的健康，关系着千家万户的幸福。随着经济社会快速发展和人民生活水平的提高，我国城乡居民的健康需求明显增加，加快医药卫生体制改革、推进健康中国建设已成为国家战略。中华医学会作为党和政府联系广大医学科技工作者的桥梁和纽带，秉承"爱国为民、崇尚学术、弘扬医德、竭诚服务"的百年魂和价值理念，在新的百年将增强使命感和责任感，当好"医改"主力军、健康中国建设的推动者，发挥专业技术优势，紧紧抓住国家实施创新驱动发展战略的重大契机，促进医学科技领域创新发展，为医药卫生事业发展提供有力的科技支撑。

服务于政府、服务于社会、服务于会员是中华医学会的责任所在。我们从加强自身能力建设入手，努力把学会打造成为国家医学科技的高端智库和重要决策咨询机构；实施"品牌学术会议""精品期刊、图书""优秀科技成果评选与推广"三大精品战略，成为医学科技创新和交流的重要平台，推动医学科技创新发展；发挥专科分会的作用，形成相互协同的研究网络，推动医学整合和转化，促进医疗行业协调发展；积极开展医学科普和健康促进活动，扩大科普宣传和医学教育覆盖面，服务于社会大众，惠及人民群众。为了更好地发挥三个服务功能，我们在总结经验的基础上，策划了记录中国医学创新发展和学科建设的系列丛书《中国医学发展系列研究报告》。丛书将充分发挥中华医学会88个专科分会专家们的聪明才智、创新精神，科学归纳、系统总结、定期或不定期出版各个学科的重要科研成果、学术研究进展、临床实践经验、学术交流动态、专科组织建设、医学人才培养、医学科学普及等，以期对医学各专业后续发展起到良好的指导和推动作用，促进整个医学科技和卫生事业发展。学会要求相关专科分会以高度的责任感、使命感和饱满的热情认真组织、积极配合、有计划地完成丛书的编写工作。

本着"把论文写在祖国大地上，把科技成果应用在实现现代化的伟大事业中"的崇高使命，《中国医学发展系列研究报告》丛书中的每一位作者，所列举的每一项研究，都是来自"祖国的大地"、来自他们的原创成果。该书及时、准确、全面地反映了中华医学会各专科分会的现状，系统回顾和梳理了各专科医务工作者在一定时间段内取得的工作业绩、学科发展的成绩与进步，内容丰富、资料翔实，是一套实用性强、信息密集的工具书。我相信，《中国医学发展系列研究报告》丛书的出版，让广大医务工作者既可以迅速把握我国医学各专业蓬勃发展的脉搏，又能在阅读学习过程中不断思考，产生新的观念与新的见解，启迪新的研究，收获新的成果。

《中国医学发展系列研究报告》丛书付梓之际,我谨代表中华医学会向全国医务工作者表示深深的敬意!也祝愿《中国医学发展系列研究报告》丛书成为一套医学同道交口称赞、口碑远播的经典丛书。

百年追梦,不忘初心,继续前行。中华医学会愿意与全国千百万医疗界同仁一道,为深化医疗卫生体制改革、推进健康中国建设共同努力!

中华医学会会长

前　言

现代麻醉学的发展已有170多年的历史，从单纯关注患者手术中的麻醉发展到如今关注患者术前疾病防治与准备、术中麻醉管理及术后监护与治疗，其内涵也逐渐延伸，涵盖了临床麻醉、危重症医学、疼痛诊疗等多个专业及亚学科。在科技高速发展、麻醉安全与质量不断提高的当今，仅关注手术期间麻醉实施已无法适应新时代的需求；为了适应新时代的需求，通过加强医学教育培训和加大科学研究力度，麻醉科医师正逐步转变为围术期医师。

2016年，中华医学会麻醉学分会明确提出"从麻醉学到围术期医学"转变是中国麻醉学科的发展方向，并于2016年全国麻醉学术年会上首次设立了"从麻醉学到围术期医学"的年会主题，拉开了"从麻醉学到围术期医学"转变的帷幕。2017年末，中华医学会麻醉学分会在"从麻醉学到围术期医学"的基础上，提出了"从麻醉大国到麻醉强国"的发展目标。

在中华医学会领导的倡导与指示下，我们编著的《麻醉学进展（2015）》成为中华医学会"中国医学发展系列研究报告"的第一部。《麻醉学进展（2016）》也在随后一年顺利出版，并得到中华医学会领导的高度评价与肯定。本着客观记录并反映全国麻醉同道工作的初衷，按照中华医学会领导的统一布置与指示，今年编著《麻醉学进展（2017）》，继续展示全国麻醉同道所取得的成绩。

本书编委会成员由中华医学会麻醉学分会、中华医学电子音像出版社以及主编从国内麻醉学界知名度较高、学术造诣较深的中、青年专家中遴选而成，都是我国麻醉学工作一线的业务骨干，不但具有扎实的基础理论知识和丰富的临床经验，而且才思敏捷，精力充沛，同时具有很强的执行力。2018年4月13日，本书全体编委及主编助理在云南昆明市召开"《麻醉学进展（2017）》编写工作会议"。会议详细讨论并确定了本书编写指导思想、组织结构、各章节内容与分工、编写要求与进度等。

2017年度，中国麻醉学者完成了大量的临床与基础研究工作。编委会通过制订严格的文献检索策略，按照统一的文献纳入和排除标准筛选检索结果。检索结果表明，2017年PubMed共收录我国麻醉学者各类论文3 057篇（含国际合作），较2016年增加681篇。我国麻醉学者2017年在国内核心期刊上发表的近4 000篇论文也被纳入本书编撰范围。更重要的是，本书将我国台湾、香港及澳门地区麻醉学者2017年度发表的近100篇PubMed收录的论文也纳入总结分析。

本书第一章系统梳理了中华医学会麻醉学分会2017年度工作进展，通过10方面的内容，全面详细地回顾与记载了中华医学会麻醉学分会过去一年的工作概览、中国麻醉学科建设进展、创建中国麻醉学院、践行围术期医学进展、患者教育与麻醉科普、国内学术会议及学术交流、国际学术交流及国际学术组织任职情况、中国麻醉学者获得国家科研基金分析、中国麻醉学教育与培训、精准医疗扶贫、爱心医疗及基层医疗等内容。

为了全面、客观地反映我国麻醉学研究水平，编委及编者遵循优中选优的原则，从纳入本书编写范围的所有论文中，精选出其中约15%的论文并将其写入本书第二至九章的年度回顾。该部分内容系统、精练地反映了2017年度我国麻醉学者在麻醉药物研究进展、麻醉方法研究进展、麻醉并发症与围术期医学、围术期器官保护研究进展、危重症医学研究进展、疼痛研究进展、港澳台地区研究进展及其他研究进展等领域所取得的研究成果。该部分内容具有很强的系统回顾性，读者能够从中迅速地对我国麻醉学者当前的研究方向、研究热点以及研究成果形成一个框架，在知识中寻找见识。

最后，在反复品读入选论文的基础上，编委及编者精选了本领域内具有较高水平的优秀论著（约5%），将其归纳入本书第十章"中国麻醉学研究精选文摘与评述"。在146篇精选文摘与评述中，编者力求突出原文要点，评述专家就该研究的先进性、科学性与实用性，与国内外同类研究的差距以及今后研究方向或展望等进行了言简意赅的点评。

付梓印刷之际，我们要感谢孜孜不倦地奋战在医、教、研一线的中国麻醉学者，他们的辛勤耕耘和竭智尽力凝结成一篇篇宝贵的学术论文，从而成为本书的"源头活水"，让本书的编撰成为可能；感谢所有为本书编撰的编委与参编人员，他们均为国内麻醉界著名的中、青年专家，在繁忙的临床与科研工作中精心归纳总结并撰稿；感谢所有为本书精选文摘撰写点评的麻醉学专家，他们言近旨远、真知灼见为本书增辉生色；感谢大力支持、关心、指导与帮助本书编撰工作的学术顾问；感谢为本书撰写付出大量时间与精力进行组织与校对工作的海军军医大学长海医院麻醉学部薄禄龙博士、空军军医大学西京医院麻醉与围术期医学科杨谦梓博士和中华医学会麻醉学分会白雪秘书；特别感谢中华医学会饶克勤副会长的关心与悉心指导，以及中华医学电子音像出版社编辑们辛苦而高效的工作，正是他们的不懈努力才让本书得以在短时间内圆满完成编辑，如期与读者见面。

本书作为主要反映中国麻醉学年度发展与研究方面的《中国医学发展系列研究报告——麻醉学进展》系列的第三部，以学科进展的形式客观记录了中国麻醉学发展现状，多角度、全方位地反映了中国麻醉学者2017年度在医疗、教学、科研及学术交流上的诸多工作业绩。本书在编撰过程中力求"精练"，汇聚了国内麻醉学者在"新理论、新技术、新疗法和新观念"上的洞见，既追踪了我国麻醉学研究热点与进展，也及时总结了本学科发展的成绩。因此，本书可作为麻醉学及相关专业从业者的临床和科研指导用书，也可供卫生管理人员参考。

由于有些学术期刊出版的延迟性，使本书编撰工作启动较晚，时间紧迫，书中难免存在不妥甚至错误之处，恳请广大读者提出批评指导意见；个别重要事件以及重要研究成果可能未能反映在本书中，敬请相关学者谅解。承载着麻醉学界前辈和同道的殷切期望，我们将不断总结本书编撰过程中的经验与不足，通过不懈的努力和坚持，力求将《中国医学发展系列研究报告——麻醉学进展》系列及时、准确、全面地呈现给广大读者、朋友们，以进一步促进我国麻醉学科的全面发展。

熊利泽　邓小明
二〇一八年八月一日

目 录

第一章 中华医学会麻醉学分会工作进展 ·· 001
  第一节 过去一年工作概览 ·· 001
  第二节 中国麻醉学科建设进展 ·· 006
  第三节 创建中国麻醉学院 ·· 010
  第四节 践行围术期医学进展 ·· 013
  第五节 患者教育与麻醉科普 ·· 016
  第六节 国内学术会议及学术交流 ·· 020
  第七节 国际学术交流及国际学术组织任职情况 ·· 024
  第八节 中国麻醉学者获得国家科研基金分析 ·· 033
  第九节 中国麻醉学教育与培训 ·· 047
  第十节 精准医疗扶贫、爱心医疗及基层医疗 ·· 053

第二章 麻醉药物研究进展 ·· 056
  第一节 全身麻醉机制 ·· 056
  第二节 静脉麻醉药 ·· 062
  第三节 吸入麻醉药 ·· 095
  第四节 神经肌肉阻滞药 ·· 110
  第五节 局部麻醉药 ·· 114

第三章 麻醉方法研究进展 ·· 123
  第一节 气道管理 ·· 123
  第二节 麻醉维持 ·· 141
  第三节 区域麻醉 ·· 144
  第四节 术中监测 ·· 159
  第五节 超声应用 ·· 170

第四章 麻醉并发症与围术期医学 177
第一节 神经系统相关并发症 177
第二节 呼吸系统并发症 189
第三节 消化系统并发症 190
第四节 围术期低体温及凝血功能并发症 193
第五节 其他系统并发症 197

第五章 围术期器官保护研究进展 203
第一节 器官保护的基础研究 203
第二节 器官保护的临床研究 233

第六章 危重症医学研究进展 243
第一节 危重症医学基础研究 243
第二节 危重症医学临床研究 265

第七章 疼痛研究进展 271
第一节 疼痛的基础研究 271
第二节 疼痛的临床研究 300

第八章 港澳台地区研究进展 311

第九章 其他研究进展 317

第十章 中国麻醉学研究精选文摘与评述 330

第一章　中华医学会麻醉学分会工作进展

第一节　过去一年工作概览

2017年中华医学会麻醉学分会在中华医学会的领导和关心下，继续按照"学术引领、学术交流和学术进步"的工作思路，团结奋进，锐意进取，走好从麻醉学向围术期医学转变的长征路。麻醉学分会在熊利泽主任委员的带领下，党组织建设、国内学术交流、领军人才和青年人才培养、麻醉学科普宣传及继续医学教育等方面励精图治，充分发挥了学会的引领作用，受到广泛好评。尤其在全国学术年会的国际化，以及在"从麻醉学到围术期医学"发展的方向上，从组织建设到内涵建设以及理论研究，都有了突飞猛进的发展。

一、党组织建设

2017年8月17日，中华医学会理事会党委批复麻醉学分会成立党的工作小组，熊利泽、姚尚龙、邓小明、米卫东、俞卫锋、李天佐、王国林、马虹、鲁开智9位同志为组员，熊利泽同志为组长。

2017年9月10日上午，在河南省郑州市召开中华医学会麻醉学分会党的工作小组成立会议，会议由麻醉学分会主任委员、党的工作小组组长熊利泽同志主持，李天佐同志宣读了《中华医学会理事会党委关于同意中华医学会麻醉学分会成立党的工作小组的批复》，明确了麻醉学分会党的工作小组的工作内容及职责。麻醉学分会党的工作小组成员熊利泽、李天佐、姚尚龙、邓小明、米卫东、俞卫锋、王国林、马虹、鲁开智到会。会议充分学习、讨论和强调了党的领导的重要性，并对如何在学会组织开展党的工作，发挥党组织的作用提出了建议。

二、国内学术交流活动组织

2017年，中国麻醉学界在中华医学会麻醉学分会领导下，围绕"从麻醉学到围术期医学"的主题，秉承引导我国麻醉学科未来发展方向，充分发挥麻醉学科优势，为改善患者远期预后的目标，开展了各个层面的学术交流活动，成果丰硕。

中华医学会第25次全国麻醉学术年会于2017年9月7日—10日在河南省郑州市国际会展中心隆重召开，来自世界各地的12 000余名麻醉界人士相聚一堂，交流学术。此次大会共有注册代表11 662人。大会设立1个主会场和14个分会场，邀请近400位海内外讲者，总计开展341场学术讲座。

本次大会进行了大量的改革和创新，会议形式多样，内容精彩纷呈，进一步加速了全国麻醉学术年会的国际化进程，要求讲座及报告幻灯用汉英双语展示，提升了中国麻醉学术在国际上的影响力，同时再次确立"从麻醉学到围术期医学"为大会主题。同时，继续进行会议交流质量的第三方评估。会议还坚持推进学科普及工作，在呈现近年来麻醉学理论的进展、充分展示我国麻醉学各个领域的进步的同时，更可以满足年轻医师、基层医院医师、研究生们的学习愿望。麻醉学分会决心将全国麻醉学年会办成"学术引领的旗帜，学术交流的平台，学术进步的阶梯"。

2017年6月16日—18日，中华医学会麻醉学分会青年委员会在南昌召开中、青年麻醉学术论坛，也是青年委员会成立以来的第十次全国年会，800余名代表参会。此次会议上，青年委员会提出"传承、创新、求实、进取"的口号。该会议除了邀请国内外著名专家、学者进行学术讲座外，还设立了全国中、青年麻醉科医师疑难病例讨论交流专场，江西省学术专场，中、青年优秀论文评比专场，并通过微信互动，现场、线上同步交流，网络直播等形式进行交流。同时，生动活泼的"超声引导下神经阻滞workshop"使得现场学习氛围更加浓郁。大会还进行了"全国青年麻醉学科医师优秀论文奖"评选，对获奖者给予表彰及奖励。参会代表们纷纷表示此次会议学有所获、学有所思，对今后的工作和生活起到引导的作用，对今后的职业发展有着指导意义。

加强基层医疗建设是我国医改的重点内容，基层医疗机构的全面建设与发展，提高中、基层麻醉科管理水平，对于推动基层麻醉事业发展具有重大意义，也有助于分级诊疗政策的推进。2017年4月10日—11日、2017年5月17日—22日、2017年7月31日至8月4日，分别在广州、上海和重庆召开基层医院麻醉科主任培训班，对近百位基层医院的麻醉科主任进行学科建设、科技前沿、质量管理等方面的培训。2017年8月28日，青年委员会也组织了走基层活动，在内蒙古达拉特旗举办培训班，并赠送了100本《麻醉学新进展（2016）》。2017年12月16日，由华中科技大学同济医学院附属同济医院主办的"全国基层医院麻醉科主任培训班"在华中科技大学同济医学院附属同济医院顺利举办。基层麻醉科主任培训班的举办有利于进一步提升中国基层医院麻醉科主任的学科管理、建设、发展能力，切实发挥麻醉学科在保障临床医疗安全与质量方面的重要作用，促进中国麻醉学科发展水平与国际先进标准接轨。

2017年9月4日—6日，亚澳麻醉培训中心第七期培训班在西安举行，来自我国周边"一带一路"国家的41位青年医师来到西安市空军军医大学（第四军医大学）西京医院学习、观摩，此举不仅展示了我国麻醉学科的先进水平，同时还大大增进了相互了解与友谊。这些青年医师带走的不仅仅是知识和对我国麻醉学科的进一步了解，同时，还带走了满满的情谊和对家乡建设的激情。一个麻醉科的建立，至少需要10年乃至更长时间的磨砺，而一个青年医师的理想树立，也许就是一念之间，我们真心地祝福他们。

2017年11月18日，在福建省龙岩市古田镇，启动了为期一年的"走好长征路"系列巡讲活动，目的是加强革命老区青年麻醉科医师的培养，推广"从麻醉学到围术期医学"的转变，强调麻醉科医师在患者术后顺利、舒适地恢复方面，在术后长期转归方面，发挥更重要的作用。此后，将在瑞金、湘潭、遵义、延安等著名的革命圣地召开。我们深切地感到，从麻醉学到围术期医学之路就是麻醉学科发展面临的长征之路，曾经的长征给后人留下的是深深植入心中的长征精神，今天我们要将这种精神带到围术期医学发展的道路上，并赋予它新的内涵，让新长征路上的脚步更加坚实有力。

三、国际及海外学术活动

中华医学会麻醉学分会2017年高度重视国际交流，积极组织和参与对外学术交流活动。麻醉学分会受到多方邀请，最终代表中国麻醉界组织了10次官方的对外交流活动，我国麻醉学者代表团分别出席了欧洲、南亚、美国、日本、韩国、德国、以色列等国家和地区的麻醉学术会议，均受邀在大会演讲，展示了我国麻醉学的进步及最新成果。

基于2016年9月1日熊利泽主任委员与澳大利亚新西兰麻醉学院主席David Scott等在香港的会谈成果，2017年2月22日—25日，第一届中澳学术交流会在澳大利亚成功举行，中方代表团成员包括黄宇光、刘进、姚尚龙、米卫东、王国年、马虹、黄文起、郭曲练、王月兰、严敏、闵苏、柴小青、缪长虹、唐帅等，这些来自全国的14位麻醉专家共济一堂，与澳洲专家学者一起对麻醉领域的现状及展望进行探讨，同时也讨论了专业领域中的新技术、新研究及新发展。黄宇光教授和David Scott教授分别作为中澳麻醉学会的代表共同签署合作备忘录，促进中澳麻醉学会在麻醉领域的学术交流、国际合作、资源共享等方面不断深化。

为响应国家"一带一路"倡议，落实中华医学会领导指示，加强对外交流和国际合作，协助民族品牌走向国际，中华医学会麻醉学分会组织参加2017年2月24日—26日在斯里兰卡举行的第33届斯里兰卡及重症医师学院年会暨第12届南亚区域合作联盟——麻醉科医师协会（SAARC-AA）学术大会，中方代表团熊利泽、薛富善、马武华、卢锡华等在会议上为参会者举办困难气道培训（workshop）。此次南亚麻醉会议之行，中国麻醉学专家将中国麻醉领域最新的学术研究带到南亚，与南亚八国专家分享最新的学术成果。虽然背景和文化有很大不同，但都面临着类似的问题和挑战，希望给患者提供最好的照顾。

2017年6月3日—5日，中华医学会麻醉学分会代表团刘进、黄宇光、王国林、王强、白雪等出席在瑞士日内瓦召开的2017年欧洲麻醉学术年会，并与欧洲麻醉学会（ESA）进行双边会谈，就两国麻醉学科间的科研多中心合作、年轻人才培养、OLA在线考试及中华医学会麻醉学分会（CSA）年会交流情况进行深入沟通。

2017年9月21日—23日，中华医学会麻醉学分会国际讲师团成员孙焱芫、王海云、梅伟、程宝莉教授代表CSA出席在柏林开展的2017年德国麻醉学与重症学会（DGAI）年会。参会人员做了讲座，并代表CSA与DGAI代表J.Schüttler教授和T.Koch教授就共同关心的CSA/DGAI两大学会年会互派讲者、国际性多中心科技合作及青年医师交换培养等事宜进行密切磋商和交流。

2017年9月28日—30日，四川大学华西医院刘进教授和北京医院左明章教授代表中华医学会麻醉学分会参加第五届世界全凭静脉麻醉和靶控输注大会，着重分析了在困难气道方面新技术与旧方法可以取长补短，并介绍了我国麻醉专家在该领域的先进经验和技术。两位中国专家的发言报告语言精练、内容丰富，集科学性和实用性为一体，充分体现了我国麻醉学者的风貌，受到与会者一致好评，现场反响热烈。

2017年10月21日—25日，中华医学会麻醉学分会组织代表团，熊利泽、邓小明、王天龙、马虹、郭向阳、董海龙、白雪等出席在美国波士顿召开的第68届美国麻醉科医师协会（ASA）年会并开展多项学术和外交活动，举行中美（ASA与CSA）双边会谈，参与讲座进行学术交流，设立展台宣传中华医学会麻醉学分会，熊利泽主任委员介绍了中国从麻醉学到围术期医学转变的进展。中美双边会谈在友好热烈的氛围中举行，两个学会的领导就两国麻醉领域所关心的问题和进展交换意见，在学术交流、人才培养、团体互访、合作共赢等方面进行了深入沟通，并就学术年会组织工作的相关问题进行交流，取得了满意的会谈效果。

2017年11月2日—4日，中华医学会麻醉学分会代表团在团长王国林教授的带领下参加韩国首尔麻醉学年会，有近300名医师在会场聆听中国麻醉科医师演讲，3位医师的演讲获得了与会代表好评及韩国麻醉学会主席高度赞扬。本次出访，展示了中国麻醉学术的进展，与韩国麻醉学会进行了友好的交流，使中韩麻醉学会的友谊进一步加深。

2017年11月7日—10日，代表团由姚尚龙教授带领，李天佐教授任团长，宋鸿海、黄连军、姚兰、吴安石、车向明、李艳华、龚辉、姚家祥、韩雪萍、董庆龙、石双平、胡啸玲、陈振毅等成员共同抵达以色列达特拉维夫参加访问，中华医学会麻醉学分会代表团与在以色列当地医院工作、学习的国内医学同道进行座谈，了解国内麻醉科医师和其他科室同道在以色列的工作学习状况。

2017年，中华医学会麻醉学分会还受邀派代表团参加日本临床麻醉学年会和中国香港学会年会，也都取得了良好的反响，为中国麻醉人在海外舞台展示实力起到了积极作用。

四、领军人才和青年人才的培养

由中华医学会麻醉学分会委托分会青年委员会主办的麻醉学科未来"领军人才"培训班，在郑州大学第一附属医院和空军军医大学西京医院的支持下，分别于2017年4月7日—9日在郑州和2017年7月28日—30日在西安举办。此培训班受到学会领导的大力重视，经过精心的安排，从学员的挑选到活动的组织，都严格按标准进行。培训班学员的选拔标准是，40岁以下、副高（含）以上职称、具有博士学位、有一定临床经验，并要求其有半年以上的留学经历、有国家自然科学基金、有发表过SCI论文。每期40多名学员，被随机分为4个小组，每组要求自由推选出组长、副组长。培训期间，一切活动以组为单位进行。授课均邀请本学科及兄弟学科的优秀领军人物来分享自己的成功道路和创新思路；安排先进麻醉科及实验室的参观，提高了学员的眼界；进行演讲及语言表达能力的培训，提高学员的表达能力。培训期间还安排大量的团队建设活动，如羽毛球比赛、辩论赛、小组学习成果汇报等，加强学员们的团队协作能力和领导力。麻醉学科未来"领军人才"培训班不仅仅是培训的创新，还是利用先进的教学理念给麻醉学中、青年精英一次从外而内的洗礼，活动受到了广泛的赞誉和学员们的高度认可。

中华医学会麻醉学分会经过专家评选，再次推选出15位青年医师，到欧美发达国家进修深造。此举将为中国麻醉界提供源源不断的后备力量，也深受广大青年麻醉科医师的欢迎。

为了加强中国和国际麻醉科医师培训的交流，2016年中华医学会麻醉学分会启动了与欧洲麻醉学会关于住院医师培训的交流合作，组织了中国麻醉科医师规范化培训学员参加欧洲麻醉协会（ESA）举办的在线考试（on line assessment，OLA）。

五、麻醉学科普

2017年3月27日至4月2日，中华医学会麻醉学分会委托中国麻醉学院在全国范围内举办首届"中国麻醉周"公益宣传活动，在北京新华社举行了新闻发布会，并通过中央及全国各级媒体进行了麻醉及围术期医学相关的科普及宣传，全国138个地级市，466家医院积极开展相关公益活动，引起社会各界热烈反响。

中华医学会麻醉学分会中国麻醉学院倡议，于2017年10月16日开始，在全国范围内开展为期一周的2017"中国麻醉与手术后镇痛周"活动。活动得到了全国麻醉科、疼痛科医务人员的积极响应，举行了各种大型公益科普讲座及义诊活动，针对公众关注的麻醉及手术疼痛话题进行了解答。

"健康中国2030规划纲要"进入全面实施阶段，2017年，中华医学会麻醉学分会组织实施多项活动，旨在进一步宣传麻醉知识，推动麻醉及危重症医学的学科发展及科普工作。

2017年1月，《中华麻醉学杂志》刊登彭云水、熊利泽撰写的《凝聚各方力量做强麻醉科普：麻醉人的历史使命》，成立了科普工作小组，表示将依托《中华麻醉学杂志》的平台作用，努力打造一支麻醉科普青年骨干专家队伍，为医疗行业系统开展医学科普工作。

六、继续医学教育

麻醉学分会严格遵守中华医学会继续教育部的规定，严格管理继续医学教育项目的执行，合法、合规地进行继续教育工作。在全国麻醉学术年会期间专设知识更新讲座专题，特邀18位国内外知名教授讲授最新学科进展，深受与会代表欢迎，取得了良好的效果。为了推广麻醉学临床指南，麻醉学分会在中华医学会继续教育部的指导下在江西南昌举办了"中华医学会基层卫生人才培养计划——临床麻醉指南培训班"，对300余名基层的麻醉科同道进行指南宣讲与培训，熊利泽主任委员亲临现场授课，多名指南执笔专家传授经验，将临床麻醉指南与实践相结合，将知识与临床案例融会贯通，给基层的麻醉科医师带来一场学术盛宴。

七、其他

在2017年9月的全国麻醉年会上，中华医学会麻醉学分会麻醉学院（中国麻醉学院）正式成立并揭牌，同时明确了麻醉学院的相关章程、初期目标及相应的职能。

2017年中华医学会麻醉学分会继续响应国家号召，持续践行精准医疗扶贫，努力投身医疗扶贫事业。不断加强推广基层麻醉科主任培训班的开展，深入开展"麻醉走基层"活动。

2017年底，中华医学会麻醉学分会主任委员熊利泽教授在"从麻醉学到围术期医学"的基础上，提出了"从麻醉大国到麻醉强国"的发展目标。麻醉学科从麻醉学到围术期医学的转变方兴未艾，正如晶体处在"晶核"形成的关键阶段，相信通过所有麻醉学界同仁在各自岗位上勤力同心的努力，我们一定能够顺利突破学科发展的"临界点"，助力学科的崛起，最终实现"从麻醉大国到麻醉强国"的宏图大业，这一刻不会太远。

（白　雪）

第二节　中国麻醉学科建设进展

对于中国麻醉学科发展而言，2017年必将成为麻醉历史上极为重要的一年，未来再回望2017，历史将会铭刻这一浓墨重彩的一刻。2017年，中国麻醉学科建设发展实现了3个阶段性目标：理念变革的进一步深入、学科发展与国家战略的融合、学科整体实力的进一步提升。

一、理念变革的进一步深入

现代学科发展在现代医学构建的历程中，现代麻醉学与无菌术、输血等技术一起成为现代外科发展与医学进步的基石。应该说，现代麻醉学经历了170年的发展，相关药物及技术的研发均取得了巨大的成就。然而，随着医学模式和医疗体系发生的深刻变革，在麻醉安全性和可控性提高的同时，麻醉学也面临着学科未来发展何去何从与学术内涵怎样界定的现实难题。由于麻醉药物与技术设备的进步，麻醉管理的复杂性及传统核心技术正在发生改变，因此，如果仅仅关注麻醉技术本身，将无法实现学科的可持续发展。学科发展的根本问题，在于学科发展理念和思想的变革。

面对现状，麻醉科医师与麻醉学科领导者一道，亟须改变传统思路，把眼光从手术室中转移出来，将视野放得更远。困扰目前外科发展的主要问题，仍然是围术期患者居高不下的死亡率和并发症发生率，麻醉学科如何作为，以降低患者的围术期死亡率和高危并发症的发生，积极参与并逐渐主导整个围术期的医学工作，才是学科需要努力的方向，也必将为麻醉领域的进步打开新天地。

2016年开始，中华医学会麻醉学分会主任委员熊利泽教授就在《中华麻醉学杂志》撰写题为《围术期医学是麻醉学的发展方向》的述评，呼吁中国麻醉学界应以麻醉学向围术期医学内涵的转变为目标，改革学科定位。继在2016年广州年会第一次将"从麻醉学走向围术期医学"作为大会主题，首次在全国范围内推广围术期医学理念之后，2017年，中华医学会麻醉学分会将"围术期医学"理念推广作为学会的主要工作，并取得了系列成果。

1. 围术期医学理念深入人心　在提出麻醉学向围术期医学转变这一学科发展方向后，该理念在2017年如一缕春风，影响全国各地。在全国各地召开的地区性会议中，"从麻醉学走向围术期医学"成为许多地区性会议的大会主题，并在会议日程安排中不仅加入围术期医学问题的板块，而且组织了多场由外科医师与麻醉科医师共同参与的论坛及讨论。在2017年郑州召开的全国麻醉年会上，继续将"从麻醉学走向围术期医学"作为年会的学术主题，并进一步在会议上组织了"我与围术期医学""力荐围术期"等演讲竞赛和病例比赛，随着更多青年麻醉科医师参与到围术期医学的讨论与实践中来，围术期医学已成为广大麻醉科医师广泛接受的新理念。

2. 围术期医学架构已初现端倪　随着围术期医学理念的进一步推广，如何具体落实这一理念，从而形成持久的机制，成为2017年理念变革的另一重点发展方向。继国内少数医疗单位"麻醉科"更名为"麻醉与围术期医学科"后，2017年有近40家医院的麻醉学科完成了学科更名。有位于华东的山东济南千佛山医院，远在南国的广州妇女儿童医学中心，也有雪域高原的青海囊谦县人民医院，革命老区的延安大学附属医院，都将学科名称更换为"麻醉与围术期医学科"。这些完成学科更名的麻醉学科，不仅完成了简单意义上学科名称的改变，更为重要的是完成了学科理念的发展与转换。从这个意义上讲，围术期医学的架构正在形成，并且为最终整体学科的理念转变奠定基础。

3. 围术期医学实践成果显现　2017年度，在学科新理念深入推进、学科架构在很多医院发生改变的同时，如何在医疗实践中对学科新理念进行推广、探索与应用才是解决理念落地的根本路径。为此，在2017年，由中华医学会麻醉学分会主任委员熊利泽教授和副主任委员邓小明教授主持修订了学科相关指南与专家共识20部，新制定指南共识15部，对围术期医学的相关问题及传统麻醉学的相关内容进行规范，形成一系列共识。更重要的是，2017年5月，在熊利泽教授和中华外科学会赵玉沛院士的共同倡议下，中华医学会麻醉学分会与中华医学会外科学分会共同制定了首部跨学科ERAS路径与指南。指南制定过程中，中华医学会麻醉学分会多名副主任委员及常委、委员参与了指南章节的讨论与撰写，形成了一部涵盖围术期医学关键临床问题的以循证医学证据为基础的联合指南。该指南于2018年年初正式在《中华麻醉学杂志》和《中国实用外科学杂志》发布，进一步将麻醉学向围术期医学发展的实践推向深入。综上可见，麻醉学向围术期医学发展，是国内外学者的共识，也是麻醉学人在时代的要求下必须承担的新使命。

二、学科发展与国家战略的融合

1. 学科发展首次受到国家高度重视　由于麻醉学科的发展在临床医学发展中的重要性日益凸显，而我国麻醉学科发展又存在着人员短缺、发展不均衡等问题，该现象引起国家领导层的高度重视。在十九大前夕，中央领导对麻醉学科发展做出重要批示。针对中央领导批示，国家卫生和计划生育委员会（现更名为国家卫生健康委员会，简称国家卫健委）决定于2017年10月19日召开"麻醉学科人才培养和学科建设商讨会"。得知这一信息后，中国医师协会张雁灵会长、中华医学会麻醉学分会熊利泽主任委员、中国医师协会麻醉学医师分会米卫东会长等各个学会领导高度重视，会议召开前，刘进教授、黄宇光教授、姚尚龙教授和冯艺教授及时提供了中国麻醉学科相关材料。10月19日，国家卫生计生委医政医管局焦雅辉副局长、科教司陈昕煜等主管部门领导，中国医师协会齐学进副会长以及中华医学会麻醉学分会候任主任委员黄宇光教授、中国医师协会麻醉学医师分会副会长李天佐教授及部分京津地区麻醉专家共21人出席了会议。在会议上，麻醉专家介绍了国内与国外麻醉科在医师配属比例、待遇薪资、职业耗竭等方面的差距，我国麻醉专业发展不均衡的主要现状，麻醉医疗业务收费存在的问题等，并对学科发展提出了自己的思考和建议。中国医师协会副会长齐学进针对麻醉学科住院医师规培情况进行了介绍，指出麻醉专业在规培医师培训方面取得了较大发展，2014—2016年共培养规培住院医师9 782人，全国建设麻醉专业规培基地共390个。但也存在一些问题，主要表现为培训基地数量众多，但招生数量仍不理想，一些医院选送人员太少。教育部相关部门也介绍了有关麻醉医学教育的现状，指出我国有55所高校设立了麻醉医学专业，对麻醉科医师培养做出了贡献。其他相关部门主管同志也就麻醉科医师入职条件、薪资待遇等方面进行了发言。会议达到国家卫生计生委了解麻醉学科发展情况、倾听各方意见的目的，为卫生计生委主管部门进一步做好麻醉学科布局与改革举措打下了基础。

2017年11月16日，国家卫生计生委（现国家卫健委）召开"落实中央批示解决麻醉科医师相对短缺等问题工作会"会议。会议由国家卫生计生委医政医管局焦雅辉副局长主持，国家卫生计生委体改司政策研究处、人事司劳动工资处、财务司财务管理处、科教司教育处、医政医管局医疗资源处、国家中医药管理局医政司医疗管理处等各部门的相关同志出席会议。中华医学会麻醉学分会候任主任委员黄宇光教授、中国医师协会麻醉学医师分会会长米卫东教授、中华医学会麻醉学分会秘书长王天龙教授等专家代表学会出席会议。会议就落实解决麻醉科医师人员短缺的问题从几个方面准备上报材料进行了讨论，初步提出以下设想：①为了配合国家整体医疗发展和全面建成小康社会的步骤，力争2020年将麻醉科医师的总数量增加到9万人，2030年将麻醉科医师的总数量增加到14万人，2035年将麻醉科医师的总数量增加到16万人，以实现每万人口麻醉科医师人数达到1人以上；②丰富麻醉队伍的结构，增加麻醉科护士和麻醉科技师的人员岗位设置；③扩大麻醉业务的新领域，增加这方面的服务供给；④医疗服务价格改革，调整医疗服务比价关系，包括医保报销，通过经济杠杆来调动医务人员积极性；⑤合理调整医疗机构人力资源配比。会议并达成一致，将尽快起草相关文件，从国家层面指导麻醉学科建设与发展。与会麻醉专家就麻醉相关医疗服务质量安全问题也提出自己的思考，将从加强麻醉专业的能力建设、加强麻醉质量控制、服务领域拓展、大力宣传麻醉专业等方面提出建议。

在上述两个会议的基础上，中华医学会麻醉学分会与国家麻醉质控中心决定在11月30日召开麻醉学科建设研讨会议，在会议上进一步讨论麻醉学科发展有关问题。会议由中华医学会麻醉学分会熊利泽教授主持，黄宇光教授、刘进教授、于布为教授几位候任及前任主任委员，副主任委员姚尚龙教授、米卫东教授、俞卫锋教授及学会常委、全国各地麻醉专家共45人参加了会议。曾因明教授和张宏教授也心系麻醉学科建设发展，出席了会议。会议对上述两次会议后的相关事宜进展、麻醉学科发展的具体思路广泛听取了各方意见，深入探讨了具体问题，取得圆满成功。

在此基础上，2017年12月28日，国家卫生计生委（现国家卫健委）医政医管局在京召开了"关于加强和完善麻醉医疗服务的意见（征求意见稿）"座谈会，会议还邀请部分省市医政处长、医院代表、麻醉专家参加，熊利泽教授、黄宇光教授、于布为教授等出席。与会专家及领导就文件的内容和指导思想进行了讨论，确立了基本框架。在中央高度关注麻醉学科发展之后短短2个月的时间，中华医学会麻醉学分会连续组织及参加4次重要会议，把握住历史机遇，形成了初步建议和文件基础，高质量完成了历史赋予的使命，为中国麻醉学科发展奠定了关键的基础。

2. 国家卫生计生委（现国家卫健委）就麻醉门诊与麻醉护理单元开设下发正式文件　我国医院麻醉科作为临床科室长期未规范配备麻醉科护士，致使在人才结构与工作职责方面存在严重问题。一方面是医师队伍本科、硕士、博士比例逐年增高；另一方面则是麻醉科医师"亦医、亦护、亦技、亦工"多重角色集于一身，国内众多医院麻醉科医师"自管、自取、自用"药品，特别是毒麻药品的现象普遍存在，这种严重违规、违法的医疗行为，潜存着严重隐患，对保障患者以及医护人员的安全十分不利，甚至由此而发生恶性伤医事件。因此，加快为麻醉科配备一支结构合理的医、护、工队伍，能按照有关法规来规范科室的管理与运行已刻不容缓。为推动麻醉学科发展，中国麻醉学相关学会与组织一直在不懈努力地解决麻醉学科作为临床一级学科长期没有麻醉门诊及麻醉护理单元的问题。在曾因明教授倡议下，由中国高等教育学会医学教育专业委员会原麻醉学教育研究会主办，山西医科大学承办，于2009年7月18日—19日在太原市召开关于"全国麻醉专科护士培训、资格认证及其岗位职责论证会"，会议邀请国家卫生部（现国家卫健委）、山西省卫生厅（现山西省卫生计生委）、教育厅有关领导及全国各医学院校、医院专家教授参会并进行讨论。之后在多次相关会议上，相关领导、专家就此问题进行反复论证，认真研究，于2011年11月26日在哈尔滨市召开的"第十六次全国高等麻醉学专业教育研讨会"上再次提出，进行论证。在中华医学会麻醉学分会上届与本届常委会、全委会的多次会议上，熊利泽教授、刘进教授、黄宇光教授、于布为教授、薛张纲教授、邓小明教授等专家就麻醉护理单元开设及护士执业范围进行了深入细致的研讨并达成基本一致意见，尤其是本届委员会筹建了麻醉科护理学组（邓小明教授为组长）。这些为推进我国麻醉科护理队伍规范化建设与管理，以及麻醉护理单元在全国的推广奠定了基础。

2017年初，中华医学会麻醉学分会先后正式向国家卫生计生委（现国家卫健委）医政医管局提交了《在我国二级以上医院麻醉科设置护士岗位的建议》和《建议在我国二级以上医疗单位开设麻醉门诊》的报告。与此同时，中华医学会麻醉学分会主任委员熊利泽教授、副主任委员姚尚龙教授与邓小明教授、常委李天佐教授等专家多次与国家卫生计生委医政医管局就开设麻醉科护理单元与麻醉科门诊事宜进行讨论，并与中华护理学会就麻醉科护理队伍的建设与管理细节进行沟通讨论。2017年7月5日，国家卫生计生委医政医管局召集中华医学会麻醉学分会、中华护理学会和北京、天津、山西卫生计生委有关领导以及北京、天津、山东、西安、山西部分医院医务处处长、护理部主任和麻醉科主任在国家卫生计生委就《关于加强医疗机构麻醉科门诊与护理单元设置与管理的通知（讨论稿）》进行讨论并征求意见。2017年10月18日国家卫生计生委医政医管局召集中华医学会麻醉学分会主任委员熊利泽教授、副主任委员姚尚龙教授与邓小明教授与中华护理学会副理事长张洪君教授与张利岩教授、副秘书长黄叶莉教授就"医疗机构麻醉科门诊和护理单元设置管理"进行对话沟通讨论，会议对麻醉学科设立麻醉门诊和护理单元、麻醉科护士岗位、职责及培养模式等达成关键性一致意见。

努力终结硕果，2017年12月1日，国卫办医函〔2017〕1191号《国家卫生计生委办公厅关于医疗机构麻醉科门诊和护理单元设置管理工作的通知》文件正式下发，文件要求有条件的医疗机构要设置麻醉科门诊和麻醉科护理单元，加强门诊麻醉相关服务及麻醉患者的护理服务，医院麻醉科及护理部要加强护理工作组织管理，麻醉科护士由科主任和护士长进行统一领导。同时，将制定的《麻醉科护理工作职责及人员要求（试行）》作为文件附件也进行公开发布。这一文件正式发布，是中国麻醉学科发展历史上一个重要的里程碑，在制度上确保了麻醉学科作为临床一级学科的架构内涵，也为未来构建全新的围术期医学科打下坚实的基础。

三、学科整体实力进一步提升

1. 国家科研布局与战略规划　进入"十三五"以来，国家在医学发展中启动国家临床医学研究中心项目，力图打造一批引领我国临床医学发展的优势学科，通过建设国家临床医学研究中心网络，进一步辐射全国，达到建立我国人群的数据队列，基于我国临床资源的高水平医学研究，制定适合于我国人群的临床路径、标准与指南。在初期布局中，未能将麻醉医学列入我国国家临床医学研究中心建设项目。为确立麻醉学科研究在国家科研布局与战略规划中的地位，推升麻醉学科临床医学研究水平，2017年3月10日，由中华医学会麻醉学分会起草的《关于在国家临床医学研究中心"十三五"发展规划中列入麻醉学的建议》提交科技部主管部门，经学会反复多次沟通讨论，最终科技部同意将"麻醉医学"列入国家临床医学中心"十三五"发展规划。2017年11月15日，科技部办公厅等四部委办公厅联合下发了《关于开展第四批国家临床医学研究中心申报工作的通知》，第四批国家临床医学研究中心布局中确立了6个疾病领域、3个临床专科，其中"麻醉医学"位列其中，这一进步为麻醉学科未来发展奠定了基础。

2. 项目立项及申请喜获丰收　2017年，麻醉学研究项目申报工作取得丰硕成果。经多年努力和积累，中国麻醉学科的科研工作取得长足进步，部分领域的研究成果已获得国际学术界的广泛认可。近几年，我国麻醉医学科研工作者先后在 The Lancet，Journal of Clinical Investigation，European Heart Journal 等国际权威刊物发表了一系列原创新研究成果，中国麻醉学者参与的新药、设备研发工作也助推了我国民族医疗工业的发展。由于这一进步，麻醉科学研究的发展受到国家科技主管部门的高度重视，在国家自然科学基金委发布的2017年申报指南中将"围术期麻醉相关神经系统损伤和功能紊乱的机制及干预"列入重点项目，这是基金委第一次专题列入麻醉学科的重点课题。在全国麻醉学同道的共同努力下，2017年麻醉学领域专家共获得4项国家自然科学基金重点项目，3项国家自然科学基金重点国际合作项目，取得了历史性突破。

（董海龙）

第三节　创建中国麻醉学院

近年来，中国麻醉学科建设得到了快速发展，与国外麻醉同行展开了越来越多的合作和交流。因此，为进一步促进中国麻醉学科的发展，提高麻醉科医师专业技术和管理水平，创建一个能够为国际、国内麻醉专业人员的提供持续性的培训机构，在学科的公众教育与宣传等方面进行协调、规范和管理，不仅能够提高麻醉学专业人员的自身水平，也能保证其在临床、教学和国际交流方面与时俱进。

在中华医学会麻醉学分会熊利泽主任委员的倡导以及全国各分会的支持下，经过姚尚龙副主任委员牵头进行前期的酝酿与筹备，中国麻醉学院诞生了。在2017年9月的全国麻醉年会上，中国麻醉学院正式揭牌成立，并且明确了麻醉学院的相关章程以及初期目标，具体内容如下。

1. 中华医学会麻醉学分会麻醉学院（简称中国麻醉学院）是在中华医学会麻醉学分会领导下，旨在加强学会在规范学会有关培训基地认定及监督、麻醉学教育与培训，尤其是国际专科医师培训与管理，学科的公众教育与宣传等专门的专家团队。通过制订上述领域相应的流程与规范，促进我国麻醉学科的建设与发展。

2. 中国麻醉学院是隶属于中华医学会麻醉学分会的分支机构。不具备独立法人资格，不能独立进行招商引资以及涉及任何经济活动。

3. 中国麻醉学院应当严格执行中华医学会章程，严格按照中华医学会麻醉学分会常委会工作要求开展指定的工作，不得开展与工作范围不相符合的项目。

4. 中国麻醉学院在中华医学会麻醉学分会常委会直接领导下开展工作，应和麻醉学各专业学组密切配合，共同完成中华医学会麻醉学分会各项工作任务。

一、工作范围

（一）培训基地的管理

麻醉学各种培训基地是中华医学会麻醉学分会各专业学组重要的临床技能培训基地的管理及人才培养的摇篮。

1. 各专业学组应制订相应基地培训的目的和相关基地标准及规范，基地的数量以及基地考核标准。

2. 在中国麻醉学院统一协调下，各专业学组负责建立麻醉示范培训基地和基层培训基地标准及规范，考核并确立示范培训基地、专科培训基地、临床新技术培训基地的名单。审核确定各类型培训基地的年度培训课程及日程，统一培训质量和体系。

3. 新申请基地必须向相应学组递交申请，已经设立基地的单位每年须向学组提交年度工作计划及工作总结，各专业学组应对基地设立及工作进展进行考核，结果报中国麻醉学院审核。

（1）示范培训基地作为培训基地的标杆，应由学组按照基地的比例合理设置，一般不超过基地总数的20%，与国际学会合作的国际示范培训基地将招收国际培训生。

（2）专科培训基地以加强基层麻醉科医师的专业能力，培养能够扎根在基层为患者服务的广大麻醉科医师为主旨，以临床实践为主，提高常用的临床实践技能及专业理论知识。

（3）临床新技术培训基地依靠自身的优势临床资源进行新技术、新业务培训。

4. 中国麻醉学院每年应向中华医学会麻醉学分会常委会汇报年度培训基地工作小结。

（二）教育与培训

教育与培训是麻醉学分会的重要工作，包括国内的各种专项教育与培训、企业合作的专项培训等。随着国际交流日益增多，ASA和ESA相继在我国推进医师资格考试课程，中国麻醉学院作为中华医学会麻醉学分会与海外考试培训机构的联系部门，应承担海内外相关的教育与培训的管理职能。

1. 中国麻醉学院应在中华医学会麻醉学分会常委会领导下，有序开展麻醉相关教育和培训项目，积极筹备麻醉管理教育，培训麻醉相关的管理人员。

2. 组织国内有条件的单位参与ASA、ESA专科医师培训及考核，负责收集国内各单位各方面的信息，组织考试相关培训。

3. 积极开展与国内、外知名医院及学术组织的交流与合作，包括发展及维护与国际知名学术组织建立长期培训合作关系，促进与国际知名医院建立长期临床教学技能培训与交流的定点合作。

4. 定期选拔、派送优秀麻醉科医师赴国外学习，组织国际讲师团巡讲交流，同时承担接收国际进修生前来学习交流的任务。拓展临床教师的国际视野，提高国际竞争力，为麻醉领域今后的发展储备大量优秀人才，逐步建立与国际先进人才发展和培养系统对接的体系。

（三）公众科普工作

积极推进麻醉学科普宣传，普及麻醉及围术期康复相关知识，提高麻醉专业的社会声誉。中国麻醉学院应在麻醉学分会常委会的领导下，开展麻醉学科科普宣传。

1. 配合麻醉学科发展，通过各种传媒，搭建多渠道的宣传平台，向社会宣传麻醉学科。
2. 针对社会关注的麻醉学科相关热点问题，结合麻醉医学的新进展，开展科普解读，为麻醉科医师和患者营造和谐关系提供双向的沟通平台。

二、组织架构

根据中国麻醉学院的目标、任务和要求，设院长1名（由现任主任委员兼任），执行院长1名（由副主任委员兼任），成员为中华医学分会麻醉学分会副主任委员、秘书长、副秘书长及各专业组长，设工作秘书1名。

三、工作方式

为提高工作效率，以电子办公形式收集各种资料、征求意见、电子表决等。每年召开一次工作会议，定期向麻醉学分会常委会汇报工作。

四、学院架构设置

首届学院院长：熊利泽；执行院长：姚尚龙；学院工作秘书：陈向东。

中国麻醉学院（院徽见图1-1）成立以后，2017年开展了几项工作：首先对中华医学会麻醉学分会各专业的培训基地进行信息收集和整理，同时对各培训基地的工作进行规范管理，比如对第三批创伤与急诊麻醉培训基地申报进行统一的规范管理，起到了比较好的效果。

2017年3月27日至4月2日，中华医学会麻醉学分会、中国麻醉学院在全国范围内举办首届"中国麻醉周"公益宣传活动。第一届"中国麻醉周"活动的主题为"从麻醉学到围术期医学"，旨在提高公众对麻醉及危重症学科的认知，加强医患沟通，促进医患关系和谐发

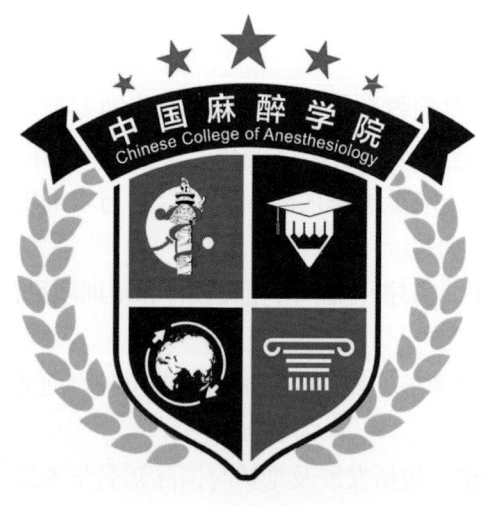

图1-1　中国麻醉学院院徽

展。2017年3月30日，首先在北京举行了"2017国际医师节暨中国麻醉周"新闻发布会。金清尘、罗爱伦、吴新民、于布为、刘进、黄宇光、姚尚龙、米卫东、王天龙、李天佐、郭向阳等国内麻醉学领军人物参加了会议。中华医学会麻醉学分会主任委员熊利泽教授进行了题为"从麻醉学到围术期医学"的主题演讲，国家原卫生计生委宣传司司长毛群安和中华医学会常务副会长兼秘书长饶克勤进行致辞，同时希望麻醉学分会能够带头探索利用学术机构和媒体广泛的合作，来开展健康宣传教育，特别是麻醉科学的科普宣传。在1周的宣传活动中，各地学会也都积极响应号召，组织了形式多样的麻醉科普活动。第一届"中国麻醉周"活动对促进广大群众更加深入了解麻醉学相关知识，更好地配合手术麻醉及围术期康复起到了重大作用。

2017年"世界镇痛日"及"中国镇痛周"的主题为"手术后疼痛（pain after surgery）"。临床麻醉作为术后疼痛治疗的主导力量，肩负重任。在2017年"中国镇痛周"来临之际，为了进一步扩大麻醉学科在疼痛领域的影响，同时促进广大群众对临床麻醉与手术后镇痛的了解，中华医学会麻醉学分会、中国麻醉学院倡议，于2017年10月16日开始在全国范围内开展了为期1周的"2017中国麻醉与手术后镇痛周"活动。活动得到了全国麻醉科、疼痛科的积极响应，举行了各种大型公益科普讲座及义诊活动，针对公众关注的麻醉及手术疼痛话题进行解答。

另外，为了加强中国和国际麻醉科医师培训的交流，2016年，中华医学会麻醉学分会启动与欧洲麻醉学会关于住院医师培训的交流合作，组织中国麻醉科医师规范化培训学生参加欧洲麻醉协会（ESA）举办的在线考试。考试历时3 h，分为基础知识和临床应用两部分，每部分60道题目，题目形式类似多项选择题，内容涵盖麻醉相关的药理、病理生理、临床麻醉管理等内容。本次考试在全球20多个国家同步举行。2017年是第二年，中国麻醉学院继续组织全国12个考试中心参与考试报名和准备工作。

（陈向东）

第四节　践行围术期医学进展

围术期医学（perioperative medicine）是指从患者因需手术治疗进入医院时起到完全康复出院时止的时间里，接受多学科的治疗和护理，从而获得最佳的预后及康复。涉及外科、内科、麻醉科、重症医学与护理和康复等相关学科，旨在对患者进行整体优化的治疗。早在20世纪80年代，很多医学家就已经提出围术期医学的理念。通过多学科的合作，让患者获得最佳和最快的康复，包括1988年南京军区总医院黎介寿院士和1997年丹麦哥本哈根Henrik Kehlet教授提出"加速康复外科"的概念。2010年，西京医院熊利泽教授就提出"麻醉要面向围术期"的理念，2016年始，便将中华医学会麻醉学分会的年会主题制定为"从麻醉学到围术期医学"。

一、围术期医学理念深入麻醉学科的发展

近年来，围术期医学的理念已经深入麻醉管理的各个方面。目前临床医疗管理模式尚有很多改

进的空间，各学科在围术期的合作和衔接尚存在较大的缝隙。随着医学领域对患者生存、恢复质量以及远期生存质量的关注度增加，围术期医学已经越来越深入医患人心。手术科室和麻醉科已经不再单纯只关注各自的工作范畴，更加注重患者整体状况，特别是机体的功能维护，降低围术期并发症和死亡率，提高患者远期生存率和改善预后。

在此，麻醉学科已经逐渐成为围术期医学的枢纽。从患者的术前准备到术中生理功能的调控，以及术后疼痛的控制和恢复，麻醉科医师已经成为中坚力量。众多的麻醉科医师已经意识到掌握围术期医学的重要性，突破了术中麻醉的思维，不但关注术中患者的医疗质量与安全，而且更加注重术前准备和术后恢复的全方位立体化的围术期管理，这是麻醉学科走向围术期医学的重要步骤。早在20世纪90年代，美国和日本的一些麻醉科已经正式更名为围术期医学科。我国自2016年始，至今已经有30多家医院麻醉科正式更名"麻醉与围术期医学科"。2017年4月，深圳第二人民医院与上海瑞金医院联合建立"麻醉与围术期医学中心"，开启了麻醉与围术期医学综合示范模式。在过去的2017年，北京、安徽、湖北、陕西和山东等地麻醉学会和（或）麻醉学医师协会举办的各类年会及培训班，把"麻醉学与围术期医学"作为会议主题深入讨论。

为了提高"麻醉学与围术期医学"的服务质量，深入探索如何在围术期保证患者安全健康的恢复。2017年2月18日—19日，"围术期麻醉安全与质控（PSQA）高峰论坛暨首届PSQA编委会会议"在西安召开。国家卫生和计划生育委员会（现更名为国家卫生健康委员会）以及中华医学会麻醉学分会的相关领导出席并致辞。26个省级医学会麻醉学分会主任委员和质控中心主任参加会议。同期首届《麻醉安全与质控》杂志创刊并召开编委会。与会者共同探讨如何提升麻醉安全与质量，促进麻醉学向围术期医学发展。

2017年12月12日，国家卫生计生委办公厅发布《国家卫生计生委办公厅关于医疗机构麻醉科门诊和护理单元设置管理工作的通知》。标志着麻醉科医师步入台前，加强了麻醉风险评估、术前准备指导、麻醉预约、麻醉准备、实施麻醉和生命体征观察等宣教，为麻醉后患者提供术后随访、恢复指导，践行了围术期医学的理念。

二、加速康复外科理念的普及与推广

在围术期医学理念深入麻醉学科的同时，加速康复外科（enhanced recovery after surgery，ERAS）已经成为外科医师与麻醉科医师共同关注的话题。1997年，丹麦哥本哈根大学Henrik Kehlet教授首次提出ERAS理念；2001年ERAS研究小组成立；2010年欧洲ERAS学会成立；2015年中国第一个ERAS协作组成立，2017年ERAS开始了飞速发展，中国与各国学术交流频繁。

ERAS的基本理念已经贯穿整个围术期。从术前麻醉门诊对患者的评估和宣教，到实施相应的预康复措施，如戒烟戒酒、改善肺功能锻炼计划等，开启了将患者作为围术期医学治疗整体的实践。ERAS近期研究提出了预康复的概念，即通过以运动为核心的优化方案，在术前阶段提高患者的功能能力，以优化其生理储备使其适应和承受手术应激的过程，从而使患者术后的功能状态更快地恢复至术前水平，患者更快地回到日常工作和生活状态。很多措施与传统理念相比，做了很大的更新，如α_2受体激动药、β受体阻滞药和非甾体抗炎药（NSAIDs）作为术前麻醉用药，具有维持术中血流动力学稳定、减轻术后疼痛的作用，从而改善患者预后，有利于促进患者术后快速恢复、早期进食和下床；无胃肠动力障碍者术前2 h禁水，术前6 h禁固体食物。通过术前2~3 h给予含有糖类的液体，可以减少应激反应；麻醉方式更加提倡全身麻醉复合局部麻醉或区域麻醉，包括单次蛛网膜下腔阻滞（又称腰椎麻醉，简称腰麻）、腹横筋膜阻滞、局部切口麻醉药物浸润等多种形式；全身麻醉建议尽可能使用短效药物，术中采用保护性通气策略，强调目标导向液体治疗方案，术中进行肌松监测和麻醉深度监测。术中体温维持也是ERAS麻醉管理中的重点之一。尤其强调在术前等候区对患者进行预保暖，可有效抑制麻醉诱导前核心部位热量到外周的再分布。维持手术室内温度、应用加热装置、预热输液、体腔冲洗液加温等都有助于维持体温。术中使用胰岛素控制血糖接近正常；个体化的预防性镇痛及多模式镇痛，包括组合的内容（包括术前超前非甾体抗炎药镇痛、硬膜外镇痛、静脉患者自控镇痛泵、静脉利多卡因、持续伤口浸润渗透、鞘内注射、神经阻滞等方法）。通过多模式镇痛以减少阿片用量，提高镇痛效果，促进患者生理和心理的尽快恢复。ERAS的基本核心就是减少手术应激，最大程度、最快速度地恢复患者的生理功能。

正是在快速康复的共识下，国内学者近年先后颁布了ERAS相关的专家共识，如《中国加速康复外科围手术期管理专家共识（2016）》《促进术后康复的麻醉管理专家共识》《结直肠手术应用加速康复外科中国专家共识（2015版）》《肝胆胰外科术后加速康复专家共识（2015版）》等。另外，外科学界与麻醉学界联合举办多次ERAS主题的会议，如由中华医学会肠内肠外营养分会、南京军区南京总医院共同主办的"第一届中国ERAS学术年会（the First China ERAS Congress）暨第一届加速康复外科协作组成立大会"于2015年7月10日—12日在南京国际会议中心召开；由中华医学会外科学分会、中华医学会麻醉学分会主办，《中国实用外科杂志》编辑部、《中华麻醉学杂志》编辑部提供学术支持的"2017中国加速康复外科跨学科专家对话会暨中国ERAS跨学科专家共识编写启动会"于2017年5月6日在杭州举行；2017年6月23日—25日，"中国医疗保健国际交流促进会加速康复外科学分会成立大会暨第二届中国ERAS学术会议"在上海召开。2017年8月25日，"ERAS实践之旅院长行——西京医院站"活动在西京医院展开。来自四川大学华西医院、浙江大学附属第一医院、温州医科大学附属第二医院、中南大学湘雅医院、中南大学湘雅二医院、中山大学附属第三医院、四川省人民医院等行政部门领导和外科、麻醉科专家共同探讨如何多学科、多维度深度实施ERAS临床路径。国家卫生计生委医管中心加速康复外科专家委员会也于2016年12月15日在杭州成立。熊利泽教授任副主任委员，黄宇光教授、王英伟教授、冯艺教授任委员。2017年，黄宇光教授作为中国医学发展促进会加速康复外科（ERAS）学会副主任委员，成立麻醉学组，共有50名成员，于2018年4月21日在广东广州召开第一次学组会议。

三、多学科团队与镇痛

多学科团队（multidisciplinary team，MDT）的诊疗模式是在围术期医学与加速康复的共识下，以患者为中心，其针对特定疾病，依托多学科团队，制订规范化、个体化、连续性的综合治疗方案，由于MDT符合现代医学诊疗模式大趋势，所以是通向未来医学的必经之路。随着麻醉学科在围术期医学中发挥的作用越来越显著，其在MDT中的重要性也日益显现。现代医学模式经历了生物-医学模式向生物-心理-社会医学模式的转变，在新型的医学模式中，重新整合各个专业，各个学科发挥自身的优势，紧密团结在一起，为患者最终转归做出贡献已经是必然的趋势。

在MDT模式中，围术期疼痛治疗体现尤为突出。多学科疼痛管理团队（PMDT）是以循证医学证据为基础、以加速手术患者术后康复为目标、多学科协作的多模式疼痛管理团队。在围术期疼痛的管理中，麻醉科医师是PMDT项目的主导者，负责启动专科多模式镇痛、预防镇痛中的不良事件，以及术后3d内的疼痛治疗和健康宣教工作，而减少手术患者的创伤程度和应激反应是外科医师的主要职责。外科医师通过微创手术技术、神经保护措施、伤口局部浸润、补救性镇痛等方法来减少患者的创伤程度。同时，护理人员则负责患者随访，及时发现镇痛中的不良事件，非药物治疗措施及患者宣教等工作。有些PMDT团队还包括康复专科医师和临床药师，主要负责患者的术后康复和规范镇痛药物的使用。经过近几年的临床实践，多模式镇痛或平衡镇痛的理念越来越深入人心。联合使用作用机制不同的镇痛药或方法，协同叠加镇痛作用，降低不良反应，使镇痛效应最大化。但也需要根据不同手术、不同患者的情况进行个体化镇痛设计。在PMDT模式下，不仅要重视合理使用镇痛药物和镇痛方法，而且镇痛管理中的组织架构也不容忽视。无论是PMDT模式或采用急性疼痛服务（APS），都是多学科的团队管理，构建有效的围术期疼痛管理和培训的框架。

2017年12月，由中国医师协会麻醉学医师分会、中国医师协会外科医师分会、PMDT专业委员会组织召开围术期多学科疼痛管理高峰论坛。而围术期疼痛规范化治疗管理培训班以及患者疼痛治疗的多学科培训体系等均不断开展。以疼痛治疗为中心，涉及病理生理，镇痛相关药物、非药物治疗方法，急慢性疼痛的分类，疼痛患者的评估及护理等方面的内容，同时进行了疼痛评估模拟情景教学。2017年9月，《中华麻醉学杂志》印发增刊，刊登黄宇光教授《加强围术期镇痛管理》的述评，同刊发表的还有《围术期规范化镇痛管理实施原则的专家共识》等一系列共识。由冯艺教授等主编的《围术期多学科疼痛管理》也于2018年初出版发行。以PMDT为主题的微信公众号i-PMDT也紧追国际前沿，相继推送包括术后急性疼痛管理各个方面的最新进展、各种镇痛药物的临床应用进展以及各种手术、镇痛方法的前沿研究等。

（易　杰）

第五节　患者教育与麻醉科普

随着"健康中国2030规划纲要"进入全面实施阶段，麻醉科医师这支"神秘队伍"更多地走到台前。2017年，中华医学会麻醉学分会组织实施多项活动，旨在进一步宣传麻醉知识，推动麻醉及危重症医学的学科发展及科普工作。

一、2017中国麻醉周活动：从麻醉学到围术期医学

2017年3月30日，由中华医学会、中华医学会麻醉学分会和新华社瞭望周刊社联合主办的"2017中国麻醉周新闻发布会"在北京新华社综合楼多功能厅举行。会议首次将3月27日至4月2日

定为"中国麻醉周"。国家卫生计生委(现国家卫健委)宣传司司长毛群安和中华医学会常务副会长兼秘书长饶克勤分别致辞。中华医学会麻醉学分会主任委员熊利泽发表主旨演讲。北京大学第三医院麻醉科及危重医学科教授金清尘、北京协和医院麻醉科教授罗爱伦、北京大学第一医院麻醉科教授吴新民等数十位领导和专家出席发布会(图1-2)。

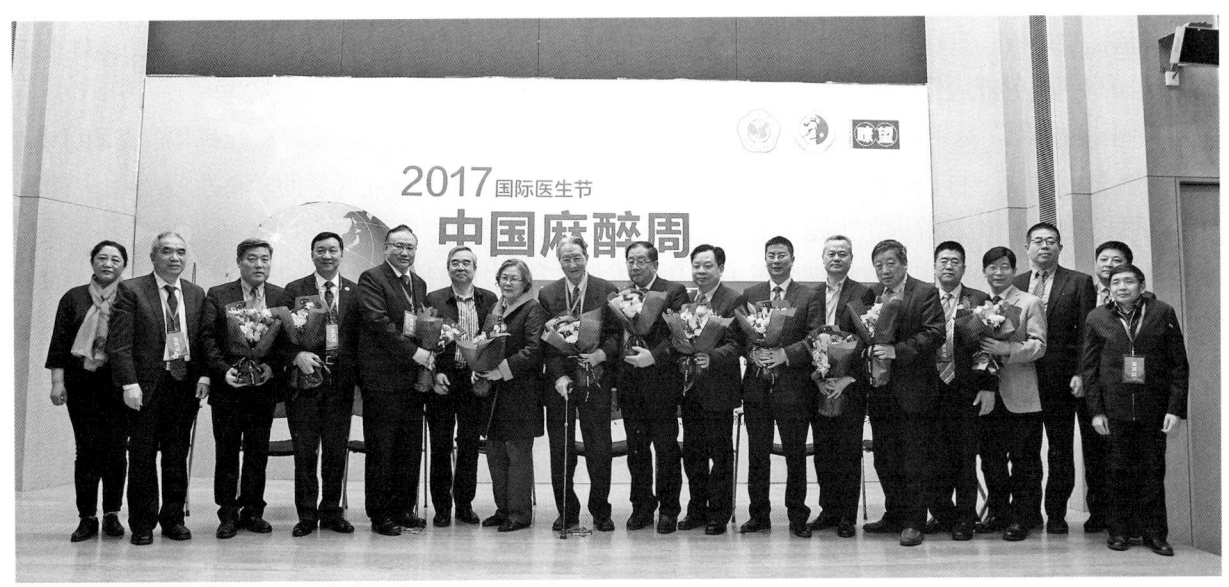

图1-2　参加"2017中国麻醉周新闻发布会"的领导和专家合影

国家卫生计生委(现国家卫健委)宣传司司长毛群安表示,在临床中很多医疗活动受到误解,一些医疗纠纷正是由于对医疗技术或者是麻醉方面的知识缺乏而造成的,应借助多种传播渠道,积极开展麻醉知识方面的健康科普宣传,"这不仅能促使公众了解麻醉学技术进步,也能让患者更好地配合麻醉科医师的临床治疗,减少医患矛盾发生。"中华医学会常务副会长兼秘书长饶克勤表示,随着医学的发展,从术前到术后,从手术室到门诊,从急、危、重症抢救到无痛治疗,到处都有麻醉科医师的身影。

中华医学会麻醉学分会从2016年起,以关注患者康复为中心,提出了从麻醉学到围术期医学的目标。麻醉科医师不仅要关注麻醉安全,同时也要关注患者手术后的长期康复和转归,不管手术后的并发症是由患者因素、手术因素还是麻醉因素引起的,麻醉科医师都应主动作为。中华医学会麻醉学分会主任委员熊利泽教授表示:"2016年全国手术量超过4 000万例,手术后死亡例数至少90万例,成为我国排名第四位的死亡原因。"麻醉本身是安全的,真正的挑战是围术期管理与降低术后死亡率。手术结束远不是终点,要将视野拓宽至围术期全程。

中华医学会麻醉学分会候任主任委员、北京协和医院麻醉科主任黄宇光教授表示,现在的医学没有单独一个科室或少数科室就能够解决围术期死亡率和患者生活质量的问题。因此,需要学科间的融合,麻醉科医师可以与内科医师一起帮助患者,从术前开始把患者自身可能导致的死亡原因降到最低,同时,麻醉科医师也可以与外科大夫进行多学科的合作,减少手术中患者的死亡率。

上海交通大学医学院附属瑞金医院麻醉科主任兼卢湾分院院长于布为教授指出,围术期医学可以把原本割裂的诊疗体系整合起来，促进患者更快康复。比如，ICU和疼痛科本来都是麻醉学科亚专科，但是随着这些亚专科的发展，逐渐从麻醉科中独立出来。这让亚专科研究更深入，但也在一定程度上造成诊疗的脱节。

武汉协和医院麻醉危重症病学教研室主任姚尚龙教授指出，麻醉学从只应用于手术期发展成为围术期医学，目的就是为患者今后不仅在手术中能够得到麻醉镇痛治疗，还将在术后得到急性疼痛治疗、术后监护治疗、重症监护治疗、慢性疼痛治疗、睡眠治疗和姑息治疗等围术期范畴内的常规性镇痛，从而享受到更舒适化的医疗服务。

"中国麻醉周"是由中华医学会麻醉学分会发起，各省市麻醉学分会及各医疗机构麻醉科主办，旨在宣传麻醉知识、科普麻醉常识的大型公益活动，推动麻醉及危重症医学的学科发展及科普工作。2017年第一届"中国麻醉周"主题确定为"从麻醉学到围术期医学"，旨在提高公众对麻醉及危重症学科的认知，加强医患沟通，促进医患关系和谐发展。熊利泽教授表示，对于围术期医学概念的落实，目前面临的最大障碍是业内人士广泛共识的建立。随着临床医学领域对围术期生存及恢复质量与患者远期预后的关注度增加，"围术期医学"成为未来发展趋势。但从麻醉学到围术期医学的改革仍然道阻且长。

此次新闻发布会得到了新华社、人民日报、中央电视台、中央人民广播电台、中国新闻社等20余家媒体支持和报道。在首次"中国麻醉周"期间，全国各地麻醉学分会纷纷印制麻醉相关知识手册，举办麻醉学相关的基础知识及临床经验宣讲，邀请患者及大众参与。在活动周期间，全国各地多家医院还举行大型义诊活动，为需要接受手术的患者进行术前麻醉评估，为疼痛患者进行义诊。多个麻醉微信公众号，如古麻今醉网、基层麻醉网、麻醉博物馆，采用图文、漫画等形式，就患者关心的麻醉问题，如麻醉方法的分类、麻醉科医师是不是打一针就完事、麻醉药能持续多久、术前为什么不让吃饭喝水等问题进行了深入浅出的解答。

二、中国麻醉学科普工作项目

自2016年12月2日《中华麻醉学杂志》编委会年度工作会议启动由国家卫生计生委（现国家卫健委）、中华医学会麻醉学分会、《中华麻醉学杂志》编委会与编辑部联合发起的"中国麻醉学科普工作项目"以来，全国麻醉科医师积极响应，用行动诠释了对医学科普工作的使命感和责任感，彰显了麻醉学界紧跟国家战略，致力于"健康中国"的大局意识和担当精神。

2017年1月，《中华麻醉学杂志》刊登彭云水、熊利泽撰写的《凝聚各方力量 做强麻醉科普：麻醉人的历史使命》一文。该文简要回顾了我国麻醉科医师不容乐观的科普工作现状，并表示将依托《中华麻醉学杂志》的平台作用，挖掘聪明智慧，发挥专业才能，开拓创新、勇于担当，要努力打造一支麻醉科普青年骨干专家队伍，为医疗行业系统开展医学科普工作。该文提出，将尽快组建"麻醉科普创新"专家团队，在分析国内外医学科普优秀作品和创作经验基础上，推出创新性的麻醉科普作品，将大型科普活动与日常科普宣传相结合；计划举办"中国麻醉学科普作品"评比大赛等，强化麻醉科医师科普创新和宣传意识；计划举行面向公众的"急救知识及技能"科普宣传大型活动等。

三、2017中国麻醉与手术后镇痛周

国际疼痛学会为提醒大众关注疼痛，在每年10月的第3个周一发布下一"世界抗痛年"的主题。中华医学会疼痛学分会亦于每年10月的第3周在全国范围举行为期1周的"中国镇痛周"活动。2017"世界镇痛日"及"中国镇痛周"的主题为"手术后疼痛（pain after surgery）"。为进一步扩大麻醉学科在疼痛领域的影响，同时促进广大群众对临床麻醉与手术后镇痛的了解，中国麻醉学院倡议于2017年10月第3周（10月16日开始），在全国各地举办"2017中国麻醉与手术后镇痛周"相关活动。

在此次活动中，全国多所医院的麻醉科与疼痛科医师通过张贴临床麻醉及手术后镇痛相关的宣传海报，组织举办主题宣讲会、大型义诊咨询活动（包括充分利用网络平台、微信平台、公众号等进行网络咨询、远程会诊等），帮助患者及群众加深对临床麻醉及手术后镇痛的了解，进行临床麻醉及手术后镇痛相关知识的科普宣教，同时联合纸媒体、电视媒体等各种媒体机构同步宣传，普及临床麻醉及手术后镇痛相关知识，宣传麻醉学科。

四、网络科普工作

2017年《中国网民科普需求搜索行为报告》指出，我国网民规模达7.72亿人，普及率达到55.8%。互联网发展带来信息的爆炸式增长，以及传播表达方式的多样性，使科学传播变得无比高效、方便快捷和充满乐趣。2017年，中国网民关注的科普主题搜索指数排名前三位的是：健康与医疗、信息科技和航空航天。健康与医疗在8个主题搜索中占比为63.16%，位居第一。

中国网民科普群体中，医药卫生从业者在科普群体中的占比为7.71%，明显高于在全体网民中的占比（7.33%）。中国的麻醉从业人员也以多种形式贡献自己的科普力量。受"中国麻醉周"活动启发，中国医学科学院肿瘤医院麻醉科主治医师、北京医学会麻醉学分会科普讲师团成员王猛创作"烤肠医生"系列科普漫画《图说麻醉简史》，创作了在虚拟世界里一座烤肠医院里一群长着一副烤肠模样的麻醉科医师。在系列漫画里，他通过"烤肠医生"的各种形象告诉大家，人类为寻求镇痛良药所做出的各种努力，从美国乡村医师朗、莫顿公开示范乙醚麻醉开始，现代麻醉的发展历程，将波澜壮阔、丰富难得的麻醉历史介绍给公众。在2017年9月，第二届中国健康科普创新大赛上，王猛医师从数百名选手中脱颖而出，荣获冠军。

2017年12月25日，新青年麻醉论坛发布中国首部原创麻醉科普动画，片名为《带你走进麻醉世界之"麻的放心、醉的舒心"》，时长7分24秒。该动画由新疆医科大学第一附属医院麻醉科教学团队精心设计与制作，以通俗的语言结合卡通动画，真实展现了麻醉科医师的工作和手术麻醉过程。从术前访视、术中生命体征监护到术后不良反应和并发症处理，系统地解答了患者普遍关心的麻醉问题。该片不但使患者了解了麻醉，同时让麻醉科医师从幕后走到了台前，成为真正的"主角"，也希望所有的手术患者和家属能够通过此片了解麻醉和麻醉科医师，更希望为大众带来更多的服务与便利。

北京大学第三医院麻醉科医师曲音音，作为青光眼乐队主唱兼吉他手，以一首《全麻》唱出了麻醉科医师在生死时刻对职业生涯和人生意义的感悟。歌词写到："亲爱的你慢慢睡去，亲爱的你渐渐松弛，亲爱的你不再疼不再痛，让你畅快呼吸氧气，让你享受肾心的灌溉。都交给我吧。当你在手术台上进入梦乡，当你的生命之光幻化成这花花绿绿的数字和曲线。有我在，我会一直在你身边，陪你到康复的彼岸。陪你到世界的尽头，睁开眼，将是可爱的今天。"通过歌唱这一喜闻乐见的娱乐形式，既巧妙表达了麻醉科医师的日常工作，也让公众对略带神秘感的麻醉科医师有了进一步了解。

上海长海医院麻醉学部副教授薄禄龙博士，在"达医晓护"原创作品创作与传播平台（上海市科委、科协共同指导的公益性全媒体医学科普品牌，中国科协"科普中国"品牌之一）开设麻醉与科普专栏，发表《麻醉医生，有哪些绝技？》《如何认识麻醉的风险》等科普文章，被《新华每日电讯》《科学画报》等转载。

五、值得关注的方面

2017年5月8日，科技部、中央宣传部关于印发《"十三五"国家科普与创新文化建设规划》的通知，明确提出"以提升公民科学素质、加强科普能力和创新文化建设为重点，大力推动科普工作的多元化投入、常态化发展，切实提升科普产品、科普服务的精准、有效供给能力和信息化水平"。当前，我国的麻醉学科普领域还存在一些亟待解决的问题，如麻醉科医师做科普的动力、经费投入、创作能力等，合理解决这些问题将有助于麻醉学科科普的持久有效开展。此外，如何通过科研项目驱动的形式，激发麻醉学科科普领域的创新发展，确保科普创作形式、科普产业化等方面良好有序发展，也值得深入探讨。

（薄禄龙　杨谦梓）

第六节　国内学术会议及学术交流

2017年，中国麻醉学界在中华医学会麻醉学分会领导下，围绕"从麻醉学到围术期医学"的主题，秉承引导我国麻醉学科未来发展方向，充分发挥麻醉学科优势，为改善患者远期预后奋进的目标，开展了各个层面的学术交流活动，成果丰硕。

在全国范围，主要开展了2017年全国麻醉学术年会和2017年全国青年麻醉科医师学术论坛，此外，2017年中华医学会麻醉学分会还着力开办了麻醉学科未来"领军人才"培训班、"走好长征路"系列专题巡讲活动，取得了良好效果。

一、2017年全国麻醉学术年会

中华医学会第25次全国麻醉学术年会于2017年9月7日—10日在郑州成功举办（图1-3）。此次大会共有注册代表11 662人。大会设立1个主会场14个分会场，邀请近400位海内外讲者，总计开展341场学术讲座。

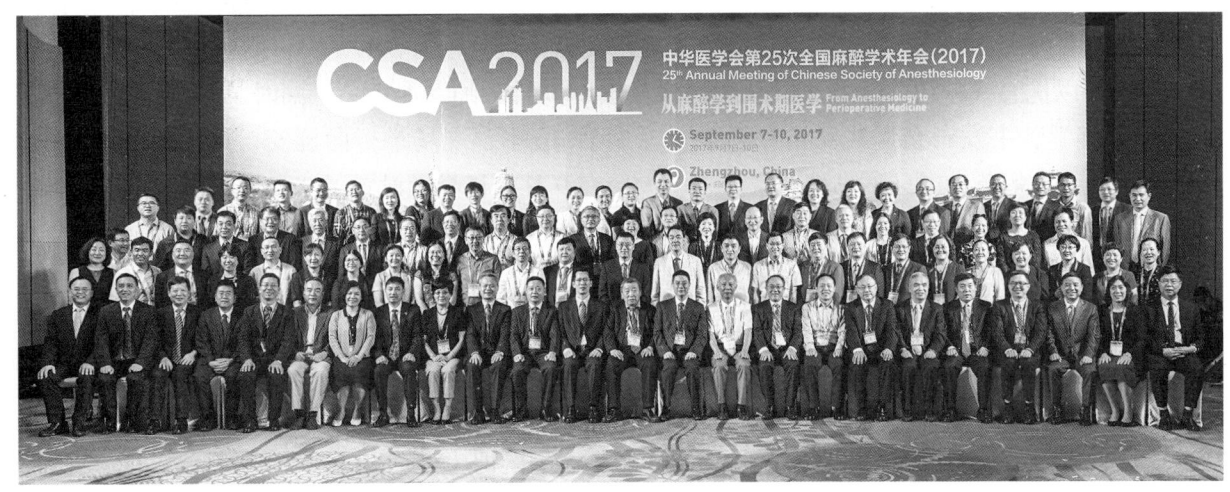

图1-3　中华医学会麻醉学分会委员在"中华医学会第25次全国麻醉学术年会（2017）"期间合影

大会开幕式由河南省医学会麻醉学分会主任委员张卫教授主持。亲临现场的领导和嘉宾包括河南省王铁副省长，国家卫生和计划生育委员会（现更名为国家卫生健康委员会）医政医管局李大川处长，中华医学会王大方副秘书长，河南省卫生和计划生育委员会与医学会领导，中华医学会麻醉学分会现任、候任、历任主任委员；世界麻醉科医师协会联合会前任主席David Wilkinson、候任主席Jannicke Mellin-Olsen教授等。麻醉学分会的各位副主任委员、常委、委员、青年委员、学组负责人以及许多麻醉学会的老前辈悉数到场，来自20多个国家的国际麻醉学专家也受邀参加。开幕式上揭晓了中国镇痛周、中国麻醉周和中国麻醉学科杰出研究奖等奖项。举行了"中华医学会麻醉学分会麻醉学院"的揭牌仪式。

为了打造品牌麻醉学术年会，本次大会进行了大量的改革和创新。

1. 进一步加速了年会的国际化进程　为加速中华医学会麻醉学分会学术年会的国际化进程，真正体现大会"学术交流"的宗旨，还时间于学术，本次大会开幕式于大会前一日17：30—19：00举行。出席本次年会的国际专家包括世界麻醉科医师协会联合会主席以及美国、英国、日本、德国、韩国、澳大利亚、蒙古、以色列、菲律宾、尼泊尔、泰国、马来西亚、老挝、孟加拉国等麻醉学会的主席。为响应国家"一带一路"倡仪，特别设立周边国家及地区麻醉学会主席论坛和"一带一路"学术交流专场。从开幕式领导致辞到大会所有演讲幻灯，以及每日新闻报纸和壁报论文等均以中英文对照形式呈现，就是为了更好地让国外参会者与中国参会者共同融入中华医学会麻醉学分会学术年会的交流与互动之中，同时提升中国麻醉学术在国际上的影响力。

2. 再次确立"从麻醉学到围术期医学"为大会主题　为引导我国麻醉学科未来发展方向，使麻醉科医师充分发挥学科优势，在改善患者远期预后中起到重要作用，中华医学会麻醉学分会再次确立"从麻醉学到围术期医学"为本次大会主题，大会众多内容也紧紧围绕该主题展开。正如熊利泽教授在开幕致辞中指出："从麻醉学到围术期医学之路，就是麻醉学科面临的长征之路。曾经的长征给后人留下的是深深植入人们心中的长征精神。今天，我们要将这种精神带到围术期医学发展的道路上，并赋予它新的内涵，让新长征路上的脚步更加坚实有力。"

3. 坚持推进学术普及　为促进年会更多惠及广大基层麻醉科医师，本次大会继续向举办省及周边省份的参会代表提供优惠，为在读研究生提供优惠注册费，为贫困不发达地区及少数民族地区参会代表予以优惠或减免注册费，以鼓励更多基层麻醉科医师参加年会。同时，还举行了2016—2017年麻醉学新书发布会，共发布专著29本、译作16本，现场举行向延安、井冈山、沂蒙山、大别山、华蓥山等革命老区赠书仪式。另外，大会在9月7日全天设置了"知识更新"讲座，3个会场，36个临床代表性讲题，由国内外知名专家授课并与现场听众互动，这一举措更好地满足了年轻医师、基层医师、研究生们的学习愿望。

4. 会议形式多样，内容精彩纷呈　除了学术报告、病例讨论、PANEL DISCUSSION、WORKSHOP、热点争鸣、麻醉历史展览外，本次会议还设立了精准病例比赛、神经阻滞视频比赛、青年麻醉科医师演讲比赛、论文电子壁报比赛等竞赛形式，激发了与会代表的参会热情。无论是接地气的病例讨论、产科板块、骨科板块、区域麻醉专场，还是高大上的博士论坛和手术室能否带手机的辩论大赛，都吸引了大批听众，专家教授们深入浅出的阐述，集中呈现了近年来麻醉学理论的进展，充分展示了我国麻醉学各个领域的进步。

二、2017年全国中青年麻醉科医师学术论坛

2017年全国中青年麻醉学科医师学术论坛暨江西省医学会第十六次麻醉学学术年会于2017年6月16日—18日在江西省南昌市顺利召开。本次会议由中华医学会麻醉学分会、江西省医学会主办，中华医学会麻醉学分会青年委员会、江西省医学会麻醉学分会承办，南昌大学第二附属医院协办。会议共吸引省内外共计1 000余名麻醉同仁参与。

青年委员会自2007年成立以来，秉承"促进全国中青年麻醉学科医师更好地开展麻醉学研究，提高中青年麻醉学科医师学术水平"的宗旨，特别为广大中、青年麻醉学科学者搭建了一个学习交流的平台，至今经历了第9、第10、第11和第12届麻醉学分会委员会。为表彰各届专家委员为青年委员会所做的贡献，中华医学会麻醉学分会授予吴新民、于布为、刘进和熊利泽教授"卓越领导奖"；授予俞卫锋、彭云水、左云霞、陶国才、方向明、王英伟、张诗海、赵晶、刘克玄、朱涛、孙焱芫、韩如泉、王强、罗艳和梅伟教授"建设贡献奖"。颁奖仪式由中华医学会麻醉学分会秘书白雪主持（图1-4）。

此次学术会议除了邀请国内外著名专家学者进行学术讲座外，还设立了全国中青年麻醉科医师疑难病例讨论交流专场、江西省学术专场、中青年优秀论文评比专场。通过微信互动、网络直播等形式，线上线下同步交流。同时通过生动活泼的"超声引导下神经阻滞workshop"使得现场学习氛围更加浓郁。大会还进行了"全国青年麻醉学科医师优秀论文奖"评选，对获奖者给予表彰及奖励。参会代表们纷纷表示，此次会议学有所获、学有所思，对今后的工作和生活起到引导的作用，对今后的职业发展具有指导意义。

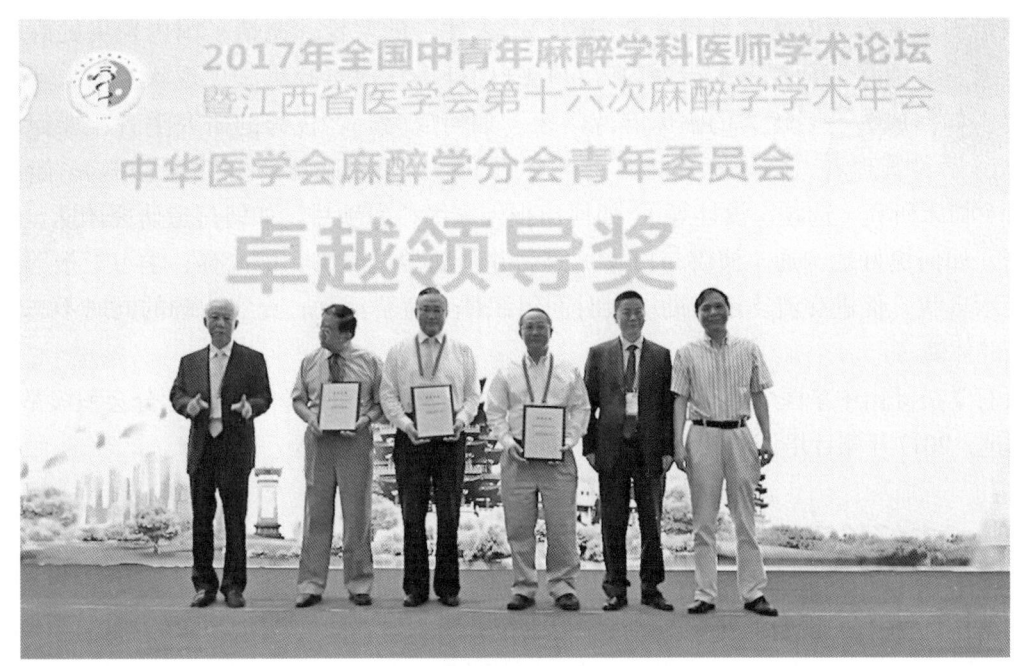

A. 颁发"卓越领导奖"

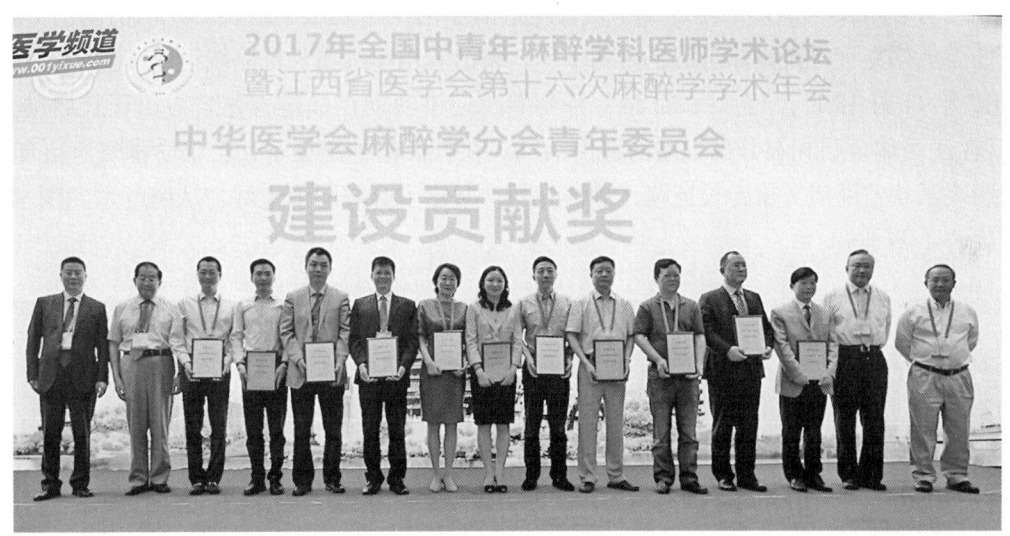

B. 颁发"建设贡献奖"

图 1-4 在 2017 年全国中青年麻醉科医师学术论坛上颁发"卓越领导奖"和"建设贡献奖"

三、麻醉学科未来"领军人才"培训班

2017 年,由中华医学会麻醉学分会主办,中华医学会麻醉学分会青年委员会承办的麻醉学科未来"领军人才"培训班分别在河南郑州大学第一附属医院(河南郑州)、空军军医大学附属西京医院(陕西西安)成功组织两期。

该培训班本着为麻醉学科培养未来"领军人才"的宗旨，邀请了国内顶尖的麻醉学及相关学科专家、专业培训师授课；授课内容包括国内外医疗卫生政策法规现状及未来解析、麻醉学的历史、如何成为一名优秀的临床麻醉学家、如何成为一名优秀的研究学者、如何成为一名优秀的麻醉学科管理者、临床麻醉经典病例介绍（培养学员临床麻醉管理思维）、如何开展麻醉学基础／临床研究（选题、设计等）、如何申报国家级科研项目、如何打造研究团队、专家成才之路分享、如何更好地沟通（演讲与口才）等。并开展学员演讲、辩论赛、学习汇报等多项互动环节，展示自我，促进交流。还借助课余时间组织体育竞赛活动，充实头脑的同时不忘培养团队精神、强健体魄。

所有学员经由中华医学会麻醉学分会各常务委员及各省市医学会麻醉学分会积极举荐、会务组严格筛选，2017年累计培训学员99位，覆盖全国30个省、自治区、直辖市。

四、"走好长征路"系列专题巡讲活动

为弘扬红军"长征精神"，贯彻习近平总书记"不忘初心，牢记使命"的思想，中华医学会麻醉学分会主任委员熊利泽教授倡导并发起"走好长征路"系列巡讲活动，旨在弘扬长征精神，提高长征路革命老区青年麻醉科医师的诊疗水平，促进麻醉学向围术期医学的转变。该活动由CSA青年委员会副主任委员刘克玄教授具体组织，为期1年，将沿着当年红军长征路线近15座城市开展巡讲。

2017年11月18日，"走好长征路"系列专题巡讲活动在福建省龙岩古田正式启动。2017年12月16日在江西瑞金顺利召开第二站的巡讲活动。在长征精神感染下，会议学术气氛更加活跃，参会学员纷纷表示获益匪浅。重走长征路，缅怀先烈，坚定了麻醉同道走好"从麻醉学到围术期医学"长征路的决心（图1-5）。

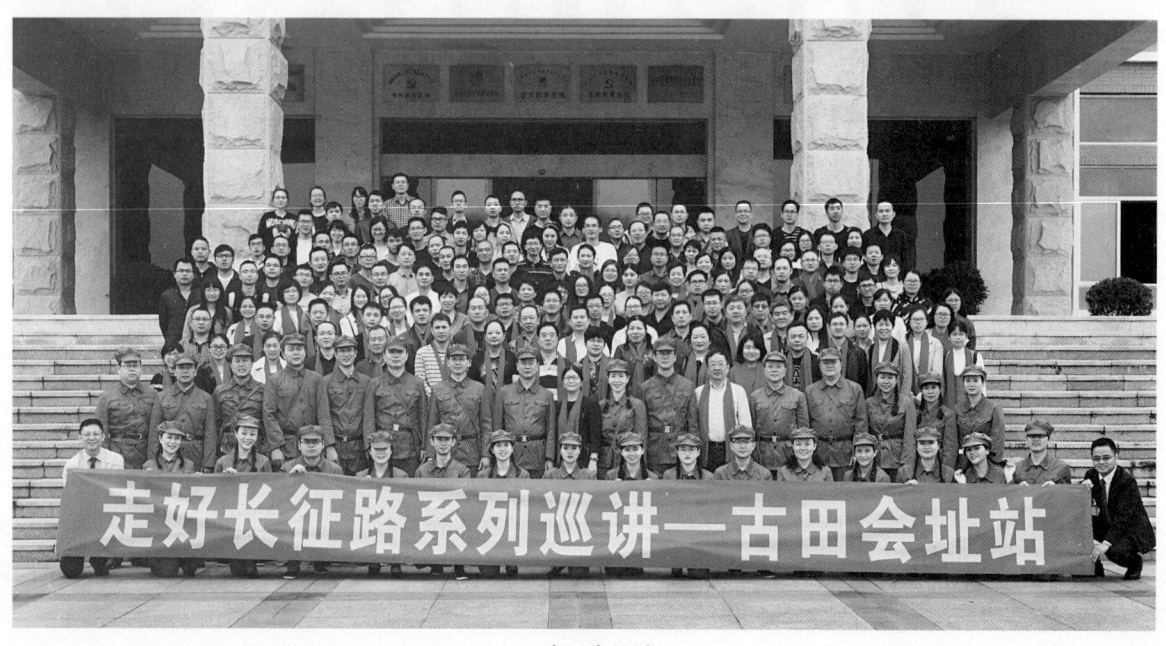

A. 古田会址站

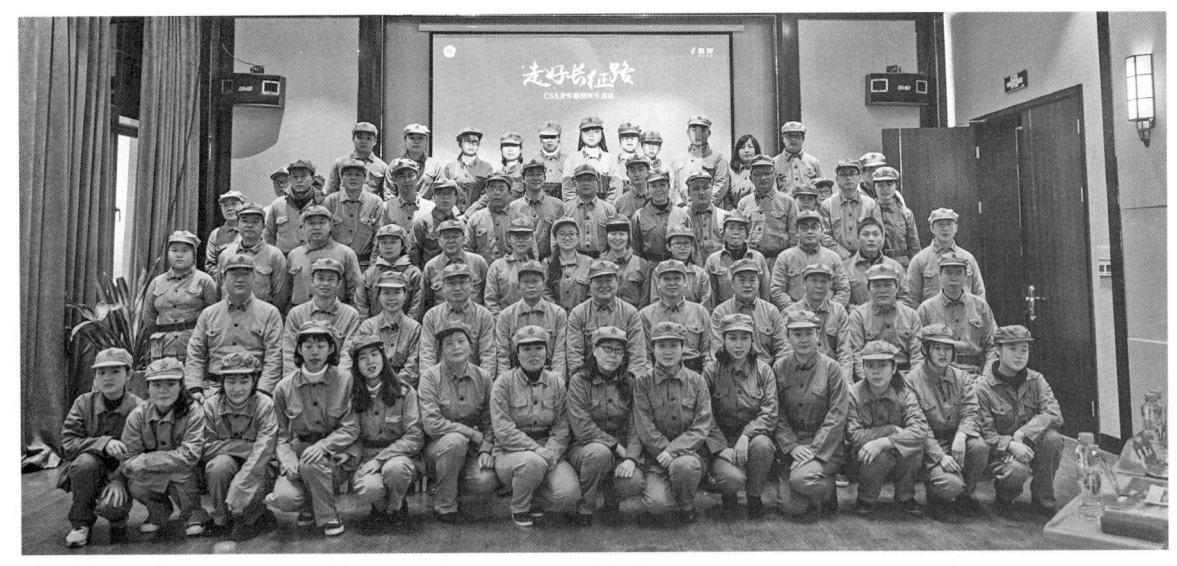

B. 瑞金站

图1-5 "走好长征路"系列专题巡讲古田会址站和瑞金站活动合影

(李金宝 白 雪)

第七节 国际学术交流及国际学术组织任职情况

近年来,随着中国麻醉学临床和研究水平逐渐提高,以及"一带一路"战略的实施,麻醉外交也取得了长足进展。在学会的领导和组织下,2017年中华医学会麻醉学分会受到多方邀请,最终代表中国麻醉界组织了10次官方的对外交流活动,我国麻醉学者代表团分别出席了欧洲、南亚、美国、日本、韩国、德国、以色列等国家和地区的麻醉学术会议,均受邀在大会演讲,获得了热烈的反响。代表团所到之处,都受到很高规格的礼遇和接待,麻醉学者一方面积极传播中国声音、彰显中国麻醉学者的影响力,一方面也在国外感受到祖国日益强大的实力和影响力,极大地鼓舞了中国麻醉走向世界的信心。

虽然各国、各地区在背景和文化上有很大不同,但在交流中发现都面临着类似的发展问题和挑战,唯有互助才能共同发展,唯有合作才能共赢。在部分对外交流中,代表团与举办方举行双边会谈,以签署合作备忘录等方式增进双边友谊,加强深入合作,体现了麻醉大国向麻醉强国迈进过程中,我们向世界先进国家和组织学习的强烈愿望和行动力。

(一)2017年2月22日—25日,CSA代表团访问澳大利亚和新西兰麻醉学院

2017年2月22日—25日,"第一届中澳学术交流会"在澳大利亚成功举行。来自全国各地的14位麻醉学专家代表中国麻醉学会(CSA)与澳洲专家及学者一起,对麻醉领域的现状及新技术和新发展进行深入探讨,并加深相互了解。

中国代表团首先参观了位于墨尔本市的澳大利亚和新西兰麻醉学院(the Australian and New

Zealand College of Anaesthetists，ANZCA）。该学院具有40年的历史，在东南亚和南太平洋岛屿国家的麻醉事业发展中发挥着重要作用。

交流会正式开始后，ANZCA主席David A Scott教授和中国代表团领队黄宇光教授共同致开场辞。刘进教授就"中国麻醉的现状与未来"进行介绍；唐帅医师作为青年医师代表以"中国区域麻醉理念和技术的普及与进展"为题进行分享。通过两位专家的精彩介绍，澳洲专家及学者对中国麻醉学科的发展和中国麻醉学者的风貌有了深入了解。随后，David A Scott教授代表澳洲学会向整个中国代表团介绍了ANZCA的背景以及澳洲麻醉的发展。多位ANZCA重要成员介绍了澳方的临床研究网络工程、教育与培训、职业发展以及疼痛医学等方面的现状。黄宇光教授受熊利泽主任委员委托和David A Scott教授分别代表中、澳麻醉学会共同签署合作备忘录（图1-6），这标志着双方未来在麻醉领域的学术交流、国际合作、资源共享等往来将不断深化。

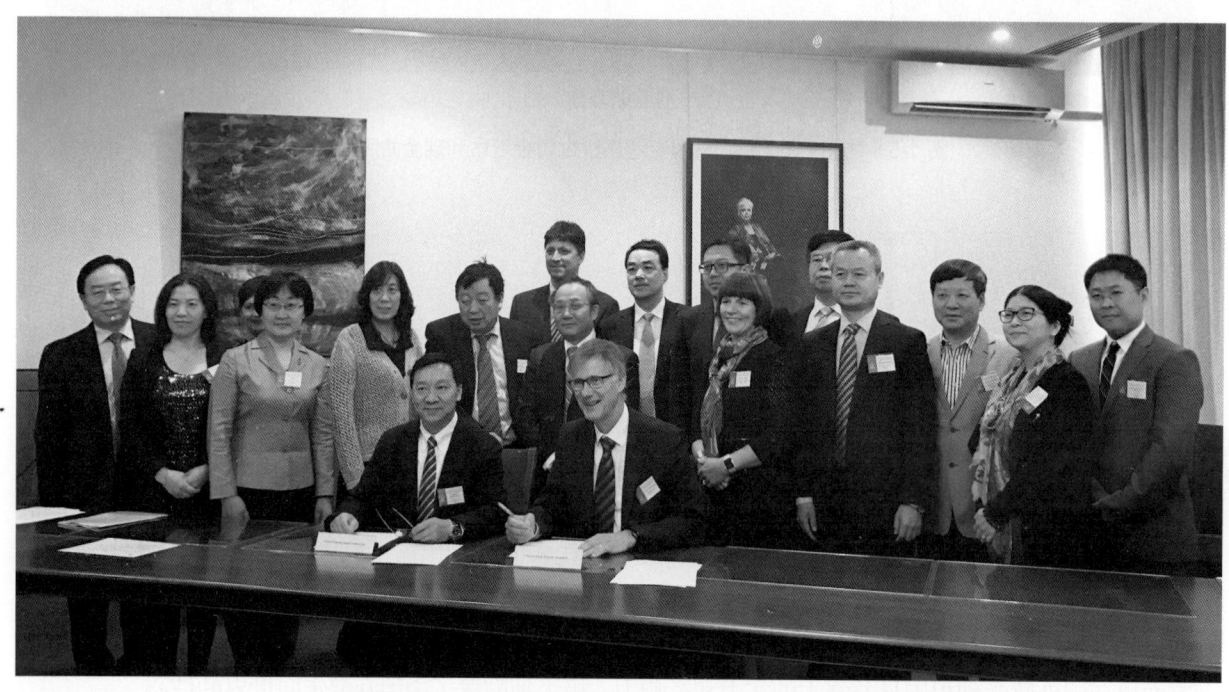

图1-6　黄宇光教授和David A Scott教授代表中、澳麻醉学会共同签署合作备忘录

当日下午，中方专家分成3组分别参观了Alfred Hospital、St Vincent's Hospital、Peter MacCallum Cancer Centre三家医院。Alfred Hospital具有澳大利亚最大的重症监护室，也是澳大利亚最繁忙的急诊和创伤中心之一；St Vincent's Hospital在区域麻醉、急性疼痛医疗以及科学研究方面享有国际盛誉；而Peter MacCallum Cancer Centre是全球领先的癌症研究、教育和治疗中心之一，也是澳大利亚最大的癌症中心。

会后，CSA代表团辗转至努沙参加为期3日的"2017澳洲超声和区域麻醉会议"（The Australasian Symposium on Ultrasound and Regional Anaesthesia，ASURA）。会议邀请了国际知名及澳洲当地的专家就超声引导下的神经阻滞以及区域麻醉领域的新技术进行演讲和展示，并分享了澳洲麻醉领域新的研究成果。

通过此次中澳学术交流，中澳麻醉领域的专家及学者共同探讨学科发展，增进了双边友谊。随着未来交流的不断深化，双方的麻醉事业也将相互促进，实现合作共赢。

（二）2017年2月24日—26日，斯里兰卡，第33届斯里兰卡麻醉及重症医师学院年会暨第12届南亚区域合作联盟——麻醉科医师协会学术大会

为响应国家"一带一路"倡议，落实中华医学会领导指示，加强对外交流和国际合作，协助民族品牌走向国际，中华医学会麻醉学分会组织参加2017年2月24日—26日在斯里兰卡举行的第33届斯里兰卡麻醉及重症医师学院年会暨第12届南亚区域合作联盟——麻醉科医师协会（SAARC-AA）学术大会。

大会以颇具斯里兰卡民族特色的表演拉开序幕。斯里兰卡现任总统Maithripala Sirisena在大会上致辞，斯里兰卡麻醉协会现任主席Dr.Kanishka Indraratna也在大会上发言。此次南亚麻醉科医师学术会议有来自阿富汗、孟加拉国、印度、巴基斯坦、不丹、尼泊尔、马尔代夫、斯里兰卡共计8个国家500多名麻醉领域的专家代表参加会议，与此同时，大会方还邀请包括中国、美国、英国等世界上知名的麻醉学专家参加此次盛会，分享学术研究成果。

CSA代表团由亚澳麻醉理事会主席、CSA主任委员熊利泽教授为团长出席此次盛会。中国专家团成员有：广州中医药第一附属医院的马武华教授、中国医学科学院整形外科医院的薛富善教授、河南省肿瘤医院的卢锡华教授，为南亚麻醉会议带去了精彩的演讲和一场困难气道Workshop，引起广泛关注。培训会还邀请浙江优亿医疗器械公司对UE可视化系列产品进行简短的介绍。学员们对可视化气道产品充满兴趣，在模拟人上尝试操作，中国专家们耐心地予以指导。3位中国专家带去的困难气道培训课程受到学员的广泛好评，还吸引了巴基斯坦麻醉科医师协会主席Dr.Zia Akhtar到现场聆听。

会后，受亚澳麻醉理事会秘书长Kumudini Ranatuga的邀请，熊利泽教授率领中国专家团参观了斯里兰卡国家医院。

此次南亚麻醉会议之行，中国麻醉学专家将中国麻醉领域最新的学术研究带到南亚，与南亚8国专家分享学术成果。

（三）2017年9月21日—23日，德国柏林，2017年德国麻醉学与重症医学年会

应德国麻醉学和重症监测治疗学会（Deutsche Gesellschaft für Anästhesiologie und lntensivmedizin，DGAI）邀请，受中华医学会麻醉学分会熊利泽主任委员的委托，中华医学会麻醉学分会国际讲师团成员孙焱芫、王海云、梅伟、程宝莉教授代表CSA出席在德国柏林召开的2017年德国麻醉学与重症医学年会（图1-7）。

年会中设立了中德交流学术活动，围绕"如何控制术后并发症并降低围术期死亡率（reducing perioperative mortality - chances to prevent and treat postoperative complications）"这一主题展开。活动由来自德国Erlangen的J.Schüttler教授和浙江大学医学院附属第一医院的程宝莉教授共同主持。

华中科技大学同济医院的梅伟教授首先介绍了中华医学会麻醉学分会老年人麻醉学组和骨科学组共同推出的《中国老年髋部骨折患者麻醉及围术期管理指导意见》，并结合指导意见分享了实际病例的管理体会。天津市第三中心医院王海云教授分析了目前临床常见的脑缺血、轻度认知功能损害和脑肿瘤等神经系统疾病流行病学，提出了如何合理有效地选择麻醉药物并配伍是围术期该类患者脑健

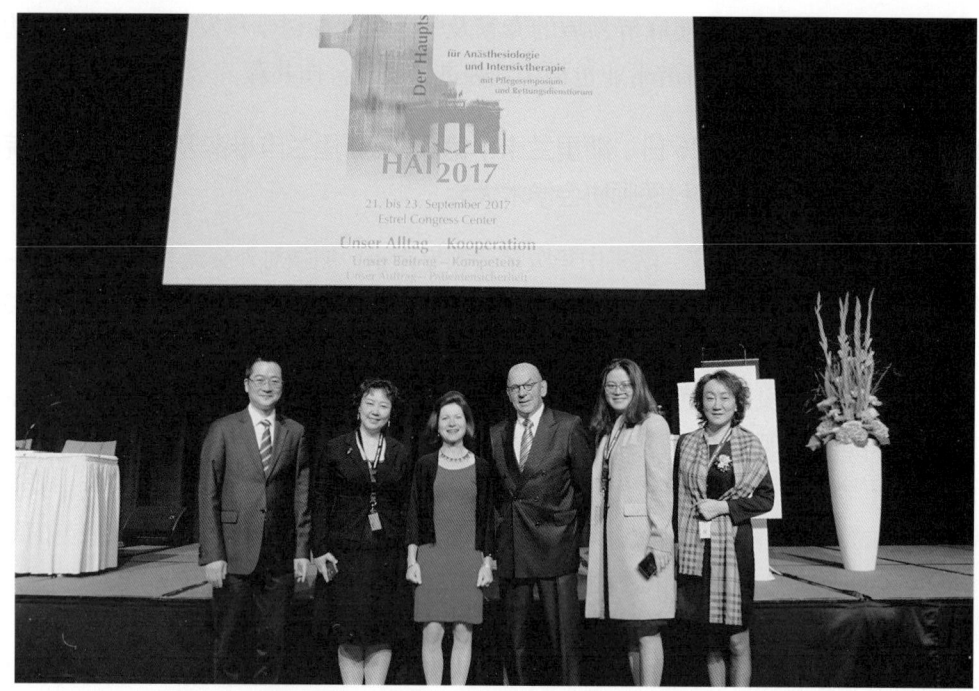

图 1-7　德国麻醉学与重症医学年会上中国代表团与国外同行合影

康维护关键环节；同时提出了兴奋性神经系统及抑制性神经系统失衡是导致麻醉药神经毒性根本原因的理念。程宝莉教授代表课题组以"Sepsis：bench to bedside"为题，围绕院内获得性感染导致脓毒症的研究，与德国专家分享了近期一些转化医学方面的成果。3位CSA教授的发言得到与会人员的强烈反响和热烈欢迎，听众提问踊跃，现场气氛活跃。

会后，孙焱芫、王海云、梅伟、程宝莉教授受熊利泽主任委员的委托，代表CSA与德国麻醉学和重症监测治疗学会就共同关心的CSA/DGAI两大学会年会互派讲者、国际性多中心科技合作及青年医师交换培养等事宜进行密切磋商和交流。双方均表示，未来长久、密切的合作符合双方共同利益，将为中国及德国麻醉事业的共同发展尽快搭建亲密无间、合作共赢平台。

（四）2017年9月28日—30日，罗马尼亚，蒂米什瓦拉，第五届世界全凭静脉麻醉和靶控输注大会

应第五届世界全凭静脉麻醉和靶控输注大会邀请，四川大学华西医院刘进教授和北京医院左明章教授代表中华医学会麻醉学分会赴罗马尼亚蒂米什瓦拉参加为期3天的大会，并做大会交流。本次会议在蒂米什瓦拉的Regional Business Center举行。

刘进教授受邀做了题为"Individualized perioperative red cell transfusion strategy"的演讲。介绍我国在围术期红细胞输注方面的研究进展和新策略。左明章教授则做了题为"Difficult airway management：what is old and what is new?"的演讲。着重分析了在困难气道方面，新技术与旧方法可以取长补短，并介绍了我国麻醉专家在这一领域的先进经验和技术。

两位中国专家的发言报告语言精练、内容丰富，集科学性和实用性为一体，充分体现了我国麻

醉学者的风貌，受到与会者一致好评，现场反响热烈。

（五）2017年10月21日—25日，美国波士顿，美国麻醉科医师协会年会

受美国麻醉科医师协会（American Society of Anesthesiologists，ASA）主席邀请，中华医学会麻醉学分会组织代表团出席本次盛会，并开展多项学术和外交活动。

会议期间，中华医学会麻醉学分会和美国麻醉科医师协会举行中美双边会谈（图1-8）。参加会谈的中华医学会麻醉学分会代表有主任委员熊利泽、副主任委员邓小明、常务委员兼秘书长王天龙、常务委员马虹、常务委员郭向阳和全国委员兼副秘书长董海龙，常任秘书白雪也参加了会谈。参加会谈的美方人员包括候任主席James Grant、第一常务副主席Linda Mason、国际合作委员会主席Adrian Gelb，国际合作委员会候任主席Audree Bendo，ASA-CSA合作协调员Zhongcong Xie，以及ASA的部分工作人员。

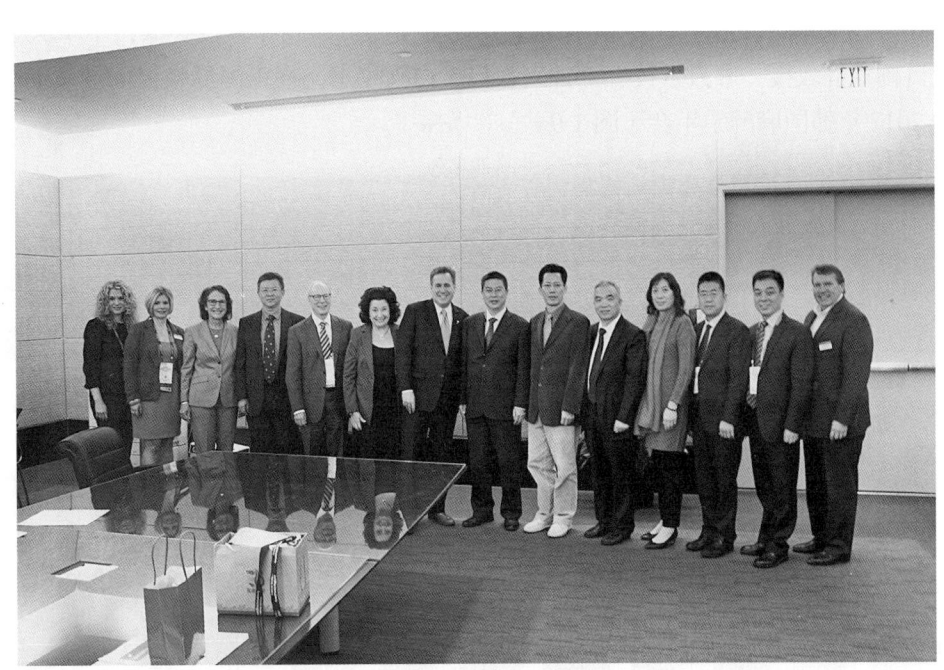

图1-8　美国麻醉科医师协会年会上中美双边会谈人员合影

中美双边会谈在友好热烈的氛围中举行，两个学会的负责人就两国麻醉领域关心的问题和进展交换意见，在学术交流、人才培养、团体互访、合作共赢等方面进行深入沟通，并就学术年会组织工作的相关问题进行交流，取得了满意的会谈效果。

熊利泽教授、郭向阳教授、姜春玲教授（代刘进教授）受邀在本次年会上进行大会报告。熊利泽教授围绕"从麻醉学到围术期医学"的理念，做了题为"Postoperative outcome：the role of anesthesiologists"的专题演讲，深入浅出地介绍了麻醉科医师在围术期可能发挥的巨大作用，也号召全世界麻醉科医师成为围术期医学的领跑者。郭向阳教授就老年患者术后神经功能异常的问题，做了题为"Postoperative cerebral dysfunction in elderly patients-challenges vs.exploration"的报告。郭教授结合临床证据和实验室研究，提出老年患者术后神经功能受多因素影响，但与麻醉关系密切，值得麻醉科医

师深入挖掘和研究。姜春玲教授代表刘进教授课题组,做了题为"Perioperative blood transfusion: from liberal to restrictive, finally to individualized strategy"的汇报。在汇报中,首先回顾了围术期输液曾经历从自由输液到限制性输液的发展,同时结合团队研究成果,提出了个体化输液的理念。

此外,中国代表团在美国麻醉科医师协会年会期间还设立展台,用于宣传中华医学会麻醉学分会及中国麻醉学者的风貌。在展台上,熊利泽主任委员亲自为2018年全国麻醉年会和亚澳麻醉科医师协会年会宣传,代表中国麻醉学会向全世界发出邀请。

CSA代表团本次参加美国麻醉科医师协会年会,与国际麻醉同道进行了平等而广泛的沟通交流,增进了彼此的了解和友谊。美国麻醉科医师协会盛赞中华医学会麻醉学分会多年来的努力和成绩,再一次提升了中国麻醉学界在国际舞台上的影响力。

(六)2017年11月2日—4日,韩国首尔,韩国麻醉学年会

应韩国麻醉学会邀请,受中华医学会麻醉学分会主任委员熊利泽教授委派,中华医学会麻醉学分会代表团成员杨立群教授、廖刃教授、王钟兴教授、白雪秘书,在王国林教授的带领下,共同出席在首尔举办的2017年韩国麻醉学年会(图1-9)。

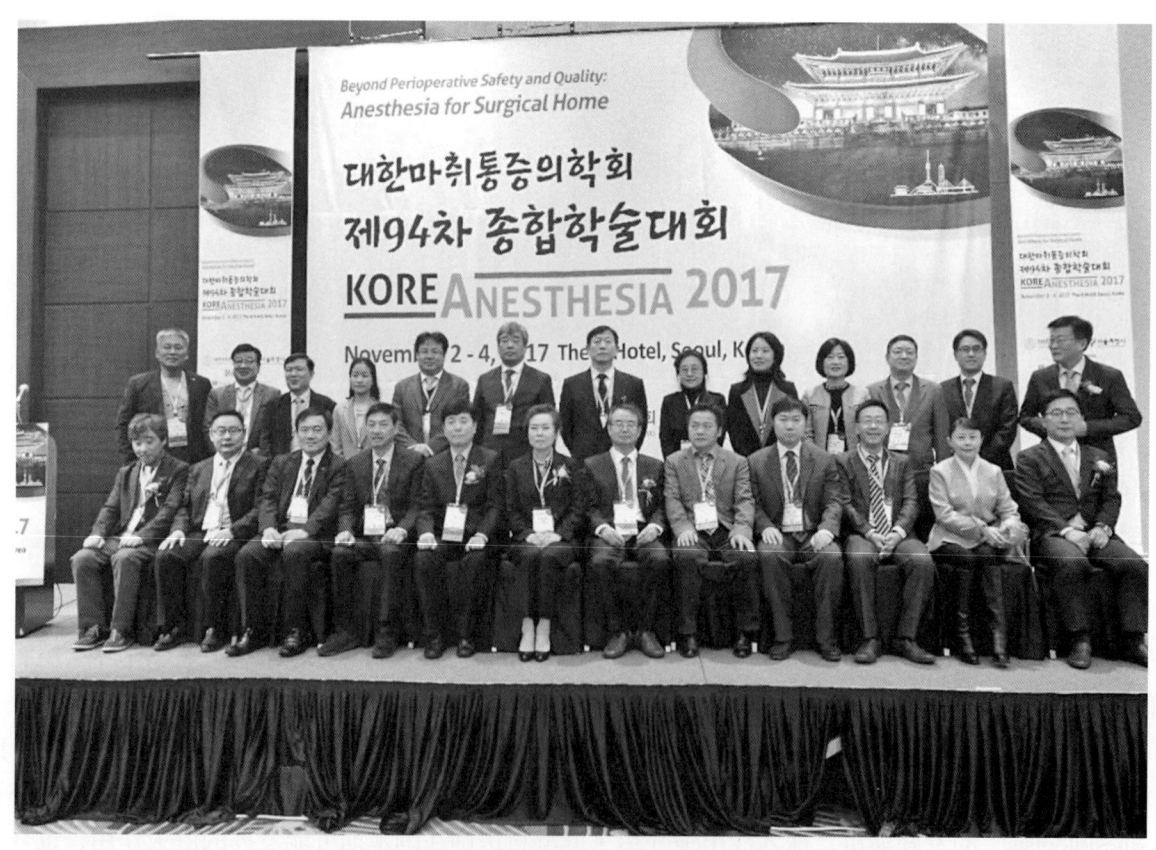

图1-9 韩国麻醉学年会上CSA代表与韩国麻醉学科同仁合影

此次会议有近300名参会者,议程紧凑丰富。CSA代表团为此次会议奉献了3场精彩的演讲。中山大学第一附属医院王钟兴教授讲授的题目是"肝移植围术期血液保护策略:基于目标导向的凝血

功能及输液调控",介绍了所在团队在过去十年中采用目标导向的凝血功能及输液调控方案,特别是利用基础监测及床旁血栓弹力图监测,以指导术中成分输血的经验和研究。王教授还介绍了单中心394例肝移植患者的临床数据分析结果,证实血栓弹力图导向的凝血物质输注不会增加术后血栓形成的风险。上海交通大学医学院附属仁济医院杨立群教授介绍了儿童肝移植围术期处理与预后分析。介绍了仁济医院管理儿童肝移植的麻醉经验,并分析儿童肝移植预后相关的临床研究,指出现有方法如蛋白酶抑制药(乌司他丁)、远端缺血预处理等都无法改善整体预后。四川大学华西医院的廖刃教授介绍了个体化输血策略——华西输血评分。针对临床医师只能根据自己主观经验决定是否输血这个问题,研究团队提出了"华西输血评分",指导围术期患者的血红蛋白在60～100 g/L时红细胞输注的时机和输注量,从而实现"个体化输血策略"。

CSA代表的演讲获得了与会者的一致好评,韩国麻醉学会主席高度赞扬了3位中国医师的演讲,称赞中国麻醉学科的发展水平位于世界前列。

代表团还利用参会机会设置展台,宣传2018年亚澳麻醉大会及2018年中华医学会全国麻醉学术年会(图1-10)。3位讲者在演讲幻灯的最后一页都加上了"2018 AACA,北京欢迎你"的宣传语,加强了宣传的效果。

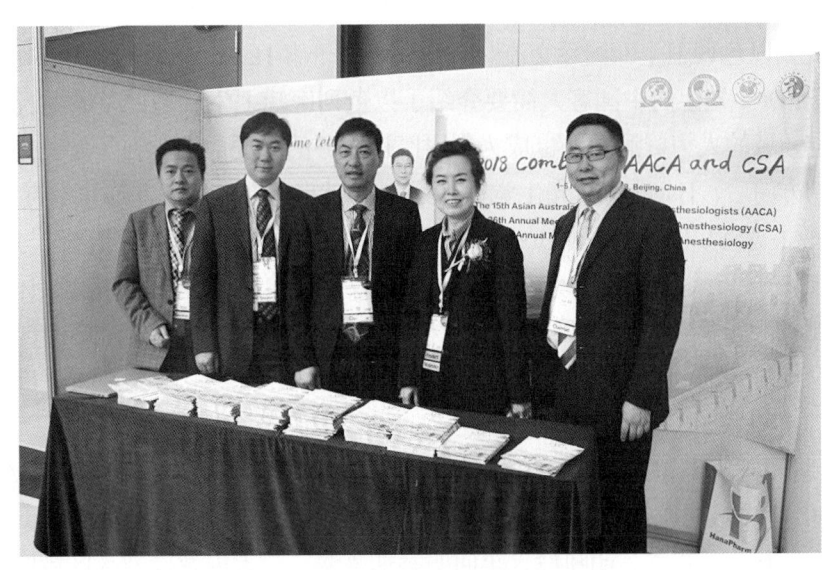

图1-10 代表团在韩国麻醉学年会上宣传2018年亚澳麻醉大会及2018年中华医学会全国麻醉学术年会

(七)2017年11月8日—9日,以色列,ESA专题会

应以色列卫生部国际交流与合作项目邀请,中华医学会麻醉学分会代表团一行19人出访以色列,参加以色列举办的ESA专题会,并做交流访问(图1-11)。

代表团由姚尚龙教授带领,李天佐教授任团长,与宋鸿海、黄连军、姚兰、吴安石、车向明、李艳华、龚辉、姚家祥、韩雪萍、董庆龙、石双平、胡啸玲、陈振毅等成员共同抵达以色列达特拉维夫参加访问。代表团到达后,首先与在当地医院工作和学习的国内医学同道进行座谈,了解留学生和中国工作人员在以色列工作、学习的状况,并邀请他们共同参加ESA专题会。

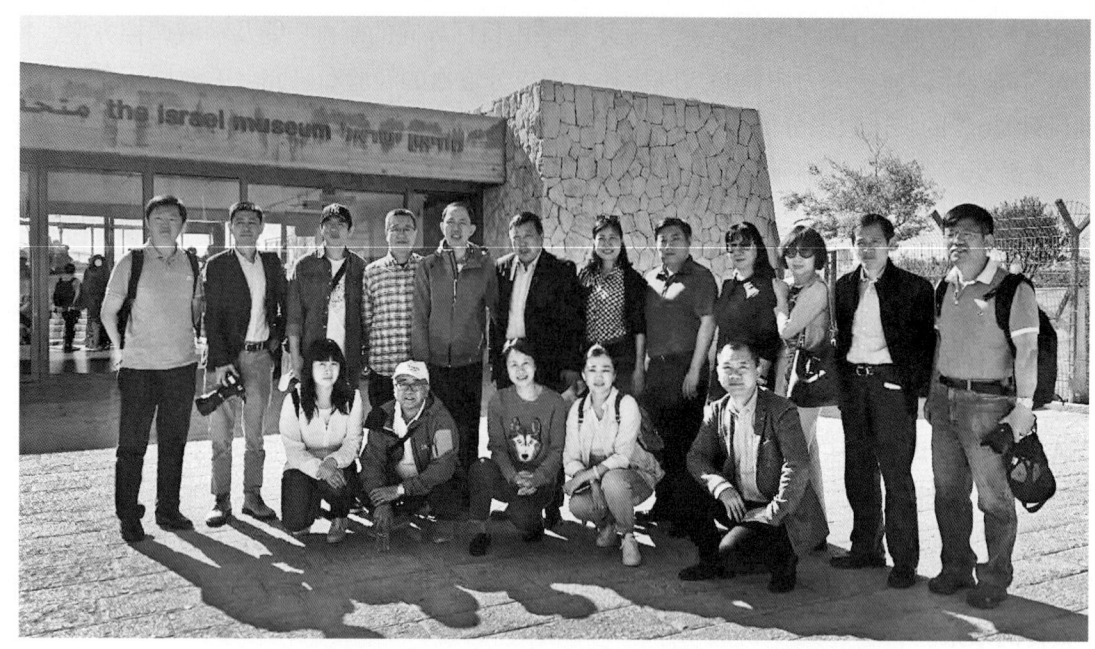

图 1-11　中华医学会麻醉学分会代表团参加以色列 ESA 专题会合影

代表团一行受到以色列卫生部国际交流与合作项目总干事 Hagai Dror 先生的亲切接见，并举行了简短的座谈。Hagai Dror 先生向中国客人简要介绍了以色列医疗卫生领域的基本状况，与中国情况非常类似的是，麻醉领域的人力资源短缺也成为掣肘医疗服务的重要成因。在了解到中国麻醉现阶段的工作以及下一步的方向后，Hagai Dror 先生觉得加强与中国的交流是对双方都非常有利的一个举措。

代表团还参观了 ASSUTA Tel Aviv Hospital，受到 ASSUTA 集团负责国际合作与医学教育的部长 Nurit Agiv 女士的热情接待。在座谈会期间，Nurit Agiv 女士结合以色列的卫生健康体系和全民医疗保险的现状，向中国的专家们介绍了大型公立医疗机构的发展历程及 ASSUTA 集团现阶段的医疗服务特色。双方充分交流后，Nurit Agiv 女士向中国代表团表达了希望与中国大型医疗机构之间进行深入合作交流的愿望。

ESA 专题会期间，代表团部分专家参加了 CSA-ESA 双边座谈会。会议由 ESA 科学委员会主席 Prof. Charlesmarc 和姚尚龙教授共同主持。以色列科学委员会成员 Prof Iohom、Prof Albrecht 出席会议；中方李天佐、吴安石、姚兰、胡啸玲、车向明参加座谈。李天佐教授做《区域麻醉在中国的发展现状》专题报告，以色列专家一方面感叹中国现阶段取得的丰硕成果，另一方面也讨论了他们在发展过程中遇到的问题和挑战。通过本次交流，进一步加深了双方的了解，ESA 科学委员会主席 Prof. Charlesmarc 提出希望可以建立长期联系，并邀请中国讲者在下一届 ESA 专题会上介绍中国的经验。

（八）其他

2017 年，中华医学会麻醉学分会还受邀派代表团参加在瑞士日内瓦举行的欧洲麻醉学年会、在日本举行的日本临床麻醉学年会和中国香港学会年会，也都取得了良好的反响，为中国麻醉人在世界舞台出声显影起到了引领作用。

（杨谦梓）

第八节　中国麻醉学者获得国家科研基金分析

国家自然科学基金委员会成立于 1986 年 2 月 14 日。自然科学基金坚持支持基础研究，目前包括研究项目、人才项目和环境条件项目三大系列。30 年来，自然科学基金在推动我国自然科学基础研究的发展，促进基础学科建设，发现、培养优秀科技人才等方面取得了巨大成绩。国家自然基金中标的项目等级、数量、资助力度标志着学科的总体科研水平，是学科发展进步的主要指标。

过去的 30 年间，国家的科研投入逐年提高、科技发展日新月异，在此期间麻醉学科全面发展，逐渐壮大。麻醉学科的科研水平日渐提高，国家自然科学基金的中标率和中标数量逐年提高，但由于目前国家自然基金项目申请是以人体系统和器官进行分类，麻醉科研项目涉及全身各个系统，范围广而杂，目前尚无完美的检索系统能够查全、查准麻醉学界的全部国家自然基金中标情况，只能通过麻醉学科的常规关键研究领域做一简单分析。因此，我们依据麻醉学科的工作范畴——临床麻醉、疼痛诊疗、重症监护和体外循环，抽取重点关键词进行检索，对检索结果予以分析。

一、麻醉学基础研究

2017 年国家自然科学基金中，麻醉学基础研究共检索到中标课题 91 项。其中 4 项国家自然基金重点项目，2 项国家自然基金重点国际合作项目。

（一）麻醉药作用机制

麻醉药是指能使整个机体或机体局部暂时、可逆性失去知觉及痛觉的药物。根据其作用范围可分为全身麻醉药及局部麻醉药，根据其作用特点和给药方式不同，全身麻醉药又可分为吸入麻醉药和静脉麻醉药。临床上不同种类的麻醉药均发挥了重要作用，但是各种麻醉药的作用机制一直是研究者关注的重点。

2017 年涉及此方面的国家自然基金中标课题共有 13 项，其中 5 项与氯胺酮抗抑郁相关，所占比重最大。付豹[1] 从蓝斑核 - 中央内侧丘脑 - 皮质通路入手，对丙泊酚麻醉苏醒的调控做了机制分析；张宇[2] 的研究试图分析丙泊酚对丘脑外侧区 - 网状核神经通路的作用机制；黄丹[3] 则探讨丘脑网状核内部子核团抑制性神经元在丙泊酚全麻机制中的作用；周诚[4] 在离子通道水平对吸入麻醉药中枢神经系统作用机制进行研究；杨岑[5] 探究 Orexinergic 神经元在异氟烷麻醉觉醒效应中的作用机制。此外，周雪[6] 对七氟烷多次暴露通过 AKT/GSK-3/NOTCH 信号通路抑制发育脑海马神经发生的作用及机制进行研究；连庆泉[7] 则对伏隔核 GABA 能 MSNs 在丙泊酚精神依赖性中的作用及其与 VTA、VP 间环路的调控机制进行分析。同时，多位研究者从不同角度讨论氯胺酮抗抑郁的相关问题。刘志强[8] 探究氯胺酮快速抗抑郁的潜在靶点和神经微环路机制；洪武[9] 基于线粒体自噬调控 NLRP3 炎症小体活性探讨氯胺酮抗抑郁作用；朱贤林[10] 探究 Tiam1-Rac1 通过调控突触结构和功能从而参与氯胺酮抗抑郁效应；杨春[11] 讨论 PGC1α-FNDC5-BDNF 信号通路在 R- 氯胺酮抗抑郁中的作用；张懿[12]的研究着重于AMPA受体在氯胺酮快速抗抑郁中的作用。此外，温从丛[13]应用光遗传学方法研究伏隔核直接通路和间接通路对氯胺酮成瘾的调控作用。总之，全身麻醉－苏醒机制的研究仍为热点，但对氯胺酮抗抑郁的机制的探讨愈加增多。

（二）麻醉药对脑部及神经的影响

无论是吸入麻醉药还是静脉麻醉药，对脑部及神经的影响不仅是患者关心的问题，也是麻醉科医师关注的问题。临床上，麻醉药对脑部的影响情况及确切机制一直未明确，所以2017年国家自然科学基金涉及此方面的中标课题共有32项，是麻醉学基础研究中中标数目最多的部分，其中麻醉药物对术后认知功能障碍的研究尤为突出。

顾小萍[14]研究SCOP介导的"睡眠－觉醒"节律偏移在老年术后认知功能障碍（postopera-tive cognitive dysfunction，POCD）中的作用及机制。老年术后认知功能障碍发生率高达9.9%，相应死亡率可增至1.63倍，但临床尚缺乏有效防治措施。其课题组前期研究发现"睡眠－觉醒"节律持续偏移是老年POCD的重要诱发机制，而节律蛋白SCOP在其中可发挥关键调控作用。在该项目中研究SCOP对"睡眠－觉醒"节律偏移介导的POCD的调控机制，并筛选针对SCOP的光生物调节方案，从而为揭示老年POCD发生的病理生理机制提供新的理论基础，为POCD治疗策略提供临床转化依据。

王英伟[15]进行全身麻醉药诱导新生动物神经细胞选择性凋亡的机制及对婴幼儿认知功能影响的临床多中心研究。全身麻醉对婴幼儿以及新生动物神经系统发育的影响一直是麻醉学专业领域近年来最为关注的问题之一。大量的实验室证据表明，全身麻醉药可以诱导幼年动物神经细胞的大量凋亡，并引起远期的认知功能障碍。该课题组通过多年研究总结发现，全身麻醉药对实验动物发育期神经细胞的凋亡作用具有神经细胞年龄、脑区以及麻醉药剂量的选择性特征。因此，拟通过动物实验手段，研究作用于γ-氨基丁酸（GABA）受体的全身麻醉药诱导海马齿状回脑区新生神经细胞选择性凋亡的具体机制，并探究中间神经元释放的GABA神经递质在新生神经细胞选择性凋亡中的作用方式；另外在临床方面，通过多中心、前瞻性、队列研究，评估长时间麻醉（>3 h）对婴幼儿（<2岁）术后认知功能的影响。本项目为更准确地回答全身麻醉是否对小儿智力影响这一普遍被关注的社会问题提供坚实的基础和临床科研证据。

熊利泽[16]对MD2在POCD形成中的双重作用机制及转化进行研究；申远与谢仲淙[17]分析术后认知功能障碍和术后谵妄的生物标志物与分子机制。术后认知功能障碍和术后谵妄是老年手术患者最常见的并发症，是导致患者长期社会功能下降、死亡率增高以及医疗花费显著增加的主要原因。建立有效的生物标志物是开展POCD和POD早期诊断和结局预测的关键。该课题组前期通过光学相干断层扫描（OCT）发现视网膜视神经形态及电生理改变与术后长期认知功能恶化相关；并证实其改变与POCD/POD的主要病理改变脑脊液Aβ、Tau水平存在关联，可能作为POCD/POD潜在的生物标志物。本项拟开展大规模、前瞻性临床研究验证上述潜在标志物对POCD/POD早期识别及认知结局预测的有效性及可行性；同时，在动物实验中，通过麻醉药物和基因工具建立动物模型，采用纳米探针技术探索POCD/POD的中枢神经病理改变，尤其是神经炎症及Aβ沉积、Tau蛋白过表达与视神经病变的相关性及其关联机制，为探索新型POCD/POD生物标志物奠定坚实基础。

吴媛媛[18]、田悦[19]、张继千[20]、张加强[21]、张明强[22]、胡南[23]分别阐述七氟烷对于术后认知功能障碍的影响及可能机制；徐国海[24]、吴安石[25]、华福洲[26]、乐园[27]、杨建军[28]、张志远[29]研究并提出产生术后认知功能障碍的不同信号通路；罗爱林[30]分析了老龄小鼠POCD模型大脑差异性circRNAs表达谱；苏殿三[31]研究术后认知功能障碍的新机制——犬尿氨酸代谢异常介导的肠道菌群-肠-脑轴失调。闻大翔[32]认为Nrp1介导调节性T细胞再分布加重预存肿瘤小鼠的缺血性脑损伤；侯武刚[33]提出雌激素新型受体GPR30通过调控TLR4抑制脑缺血炎症反应；邵建林[34]研究miR-27a调控Litaf在胆绿素治疗大鼠脑缺血-再灌注损伤中的作用机制，张鸿飞[35]分析异氟烷基于TLR4/RISK/NF-κB调控糖尿病缺血性脑卒中后NLRP3炎症小体形成的机制；冯春生[36]提出PARP-1依赖性细胞死亡（parthanatos）在异氟烷诱导发育期脑神经毒性中的作用；马虹[37]、徐莹[38]、张宗泽[39]分别讨论了七氟烷保护脊髓缺血-再灌注损伤、改善新生大鼠脑缺血缺氧损伤所致精神发育迟滞、麻醉下导致老年性记忆减退的作用机制；钟笑梅[40]、马树华[41]、王功伍[42]分别讨论了氯胺酮减轻抑郁症电休克治疗认知不良反应、电针治疗恒河猴氯胺酮成瘾效应、氯胺酮成瘾记忆的神经环路基础；孙文冲[43]提出右美托咪定预处理通过抑制MMP9及丙泊酚引起的发育期海马星形胶质细胞凋亡机制；王惠[44]则对妊娠期暴露多氟烷酸类化合物影响子代神经行为发育的流行病学及生物标记物进行研究；唐佳丽[45]分析右美托咪定调节大脑皮质非快速放电中间神经元内在兴奋性和递质释放的机制。由此可见，麻醉药对神经、术后认知功能障碍、中枢神经系统功能影响的机制不尽相同，让我们期待优秀成果涌现。

（三）麻醉药对其他重要脏器的作用

近些年来，麻醉药对于其他脏器影响的重要性也被深刻认识到。目前检索到2017年国家自然基金涉及此方面的中标课题共有15项，其中对心肌的保护作用是研究的热点。王春爱[46]提出了穴位预处理对布比卡因毒性大鼠心肌线粒体及能量代谢保护作用；覃罡[47]认为七氟烷通过mTOR途径影响肺动脉高压大鼠右心功能；张静[48]、王婷婷[49]分析七氟烷对糖尿病心肌缺血-再灌注损伤的不同作用机制。王月兰[50]研究ncRNA n409266作为ceRNA在急性肺损伤中的作用机制，李明霞[51]认为HSP70调控HIF-1α在缺氧性肺动脉高压新生大鼠肺血管内皮细胞凋亡中起到重要作用，余剑波[52]基于NAD（＋）介导的线粒体-细胞核作用平衡研究HO-1在内毒素急性肺损伤保护作用的机制；周静[53]分析地氟烷对气道平滑肌的双向作用机制。单正飞[54]研究ROS介导的内质网应激-自噬途径在氯胺酮相关性膀胱炎中的作用机制；王钊[55]讨论新型毒品氯胺酮通过MTDH/MAPK信号通路调控上皮-间质转化诱导膀胱纤维化的作用机制。顾健腾[56]认为α_2AR活化调控肺巨噬细胞极性转换对AKI致ALI具有保护作用，范宏刚[57]研究右美托咪定对犬脓毒血症致急性肾损伤保护机制并确证药效靶位。黄文起[58]认为ALDH2在DCD供肝缺血-再灌注损伤中发挥着重要作用；何远桥[59]研究鉴定介导氯胺酮人精子损伤效应的膜受体并研究其相关机制；周磊[60]基于B2AR/CREB/FOXP3途径研究右美托咪定调控调节性T细胞对乳腺癌术后转移和复发的影响。

（四）阿片类药物

阿片类药物可以抑制痛觉在中枢神经系统内的传导，达到镇痛的目的。临床上阿片类药物作为镇痛药物使用，弥补了麻醉药没有镇痛作用的弊端，提供给患者一个无痛的操作过程。近年来，阿片类药物的研究一直未中断过，2017年国家自然科学基金涉及此方面的中标课题共有18项，相较2016年增加了4项，其中吗啡耐受及成瘾是研究的重点。边慧[61]、王国年[62]、高峰[63]分别从中央杏仁核内CaMKⅡ、CXCL12/CXCR4/MAPK信号传导通路、髓内质网应激-自噬轴探讨吗啡耐受的作用和机制；徐驰[64]基于成体神经干细胞的分化命运研究吗啡成瘾记忆的调控机制；魏来[65]、梁建辉[66]、陈艳梅[67]认为腹外侧眶皮层组蛋白H3K9乙酰化、分子伴侣Hsp70、胚胎期吗啡暴露能够调控吗啡成瘾记忆；李志红[68]提出外侧缰核内谷氨酸能神经元介导吗啡戒断后痛觉过敏；党永辉[69]研究BDNF及GDNF干预吗啡成瘾行为的基因治疗策略与机制。梅峰[70]对β-arrestin 2依赖的κ阿片受体内化调控少突胶质细胞分化和髓鞘形成进行实验研究；裴建明[71]讨论κ-阿片受体介导的抗心肌缺血-再灌注损伤的线粒体机制；严敏[72]对IL-6调控外周神经损伤引起DRG内Mu阿片受体基因启动子甲基化修饰的分子机制进行探究；陈永杰[73]认为阿片受体在胎盘发育过程中起到重要作用；姚俊岩[74]的研究在于探讨β-arrestin 2在δ阿片受体激动剂抑制TLR4炎症通路减轻脑缺血-再灌注损伤中的作用机制；付伟[75]研究芳基氨甲基-哌啶/四氢萘类μ/δ阿片受体双重功效镇痛分子成药性；苏瑞斌[76]分析μ阿片受体与芬太尼类化合物作用的关键氨基酸位点及其参与信号传递和药理作用的机制；陈治军[77]认为芬太尼能够影响应激模型新生大鼠学习记忆功能；孙捷豪[78]分析Wnt/β-catenin通路介导NMDA与GABA能系统改变在瑞芬太尼诱导痛觉超敏中的机制。

（五）机械通气

机械通气是麻醉和ICU中患者维持呼吸功能的重要手段，但长时间机械通气同时诱发肺及其他器官损伤，研究机械通气肺损伤机制及预防治疗方案是麻醉界的重要课题之一。2017年国家自然科学基金中标课题共有7项，较2016年增加了3项，其中机械通气相关性肺损伤的机制依然是研究的热点。江来[79]、李泉[80]、刘睿[81]分别从多巴胺D_1受体激活、上皮细胞WISP1与巨噬细胞HMGB1促炎环路、LTB4致肺微血管内皮细胞通透性增加角度对机械通气相关性肺损伤作用机制进行研究；韩娜[82]基于宏基因组学进行老年机械通气患者下呼吸道微生态和呼吸机相关性肺炎的关联研究；毛燕飞[83]基于多组学数据整合探讨机械通气相关性肺损伤预警标志物的产生机制。此外，齐文成[84]研究有创机械通气危重患者胃肠功能障碍中医辨证量表；毛璞[85]分析机械通气诱导外泌体miRNA在急性肾损伤自噬中的作用及分子机制。

（六）其他

方向明[86]研究髓系细胞触发受体2（TREM-2）介导巨噬细胞免疫重塑在内脏型肥胖合并脓毒症发生发展中的作用及机制。合并肥胖等慢性疾病是当前脓毒症的临床群体特征，不同于健康动物脓毒症模型，肥胖时呈现复杂病理生理过程，导致目前领域内的研究成果面临转化瓶颈。TREM-2高表达于髓系细胞和脂肪细胞，项目组前期研究观察到高脂喂养小鼠TREM-2的表达及下游功能不同于常规饮食喂养小鼠，与脂肪源性MCP-1浓度梯度"化学指南针"趋化效应、巨噬细胞重要功能因子mTORC1/2密切相关，并参与肥胖脓毒症小鼠巨噬细胞数量及功能等变化。因此，项目组推测肥胖小鼠TREM-2抑制巨噬细胞趋化至感染灶，干扰其吞噬、杀菌和极化等功能，最终恶化脓毒症预后。该项目运用多种遗传动物和细胞，建立内脏型肥胖脓毒症模型，从整体、细胞、分子水平上阐明

TREM-2介导的巨噬细胞免疫重塑在内脏型肥胖合并脓毒症发生发展中的作用及其分子机制，揭示符合临床特征的脓毒症的发病机制，探寻有效防治脓毒症的新靶标。

刘克玄[87]从Rab家族介导TLR4受体胞内运输来探讨EGFR调控肠源性内毒素血症的分子机制及其抑制剂的临床应用。内毒素血症及脓毒症是重症患者死亡的重要原因之一，该课题组前期研究发现，无论是体外脂多糖（LPS）刺激，还是在体肠缺血－再灌注（I/R）损伤模型，都能够促进巨噬细胞表面TLR4及表皮生长因子受体（EGFR）的表达增加；抑制EGFR的磷酸化则能够显著抑制TLR4以及EGFR在巨噬细胞膜表达。LPS通过激活EGFR而激活Rab5a，激活以后的Rab5a能通过同时介导EGFR与TLR4的内吞而诱发后期大量的EGFR与TLR4受体从高尔基体运输到细胞膜上，增强炎症反应。但是，Rab5a所介导的受体内吞是通过何种机制诱发后期的受体外送的？EGFR抑制剂对于其他诱因（如体外循环）的内毒素血症是否也同样具有抑制炎症过度反应的作用，临床效果如何？该课题组将对这些问题做进一步研究。

此外，从2017年国家自然科学基金中标情况来看，麻醉学者还涉及C型凝集素家族分子ClEC18A负向调控TLR信号在脓毒症中的作用研究、原位注射bFGF-ECM-HP温敏性水凝胶治疗脊髓损伤的作用和机制研究、proBDNF信号介导的小胶质/巨噬细胞极化对脊髓缺血－再灌注损伤中的作用研究、宇宙射线对西藏高原人影响作用研究、缺血性脑卒中后血脑屏障损伤研究5项[88-92]。

二、疼痛与镇痛研究

共检索到疼痛与镇痛的中标课题98项，其中1项国家自然基金重点国际合作项目。

（一）神经病理性疼痛机制及治疗研究

神经病理性疼痛是神经系统原发性损害和功能障碍所激发或引起的疼痛，其发病机制复杂，目前尚无确切定论，因此临床上也缺乏特异的治疗方法，对神经病理性疼痛机制的探索一直是疼痛研究领域的热点。2017年国家自然科学基金中标课题与神经病理性疼痛相关的共有44项，是疼痛相关研究中中标数量最多的部分。

神经病理性疼痛的发病机制复杂，目前涉及其发病机制的研究范围广泛，可谓百花齐放、百家争鸣，但尚未明确某一机制的主导作用，对于神经病理性疼痛的发病机制的探讨，我们拭目以待。罗放[93]、吴文[94]、董先平[95]认为神经病理性疼痛过程中，杏仁核突触强化神经环路结构、基于人格特质分层的脑网络机制、溶酶体膜胞吐事件与神经炎性疼痛之间的相互作用网络起到重要作用；受体、离子通道在神经病理性疼痛中也有重要作用，例如NPD1及其受体、α7nACh受体、离子通道Nav1.8、P2X2/3受体、肿瘤组织和中脑导水管周围灰质P2X7受体[96-100]；神经病理性疼痛的研究中，涵盖许多不同的疼痛信号传导通路及信号分子：NFAT1通路、CYP26A1通路、脊髓Treg介导的BDNF/TrkB-ASIC1a信号通路、miRNA-146a通过TRL4信号通路、miR-34a/SIRT1/mGluR5/NF-κB信号通路、VAMP7-自噬信号、oGPCRs信号、TRPV1的适配子、LC3 Ⅱ/p62介导的自噬与NF-κB促炎信号通路、Vim/Clec7a/TLR4信号通路、OCT1-DNMT3a信号通路[101-111]。

傅志俭[112]分析医用臭氧介导PI3K/AKT/mTOR和AMPK/mTOR通路对骨性关节炎自噬调

节并对其镇痛机制进行研究；吕岩[113]认为内源性大麻素系统介导的脊髓前馈抑制回路LTD参与神经病理性痛觉超敏发生；龙星[114]认为破骨细胞与酸敏感离子通道介导颞下颌关节骨关节炎疼痛；邹望远[115]认为Annexin A3介导HIF-1α/VEGF信号通路参与骨癌痛形成；孙涛[116]认为补体系统调控脂氧素治疗椎间盘突出所致根性神经痛；庞军[117]研究脊髓背角自噬对大鼠神经病理性疼痛的影响及枢经推拿的镇痛机制；曲玉娟[118]认为有氧运动缓解肥胖大鼠背根神经节持续受压后神经病理性疼痛并对其机制进行研究；陈红平[119]认为线粒体保护是瑞沙托维减轻奥沙利铂诱导的神经病理性疼痛的原因之一；康路妹[120]认为抑制背根神经节中TLR4信号能够减轻奥沙利铂诱导的神经病理性疼痛。疼痛机制研究对疼痛的治疗意义重大，希望上述研究能够取得进展，对今后神经病理性疼痛的治疗起到指导作用。

研究中涉及头面部疼痛的有10项，刘若卓[121]分析延髓背角星形胶质细胞参与偏头痛中枢敏化的机制；蒋星红[122]认为下丘脑弓状核α7烟碱受体亚型参与偏头痛调节；赵亚双[123]分析胰岛素受体、降钙素基因相关肽及其受体通路基因甲基化和糖代谢与偏头痛的关系及其机制；肖红斌[124]基于"反向溯源"分析川芎对药治疗偏头痛的药效物质基础并研究川芎"引药上行"作用；吴莎[125]认为芎附汤通过脑-肠轴治疗偏头痛并对其机制进行研究；李慧[126]认为辛温止痛法通过TRP/CGRP信号通路和微环境代谢组学机制治疗偏头痛；张慧[127]认为电针预处理经miR-34a-5p调节IL-1β/COX2/PGE2炎症通路预防偏头痛；祝胜美[128]认为HCN通道参与大鼠模型性三叉神经痛的发生；黄东[129]分析同步化放电在三叉神经痛中的作用及其Cx43-EAATs的分子调控机制；李盟[130]研究神经-血管接触与三叉神经痛的关系，这是一项基于微血管减压术及多模态磁共振成像的纵向研究。

曹红[131]认为在2型糖尿病神经病理性疼痛中脊髓Kalirin-7通过PSD95-NR2B发挥作用并对其机制进行阐述；鹿斌[132]认为GLP-1受体激动剂作用于大脑小胶质细胞改善糖尿病的神经病理性疼痛；毛庆祥[133]分析K2p1.1基因甲基化与化疗诱导神经病理性疼痛的表观遗传；聂发传[134]研究CD55功能下调在糖尿病神经病理性疼痛发病早期的作用和机制；王汉兵[135]认为Nrf2/mTOR调控腰交感神经元向DRG芽生耦联和表型转化参与糖尿病神经病理性疼痛；周剑宇[136]认为芍药苷、芍药内酯苷通过调节中枢炎症小体活化缓解神经病理性疼痛共痛诱发的精神障碍。

（二）慢性炎性疼痛机制及治疗研究

炎性痛是在无外部触发因素下的自发性疼痛，主要特征是正常的无害刺激也引起疼痛。疼痛持续1个月以上为慢性疼痛，也有学者把慢性疼痛比喻为一种不死的癌症，慢性疼痛是一个症状，是由远伤病发生的。郝凌云[137]认为miRNA-9及其羟甲基化修饰通过Kcnc1调控慢性炎性疼痛；周学龙[138]认为转录的超保守区域uc.153通过ceRNA调控慢性炎性疼痛；曹君利[139]认为miRNA-22及其m6A甲基化修饰通过正调控Mtf1介导慢性炎性疼痛；赵继荣[140]认为杜仲腰痛丸通过RS-fMRI及ERK-CREB-BDNF信号通路干预腰椎间盘突出慢性疼痛；杨立群[141]认为激活延髓ON细胞GPER-1受体拮抗阿片镇痛介导术后疼痛慢性化；欧阳汉栋[142]认为circ_chr10通过上调趋化因子CXCL12介导抗微管化疗药诱导的慢性疼痛；赵凌[143]对针刺治疗慢性疼痛的中枢调控机制进行研究；王志福[144]基于脊髓背角中枢敏化机制探讨腕踝针治疗慢性神经痛的镇痛作用。

(三)癌痛及内脏痛机制及治疗研究

癌性疼痛是疼痛部位需要修复或调节的信息传到神经中枢后引起的感觉,是造成癌晚期患者痛苦的主要原因之一。癌痛是多方面因素的结果,包括躯体的、心理的、社会的和精神的因素。内脏痛也是如此,同样,很难通过单一的机制或药物完全消除疼痛。陆翠娥[145]认为脊髓水平HMGB1诱导自噬损伤活化小胶质细胞促进骨癌痛;吴勉华[146]基于"不通则痛"理论认为癌痛平鼠妇纤溶成分PSLTro01有镇痛增效作用;梁樱[147]认为脊髓小胶质细胞P2X7R/Pannexin1激活NLRP3炎症小体通路参与骨癌痛形成及维持;方东[148]认为Wnt5b介导P2X3受体上膜参与骨癌痛形成;张玉秋[149]认为脊髓"胶质-神经"调控分子IL-17A介导骨癌痛的中枢敏化;陈军[150]认为SDF1-CXCR4通过媒介胶-胶、胶-神对话参与中枢卒中后疼痛;何雨芩[151]认为肠胶质细胞源性ATP激活肠神经元P2X3受体促进IBS内脏痛;周媛[152]认为miR-19a DNA去甲基化及其靶基因 *GRK6* 参与肠易激综合征内脏痛的形成;古巧燕[153]认为NUCB2/Nesfatin-1参与慢性内脏痛敏形成;张咏梅[154]认为终纹床核-下丘脑室旁核GABA能神经环路去抑制调控生命早期应激致成年慢性内脏痛;余保平[155]分析 *slc5a7* 基因及其表达蛋白CHT1在慢性胰腺炎内脏痛觉高敏中的作用;高召兵[156]认为KCNQ4通道可以作为新型内脏痛治疗靶点。

(四)传统治疗方法作用机制分子水平研究

对于疼痛的治疗,方法种类繁多,其中部分起源于中国,并经过长期临床实践验证,在疼痛的治疗上起到了重要作用。2017年,国家自然科学基金中标课题包括电针的作用机制[109,127,157,158]、针刺镇痛的作用原理[143]以及应用现代科技手段揭示古老传统治疗方法的作用机制[159-162]。

(五)其他

曹君利[163]认为中脑奖赏系统选择性调控疼痛感觉与负性情感。痛/精神系统疾病共病已成为严重危害人类健康最常见的临床病症之一,揭示这一共患疾病机制的核心问题是明确慢性疼痛/精神系统疾病发生发展过程中,中枢神经系统是怎样协同调控痛感觉信息和负性情感。研究证实,中脑奖赏系统的腹侧被盖区(VTA)多巴胺神经元在介导慢性疼痛和抑郁易感性中均发挥重要作用,提示该系统可能是协同调控痛感觉信息和负性情感重要神经环路基础。基于大量前期工作基础,研究人员提出:VTA及其投射靶区伏隔核和前额叶皮质三者之间组成的神经环路对伤害性或应激刺激有选择性调控,并通过改变中脑奖赏系统功能介导疼痛/抑郁共病的发展。本项目将综合利用光和化学遗传学、病毒工具结合转基因动物、投射选择性电生理记录等先进神经科学技术,分别在慢性疼痛和慢性应激诱发的抑郁模型上,系统研究痛感觉信息和负性情感调控的神经环路、细胞和分子机制,为临床治疗学的突破(如深脑电刺激技术)和新型药物研发提供神经生物学依据。

谷天祥[164]认为lncRNA GAS5/miRNA-21 crosstalk是提高深低温停循环脑缺血耐受的新靶点;余追[165]分析ATF6通路活化对心搏骤停后脑功能的保护作用机制;黄凯滨[166]分析SUR1-TRPM4通道介导的小胶质细胞焦亡在心肺复苏后脑损伤作用;徐广银[167]、许英明[168]、刘佼[169]、董钊[170]分别从肠-脑轴功能稳态失衡、NMDA受体参与、TRPV1内化、5-HT下行调节通路5个方向阐述痛觉敏化的机制;段光友[171]研究离子通道Nav1.8对疼痛的影响机制；黄东阳[172]分析DRG中Cav3.2亚型T型钙通道氧化还原调节机制及其氧化还原修饰在病理性疼痛中的作用；谢秋菲[173]认为染料木素拮抗雌激素作用缓解咀嚼肌疼痛；邢莹[174]认为前扣带回多巴胺D_1/D^2受体调控应激致术后疼痛慢性化；吕雪靖[175]认为音乐优化镇痛效果；陈荣祥[176]通过微透析和代谢组学对高乌甲素镇痛的神经化学机制进行研究。

三、心肺复苏

心肺复苏技术是一项重要的抢救技术，如何能够更有效复苏并最大程度地减少复苏后并发症是研究的关键问题。2017年此方向中标课题共10项。印克杰[177]分析lncRNA MEG3与miR-7的交叉对话在深低温低流量后脑缺血-再灌注损伤中的作用；郁迪[178]认为LncRNA MIAT调控Cryab参与深低温低流量后脑缺血-再灌注损伤；王古岩[179]分析深低温停循环致急性肾损伤过程中miRNA对细胞自噬的调节作用及其机制；陈碧华[180]分析氢—氧联合治疗对心肺复苏后大鼠脑缺血-再灌注损伤的保护作用及其机制；许学文[181]做了血红蛋白类携一氧化碳载体CO-PolyPHb保护重度烫伤后延迟复苏的大鼠心肌；姚蓝[182]做了线粒体脂肪酸代谢对琥珀酸/线粒体ROS的调控机制作为心肺复苏后心肌氧化应激损伤的防治靶点的研究；叶青山[183]认为肝素调控PTN/syndecan-3修复心肺复苏后脑缺血-再灌注损伤；余海[184]分析ShcA及相关的长链非编码RNA在心肺复苏后脑损伤中的作用及机制；曹钰[185]认为脂联素通过调控Nrf2-ARE-HMGB1通路保护心肺复苏后的血脑屏障；李永勤[186]基于EEG和HRV信息融合技术对复苏后亚低温治疗监测进行研究。

四、体外循环

体外循环中器官保护是心脏外科麻醉过程中永恒的课题，2017年有4项课题中标。课题分别探究了体外循环相关肺保护、体外循环重症脓毒症治疗、低温对凝血过程的影响、体外循环相关肺损伤等方面[187-190]。

（谢宇颖　戚思华）

参考标书

[1]　付豹. 蓝斑核-中央内侧丘脑-皮质通路调控丙泊酚麻醉苏醒的机制研究. 81760206.

[2]　张宇. 全身麻醉药丙泊酚对丘脑外侧区-网状核神经通路的作用机制研究. 81760259.

[3]　黄丹. 丘脑网状核内部子核团抑制性神经元在丙泊酚全麻机理中的作用及其机制研究. 81701358.

[4]　周诚. 钠离子通道亚型及其不同通道动力学成分在吸入麻醉药中枢神经系统作用机制研究. 81771486.

[5]　杨岑. Orexinergic神经元在异氟烷麻醉觉醒效应中的机制研究. 81701362.

[6]　周雪. 七氟烷多次暴露通过AKT/GSK-3/NOTCH信号通路抑制发育脑海马神经发生的作用及机制研究. 81701047.

[7] 连庆泉. 伏隔核 GABA 能 MSNs 在丙泊酚精神依赖性中的作用及其与 VTA、VP 间环路的调控机制. 81771431.
[8] 刘志强. 氯胺酮快速抗抑郁的潜在靶点和神经微环路机制研究. 81771188.
[9] 洪武. 基于线粒体自噬调控 NLRP3 炎症小体活性探讨氯胺酮抗抑郁作用机制. 81701344.
[10] 朱贤林. Tiam1-Rac1 调控突触结构和功能参与氯胺酮抗抑郁效应的机制研究. 81760257.
[11] 杨春. PGC1α-FNDC5-BDNF 信号通路在 R-氯胺酮抗抑郁中的作用及机制. 81703482.
[12] 张懿. AMPA 受体在氯胺酮快速抗抑郁中的作用研究. 81701339.
[13] 温从丛. 光遗传学方法研究伏隔核直接通路和间接通路对氯胺酮成瘾的调控作用. 81701314.
[14] 顾小萍. SCOP 介导的"睡眠-觉醒"节律偏移在老年 POCD 中的作用及机制研究. 81730033.
[15] 王英伟. 全麻药诱导新生动物神经细胞选择性凋亡的机制及对婴幼儿认知功能影响的临床多中心研究. 81730031.
[16] 熊利泽. MD2 在 POCD 形成中的双重作用机制及转化研究. 81730032.
[17] 申远, 谢仲淙. 术后认知功能障碍和术后谵妄的生物标志物与分子机制研究. 8172108012.
[18] 吴媛媛. Maresin1/GSK-3β 炎症消退通路对七氟烷致发育期认知障碍的保护作用及机制研究. 81701066.
[19] 田悦. LncMIL1 调控外泌体 IDE 富集在洛伐他汀减轻七氟烷所致老龄大鼠认知功能障碍中的机制研究. 81701075.
[20] 张继千. 纳米氧化石墨烯（GO）增强自噬溶酶体功能在改善七氟烷诱导 POCD 中的作用机制研究. 81701073.
[21] 张加强. GABA（A）R 去极化激活 VGCCs 在七氟烷致新生小鼠远期认知功能障碍中的作用机制. 81771149.
[22] 张明强. 新生大鼠疼痛刺激加重七氟烷麻醉后神经认知功能障碍：兴奋性 GABAA 受体的作用和机制. 81701090.
[23] 胡南. FoxO1/p21 介导巨噬细胞极化在七氟醚致术后认知功能障碍中的作用. 81701081.
[24] 徐国海. 小胶质细胞 TLR4/MyD88/NF-κB 通路在睡眠碎片化导致 POCD 的机制研究. 81760208.
[25] 吴安石. lncRNA NONMMUT010710/miR-27-3p/PPARγ 信号通路参与术后认知功能障碍的机制研究. 81771139.
[26] 华福洲. 星形胶质细胞 IL-17A/Act1 通路在老年小鼠术后认知功能障碍的作用及机制研究. 81760261.
[27] 乐园. 外周血 T 淋巴细胞在围术期锻炼防治术后认知功能障碍中的作用及其机制. 81771169.
[28] 杨建军. Neurexin-1β/neuroligin-2 介导海马抑制性突触重构在术后认知功能障碍中的作用及机制. 81771156.
[29] 张志远. ResolvinD1 介导的炎症主动消散在术后认知功能障碍中的作用及机制研究. 81771134.
[30] 罗爱林. 老龄小鼠 POCD 模型大脑差异性 circRNAs 表达谱分析及功能研究. 81771159.
[31] 苏殿三. 犬尿氨酸代谢异常介导的肠道菌群-肠-脑轴失调——术后认知功能障碍的新机制. 81771133.
[32] 闻大翔. Nrp1 介导调节性 T 细胞再分布加重预存肿瘤小鼠的缺血性脑损伤. 81771236.
[33] 侯武刚. 雌激素新型受体 GPR30 调控 TLR4 抑制脑缺血炎症反应. 81771411.
[34] 邵建林. miR-27a 调控 Litaf 在胆绿素治疗大鼠脑缺血-再灌注损伤中的作用及机制研究. 81760248.
[35] 张鸿飞. 异氟烷基于 TLR4/RISK/NF-кB 调控糖尿病缺血性脑卒中后 NLRP3 炎症小体形成的机制研究.

81771232.

[36] 冯春生. PARP-1 依赖性细胞死亡（Parthanatos）在异氟烷诱导发育期脑神经毒性中的作用及机制研究. 81771141.

[37] 马虹. 脑脊液外泌体内转录因子 SP1 调控长链非编码 RNATUG1 参与七氟烷保护脊髓缺血－再灌注损伤的机制研究. 81771342.

[38] 徐莹. 七氟烷通过 CircRNAs 调控 CREB 信号通路改善新生大鼠脑缺血缺氧损伤所致精神发育迟滞的作用及机制研究. 81701219.

[39] 张宗泽. Miro1/PINK-1 调控线粒体自噬逆转七氟烷麻醉下老年性记忆减退的作用机制. 81771160.

[40] 钟笑梅. mTOR-自噬通路介导氯胺酮麻醉减轻抑郁症电休克治疗认知副反应的作用和机制研究. 81701341.

[41] 马树华. 基于脑 fMRI 及 DNA 甲基化修饰途径探讨电针治疗恒河猴氯胺酮成瘾效应的机制研究. 81774395.

[42] 王功伍. 新型毒品氯胺酮成瘾记忆的神经环路基础. 31760278.

[43] 孙文冲. 右美托咪定预处理通过抑制 MMP9 及丙泊酚引起的发育期海马星形胶质细胞凋亡的机制研究. 81701121.

[44] 王惠. 孕期暴露多氟烷酸类化合物对子代神经行为发育影响的流行病学调查及生物标记物研究. 81703237.

[45] 唐佳丽. 右美托咪定调节大脑皮质非快速放电中间神经元内在兴奋性和递质释放的机制研究. 81701303.

[46] 王春爱. 穴位预处理对布比卡因毒性大鼠心肌线粒体及能量代谢保护作用的机制研究. 81760892.

[47] 覃罡. 七氟烷通过 mTOR 途径对肺动脉高压大鼠右心功能影响的研究. 81700275.

[48] 张静. 基于 Parkin 介导的线粒体自噬探讨七氟烷后处理对糖尿病心肌缺血再灌注损伤的作用机制. 81760048.

[49] 王婷婷. TOPK/STAT3 调控 necroptosis 恢复糖尿病心肌对七氟烷后处理敏感性的作用机制研究. 81770824.

[50] 王月兰. lncRNA n409266 作为 ceRNA 在急性肺损伤中的作用机制. 81770076.

[51] 李明霞. HSP70 调控 HIF-1α 在缺氧性肺动脉高压新生大鼠肺血管内皮细胞凋亡中的作用机制研究. 81760278.

[52] 余剑波. 基于 NAD（＋）介导的线粒体－细胞核作用平衡研究 HO-1 在内毒素急性肺损伤保护作用中的机制. 81772106.

[53] 周静. 地氟烷对气道平滑肌的双向作用及机制的研究. 81701951.

[54] 单正飞. ROS 介导的内质网应激－自噬途径在氯胺酮相关性膀胱炎中的作用及机制研究. 81700664.

[55] 王钊. 新型毒品氯胺酮通过 MTDH/MAPK 信号通路调控上皮－间质转化诱导膀胱纤维化的作用及机制. 81700667.

[56] 顾健腾. α2AR 活化调控肺巨噬细胞极性转换对 AKI 致 ALI 的保护作用. 81772050.

[57] 范宏刚. 右美托咪定对犬脓毒血症致急性肾损伤保护机制及药效靶位的确证. 31772806.

[58] 黄文起. ALDH2 在 DCD 供肝缺血－再灌注损伤中的作用及机制. 81770619.

[59] 何远桥. 介导氯胺酮人精子损伤效应的膜受体鉴定及相关机制研究. 81760284.

[60] 周磊. 基于 B2AR/CREB/FOXP3 途径研究右美托咪定调控的调节性 T 细胞对乳腺癌术后转移和复发的影

响. 81702824.

[61] 边慧. 中央杏仁核内 CaMK Ⅱ 在神经病理性痛大鼠调节吗啡耐受的作用和机制. 81760212.

[62] 王国年. CXCL12/CXCR4/MAPK 信号传导通路在 CB2 受体激动剂调节癌痛吗啡耐受中的作用和机制研究. 81771198.

[63] 高峰. 脊髓内质网应激－自噬轴调节突触可塑性参与吗啡耐受形成的机制研究. 81771191.

[64] 徐驰. 基于成体神经干细胞的分化命运研究吗啡成瘾记忆的调控机制. 81701313.

[65] 魏来. 腹外侧眶皮层组蛋白 H3K9 乙酰化调控吗啡成瘾记忆的作用机制研究. 81701862.

[66] 梁建辉. 分子伴侣 Hsp70 介导吗啡成瘾新的药理学机制. 81773705.

[67] 陈艳梅. 胚胎期吗啡暴露对大鼠腹侧背盖区－伏隔核通路及其成瘾行为的影响. 81760251.

[68] 李志红. 外侧缰核内谷氨酸能神经元介导吗啡戒断后痛觉过敏的机制研究. 81701310.

[69] 党永辉. BDNF 及 GDNF 干预吗啡成瘾行为的基因治疗策略与机制研究. 81771435.

[70] 梅峰. β-arrestin2 依赖的 κ 阿片受体内化调控少突胶质细胞分化和髓鞘形成的实验研究. 31771120.

[71] 裴建明. κ-阿片受体介导的抗心肌缺血再灌注损伤的线粒体机制. 81770243.

[72] 严敏. IL-6 调控外周神经损伤引起 DRG 内 Mu 阿片受体基因启动子甲基化修饰的分子机制研究. 81771189.

[73] 陈永杰. 阿片受体在胎盘发育过程的作用及机制研究. 31701014.

[74] 姚俊岩. β-arrestin 2 在 δ 阿片受体激动剂抑制 TLR4 炎症通路减轻脑缺血－再灌注损伤中的作用及机制研究. 81771269.

[75] 付伟. 芳基氨甲基－哌啶/四氢萘类 μ/δ 阿片受体双重功效镇痛分子成药性研究. 81773635.

[76] 苏瑞斌. μ 阿片受体与芬太尼类化合物作用的关键氨基酸位点及其参与信号传递和药理作用的机制研究. 81773709.

[77] 陈治军. 芬太尼对应激模型新生大鼠学习记忆功能的影响及其分子机制. 81760211.

[78] 孙捷豪. Wnt/β-catenin 通路介导 NMDA 与 GABA 能系统改变在瑞芬太尼诱导痛觉超敏中的机制研究. 81701094.

[79] 江来. 多巴胺 D_1 受体激活改善机械通气诱导肺血管屏障功能障碍的作用及其机制研究. 81772117.

[80] 李泉. "上皮细胞 WISP1 与巨噬细胞 HMGB1 促炎环路"在机械通气加重脓毒症肺损伤中的作用与机制. 81772114.

[81] 刘睿. LTB4 在机械通气致肺微血管内皮细胞通透性增加中的作用机制研究. 81760018.

[82] 韩娜. 基于宏基因组学的老年机械通气患者下呼吸道微生态和呼吸机相关性肺炎的关联研究. 81700016.

[83] 毛燕飞. 基于多组学数据整合探讨机械通气相关性肺损伤预警标志物的产生机制. 81772108.

[84] 齐文成. 有创机械通气危重患者胃肠功能障碍中医辨证量表研究. 81703933.

[85] 毛璞. 机械通气诱导外泌体 miRNA 在急性肾损伤自噬中的作用及分子机制. 81770077.

[86] 方向明. 髓系细胞触发受体 2（TREM-2）介导巨噬细胞免疫重塑在内脏型肥胖合并脓毒症发生发展中的作用及机制研究. 81720108025.

[87] 刘克玄. 从 Rab 家族介导 TLR4 受体胞内运输来探讨 EGFR 调控肠源性内毒素血症的分子机制及其抑制剂的临床应用研究. 81730058.

[88] 邓小明. C 型凝集素家族分子 ClEC18A 负向调控 TLR 信号在脓毒症中的作用和机制研究. 81772105.

[89] 拉巴次仁. 宇宙射线对西藏高原人影响作用的研究. 11765020.
[90] 叶军明. 原位注射 bFGF-ECM-HP 温敏性水凝胶治疗脊髓损伤的作用和机制研究. 81760230.
[91] 戴茹萍. proBDNF 信号介导的小胶质/巨噬细胞极化在脊髓缺血再灌注损伤中的作用研究. 81771354.
[92] 李佩盈. 缺血性脑卒中后血脑屏障损伤. 81722017.
[93] 罗放. 阿片诱导痛觉过敏伤害性杏仁核突触强化神经环路解构及分子调控. 81771196.
[94] 吴文. 基于人格特质分层的"预期因素"在镇痛与致痛作用中的脑网络机制研究. 81772430.
[95] 董先平. 溶酶体膜胞吐事件与神经炎性疼痛之间的相互作用网络研究. 31728014.
[96] 徐贞仲. NPD1 及其受体在神经病理性疼痛中的作用与分子机制研究. 31771162.
[97] 王绍展. α7nAChR 作为异欧前胡素抗炎、镇痛药理作用新靶点的研究. 81703779.
[98] 周茂军. 特异性抑制人疼痛相关离子通道 Nav1.8 的芋螺多肽的筛选、改造及镇痛作用研究. 81703412.
[99] 刘曾旭. 移植微囊化雪旺细胞对 P2X2/3 受体介导神经病理性疼痛的作用研究. 81760418.
[100] 肖智. 肿瘤组织和中脑导水管周围灰质 P2X7 受体在大鼠骨癌痛机制中作用研究. 81760214.
[101] 姜保春. NFAT1 在脊髓背角小胶质细胞中调节神经病理性疼痛机制的研究. 81771197.
[102] 曹德利. CYP26A1 在神经病理性疼痛中的作用及调节机制研究. 31700899.
[103] 孟晓文. 脊髓 Treg 介导的 BDNF/TrkB-ASIC1a 信号通路参与大鼠带状疱疹后遗神经痛的分子机制研究. 81701098.
[104] 唐宏亮. 基于 MiRNA-146a 调控 TRL4 信号通路探讨推拿对慢性神经病理性疼痛大鼠镇痛机制研究. 81774445.
[105] 吴礼安. miR-34a/SIRT1/mGluR5/NF-κB 信号通路在急性牙髓炎疼痛中枢调控过程中的功能及机制研究. 81771095.
[106] 李响. 基于 VAMP7 介导的细胞自噬探讨突触结构重塑对神经病理性疼痛的影响. 81701104.
[107] 岳寿伟. oGPCRs 对大鼠背根神经节持续受压所致神经病理性疼痛的调控机制研究. 81772436.
[108] 张兴梅. TRPV1 的适配子在神经病理性疼痛中的镇痛作用及其可能机制. 81771484.
[109] 王开龙. 基于 LC3 Ⅱ/p62 介导的自噬与 NF-κB 促炎信号通路交互调控探讨电针对神经病理性疼痛大鼠的镇痛机制研究. 81760887.
[110] 李秋月. 基于 Vim/Clec7a/TLR4 信号通路的元胡止痛方治疗 CCI 诱导的神经病理性疼痛作用机制研究. 81703845.
[111] 袁静静. 背根神经节中转录因子 OCT1 通过 DNMT3a 介导神经病理性疼痛的作用和机制. 81701097.
[112] 傅志俭. 医用臭氧介导 PI3K/AKT/mTOR 和 AMPK/mTOR 通路对骨性关节炎自噬调节及镇痛机制研究. 81771199.
[113] 吕岩. 内源性大麻素系统介导的脊髓前馈抑制回路 LTD 在神经病理性痛觉超敏发生机制中的作用. 3153000053.
[114] 龙星. 破骨细胞与酸敏感离子通道在颞下颌关节骨关节炎疼痛中的作用. 81771100.
[115] 邹望远. Annexin A3 介导 HIF-1α/VEGF 信号通路参与骨癌痛形成的分子机制研究. 81760214.
[116] 孙涛. 补体系统调控——"炎症刹车信号"脂氧素治疗椎间盘突出所致根性神经痛的新机制. 81773443.

[117] 庞军. 脊髓背角自噬对大鼠神经病理性疼痛的影响及枢经推拿的镇痛机制研究. 81760898.
[118] 曲玉娟. 有氧运动缓解肥胖大鼠背根神经节持续受压后神经病理性疼痛的机制研究. 81760213.
[119] 陈红平. 线粒体保护在瑞沙托维减轻奥沙利铂诱导的神经病理性疼痛中的作用. 81760214.
[120] 康路妹. 背根神经节中 TLR4 信号抑制对奥沙利铂诱导的神经病理性疼痛的影响及其相关机理. 31760274.
[121] 刘若卓. 延髓背角星形胶质细胞参与偏头痛中枢敏化的机制研究. 81771180.
[122] 蒋星红. 下丘脑弓状核 alpha 7 烟碱受体亚型参与偏头痛调节及机制研究. 81771187.
[123] 赵亚双. 胰岛素受体、降钙素基因相关肽及其受体通路基因甲基化和糖代谢与偏头痛的关系及其机制研究. 81773526.
[124] 肖红斌. 基于"反向溯源"分析的川芎对药治疗偏头痛药效物质基础及川芎"引药上行"作用研究. 81774155.
[125] 吴莎. 基于"反向溯源"分析的川芎对药治疗偏头痛药效物质基础及川芎"引药上行"作用研究. 81703722.
[126] 李慧. 基于 TRP/CGRP 信号通路和微环境代谢组学探讨辛温止痛法治疗偏头痛机理研究. 81774239.
[127] 张慧. 电针预处理经 miR-34a-5p 调节 IL-1β/COX2/PGE2 炎症通路预防偏头痛机制研究. 81704173.
[128] 祝胜美. HCN 通道在大鼠模型性三叉神经痛中的作用及其调制机制. 81771194.
[129] 黄东. 同步化放电在三叉神经痛中的作用及其 Cx43-EAATs 的分子调控机制. 81771101.
[130] 李盟. 神经－血管接触与三叉神经痛：一项基于微血管减压术及多模态磁共振成像的纵向研究. 81701111.
[131] 曹红. 脊髓 Kalirin-7 通过 PSD95-NR2B 在 2 型糖尿病神经病理性疼痛中的作用及机制. 81771487.
[132] 鹿斌. GLP-1 受体激动剂作用于大脑小胶质细胞改善糖尿病神经病理性疼痛的机制研究. 81770807.
[133] 毛庆祥. $K2p1.1$ 基因甲基化参与化疗诱导神经病理性疼痛的表观遗传机制研究. 81701116.
[134] 聂发传. 糖尿病神经病理性疼痛发病早期 CD55 功能下调的作用和机制研究. 81771365.
[135] 王汉兵. Nrf2/mTOR 调控腰交感神经元向 DRG 芽生耦联和表型转化参与糖尿病神经病理性疼痛的机制研究. 81771357.
[136] 周剑宇. 基于中枢炎症小体活化调节探索芍药苷、芍药内酯苷缓解神经病理性疼痛共痛诱发精神障碍的机制. 81703736.
[137] 郝凌云. miRNA-9 及其羟甲基化修饰通过 Kcnc1 调控慢性炎性疼痛的机制研究. 81701107.
[138] 周学龙. 转录的超保守区域 uc. 153 作为 ceRNA 调控慢性炎性疼痛的作用及机制研究. 81701101.
[139] 曹君利. miRNA-22 及其 m6A 甲基化修饰通过正调控 Mtf1 介导慢性炎性疼痛的分子机制研究. 31771161.
[140] 赵继荣. 基于 RS-fMRI 及 ERK-CREB-BDNF 信号通路杜仲腰痛丸干预腰椎间盘突出慢性疼痛的脑机制研究. 81760877.
[141] 杨立群. 激活延髓 ON 细胞 GPER-1 受体拮抗阿片镇痛介导术后疼痛慢性化. 81771185.
[142] 欧阳汉栋. circ_chr10 通过上调趋化因子 CXCL12 介导抗微管化疗药诱导的慢性疼痛的作用及机制. 81771192.
[143] 赵凌. 针刺治疗慢性疼痛的中枢调控机制研究. 81722050.

[144] 王志福. 基于脊髓背角中枢敏化机制探讨腕踝针治疗慢性神经痛的镇痛作用. 81774385.

[145] 陆翠娥. 脊髓水平 HMGB1 诱导自噬损伤活化小胶质细胞促进骨癌痛的机制研究. 81701106.

[146] 吴勉华. 基于"不通则痛"理论探讨癌痛平鼠妇纤溶成分 PSLTro01 镇痛增效的机制. 81701106.

[147] 梁樱. 脊髓小胶质细胞 P2X7R/Pannexin1 激活 NLRP3 炎症小体通路在骨癌痛形成及维持中的作用机制研究. 81701102.

[148] 方东. Wnt5b 介导 P2X3 受体上膜的机制及其在骨癌痛中的作用研究. 81701110.

[149] 张玉秋. 脊髓"胶质－神经"调控分子 IL-17A 介导骨癌痛的中枢敏化. 31771164.

[150] 陈军. SDF1-CXCR4 通过媒介胶－胶、胶－神对话参与中枢卒中后疼痛的分子细胞机制研究. 31771159.

[151] 何雨芩. 肠胶质细胞源性 ATP 激活肠神经元 P2X3 受体促进 IBS 内脏痛的机制研究. 81700466.

[152] 周媛. miR-19a DNA 去甲基化及其靶基因 GRK6 在肠易激综合征内脏痛的作用机制. 81700466.

[153] 古巧燕. NUCB2/Nesfatin-1 在慢性内脏痛敏形成中的作用及机制研究. 81760103.

[154] 张咏梅. 终纹床核—下丘脑室旁核 GABA 能神经环路去抑制调控生命早期应激致成年慢性内脏痛机制研究. 81771203.

[155] 余保平. slc5a7 基因及其表达蛋白 CHT1 在慢性胰腺炎内脏痛觉高敏中的作用. 81770638.

[156] 高召兵. KCNQ4 通道作为新型内脏痛治疗靶点的研究. 81773707.

[157] 蒋永亮. 基于 CaMKII/caveolin-1 通路糖尿病神经痛敏化 DRG 神经元 P2X3 受体的上膜转运机制与低频电针的干预作用. 81774389.

[158] 张明. ACC-vlPAG 抑制性突触联系参与重复电针镇痛的机制研究. 81701095.

[159] 周春艺. 电刺激丘脑底核缓解帕金森病疼痛的神经环路研究. 81701100.

[160] 戴菲. 肠胶质细胞 NGF/TrkA 通路在胃电刺激缓解胃痛觉过敏中的作用及机制研究. 81770540.

[161] 康良. 艾灸太赫兹光谱镇痛效应及穴位局部嘌呤信号分子启动机制. 81704190.

[162] 吕英. 骨痛灵方干预 αvβ3 信号通路治疗肺癌骨转移疼痛的机制研究. 81704042.

[163] 曹君利. 中脑奖赏系统选择性调控疼痛感觉与负性情感的神经环路、细胞和分子机制. 81720108013.

[164] 谷天祥. lncRNA GAS5 /miRNA-21 crosstalk：提高深低温停循环脑缺血耐受的新靶点. 81770467.

[165] 余追. ATF6 通路活化对心搏骤停后脑功能的保护作用及机制研究. 81772039.

[166] 黄凯滨. SUR1-TRPM4 通道介导的小胶质细胞焦亡在心肺复苏后脑损伤的作用及其机制研究. 81701294.

[167] 徐广银. 肠－脑轴功能稳态失衡介导慢性内脏痛中枢敏化的机制研究. 31730040.

[168] 许英明. 脊髓背角 NMDA 受体参与胶原诱导关节炎疼痛发生的中枢敏化机制研究. 81701640.

[169] 刘皎. TRPV1 内化的机制及其在炎症热痛觉敏化中的作用. 31700898.

[170] 董钊. 5-HT 下行调节通路参与药物过量性头痛中枢敏化的机制研究. 81771200.

[171] 段光友. TCF4 调控 DRG 神经元 Nav1.8 表达影响慢性术后疼痛的机制研究. 81701096.

[172] 黄东阳. DRG 中 Cav3.2 亚型 T 型钙通道氧化还原调节机制及其氧化还原修饰在病理性疼痛中作用的研究. 81701113.

[173] 谢秋菲. 染料木素拮抗雌激素作用缓解咀嚼肌疼痛的机制研究. 81771096.

[174] 邢莹. 前扣带回多巴胺 D_1/D_2 受体调控应激致术后疼痛慢性化的作用机制. 81771193.

[175] 吕雪靖. 音乐镇痛效果优化的机制研究及其临床应用. 31701000.
[176] 陈荣祥. 基于微透析和代谢组学研究高乌甲素镇痛的神经化学机制. 81760652.
[177] 印克杰. lncRNA MEG3 与 miR-7 的交叉对话在深低温低流量后脑缺血-再灌注损伤中的作用. 81770509.
[178] 郁迪. LncRNA MIAT 调控 Cryab 参与深低温低流量后脑缺血-再灌注损伤. 81700288.
[179] 王古岩. 深低温停循环致急性肾损伤过程中 miRNA 对细胞自噬的调节机制. 81770414.
[180] 陈碧华. 氢-氧联合治疗对心肺复苏后大鼠脑缺血-再灌注损伤的保护作用及其机制研究. 81701300.
[181] 许学文. 血红蛋白类携一氧化碳载体 CO-PolyPHb 对重度烫伤延迟复苏大鼠心肌保护及功能重建的机制研究. 81772079.
[182] 姚蓝. 线粒体脂肪酸代谢对琥珀酸/线粒体 ROS 的调控机制作为心肺复苏后心肌氧化应激损伤防治靶点的研究. 81701871.
[183] 叶青山. 肝素调控 PTN/syndecan-3 对心肺复苏后脑缺血-再灌注损伤和修复机制研究. 81760339.
[184] 余海. ShcA 及相关的长链非编码 RNA 在心肺复苏后脑损伤中的作用及机制研究. 81772038.
[185] 曹钰. 脂联素通过调控 Nrf2-ARE-HMGB1 通路保护心肺复苏后的血脑屏障的机制研究. 81772037.
[186] 李永勤. 基于 EEG 和 HRV 信息融合的复苏后亚低温治疗监测与优化关键技术研究. 31771070.
[187] 张红. 膜联蛋白 A1 在大鼠体外循环中的肺保护及相关细胞信号通路机制研究. 81760079.
[188] 郑寅. 体外循环超低钙抑制 5-LO-LTB4-BLT1 通路提高重症脓毒症疗效的机制研究. 81700674.
[189] 贡鸣. 激肽释放酶/凝血因子Ⅻ通路在低温体外循环凝血过程中的作用及机制研究. 81770466.
[190] 田夏秋. 骨髓间充质干细胞对中性粒细胞胞外诱捕网介导的体外循环相关急性肺损伤的保护作用与机制. 81700362.

第九节　中国麻醉学教育与培训

中国麻醉学科教育目前仍然以本科院校教育为主。承担着承接医学院校基本教育和医学继续教育的重要作用的住院医师规范化培训制度正在全国范围内实施，即医学毕业生从医学院校毕业后必须接受以临床专业技能培训为主的毕业后教育培训和考核过程。在住院医师规范化培训的基础上，专科医师规范化培训则继续培养能够独立、规范地从事麻醉专科诊疗工作的临床医师，是毕业后医学教育的重要组成部分。

一、医学生教育与教材编写

我国的麻醉教育以本科院校教育为重，大部分麻醉系学生毕业后立即从事临床麻醉工作。麻醉学本科专业的设置大大缓解了中国麻醉科医师紧缺的问题。同时，国家也积极投入资源以提高麻醉学教育与教学的质量，顺应学科发展的新形势。

针对全国麻醉学从业人员紧缺以及对高等医学院校是否应该在临床医学专业设置麻醉学专业的

问题,全国高等教育学会医学教育专业委员会麻醉学教育学组组长单位对全国373家综合性大学和医学院校做了关于麻醉学课程设置与麻醉学专业基础人才培养的调查。目前,我国仅有60所高等院校设置麻醉学本科专业,学制以5年制为主,麻醉专业90%的学生报考分数等于或超过招生线,以一本为主。30余所院校临床医学专业独立开设"麻醉学"课程,多数为选修课。调查的24所院校麻醉学专业每年培养约5 000余名本科生。本科毕业生近5年就业率超过91%(5%考研)。大多数医学院校建有麻醉学硕士、博士研究生学位授予点。

麻醉本科教育需要专业教材的支撑。为适应全国医学教育发展的新形势与新要求,确保国家卫生和计划生育委员会(现更名为国家卫生健康委员会)"十三五"麻醉学专业规划教材及规划数字教材的顺利编写与出版,2016年9月,全国设置麻醉学专业的高等学校均已使用麻醉学的四门基础课和三门麻醉相关课第4版教材。

2017年7月30日,全国高等学校五年制本科临床医学专业第九轮规划教材主编人会议在北京召开(图1-12),哈尔滨医科大学附属第二医院麻醉科主任李文志教授受聘为《麻醉学(第4版)》主编,拉开了临床医学专业麻醉学教材更新的序幕。全国高等学校五年制本科临床医学专业第九轮规划教材《麻醉学》(第4版)编写会议于2017年9月15日在哈尔滨召开,会议由哈尔滨医科大学附属第二医院承办。

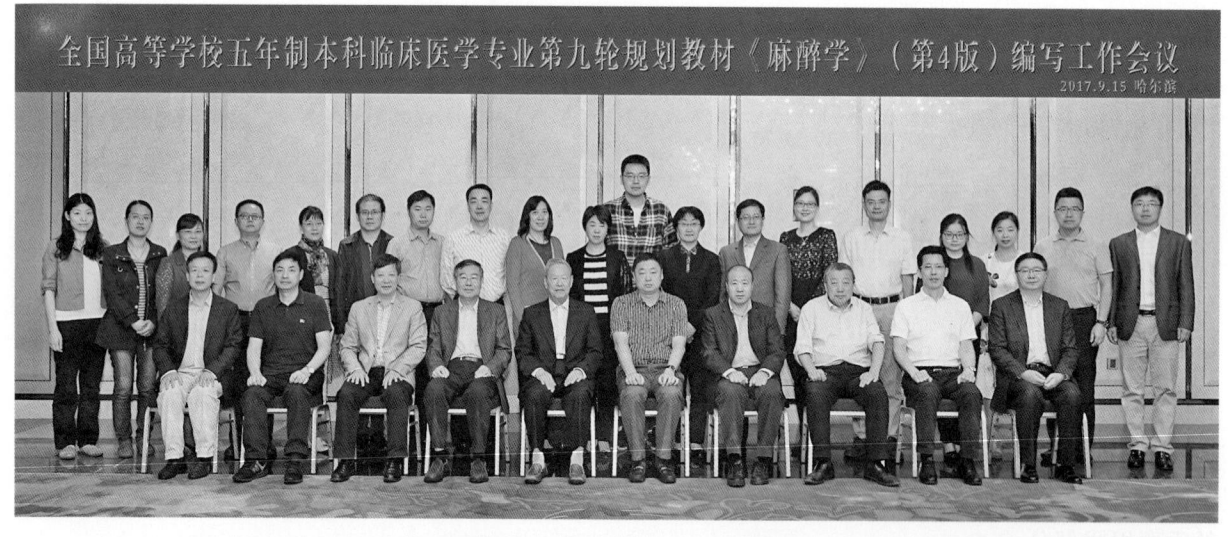

图1-12　全国高等学校五年制本科临床医学专业第九轮规划教材《麻醉学》(第4版)编写工作会议代表合影

为构建具有中国特色的麻醉学终身教育体系,努力加强麻醉学在学校基础教育中的地位与作用,交流全国高等医学院校《麻醉学》独立开课经验以及麻醉学青年骨干教师的授课经验,加快《麻醉学》独立开课的进程,并提高其质量,经中国高等教育学会医学教育专业委员会研究决定于2017年10月14日—15日在河北省石家庄市召开"2017全国高等医学院校《麻醉学》独立开课及青年骨干教师培训经验交流会"(图1-13),会议由中国高等教育学会医学教育专业委员会主办,中国高等教育学会医学教育专业委员会麻醉学教育学组与河北医科大学/河北医科大学第三医院承办。

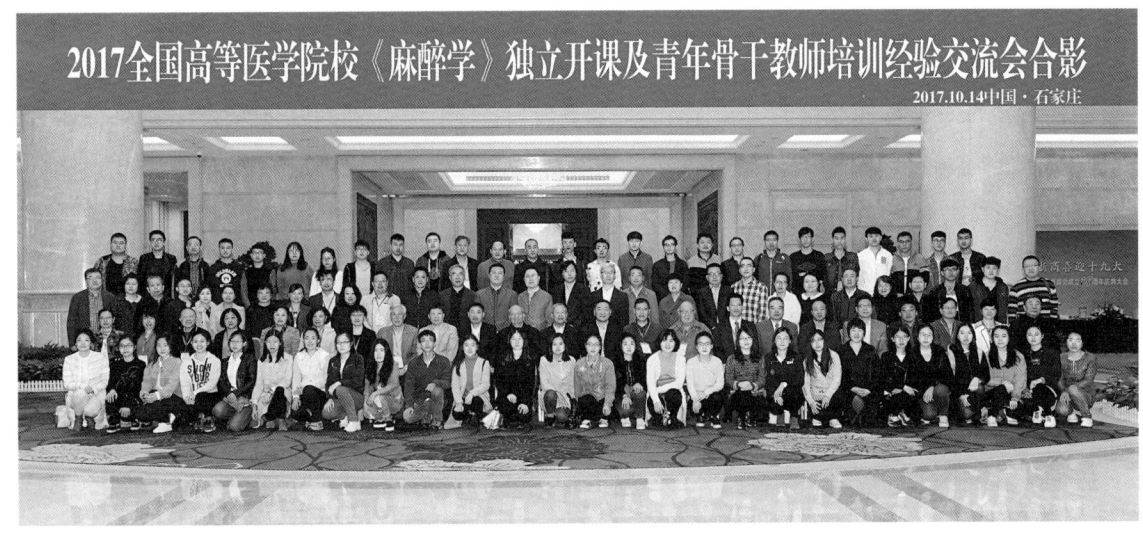

图1-13 2017全国高等医学院校《麻醉学》独立开课及青年骨干教师培训经验交流会出席代表合影

二、住院医师培养与教材编写

2015年，各省、自治区、直辖市已全面启动麻醉住院医师规范化培训工作。目前每年7万～8万临床专业医学毕业生，约5万毕业生进入不同级别的医院当住院医师，目标到2020年所有新进医疗岗位的本科及以上学历临床医师均须接受住院医师规范化培训。具体方式以"5+3"模式为主，"5"指的是医学类专业本科生，需要完成5年医学院校的教育；"3"是指医学毕业生以住院医师的身份，在认定的培训基地（医院）接受3年的医疗实践训练，着重培养临床诊疗能力。国家卫生和计划生育委员会（现更名为国家卫生健康委员会）在全国范围内启动第一批住院医师规范化培训基地认定工作，首批培训基地名额共设450个，均设在三级甲等医院。

目前，住院医师规范化培训正在全国范围内全面开展，截至2017年底，全国麻醉专业基地共计526家，共招收近1.2万医学院校医学毕业生进入麻醉学科住院医师规范化培训（图1-14）。

2017年7月底，为进一步落实国务院办公厅印发的《关于深化医教协同进一步推进医学教育改革与发展的意见》及"全国医学教育改革发展工作会议"的精神，经全国住院医师规范化培养教材评审委员会、人民卫生出版社研究决定，启动修订包括麻醉学科在内的40个亚专科的"国家卫生和计划生育委员会住院医师规范化培训规划教材"西医临床专业第2版的相关工作。

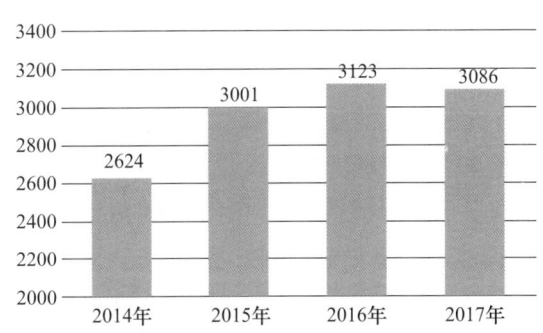

图1-14 麻醉学科规范化培训住院医师历年招生人数

2016年年末，我国正式启动专科医师规范化培训制度试点工作，神经外科、呼吸与危重症医学、心血管病学为试点专科。中国医师协会指出，目前专科医师培训强调培训对象、培训基地参加专科医师规范化培训试点的自愿性，是否参加专科医师规范化培训，主要取决于个人和所在单位的意愿。目前，在全国各省市大多数三级甲等大型医院正在自主试行麻醉学科专科医师规范化培训。专科医师规范化培训同样需要专业教材支撑。2017年7月，"国家卫生计生委麻醉科专科医师培训教材及麻醉科护士培训教材论证会"在哈尔滨召开（图1-15），会议讨论了国家卫生计生委（现国家卫健委）麻醉科专科医师规范化培训教材的品种与要求，根据麻醉科专科规范化培训的特点并结合国外专科培训的经验，与会专家一致建议编写5本教材，分别为《心胸血管麻醉学》《小儿麻醉学》《产科麻醉学》《危重病医学》《疼痛诊疗学》，并随后启动主编、副主编与编者的遴选工作。

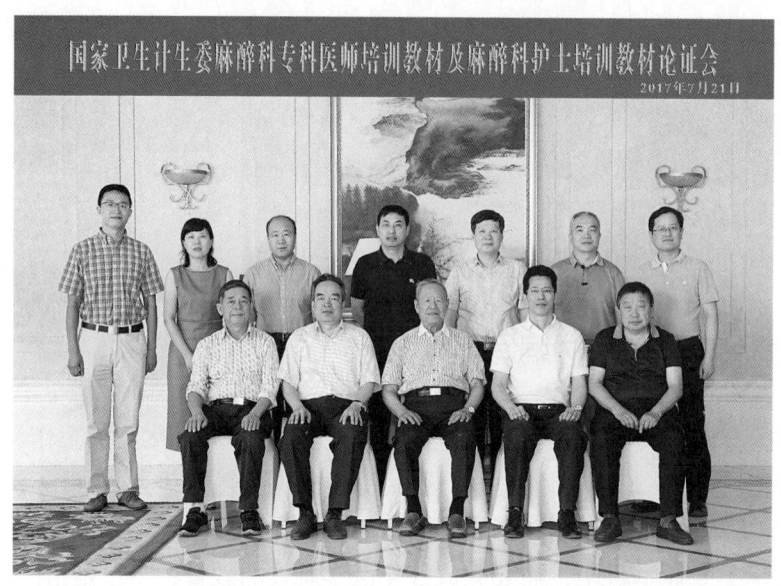

图1-15　国家卫生计生委麻醉科专科医师培训教材及麻醉科护士培训教材论证会代表合影

2017年10月28日，"全国高等医药教材建设研究暨人民卫生出版社专家咨询2017年年会"在北京召开。此次会议是全国医药卫生界、教育界、文化出版界认真学习贯彻落实党的十九大精神和全国医学教育改革发展工作会议精神，全面深化医教协同，推进健康中国战略实施，推进医学教育改革，提升医学教育质量的一次重要会议。大会提出"一个中心、两项基本点、四项重点工作"，即以要办人民满意的教育为中心，坚持教育质量和教育公平基本原则，推进教育公平、培养卓越人才、变轨超车、建设教育质量文化的重点工作；围绕全国高等医药教材建设研究、打造医学教育精品出版、医学学术原创精品出版、医学科普精品出版、中医药精品出版、高等药学教育、国际出版、数字融合等主题，进行深入研讨和广泛交流。与会领导和专家希望通过"全国高等医药教材建设研究暨人民卫生出版社专家咨询年会"这样一个高端学术交流平台，为高素质的医药卫生人才培养，推动医药卫生体制改革、教育体制改革和文化体制改革，大力推进健康中国建设做出更大贡献。

三、教育研讨与师资培训

（一）第22次全国高等麻醉学专业教育研讨会

2017年11月17日—19日，由中国高等教育学会医学专业教育委员会主办的"一会两赛"活动，即"第22次全国高等麻醉学教育研讨会""第三届全国医学院校麻醉学专业学生麻醉学知识竞赛""第二届全国医学院校临床医学专业《麻醉学》独立开课讲课比赛"在安徽芜湖举行。研讨会上，全国32位教育学界专家集中展示了麻醉学前沿研究成果和教育思想理念；两赛现场，来自全国医学院校麻醉学专业23支学生代表队、36位教师分别在赛场上展示当今麻醉学医学生和医学教师的综合素养。"一会两赛"积极推进教学内容和方法的改革，为全国麻醉学教育学者们提供了教学交流平台，培养和激发麻醉学专业本科生的学习兴趣和探索能力，进一步推动了全国麻醉学教育教学的专业建设和转型发展。

会议期间，邓小明教授做了《中国高等教育学会医学教育专业委员会麻醉学教育学组2017年度工作报告及2018年工作要点》的报告。会议听取了金孝岠教授关于"第22次全国高等麻醉学专业教育研讨会"筹办情况的报告。会议讨论"第23次全国高等麻醉学专业教育研讨会"地点，组委会在分会场分别安排了"麻醉科人才梯队的组建""麻醉学优秀人才的培养路径"（含麻醉学专业教育国际化）"麻醉科规范化住院医师培训——经验、存在问题与思考""专业型研究生培养和规范化住院医师培训并轨——问题与对策""我国医院麻醉科建设与发展的战略研讨""麻醉学科学研究的相关问题""麻醉科护理队伍的建设——职责、管理与培训"和"麻醉学教材建设及教学方法改革"等8个专题讲座，内容均得到与会者的充分肯定。中国高等教育学会医学教育专业委员会会长、国务院学位办研究生教育医药科工作委员会主任委员柯杨教授做了《医学生的前途就是医学的前途》的特别报告，郭立秘书长的《医学教育研究和论文写作的基本要求》、曾因明教授的《麻醉学专业（本科）及卓越人才培养的思考》、姚尚龙教授的《优秀学术带头人是学科竞争的核心》等主题报告，给与会者留下深刻的印象并引发反思。

（二）麻醉住院医师规范化培训基地师资培训班

2017年，全国各省、自治区、直辖市卫生计生委、医师分会、教学医院麻醉学科住院医师规范化培训基地陆续开办"住院医师规范化培训师资培训班"，并将培训班做成系列活动，每年1~2次，旨在培训合格的住院医师规范化培训教学师资，促进我国麻醉住院医师规范化培训保质保量地开展。

华西医院麻醉科是国内最早、最大的麻醉住院医师规范化培训基地，拥有一支优秀的师资队伍和丰富的培训经验。华西医院自2012年开始，邀请全国数家住院医师规范化培训基地的相关负责人参与麻醉住院医师规范化培训的研讨，意在促进我国麻醉住院医师规范化培训制度的开展，保证培训质量，促进麻醉事业的健康发展。2017年5月12日—13日第三届"华西麻醉模拟教学研讨会暨导师培训班"在成都隆重举办。该次大会就模拟教学与医疗安全、模拟教学与住院医师培训、中国医学模拟教学未来发展方向等方面进行深入探讨。

海军军医大学长海医院于2017年5月17日—18日举办第二届"麻醉住院医师规范化培训基地骨干师资培训学习班"，邀请国内从事住院医师规范化培训的专家及学者授课并讨论，就培训基地的管理、麻醉住院医师规范化培训的实施方案、师资队伍的建立和规范化带教、住院医师规范化培训质量管控、住院医师教学模式等问题进行深入研讨，同时结合科室临床参观、模拟人教学实践等形式，就当前麻醉住院医师培训过程中的难点和热点等问题进行充分交流。

全国各省市和自治区卫生计生委、医师分会及教学医院等也组织了不同形式的住院医师师资培训班。2017年1月—12月，中国医师协会麻醉学医师分会确立了全国20家医院作为麻醉住院医师规范化培训示范基地,举办 15 次住院医师规范化培训师资培训班,采取集中制培训及 Workshop 方式。开展的住院医师规范化培训基地师资培训工作,包括以下培训内容:①住院医师规范化培训的重要性和必要性;②现行标准(基地标准、专科基地标准及麻醉学住院医师规范化培训标准)的解读;③规范化住院医师培训基地管理部门的管理工作;④观摩模拟教学在住院规范化培训中的运用;⑤规范化住院医师培训麻醉学专科基地管理团队的建设和管理;⑥观摩本科室的住院医师教学工作(晨课、住院医师大课、病案讨论);⑦带教团队(含管理团队)和培训学员的座谈(主要内容包括培训、管理及临床带教方法等);⑧培训学员和各年级住院医师的座谈(主要内容包括住院医师陈述成长过程、培训中的问题等)。

(三)中国麻醉学科管理学院

为促进我国麻醉学事业更好发展,培养一批兼具学科管理和学科战略发展的麻醉学科中青年专家,吴阶平基金会培训部与麻醉专家合作设立的中国麻醉学科管理学院于 2017 年 10 月 19 日在上海市召开"吴阶平医学基金会——中国麻醉学科管理学院一期学员评审会议"(图 1-16)。

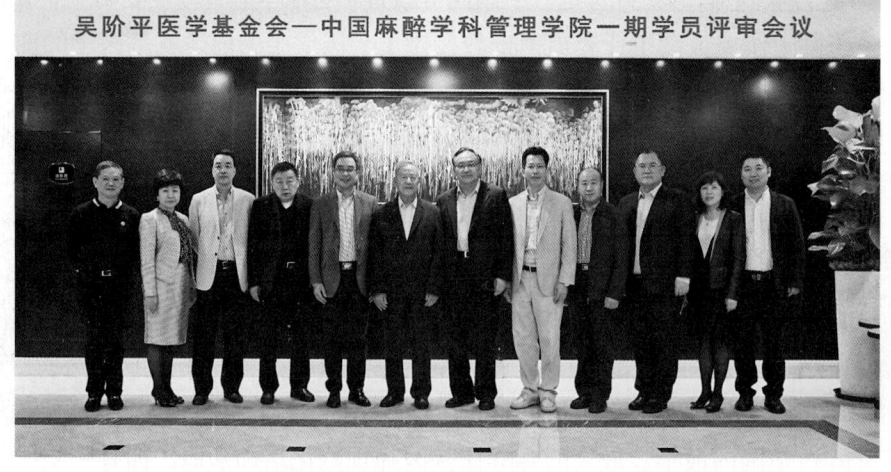

图 1-16　吴阶平医学基金会——中国麻醉学科管理学院一期学员评审会议代表合影

出席会议的有徐州医科大学终身教授、麻醉学院名誉院长曾因明教授,名誉院长、仙琚制药张宇松董事长,中国麻醉学科管理学院院长、上海长海医院麻醉学部主任邓小明教授,专家委员会主席、上海交通大学附属瑞金医院麻醉科主任、卢湾分院院长于布为教授,执行主席、吴阶平医学基金会培训部任阳主任,副主席、华中科技大学同济医学院附属协和医院副院长、麻醉科主任姚尚龙教授,以及专家成员、哈尔滨医科大学附属第二医院副院长、麻醉科主任李文志教授,复旦大学附属肿瘤医院麻醉科主任缪长虹教授,上海交通大学华山医院麻醉科主任王英伟教授,上海长海医院麻醉学部余喜亚副教授等共 12 人。

四、专著出版情况

2017 年 6 月 15 日,"中华医学会图书策划委员会第三次工作会议暨《中国医学发展系列研究报告》丛书编写启动会"在北京召开。会议安排部署《临床技术操作规范》《临床诊疗指南》丛书制定与修订再版工作。《临床技术操作规范麻醉学分册》修订工作由中华医学会麻醉学分会负责，择日按中华医学会统一布置启动。

2017年8月出版的《麻醉学进展（2016）》为《中国医学发展系列研究报告》系列图书之《麻醉学进展》第二部，由中华医学会麻醉学分会组织编著，国内临床、科研、教育一线32位编委、100多位麻醉学专家撰稿，从多角度、全方位、详细地回顾与记载了中国麻醉学科与麻醉学者2016年度在医疗、教学、科研、学术交流及学科发展建设等方面的诸多工作业绩，精练总结了2016年度发表在国内外学术期刊的6 000余篇重要论著，首次纳入我国台湾、香港及澳门地区麻醉学者研究著作，是一本信息密集、实用性强的参考工具书。

2017年9月，北京大学医学出版社推出了由邓小明、曾因明、黄宇光主译的《米勒麻醉学》中文版（第8版）简装版。该书凝集了177位译者和136位审校专家的辛勤付出，汇集了近年来麻醉学界的国际前沿热点，囊括麻醉学相关专业的知识更新，是麻醉学术界不可或缺的教科书。

由熊利泽教授、邓小明教授负责，中华医学会麻醉学分会组织编著的《中国麻醉学指南与专家共识（2017版）》于2017年郑州全国麻醉年会上正式发布。该书更全面、系统地吸收了近年来临床研究的新证据，以临床具体问题为中心，修订和更新20部指南或专家共识，新制定15部指南或专家共识，让麻醉领域新的技术方法转化为临床参考建议。

（余喜亚　吴朝萌　朱　涛）

第十节　精准医疗扶贫、爱心医疗及基层医疗

2017年，扶贫仍然是党中央工作的主旋律之一，中国共产党十九大会议上，习近平总书记的报告明确表示我国的脱贫攻坚战取得了决定性的进展，书写了人类反贫困斗争史上"最伟大的故事"。中华医学会麻醉学分会继续响应党中央的号召，持续践行精准医疗扶贫，努力投身医疗扶贫事业。

一、持续推进精准医疗扶贫

2017年8月18日，"吴阶平医学基金会'一带一路、精准医疗'——延安行学术会议"在武汉协和医院隆重召开，曾因明教授、姚尚龙教授、邓小明教授等10余名全国麻醉界著名专家教授和延安市各级医院麻醉科同仁参加会议。姚尚龙教授给延安大学附属医院颁发了"一带一路，精准医疗扶贫"新技术培训基地证书，并捐赠给延川县医院价值80万的医疗设备，10套《现代麻醉学》给各县级医院，同时举办了现场超声和困难气道Workshop。此次活动旨在通过整合各方资源，为基层医院提供临床技术的标准化、系统化、分层次的培训。

目前我国麻醉学科发展同样面临不平衡、不充分的问题，主要体现在以下几个方面：一是截至2016年底，全国共有麻醉科医师7.6万人。但由于人口基数大，每万人口麻醉科医师远低于高收入国家；二是我国麻醉科医师地域分布不平衡，东部麻醉科医师密度显著高于西部；三是我国麻醉专业技

术人员还存在结构单一的问题。因此，中国医师协会、中国医师协会麻醉学医师分会讨论决定正式发起"精准扶贫——麻醉专科医联体建设"启动项目。2017年12月22日，中国医师协会、中国医师协会麻醉学医师分会（CAA）主办的"精准扶贫——麻醉专科医联体建设"项目启动仪式在北京召开。启动仪式上，现场200对帮扶医院代表依次上台，交换签约书。项目将选取以麻醉学医师分会委员所在单位为主体的200余家大型三级甲等医院麻醉科作为施教单位，以及目前国家所认定贫困县的县级医院麻醉科800余家，作为被帮扶单位。以学术支持的形式开展帮扶，牵手单位麻醉科之间将常规开展医师培训、学术交流、学科建设指导等活动，实现对贫困县基层医院麻醉科的精准帮扶。

此外，麻醉学分会年会继续对主办地周边省份、老少边区、贫困地区及少数民族地区的麻醉科医师实施优惠或减免注册费政策，积极践行医疗扶贫及帮扶工作。

二、推广基层麻醉科主任培训班

近年来，加强基层医疗建设是医药卫生体制改革的重点内容，基层医疗机构的全面建设与发展，提高中、基层麻醉科管理水平对推动基层麻醉事业发展具有重大意义，也有助于分级诊疗政策的推进。2017年，中华医学会麻醉学分会继续推动基层麻醉学科的建设，各级麻醉学分会纷纷举办基层麻醉与围术期医学科主任培训等一系列活动。

2017年4月10日—11日，南方医科大学南方医院麻醉科成功举办了2017年南方医院第一期基层麻醉科主任培训班。培训班吸引19名来自广东省各地级市的二级甲等以上医院麻醉科主任、副主任的参与。培训班以探讨麻醉学科如何应对"精准医学、快速康复外科"的机遇与挑战为中心议题，教学内容通过"知识讲授与交流""临床核心技术观摩""临床参观"3个方面展开。学习班邀请北京协和医院麻醉科主任黄宇光教授为各位学员讲授《麻醉科学科建设与量化考核》。培训班还进行了为期2天的学科管理与学术讲座，与会专家分别就麻醉学走向围术期医学思考、麻醉学科的建设与管理、麻醉医疗质控、围术期紧急事件处理及团队训练等内容为大家带来精彩的讲座。

2017年5月17日—22日，第二军医大学（现海军军医大学）附属长海医院举办2017年第三届长海麻醉学术周。学术周以"2017全国基层医院麻醉科主任及骨干培训班暨麻醉学新进展"学习班为核心内容，以提高和发展为宗旨，开展了9个国家级继续教育项目。

2017年5月21日—24日，中国非公立医疗机构协会麻醉专业委员会主办的首届"非公立医院麻醉科主任培训班"在北京举办，为今后非公立医院麻醉学科的发展奠定了基础。2017年7月31日至8月4日，重庆市麻醉医疗质量控制中心在重庆医科大学附属第一医院举办"第18期全国基层医院麻醉科主任培训暨'基层麻醉网'全国基层医院麻醉科骨干培训"。培训包括术后快速康复策略与围术期医学、无痛分娩及产科危重症管理、麻醉可视化技术等诸多内容。2017年12月16日，由华中科技大学同济医学院附属同济医院主办的"全国基层医院麻醉科主任培训班"在华中科技大学同济医学院附属同济医院顺利举办。

基层麻醉科主任培训班的举办有利于进一步提升中国基层医院麻醉科主任的学科管理、建设、发展能力，切实发挥麻醉学科在保障临床医疗安全方面的重要作用，促进中国麻醉学科发展水平与国际先进标准接轨。

三、不断深入"麻醉走基层"活动

为了有力地推动基层各级医疗单位麻醉学科的进一步发展，提高基层医疗单位麻醉专业人员的技术水平，促进县级医疗水平的整体发展。中华医学会麻醉学分会以及各地分会继续深入推广"麻醉走基层"活动。

重庆市麻醉学分会于2017年4月14日—16日在永川举办"麻醉学术科技下乡"活动，举行了多场学术讲座；2017年4月23日，湖南省医师协会麻醉学医师分会会长郭曲练教授带领专家团远赴怀化新晃县送医下乡走基层，为基层麻醉工作者进行了精彩的授课，并向基层医院捐赠了可视喉镜等设备。2017年4月22日，为响应中国医师协会麻醉学医师分会和中华医学会麻醉学分会联合主办的"精准扶贫——麻醉专科医联体建设"，浙江省在嘉兴南湖启动"麻醉走基层，精准帮扶路"这一手拉手活动。

为了进一步贯彻国家医药卫生体制改革精神，提高基层医院麻醉技术水平，加强同行交流，中华医学会麻醉学分会青年委员会于2017年7月21日在黑龙江省哈尔滨市双城区开展了"卫生下基层"活动。2017年10月21日，河南省医师协会麻醉学医师分会主办，遂平仁安医院承办了"河南省麻醉医者协会走基层"活动，与会专家为参会人员进行了精彩的讲座。

中国医师协会麻醉学医师分会第五届委员会第一次常委会决定，学会定期开展"麻醉病例走基层"活动。2017年10月28日活动走进革命老区沂蒙山区——山东省临沂市，为临沂市及周边地市的麻醉科医师们带来了一场以"术中患者管理和麻醉可视化技术"为主题的学术活动。专家为参会人员带来了精彩的学术报告，进行了激烈的病例讨论，同时举办了Workshop，就人工气道、超声引导下上肢神经阻滞、超声引导下下肢神经阻滞、超声引导下躯干部神经阻滞以及胃超声进行了详细的演示和认真教学。

2017年12月9日—10日，由中国医师协会麻醉学医师分会、中华医学会麻醉学分会气道管理学组、中国麻醉平台共同主办的"CAA CSA中国麻醉平台气道公益培训班携手走基层"活动在南宁隆重召开，来自北京、广州、福建、江苏、云南等国内著名专家就困难气道管理指南解读、小儿困难气管插管的处理、重危急救技术等内容进行了精彩授课。

促进精准医疗扶贫，加强爱心医疗与基层医疗建设是今年来国家的政策导向，是国家"十三五"战略规划的重要内容，也是建设共同富裕的社会主义国家的根本要求。中华医学会麻醉学分会在践行国家精准医疗扶贫的同时，围绕麻醉学科自身的特点，继续积极进行学科建设，努力为国家医疗扶贫事业做出更多的贡献。中华医学会麻醉学分会也期望与其他学科的同道一起，以精准医疗推动精准扶贫，为国家的医疗扶贫事业共同奋斗。

注：囿于资料收集的完整性，可能遗漏了部分地方医学会麻醉学分会、医院及科室的医疗扶贫工作和资料，敬请谅解。

（陈向东）

第二章　麻醉药物研究进展

第一节　全身麻醉机制

目前全球每年约有 3.12 亿人接受手术治疗，全身麻醉在手术中所占比例越来越大。全身麻醉药物是一种可逆性的诱导药，可以诱导机体丧失意识、肌肉松弛和镇定疼痛等。意识是人脑对大脑内外表象的觉察，麻醉药可使人从有意识进入无意识状态，但麻醉药对中枢神经系统的作用机制尚不十分清楚。本年度，中国学者在全身麻醉机制研究领域共发表论文 40 余篇，主要集中在神经核团和网络、基因多态性、离子通道等机制。本文按照药物类别进行回顾。

一、丙泊酚

丙泊酚是临床常用的短效静脉麻醉药，因其起效快、觉醒迅速，术后恶心呕吐较少等优点广泛应用于各年龄段各种手术，重症监护室镇静以及包括人工流产、宫腔镜、胃肠镜等在内的门诊短小手术及检查。主流的观点认为丙泊酚的麻醉作用与中枢神经系统中 γ-氨基丁酸（GABA）能神经传递的增强相关，表现为兴奋性传导的减弱及突触抑制的上调，同时与神经元细胞膜上的电压门控离子通道关系密切，但其发挥药物效应的确切机制目前尚不明确。

丘脑中部内侧核（central medial thalamic nucleus，CMT）被认为是非特异性觉醒系统的一部分。尽管 CMT 参与其中觉醒调节，其接受来自蓝斑的去肾上腺素能神经元的兴奋性投射，但其具体机制不清楚。Fu 等[1]假设去甲肾上腺素能神经元调节 CMT 功能从而参与丙泊酚麻醉觉醒。将去甲肾上腺素（NE）注入 CMT 观察去甲肾上腺素能神经元在丙泊酚麻醉觉醒中的作用通路。结果表明，将 NE 微量注射至 CMT 可以加速丙泊酚麻醉苏醒；此外，将药物注射入 CMT 后前额皮质和前扣带回的脑电图发生变化，全细胞膜片钳的结果显示丙泊酚抑制 CMT 神经元活性，增强 GABA 能神经元的抑制效应，而 NE 的应用部分逆转这种抑制。由此可见，CMT 去甲肾上腺素通路参与麻醉觉醒的调节。

腹前视神经核（ventrolateral preoptic nucleus）是位于基底前脑（basal forebrain，BF）与睡眠相关的核团。已经有丙泊酚诱导睡眠增加，增加腹前视神经核神经元放电的报道，但具体机制不详。Liu 等[2]使用电生理方法研究组胺能 H_1 和 H_2 受体对腹前视神经核肾上腺素能神经元影响在丙泊酚麻醉中的作用。结果显示，丙泊酚增加去甲肾上腺素抑制神经元的放电速率，抑制突触后电流的频率；这种作用可以被曲普利啶（H_1 受体拮抗药）和拉尼替丁（H_2 受体拮抗药）抑制，由此可见，本研究证明了丙泊酚诱导的对突触后抑制性去甲肾上腺素能神经元的抑制作用是由组胺 H_1 和 H_2 受体介导的。

个体对静脉麻醉药物丙泊酚的敏感性有明显的差异性。其可能原因是受代谢和功能通路遗传多态性的影响。由于目前药物遗传学和现代分子生物学技术的发展，使得研究遗传多态性对易感性的影响成为可能。Zhong 等[3]对静脉注射丙泊酚诱导全身麻醉的个体易感性进行研究。使用 Sequenom MassARRAY 单核苷酸多态性（SNP）进行基因分型，在 *5HT2A* 基因中发现了一个突变（rs6313）与个体易感性相关丙泊酚效应部位浓度（Cep）及诱导时间相关。携带 *5HT2A* rs6313 的小等位基因（*G*）的人需要较少的丙泊酚（20%）、较低的 Cep 和更短的诱导时间。此外，还发现 γ- 氨基丁酸（GABA）受体 SNP rs2279020 和 SCN9A SNP rs6746030 之间存在相关联系。此外，占主导地位的 GABAA1 rs2279020、GABAA2 rs11503014 和 CHRM2 rs1824024 的突变与丙泊酚麻醉诱导的心血管改变有关。没有进行基因 - 基因相互作用通过标准化的连接测量和多因素降维分析。由此可见，丙泊酚麻醉机制差异与遗传多态性有关。

聂丽霞等[4]观察丙泊酚麻醉对老龄大鼠认知功能和海马蛋白质组表达的影响。将无认知功能障碍的 20 月龄雄性 Wistar 大鼠随机分为对照组和丙泊酚组各 15 只。对照组腹腔注射生理盐水（6 ml/kg），丙泊酚组腹腔注射丙泊酚（60 mg/kg）。两组分别于麻醉结束后第 1 天和第 7 天行跳台实验测定认知功能；分别于第 1 次和第 2 次跳台实验结束后随机抽取 5 只大鼠，取其海马行双向凝胶电泳和质谱分析。结果显示，与对照组相比，丙泊酚组大鼠麻醉后第 1 天学习能力减弱。具体表现为：丙泊酚组学习潜伏期延长，学习错误次数增多，学习期受电击总时间延长；记忆潜伏期缩短。而麻醉后第 7 天，两组各项指标相比，差异无统计学意义。丙泊酚麻醉后第 1 天差异表达的蛋白质 17 个，其中 6 个蛋白质表达上调，11 个蛋白质表达下调；第 7 天时，差异表达的蛋白质有 10 个，其中 5 个蛋白质表达上调，5 个蛋白质表达下调。由此可见，老龄大鼠接受丙泊酚麻醉后认知功能下降，但不会造成长期影响，其机制可能与海马蛋白质的差异表达有关。

张丽伟[5]等探讨丙泊酚麻醉对大鼠学习记忆能力及海马 γ- 氨基丁酸转运体 -1（γ-aminobutyric acid transporter-1，GAT-1）表达的影响。将 4 月龄、体重 250～300 g 的健康雄性 SD 大鼠随机分为 3 组（*n*=10）：对照组（C 组）、低剂量组（L 组）和高剂量组（H 组）。L 组、H 组大鼠经尾静脉持续输注丙泊酚 2 h，于麻醉后 24 h 进行 Morris 水迷宫测试，测试结束后立即灌注取脑，采用免疫组织化学法检测大鼠海马 CA1 区 GAT-1 的表达。结果显示，与 C 组相比，L 组、H 组大鼠逃避潜伏期延长，穿越原平台次数减少，海马 CA1 区 GAT-1 阳性细胞数增加；与 L 组相比，H 组大鼠逃避潜伏期延长，穿越原平台次数减少，海马 CA1 区 GAT-1 阳性细胞数增加。由此可见，丙泊酚麻醉可导致大鼠学习记忆能力减退，其机制可能与海马 GAT-1 表达上调有关。

何炯策等[6]探讨丙泊酚对大鼠初级感觉皮质 S1 区神经元电压门控钾通道的影响。使用全细胞记录脑片膜片钳技术测定神经元细胞外向钾电流。人工脑脊液中灌流不同浓度（10 μmol/L、30 μmol/L、100 μmol/L、300 μmol/L）丙泊酚，记录各组瞬间外向钾电流（I_A）和延迟整流钾电流（I_K），绘制外向钾通道电流电压（IV）曲线、稳态激活曲线并计算相关参数。结果可见丙泊酚呈浓度依赖性抑制大鼠 S1 区神经元电压门控性 I_A，延缓瞬间外向钾通道的激活，使稳态激活曲线向去极化方向移动。同时丙泊酚呈浓度依赖性抑制大鼠 S1 区神经元电压门控性 I_K，但不影响延迟整流钾通道的激活。由此证明丙泊酚对大鼠丘脑皮质环路中的 S1 区神经元电压门控钾通道的抑制作用，可能是其诱导的全身麻醉作用的机制之一。

刘程曦等[7]探讨中脑腹侧被盖区（ventral tegmental area，VTA）多巴胺神经元在丙泊酚、异氟烷全身麻醉诱导和苏醒中的作用。将成年健康雄性 SD 大鼠分为毁损组（$n=20$）和对照组（$n=20$）。毁损组在双侧 VTA 给予特异性多巴胺神经元毁损药 6-羟多巴胺（6-OHDA）减少多巴胺能神经元，对照组在双侧中脑腹侧被盖区给予等量生理盐水。待手术后 2 周，观察在全身麻醉下大鼠翻正反射消失时间（loss of righting reflex，LORR）和翻正反射恢复时间（return of righting reflex，RORR）。结果显示，与对照组相比，在丙泊酚麻醉下可显著缩短大鼠 LORR，且明显延长大鼠 RORR。在异氟烷麻醉下毁损组与对照组相比，大鼠的 LORR 无差异，但大鼠 RORR 延长。由此可见，VTA 多巴胺神经元在不同的全身麻醉药的诱导和苏醒发挥着不同作用。

二、异氟烷

Zhong 等[8]通过使用转基因小鼠、病毒转染技术、DREADD 技术、免疫电镜等神经科学技术，发现麻醉药物选择性激活下丘脑背内侧核（DMH）谷氨酸能神经元的内源性大麻素（endocannabinoid，eCB）通路而不是 GABA 能通路，可以抑制 DMH-PEF 的谷氨酸能神经元和 DMH-VLPO 的 GABA 能神经元的投射。广泛或局部敲除皮质 CB1R 可以模拟拮抗 CB1R 诱导的觉醒作用；相比之下，敲除皮质 GABA 能神经元或下丘脑谷氨酸能神经元并不影响麻醉后的觉醒时间。PFC-DMH、DMH-VLPO 或 DMH-PEF 投射通路的失活阻断 CB1R 相关的觉醒，激活这些通路可以模拟拮抗 CB1R 诱导的觉醒加速，而这些投射的激活模拟 AM281 的作用。由此可见，减少与内源性大麻素相关的 PEF-DMH 的谷氨酸能神经元信号传递或增加 DMH-VLPO 的 GABA 能神经元信号传递可以加速觉醒。

麻醉药物通常用于诱导觉醒状态的改变。系统神经科学研究目前正被用来研究麻醉诱导的觉醒状态改变的神经环路机制。很多研究表明，扰乱振荡动力学与觉醒状态有关，麻醉诱导振荡可能与觉醒状态改变有关。然而，实证临床观察表明，即使在相对稳定的麻醉剂量下，患者在轻度镇静情况下也是会对间歇性口头命令进行响应。在这个时期，明显的麻醉性振荡如慢-δ（0.1～4 Hz）振荡明显不存在。轻度镇静作用下神经相关的间歇性反应还不清楚。Pavone 等[9]对神经相关间歇性反应进行研究。给 8 名健康志愿者使用高密度（128 个通道）脑电图（EEG）研究七氟烷诱导的觉醒。给予时间精确的行为刺激，每 5 s 评估 1 次反应能力。发现减少的眼睛闭合、觉醒-α 振荡能力（8～12 Hz）与七氟烷麻醉下缺乏响应能力有关，前向主导麻醉诱导-振荡不是二元的现象。更确切地说，以缺乏为定义的时期反应性，代表中间的大脑状态。由此可见，先前被认为是一个空转的节奏觉醒-α 振荡与相关的行为刺激的反应有关。

李龙等[10]观察脑室内微注射 orexin-A 和 orexin-B 对下丘脑组胺释放的影响，为 orexins 促麻醉觉醒的机制提供新的解释。将成年雄性 SD 大鼠随机分为 3 组：生理盐水组、orexin-A 组和 orexin-B 组。在立体定位仪下将微透析管置入下丘脑结节乳头体核区。实验分为两部分：先收集脑室内分别注射 orexin-A、orexin-B 1 nmol 和 5 nmol 后 1 h、2 h 和 3 h 的微透析液（$n=5$），采用高效液相色谱法（HPLC）检测微透析液中组胺含量的时程变化。1 周后，各组大鼠分别注入不同剂量的 orexin-A 和 orexin-B（10 nmol、15 nmol 和 20 nmol，$n=5$），收集微注射后 1 h 的透析液，检测组胺释放的剂量效应。在立体定位仪下结节乳头体核置入微注射管，1 周后给予 1.4% 异氟烷［1 个肺泡最低有效浓度（MAC）］麻醉 30 min，各组大鼠分别微注射生理盐水、orexin-A 和 orexin-B 0.3 μl（$n=6$），记录翻正反射恢复时间。结果显示，与生理盐水组比较，脑室内微注射 orexin-A 1 nmol 2 h 后下丘脑组胺含量明显增加，但同样剂量的 orexin-B 无明显作用，注射 orexin-A 和 orexin-B 5 nmol 后 2 h、3 h 组胺含量均明显增加。脑室内微注射 10 nmol、15 nmol 和 20 nmol 的 orexin-A 和 orexin-B 后 1 h 组胺含量明显高于生理盐水组，且 20 nmol 含量最高。结节乳头体核微注射 orexin-A 后翻正反射恢复时间明显短于生理盐水组，微注射 orexin-B 后无明显作用，即脑室内微注射 orexin-A 和 orexin-B 均可促进下丘脑组胺递质的释放，但 orexin-A 的作用更强。由此可见，结节乳头体核微注射 orexin-A 促进异氟烷麻醉的觉醒。

三、七氟烷

在外科手术中，麻醉药被用于可逆性的减弱意识，减少疼痛。七氟烷是现在广泛使用的吸入麻醉药。丙泊酚是短效的静脉全身麻醉药。麻醉药作用机制的研究到目前为止还没有患者个体化的报道。Zheng 等[11]研究麻醉药对人心房组织通路的影响。从 Array Express 数据库下载了麻醉处理样品的微阵列数据。通路信息来自于 Reactome 通路数据库。个体通路畸变评分（iPAS）用于识别患者的异常通路。目前的数据显示，七氟烷组有 157 个异常通路，44 个通路的 P 值最小。49 的差值的子集表达谱结果之间共享表达基因。排名前 5 位的异常表达基因，核受体亚家族 4A3（nuclear receptor subfamily 4 group A member 3，NR4A3）、JUNB 原癌基因、MYC 原癌基因、速激肽前体 1 和烟碱酰胺磷酸基转移酶被认为在拓扑分析中是重要的。在丙泊酚组中，有 87 条通路异常鉴定出的 44 种通路 P 值最低。总共 28 个异常表达基因构建在一个共表达网络中，其中 5 个在拓扑分析中是重要的 NR4A3、细胞因子信号抑制因子 3、细胞周期蛋白依赖性激酶抑制剂 1A、C -C 趋化因子 2 和 C-X-C 趋化因子 1。在这两组中共发现 72 个异常通路。由此可见，两种麻醉药的诱导麻醉机制有部分相似之处。异常基因较多的通路，特别是七氟烷和丙泊酚特异性通路，可能影响手术结果并有助于预防麻醉并发症。

宋歌等[12]观察七氟烷对基底前脑区抑制性中间神经元电活动的影响，为吸入全身麻醉药物的作用机制提供实验依据。将 2～3 周龄 C57BL/6 小鼠切取脑片，运用全细胞膜片钳技术钳制基底前脑区神经元，灌流混合七氟烷的人工脑脊液，记录动作电位和抑制性突触后电流。结果七氟烷可使基底前脑区抑制性中间神经元自发放电频率增加，增加去极化电流引起的动作电位频率，并且增加锥体神经元抑制性突触后电流频率，而动作电位依赖的抑制性突触后电流（mIPSC）没有明显变化。由此可见，基底前脑区抑制性中间神经元参与七氟烷的麻醉效应。

四、咪达唑仑

郭岑等[13]探讨了咪达唑仑对小型猪各脑区氨基酸类神经递质的影响，以探讨咪达唑仑的中枢麻醉机制。将 20 只小型猪随机分为 4 组，分别为对照组、诱导组、麻醉组和恢复组。连续观察小型猪行为学变化，并于相应时间点分别采取大脑、丘脑、小脑、脑干和海马的脑组织，通过高效液相色谱（HPLC）法检测天冬氨酸（Asp）、谷氨酸（Glu）、甘氨酸（Gly）、γ-氨基丁酸（GABA）的含量。结果显示，咪达唑仑可以影响以上神经递质在不同脑区的含量，如 GABA 在此 5 个脑区含量都下降，由此可见，咪达唑仑的麻醉机制与抑制脑干内兴奋性神经递质释放和促进大脑及小脑内抑制性神经递质释放相关。

高利等[14] 研究咪达唑仑对山羊各脑区单胺类神经递质变化以探讨咪达唑仑的作用部位及机制。将 25 只山羊随机分为 5 组，分别为对照组、诱导组、麻醉组、恢复Ⅰ组和恢复Ⅱ组。连续观察山羊行为学变化，并于相应时间点采取脑组织，通过高效液相色谱（HPLC）法检测 5-羟色胺（5-HT）、5-羟吲哚乙酸（5-HIAA）、去甲肾上腺素（NE）和多巴胺（DA）的含量。结果显示，使用咪达唑仑后，大脑和脑干的 5-HT 和 5-HIAA 的含量升高，NE 和 DA 的含量降低，由此可见，咪达唑仑的主要作用部位为大脑和脑干。

林楠等[15] 通过分析幕上占位患者头部磁共振表现，研究不同镇静药诱发神经缺陷的患者存在的危险因素。使用前瞻性、随机、单盲对照研究。符合纳入标准的患者采用数字表法随机分配至丙泊酚组、咪达唑仑组、芬太尼组或右美托咪定组。每组患者均使用相应镇静药物滴定至清醒镇静评分（observer's assessment of alertness and sedation，OAA/S）4 分，给予镇静药物之前和之后进行美国国立卫生院卒中评分（National Institutes of Health Stroke Scale，NIHSS），并在评估过程结束后详细记录头部磁共振结果。结果显示，不同机制的镇静药物在轻度镇静的情况下对于幕上肿瘤患者的神经功能缺陷有着暴露或恶化的作用。病变位于运动区、感觉区、累及基底核和发生中线移位、脑室扩张或压缩、瘤周水肿时的肿瘤更容易引起镇静相关的神经功能缺陷。由此可见，头部磁共振显示为运动区和中线移位的患者神经功能改变对轻度镇静更敏感。但是对于镇静药物对脑功能影响的机制还有待于进一步探讨。

五、维库溴铵

段宏伟等[16] 探讨 CHRNA1 和 ORM1 基因多态性对维库溴铵肌肉松弛效应的影响。ASA Ⅰ～Ⅱ级、年龄 18～65 岁择期全身麻醉下拟行乳腺包块切除的女性患者 4 例，术前采集外周静脉血 5 ml，采用 3730XL DNA 测序仪（Applied Biosystems）直接测序。麻醉诱导期间给予 2ED95（0.1 mg/kg）剂量的维库溴铵，用 TOF-Watch 加速度仪进行肌肉松弛监测，采用 4 个成串刺激（train of four，TOF）方式监测拇内收肌的收缩反应。观察药物起效时间、时效、体内作用时间、恢复指数、TOF 比率恢复到 25% 的时间。按照肌肉松弛监测指标的 90% 置信区间纳入标准，选取 107 例患者其中的 12 例，对 CHRNA1 基因的全外显子、rs16862847 和 ORM1（A113G）进行测序。结果显示，12 例患者 CHRNA1 基因的全外显子、rs16862847SNP 位点均未发现突变。发现 ORM1 基因有 7 例 A113G 杂合子突变（ORM1*F/*S），5 例未发生突变（ORM1*F/*F）。由此可见，ORM1（A113G）基因多态性可能在一定程度上影响维库溴铵的肌松效应，其可能机制需进一步研究。

（董海龙）

参考文献

[1] Fu B, Yu T, Yuan J, et al. Noradrenergic transmission in the central medial thalamic nucleus modulates the electroencephalographic activity and emergence from propofol anesthesia in rats. J Neurochem, 2017, 140(6): 862-873.

[2] Liu Y, Zhang Y, Qian K, et al. Histaminergic H_1 and H_2 receptors mediate the effects of propofol on the noradrenalin-inhibited neurons in rat ventrolateral preoptic nucleus. neurochem Res, 2017, 42(5):1387-1393.

[3] Qi Z, Chen X, Yan Z, et al. Association of polymorphisms in pharmacogenetic candidate genes with propofol susceptibility. Sci Rep, 2017, 7 (1): 3343.

[4] 聂丽霞, 田首元, 张瑞, 等. 丙泊酚麻醉对老龄大鼠认知功能和海马蛋白质组的影响. 中华老年医学杂志, 2017, 36（5）: 569-573.

[5] 张丽伟, 丁明, 耿聪, 等. 丙泊酚静脉麻醉对大鼠学习记忆能力及海马 GAT-1 表达的影响. 潍坊医学院学报, 2017, 3: 217-219.

[6] 何炯策, 张宇, 刘兴奎, 等. 丙泊酚对大鼠初级躯体感觉皮层神经元电压门控钾通道的影响. 温州医科大学学报, 2017, 47（10）: 713-717.

[7] 刘程曦, 谭丹丹, 李佳, 等. 中脑腹侧被盖区多巴胺神经元在全身麻醉中的作用研究. 重庆医学, 2017, 46（17）: 2320-2322.

[8]* Zhong H, Tong L, Gu N, et al. Endocannabinoid signaling in hypothalamic circuits regulates arousal from general anesthesia in mice. J Clin Investi, 2017, 127（6）: 2295-2309.

[9]* Pavone KJ, Su L, Gao L, et al. Lack of responsiveness during the onset and offset of sevoflurane anesthesia is associated with decreased awake-alpha oscillation power. Front in Sys Neurosci, 2017, 11:38.

[10] 李龙, 王志华, 张丽娜, 等. 脑室内注射 orexin-A 和 orexin-B 对下丘脑组胺释放的影响. 临床麻醉学杂志, 2017, 33（9）: 890-893.

[11] Zheng X, Cong J, Zhang H, et al. Personalized analysis of pathway aberrance induced by sevoflurane and propofol. Mol Med Rep, 2017, 16 (4): 5312-5320.

[12] 宋歌, 张昊鹏, 李慧明, 等. 七氟醚对基底前脑区抑制性中间神经元电活动的影响. 临床麻醉学杂志, 2017, 33（5）: 469-472.

[13] 郭岑, 李欣然, 李晓蕾, 等. 咪达唑仑对小型猪不同脑区氨基酸类神经递质的影响. 中国兽医杂志, 2017, 53（5）: 34-36.

[14] 高利, 郭岑, 李欣然, 等. 咪达唑仑对山羊不同脑区单胺类神经递质影响的研究. 中国兽医杂志, 2017, 53（10）: 102-106.

[15] 林楠, 周建新, 韩如泉. 轻度镇静对幕上占位病人神经功能的影响与头部磁共振表现的相关因素分析. 首都医科大学学报, 2017, 38（2）: 313-319.

[16] 段宏伟, 吴海星, 吴一鸣, 等. CHRNA1 和 ORM1 基因多态性对维库溴铵肌松效应的影响. 医学临床研

究，2017，34（12）：2289-2291.

第二节　静脉麻醉药

一、基础

（一）丙泊酚

2017年，丙泊酚的基础研究仍占较大比例，研究方向主要集中在脏器保护、与肿瘤的关系、对发育脑的毒性研究及炎症等方面，其中又以脏器保护及对肿瘤影响的研究居多。

1.丙泊酚与脏器保护　2017年，丙泊酚有关脏器保护研究所占比例较多，主要以研究肝缺血-再灌注损伤、肺损伤、血管内皮损伤及神经保护方面为主。

（1）丙泊酚对肝缺血-再灌注损伤的影响：赵鸽等[1]探讨丙泊酚预处理对大鼠肝缺血-再灌注（I/R）后线粒体膜通透性转换孔（MPTP）的影响以及糖原合成酶激酶-3p（GSK-3p）的作用机制，其将大鼠随机分为5组：假手术组、缺血-再灌注组、环孢素A预处理组、丙泊酚预处理组和苍术苷+丙泊酚预处理组。采用Nauta大鼠肝热缺血-再灌注模型。丙泊酚组于肝缺血前30 min经股静脉泵注丙泊酚12 mg/（kg·h）至缺血末。环孢素组于肝缺血前20 min经股静脉注射环孢素2 mg/kg，苍术苷+丙泊酚组给予丙泊酚前10 min经股静脉注射苍术苷20 μmol/kg，然后行丙泊酚预处理，再行缺血-再灌注。结果发现，缺血-再灌注能使血清丙氨酸转氨酶（ALT）、天冬氨酸转氨酶（AST）水平明显升高，肝细胞线粒体肿胀程度明显增加，线粒体膜电位明显降低；肝细胞胞质半胱氨酰天冬氨酸特异性蛋白酶（caspase-3）表达明显升高，肝细胞凋亡明显增加，肝细胞胞质p-GSK-3βSer 9表达明显降低。而丙泊酚预处理能明显减轻大鼠肝缺血-再灌注损伤，其作用机制可能是通过抑制GSK-3β活性、增加p-GSK-3βSer 9、抑制肝细胞MPTP开放、减轻肝细胞凋亡而实现的。

（2）肺损伤：Toll样受体4（TLR4）通过诱导丝裂原蛋白激酶（MAPK）和核因子-κB（NF-κB）信号级联活化参与肺损伤时炎症反应。研究发现，挥发性麻醉药能够抑制炎症。Liu等[2]探讨丙泊酚是否在内毒素（LPS）所致急性肺损伤模型中发挥肺保护及其能否增强七氟烷的保护效应。其采用鼻内滴注LPS（10 μg）的方法诱导急性肺损伤，随机将小鼠分为七氟烷组和七氟烷联合丙泊酚组，小鼠在诱导肺损伤模型前单独吸入七氟烷（3%，6 h）或与丙泊酚（10 mg/kg或20 mg/kg，皮下注射）联合使用。结果发现，不管是否联用丙泊酚，七氟烷均能减轻肺水肿，维持肺组织结构和抑制炎症细胞迁移至肺泡中；此外，抑制支气管灌洗液中炎症因子的生成。单独应用七氟烷或联用丙泊酚均能下调TLR4及其下游信号分子MAPK、NF-κB的表达水平。以上结果说明，联用丙泊酚更能发挥七氟烷的抗炎作用。

丙泊酚通过抑制缺氧诱导的细胞凋亡，从而对肺泡上皮Ⅱ型（ATⅡ）细胞发挥保护作用。此外，自噬参与细胞凋亡的激活。Ning等[3]探讨丙泊酚是否调节缺氧引起ATⅡ细胞的自噬作用。通过蛋白质印迹法（Western blotting)检测在不同条件下自噬相关分子标志物微管相关蛋白1轻链3

（LC3）-Ⅱ的蛋白表达，并比较丙泊酚对自噬相关蛋白和凋亡相关蛋白的表达变化，采用免疫沉淀法检测蛋白质间的相互作用，流式细胞仪检测细胞凋亡。此外，通过siRNA构建siHIF-1αATⅡ细胞，并通过用PCR和蛋白质印迹法分析检测干扰的效率。结果发现，丙泊酚预处理后能够降低缺氧诱导的LC3Ⅱ、HIF 1α和B细胞淋巴瘤2相互作用蛋白3（BNIP3）的表达上调。此外，丙泊酚预处理还能抑制缺氧诱导自噬性细胞凋亡。以上结果表明，丙泊酚通过降低缺氧诱导因子1α（HIF-1α）在ATⅡ细胞中的表达，进而抑制缺氧诱导的自噬性细胞死亡。

（3）血管内皮细胞：内皮细胞凋亡或激活后能够释放内皮微泡（EMVs），其内包含信号分子能导致细胞损伤；另外，细胞质膜微囊（caveolae）是细胞表面质膜50～100 μm内陷，同样病理生理过程。研究提示，内皮微泡和质膜微囊在细胞缺氧-复氧所致细胞损伤中发挥重要作用。丙泊酚能够在细胞缺氧-复氧（H/R）过程中发挥抗氧化应激能力。但目前H/R、内皮微泡和质膜微囊三者间的联系仍不明确。Deng等[4]*发现H/R能够促进内皮微泡的释放、上调质膜微囊标志蛋白分子CAV-1的表达、加重细胞氧化应激和线粒体损伤等，而丙泊酚预处理能够缓解细胞上述改变。此外，质膜微囊抑制剂能够增强丙泊酚的保护作用。此外，将H/R处理细胞后释放的EMVs加入到正常人脐静脉内皮细胞中，能引起其线粒体和细胞损伤。因此可以看出，丙泊酚预处理通过抑制质膜微囊进而抑制H/R所致细胞微泡释放和细胞损伤。

（4）神经保护：乳突或开颅手术过程中产生的医源性噪声可引起听觉损伤，其主要由活性氧（ROS）的产生和耳蜗血流量（CoBF）的减少所致。Wen等[5]探讨丙泊酚是否能降低豚鼠噪声中性听力损失（NIHL），其将雄性豚鼠随机分为4组，即对照组、噪声组、丙泊酚组和丙泊酚＋噪声组；在噪声暴露前20 min静脉输注丙泊酚负荷剂量5 mg/kg，输注5 min，然后以20 mg/（kg·h）用量维持输注135 min，豚鼠在124 dB声压级（SPL）下进行倍频带噪声2 h；连续监测平均动脉压（mean arterial pressure，MAP）和CoBF，噪声暴露前和1 h、72 h和240 h测定畸变产物耳声发射（DPOAE）代表其听觉功能，噪声暴露结束后立即检测耳蜗内8-异前列腺素F2α（8-iso-PGF2α）水平，最后在功能测试后对耳蜗硝酸银染色和外毛细胞（OHC）计数。结果发现，噪声暴露导致CoBF和DPOAE振幅降低，8-iso-PGF2α生成增多和OHCS的丢失。丙泊酚预处理可显著增加COBF和DPOAE振幅，并降低8-iso-PGF2α的生成及OHCS的丢失。

石屹崴等[6]评价丙泊酚对幼鼠肝缺血-再灌注时脑损伤的影响，其将2周龄小鼠随机分为3组，即假手术组（S组）、肝缺血-再灌注组（I/R组）和丙泊酚组（P组）。采用夹闭肝左、中叶脉管共干制备肝缺血-再灌注损伤模型，P组于切皮前30 min腹腔注射1%丙泊酚30 mg/kg；S组和I/R组切皮前30 min腹腔注射等容量生理盐水。再灌注24 h后取血标本及脑组织，剥离海马。采用ELISA法测定海马肿瘤坏死因子（TNF-α）、白细胞介素1β（IL-1β）水平，血清TNF-α、IL-1β、S-100β蛋白和神经元特异性烯醇化酶（NSE）水平；测定海马细胞凋亡指数。结果发现，I/R组血清及海马TNF-α、IL-1β水平，血清S-100β蛋白和NSE水平及海马细胞凋亡指数升高，海马病理学损伤加重；与I/R组相比，P组血清及海马TNF-α、IL-1β水平，血清S-100β蛋白和NSE水平及海马细胞凋亡指数降低，海马病理学损伤减轻，提示丙泊酚可减轻幼鼠肝缺血-再灌注诱发的脑损伤，其机制与抑制全身和中枢炎症反应有关。

2. 丙泊酚在肿瘤方面的研究　2017年，有关丙泊酚在肿瘤方面的研究较多，包括消化系统、呼吸系统、血液系统、生殖系统和神经系统肿瘤等。

（1）消化系统肿瘤

1）胃癌：丙泊酚能够影响胃癌的生物学行为，但机制仍不明确。通过噻唑蓝（MTT）、集落形成和流式细胞等实验，Yang等[7]发现丙泊酚能明显抑制胃癌细胞株 SGC-7901 和 MGC-803 的增殖、侵袭和迁移；与正常人胃上皮细胞系 GES-1 和 HFE145 相比，胃癌细胞 SGC-7901 和 MGC-803 细胞中生长抑制因子 3（ING3）的表达较低，而丙泊酚（10 μmol/L 和 20 μmol/L）能够明显上调胃癌细胞内 ING3 的表达。此外，采用 ING3 过表达载体或 ING3 小干扰 RNA（siING3）转染 SGC-7901 和 MGC 803 细胞，观察 ING3 在丙泊酚抗肿瘤中的作用。结果发现，siING3 能够减弱丙泊酚的抗肿瘤作用，而 ING3 过表达则能够增强丙泊酚的抗肿瘤效应。以上结果表明，丙泊酚可通过干扰胃癌细胞内 ING3 的降解来发挥抑制胃癌细胞生长和存活的作用。

2）食管癌：Zhou 等[8]探讨丙泊酚是否通过 SOX4 来抑制食管鳞癌细胞系 EC9706 的迁移和侵袭。将 EC9706 细胞与不同浓度的丙泊酚共孵育；在 5 μg/L 丙泊酚处理前，将 pcDNA-SOX4 或 SX4 siRNA 质粒转染至肿瘤细胞内，通过伤口愈合试验和细胞迁移侵袭试验分别检测 EC9706 细胞的迁移和侵袭能力；蛋白质印迹法检测基质金属蛋白酶 -2（MMP-2）、MMP-9、基质金属蛋白酶抑制剂 -1（TIMP-1）、TIMP-2 和 SOX4 的表达；采用明胶酶谱法检测 MMP2 和 MMP-9 的活性。结果发现不同浓度的丙泊酚处理后，EC9706 细胞的迁移和侵袭活性均降低；此外，丙泊酚能够降低 EC9706 细胞 MMP-2、MMP-9 和 SOX4 的表达，上调 TIMP-1 表达。SOX4 siRNA 与丙泊酚处理对 EC9706 细胞的抑制作用相同，而 SOX4 的过度表达则可部分地阻断丙泊酚对 EC9706 细胞迁移和侵袭的抑制作用。以上结果表明，丙泊酚可通过下调 SOX4 来抑制 EC9706 细胞的迁移和侵袭。

3）胰腺癌：丙泊酚通过抑制 HIF-1α 表达而减弱癌细胞的恶性潜能，但机制仍不明确。Chen 等[9]探讨丙泊酚如何下调胰腺癌细胞 HIF-1α 表达进而降低其恶性潜能，其通过体外人胰腺癌细胞（MIPAPAC-2 和 PANC-1）和在体小鼠胰腺癌细胞（Panc02）评价丙泊酚对胰腺癌细胞血管内皮生长因子（VEGF）表达和迁移的影响。结果发现，丙泊酚能够抑制肿瘤细胞迁移，降低 VEGF、HIF-1α、细胞外调节蛋白激酶（ERK）磷酸化、蛋白激酶 B（Akt）、Ca^{2+}/钙调素依赖性蛋白激酶Ⅱ（CaMKⅡ）的表达和细胞内 Ca^{2+} 浓度，并呈浓度依赖性。此外，N-甲基-D-天冬氨酸受体（NMDA 受体）抑制剂 MK801 和 KAM93 抑制剂 KN93 均可抑制 VEGF、HIF-1α、P-Akt、P-ERK、P-CaMKⅡ在体外表达，并抑制小鼠体内肿瘤生长和 VEGF 的表达，作用效果与丙泊酚相似。而应用 NMDA 受体激动剂 RAPASTENL 则能够阻断丙泊酚上述抗肿瘤作用。以上结果提示，丙泊酚可能通过抑制 NMDA 受体来抑制胰腺癌细胞 VEGF 的表达和迁移。

（2）呼吸系统肿瘤：缺氧不仅是肿瘤微环境的特征，而且可促进多种肿瘤的转移。然而，在肺癌中有关 HIF-1α 调节细胞应对炎症微环境的作用尚不清楚。

Yang 等[10]用脂多糖（LPS）处理非小细胞肺癌（non-small cell lung carcinoma，NSCLC）细胞可引起细胞内 HIF-1α 表达增强，活性氧（ROS）生成增加。而丙泊酚则能够剂量依赖性地降低 LPS 刺激所致 HIF-1α 表达上调和 ROS 生成增加。进一步研究表明，丙泊酚可通过降低 HIF-1α 蛋白稳定性及核定位来拮抗 LPS 激活细胞内 HIF-1α。此外，敲除 HIF-1α 可降低 LPS 处理后非小细胞肺癌细胞间充质细胞标志物表达，上调其上皮细胞标记物的表达，而丙泊酚处理则能够显著抑制 LPS 诱导的上皮间质转化（EMT）。伤口愈合试验同样提示，丙泊酚能够阻断 LPS 刺激导致非小细胞肺癌细胞迁移，而 HIF-1α 过表达则抑制丙泊酚的上述作用。此外，敲除 LPS 刺激细胞 HIF-1α 和丙泊酚处理均能降低肿瘤浸润必需蛋白 MMP2 和 MMP9 的表达。但细胞迁移侵袭试验则发现，丙泊酚可通过降低 HIF-1α 表达来抑制非小细胞肺癌出现细胞侵袭。另外，非小细胞肺癌患者肺组织内 HIF-1α 表达异常，且其表达增高的患者预后较差。以上结果提示，HIF-1α 可作为今后非小细胞肺癌治疗的一个新靶点。

另外，Yang 等[11]还探讨丙泊酚对肺癌细胞系 H1299 和 H1792 的影响以及 miRNA（miR）486 在其中的作用。结果发现，与未处理细胞相比，丙泊酚能够显著上调 H1299 和 H1792 细胞内 miR-486 的水平。此外，丙泊酚能够降低上述的细胞存活率，增加凋亡细胞的比例，上调叉头转录因子 1（FXO1）、FXO3、细胞死亡调解子（BIM）、caspases-3 的表达；而给予 miR-486 抑制剂后，丙泊酚上述作用则消失。以上结果表明，丙泊酚可通过调节 miR-486 抑制肺癌肿瘤活性，诱导细胞凋亡，可以安全应用于肺癌手术的麻醉。

（3）血液系统肿瘤：Tan 等[12]探讨丙泊酚联合酪氨酸激酶抑制剂（TKIS）在 CML 细胞系、患者祖细胞和小鼠异种移植模型中的作用。结果发现，丙泊酚单独用于 KBM-7、KU812 和 K562 细胞时，能够抑制增殖和诱导凋亡，在体外细胞培养和体内异种移植模型中能与伊马替尼或达沙替尼发挥协同作用。此外，与正常骨髓（NBM）比较，丙泊酚更能有效诱导 CML CD34 祖细胞凋亡、抑制集落形成。联合应用丙泊酚与达沙替尼能够显著抑制 CML CD34 细胞而不影响 NBM CD34 细胞。进一步研究发现，丙泊酚能够抑制 K562 细胞 Akt、西罗莫司靶蛋白（mTOR）、核糖体蛋白 S6（S6）和翻译起始因子 4E 结合蛋白 1（4E-BP1）的磷酸化。而 Akt 过表达能够减弱丙泊酚对 K562 细胞的抑制作用，提示丙泊酚通过抑制 Akt/mTOR 发挥抑制 CML 细胞的作用。更有趣的是，丙泊酚和伊马替尼联合应用后，ApK-Akt、p-mTOR 和 p-S6 水平明显低于单独用丙泊酚或伊马替尼治疗的细胞，表明丙泊酚通过抑制 Akt/mTOR 途径增强 TKI 的抑制作用。以上结果提示，丙泊酚可用于慢性粒细胞白血病的治疗以及减少 TKI 治疗过程中出现的耐药。

（4）生殖系统肿瘤

1）宫颈癌：Li 等[13]探讨丙泊酚及其联合顺铂对宫颈癌细胞凋亡的影响及其分子机制，其采用细胞计数 KIT-8（CCK-8）法、集落形成试验和流式细胞术检测丙泊酚和顺铂对细胞活力和凋亡的影响，通过蛋白质印迹法检测表皮生长因子受体（EGFR）/非受体酪氨酸激酶（JAK2）/信号转导子和转录激活子 3（STAT3）通路蛋白表达，用免疫组织化学（IHC）法检测人组织中 EGFR 和 STAT3 蛋白的表达。结果发现，单独应用丙泊酚不仅能抑制宫颈癌细胞的存活，而且能增强顺铂对宫颈癌细胞生长的抑制作用。此外，丙泊酚能使宫颈癌细胞对顺铂更加敏感，但对正常宫颈细胞无影响。EGFR 和 STAT3 的过表达与宫颈癌患者预后差密切相关，在基因水平，其发现丙泊酚通过 EGFR/JAK2/STAT3 信号通路增强顺铂的抗肿瘤作用。以上结果表明，丙泊酚可通过 EGFR/JAK2/STAT3 通路增强顺铂抗肿瘤效能。

2）乳腺癌：抗氧化剂通过降低抑癌基因 p53 表达进而促进肿瘤增殖，丙泊酚能够通过激活核因子 E2 相关因子 -2（Nrf2）途径发挥抗氧化活性，但其作用机制尚不清楚。Meng 等[14]探讨人乳腺癌细胞系 MDA-MB-231 丙泊酚治疗后细胞中 p53 和 Nrf2 的功能。分别用不同浓度丙泊酚（2 μg/ml、

5 μg/ml 和 10 μg/ml）处理细胞 1 h、4 h 和 12 h，然后采用 MTT 法检测细胞增殖，伤口愈合试验评估细胞迁移能力，检测细胞凋亡、caspase-3 活性以及 p53 和 Nrf2 蛋白表达。并用 Nrf2 抑制剂 PIK-75 证实 Nrf2 在丙泊酚治疗后的作用。结果发现，丙泊酚增强 MDA-MB-231 细胞的增殖和迁移能力，并呈剂量 - 时间依赖性。另外，丙泊酚治疗 12 h 后，Nrf2 蛋白表达增加，而凋亡细胞百分率、caspase-3 活性和 p53 表达明显降低。此外，Nrf2 抑制剂能增加凋亡细胞的百分率，抑制细胞迁移和增殖，而 p53 的表达没有受到影响。以上结果表明，丙泊酚能够促进人乳腺癌细胞增殖，其机制与抑制 p53 的表达部分关系；诱导细胞迁移，机制与 Nrf2 通路的激活有关。

与上述实验结论相反，李鸿涛等[15]发现高浓度的丙泊酚通过刺激 MCF-7 细胞氯离子通道的开放，加强其与乳腺癌细胞表面的 γ- 氨基丁酸（GABA）受体的作用，从而抑制磷脂酰肌醇 3 激酶（PI3K）/Akt 信号通路的活性，最终抑制乳腺癌细胞的增殖。根据丙泊酚浓度分为 100 μmol/L、300 μmol/L、1 mmol/L 和 3 mmol/L，空白对照组及不同浓度丙泊酚＋γ- 氨基丁酸拮抗剂荷包牡丹碱干预组，运用全细胞膜片钳技术观察不同浓度丙泊酚干预组、对照组及丙泊酚联合 γ- 氨基丁酸拮抗剂组对 MCF-7 细胞的细胞膜表面氯离子通道影响；用蛋白印迹法检测 MCF-7 细胞内 PI3K/Akt 信号通路中 Akt 蛋白的表达；MTT 法检测丙泊酚对 MCF-7 细胞存活率的影响，并进行比较。结果发现，随着细胞膜电位的升高，丙泊酚呈浓度依赖性刺激 MCF-7 细胞氯离子的电流强度，3 mmol/L 丙泊酚组电流强度较对照组的 MCF-7 细胞氯离子的电流强度相差最大；加入 γ- 氨基丁酸拮抗剂荷包牡丹碱后，丙泊酚对 MCF-7 细胞氯离子电流强度的影响减弱，3 mmol/L 组电流强度与对照组之间差异无统计学意义；另外，丙泊酚对 MCF-7 细胞 PI3K/Akt 信号通路中 Akt 蛋白表达有抑制作用，随着丙泊酚浓度的增高，其对 MCF-7 细胞的生存抑制越强。此外，经丙泊酚培养 72 h 的乳腺癌组织经苏木素 - 伊红（HE）染色观察发现肿瘤细胞数较对照组少。

（5）神经系统肿瘤：Wang 等[16]探讨丙泊酚对胶质瘤细胞增殖和侵袭能力的影响及其作用机制。用丙泊酚培养 C6 胶质瘤细胞，测定细胞活力、侵袭力和迁移率，用酶催化动力学反应测定谷氨酸释放，用 Western blot 和免疫荧光染色法检测 xCT 蛋白和 α- 氨基 -3- 羟基 -5- 甲基异噁唑 -4- 丙酸（AMPA）受体 GluR2 亚单位蛋白表达。结果发现丙泊酚能够显著降低 C6 胶质瘤细胞的存活率、抑制其侵袭和迁移并降低谷氨酸释放。胱氨酸 / 谷氨酸反转运系统激动剂 N- 乙酰半胱氨酸（NAC）能抑制丙泊酚抗肿瘤效应，而外源性大量给予谷氨酸（100 μmol/L）后丙泊酚则能抑制 C6 胶质瘤细胞增殖。此外，丙泊酚能够上调 GluR2 表达，但降低 XCT 表达；给予 Ca^{2+} 可渗透 AMPA 受体（CPAR）激动剂（R，S）-AMPA 则能恢复丙泊酚对 GluR2 和 xCT 表达的影响。以上结果表明，丙泊酚可通过 CPAR- 胱氨酸 / 谷氨酸反转运系统通路抑制 C6 胶质瘤细胞的存活、侵袭和迁移。

3. 有关丙泊酚神经毒性的研究　2017 年，丙泊酚的神经毒性研究主要集中在其对发育脑的毒性研究方面。

研究证明丙泊酚暴露可能会在发育脑中引起神经毒性，然而丙泊酚早期暴露对小脑发育的影响尚不清楚。Xiao 等[17]*对出生后第 7 天小鼠给予丙泊酚处理（30 mg/kg 或 60 mg/kg），然后在小鼠出生后第 8 天评估浦肯野细胞神经树突的伸长和 Bergmann 胶质细胞的发育情况，随后在第 10 天测定小脑颗粒神经元的迁移能力。结果表明，丙泊酚处理能够缩短浦肯野细胞的树突长度；此外，60 mg/kg 丙泊酚能够影响 Bergmann 胶质细胞发育，从而影响颗粒神经元由外部颗粒层（EGL）向内部颗粒层（IGL）的迁移能力。另外，有研究发现，Notch 信号通路在维持 Bergmann 胶质细胞形态上起着重要作用。Xiao 等发现丙泊酚能够降低出生后 8 d 小鼠小脑内 Jagged1 和 Notch1 蛋白表达水平来影响 Bergmann 胶质细胞形态，从而导致小脑发育缺陷。以上结果为丙泊酚的婴幼儿神经毒性提供了重要的理论依据。

此外，张合茂等[18]发现血管紧张素Ⅱ-2受体（AT2R）在丙泊酚重复麻醉致新生大鼠海马神经元凋亡中的作用，其将大鼠随机分为 3 组：对照组（C 组）、丙泊酚重复麻醉组（P 组）和 AT2R 激动剂 CGP42112A 组（G 组）。C 组腹腔注射 0.9% 氯化钠注射液 3 ml/kg，每 20 分钟给予首次剂量的 1/2，共 5 次，连续处理 3 d；P 组腹腔注射丙泊酚 30 mg/kg，每 20 分钟给予首次剂量的 1/2，共 5 次，连续处理 3 d；G 组单次腹腔注射 CGP42112A 1 mg/kg，5 min 后腹腔注射丙泊酚 30 mg/kg，每 20 min 给予首次剂量的 1/2，共 5 次，连续处理 3 d。麻醉苏醒 2 h 时，处死 6 只大鼠留取脑组织。结果发现丙泊酚处理后大鼠逃避潜伏期延长，目标象限停留时间缩短，穿越平台次数减少，海马神经元凋亡指数升高，活化的 caspase-3 表达上调。AT2R 和 PPARγ 表达下调；与丙泊酚组比较，AT2R 激动剂联合丙泊酚处理后，大鼠逃避潜伏期缩短，目标象限停留时间延长，穿越平台次数增加，海马神经元凋亡指数降低，活化的 caspase-3 表达下调，AT2R 和 PPARγ 表达上调。以上结果提示血管紧张素Ⅱ-2受体抑制参与了丙泊酚重复麻醉致新生大鼠海马神经元凋亡。

吴晓倩等[19]探讨磷酸化细胞外信号调节激酶 1/2（p-ERK1/2）在 17β 雌二醇抑制丙泊酚致新生大鼠海马神经细胞凋亡中的作用，其采用随机数字表法将大鼠分为二甲基亚砜组（DMSO 组）、脂肪乳剂组（F 组）、17β 雌二醇组（E 组）、丙泊酚组（P 组）、丙泊酚+17β 雌二醇组（PE 组）和丙泊酚+17β 雌二醇+丝裂原活化蛋白激酶抑制剂 U0126 组（PEU 组）。E 组皮下注射 17β 雌二醇 600 μg/kg，DMSO 组注射等量 DMSO，P 组腹腔注射 75 mg/kg 丙泊酚，F 组注射等量脂肪乳剂，PE 组腹腔注射丙泊酚 75 mg/kg、皮下注射 17β 雌二醇 600 μg/kg，PEU 组腹腔注射丙泊酚 75 mg/kg、皮下注射 17β 雌二醇 600 μg/kg 和腹腔注射 U0126 10 mg/kg。所有大鼠每隔 24 h 注射 1 次，连续 7 d。于末次注射后 15 min，每组随机取 3 只大鼠心尖部动脉血测定 PaO_2。结果发现各组大鼠动脉血 PaO_2 比较差异无统计学意义；丙泊酚处理后大鼠活化 caspase-3 表达上调，p-ERK1/2 表达下调；与 P 组相比，PE 组活化 caspase-3 表达下调，p-ERK1/2 表达上调；与 PE 组相比，PEU 组活化 caspase-3 表达上调，p-ERK1/2 表达下调。以上提示 17β 雌二醇抑制丙泊酚致新生大鼠海马神经细胞凋亡的机制与上调 p-ERK1/2 表达有关。

此外，丙泊酚对自主神经系统也有影响，而关于丙泊酚是否能够安全应用于孕妇和儿童目前仍存在争议。Long 等[20]*采用人类诱导多能干细胞源性神经祖细胞（iPSC-NPC）接受不同浓度的丙泊酚（20 μmol/L、50 μmol/L 100 μmol/L 或 300 μmol/L）处理 6 h 或 24 h，分别检测急性和亚急性细胞损伤、细胞增殖和凋亡；并且比较丙泊酚处理和对照组的全基因组基因表达谱。结果发现，临床麻醉浓度的丙泊酚（20 μmol/L 或 50 μmol/L）处理 6 h 不会影响细胞活力、细胞凋亡和增殖，但是高浓度丙泊酚（100 μmol/L 或 300 μmol/L）则降低神经祖细胞活性，并且能够诱导细胞凋亡；此外，20 μmol/L 丙泊酚不会影响全基因组基因表达谱。以上结果提示，临床剂量的丙泊酚处理 6 h 对 iPSC-NPC 没有不利的影响，相反，长时间暴露和（或）高浓度则降低 NPC 的细胞活性并诱导细胞凋亡。

4.丙泊酚在炎症方面的研究进展　研究发现丙泊酚可调节炎症反应，但其具体机制仍不明确。

Ma 等[21]探讨丙泊酚是否调节人脐静脉内皮细胞（HUVECs）炎症反应及可能机制。用丙泊酚和 LPS 处理人脐静脉内皮细胞后，检测其 TLR4 和白细胞分化抗原 14（CD14）表达水平；此外，进一步明确丙泊酚是否通过 microRNA（miR）-21 来调节 TLR4 表达。结果表明，LPS 处理 HUVECs 后，CD14、TLR4 和 TNF-α 的表达水平增加，而 miR-21 的表达降低。丙泊酚能够抑制 TLR4、CD14 和 TNF-α 的表达水平，并上调 miR-21 的表达，且呈浓度依赖性。miR-21 能够在基因和蛋白水平下调 TLR4 的表达，并且逆转 LPS 对 TLR4 表达的上调作用。而应用 miR-21 抑制剂能够明显抑制丙泊酚下调 TLR4 表达。miRNA 目标位点预测分析提示 TLR4 为 miR-21 的作用靶点之一，而随后的荧光免疫实验同样证实丙泊酚通过 miR-21 调节 TLR4 表达。以上结果表明，丙泊酚能够通过 miR-21 调节 TLR4 表达，从而降低内毒素处理人脐静脉内皮细胞引起的炎症反应。

另外，Jia 等[22]发现丙泊酚能够抑制 LPS 处理后 RAW 264.7 细胞中白细胞介素-6（IL-6）、白细胞介素-8（IL-8）和 TNF-α 的释放及 HMGB1 表达，提示丙泊酚可通过减少这些细胞因子和介质的释放来减轻炎症反应。

5. 其他　除了上述比例相对较多的研究外，2017 年，还有关于丙泊酚镇痛机制以及对血压影响方面的基础研究。

（1）丙泊酚的镇痛机制：肾素-血管紧张素系统（RAS）主要通过血管紧张素 II（Ang II）与 AT2 结合发挥作用，除了在心血管系统中发挥作用，还参与伤害感受；因此，AT2 已成为缓解人类外周神经病理性疼痛新的治疗靶点。丙泊酚除了是全身麻醉最常用的诱导剂之外，同样还具有周围镇痛作用。

Pan 等[23]探讨丙泊酚处理对背根神经节（DRG）神经元 AT2 表达的影响。结果发现丙泊酚能够降低 AT2 mRNA 的表达，且存在剂量-时间依赖性；其导致 DRG 神经元上 AT2 蛋白表达密度和细胞膜上 Ang II 结合 AT2 显著降低；应用磷脂酰肌醇 3 激酶（PI3K）抑制剂 LY24402 则能够抑制丙泊酚上述作用。尽管丙泊酚对 *AT2* 基因启动子活性无明显影响，但其能够显著降低 AT2 mRNA 的稳定性，上述作用同样能被 LY29 400 抑制。此外，丙泊酚能够增加 DRG 神经元内 PI3K 活性，且呈浓度依赖性。由此可见，丙泊酚通过 PI3K 抑制 DRG 神经元内 AT2 表达，降低 AT2mRNA 的稳定性。

（2）丙泊酚对血压的影响

1）丙泊酚对肺循环的影响：丙泊酚能够扩张全身多个血管床，但目前其对肺血管的影响仍然存在争议。Hao 等[24]探讨丙泊酚对人肺动脉的影响，肺动脉从手术患者中获得。动脉环被安装在多肌电图系统中测量等距力，采用 U4619 诱导肺动脉持续收缩，然后给予丙泊酚（由 10～300 μmol/L 递增）。通过血管内皮剥脱、给予或不使用吲哚美辛的方法，探讨丙泊酚对离体动脉的影响。研究发现，丙泊酚对 U4619 诱导人肺动脉收缩具有双重功能，在低浓度（10～100 μmol/L）下可引起其收缩，而高浓度表现为松弛（100～300 μmol/L）。此外，内皮剥脱组丙泊酚诱导的收缩程度高于内皮完整组，血管内皮完整组最大松弛度比内皮剥脱组大，而吲哚美辛预孵育则消除上述丙泊酚收缩和松弛血管的作用。此外，丙泊酚还能够剂量依赖性抑制 $CaCl_2$ 诱发的收缩。对 Ca^{2+} 的荧光成像显示，丙泊酚（10～300 μmol/L）孵育 10 min 可抑制 Ca^{2+} 内流进入人肺动脉平滑肌细胞中。由此可以看出，丙泊酚诱导的动脉收缩主要与肺动脉平滑肌细胞中环氧化酶产生前列腺素有关；而松弛依赖于内皮功能，主要是通过 L 型电压门控钙通道抑制钙内流。

2）丙泊酚致低血压的基础研究：高血压患者应用丙泊酚后可出现严重的低血压。蛋白激酶C（PKC）活性增强在调节血管张力方面起着至关重要的作用。

Wang 等[25]探讨丙泊酚是否通过抑制自发性高血压大鼠（SHR）中PKC活性增加来诱导血管舒张，并探讨是否涉及Ca^{2+}致敏通路和丝状/球状（F/G）肌动蛋白动态平衡。其从正常血压的Wistar-Kyoto（WKY）大鼠和SHR取出胸主动脉环和剥脱内皮细胞用于功能性研究，检测血管平滑肌细胞（VSM）中PKC的表达和活性及PKC Ca^{2+}致敏途径中关键蛋白的磷酸化水平。肌动蛋白聚合水平通过差速离心法评价G肌动蛋白和F肌动蛋白含量。结果发现，与WKY大鼠相比，SHR大鼠主动脉血管平滑肌细胞PKCβ2和PKC Th的表达增加。用LY33 3531（特定PKCβ抑制剂）或PKC为底物抑制剂，可明显减弱丙泊酚对SHR主动脉的舒张作用。此外，丙泊酚能够降低去甲肾上腺素诱导的磷酸化增强，抑制PKCβ2和PKC Th易位，降低SHR主动脉中肌动蛋白聚合和PKCβ2介导的Ca^{2+}致敏途径。由此可以看出，丙泊酚通过抑制SHR大鼠体内增强的PKCβ2和PKC Th活性从而引起血管扩张的一部分原因。这种抑制作用不仅抑制肌动蛋白的聚合，也抑制PKCβ2，而不是PKC Th介导的Ca^{2+}致敏途径。上述结论为丙泊酚的不良反应提供了一个新的理论依据。

（二）右美托咪定

右美托咪定作为高选择性的$α_2$肾上腺素受体激动药，广泛应用于临床麻醉中。2017年关于右美托咪定的基础研究比较多，方向分散；但主要集中在脏器保护、神经病理性痛和肿瘤等方面。

1. 脏器保护　2017年，关于右美托咪定在脏器保护方面的研究比例最多，主要集中于神经系统保护、肺保护和心肌保护作用等。

（1）神经系统的保护作用：2017年，关于右美托咪定在神经系统方面保护作用的研究主要为其对缺血-再灌注脑损伤的保护作用、其有关吸入麻醉药对神经系统损害的保护作用以及其对局部麻醉药神经毒性影响方面的研究等。

1）脑保护作用：2017年，关于右美托咪定的脑保护作用主要集中在缺血-再灌注所致脑损伤的保护作用。

Yuan 等[26]探讨右美托咪定是否通过线粒体ATP敏感性钾通道（mitoKATP）发挥对大鼠脑缺血-再灌注的保护作用，其将大鼠随机分为假手术组（S组）、脑I/R组、右美托咪定（D）组、5-羟基癸酸盐（5-HD）组、5-HD+D组。采用右侧大脑中动脉闭塞2 h，再灌注24 h的方法制作脑缺血-再灌注模型。在缺血-前和再灌注后腹腔注射50 μg/kg右美托咪定；缺血前1 h腹腔注射5-HD（30 mg/kg）。比较不同组别的神经功能缺损评分（NDS）、超氧化物歧化酶（SOD）、丙二醛（MDA）、髓过氧化物酶（MPO）、IL-6和TNF-α的变化。结果发现，与S组相比，其他各组NDS、MDA、MPO、IL-6、TNF-α水平显著升高，SOD水平显著降低。与I/R组比较，D组NDS、MDA、MPO、IL-6、TNF-α水平显著降低，SOD水平显著高于D组。与D组相比，5-HD+D组NDS、MDA、MPO、IL-6、TNF-α水平显著升高，SOD水平显著降低。上述结果提示，右美托咪定可通过激活mitoKATP通道发挥对大鼠局灶性脑缺血-再灌注损伤的保护作用。

此外，金峰等[27]观察右美托咪定在脑缺血-再灌注损伤中对p38和c-jun氨基末端激酶（JNK）表达和下游凋亡信号caspase-3表达的影响，将大鼠随机分为假手术组（S组）、脑缺血-再灌注组

（I/R 组）和右美托咪定组（DEX 组）。I/R 组和 DEX 组采用线栓法制备大鼠脑缺血–再灌注损伤模型，缺血 90 min 后再灌注 24 h；DEX 组缺血同时经尾静脉泵注 3 μg/kg 右美托咪定（5 min 内泵完），随后 6 μg/（kg·h）持续泵注 2 h。S 组和 I/R 组泵注等量生理盐水；于再灌注 24 h 时行神经功能缺陷评分，氯化三苯基四氮唑（TTC）法测定脑梗死体积，计算脑梗死体积百分比，干湿法测定脑含水量，采用免疫荧光法检测脑组织中磷酸化 JNK（p-JNK）、磷酸化 p38（p-p38）、活化 caspase-3（cleaved caspase-3），采用 Western blot 法检测 JNK、p38、p-JNK 和 p-p38 表达水平。结果发现神经功能缺陷评分、脑含水量和脑梗死体积百分比 DEX 组均小于 I/R 组。与 I/R 组相比，DEX 组 p-p38、p-JNK 和 cleaved caspase-3 表达阳性细胞数均较少，且 p-p38 和 p-JNK 均表达减少。由此可见右美托咪定可以减轻大鼠脑缺血–再灌注损伤，其机制可能与抑制 JNK 和 p38 磷酸化，从而减少 caspase-3 激活有关。

2）胎儿神经系统的影响：右美托咪定具有神经保护作用，但是其对中期妊娠孕妇接受异氟烷麻醉后引起胎儿的神经作用仍不是很清楚。Su 等[28]通过对孕 14 d 大鼠吸入 4 h 1.5% 异氟烷，观察幼鼠在吸入异氟烷前或后向腹腔注射不同剂量右美托咪定的表现。结果发现，吸入异氟烷 4 h 后，给予 20 μg/kg 右美托咪定可以减轻异氟烷引发的神经毒性作用，抑制异氟烷所致脑源性神经营养因子表达降低，并改善幼鼠的空间学习和记忆能力下降。由此可以看出右美托咪定可以减轻异氟烷的神经毒性作用，其机制可能与上调脑源性神经营养因子表达有关。

3）右美托咪定对局部麻醉药物所致神经毒性的影响：儿童的脑处于发育阶段，容易受局部麻醉药物（如利多卡因）的影响进而出现神经损害。研究发现右美托咪定在脑损伤中发挥剂量依赖性的保护作用，但是其最大安全剂量尚不明确，且其对利多卡因所致神经毒性发挥保护作用的机制不明。

Wang 等[29]采用 PC12 和 NG108-15 细胞来测定安全、无细胞毒性的右美托咪定剂量，结果发现 PC12 细胞右美托咪定的最大安全剂量为 100 μmol/L，而 NG108-15 细胞最大安全剂量为 60 μmol/L。给予利多卡因后，细胞活力明显受到抑制；而给予右美托咪定后细胞活力则恢复，且随着剂量加大，细胞活力恢复得越明显。此外，由利多卡因导致的细胞凋亡同样能被右美托咪定逆转。进一步研究发现，右美托咪定能够激活 MAPK 通路、抑制 caspase-3 表达、上调抗凋亡因子 Bcl-2 表达，从而防治利多卡因所致的细胞毒性作用。

另外，神经损伤可激活 miR-let-7b，但 miR-let-7b 及其靶基因在利多卡因所致细胞毒性中的作用尚不清楚。Wang 等[30]通过生物信息学和荧光素酶等方法发现Ⅲ型胶原基因（*COL3A1*）是 miR-let-7b 作用的靶基因，并发现细胞经过利多卡因处理后 miR-let-7b 表达下调、COL3A1 表达上调；而给予右美托咪定后，miR-let-7b 上调、COL3A1 表达下调。此外，其还发现 miR-let-7b 模拟物或敲除 *COL3A1* 基因和给予右美托咪定均能够降低 COL3A1 表达，抑制细胞凋亡和细胞迁移或侵袭能力，并促进 PC12 细胞增殖，而 miR-let-7b 抑制剂的作用则相反；另外，细胞凋亡相关蛋白如 Bcl-2 和 caspase-3 也受到影响。由此可以看出，右美托咪定也可以通过 miR-let-7b 和 COL3A1 来减轻利多卡因所致细胞毒性，而 miR-let-7b 和 COL3A1 可能在今后神经元损伤修复中起关键作用，是潜在的治疗靶点。

（2）肺保护作用：2017 年，右美托咪定肺保护的研究主要集中在呼吸机相关性肺损伤、缺血–再灌注所致肺损伤研究。

1）右美托咪定对呼吸机相关性肺损伤的保护作用：罗科等[31]探讨右美托咪定对大鼠呼吸机相

关肺损伤（ventilator-induced lung injury，VILI）时GABA受体表达的影响，其将雄性SD大鼠随机分为对照组（C组）、呼吸机相关性肺损伤组（VILI组）和右美托咪定组（DEX组）。采用潮气量40 ml/kg机械通气4 h的方法制备大鼠VILI模型。DEX组麻醉大鼠后腹腔注射右美托咪定50 μg/kg，C组和VILI组给予等容量生理盐水。于机械通气4 h时处死大鼠取肺组织，观察肺组织病理学结果并行肺损伤评分，收集支气管肺泡灌洗液（BALF），测定总蛋白、IL-1β、IL-6及TNF-α的浓度；取肺组织称重，计算肺湿干重（W/D）比值与肺水清除率，检测GABA受体、IL-1β、IL-6和TNF-α的mRNA表达。结果发现，与C组相比，VILI组和DEX组肺W/D比值、肺损伤评分、BALF总蛋白、IL-1β、IL-6、TNF-α和肺组织IL-1β、IL-6及TNF-α的mRNA表达水平升高，GABA受体表达水平与肺水清除率降低；与VILI组相比，DEX组肺W/D比值、肺损伤评分、BALF总蛋白、IL-1β、IL-6及TNF-α、肺组织IL-1β、IL-6和TNF-α的mRNA表达水平降低，GABA受体表达水平与肺水清除率升高。由此可以看出，右美托咪定减轻大鼠呼吸机相关性肺损伤的机制与上调GABA受体表达、抑制炎性反应有关。

2）右美托咪定对肺缺血-再灌注损伤的保护作用：王建伟等[32]探讨右美托咪定对大鼠肺缺血-再灌注时水通道蛋白1（AQP1）和水通道蛋白5（AQP5）表达的影响，其将大鼠随机分为假手术组（S组）、肺缺血-再灌注组（I/R组）和右美托咪定组（DEX组）。S组持续灌注150 min；I/R组灌注15 min后，停止通气和灌注60 min，然后继续通气和灌注75 min，制备大鼠肺缺血-再灌注损伤模型；DEX组用含10 nmol/L右美托咪定的K-H液灌注15 min后，停止通气和灌注60 min，然后继续通气和灌注含10 nmol/L右美托咪定的K-H液75 min。分别于灌注10 min以及恢复灌注15 min、45 min和75 min时，记录肺顺应性、气道阻力、灌注流量和肺动脉氧分压（PaO_2）。于恢复灌注75 min时取肺组织，测定W/D比值，观察肺组织病理学和超微结构的改变，测定肺组织AQP1和AQP5表达水平。结果发现，I/R组恢复灌注期间气道阻力升高，肺顺应性、灌注流量和PaO_2均降低，肺组织W/D比值升高，I/R组肺组织AQP1和AQP5表达下调；而给予右美托咪定后，DEX组恢复灌注期间气道阻力降低，肺顺应性、灌注流量和PaO_2均升高，肺组织W/D比值降低，AQP1和AQP5表达上调，肺组织病理学损伤减轻。以上结果提示，右美托咪定减轻大鼠肺缺血-再灌注损伤的机制可能与上调AQP1和AQP5的表达有关。

此外，周缤等[33]探讨α_2肾上腺素能受体在右美托咪定抑制大鼠肺缺血-再灌注损伤时脂质过氧化反应中的作用，其将大鼠随机分为对照组（C组）、缺血-再灌注组（I/R组）、右美托咪定组（DEX组）和右美托咪定+育亨宾组（DY组）。采用离体肺停止通气和灌注60 min后恢复75 min的方法制备大鼠离体肺缺血-再灌注损伤模型。于复灌开始时，DEX组灌注液中加入2.3 ng/ml右美托咪定，DY组加入2.3 ng/ml右美托咪定和0.4 μg/ml育亨宾。于再灌注结束后即刻取肺组织测定肺组织W/D比值，检测肺组织病理、SOD活性、MDA含量。结果发现I/R组W/D比值和MDA含量升高，SOD活性降低；与I/R组比较，DEX组W/D比值和MDA含量降低，SOD活性升高；而与DY组比较，DEX组W/D比值和MDA含量降低，SOD活性升高，且DEX组肺组织病理学损伤较I/R组和DY组减轻。以上结果提示右美托咪定抑制大鼠肺缺血-再灌注损伤时脂质过氧化反应的机制与激动α_2肾上腺素能受体有关。

（3）心肌保护作用：沈荣荣等[34]评价右美托咪定后处理对猪心搏骤停-心肺复苏后心功能的影

响，其将雄性白猪随机分为假手术组（S组）、心搏骤停－心肺复苏组（CA-CPR组）、低剂量右美托咪定后处理组（LDP组）和高剂量右美托咪定后处理组（HDP组）。采用电刺激法诱发心室颤动8 min，心肺复苏5 min的方法制备心搏骤停－心肺复苏模型。于复苏成功后5 min时，LDP组经股静脉输注右美托咪定负荷剂量0.25 μg/kg，随后以0.25 μg/（kg·h）维持6 h；HDP组经股静脉输注右美托咪定负荷剂量0.50 μg/kg，随后以0.50 μg/（kg·h）维持6 h；S组和CA-CPR组给予等容量生理盐水。于复苏后不同时点测定每搏量（stroke volume，SV）和全心射血分数（global ejection fraction，GEF）及血清cTnI的浓度。于复苏后24 h时处死动物，取心肌组织检测心肌组织TNF-α、IL-6、MDA含量及SOD活性。结果发现，CA-CPR组SV和GEF降低，血清cTnI浓度、心肌组织TNF-α、IL-6和MDA含量升高，SOD活性降低；而右美托咪定则可减轻上述损伤，且大剂量效果明显。以上结果表明，右美托咪定后处理可改善猪心搏骤停－心肺复苏后心功能，机制可能与抑制炎性反应和氧化应激反应有关。

2. 右美托咪定与疼痛的研究进展　2017年，右美托咪定在疼痛方面的研究主要集中在神经病理性疼痛和痛觉过敏等方面。

（1）右美托咪定在神经病理性疼痛的研究：由于$α_2$肾上腺素受体（$α_2$AR）具有抗伤害作用，目前已成为神经病理性疼痛的治疗靶点。作为高选择性的$α_2$AR激动药，右美托咪定在神经病理性疼痛治疗中具有显著的镇痛作用，但其具体作用机制仍不清楚。

Ji等[35]探讨右美托咪定对TLR4和NF-κB p65表达和促炎细胞因子产生的影响。采用踝关节内注射弗氏完全佐剂（CFA）的方法诱导大鼠单关节炎（MMA）模型。MMA诱导后，大鼠接受生理盐水或右美托咪定（2.5 μg）鞘内连续治疗3 d。采用ELISA法检测IL-1β、IL-6和TNF-α的浓度。蛋白质印迹法和免疫组化检测TLR4和NF-κB p65的表达水平。结果表明，MMA大鼠促炎细胞TLR4和NF-κB p65表达明显上调。右美托咪定治疗后显著降低机械性和热性痛觉过敏，抑制MMA诱导促炎细胞因子的升高，抑制TLR4/NF-κB p65通路，而在造模前30 min对大鼠注射选择性$α_2$AR拮抗药BRL40408（15 μg）可阻断右美托咪定上述作用。由此可以看出，右美托咪定通过抑制TLR4/NF-κB p65通路发挥抗伤害性作用。

（2）右美托咪定在痛觉过敏方面的研究：孙哲等[36]探讨右美托咪定对瑞芬太尼诱导大鼠脊髓背角神经元NMDA受体微小兴奋性突触后膜电流（mEPSCs）的影响，取雄性SD幼鼠制备腰段脊髓切片，取切片180张随机分为5组：空白对照组（C组），人工脑脊液中孵育90 min；瑞芬太尼组（R组），在含终浓度4 nmol/L瑞芬太尼的人工脑脊液中孵育90 min；低剂量右美托咪定组（L组）、中剂量右美托咪定组（M组）和高剂量右美托咪定组（H组），在含终浓度4 nmol/L瑞芬太尼和右美托咪定终浓度分别为2 nmol/L、4 nmol/L和6 nmol/L的人工脑脊液中孵育90 min。采用全细胞膜片钳法记录大鼠脊髓背角神经元NMDA受体mEPSCs幅值与时间间隔。结果发现，与C组相比，其余4组mEPSCs幅值增大，时间间隔缩短；与R组相比，L组、M组和H组mEPSCs幅值减小，时间间隔延长；与L组相比，M组和H组mEPSCs幅值减小，时间间隔延长；与M组相比，H组mEPSCs幅值减小，时间间隔延长。以上结果提示，右美托咪定可能通过突触前和突触后机制减弱瑞芬太尼所致大鼠脊髓背角神经元NMDA受体功能增强。

3. 右美托咪定在肿瘤方面的研究进展　2017年，有关右美托咪定在肿瘤方面的研究相对较少。

Wang 等[37]探讨右美托咪定对骨肉瘤细胞系 MG63 的影响,并探讨其与 miR-520-3p 之间的联系。结果表明,右美托咪定能上调 miR-520-3p,其靶点为 AKT。此外,miR-520-3p 能够抑制 MG63 细胞增殖和迁移,促进细胞凋亡,并且抑制 AKT、p-AKT、p-mTOR 和 p-ERK1/2 等蛋白表达。右美托咪定可能通过上调 miR-520-3p 表达来发挥抗肿瘤的作用。

4.其他　此外,2017 年关于右美托咪定的基础研究还包括全身麻醉机制方面。

右美托咪定和丙泊酚是两个常用的麻醉药物。尽管它们的麻醉机制不同,但它们都影响海马和 HT22 细胞系。HT22 细胞广泛用于神经生物学研究中。Zhang 等[38]*探讨丙泊酚和右美托咪定作用于 HT22 细胞后细胞内的信号变化。使用蛋白质组体内标记技术(SILAC 技术)、固相金属亲和色谱(IMAC)和高分辨率液相质谱分析等,测定丙泊酚和右美托咪定处理后 HT22 细胞内定量蛋白质组和磷酸化定量蛋白质组的变化。结果发现,两种静脉麻醉药处理后的 HT22 细胞总共有 4 527 种蛋白质和 6 824 种磷酸化蛋白质;生物信息学分析发现,两组麻醉药物处理 HT22 细胞可以引起不同的蛋白质和磷酸化蛋白质发生变化;且相对于丙泊酚,右美托咪定对细胞生存的影响更小。以上结果将有助于更好理解麻醉药物的作用机制。

(三)阿片类药物

2017 年,阿片类镇痛药的基础研究所占比例相对较少,研究主要集中在脏器保护和肿瘤方面。

1.脏器保护　有关阿片类药物在脏器保护方面的研究主要集中在肾保护和心肌保护方面。

(1)肾保护作用:杨开银等[39]探讨舒芬太尼后处理对大鼠肾缺血-再灌注损伤的影响及其与自噬的关系。采用夹闭左侧肾蒂 45 min,再灌注即刻切除右肾的方法制备肾缺血-再灌注损伤模型,将大鼠随机分为假手术组(S组)、肾缺血-再灌注组(I/R组)和舒芬太尼后处理组(SP组);SP组于再灌注前 5 min 时尾静脉注射舒芬太尼 1 μg/kg。再灌注 24 h 时心脏穿刺采集血样,测定血清肌酐(Cr)和尿素氮(BUN)的浓度,随后取左肾组织,光镜下观察肾组织病理学结果,采用免疫组化法检测微管相关蛋白 1 轻链 3(LC3)和 Beclin-1 的表达水平。结果发现,与 S 组比较,I/R 组和 SP 组 Cr 和 BUN 的浓度升高,肾组织 LC3 和 Beclin-1 的表达上调,肾组织病理学损伤加重;与 I/R 组比较,SP 组血清 Cr 和 BUN 的浓度降低,肾组织 LC3 和 Beclin-1 表达下调,肾组织病理学损伤减轻。以上提示舒芬太尼后处理可减轻大鼠肾缺血-再灌注损伤,其机制可能与抑制自噬有关。

(2)心脏保护作用:田首元等[40]探讨舒芬太尼后处理对大鼠缺血-再灌注时心肌组织蛋白酶 B 水平的影响。采用结扎左冠状动脉前降支 30 min 再灌注 120 min 的方法制备心肌缺血-再灌注损伤模型。其将大鼠随机分为假手术组(S组)、心肌缺血-再灌注组(I/R组)和舒芬太尼后处理组(SP组),再灌注前 5 min,SP 组静脉注射舒芬太尼 1.0 μg/kg,S 组和 I/R 组静脉注射等容量生理盐水。再灌注 120 min 时,取腹主动脉血标本,采用 ELISA 法测定血清心肌肌钙蛋白 I(cTnI)和肌酸激酶同工酶(CK-MB)浓度;取心肌组织,透射电镜下观察心肌细胞超微结构,采用蛋白质印迹法检测 Beclin-1、LC3-Ⅱ和组织蛋白酶 B 的表达水平,采用荧光光度计法检测组织蛋白酶 B 的活性。结果发现,与 S 组比较,I/R 组和 SP 组血清 cTnI 和 CK-MB 浓度升高,心肌组织 Beclin-1、LC3-Ⅱ表达上调,组织蛋白酶 B 表达上调且活性增强;与 I/R 组比较,SP 组血清 cTnI 和 CK-MB 浓度降低,心肌组织 Beclin-1、LC3 Ⅱ表达下调,组织蛋白酶 B 表达上调且活性增强,心肌组织病理学损伤减轻,自噬体减少。以上结果表明，舒芬太尼后处理抑制大鼠心肌缺血-再灌注时心肌细胞自噬的机制可能与增加组织蛋白酶 B 表达和活性有关。

2. 阿片类药物在肿瘤方面的研究

（1）肝癌：徐丽颖等[41]通过两个实验来评价吗啡对人肝癌细胞增殖和迁移能力的影响，实验 I 将人肝癌细胞随机数字表法，将细胞分为对照组（C 组）、10 ng/ml 吗啡组（M1 组）、25 ng/ml 吗啡组（M2 组）、50 ng/ml 组（M3 组）、100 ng/ml（M4 组）和 200 ng/ml（M5 组），M1～M5 组加入相应终浓度的吗啡，C 组使用等量 PBS 处理，培养或孵育 48 h。检测 μ 阿片受体（MOR1）mRNA 的表达。C 组和 M1 组测定 MOR1 表达。实验 II 将人肝癌细胞接种于 96 孔培养板（1×10^3 个/孔）或 Transwell 小室（200 μl），随机分为对照组（C 组）和吗啡组（M 组）。M 组加入吗啡，终浓度 100 ng/ml，C 组加入等量 PBS，终体积为 100 μl/孔。于孵育或培养第 1～7 天时采用 MTT 法测定细胞增殖能力。于孵育或培养 30 h 时采用 Transwell 法检测细胞迁移能力。结果发现，在实验 I 中，M1 组、M5 组 MOR1mRNA 表达上调，M4 组 MOR1 表达上调。与 M4 组比较，M1～M3 组、M5 组 MOR1mRNA 表达下调。实验 II 中 M 组孵育第 4～7 天时细胞增殖能力增强，穿过 Transwell 小室的细胞计数升高。M 组孵育第 4～7 天细胞增殖能力逐渐增强。提示吗啡可促进人肝癌细胞增殖和迁移，其机制与上调 MOR1 表达有关。

（2）乳腺癌：癌痛是乳腺癌常见并发症。芬太尼作为阿片类药物，广泛应用于乳腺癌患者癌痛的治疗。但是其对乳腺癌细胞的干细胞特性及上皮间质转化（EMT）的影响仍不是很清楚。目前的研究表明蛋白异常糖基化决定肿瘤的恶性程度，α1，6 岩藻糖基化是一种重要的糖基化类型，在多种肿瘤中均发现 α1，6 岩藻糖基化增多，但其是否影响肿瘤的干细胞特性和 EMT，以及芬太尼是否激活此过程仍不清楚。

Yang 等[42]*通过检测干细胞标志物、EMT 标记的表达发现芬太尼能够诱导 MCF-7 和 MDA-MB-231 乳腺癌细胞向肿瘤干细胞转化；此外，芬太尼能够上调 α1，6 岩藻糖基化以及在过程中关键酶 α1，6 岩藻糖基化酶（FUT8）的表达。而 FUT8 siRNA 能够抑制肿瘤细胞向肿瘤干细胞转化，进一步机制研究表明芬太尼可通过 Wnt/β-catenin 信号通路上调 FUT8 的表达进而促进 α1，6 岩藻糖基化的增加，从而促使乳腺肿瘤细胞发生干细胞转化。上述结果为临床合理使用芬太尼提供了重要的理论依据。

（四）氯胺酮

2017 年，关于氯胺酮的基础研究相对较少，主要集中在其抗抑郁、神经保护作用及细胞凋亡等方面。

1. 氯胺酮抗抑郁作用研究进展　长时间慢性疼痛会引起患者抑郁，且个体间存在明显差异。Xie 等[43]*探讨细胞因子和脑源性神经营养因子（brain-derived neurotrophic factor，BDNF）是否参与神经病理性疼痛所致抑郁发生，其采用保留性神经损伤模型构建大鼠神经病理性疼痛模型，将大鼠随机分为模型组和假手术组；而根据抑郁相关行为学测试将模型组再分为两组。结果发现，表现为抑郁的大鼠前，炎性因子水平明显增高，且前炎性因子/抗炎性因子比例失衡；另外，大鼠前额叶皮质内 BDNF 含量降低；而给予单次剂量氯胺酮能够缓解大鼠抑郁状态，大鼠血清中的炎性因子水平降低到正常水平。由此可以看出，炎性因子和 BDNF 改变可能导致神经病理性疼痛所致抑郁，而血清内炎性因子水平则可作为预测氯胺酮抗抑郁的生物标记物。

吕帅国等[44]探讨氯胺酮对抑郁小鼠中缝核色氨酸羟化酶 2（TPH2）表达的影响，其将小鼠随机分为对照组（C 组）、抑郁组（D 组）和抑郁＋氯胺酮组（D＋K 组）。采用强迫游泳实验建立抑郁模型，D＋K 组腹腔注射氯胺酮，C 组和 D 组腹腔注射等容量生理盐水。最后 1 次给药 30 min 时再次行强迫游泳实验，记录不动时间，并行旷场实验，记录水平活动距离和直立次数，测定海马 5-羟色胺（5-HT）含量以及中缝核 TPH2 蛋白和 mRNA 的表达水平。结果发现，D 组不动时间延长，水平活动距离缩短，直立次数减少，海马 5-HT 含量降低，中缝核 TPH2 蛋白和 mRNA 表达下调；而 D＋K 组，不动时间缩短，海马 5-HT 含量升高，中缝核 TPH2 蛋白和 mRNA 的表达下调。由此可以看出，氯胺酮对小鼠发挥抗抑郁作用的机制可能与上调中缝核 TPH2 的表达、增加海马 5-HT 的合成有关。

2. 氯胺酮的神经保护作用

（1）氯胺酮对帕金森病的保护作用：Fan 等[45]探讨亚麻醉剂量氯胺酮对帕金森病小鼠的神经元保护作用及其可能机制，其将 30 只小鼠分为模型对照组（MC 组）、氯胺酮治疗组（KT 组）和空白对照组（BC 组）。采用 1-甲基-4-苯基-1，2-，3，6-四氢吡啶［20 mg/（kg·d）］建立帕金森病小鼠模型；KT 组小鼠腹腔注射氯胺酮（8 mg/kg）。比较各组小鼠行为学和黑质多巴胺能神经元的变化。检测自噬相关基因 *LC3-Ⅱ*、*BECLI1*、*PARKIN*、*PANK1* 和 *mTOR*。结果发现，MC 组和 MT 组的神经行为学评分均较低，Th 阳性细胞数量较少，但 KT 组神经行为学评分较高，小鼠黑质多巴胺能神经元细胞明显多于 MC 组。此外，KT 组自噬相关蛋白 LC3-Ⅱ、BECLI1、PARKIN 和 PUNK1 的表达水平较高，而 mTOR 表达水平低于 MC 组。由此可以看出，亚麻醉剂量氯胺酮对帕金森病小鼠的运动协调能力和认知能力有一定的保护作用，其机制可能与其激活细胞自噬有关。

（2）右美托咪定减轻认知功能障碍的研究：赵天云等[46]探讨内嗅皮质神经元树突棘的可塑性与小剂量氯胺酮减轻老龄大鼠七氟烷麻醉后认知功能障碍的关系，其将大鼠随机分为对照组（C 组）、七氟烷麻醉组（Sev 组）和氯胺酮组（K 组）。C 组不进行任何处理；Sev 组吸入空气（流量 1 L/min）和 3.6% 七氟烷的混合气体 3 h；K 组腹腔注射氯胺酮 10 mg/kg，5 min 后吸入空气（流量 1 L/min）和 3.6% 七氟烷的混合气体 3 h。麻醉后 3 d 进行旷场实验和水迷宫实验，随后取脑组织测定内嗅皮质Ⅱ～Ⅲ层神经元密度、树突棘密度以及突触后密度蛋白（PSD-95）和突触素（SY38）的表达水平。结果发现大鼠接受七氟烷麻醉后中央区停留时间缩短，逃避潜伏期延长，内嗅皮质神经元树突棘的密度减少，PSD-95 和 SY38 表达下调；而给予氯胺酮后大鼠中心区停留时间延长，逃避潜伏期缩短，内嗅皮质神经元树突棘的密度增加，PSD-95 和 SY38 表达上调。由此可以看出，小剂量氯胺酮减轻七氟烷麻醉诱发老年大鼠认知功能障碍的机制可能与增强内嗅皮质神经元树突棘的可塑性有关。

（3）氯胺酮对创伤性脑外伤（traumatic brain injury，TBI）的保护作用：高璇等[47]采用 MRI 法评价氯胺酮对 TBI 小鼠的脑保护作用，其采用气压颅脑外伤撞击仪制备 TBI 模型，将大鼠随机分为正常对照组（C 组，）、氯胺酮组（K 组）、TBI 组和 TBI＋氯胺酮组（TBI＋K 组）。TBI＋K 组、K 组于术后 1 h 腹腔注射氯胺酮 150 mg/kg，TBI 组和 C 组给予等量生理盐水。于术后 24 h、72 h、7 d 时进行旷场实验。于术后 6 h、24 h 和 72 h 时，TBI 组和 TBI＋K 组行 MRI（T_1 加权）扫描，C 组和 K 组于术后 24 h 时行 MRI 扫描，观察小鼠脑水肿情况。结果发现，C 组和 K 组 MRI 扫描未见脑水肿发生，而TBI组和TBI+K组均发生不同程度的脑水肿。TBI组术后24 h、72 h时运动距离缩短；而与TBI组比较，TBI+K组脑水肿面积减小，术后24 h、72 h时运动距离延长。由此可见，MRI法进一步明确氯胺酮对TBI小鼠可产生一定程度的脑保护作用。

3. 氯胺酮导致细胞凋亡的研究 目前研究发现全身麻醉可以诱导早期发育脑内神经元凋亡，但是在生长发育过程中同样存在生理性凋亡，因此有必要明确麻醉导致的凋亡是否与生理性凋亡是同类细胞，还是其他细胞。为了满足手术需求，氯胺酮常与右美托咪定联合应用。

Wang等[48]*采用免疫组化法定量检测小鼠初级体感皮质（S1）凋亡神经元；采用仅由定制药物激活的定制受体（DADEDS）和环境富集（EE）的方法探讨氯胺酮诱导细胞凋亡对神经活性的影响。结果发现，出生后第5天（P5）和第7天（P7）氯胺酮诱导的S1区细胞凋亡最为显著，而到第12天时则变得不明显。生理性凋亡和氯胺酮诱导的细胞凋亡遵循类似的发展模式。而由DADED系统诱导的神经元活性变化能够双向调节氯胺酮诱导的细胞凋亡，表现为神经元活性降低则细胞凋亡增加，而层叠模式变为不成熟形式。此外，在EE中饲养小鼠氯胺酮诱导的细胞凋亡则较少。以上结果表明，容易出现氯胺酮诱导细胞凋亡层叠模式和细胞类型与生理细胞凋亡相似，且与年龄和神经元活性相关，增加神经元活性能够减轻全身麻醉不良反应。

此外，张培等[49]探讨经典型蛋白激酶C7/生长相关蛋白-43（cPKCγ/GAP-43）信号通路在氯胺酮致发育期大鼠海马神经元凋亡中的作用，其将大鼠海马神经元随机分为对照组（C组）和氯胺酮组（K组）。C组不做任何处理；K组加入氯胺酮，终浓度300 μmol/L。于培养或孵育12 h时，采用流式细胞术确定海马神经元凋亡率；采用蛋白质印迹法检测海马神经元cPKCγ、GAP-43及磷酸化GAP-43（p-GAP-43）的表达水平。结果发现，与C组比较，K组海马神经元凋亡率升高，cPKCγ、GAP-43及p-GAP-43表达下调（$P<0.01$）。由此可见，氯胺酮导致发育期大鼠海马神经元凋亡的机制可能与抑制PKCT/GAP-43信号通路激活有关。

（五）苯二氮䓬类

咪达唑仑是临床常用的静脉麻醉药物，2017年关于咪达唑仑的基础研究所占比例最少。

既往研究发现其具有抗氧化和调控细胞凋亡的作用，但咪达唑仑对神经元细胞氧化应激的影响仍不清楚。Liu等[50]通过离体细胞和动物探讨咪达唑仑对丁硫堇（BSO）和过氧化氢（H_2O_2）诱导的原代皮质神经元氧化应激以及新生小鼠大脑中动脉闭塞（MCAO）和乙醇诱导小鼠神经元凋亡的影响。细胞实验结果表明，BSO（10 mmol/L）和H_2O_2（1 mmol/L）能够诱导神经元细胞凋亡，从而抑制皮质神经细胞的增殖，而咪达唑仑处理后则能够剂量依赖性地抑制细胞凋亡。此外，咪达唑仑处理后有效抑制BSO和H_2O_2所致ROS生成量增加；另外，BSO和H_2O_2抑制JNK、p-JNK、ERK1/2、p-ERK1/2、Akt和NF-κB的表达，而咪达唑仑处理后上述信号通路蛋白分子表达上调。

咪达唑仑后处理能够缩小MCAO小鼠脑梗死面积，减少细胞凋亡数；此外，其能够剂量依赖性降低caspase-3表达水平。乙醇处理新生小鼠，咪达唑仑同样能够降低脑内活化caspase-3水平和细胞凋亡程度。综上所述，咪达唑仑能够抑制生理性应激及氧化应激所致的神经元细胞凋亡和细胞变性。

（董树安　余剑波）

参考文献

[1] 赵鸽，申新，朱宇麟，等. 丙泊酚预处理对大鼠肝缺血再灌注后线粒体膜通透性转换孔的影响. 中华肝胆杂志，2017，23（7）：468-473.

[2] Liu W, Zhu H, Fang H. Propofol potentiates sevoflurane-induced inhibition of nuclear factor—κB-mediated inflammatory responses and regulation of mitogen-activated protein kinases pathways via Toll-like receptor 4 signaling in lipopolysaccharide-induced acute lung injury in mice. Am J Med Sci, 2017, 354 (5): 493-505.

[3] Ning HJ, Yuan HB, Xu HT, et al. Propofol reduces hypoxia induced autophagic cell death through downregulating HIF 1α in alveolar epithelial type II cells of rats. Mol Med Rep, 2017, 16 (2): 1509-1515.

[4]* Deng F, Wang S, Cai S, et al. Inhibition of caveolae contributes to propofol preconditioning-suppressed microvesicles release and cell injury by hypoxia-reoxygenation. Oxid Med Cell Longev, 2017, 2017(8): 1-13.

[5] Wen J, Duan N, Wang Q, et al. Protective effect of propofol on noise-induced hearing loss. Brain Res, 2017, 1657: 95-100.

[6] 石屹崴，徐如彬，王刚，等. 异丙酚对幼鼠肝缺血再灌注时脑损伤的影响. 中华麻醉学杂志，2017，37（7）：825-827.

[7] Yang C, Gao J, Yan N, et al. Propofol inhibits the growth and survival of gastric cancer cells in vitro through the upregulation of ING3. Oncol Rep, 2017, 37 (1): 587-593.

[8] Zhou CL, Li JJ, Ji P. Propofol suppresses esophageal squamous cell carcinoma cell migration and invasion by down-regulation of sex-determining region y-box 4 (SOX4) . Med Sci Monit, 2017, 23: 419-427.

[9] Chen X, Wu Q, You L, et al. Propofol attenuates pancreatic cancer malignant potential via inhibition of NMDA receptor. Eur J Pharmacol, 2017, 795: 150-159.

[10] Yang N, Liang Y, Yang P, et al. Propofol suppresses LPS-induced nuclear accumulation of HIF-1α and tumor aggressiveness in non-small cell lung cancer. Oncol Rep, 2017, 37 (5): 2611-2619.

[11] Yang N, Liang Y, Yang P, et al. Propofol inhibits lung cancer cell viability and induces cell apoptosis by upregulating microRNA-486 expression. Braz J Med Biol Res, 2017, 50 (1): e5794.

[12] Tan Z, Peng A, Xu J, et al. Propofol enhances BCR-ABL TKIs' inhibitory effects in chronic myeloid leukemia through Akt/mTOR suppression. BMC Anesthesiol, 2017, 17 (1): 132.

[13] Li H, Lu Y, Pang Y, et al. Propofol enhances the cisplatin-induced apoptosis on cervical cancer cells via EGFR/JAK2/STAT3 pathway. Biomed Pharmacother, 2017, 86: 324-333.

[14] Meng C, Song L, Wang J, et al. Propofol induces proliferation partially via downregulation of p53 protein and promotes migration via activation of the Nrf2 pathway in human breast cancer cell line MDA-MB-231. Oncol Rep, 2017, 37 (2): 841-848.

[15] 李鸿涛，于婵娟，刘亚华，等. 丙泊酚对乳腺肿瘤细胞磷脂酰肌醇3-激酶/丝氨酸蛋白激酶信号通路的影响. 中华实验外科杂志，2017（4）：552-554.

[16] Wang XY, Li YL, Wang HY, et al. Propofol inhibits invasion and proliferation of C6 glioma cells by regulating the Ca（2＋）permeable AMPA receptor-system x (c) (-) pathway. Toxicol In Vitro, 2017, 44: 57-65.

[17]* Xiao R, Yu D, Li X, et al. Propofol exposure in early life induced developmental impairments in the mouse cerebellum. Front Cell Neurosci, 2017, 11: 373.

[18] 张合茂, 刘晋敏, 李文谦, 等. 血管紧张素Ⅱ-2受体在丙泊酚重复麻醉致新生大鼠海马神经元凋亡中的作用. 中华麻醉学杂志, 2017, 37（7）: 813-816.

[19] 吴晓倩, 李建立, 容俊芳. p-ERK1/2在17β雌二醇抑制丙泊酚致新生大鼠海马神经细胞凋亡中的作用. 中华麻醉学杂志, 2017, 37（2）: 180-183.

[20]* Long B, Li S, Xue H,et al. Effects of propofol treatment in neural progenitors derived from human-induced pluripotent stem cells. Neural Plast, 2017, 2017: 9182748.

[21] Ma L, Yang Y, Sun X, et al. Propofol regulates the expression of TLR4 through miR-21 in human umbilical vein endothelial cells. Mol Med Rep, 2017, 16 (6): 9074-9080.

[22] Jia J, Sun Y, Hu Z, et al. Propofol inhibits the release of interleukin-6, 8 and tumor necrosis factor-αcorrelating with high-mobility group box 1 expression in lipopolysaccharides-stimulated RAW 264. 7 cells. BMC Anesthesiol, 2017, 17 (1): 148.

[23] Pan B, Cheng Z, Kong G, et al. Propofol inhibits expression of angiotensin Ⅱ receptor type 2 in dorsal root ganglion neurons. Exp Ther Med, 2017, 13 (3): 867-872.

[24] Hao N, Zhaojun W, Kuang S, et al. The bifunctional effect of propofol on thromboxane agonist (U46619) -induced vasoconstriction in isolated human pulmonary artery. Korean J Physiol Pharmacol, 2017, 21 (6): 591-598.

[25]* Wang Y, Zhou Q, Wu B, et al. Propofol induces excessive vasodilation of aortic rings by inhibiting protein kinase Cβ_2 and θ in spontaneously hypertensive rats. Br J Pharmacol, 2017, 174 (13): 1984-2000.

[26] Yuan F, Fu H, Sun K, et al. Effect of dexmedetomidine on cerebral ischemia-reperfusion rats by activating mitochondrial ATP-sensitive potassium channel. Metab Brain Dis, 2017, 32 (2): 539-546.

[27] 金峰, 张舒驰, 赵冰晓, 等. 右美托咪定通过c-jun氨基末端激酶和p38通路减轻大鼠脑缺血再灌注损伤. 中华实验外科杂志, 2017（8）: 1296-1298.

[28] Su ZY, Ye Q, Liu XB, et al. Dexmedetomidine mitigates isoflurane-induced neurodegeneration in fetal rats during the second trimester of pregnancy. Neural Regen Res, 2017, 12 (8): 1329-1337.

[29] Wang Q, Tan Y, Zhang N, et al. Dexmedetomidine inhibits activation of the MAPK pathway and protects PC12 and NG108-15 cells from lidocaine-induced cytotoxicity at its maximum safe dose. Biomed Pharmacother, 2017, 91: 162-166.

[30] Wang Q, She Y, Bi X, et al. Dexmedetomidine protects PC12 cells from lidocaine-induced cytotoxicity through downregulation of COL3A1 mediated by miR-let-7b. DNA Cell Biol, 2017, 36 (7): 518-528.

[31] 罗科, 方向志, 黄天丰, 等. 右美托咪定对大鼠呼吸机相关性肺损伤时γ-氨基丁酸A型受体表达的影响. 中华麻醉学杂志, 2017（3）: 279-282.

[32] 王建伟, 李佳, 曹利艳, 等. 右美托咪定对大鼠肺缺血再灌注时水通道蛋白1和水通道蛋白5表达的影响: 离体实验. 中华麻醉学杂志, 2017, 37（7）: 839-843.

[33] 周缤, 周新巧, 庞庆丰, 等. α₂肾上腺素能受体在右美托咪定抑制大鼠肺缺血再灌注损伤时脂质过氧化反应中的作用. 中华麻醉学杂志, 2017, 37 (6): 751-753.

[34] 沈荣荣, 徐杰丰, 康仙慧, 等. 右美托咪定后处理对猪心搏骤停-心肺复苏后心功能的影响. 中华麻醉学杂志, 2017, 37 (8): 1004-1008.

[35] Ji D, Zhou Y, Li S, et al. Anti-nociceptive effect of dexmedetomidine in a rat model of monoarthritis via suppression of the TLR4/NF-κB p65 pathway. Exp Ther Med, 2017, 14 (5): 4910-4918.

[36] 孙哲, 元元, 何颖, 等. 右美托咪定对瑞芬太尼诱导大鼠脊髓背角神经元NMDA受体mEPSCs的影响. 中华麻醉学杂志, 2017, 37 (8): 931-934.

[37] Wang X, Xu Y, Chen X, et al. Dexmedetomidine inhibits osteosarcoma cell proliferation and migration, and promotes apoptosis by regulating MiR-520a-3p. Oncol Res, 2017. doi: 10.3727/096504017X14982578608217.

[38]* Zhang H, Ye J, Shi Z, et al. Quantitative analyses of the global proteome and phosphoproteome reveal the different impacts of propofol and dexmedetomidine on HT22 cells. Sci Rep, 2017, 7: 46455.

[39] 杨开银, 冷玉芳, 刘振臻, 等. 舒芬太尼后处理对大鼠肾缺血再灌注损伤的影响: 与自噬的关系. 中华麻醉学杂志, 2017, 37 (4): 446-449.

[40] 田首元, 张文颉, 聂丽霞, 等. 舒芬太尼后处理对大鼠缺血再灌注时心肌组织蛋白酶B水平的影响. 中华麻醉学杂志, 2017, 37 (4): 435-438.

[41] 徐丽颖, 李敏, 周俭, 等. 吗啡对人肝癌细胞增殖和迁移能力的影响: 离体实验. 中华麻醉学杂志, 2017, 37 (3): 352-355.

[42]* Yang HF, Yu M, Jin HD, et al. Fentanyl promotes breast cancer cell stemness and epithelial-mesenchymal transition by upregulating α1,6-Fucosylation via Wnt/β-Catenin signaling pathway. Front Physiol, 2017, 8: 510.

[43]* Xie ZM, Wang XM, Xu N, et al. Alterations in the inflammatory cytokines and brain-derived neurotrophic factor contribute to depression-like phenotype after spared nerve injury: improvement by ketamine. Sci Rep, 2017, 7 (1): 3124.

[44] 吕帅国, 卢锡华, 李延坤, 等. 氯胺酮对抑郁小鼠中缝核色氨酸羟化酶2表达的影响. 中华麻醉学杂志, 2017, 37 (6): 674-677.

[45] Fan JC, Song JJ, Wang Y, et al. Neuron-protective effect of subanesthetic-dosage ketamine on mice of Parkinson's disease. Asian Pac J Trop Med, 2017, 10 (10): 1007-1010.

[46] 赵天云, 魏伟, 张文华, 等. 小剂量氯胺酮减轻老龄大鼠七氟醚麻醉后认知功能障碍的机制: 内嗅皮质神经元树突棘的可塑性. 中华麻醉学杂志, 2017, 37 (2): 171-174.

[47] 高璇, 方芳, 凌晓敏, 等. MRI法评价氯胺酮对创伤性脑外伤小鼠的脑保护作用. 中华麻醉学杂志, 2017, 37 (4): 501-503.

[48]* Wang Q, Shen FY, Zou R, et al. Ketamine-induced apoptosis in the mouse cerebral cortex follows similar characteristic of physiological apoptosis and can be regulated by neuronal activity. Mol Brain, 2017, 10 (1): 24.

[49] 张培, 郝子森, 蒋素芳, 等. cPKCγ/GAP-43信号通路在氯胺酮致发育期大鼠海马神经元凋亡中的作用: 离体实验. 中华麻醉学杂志, 2017, 37 (3): 296-299.

[50] Liu JY, Guo F, Wu HL, et al. Midazolam anesthesia protects neuronal cells from oxidative stress-induced death via activation of the JNK-ERK pathway. Mol Med Rep, 2017, 15 (1): 169-179.

二、临床

（一）丙泊酚

关于不同因素或给药方式对丙泊酚药代学和药效学影响的研究有数篇。丙泊酚对不同患者术后苏醒时间可能与患者基因多态性相关。Wang 等[1]* 探讨 UGT1A9 基因多态性对无痛人工流产患者丙泊酚药效的影响。共 156 名准备行终止妊娠手术的女性，使用丙泊酚麻醉进行无痛人工流产术。同时采用限制性片段长度多态性聚合酶链反应（PCR-RFLP）技术检测所有患者 UGT1A9 基因在 -440C/T、-1818C/T 和 -1887T/G 3 个位点的多态性。观察并记录停用丙泊酚后患者警觉/镇静评分（OAA/S）达到 4 分时的时间、效应室浓度和脑电双频指数（bispectral index，BIS）。观察并记录停用丙泊酚后患者 BIS 到达 80 的时间和效应室浓度。术后观察不良反应，如恶心呕吐和呼吸抑制，均进行记录。结果表明，与 UGT1A9-440C/T 为 CT 和 TT 的患者相比，UGT1A9-440C/T 为 CC 的患者 OAA/S 达到 4 分及 BIS 到达 80 的用时更短，相应的效应室浓度更高。未发现术后恶心呕吐、呼吸抑制发生率与 -440C/T、-1818T/C 和 -1887T/G 基因多态性有关。这项研究表明，在接受无痛人工终止妊娠手术的患者中，UGT1A9-440C/T 基因多态性与正性丙泊酚药效有关。

不同输注方法及不同输注浓度也对丙泊酚麻醉效能有影响。郑荃菁等[2] 探究 BIS 监测下丙泊酚闭环靶控输注用于胆胰手术麻醉的临床效果。该研究纳入全凭静脉麻醉下行腹胆总管探查、胰腺占位手术患者 40 例，随机分为两组（$n=20$）：人工开环组（M 组）手动调节丙泊酚靶控输注（target controlled infusion，TCI）的效应室靶控浓度行麻醉诱导和维持；闭环靶控组（C 组）麻醉诱导和维持由思路高闭环靶控输注系统计算机自动调节丙泊酚的效应室靶控浓度。两组目标 BIS 值均为 47，靶控范围为 47～52。通过 BIS 值计算执行误差绝对中位数（MDAPE）、摆动（Wobble）和总体分数（GS）。结果显示与 M 组相比，C 组 BIS 值波动幅度在设定值 10%（优）以内的时间比例增高，执行误差绝对中位数（MDAPE）和总体分数（GS）降低（$P<0.05$）。两组丙泊酚和瑞芬太尼用量无明显差异。M 组有 1 例苏醒期躁动。两组均无恶心呕吐和术中知晓。结论是 BIS 监测下的丙泊酚闭环靶控输注系统与人工开环靶控输注相比，麻醉镇静深度更合适、平稳。张雷等[3] 探讨 BIS 监测下心脏瓣膜置换术患者丙泊酚维持浓度与意识消失浓度之间的关系。选择期开胸心脏瓣膜置换术患者 30 例，麻醉诱导采用丙泊酚阶梯血浆靶控输注，初始血浆浓度（C_p）设为 1.0 μg/ml，当预测效应室浓度（C_e）达 0.5 μg/ml 时，每隔 1 min 以 0.3 μg/ml 递增 C_p，患者意识消失（loss of consciousness，LOC）时静脉注射舒芬太尼、罗库溴铵，当 BIS 达 50 时将 C_p 调至 C_e 水平。结果显示，LOC 时丙泊酚 C_e 值与基础值心排血量（cardiac output，CO）、每搏量（stroke volume，SV）呈明显正相关（$P<0.01$），与年龄呈明显负相关（$P<0.05$）；T2（BIS 达 50）～T9（术毕）时丙泊酚 C_e 值与 LOC 时 C_e 值呈明显正相关（$P<0.01$）。结论是瓣膜置换术中，丙泊酚靶控输注维持浓度与 LOC 时浓度具有明显相关性，LOC 时的丙泊酚 C_e 值可为维持浓度的调整提供一定参考依据。杨贵英等[4] 比较不同浓度丙泊酚用于腹腔镜胆囊切除术患者的药物效应。纳入腹腔镜胆囊切除术患者 100 例，随机分为两组（$n=50$ 例）：输注 1% 丙泊酚组（Ⅰ组）、输注 2% 丙泊酚组（Ⅱ组）。诱导剂量均为 2 mg/kg，根据 Narcotrend 指数调整两组

丙泊酚的泵速。结果发现，1%丙泊酚组患者意识消失时间及Narcotrend指数下降到36的时间均短于2%丙泊酚组（$P<0.05$）。2%丙泊酚组丙泊酚使用总量和丙泊酚第1小时用量的2倍用药量大于1%丙泊酚组用药量（$P<0.05$）。结论是1%丙泊酚的药效可能强于2%丙泊酚，2%丙泊酚经济效益相对较低。

丙泊酚与缺血-再灌注损伤的研究有数篇。石屹崴等[5]探讨丙泊酚对幼鼠肝缺血-再灌注时脑损伤的影响。纳入雄性C57BL/6小鼠48只，随机分为3组（$n=16$）：假手术组（S组）、肝缺血-再灌注组（I/R组）和丙泊酚组（P组）。采用夹闭肝左、中叶脉管共干制备肝缺血-再灌注损伤模型。切皮前30 min P组腹腔注射1%丙泊酚30 mg/kg；S组和I/R组腹腔注射等容量生理盐水。再灌注24 h时取血标本及脑组织，剥离海马。结果显示，与S组比较，I/R组和P组血清及海马TNF-α、IL-1β水平、血清S-100β蛋白和NSE水平及海马细胞凋亡指数升高（$P<0.01$），海马病理学损伤加重；与I/R组比较，P组血清及海马TNF-α、IL-1β水平、血清S-100β蛋白和NSE水平及海马细胞凋亡指数降低（$P<0.05$），海马病理学损伤减轻。结论是丙泊酚可减轻幼鼠肝缺血-再灌注诱发的脑损伤，机制可能与抑制全身和中枢炎症反应有关。孔萃萃等[6]探究丙泊酚及七氟烷在颈动脉内膜剥脱术（CEA）中对脑缺血-再灌注损伤的抗氧化应激作用及其对老年患者术后认知功能的影响，选择全身麻醉行CEA手术的老年患者47例，随机选用丙泊酚（P组，$n=24$）或七氟烷（S组，$n=23$）作为术中麻醉维持用药。术前及术后2 h、24 h使用MMSE量表评估患者认知功能状态。颈动脉夹闭前及夹闭后5 min分别采集血样，检测乳酸、S100B浓度、丙二醛/低密度脂肪酸比率（MDA/LDL）和硝酸盐+亚硝酸盐浓度。结果显示，P组患者术后24 h MMSE评分显著高于S组（$P<0.05$）；P组乳酸、S100B、MDA/LDL、硝酸盐+亚硝酸盐浓度均低于S组（$P<0.05$）。结论是丙泊酚更有效改善CEA老年患者术后认知功能障碍，其机制可能与抑制缺血-再灌注中的氧化应激损伤作用有关。

在丙泊酚的安全性方面，文春雷等[7]探究不同血浆靶浓度丙泊酚对老年患者心室复极的影响。纳入65~80岁择期行全身麻醉手术老年患者45例，随机分为3组（$n=15$）：丙泊酚血浆靶浓度2 μg/ml组（P1组）、3 μg/ml组（P2组）和4 μg/ml组（P3组）。分别于诱导前（T1）和丙泊酚达靶浓度后5 min（T2）时采集12导联心电图，测量QT间期和Tp-e间期，计算心率校正的QT间期（QTc间期）和Tp-e/QT比值。结果显示3组之间T1、T2时QTc间期、Tp-e间期、Tp-e/QT比值无差异（$P>0.05$）。与诱导前比较，丙泊酚降低P1组、P2组QTc间期、Tp-e间期、Tp-e/QT，以及P3组Tp-e间期和Tp-e/QT比值（$P<0.05$）。结论是临床相关剂量丙泊酚可缩短老年患者心室复极。为讨论丙泊酚联合应用舒芬太尼对于食管静脉曲张（EVs）内镜下注射硬化剂治疗（EIS）患者的安全性，Yu等[8]*对182例首次接受EIS治疗的严重EVs患者进行分析。患者接受舒芬太尼联合丙泊酚气管插管麻醉，注射0.5~1 μg/kg舒芬太尼和1~2 mg/kg丙泊酚进行诱导，2~5 mg/（kg·h）丙泊酚维持。记录相关信息，包括年龄、性别、体重、ASA分级、Child-Turcotte-Pugh（CTP）分级、适应证、麻醉前问题、内镜手术、手术顺利完成与否、麻醉时间、恢复时间以及麻醉药使用情况。不良事件，包括低血压、高血压、心动过缓也被记录。182名患者（140名男性和42名女性）的年龄为（56.1±11.7）岁（范围25~83岁）。患者体重为（71.4±10.7）kg（范围45~95 kg）。ASA分级Ⅱ级79例，Ⅲ级103例。95例患者的CTP分级为A，87例为B。静脉麻醉在所有病例中均成功。平均麻醉时间为（33.1±5.8）min，平均

苏醒时间为（12.3±3.7）min。2名患者发生低血压（1.1%）。内镜治疗过程中没有患者出现高血压。1例患者出现心动过缓（0.5%）。1例患者出现低氧（0.5%）。所有并发症都容易治疗，无任何不良后遗症。所有内镜手术均顺利完成。丙泊酚和舒芬太尼联合麻醉用于EVs气管插管辅助EIS是有效和安全的。

（二）右美托咪定

一些研究发现，右美托咪定可减少围术期阿片类药物消耗，降低术后疼痛强度，但尚无确凿证据证实。因此，Liu等[9]*采用Meta分析的方法评估右美托咪定在控制神经外科手术患者疼痛方面的疗效。右美托咪定已在神经外科手术期间施用于患者。此项Meta分析纳入11篇已发表的随机对照试验，涉及674例接受神经外科手术的患者（治疗组335名，对照组339名）。两组在麻醉后监测治疗室（post-anesthesia care unit，PACU）中的视觉模拟量表存在显著差异，合并平均差异（MD）=-1.54，95%置信区间（95%CI）为-2.33~0.75，I^2=87%，P=0.0001。另外，治疗组和对照组之间PACU阿片类药物需求存在显著差异，标准MD=-0.88，95%CI为-1.74~0.02，I^2=91%，P=0.05。治疗组术中阿片类药物消耗量显著降低，MD=-127.75，95%CI为-208.62~46.89，I^2=98%，P=0.002。结论认为右美托咪定可减少围术期和PACU中阿片类药物消耗，降低术后疼痛强度。另一项Meta分析对右美托咪定的安全性进行评估。Zhou等[10]进行Meta分析评估右美托咪定对通过插管给予全身麻醉患者的眼内压（IOP）的影响。6项气管插管全身麻醉患者静脉注射右美托咪定对IOP影响的随机对照试验（RCT）被纳入分析。结果显示：①两组眼压之间的差异有统计学意义，加权均数差（WMD）=-3.40 mmHg，95%CI为-4.76~-2.04 mmHg，P<0.000 01。②给予琥珀酰胆碱的右美托咪定组IOP低于给予琥珀胆碱的安慰剂组，WMD=-4.13 mmHg，95%CI为-6.01~-2.25 mmHg，P<0.000 1。③与安慰剂组患者的IOP相比，右美托咪定组气管插管患者维持较低的IOP，WMD=-3.10 mmHg，95%CI为-5.12~-1.07，P=0.003。然而，对于心动过缓的发生率，右美托咪定高于安慰剂，RR=0.23，95%CI为0.07~0.76，P=0.02。这项Meta分析显示，在许多情况下，右美托咪定可降低行插管全身麻醉患者的IOP。

1. 右美托咪定与应激反应　孙怡等[11]观察不同剂量右美托咪定对腹腔镜下胃肠手术老年患者围术期应激反应的影响。选择腹腔镜下胃肠手术老年患者80例，随机分为4组（n=20）：对照组（C组）和不同剂量右美托咪定组（D1~D3组）。D1、D2组和D3组麻醉诱导前10 min静脉泵注右美托咪定0.5 μg/kg，插管后分别静脉泵注右美托咪定0.2 μg/（kg·h）、0.5 μg/（kg·h）、0.8 μg/（kg·h）至术毕前30 min，C组同样方法输注生理盐水。时间点为给药前（T0）、气管插管时（T1）、气腹后5 min（T2）、气腹后60 min（T3）、拔管后即刻（T4）和拔管后10 min（T5）。研究结果显示，D1组、D2组和D3组术中瑞芬太尼的用量明显少于C组，且D2组和D3组明显少于D1组（P<0.05）。T1~T5时C组心率（HR）明显快于T0（P<0.05）；T2~T5时D2组和D3组的心率明显慢于C组和D1组，收缩压明显低于C组（P<0.05）；T1时D2组和D3组皮质醇和去甲肾上腺素浓度也明显低于C组（P<0.05）。T3和T5时，D2组和D3组血糖、皮质醇、肾上腺素和去甲肾上腺素浓度明显低于C组，D2组和D3组皮质醇和去甲肾上腺素浓度明显低于D1组（P<0.05）。结论是0.5 μg/（kg·h）能更有效地抑制腹腔镜下胃肠手术老年患者围术期应激反应。李超等[12]评价不同剂量右美托咪定对合并高血压开胸手术患者应激反应的影响。选择合并高血压的开胸手术患者60例，随机分为4组

（$n=15$）：对照组（C组）和不同剂量右美托咪定组（D1～D3组）。D1组、D2组、D3组分别于麻醉诱导前15 min时静脉输注右美托咪定0.2 μg/（kg·h）、0.3 μg/（kg·h）、0.4 μg/（kg·h），至手术结束前30 min。时间点分别为右美托咪定前（T0）、气管插管后1 min（T1）、切皮时（T2）和气管拔管（T3）。结果显示，与C组比较，D1组、D2组和D3组T1～3时血浆肾上腺素、去甲肾上腺素和血糖的浓度降低，D3组心动过缓和低血压发生率升高（$P<0.05$）。D1组、D2组和D3组组间各时点血浆肾上腺素、去甲肾上腺素和血糖的浓度无明显差异（$P>0.05$）。结论是右美托咪定降低合并高血压开胸手术患者应激反应的适宜输注速率为0.2 μg/（kg·h）和0.3 μg/（kg·h）。罗建民等[13]* 探究右美托咪定对经皮冠状动脉介入治疗（percutaneous coronary intervention，PCI）患者氧化应激的影响。选择急性心肌梗死急诊PCI患者50例，随机分为2组（$n=25$）：右美托咪定组（D组）和对照组（C组）。D组诱导前30 min泵注负荷剂量右美托咪定0.5 μg/kg，泵注时间为10 min，后维持泵注0.2～1.0 μg/（kg·h）至术毕，C组同样方法静脉泵注等量生理盐水。T0～T3分别为麻醉诱导前（T0）、术毕（T1）、术后6 h（T2）和24 h（T3）。结果显示与T0时比较，T1～T3时两组血清中性粒细胞（PMN）计数、血清丙二醛（MDA）浓度均升高，血清SOD活性降低（$P<0.01$或$P<0.05$）；T1～T3时D组PMN计数、MDA浓度低于C组，血清SOD活性高于C组（$P<0.05$）。两组术中低血压、心动过缓和低氧血症的发生率无差异。结论是持续静脉泵注右美托咪定0.5 μg/kg可以更好地抑制PCI患者的氧化应激反应，有助于减轻心肌缺血-再灌注损伤。朱焱林等[14] 探究右美托咪定对单肺通气（OLV）患者动脉血气和炎性因子的影响。选择择期肺癌根治术患者62例，按收治顺序分成观察组和对照组（$n=31$）。常规诱导及维持。观察组麻醉诱导前10 min静脉输注右美托咪定1.0 g/kg，10 min输注完后维持0.5 μg/（kg·h）至手术结束前30 min。对照组则输注等量的生理盐水。分别于OLV前即刻（T0）、OLV 1 h后（T1）、OLV结束时（T2）采集桡动脉血。结果显示与T0时比较，T1、T2时两组pH、PaO_2降低，$PaCO_2$升高，$TNF-\alpha$和IL-6升高（$P<0.05$）；与对照组相比，T1、T2时观察组PaO_2升高，$PaCO_2$、$TNF-\alpha$和IL-6含量降低（$P<0.05$）。两组顺式阿曲库铵和瑞芬太尼用量无差异，观察组丙泊酚用量明显低于对照组（$P<0.05$）。结论是右美托咪定有助于维持单肺通气患者术中血气稳定，减轻单肺通气引起的炎症反应。许成凤等[15] 探讨右美托咪定自控镇痛对结肠癌患者术后肠功能恢复及炎症反应的影响。选择90例结肠癌根治术患者，随机分为3组（$n=30$）：右美托咪定自控镇痛组（A组）、舒芬太尼自控镇痛组（B组）、镇痛针组（C组）。A组术后采用右美托咪定+舒芬太尼+格拉司琼电子镇痛泵进行患者自控镇痛（PCA），B组用舒芬太尼+格拉司琼PCA，C组不使用PCA，在患者疼痛时由医师给予肌内注射布桂嗪。T1～T4分别为术后12 h、24 h、48 h及72 h。结果发现与C组比较，A、B组T1-T4 VAS评分降低、镇静评分升高（$P<0.05$）。A组与B组各时间点VAS评分无差异（$P>0.05$）。与B组比较，A组各时间点Ramsay评分较高（$P<0.05$）。与B、C组比较，A组静脉血浆$TNF-\alpha$、IL-6浓度较低（$P<0.05$）。B组、C组静脉血浆$TNF-\alpha$、IL-6浓度无差异（$P>0.05$）。与B组比较，A、C组肛门排气时间较短（$P<0.05$）。A组与C组肛门排气时间无差异（$P>0.05$）。结论是使用右美托咪定联合舒芬太尼术后自控镇痛有较好的镇痛、镇静效果，同时减轻机体炎症反应，不延长患者术后肠功能恢复，是结肠癌术后较好的PCA方式。

2. 右美托咪定与器官急性损伤　有研究提出，右美托咪定能减少器官急性损伤。王英等[16] 探讨右美托咪定对急性肺损伤的影响。选取腹膜后腔镜肾部分切除术患者40例，随机分成2组（$n=20$）：对照组（C 组）和右美托咪定组（DEX 组）。DEX 组诱导前 10 min 静脉注射右美托咪定负荷剂量 1.0 μg/kg，随后以 0.5 μg/（kg·h）的速率输注至术毕，对照组给予等容量生理盐水。分别于诱导前（T0）、气腹 60 min（T1）、气腹 120 min（T2）、放气后 15 min（T3）、放气后 60 min（T4）时采集血样。结果显示与 T0 时比较，C 组 T1～T4 时血清 MDA、TNF-α、IL-6 和 Clara 细胞分泌蛋白（CC16）浓度升高，DEX 组 T3、T4 时血清 MDA 浓度、T1～4 时血清 TNF-α 和 IL-6 浓度、T2～4 时血清 CC16 浓度升高（$P<0.05$）。与 C 组比较，DEX 组 T2～4 时血清 MDA、TNF-α 和 CC16 浓度、T1～4 时血清 IL-6 浓度降低（$P<0.05$）。结论是右美托咪定可能有助于减轻腹膜后腔镜手术患者急性肺损伤。赵伟红等[17]探讨术中使用右美托咪定对失血性休克患者肾功能的影响。选择急诊全身麻醉下手术治疗的失血性休克患者 60 例，随机分为 2 组（$n=30$）：右美托咪定组（D 组）和对照组（C 组）。两组患者均在手术止血的同时积极进行容量复苏治疗，D 组切皮前给予右美托咪定 0.5 μg/kg，给药时间为 10 min，后以 0.4 μg/（kg·h）的速率静脉注射至术毕前 30 min，C 组给予等容量的生理盐水。T1～T4 分别为切皮前（T1）、术毕（T2）、术毕 24 h（T3）、术毕 72 h（T4）。结果显示，与 T1 相比，T2 时两组平均动脉压（MAP）、中心静脉压（CVP）和碱剩余（BE）明显升高，心率、血乳酸和血清高迁移率族蛋白 1（HMGB1）含量明显降低（$P<0.05$）；T3、T4 时 D 组血清肌酐（Scr）浓度明显降低，D 组 ΔScr 明显小于 C 组（$P<0.05$）；T4 时 D 组血清中性粒细胞明胶酶相关脂质运载蛋白（NGAL）含量明显减少，且 D 组血清 NGAL 含量明显少于 C 组（$P<0.05$）；T3 时 C 组血清 HMGB1 含量明显增加，C 组血清 HMGB1 含量明显多于 D 组，C 组 ΔHMGB1 明显大于 D 组（$P<0.05$）。结论是右美托咪定可抑制缺血-再灌注后血清促炎因子 HMGB1 含量的增加，有利于失血性休克患者肾功能的恢复。于翠萍等[18]探究右美托咪定对不同麻醉方式下患者尿量及电解质的影响。选取脊髓栓系松解术者 30 例（A 组）、下肢畸形矫正外固定器固定术者 30 例（B 组）、微创枕大池重建术 30 例（C 组）。A 组采用局部麻醉，B 组采用腰硬联合麻醉，C 组采用全身麻醉。每组输注右美托咪定 0.8 μg/（kg·10 min），后以 0.4 μg/（kg·h）持续输注至手术结束。结果显示，A 组与 B 组组间及组内比较各时段尿量无差异（$P>0.05$）。C 组注药后 2 h、3 h 时尿量明显多于 1 h 时尿量（$P<0.05$），但两者之间无差异，尿量在 2 h 时达峰值。注药后 1 h 时 3 组尿量无差异（$P>0.05$），注药后 2 h、3 h 时 C 组尿量明显多于 A 组、B 组（$P<0.05$）。3 组各时点 K^+、Na^+、Ca^{2+} 浓度及尿比重都在正常范围内。结论是右美托咪定 0.8 μg/kg 可增加全身麻醉患者尿量，但不增加非全身麻醉患者尿量，且不影响患者体内的电解质及尿比重。而在动物研究中，已发现右美托咪定对肝损伤有保护作用。张瑜等[19]探究右美托咪定对脓毒症大鼠肝损伤时程序性坏死的影响。纳入成年雄性 SD 大鼠 18 只，随机分为 3 组（$n=6$）：假手术组（SH 组）、脓毒症组（SEP 组）和右美托咪定组（DEX 组）。SEP 组和 DEX 组采用盲肠结扎穿孔法制备大鼠脓毒症模型。DEX 组于术前 1 h 时尾静脉注射右美托咪定 5 μg/kg，术后 6 h 时尾静脉取血样。结果表明与 SH 组比较，SEP 组和 DEX 组于血清 AST 和 ALT 的浓度升高，肝组织受体相互作用蛋白 1（RIP1）、受体相互作用蛋白 3（RIP3）、混合系列蛋白激酶样结构域（MLKL）、高迁移率族蛋白 1（HMGB1）和动力相关蛋白 1（Drp1）的表达上调，活性氧（ROS）水平升高（$P<0.05$）；与 SEP 组比较，DEX 组血清 AST 和 ALT 的浓度下降，肝组织 RIP1、RIP3、MLKL、HMGB1 和 Drp1 的表达下调，ROS 水平降低（$P<0.05$）。结论是右美托咪定减轻脓毒症大鼠肝损伤的机制可能与抑制程序性坏死有关。

3. 右美托咪定与苏醒期　唐帅等[20]探究右美托咪定行对经鼻中隔-蝶窦垂体瘤切除术患者苏醒期的影响。选择全身麻醉垂体瘤切除术患者124例，随机分为2组（$n=62$）：右美托咪定组（D组）和对照组（C组）。D组术中静脉泵注右美托咪定，C组泵注等量生理盐水。结果显示，D组拔管时间和麻醉后监测疗室（postanesthesia care unit，PACU）停留时间均长于C组（$P<0.05$）。两组苏醒期躁动、呛咳、术后24 h内咽痛和声嘶发生率无差异。结论是术中使用右美托咪定可提高经鼻中隔-蝶窦垂体瘤切除术患者术后对气管导管的耐受，不影响术后躁动、呛咳、咽痛、声嘶的发生率。陈淼等[21]*讨论右美托咪定对颈内动脉球囊闭塞试验患者术中唤醒试验质量的影响。选择全身麻醉行颈内动脉球囊闭塞试验的患者42例，随机分为2组（$n=21$）：丙泊酚复合瑞芬太尼组（PR组）与右美托咪定复合丙泊酚和瑞芬太尼组（DPR组）。DPR组15 min静脉注射右美托咪定负荷剂量0.5 μg/kg后以0.3 μg/（kg·h）速率维持，并靶控输注丙泊酚（0.5～1.0 μg/ml）和瑞芬太尼（1～3 ng/ml）；PR组靶控输注丙泊酚（3～5 μg/ml）和瑞芬太尼（3～6 ng/ml），BIS维持40～60。唤醒试验前两组停止丙泊酚，瑞芬太尼降至0.5 ng/ml，DPR组右美托咪定输降为0.1 μg/（kg·h）。时间点为入室后（T0，基础状态）、唤醒前10 min（T1）、唤醒后即刻（T2）、唤醒后10 min（T3）、唤醒试验结束（T4）。结果显示两组唤醒期间MAP、心率、血氧饱和度（SpO_2）和呼吸（RR）均在正常范围；与T0时比较，PR组T1,3,4时MAP降低，DPR组和PR组T1～T4时BIS值降低（$P<0.05$）；与PR组比较，DPR组T1、T3时MAP升高，T2～T4时BIS值降低，唤醒时间缩短，Ramsay镇静评分和唤醒质量升高，苏醒时间缩短，躁动发生率降低（$P<0.05$），拔除喉罩后进行词语等级量表评分无差异（$P>0.05$）。两组均未见心血管事件、呼吸抑制、术中知晓、术后恶心呕吐、反流误吸和重度疼痛发生。结论是右美托咪定可提高颈内动脉球囊闭塞试验患者术中唤醒试验的质量。许珍真等[22]探究预防性小剂量右美托咪定输注对既往脑卒中老年患者术后谵妄发生率的影响。选取161例既往脑卒中病史的老年患者，入ICU起到术后次日晨随机接受小剂量右美托咪定0.1 μg/（kg·h）（右美托咪定组，$n=82$）或等量生理盐水（对照组，$n=79$）持续输注。结果显示与对照组相比，右美托咪定组术后7 d内谵妄发生率降低，低血压发生率增加。小剂量右美托咪定输注是术后谵妄风险降低的独立影响因素（$OR=0.36$，$95\%CI\ 0.15～0.89$，$P=0.027$）。结论是对于既往合并脑卒中、术后进入ICU的老年患者，术后预防性输注小剂量右美托咪定可以降低术后谵妄的发生，但需监测低血压的发生情况。

4. 右美托咪定在小儿麻醉中的应用　张静静等[23]*探讨右美托咪定用于开颅手术小儿全身麻醉辅助用药对围术期血流动力学的影响。选择全身麻醉下行颅内肿瘤切除术的患儿52例，随机分为2组（$n=26$）：右美托咪定组（DEX组）麻醉诱导后给予右美托咪定0.5 μg/kg持续静脉输注15 min，之后以0.5 μg/（kg·h）维持至硬脑膜关闭；对照组给予等量生理盐水持续静脉输注。结果显示，给药后15 min右美托咪定组收缩压、舒张压与入室值无差异，但高于对照组；拔管时、拔管后5 min、10 min右美托咪定组心率与入室时无差异，但低于对照组；其余各时点收缩压、舒张压、心率组间比较无差异；右美托咪定组丙泊酚用量低于对照组（$P<0.01$）。两组苏醒时间及不良反应发生率无差异（$P>0.05$）。结论是开颅手术小儿全身麻醉期间辅助使用右美托咪定可使围术期血流动力学更平稳，且不影响苏醒时间，不增加不良事件发生。倪如飞等[24]探究右美托咪定预防儿童全身麻醉苏醒期躁动和谵妄的安全有效剂量。选取腹腔镜疝囊高位结扎术的患儿120例，随机分为4组（$n=30$）：A、B、C组分别静脉恒速（60 ml/h）泵注0.25 μg/kg、0.5 μg/kg和1 μg/kg右美托咪定，D组以相同的速度泵入生理盐水。结果显示，4组患儿手术时间无差异，B、C组停麻醉药物至拔喉罩时间（TM）长于A、D组，C组长于B组；A、B、D 3组的自动睁眼时间（TE）和PACU停留时间（TP）无差异，C组TE长于A、B、D 3组，且TP长于A、D组；A、B、C 3组的5点评分量表评分、苏醒期躁动（EA）和谵妄（ED）发生率、CHIPPS评分和七氟烷的用量均低于D组，各项指标中B、C组均显著低于A组，B、C组之间无差异。结论是儿童全身麻醉中使用右美托咪定0.5 μg/kg的剂量可安全有效地预防患儿手术后苏醒期躁动和谵妄，能减少术中七氟烷用量及减轻术后疼痛。盛明薇等[25]探讨右美托咪定对亲体肝移植术患儿心肌损伤的影响。选择择期行亲体肝移植术患儿58例，随机分为2组（$n=29$）：对照组（C组）和右美托咪定组（D组）。D组于切皮前经10 min静脉输注右美托咪定0.5 μg/kg，随后以0.8 μg/（kg·h）持续输注至术毕，C组给予等容量生理盐水。于切皮前（T0）、无肝期10 min（T1）、新肝期30 min（T2）及术毕（T3）时采集血标本。结果显示，与T0时比较，两组T2～T3时血清cTnI、乳酸脱氢酶（LDH）和α-羟丁酸脱氢酶（α-HBDH）浓度升高，T1～T3时血清IL-6和IL-10浓度升高。与C组比较，D组T2～T3时血清cTnI、LDH、α-HBDH和IL-6浓度降低，T1～T3时IL-10浓度升高，血清cTnI浓度的变化率降低。结论是右美托咪定可在一定程度上减轻亲体肝移植术患儿心肌损伤。魏灵欣等[26]比较右美托咪定与瑞芬太尼复合七氟烷-氧化亚氮（N_2O）麻醉诱导时患儿的气管插管条件。纳入择期整形外科手术患儿122例，，随机分为2组（$n=61$）：右美托咪定组（D组）和瑞芬太尼（R组）。吸入8%七氟烷-60%N_2O，新鲜气流量6 L/min，睫毛反射消失后D组和R组分别经50～60 s静脉注射右美托咪定1 μg/kg和瑞芬太尼1 μg/kg，1 min后行气管插管术。结果显示，与D组比较，R组气管插管后高血压和窦性心动过速发生率升高（$P<0.05$）；两组气管插管成功率、气管插管满意率、气管插管条件分级和术后咽痛发生率无明显差异（$P>0.05$）；两组均未发生低氧血症、喉痉挛、窦性心动过缓。结论是吸入8%七氟烷-60%N_2O麻醉诱导时，复合右美托咪定1 μg/kg改善患儿气管插管条件的临床效果优于复合瑞芬太尼1 μg/kg。

5. 右美托咪定与其他药物联合应用　右美托咪定常与其他药物联合应用。刘婷等[27]*探究氟比洛芬酯联合布托啡诺时右美托咪定用于开腹肠肿瘤根治术后静脉镇痛的适宜剂量。选择择期开腹肠肿瘤根治术患者120例，随机分为4组（$n=30$）：对照组（C组）和不同剂量右美托咪定组（DEX1组、DEX2组和DEX3组）。C组用氟比洛芬酯2 mg/kg和布托啡诺0.05 mg/kg静脉镇痛，DEX1组、DEX2和DEX3组在术毕前30 min开始静脉输注右美托咪定0.5 μg/kg，镇痛泵配方分别用右美托咪定1 μg/kg、2 μg/kg、3 μg/kg混合氟比洛芬酯2 mg/kg和布托啡诺0.05 mg/kg，用0.9%生理盐水配成100 ml，2 ml/h。术后静脉注射布托啡诺0.5 mg用于镇痛补救，采用咳嗽时VAS评分法评估术后疼痛程度，维持VAS评分<4分。结果显示，与C组比较，DEX2组和DEX3组术后镇痛补救率减少，镇痛满意度增加，DEX3组术后嗜睡发生率增加（$P<0.05$）。Dex1组、DEX2组和DEX3组未见其他不良反应发生。结论是混合氟比洛芬酯和布托啡诺时右美托咪定用于开腹肠肿瘤根治术后静脉镇痛的适宜剂量为2 μg/kg。姚雷等[28]探究右美托咪定用于剖宫产术后患者自控硬膜外间隙镇痛（patient-controlled epidural analgesia，PCEA）的效果及对下肢体感诱发电位（SEP）和血清髓鞘碱性蛋白（MBP）的影响。纳入术后行PCEA的剖宫产产妇120例，随机分为3组（$n=40$）：0.1%罗哌卡因组（R组）、0.002%吗啡+0.1%罗哌卡因组（RM组）、2 μg/kg右美托咪定+0.1%罗哌卡因组（RD

组）。时间点分别为术后 2 h（T1）、4 h（T2）、8 h（T3）、12 h（T4）、24 h（T5）、48 h（T6）。结果发现，RM 组和 RD 组在 T3、T4、T5 时的 VAS 评分均低于 R 组（$P<0.05$）；RM 和 RD 组间比较无差异（$P>0.05$）；3 组镇痛满意率、各时点的 OAA/S 评分无差异（$P>0.05$）；RM 组术后恶心、头晕与皮肤瘙痒发生率高于 R 组和 RD 组（$P<0.05$）；3 组产妇术后下肢 SEP 和血清 MBP 与术前比较无差异（$P>0.05$）。结论是右美托咪定 2 μg/kg 用于剖宫产术后 PCEA 时对产妇下肢 SEP 和血清 MBP 无明显影响，镇痛效果满意且不良反应少。

（三）依托咪酯

依托咪酯相关研究较少。邓红等[29]评价依托咪酯对大鼠肺缺血-再灌注损伤时 NF-κB 活性的影响。60 只成年雄性 SD 大鼠随机分为 4 组（$n=15$）：假手术组（S 组）、肺缺血-再灌注组（I/R 组）、依托咪酯组（E 组）和脂肪乳组（F 组）。采用开胸夹闭左肺门 45 min，再灌注 120 min 的方法制备大鼠肺缺血-再灌注损伤模型。于再灌注前 3 min，I/R 组和 S 组耳缘静脉注射生理盐水 1 ml，E 组和 F 组分别注射依托咪酯 0.3 mg/kg 和脂肪乳 0.3 mg/kg（均用生理盐水稀释至 1 ml）。于再灌注 120 min 时快速处死大鼠，取肺组织称重并计算湿重/干重（W/D）比值，采用 HE 染色法观察肺组织病理学结果，TUNEL 法计数并计算肺细胞凋亡指数（apoptosis index，AI），Western blotting 法检测肺组织细胞核蛋白 NF-κB 表达，ELISA 法检测肺组织 TNF-α 的含量。结果显示与 S 组比较，I/R 组肺组织 W/D 比值、AI 和 TNF-α 含量升高，NF-κB 表达上调（$P<0.05$）；与 I/R 组比较，E 组肺组织 W/D 比值、AI 和 TNF-α 含量降低，NF-κB 表达下调（$P<0.05$），F 组各指标差异无统计学意义（$P>0.05$）。E 组肺组织病理学损伤较 I/R 组减轻。结论是依托咪酯减轻大鼠肺缺血-再灌注损伤的机制与抑制 NF-κB 活性有关。唐庆凯等[30]*探讨梗阻性黄疸患者依托咪酯复合右美托咪定时抑制气管插管反应的半数有效剂量（ED_{50}）。选择择期全身麻醉手术的梗阻性黄疸患者，随机分配至对照组（C 组）和右美托咪定组（D 组）。诱导前 15 min，C 组静脉注射生理盐水 0.1 ml/kg，D 组静脉注射右美托咪定 0.4 μg/kg，常规给予麻醉诱导。采用序贯法进行试验，第 1 例患者静脉注射依托咪酯 0.2 mg/kg，气管插管后 3 min 内平均动脉压和（或）心率升高幅度超过基础值 20%，下一例患者采用高一级剂量，否则采用低一级剂量，相邻剂量比为 1.1。结果显示，C 组依托咪酯抑制气管插管反应的 ED_{50} 为 0.185（95% CI 0.162～0.201）mg/kg；D 组依托咪酯抑制气管插管反应的 ED_{50} 为 0.129（95% CI 0.093～0.143）mg/kg，两组间差异有统计学意义（$P<0.05$）。结论是复合右美托咪定时梗阻性黄疸患者依托咪酯抑制气管插管反应的 ED_{50} 为 0.129 mg/kg。

（四）氯胺酮

氯胺酮在临床研究中的文章较少。梅凤美等[31]*探讨氯胺酮在抑郁症患者无抽搐电休克治疗（MECT）中的疗效。选择行无抽搐电休克治疗的抑郁症患者 60 例，随机分为氯胺酮组和丙泊酚组（$n=30$）。在无抽搐电休克治疗前静脉注射阿托品 0.5～1.0 mg、丙泊酚 1.0 mg/kg（丙泊酚组）或氯胺酮 0.8 mg/kg（氯胺酮组），睫毛反射消失后静脉注射琥珀胆碱 0.7～1.0 mg/kg。分别在第 2 次、第 4 次、第 6 次治疗后完成汉密尔顿抑郁量表（Hamilton depression scale，HAMD）。结果显示，随着治疗次数增加两组 HAMD 总分均明显下降（$P<0.05$）。氯胺酮组 HAMD 总分下降明显快于丙泊酚组

（$P<0.05$）。两组患者抽搐时间、抽搐指数、能量百分比、呼吸恢复时间无差异。结论是抑郁症患者无抽搐电休克治疗中氯胺酮降低 HAMD 评分的效果优于丙泊酚。

而在基础研究方面，高璇等[32]*采用 MRI 法评价氯胺酮对创伤性脑外伤（traumatic brain injury，TBI）小鼠的脑保护作用。选择清洁级雄性 C57BL/6 小鼠 32 只，随机分为 4 组：正常对照组（C 组，$n=7$）、氯胺酮组（K 组，$n=7$）、TBI 组（$n=9$）和 TBI＋氯胺酮组（TBI＋K 组，$n=9$）。采用气压颅脑外伤撞击仪制备 TBI 模型。氯胺酮于术后 1 h 腹腔注射 150 mg/kg，对照组给予等量生理盐水。于术后 24 h、72 h、7 d 时进行旷场实验。于术后 6 h、24 h 和 72 h 时，TBI 组和 TBI＋K 组行 MRI 扫描，C 组和 K 组于术后 24 h 时行 MRI 扫描。结果显示，C 组和 K 组 MRI 扫描未见脑水肿发生，TBI 组和 TBI＋K 组均发生不同程度的脑水肿。与 C 组比较，TBI 组术后 24 h、72 h 时运动距离缩短（$P<0.05$）；与 TBI 组比较，TBI＋K 组脑水肿面积减小，术后 24 h、72 h 时运动距离延长（$P<0.05$ 或 $P<0.01$）。结论是 MRI 法进一步明确氯胺酮对 TBI 小鼠可产生一定程度的脑保护作用。赵天云等[33]探讨内嗅皮质神经元树突棘的可塑性与小剂量氯胺酮减轻老龄大鼠七氟烷麻醉后认知功能障碍的关系。36 只 SD 大鼠随机分为 3 组（$n=12$）：对照组（C 组）、七氟烷组（Sev 组）和氯胺酮组（K 组）。Sev 组吸入空气（流量为 1 L/min）和 3.6% 七氟烷的混合气体 3 h，K 组腹腔注射氯胺酮 10 mg/kg，5 min 后吸入空气（流量为 1 L/min）和 3.6% 七氟烷的混合气体 3 h。麻醉后 3 d 进行旷场实验和水迷宫实验，测定内嗅皮质 Ⅱ～Ⅲ 层神经元密度、树突棘密度以及突触后密度蛋白（PSD-95）和突触素（SY38）的表达水平。结果显示，Sev 组较 C 组中央区停留时间缩短，逃避潜伏期延长，内嗅皮质神经元树突棘的密度减少，PSD-95 和 SY38 表达下调（$P<0.05$）；与 Sev 组比较，K 组中心区停留时间延长，逃避潜伏期缩短，内嗅皮质神经元树突棘的密度增加，PSD-95 和 SY38 表达上调（$P<0.05$）。3 组内嗅皮质神经元密度无明显差异（$P>0.05$）。结论是小剂量氯胺酮减轻七氟烷麻醉诱发老年大鼠认知功能障碍的机制可能与增强内嗅皮质神经元树突棘的可塑性有关。张培等[34]评价经典型蛋白激酶 C7/生长相关蛋白 -43（cPKCγ/GAP-43）信号通路在氯胺酮致发育期大鼠海马神经元凋亡中的作用。原代培养大鼠海马神经元，以 $1×10$ 个 /ml 密度接种于培养板（$n=10$）。随机分为对照组（C 组）和氯胺酮组（K 组）。C 组不做任何处理，K 组加入氯胺酮，终浓度为 300 μmol/L。孵育 12 h 时采用流式细胞术确定海马神经元凋亡率，Western blotting 检测海马神经元 cPKCγ、GAP-43 及磷酸化 GAP-43（p-GAP-43）的表达水平。结果发现，与 C 组比较，K 组海马神经元凋亡率升高，cPKCγ、GAP-43 及 p-GAP-43 表达下调。结论是氯胺酮导致发育期大鼠海马神经元凋亡的机制可能与抑制 PKCT/GAP-43 信号通路激活有关。

（五）阿片类药物

1. 瑞芬太尼　Zhang 等[35]的 Meta 分析评估瑞芬太尼对剖宫产术中产妇和新生儿的影响。共有 7 项随机对照试验纳入分析。结果显示，接受瑞芬太尼注射的产妇其新生儿在 1 min 和 5 min 时的 Apgar 评分显著降低，其加权均数差（WMD）分别为 -0.835（$95\%CI$ -1.515～-0.154）和 -0.296（$95\%CI$ -0.570～-0.021）。瑞芬太尼组脐动脉 pH 显著升高（WMD 0.014，$95\%CI$ 0.002～0.025）。瑞芬太尼注射的母亲的收缩压最高值和最低值显著降低，WMD 和相应的 $95\%CI$ 分别为 -18.913（-34.468～-3.359）和 -12.982（-21.479～-4.485）。全身麻醉期间瑞芬太尼显示对母体循环反应的潜在价值，其降低插管和手术引起的产妇血压升高。但是对于新生儿是否有益还存在争议。需要更多、更大样本量的随机对照试验来评估瑞芬太尼的不良反应。宋程程等[36]探究瑞芬太尼诱发切口痛大鼠痛觉过敏时背根神经节瞬时受体电位香草醛亚家族1（TRPV1）表达的变化。32只雄性SD大鼠随机分为4组（$n=8$）：对照组（C组）、切口痛组（I组）、瑞芬太尼组（R组）和切口痛+瑞芬太尼组（I+R组）。R组静脉输注瑞芬太尼1.2 μg/（kg·min）60 min；I组制备大鼠切口痛模型，同时静脉输注等容量生理盐水60 min；I+R组制备大鼠切口痛模型，同时静脉输注瑞芬太尼1.2 μg/（kg·min）60 min；C组静脉输注等容量生理盐水60 min。分别于输注生理盐水或瑞芬太尼前24 h（T0）、输注停止后2 h、6 h、24 h和48 h（T1~T4）时测定机械刺激缩足反应阈值（paw withdrawal mechenical threshold，PWMT；或mechanical withdrawal threshold，MWT）和热刺激缩足反应潜伏期（paw with drawal thermal latency，PWTL；或thermal withdrawal latency，TWL）。最后一次痛阈测定结束后取$L_{4~6}$背根神经节检测背根神经节TRPV1及其mRNA的表达水平。结果发现，R组、I组和I+R组T1~T4时均较对照组PWMT/MWT降低，PWTL/TWL缩短，背根神经节TRPV1及其mRNA表达上调；与R组或I组比较，I+R组T1~T4时PWMT/MWT降低，PWTL/TWL缩短，背根神经节TRPV1及其mRNA表达上调。结论是瑞芬太尼诱发切口痛大鼠痛觉过敏形成的机制可能与背根神经节TRPV1表达上调有关。

在与其他药物复合应用方面，肖兴鹏等[37]*探究无痛胃镜检查中瑞芬太尼复合丙泊酚静脉麻醉时瑞芬太尼的最适剂量。纳入接受无痛胃镜检查患者300例，随机分成3组（$n=100$）：R1组瑞芬太尼0.25 μg/kg，R2组瑞芬太尼0.5 μg/kg，R3组瑞芬太尼1.0 μg/kg。结果显示，3组患者麻醉前（T0）、置入胃镜时（T1）、退出胃镜时（T2）时BIS值、MAP、心率组间无差异（$P>0.05$）。T1时R1组、R2组SpO_2高于R3组（$P<0.05$），R1组与R2组无差异，T2时3组之间无差异（$P>0.05$）。丙泊酚用量R1组>R2组>R3组（$P<0.05$），R1组、R2组术中辅助呼吸明显少于R3组（$P<0.05$）。与R2组、R3组比较，R1组患者苏醒时间、离院时间明显延长，术中体动及离院时眩晕发生较多（$P<0.05$），但R2组、R3组之间无差异（$P>0.05$）。3组患者胃镜检查时间、术中知晓及术后恶心呕吐发生情况无差异（$P>0.05$）。结论是以0.5 μg/kg瑞芬太尼辅助适量丙泊酚是胃镜检查中较适合的搭配方案。杨成伟等[38]探究复合丙泊酚时瑞芬太尼抑制神经外科女性患者安置头架反应的半数有效血浆靶浓度（EC_{50}）。选择全身麻醉下神经外科手术的女性患者16例，麻醉诱导采用靶控输注瑞芬太尼和丙泊酚，血浆靶浓度（Cp）分别为5 ng/ml和3 μg/ml，静脉注射罗库溴铵0.6 mg/kg。气管插管术后稳定3 min，调整瑞芬太尼Cp，第1例患者为5 ng/ml，待效应室靶浓度与Cp平衡后安置头架。发生安置头架反应时，下一例患者采用高一级浓度，否则采用低一级浓度，相邻靶浓度比值为1.2。安置头架反应的标准为安置头架后1 min内患者心率和（或）平均动脉压升高幅度超过基础水平的20%。结果发现复合丙泊酚时瑞芬太尼抑制患者安置头架反应的EC_{50}为3.74（95%CI 3.43~4.09）ng/ml。

2. 舒芬太尼　田首元等[39]探究舒芬太尼后处理对大鼠缺血-再灌注时心肌组织蛋白酶B水平的影响。18只成年雄性SD大鼠随机数字表法分为3组（$n=6$）：假手术组（S组）、心肌缺血-再灌注组（I/R组）和舒芬太尼后处理组（SP组）。采用结扎左冠状动脉前降支30 min再灌注120 min的方法制备心肌缺血-再灌注损伤模型。再灌注前5 min SP组静脉注射舒芬太尼1.0 μg/kg，S组和I/R组静脉注射等容量生理盐水。再灌注120 min时取腹主动脉血标本进行检测。结果显示，与S组比较，I/R

组和 SP 组血清 cTnI 和 CK-MB 浓度升高，心肌组织 Beclin-1、LC3 Ⅱ 表达上调，组织蛋白酶 B 表达上调且活性增强（$P<0.05$）；与 I/R 组比较，SP 组血清 cTnI 和 CK-MB 浓度降低，心肌组织 Beclin-1、LC3 Ⅱ 表达下调，组织蛋白酶 B 表达上调且活性增强（$P<0.05$），心肌组织病理学损伤减轻，自噬体减少。结论是舒芬太尼后处理抑制大鼠心肌缺血-再灌注时心肌细胞自噬的机制可能与增加组织蛋白酶 B 表达和活性有关。杨开银等[40]探索舒芬太尼后处理对大鼠肾缺血-再灌注损伤的影响及其与自噬的关系。30 只成年雄性 Wistar 大鼠随机分为 3 组（$n=10$）：假手术组（S 组）、肾缺血-再灌注组（I/R 组）和舒芬太尼后处理组（SP 组）。I/R 组和 SP 组采用夹闭左侧肾蒂 45 min，再灌注即刻切除右肾的方法制备肾缺血-再灌注损伤模型。SP 组于再灌注前 5 min 时尾静脉注射舒芬太尼 1 μg/kg。再灌注 24 h 时心脏穿刺采集血样。结果显示，与 S 组比较，I/R 组和 SP 组血清肌酐（Cr）和尿素氮（BUN）的浓度升高，肾组织 LC3 和 Beclin-1 的表达上调（$P<0.05$），肾组织病理学损伤加重；与 I/R 组比较，SP 组血清 Cr 和 BUN 的浓度降低，肾组织 LC3 和 Beclin-1 表达下调（$P<0.05$），肾组织病理学损伤减轻。结论是舒芬太尼后处理可减轻大鼠肾缺血-再灌注损伤，其机制可能与抑制自噬有关。罗宏等[41]*分析靶控输注（target controlled infusion，TCI）丙泊酚时舒芬太尼抑制肺结核患者双腔气管导管插管反应的量效关系。选取择期全身麻醉下行胸科手术的肺结核患者 100 例，随机分为 5 组（$n=20$），麻醉诱导分别静脉注射舒芬太尼 0.35 μg/kg、0.40 μg/kg、0.45 μg/kg、0.50 μg/kg、0.55 μg/kg，靶控输注丙泊酚（血浆靶浓度 3.5 μg/ml），静脉注射维库溴铵 0.15 mg/kg，双腔气管导管插管后机械通气。双腔气管导管插管后 5 min 内 MAP 升高大于基础水平 20% 和（或）心率 >90 次/分钟，为气管插管反应阳性。结果显示，靶控输注丙泊酚时舒芬太尼抑制肺结核患者双腔气管导管插管反应的 ED_{50} 为 0.411（95%CI 0.370～0.441）μg/kg，ED_{95} 为 0.635（95%CI 0.556～0.888）μg/kg。Deng 等[42]*的研究比较纳布啡和舒芬太尼用于结肠镜检查患者的疗效和安全性，并确定纳布啡在此类手术中的最佳剂量。连续招募 240 名年龄在 18～65 岁、ASA 分级 Ⅰ～Ⅱ级、计划行结肠镜检查的患者。患者随机分配到 4 个给药剂量组：舒芬太尼 0.1 μg/kg（S 组）、纳布啡 0.1 mg/kg（N1 组），纳布啡 0.15 mg/kg（N2 组）、纳布啡 0.2 mg/kg（N3 组）。手术前记录基线生命体征。使用脑电双频指数（BIS）监测 4 组的丙泊酚镇静，使用视觉模拟评分（visual analogue score，VAS）和改良行为疼痛量表评估非插管患者的疼痛缓解。记录术中呼吸抑制以及术后进入麻醉后监测治疗室（post-anesthesia care unit，PACU）、第一个和第二个 24 h 内的恶心呕吐、嗜睡和腹胀的发生率。结果显示，舒芬太尼组和纳布啡组的镇痛效果无显著差异（$P>0.05$）。S 组呼吸抑制明显多于 N1 组和 N2 组（$P<0.05$）。结肠镜检查后 24 h 内纳布啡组的恶心发生率显著高于舒芬太尼组（$P<0.05$）。在接受结肠镜检查的患者中，纳布啡可被认为是舒芬太尼的合理替代者。推荐剂量范围为 0.1～0.2 mg/kg。较低的呼吸抑制和呼吸暂停风险使纳布啡适用于呼吸困难的患者。

3. 地佐辛　孙亚林等[43]*观察地佐辛复合舒芬太尼患者自控静脉镇痛（patient-controlled intravenous analgesia，PCIA）对腹腔镜肝癌切除术后疼痛和炎症反应的影响。纳入择期行腹腔镜下肝癌切除术患者 60 例，随机分为两组（$n=30$）：舒芬太尼组（S 组）和地佐辛复合舒芬太尼组（DS 组）。术毕使用 PCIA，S 组配方为舒芬太尼 2.0 μg/kg+托烷司琼 5 mg+生理盐水配至 100 ml，DS 组配方为地佐辛 0.5 mg/kg+舒芬太尼 2.0 μg/kg+托烷司琼 5 mg+生理盐水配至 100 ml。结果表明，术后 4 h、24 h、48 h DS 组 VAS 评分明显低于 S 组；DS 组患者满意度评分明显高于 S 组。与麻醉诱导前比较，术后 4 h、24 h、48 h 两组 TNF-α 和 IL-6 浓度明显升高，IL-2 浓度明显降低；术后 24 h、48 h DS 组 TNF-α、IL-6 浓度明显低于 S 组，IL-2 浓度明显高于 S 组。术后 48 h 内 DS 组 PCIA 泵按压次数明显少于 S 组。两组患者不良反应发生率无差异。结论是地佐辛 0.5 mg/kg 复合舒芬太尼 2.0 μg/kg 患者自控静脉镇痛可提供安全有效的镇痛，并可减轻腹腔镜肝癌切除术后炎症反应。

4. 羟考酮 Nie 等[44]* 进行的一项随机对照试验比较羟考酮和舒芬太尼患者自控静脉镇痛的疗效。120 例行择期剖宫产手术的初产妇随机分配至不同药物的 PCIA 组：S 组（舒芬太尼 100 μg）、OS1 组（舒芬太尼 70 μg，羟考酮 30 mg）、OS2 组（舒芬太尼 50 μg，羟考酮 50 mg）、O 组（羟考酮 100 mg）。每组加入雷莫司琼 0.3 mg。在所有组中，将药物稀释至 100 ml，并以 1 ml/h 连续输注。静脉注射剂量为 2 ml，锁定间隔 15 min。每小时 PCIA 的最大剂量为 10 ml。手术后，比较组间疼痛评分、PCIA 剂量和不良反应。在各时间点（手术后 6 h、12 h、24 h），O 组数字子宫痉挛疼痛评分（NRS-U）低于 OS1 组和 S 组（$P<0.008$）；OS2 组和 OS1 组 NRS-U 低于 S 组（$P<0.008$）。O 组坐位数字疼痛评分（NRS-S）低于其他组（$P<0.008$）。OS2 组 NRS-S 低于 OS1 组和 S 组（$P<0.008$）。术后 12 h、24 h，O 组静息数字疼痛评分（NRS-R）低于其他组（$P<0.008$）。在各时间点，OS2 组的 NRS-R 均低于 OS1 组和 S 组（$P<0.008$）。O 组的 PCIA 静脉注射量和阿片类药物消耗量在各时间点低于 OS1 组和 S 组（$P<0.008$）。羟考酮 PCIA 可能比舒芬太尼 PCIA 对剖宫产术后疼痛缓解更有效，但不良反应的发生率需要进一步研究。翟明玉等[45] 评价羟考酮在三叉神经微血管减压术患者中应用的安全性和有效性，并比较羟考酮与舒芬太尼对三叉神经微血管减压术患者术后早期恢复质量的影响。选择行三叉神经微血管减压术患者 86 例，随机分为两组（$n=43$）：羟考酮组（O 组）和舒芬太尼组（S 组）。麻醉诱导时 O 组静脉注射羟考酮 0.3 mg/kg，S 组静脉注射舒芬太尼 0.4 μg/kg，关闭硬膜后 O 组静脉注射羟考酮 0.07 mg/kg，S 组静脉注射舒芬太尼 0.1 μg/kg。于术前 1 d 和术后 4 h、24 h、48 h 采用数字评分法（numeric rating scale，NRS）评估患者手术切口疼痛和三叉神经区面部疼痛程度。当 NRS 评分≥4 分时 O 组静脉注射羟考酮 3 mg，S 组静脉注射舒芬太尼 5 μg 进行补救镇痛。结果显示，与 S 组相比，O 组术后 3 d 的 QoR-40 量表评分中身体舒适度评分、情绪状态评分、心理支持评分、疼痛评分及总评分升高，术后恶心呕吐发生率降低（$P<0.05$）。结论是在三叉神经微血管减压术患者中，羟考酮安全有效地用于麻醉诱导、预防性镇痛及补救镇痛；与舒芬太尼比较，羟考酮可提高三叉神经微血管减压术患者术后早期恢复质量，减少术后恶心呕吐。袁静等[46] 探究丙泊酚靶控输注时羟考酮抑制气管插管反应的半数有效剂量（ED_{50}）。选择择期全身麻醉下手术的患者。静脉顺序注射羟考酮、靶控输注丙泊酚血浆浓度 4 μg/ml，BIS<60 时静脉注射罗库溴铵 0.9 mg/kg 后行气管插管机械通气。采用改良 Dixon 序贯法进行试验，羟考酮起始剂量为 0.2 mg/kg，若气管插管反应阳性则下一例患者增加剂量；反之则降低剂量，相邻剂量比值为 1∶1.1。气管插管反应阳性的标准是插管后 2 min 内 MAP_{max} 或 HR_{max} 较基础值≥20%。共 27 例患者完成研究，结果显示羟考酮抑制气管插管反应的 ED_{50} 为 0.204（95%CI 0.175~0.249）mg/kg；ED_{95} 为 0.342（95%CI 0.287~0.409）mg/kg。结论是血浆靶控输注丙泊酚 4 μg/ml 时，羟考酮抑制气管插管反应的 ED_{50} 为 0.204 mg/kg，ED_{95} 为 0.342 mg/kg。郑雪琴等[47] 讨论羟考酮对人结肠癌细胞转移能力的影响及 μ、κ 受体在其中的作用。人结肠癌 HCT116 细胞，以 $1×10^6$ 个/ml 的密度接种至 144 个培养孔，随机分为 6 组（$n=24$）：对照组（C 组）和 1 μmol/L、5 μmol/L、10 μmol/L 羟考酮组（O1 组、O2 组和

O3组)，羟考酮+μ受体拮抗剂CTOP组（O2+CTOP组），羟考酮+κ受体拮抗剂nor-binaltorphimine组（O2+BNI组）。O1组、O2组和O3组分别采用相应浓度羟考酮孵育，O2+CTOP组和O2+BNI组分别采用5 μmol/L羟考酮+20 μmol/L CTOP或5 μmol/L羟考酮+nor-binaltorphimin 20 μmol/L孵育24 h。结果显示，与C组比较，O1组、O2组和O3组侵袭细胞数和迁移细胞数依次降低，细胞小G蛋白A（RhoA）、小G蛋白Rho相关激酶-1（ROCK1）、基质金属蛋白酶（MMP）-2和MMP-9的水平依次降低（$P<0.05$），O2+BNI组上述指标比较无差异（$P>0.05$）；与O2组比较，O2+BNI组侵袭细胞数和迁移细胞数增加，细胞RhoA、ROCK1、MMP-2和MMP-9的水平升高（$P<0.05$），O2+CTOP组细胞上述指标比较无差异（$P>0.05$）。结论是羟考酮可抑制人结肠癌细胞转移能力，其机制全部与激活κ受体后抑制RhoA/ROCK1通路激活有关，而与μ受体无明显关系。

（李　姝　韩如泉）

参考文献

[1]* Wang YB, Zhang RZ, Huang SH, et al. Relationship between UGT1A9 gene polymorphisms, efficacy, and safety of propofol in induced abortions amongst Chinese population: a population-based study . Biosci Rep, 2017, 37 (5).

[2] 郑荃菁，杜小宜，陈虹宇，等. BIS监测下丙泊酚闭环靶控输注用于胆胰手术麻醉的临床效果. 临床麻醉学杂志，2017，33（6）：529-533.

[3] 张雷，章雨雯，程新琦，等. 心脏瓣膜置换术患者丙泊酚靶控输注维持浓度与意识消失浓度关系的研究. 临床麻醉学杂志，2017，33（4）：334-337.

[4] 杨贵英，杨天德，李洪，等. 两种浓度丙泊酚用于腹腔镜胆囊切除术患者药物效应比较. 国际麻醉学与复苏杂志，2017，38（8）：699-701.

[5] 石屹崴，徐如彬，王刚，等. 丙泊酚对幼鼠肝缺血再灌注时脑损伤的影响. 中华麻醉学杂志，2017，37（7）：825-827.

[6] 孔萃萃，王天龙. 丙泊酚及七氟醚麻醉对行颈动脉内膜剥脱术老年患者术后认知功能及氧化应激状态的影响比较. 北京医学，2017，39（6）：573-577.

[7] 文春雷，高鸿，刘艳秋，等. 不同血浆靶浓度丙泊酚对老年患者心室复极的影响. 中华麻醉学杂志，2017，37（8）：907-909.

[8]* Yu Y, Qi SL, Zhang Y. Role of combined propofol and sufentanil anesthesia in endoscopic injection sclerotherapy for esophageal varices . World J Gastroenterol, 2017, 23 (44): 7875-7880

[9]* Liu Y, Liang F, Liu X, et al. Dexmedetomidine Reduces perioperative opioid consumption and postoperative pain intensity in neurosurgery: A Meta-analysis . J Neurosurg Anesthesiol, 2018, 30 (2): 146-155.

[10] Zhou C, Zhu Y, Liu Z, et al. The Effects of intravenous dexmedetomidine injections on IOP in general anesthesia intubation: a meta-analysis. Biomed Res Int, 2017, 2017: 6186832.

[11] 孙怡，岳生，黄晓晨，等. 不同剂量右美托咪定对腹腔镜下胃肠手术老年患者围术期应激反应的影响. 临床麻醉学杂志，2017，33（11）：1061-1065.

[12] 李超, 雍芳芳, 王合梅, 等. 不同剂量右美托咪定对合并高血压开胸手术患者应激反应的影响. 中华麻醉学杂志, 2017, 37 (5): 591-593.

[13]* 罗建民, 魏磊, 吴学东, 等. 右美托咪定对经皮冠状动脉介入治疗患者氧化应激的影响. 临床麻醉学杂志, 2017, 33 (7): 668-670.

[14] 朱焱林, 蒋亚欧, 肖红波, 等. 右美托咪定对单肺通气患者动脉血气和炎性因子的影响. 临床麻醉学杂志, 2017, 33 (11): 1070-1073.

[15] 许成凤, 胡海, 张可贤, 等. 右美托咪定自控镇痛对结肠癌患者术后肠功能恢复及炎症反应的影响. 国际麻醉学与复苏杂志, 2017, 38 (8): 728-730, 735.

[16] 王英, 张岚, 赵昕, 等. 右美托咪定对腹膜后腔镜手术患者急性肺损伤的影响. 中华麻醉学杂志, 2017, 37 (1): 47-49.

[17] 赵伟红, 冯运林, 罗佛全, 等. 右美托咪定对失血性休克患者肾功能的影响. 临床麻醉学杂志, 2017, 33 (7): 642-646.

[18] 于翠萍, 范婷, 万晓晖. 不同麻醉方式下右美托咪定对患者尿量及电解质的影响. 北京医学, 2017, 39 (6): 592-594.

[19] 张瑜, 孟宇, 郭素倩, 等. 右美托咪定对脓毒症大鼠肝损伤时程序性坏死的影响. 中华麻醉学杂志, 2017, 37 (7): 888-890.

[20] 唐帅, 薛杨, 张良燕, 等. 右美托咪定对经鼻中隔-蝶窦垂体瘤切除术患者苏醒期的影响. 临床麻醉学杂志, 2017, 33 (5): 446-448.

[21]* 陈淼, 韩雪萍, 尚学栋, 等. 右美托咪定对颈内动脉球囊闭塞试验患者术中唤醒试验质量的影响. 中华麻醉学杂志, 2017, 37 (5): 601-605.

[22] 许珍真, 苏仙, 孟昭婷, 等. 小剂量右美托咪定对既往脑卒中老年患者术后谵妄发生率的影响: 对随机对照研究数据的二次分析. 中华老年多器官疾病杂志, 2017, 16 (2): 100-105.

[23]* 张静静, 景龙年, 王东信, 等. 右美托咪定辅助全身麻醉对开颅手术小儿围手术期血流动力学影响的初步研究. 国际麻醉学与复苏杂志, 2017, 38 (5): 409-413.

[24] 倪如飞, 刘吉平, 黄海文, 等. 右美托咪定预防儿童全麻苏醒期躁动和谵妄的安全有效剂量. 广东医学, 2017, 38 (11): 1750-1753.

[25] 盛明薇, 杜洪印, 喻文立, 等. 右美托咪定对亲体肝移植术患儿心肌损伤的影响. 中华麻醉学杂志, 2017, 37 (3): 263-266.

[26] 魏灵欣, 邓晓明, 夏伟鹏, 等. 右美托咪定与瑞芬太尼复合七氟醚-N_2O麻醉诱导时患儿气管插管条件的比较. 中华麻醉学杂志, 2017, 37 (6): 711-714.

[27]* 刘婷, 彭书峻, 李玉希, 等. 混合氟比洛芬酯和布托啡诺时右美托咪定用于开腹肠肿瘤根治术后静脉镇痛的适宜剂量. 中华麻醉学杂志, 2017, 37 (6): 681-683.

[28] 姚雷, 宋杰, 王坚, 等. 右美托咪定用于术后硬膜外镇痛的效果及对体感诱发电位和血清髓鞘碱性蛋白的影响. 国际麻醉学与复苏杂志, 2017, 38 (8): 722-727.

[29] 邓红, 高静, 刘金碧, 等. 依托咪酯对大鼠肺缺血再灌注损伤时NF-κB活性的影响. 中华麻醉学杂志, 2017, 37 (4): 498-500.

[30]* 唐庆凯, 邢金城, 王海云, 等. 复合右美托咪定时梗阻性黄疸患者依托咪酯抑制气管插管反应的半数有效剂量. 中华麻醉学杂志, 2017, 37 (3): 341-343.

[31]* 梅凤美, 岳伟, 曾琼, 等. 氯胺酮在抑郁症患者无抽搐电休克治疗中的疗效分析. 临床麻醉学志, 2017, 33 (9): 864-867.

[32]* 高璇, 方芳, 凌晓敏, 等. MRI 法评价氯胺酮对创伤性脑外伤小鼠的脑保护作用. 中华麻醉学杂志, 2017, 37 (4): 501-503.

[33] 赵天云, 魏伟, 张文华, 等. 小剂量氯胺酮减轻老龄大鼠七氟醚麻醉后认知功能障碍的机制内嗅皮质神经元树突棘的可塑性. 中华麻醉学杂志, 2017, 37 (2): 171-174.

[34] 张培, 郝子淼, 蒋素芳, 等. cPKCγ/GAP-43 信号通路在氯胺酮致发育期大鼠海马神经元凋亡中的作用: 离体实验. 中华麻醉学杂志, 2017, 37 (3): 296-299.

[35] Zhang Y, Lu H, Fu Z, et al. Effect of remifentanil for general anesthesia on parturients and newborns undergoing cesarean section: a meta-analysis. Minerva Anestesiol, 2017, 83 (8): 858-866.

[36] 宋程程, 张麟临, 赵亓, 等. 瑞芬太尼诱发切口痛大鼠痛觉过敏时背根神经节 TRPV1 表达的变化. 中华麻醉学杂志, 2017, 37 (2): 167-170.

[37]* 肖兴鹏, 贾一帆, 余奇劲, 等. 脑电双频指数指导无痛胃镜检查中瑞芬太尼最适剂量的选择. 国际麻醉学与复苏杂志, 2017, 38 (7): 605-607, 612.

[38] 杨成伟, 陆丹军, 康芳, 等. 复合异丙酚时瑞芬太尼抑制神经外科女性患者安置头架反应的半数有效血浆靶浓度. 中华麻醉学杂志, 2017, 37 (2): 196-198.

[39] 田首元, 张文颉, 聂丽霞, 等. 舒芬太尼后处理对大鼠缺血再灌注时心肌组织蛋白酶 B 水平的影响. 中华麻醉学杂志, 2017, 37 (4): 435-438.

[40] 杨开银, 冷玉芳, 刘振臻, 等. 舒芬太尼后处理对大鼠肾缺血再灌注损伤的影响: 与自噬的关系. 中华麻醉学杂志, 2017, 37 (4): 446-449.

[41]* 罗宏, 陶凡, 汪国香, 等. 靶控输注丙泊酚时舒芬太尼抑制肺结核患者双腔气管导管插管反应的量效关系. 中华麻醉学杂志, 2017, 37 (2): 199-201.

[42]* Deng C, Wang X, Zhu Q, et al. Comparison of nalbuphine and sufentanil for colonoscopy: A randomized controlled trial. PLoS One, 2017, 12 (12): e0188901.

[43]* 孙亚林, 李廷坤, 吕帅国, 等. 地佐辛复合舒芬太尼患者自控静脉镇痛对腹腔镜肝癌切除术后疼痛和炎症反应的影响. 临床麻醉学杂志, 2017, 33 (3): 244-247.

[44]* Nie JJ, Sun S, Huang SQ. Effect of oxycodone patient-controlled intravenous analgesia after cesarean section: a randomized controlled study. J Pain Res, 2017, 10: 2649-2655.

[45] 翟明玉, 黄祥, 康芳, 等. 羟考酮对三叉神经微血管减压术患者术后早期恢复质量的影响. 临床麻醉学杂志, 2017, 33 (5): 430-433.

[46] 袁静, 丁素娟, 夏江燕, 等. 丙泊酚靶控输注时羟考酮抑制气管插管反应的半数有效剂量. 临床麻醉学杂志, 2017, 33 (11): 1050-1052.

[47] 郑雪琴, 廖美娟, 杨承祥, 等. 羟考酮对人结肠癌细胞转移能力的影响: μ、κ 受体在其中的作用. 中华麻醉学杂志, 2017, 37 (4): 439-442.

第三节　吸入麻醉药

一、基础

2018年吸入麻醉药的基础研究主要集中在吸入麻醉的神经毒性、作用机制及干预治疗方面的研究，在吸入麻醉药的器官保护和其他方面如吸入麻醉药对血糖的影响、是否有肝毒性等方面也有较多文章发表。研究对象多为培养的神经细胞和啮齿类动物。

（一）吸入麻醉药在神经毒性及其作用机制方面的研究

虽然前期对吸入麻醉药物引起啮齿类动物认知功能障碍的研究报道较多，但其机制仍不明确。麻醉药主要通过 A 型 GABA 受体（$GABA_AR$）起到镇静、镇痛作用，因此对其神经毒性的研究也多聚焦于 $GABA_AR$ 受体；另因吸入麻醉药引起认知功能障碍多考虑与神经细胞凋亡有关，故研究也较多地关注凋亡通路中相关指标。此方面的研究根据研究对象的年龄又可分为 3 个部分：吸入麻醉药对胚胎期、发育期及成年期大鼠的影响。

1. 吸入麻醉药对胚胎期动物神经毒性及其作用机制方面的研究　对胚胎期的影响研究采用的吸入麻醉药物主要为目前应用较为广泛的七氟烷。多项研究均显示母鼠孕期接受七氟烷麻醉对幼鼠的神经发育具有负面影响。Li 等[1] 研究自噬的激活与七氟烷神经毒性的关系。妊娠 14 d 的 SD 大鼠给予 2% 或 3.5% 七氟烷吸入麻醉 2 h，观察麻醉后 2 h、12 h、24 h 和 48 h 后胎鼠脑中自噬及自噬通路相关的监测指标。应用自噬或 PTEN 抑制剂进行干预处理，监测神经干细胞（NSC）凋亡、细胞增殖，神经元数量和学习记忆功能的变化。结果发现妊娠 14 d 的母鼠接受 3.5% 七氟烷麻醉可以通过激活 PTEN/Akt/mTOR 通路造成胎鼠脑内过度的自噬，引起胎鼠 NSC 的凋亡、细胞增殖下降以及出生后 28～33 d 水迷宫实验中表现出的记忆功能的损伤。Wang 等[2] 研究显示，七氟烷通过抑制 Wnt/β- 连环蛋白通路对胚胎中的子代大鼠产生神经功能的负面影响。采取妊娠 14 d 的大鼠为研究对象，分为对照组、3% 七氟烷组和 4% 七氟烷组，分别接受空气、3% 七氟烷和 4% 七氟烷 4 h。出生后 35 d 的幼鼠开始接受旷场实验、Morris 水迷宫和连续被动回避实验以评估它们的学习能力和记忆力。蛋白质印迹法和逆转录 - 聚合酶链反应（RT-qPCR）分析检测神经细胞增殖和凋亡相关多种关键因子的表达，包括 Ki67、巢蛋白、B 细胞白血病/淋巴瘤 2（Bcl- 2）、BCL2 相关的 X（Bax）和 caspase-3。此外，还检测了糖原合成酶激酶 -3β（GSK-3β）和 β- 连环蛋白的表达改变。Morris 水迷宫实验结果显示，与对照组相比，七氟烷麻醉显著降低幼鼠的学习能力和记忆能力。此外，蛋白质印迹法和 RT-qPCR 分析确定七氟烷组 Bax、caspase-3 和 GSK-3β 的蛋白的 mRNA 表达水平相对于对照组显著增加，巢蛋白、Ki-67、Bcl-2 和 β- 连环蛋白的表达水平显著降低。本研究的结果表明妊娠大鼠接受七氟烷麻醉对后代学习和记忆能力具有负面影响，Wnt/β- 连环蛋白信号通路可能参与这一过程。Fang 等[3]* 研究妊娠期小鼠多次接受七氟烷麻醉对幼鼠神经发育和神经干细胞增殖的影响。妊娠 15.5 d 的 C57BL/6J 小鼠接受连续 3 d、每天 2 h 的 2.5% 七氟烷麻醉，对照组同期给予纯氧吸入；同时采用原代培养的 C57BL/6J 小鼠神经干细胞（NSCs）接受连续 3 d、每天 2 h、4.1% 七氟烷麻醉。通过免疫荧光、免疫印迹法和 qPCR 分析胎儿脑和神经干细胞中 Ccnd1 和 Pax6 的表达，通过 BrdU 染色评估神经发生，后代的认知功能由 Morris 水迷宫实验确定。结果表明，妊娠小鼠多次暴露于七氟烷导致 Pax6 和 Ccnd1 表达下降，抑制神经干细胞增殖和胎儿海马神经发育，这可能是导致后代幼鼠出生后 28 d 时学习记忆受损的原因。研究中发现锂可以缓解七氟烷引起的 Pax6、Ccnd1 的下降和神经发育的抑制。以上结果表明，多次七氟烷麻醉可能通过 Pax6 通路抑制神经发育而影响胎儿发育中的大脑。

2. 吸入麻醉药对新生期动物神经毒性及其作用机制方面的研究　研究涉及的吸入麻醉药物主要包括七氟烷和异氟烷。研究对象多为出生后 6~8 d 的大鼠或小鼠。

（1）七氟烷：前期多项研究提示新生大鼠接受七氟烷麻醉后会导致成年期认知功能障碍，但机制尚不明确。Xie 等[4] 把出生后 7 d 的新生大鼠作为研究对象，通过实验确认 7 d 的幼鼠七氟烷 MAC 值为 2.64%±0.12%，幼鼠分为对照组、假麻醉组和麻醉组，麻醉组给予不同浓度和不同麻醉时间的七氟烷麻醉，选取对动脉血气中 pH 和 CO_2 分压影响最小的组合，最后选出 0.8 MAC 七氟烷麻醉 4 h 为实验处理方案。选取 18 只幼鼠分为 3 组：对照组、假麻醉组和麻醉组，麻醉后 6 h 取丘脑、海马、颞叶皮质和额叶等脑组织标本用 Western blotting 法检测聚（ADP-核糖）聚合酶 -1 蛋白（PARP-1）的表达。最终选取了 PARP-1 含量最高的海马组织做进一步 $GABA_AR\alpha_1/\alpha_2$ 和 PARP-1 的检测。结果发现，麻醉后 6 h 海马组织中 PARP-1 含量显著高于对照组和假麻醉组，麻醉后 6 h、24 h 和 72 h $GABA_AR\alpha_1/\alpha_2$ 比例也较对照组和假麻醉组显著升高。文章结论为七氟烷麻醉可诱导早期神经元凋亡，机制可能与 $GABA_AR$ α_2 向 α_1 传递相关。Yang 等[5]* 研究短时间七氟烷麻醉及后续的母婴分离应激对新生大鼠神经发育的影响。对出生后 6 d 的雄性 SD 大鼠给予 2.1% 七氟烷麻醉 60 min 作为麻醉组，对照组正常笼内饲养，在麻醉前 15 min 腹腔注射 Na-K-2Cl 转运蛋白（NKCC1）抑制剂布美他尼进行干预作为布美他尼组。麻醉后的各组大鼠分为两部分：一部分在出生后第 10 天处死，收集脑组织下丘脑标本，PCR 技术检测 NKCC1mRNA 和 K-Cl 转运蛋白（KCC2）mRNA、NKCC1/KCC2 mRNA 比例及促肾上腺素释放激素（CRH）mRNA 水平。另一部分在出生后第 10 天进行母婴分离 180 min，分为对照组、麻醉组、母婴分离组、麻醉＋母婴分离组及布美他尼＋母婴分离组，各组大鼠成年后即出生后 54 d 时开始进行水迷宫实验。结果显示，七氟烷麻醉组下丘脑中 NKCC1 mRNA 水平没有明显变化，KCC2 mRNA 水平显著降低，NKCC1/KCC2 mRNA 比例升高，CRH mRNA 升高，布美他尼减弱七氟烷引起的以上变化。在水迷宫行为学检测中，与对照组相比，麻醉组、母婴分离组和布美他尼＋母婴分离组大鼠在目标象限停留时间没有显著性差异，与对照组和布美他尼＋母婴分离组相比，麻醉＋母婴分离组却有明显降低。因此表明接受七氟烷麻醉的新生期动物对于后续的生活中的应激较敏感，虽然有时候可能短时间的麻醉本身不足以造成显著的影响，但是麻醉后受到的应激可能会加剧七氟烷麻醉本身引起神经发育的异常。Ling 等[6] 对出生后 7 d 的 Vistar 大鼠进行研究，给予 3% 七氟烷 2 h、4 h 及 6 h 的麻醉，大鼠成年后进行行为学检测及海马组织中 caspase-3 蛋白和裂解 PARP 蛋白的表达。PARP 是 caspase-3 的作用底物被 caspase-3 裂解，已有多项研究提示 caspase-3 和裂解 PARP 表达的增加与长期记忆功能损伤有关。在 Y 迷宫试验中，麻醉 4 h 和 6 h 的大鼠表现出明显的异常。麻醉后 6 h 的大鼠海马组织中 caspase-3 和裂解 PARP 的表达均明显升高。结果提示 caspase-3 和裂解 PARP 的表达升高可能是麻醉后新生大鼠出现远期认知功能障碍的一个可能的机制。高宇博等[7]* 探讨等同时间不同次数七氟烷暴露对新生大鼠海马 CA1 细胞形态及超微结构的影响。出生 7 d 的 SD 雄性大鼠被随机分为 3 组，即对照组（C 组）、单次氟烷暴露组（SS 组）和多次七氟烷暴露组（TS 组）。SS 组于出生后第 7 天吸入 1 次 3% 七氟烷 6 h；TS 组于出生后第 7、第 8、第 9 天每天吸入 1 次 3% 七氟烷 2 h，累计 6 h；C 组在相应日龄吸入 60% 氧气。3 组于出生后第 14 天灌注取脑，采用 HE 和尼氏染色观察大鼠海马 CA1 区锥体神经元形态及数量变化；同时透射电镜下观察该区域神经元超微结构及突触后致密物厚度和活性区长度。结果 HE 和尼氏染色显示，与 C 组比较，SS 组和 TS 组海马 CA1 细胞排列稀疏，神经元数量明显减少；与 SS 组比较，TS 组海马 CA1 神经元数量明显减少。电镜结果显示，与 C 组比较，SS 组和 TS 组海马 CA1 神经元亚细胞器均有不同程度的受损，突触后致密物厚度明显变薄，活性区长度明显缩短；且 TS 组神经元亚细胞器损伤更明显，突触后致密物厚度更薄，活性区长度缩短更严重。因此，七氟烷单次和多次暴露均会引起新生大鼠海马 CA1 区锥体神经元数量减少及细胞超微结构的改变，且多次暴露比单次暴露对神经元形态的损伤更严重。王新等[8]研究 D-丝氨酸在七氟烷多次麻醉诱发的新生小鼠神经细胞凋亡的机制中的作用。采用出生后 6 d 的健康雄性 C57B/L6 小鼠进行实验，分为对照组（C 组）、七氟烷多次麻醉组（S 组）和 D-丝氨酸组（D 组），C 组每天吸入 30% 氧气，并与吸入前 30 min 腹腔注射生理盐水 0.1 ml；S 组和 D 组于出生第 6、第 7 天和第 8 天吸入 30% 氧气和 3% 七氟烷 2 h，在吸入前 30 min S 组和 D 组分别腹腔注射生理盐水 0.1 ml 或 D-丝氨酸 500 mg/kg。实验结束后处死小鼠，取脑组织用 Western blotting 法检测磷酸化 GSK-3β（pGSK-3β）和活化的 caspase-3 蛋白水平。结果表明，七氟烷麻醉使脑组织 pGSK-3β 表达下调，活化的 caspase-3 表达下降；D-丝氨酸可以减轻七氟烷的上述作用。因此，研究提示 D-丝氨酸可通过抑制 GSK-3β 的激活参与七氟烷多次麻醉诱发新生小鼠神经细胞凋亡。Liu 等[9]研究内质网（ER）应激与七氟烷引起发育中大脑神经细胞凋亡的关系。出生后 7 d 的昆明小鼠分为对照组和七氟烷组，七氟烷组用 3% 七氟烷麻醉 6 h。蛋白质印迹法检测内质网应激标记蛋白激酶 RNA 样 ER 激酶（PERK）、真核翻译起始因子 2a（eIF2a）、激活转录因子 4（ATF4）、CHOP 和 caspase-12。为了解 eIF2a 在七氟烷诱导的内质网应激和 caspase-3 活化中的作用，在七氟烷麻醉之前，用 salubrinal（eIF2a 去磷酸化抑制剂）及 GSK2656157（PERK 的选择性抑制剂）预处理新生小鼠。结果发现七氟烷麻醉升高发育中脑的大脑皮质中 caspase-3 活化，ER 应激信号被激活，PERK 和 eIF2a 磷酸化增加，促凋亡蛋白（ATF4 和 CHOP）上调，BACE-1 表达增加。GSK2656157 和 salubrinal 预处理减弱七氟烷引起的上述变化。数据表明七氟烷麻醉引起的新生小鼠神经细胞凋亡是通过 ER 应激信号通路的 PERK-eIF2a-ATF4-CHOP 轴介导的，eIF2a 磷酸化的调节可能在七氟烷诱导的发育中的大脑神经毒性中起关键作用。

（2）异氟烷：孙越等[10]研究异氟烷对发育期大鼠海马神经干细胞 p-GSK-3β 和 β-catenin 表达的影响，出生 7 d 的 SD 大鼠分为对照组和 2% 异氟烷组，麻醉持续 4 h。结果发现异氟烷麻醉后海马齿状回 BrdU 阳性细胞数减少，p-GSK-3β 和 β-catenin 表达下调。异氟烷可抑制发育期大鼠海马神经干细胞的增殖，机制可能与 p-GSK-3β 和 β-catenin 表达下调有关。

3. 吸入麻醉药对成年期和老年期动物神经毒性及其作用机制方面的研究

（1）七氟烷：任益民等[11]研究七氟烷对大鼠海马神经元 α7 烟碱型乙胆碱受体（α7nAChR）表达的影响。成年（3～4 月龄）SD 大鼠被随机分为 4 组：对照组、1% 七氟烷组、3% 七氟烷组和 5% 七氟烷组，分别于麻醉后 1 d 和 7 d 时行水迷宫实验，评价认知功能。水迷宫实验结束后处死大鼠取海马，采用蛋白质印迹法检测 α7nAChRα 表达，ELISA 法检测 TNF-α 和 IL-1 的含量。与 C 组比较，各麻醉组大鼠穿越平台次数减少，目标象限停留时间缩短，但麻醉各组间比较无差异；七氟烷麻醉升高海马 TNF-α 和 IL-1 的含量，下调海马 α7nAChR 的表达。随着七氟烷浓度增加，α7nAChRα 的表达下调增多。七氟烷诱发海马炎症反应的机制与下调海马神经元 α7nAChR 表达有关。王莹等[12]研究七氟烷对老龄大鼠海马 CaMK Ⅱ/CREB 信号通路的影响。18 月龄雄性 SD 大鼠被随机分成对照组和七氟烷组，七氟烷组大鼠给予 2% 七氟烷 4 h，麻醉后 1 d 和 6 d 进行 Morris 水迷宫实验，麻醉后 1 d、3 d、7 d 取海马组织，用蛋白质印迹法测定 CaMK Ⅱ、P-CaMK Ⅱ、CREB 及 p-CREB 的表达。结果显示，与对照组比较，七氟烷组逃避潜伏期和游泳距离延长，原平台穿越次数减少，第 2 象限平台停留时间减少，麻醉后海马 CaMK Ⅱ、p-CaMK Ⅱ、CREB 及 p-CREB 表达下调。结论为七氟烷通过抑制海马 CaMK Ⅱ/CREB 信号通路导致老龄大鼠认知功能降低。蒋震等[13]评价七氟烷对阿尔茨海默病小鼠认知功能的影响，实验表明雄性淀粉样前提蛋白（APP）/ 早老素 1 双基因小鼠在吸入 30% 七氟烷 4 h、1 个月后小鼠记忆潜伏期缩短，海马 A-β 斑块增加，Tau（S396）磷酸化水平升高，APP 表达上调，显示七氟烷可降低阿尔茨海默病小鼠认知功能。

（2）异氟烷：Ni 等[14]研究异氟烷是否会诱发神经细胞 DNA 损伤及其可能的机制。研究对象包括培养的人神经胶质瘤 H4 细胞及 18 月龄小鼠。用 2% 异氟烷处理细胞 3 h 或 6 h；用 1.4% 异氟烷麻醉小鼠 2 h，发现异氟烷可增强细胞核的组蛋白 H2A 变体 X 的磷酸化 γH2AX 水平，γH2AX 磷酸化是 DNA 损伤的标志，caspase 抑制剂 Z-VAD 和 ROS 产生抑制剂 N- 乙酰 -L- 半胱氨酸（NAC）可减弱异氟烷诱导的 γH2AX 水平的增加。然而，NAC 并未显著改变异氟烷诱导的 p53 水平降低。p53 激活剂（放线菌素 D）和抑制剂（pifithrin-α）分别减弱和增强异氟烷诱导的 γH2AX 水平的增加。这些结果表明异氟烷可能通过诱导氧化应激和通过 p53 信号通路抑制 DNA 损伤的修复来诱导 γH2AX 水平升高所代表的 DNA 损伤。术后认知功能障碍（postopertive cognitive dysfunction，POCD）已被广泛报道，特别是在老年患者中。Cai 等[15]提出假设 POCD 与吸入麻醉药如异氟烷之间存在关联，观察钾通道（TWIK）相关的 K$^+$ 通道 -1（TREK-1）在介导麻醉诱导的 POCD 中的作用。结果中确定异氟烷麻醉引起中老年小鼠（8 月龄雄性 C57BL/6J 小鼠）的认知功能障碍，并改变 TREK-1 的表达。此外，TREK-1 过度表达加剧异氟烷引起的记忆障碍，而 TREK-1 沉默则减弱这种损害。数据表明抑制 TREK-1 可以使小鼠避免由异氟烷麻醉引起的认知障碍，并且提示 TREK-1 是针对挥发性麻醉药诱发的记忆障碍的潜在治疗靶点。赵燕星等[16]发现异氟烷不增加阿尔茨海默病小鼠近期及远期学习记忆能力障碍，相反在一定程度上可减轻疾病造成的功能障碍。赵燕星等将阿尔茨海默病 APPswe/PS1dE9 转基因小鼠分为转基因异氟烷组和对照组、野生型异氟烷组和对照组。给予转基因异氟烷组和野生型异氟烷组在 7 月龄时吸入 1.1% 异氟烷 2 h，连续 5 d，麻醉后 5 个月行 Y 迷宫实验。结果显示转基因异氟烷组和野生型异氟烷组与对照组相比，7 月龄时，潜伏期缩短；12 月龄时辨别错误次数明显减少。

（二）吸入麻醉药神经毒性的干预治疗

吸入麻醉药对认知功能的减退作用引起国内外研究学者的重视，针对这一影响的干预治疗措施也在国内外的研究中大量出现。Liu 等[17]发现细胞周期依赖性蛋白激酶（CDK）抑制剂可通过调节

Tau /GSK3β 和 ERK /PPARγ/CREB 信号传导通路来减轻七氟烷诱导的认知功能障碍。将出生 7 d 的大鼠随机分为七氟烷组和对照组。给予七氟烷组大鼠连续 3 d 吸入 2.2% 的七氟烷，并在接受七氟烷之前给予腹腔注射 CDK5 抑制剂 25 mg/kg。在第 40 天或暴露于七氟烷后第 34 天使用水迷宫实验检测大鼠学习记忆功能的改变，取海马组织行免疫组织化学检测。结果显示在接触七氟烷后，行为学实验显示七氟烷组大鼠反映学习记忆功能的指标减退，在接触七氟烷后 CDK5 激活通过诱导 Tau / 糖原合酶激酶 3β（GSK-3β）和抑制细胞外信号调节激酶（ERK）/ 过氧化物酶体增殖物激活受体 γ（PPARγ）/ 环 AMP 应答元件结合蛋白（CREB）信号传导来增加神经元损伤。使用 CDK5 抑制剂可以减轻七氟烷造成的神经元损伤。Tan 等[18]试验结果显示磷酸酶基因 / 抑癌基因（PTEN）可通过抑制 NR2B 介导的 Tau 蛋白磷酸化减轻新生儿反复暴露于异氟烷导致的认知缺陷。出生 7 d 的大鼠被分为对照组（CON 组）、单次异氟烷暴露组（S-ISO 组）、多次异氟烷暴露组（ISO 组）、布比卡因治疗对照组（BPV 组）、BPV 治疗多次异氟烷暴露组（BPV＋ISO 组）、艾芬地尔治疗多次异氟烷暴露组（IFEN＋ISO 组）。CON 组于出生后第 7 天吸入 1：1 空氧混合气体；S-ISO 组仅于出生后第 7 天吸入 1.8% 异氟烷 45 min；ISO 组在出生后第 7、第 8、第 9、第 10 天每天吸入 1.8% 异氟烷 45 min。BPV 组在吸入空氧混合气体前给予腹腔注射 BPV 2 mg/kg；BPV＋ISO 组在吸入异氟烷前给予腹腔注射 BPV 2 mg/kg；IFEN＋ISO 组在吸入异氟烷前给予腹腔注射艾芬地尔 1 mg/kg。在第 22 天对各组大鼠进行水迷宫实验，并连续 5 d。结果显示，与 S-ISO 组相比，ISO 组 PTEN 蛋白、Akt 蛋白表达明显降低。BPV 治疗可显著降低 PTEN 蛋白和 Akt 蛋白磷酸化水平，也可降低因反复暴露于异氟烷引起的 Akt 蛋白表达降低。行为学结果显示对异氟烷的早期重复暴露引起的空间记忆缺陷通过 BPV 的治疗得到缓解。田海涛等[19]研究显示 N- 甲基 -D- 天冬氨酸亚型受体（NR2B）选择性拮抗药艾芬地尔对七氟烷导致的幼年大鼠学习、记忆和认知能力损伤有保护作用，其机制为艾芬地尔可抵抗七氟烷对细胞膜电位的抑制作用。Zhang 等[20]研究发现促红细胞生成素通过改变由 Erk1/2 的磷酸化而调节 Nrf 2/Bach1 比例进而调节 SOD 以减轻暴露于七氟烷引起的神经元的损伤。任峰等[21]探讨促红细胞生成素减轻七氟烷诱导老龄大鼠海马神经细胞凋亡的作用以及与 Toll 样受体的关系，研究结果显示促红细胞生成素可能通过抑制 TLR4 mRNA 的表达，改善线粒体膜电位水平与抑制 APP 和 Aβ 蛋白活化来减轻七氟烷诱发的老龄大鼠海马区神经细胞的凋亡。赵天云等[22]研究发现小剂量氯胺酮可上调 PSD-95 和 SY38 表达，并减弱大鼠行为学异常表现，这表明小剂量氯胺酮减轻七氟烷诱发的老年大鼠认知功能障碍与增强内嗅皮神经元树突棘的可塑性有关。李浩等[23]研究白藜芦醇对肥胖大鼠异氟烷麻醉后认知功能的影响，结果显示白藜芦醇可减缓大鼠行为学障碍，可促进海马组织脑源性神经营养因子（brain derived neurotrophic factor，BDNF）和 p-TrkB 的表达上调，p-TrkB/TrkB 比值升高。这表明白藜芦醇可减轻肥胖大鼠异氟烷麻醉后认知功能障碍，其机制可能与促进 BDNF/TrkB 信号通路激活有关。文雯等[24]的研究发现，乙琥胺可以降低七氟烷诱发躁动幼年大鼠的额叶脑电功率谱强度值，对七氟烷诱发的幼年大鼠躁动有明显的抑制作用。

（三）吸入麻醉药预处理或后处理在器官保护方面的研究

吸入麻醉药的预处理或后处理对各组器官的缺血－再灌注损伤的影响研究较多，多显示为减轻器官缺血－再灌注损伤的作用。研究较多的为脑、心及肺的缺血－再灌注损伤。

1. 脑保护作用　脑梗死严重威胁人类健康，其发病率、死亡率和致残率居高不下，使得预防脑梗死和脑保护成为提高人类健康质量的重要环节。氧化应激及炎症反应是脑缺血－再灌注损伤的重要原因之一。赵丹等[25]提出在损伤、炎症等刺激因素的作用下，小胶质细胞变为激活状态，释放ROS、IL-6和TNF-α促使大脑氧化应激反应发生。七氟烷后处理抑制脑缺血－再灌注后小胶质细胞的激活状态，从而减轻大脑氧化应激反应的发生，起到脑保护作用。对于失血性休克后复苏引起的脑损伤七氟烷后处理也有减轻作用。另外，内质网应激诱导蛋白C/EBP同源蛋白（CHOP）上调是内质网应激诱导细胞凋亡的途径之一，CHOP的上调可以抑制抗凋亡基因 *Bcl-2* 的表达及诱导氧自由基产生。内质网的跨膜蛋白IRE1可以激活自身核糖核酸内切酶活性，剪切XBP1前体mRNA生成能编码XBP1s的mRNA，具有转录活性的XBP1s可以激活细胞凋亡途径。除此之外，内质网应激通过激活JNK信号传导通路也诱导细胞凋亡。多项研究采用对成年SD大鼠颈总动脉放血造成休克，颈静脉回输自体血进行复苏，复苏时吸入七氟烷进行后处理，通过监测海马CA1区的相关指标，汪静娴等[26]和张启权等[27]发现七氟烷后处理通过下调CHOP的表达抑制失血性休克复苏造成的海马CA1区细胞凋亡，同时七氟烷后处理也使休克造成的海马区升高的IRE1和XBP1表达下调，减轻大鼠局灶性脑缺血－再灌注损伤从而达到脑保护作用。罗云鹏等[28]研究表明，异氟烷预处理可以减轻脑缺血－再灌注损伤，改善认知功能。采用阻塞大脑中动脉2 h后恢复灌注的方法制备大鼠局灶性脑缺血－再灌注诱发大鼠认知功能降低模型。异氟烷预处理组每天吸入1.5%异氟烷1 h，连续5 d，末次预处理后24 h制备模型。于术后行水迷宫实验，并处死大鼠取海马，采用RT-PCR法检测GLURI mRNA表达，采用蛋白质印迹法检测Glurl表达。结果与假手术组比较，局灶性脑缺血－再灌注组与异氟烷预处理组术后大鼠认知功能受损，海马GLURI及其mRNA表达下调；与局灶性脑缺血－再灌注组比较，异氟烷预处理组大鼠的认知功能受损较轻，海马GLURI及其mRNA表达上调。GluR1是海马神经元α-氨基-3-羟基-5-甲基-4-异噁唑丙酸（AMPA）受体的重要组成部分，在长时程增强（LTP）、突触可塑性和学习记忆等方面起重要作用。异氟烷预处理可以通过磷酸化细胞外信号调节蛋白激酶调节含GluR1亚基AMPA受体的表达，促进AMPA受体插入至突触后膜的数量诱导LTP形成，进而恢复兴奋性突触传递，改善大鼠脑缺血－再灌注后的认知功能。

2. 心肌保护作用　吸入麻醉药对于心脏缺血－再灌注影响作用的报道均显示为吸入麻醉药可减轻大鼠心肌缺血－再灌注的损伤，但具体机制尚不完全明确。在对活体心脏缺血－再灌注损伤的研究中，Fan等[29]发现七氟烷可通过影响去乙酰化酶1（SIRT1）介导的自噬来改善心肌细胞损伤。通过肢体缺血－再灌注诱导大鼠心肌细胞损伤模型。测量SIRT1和微管相关蛋白1A/1B-轻链3（LC3）的水平。肢体缺血－再灌注时SIRT1引起LC3脱乙酰化，增加心肌自噬和凋亡。七氟烷麻醉及缺血预适应可以提高SIRT1水平造成心肌自噬的增加，抑制炎症反应等起到心肌保护作用。而在付红光等[30]的研究中却发现再灌注前3 min给予8%乳化异氟烷（2 ml/g）后处理8 min可以通过降低LC3、Beclin1、PINK1和Parkin的表达而抑制线粒体自噬，从而起到减轻大鼠心肌缺血－再灌注引起的自噬增加造成的损伤。磷脂酰肌醇3激酶－蛋白激酶B（PI3K-Akt）信号通路和丝裂原激活的蛋白激酶的激酶1/2（MEK1/2-ERK1/2）信号通路合称为再灌注损伤拯救激酶（RISK）信号通路。李华同等[31]发现于再灌注即刻给予1.8%七氟烷后处理5 min，可能通过激活 RISK 信号通路而实现其减轻大鼠心肌缺血－再灌注损伤。焦玉蓓等[32]通过观察 C57 小鼠心肌再灌注即刻吸入 3% 七氟烷 15 min，可通过上调 HIF-1α 起到减轻小鼠心肌缺血－再灌注损伤的作用。

（张加强　王　婕）

参考文献

[1] Li X, Wu Z, Zhang Y, et al. Activation of autophagy contributesto sevoflurane-induced neurotoxicity in fetal rats. Front Mol Neurosci, 2017, 10: 432.

[2] Wang Y, Li Y, Xing Q, et al. Sevoflurane anesthesia in pregnant rats negatively affects nerve function in offspring potentially via inhibition of the Wnt/β-catenin pathway. Mol Med Rep, 2017, 15 (5): 2753-2759.

[3]* Fang F, Song R, Ling X, et al. Multiple sevoflurane anesthesia in pregnant mice inhibits neurogenesis of fetal hippocampus via repressing transcription factor Pax6. Life Sci, 2017, 175: 16-22.

[4] Xie SN, Ye H, Li JF, et al. Sevoflurane neurotoxicity in neonatal rats is related to an increase in the $GABA_AR\ \alpha_1/GABA_AR\ \alpha_2$ ratio. J Neurosci Res, 2017, 95 (12): 2367-2375.

[5]* Yang J, Ju L, Jia M, et al. Subsequent maternal separation exacerbates neurobehavioral abnormalities in rats neonatally exposed to sevoflurane anesthesia. Neurosci Lett, 2017, 661: 137-142.

[6] Ling Y, Li X, Yu L, et al. Sevoflurane exposure in postnatal rats induced long-term cognitive impairment through upregulating caspase-3/cleaved-poly (ADP-ribose) polymerase pathway. Exp Ther Med, 2017, 14 (4): 3824-3830.

[7]* 高宇博，郭斌，杨晓霞，等. 七氟醚单次和多次暴露对新生鼠海马神经元结构的影响. 临床麻醉学杂志，2017，33（4）：389-392.

[8] 王新，赵亓，宋程程，等. D-丝氨酸在七氟醚多次麻醉诱发新生小鼠神经细胞凋亡中的作用：GSK-3β 的关系. 中华麻醉学杂志，2017，37（7）：828-830.

[9] Liu B, Xia JM, Chen Y, et al. Sevoflurane-induced endoplasmic reticulum stress contributes to neuroapoptosis and BACE-1 expression in the developing brain: the role of eIF2a. Neurotox Res, 2017, 31: 218-229.

[10] 孙越，孙满意，孙丽宁，等. 异氟醚对发育期大鼠海马神经干细胞 p-GSK-3β 和 β-catenin 表达的影响. 中华麻醉学杂志，2017，37（1）：66-69.

[11] 任益民，洪慧侃，刚绍鹏，等. 七氟醚对大鼠海马神经元 α7 乙酰胆碱受体表达的影响. 中华麻醉学杂志，2017，37（3）：288-291.

[12] 王莹，王晓冬，王彩霞. 七氟醚对老龄大鼠海马 CaMK Ⅱ/CREB 信号通路的影响. 中华麻醉学杂志，2017，37（2）：163-166.

[13] 蒋震，戴伟，耿鹏程，等. 七氟醚对阿尔茨海默病小鼠认知功能的影响. 中华麻醉学杂志，2017，37（4）：423-425.

[14] Ni C, Li C, Dong YL, et al. Anesthetic isoflurane induces DNA damage through oxidative stress and p53 pathway. Mol Neurobiol, 2017, 54 (5): 3591-3605.

[15] Cai YH, Peng Z W, Guo HY, et al. TREK-1 pathway mediates isoflurane-induced memory impairment in middle-aged mice. Neurobiol Learn Mem, 2017, 145: 199-204.

[16] 赵燕星，苏殿三，陈杰，等．异氟醚对阿尔茨海默病 APPswe/PS1dE9 双转基因型小鼠学习记忆能力的影响．中国现代医学杂志，2017，27（4）：1-6.

[17] Liu J, Yang J, Xu Y, et al. Roscovitine, a CDK5 Inhibitor, Alleviates Sevoflurane-Induced Cognitive Dysfunction via Regulation Tau/GSK3β and ERK/PPARγ/CREB Signaling. Cell Physiol Biochem, 2017, 44 (2): 423-435.

[18] Tan L, Chen X, Wang W, et al. Pharmacological inhibition of PTEN attenuates cognitive deficits caused by neonatal repeated exposures to isoflurane via inhibition of NR2B-mediated tau phosphorylation in rats. Neuropharmacology, 2017, 114: 135-145.

[19] 田海涛，田苹，张宝娟，等．艾芬地尔预处理对七氟醚导致的幼年大鼠学习记忆和认知能力损伤的保护作用及机制．临床麻醉学杂志，2017，33（7）：705-707.

[20] Zhang LM, Zhang DX, Zhao XC, et al. Erythropoietin rescues primary rat cortical neurons by altering the Nrf2: Bach1 ratio: roles of extracellular signal-regulated kinase 1/2. Neurochem Res, 2017.

[21] 任峰，魏海婷，刘琳琳，等．促红细胞生成素在七氟醚麻醉诱发老龄大鼠海马神经细胞凋亡中的作用．临床麻醉学杂志，2017，33（11）：1107-1111.

[22] 赵天云，魏伟，张文华，等．小剂量氯胺酮减轻老龄大鼠七氟醚麻醉后认知功能障碍的机制：内嗅皮质神经元树突棘的可塑性．中华麻醉学杂志，2017，37（2）：171-174.

[23] 李浩，林献忠，连庆泉，等．白藜芦醇对肥胖大鼠异氟醚麻醉后认知功能的影响．中华麻醉学杂志，2017，37（7）：835-838.

[24] 文雯，曹波，沈峰岩，等．乙琥胺对七氟醚诱发幼鼠躁动的抑制作用．临床麻醉学杂志，2017，33（11）：1112-1114.

[25] 赵丹，袁林辉，张静，等．七氟醚后处理对大鼠脑缺血－再灌注时氧化应激和炎症反应的影响．临床麻醉学杂志，2017，33（7）：688-692.

[26] 汪静娴，胡宪文，段晓雯，等．七氟醚后处理对失血性休克复苏大鼠海马 CHOP 表达的影响．中华麻醉学杂志，2017，37（3）：283-287.

[27] 张启权，胡宪文，段晓雯，等．七氟醚后处理对失血性休克复苏大鼠脑组织需肌醇酶 1 信号通路的影响．中华麻醉学杂志，2017，37（6）：731-735.

[28] 罗云鹏，章放香，张竞超，等．异氟醚预处理对局灶性脑缺血再灌注大鼠海马含 GluR1 亚基 AMPA 受体表达的影响．中华麻醉学杂志，2017，37（3）：300-304.

[29] Fan L, Chen D, Wang J, et al. Sevoflurane ameliorates myocardial cell injury by inducing autophagy via the deacetylation of LC3 by SIRT1. Anal Cell Pathol (Amst) . 2017, 2017: 6281285.

[30] 付红光，杨现会，吕淼淼，等．乳化异氟醚后处理对大鼠心肌缺血再灌注时线粒体自噬的影响．中华麻醉学杂志，2017，37（5）：625-628.

[31] 李华同，方能新，李立环，等．RISK 信号通路在七氟醚后处理减轻大鼠心肌缺血再灌注损伤中的作用．中华麻醉学杂志，2017，37（6）：754-757.

[32] 焦玉蓓，郭海，余瑾，等．HIF-1α 在七氟醚后处理减轻小鼠心肌缺血再灌注损伤中的作用．中华麻醉学

杂志，2017，37（6）：758-760.

二、临床

有关吸入麻醉药临床研究主要涵盖以下几个方面：七氟烷在老年手术患者中的应用、在小儿麻醉中的应用、吸入麻醉药的心肌保护功能、不同吸入麻醉药临床应用效果的对比。

（一）吸入麻醉药在老年患者中的应用研究

郑仲磊等[1]探讨七氟烷复合瑞芬太尼靶控输注对老年胃癌患者血流动力学和术后睁眼、拔管时间的影响。选择择期行胃癌根治手术的老年患者90例，年龄65~76岁，ASA Ⅰ~Ⅱ级，且未发生远处转移者。采用随机数字表法分为观察组和对照组，每组45例。两组患者均采用丙泊酚（3 μg/ml）复合瑞芬太尼（3 μg/ml）靶控输注诱导行气管插管全身麻醉。麻醉诱导后，对照组患者继续靶控输注丙泊酚，观察组患者停止靶控输注丙泊酚后开始吸入七氟烷，维持浓度在0.6~1.5 MAC，维持BIS在40~60。对比两组患者在麻醉诱导前（T0）、切皮时（T1）、手术结束后（T2）和拔管时（T3）4个时间点的收缩压、舒张压、平均动脉压、心率、心率与收缩压的乘积及两组患者术后睁眼时间（手术结束时至患者主动睁眼的时间）和拔管时间（手术结束后至拔管的时间）。结果提示，七氟烷复合瑞芬太尼靶控输注和丙泊酚复合瑞芬太尼靶控输注，应用于老年胃癌患者临床麻醉中均具有较好的血流动力学稳定性，且七氟烷复合瑞芬太尼靶控输注能缩短患者睁眼时间和拔管时间。韩亚升等[2]探讨老年患者腹腔镜下大肠癌根治术交替使用靶控输注全凭静脉麻醉（total intravenous anesthesia，TIVA）与吸入七氟烷麻醉对患者术后认知功能的影响。选择ASA Ⅰ~Ⅱ级，性别不限，年龄为61~82岁，行腹腔镜下结直肠癌根治术患者225例，随机分为对照组（$n=111$，丙泊酚联合瑞芬太尼静脉麻醉复合吸入七氟烷麻醉）与观察组（$n=114$，丙泊酚联合瑞芬太尼与七氟烷交替麻醉）。对照组手术全程均采用丙泊酚＋瑞芬太尼＋七氟烷持续给药，维持BIS在50±5；观察组则间隔45 min交替使用泵入瑞芬太尼＋丙泊酚或七氟烷吸入，同样将BIS维持在50±5。记录麻醉时间、失血量、麻醉停止至呼吸恢复及意识恢复的时间（OAAS评分）。于术前1 d和术后3 d、7 d、30 d时采用简易精神状态检查量表（mini-mental state examination，MMSE）对总体认知功能检测并评分。计算测验项目术前测验值的标准差，以术前测验值为对照，术后测验值与术前值比较功能降低≥1SD判断该患者出现认知功能障碍。结果提示，观察组定向力恢复时间和自主呼吸恢复时间明显短于对照组；观察组出麻醉恢复室时和术后1 d、3 d认知功能障碍发生率分别为35%、16%、10%，对照组分别为12%、7%、2%，两组比较差异有统计学意义。该研究表明交替应用静脉麻醉（丙泊酚＋瑞芬太尼）与吸入七氟烷麻醉对老年患者腹腔镜下大肠癌根治术认知功能影响轻微。李玉坤等[3]探讨地氟烷－瑞芬太尼静脉－吸入复合全身麻醉应用于老年腹腔镜辅助阴式子宫全切术的安全性及麻醉效果。选取年龄≥65岁、ASA Ⅰ~Ⅱ级择期行腹腔镜下阴式全子宫切除术患者共60例，并将其随机分为对照组（采用七氟烷＋瑞芬太尼静脉－吸入复合全身麻醉）与观察组（采用地氟烷＋瑞芬太尼静脉－吸入复合全身麻醉），两组各30例。记录两组患者麻醉诱导前（T0）、麻醉诱导后2 min（T1）、二氧化碳气腹后10 min（T2）、30 min（T3）及麻醉苏醒拔管后10 min（T4）的平均动脉压、心率的变化；记录患者全身麻醉维持所用静脉麻醉药物、肌松药以及追加药物的总用量；记录停止静脉麻醉药物即刻4个成串刺激（TOF）恢复至0.9的患者例数；记录两组患者手术时间、输液总量、术后苏醒时间（停止静脉麻醉用药后，呼唤患者直至睁开双眼所用时间）、拔管时间（停止静脉麻醉用药后直至拔除患者气管插管所用时间）及苏醒期躁动等情况。结果提示，地氟烷+瑞芬太尼静脉－吸入复合全身麻醉在老年腹腔镜阴式全子宫切术中可控性好，围术期血流动力学变化平稳，镇痛效果良好，达到的术中镇静更为满意，术后苏醒时间和拔管时间明显缩短，苏醒后躁动、恶心呕吐发生率低，麻醉效果安全可靠。尤匡掌等[4]* 评价七氟烷联合丙泊酚对老年非小细胞肺癌（NSCLC）胸腔镜切除术后认知功能及血清氧化应激水平的影响。选择116例老年NSCLC患者随机分为对照组58例和试验组58例，两组患者均接受胸腔镜下肺癌切除术及淋巴结清扫术。采用芬太尼、咪达唑仑、依托咪酯、罗库溴铵行麻醉诱导，诱导完成后对照组患者给予0.08 mg/（kg·min）丙泊酚注射液靶控输注维持麻醉，试验组患者给予0.05 mg/（kg·min）丙泊酚靶控输注+0.8MAC七氟烷以维持麻醉。手术结束缝皮时停用麻醉药物。在治疗前后分别采空腹血5 ml并检测两组患者血清神经特异性烯醇化酶（NSE）、β淀粉样蛋白（Aβ）、超氧阴离子自由基（O_2^-）、丙二醛（MDA）、谷胱甘肽过氧化物酶（GSH-Px）水平评估患者氧化应激水平（其中血清NSE、Aβ分别为神经细胞损伤程度的相关标志物；O_2^-、MDA能够反映氧化应激程度，而GSH-Px与机体抗氧化能力有关）；患者认知功能采用MMSE评分评价；同时采用视觉模拟评分（visual analogue score，VAS）对患者镇痛效果进行评估（0分，无痛；1～3分，有轻微的疼痛，但可以忍受；4～6分，疼痛明显，且影响睡眠，但尚能忍受；7～10分，疼痛感强烈难忍）；药物安全性通过不良反应发生率评估。结果显示，与手术前比较，手术后两组患者血清NSE、Aβ水平明显升高，MMSE评分明显降低；与对照组比较，试验组患者血清NSE、Aβ水平较低；MMSE评分较高；与手术前比较，手术后两组患者血清O_2^-、MDA水平明显升高，血清GSH-Px水平明显降低；与对照组比较，试验组患者血清O_2^-、MDA水平较低，血清GSH-Px水平较高；术后2 h、4 h、6 h两组患者VAS评分均逐渐降低，试验组VAS评分明显低于对照组；两组患者不良反应发生率差异无统计学意义。综上所述，七氟烷联合丙泊酚能够降低老年NSCLC胸腔镜切除术后患者的血清氧化应激水平，且减少对术后认知功能的影响，具有较高的安全性。Geng等[5]比较七氟烷、异氟烷与丙泊酚麻醉对老年腹腔镜下胆囊切除术患者术后认知功能障碍发生率的影响。选择择期行腹腔镜下胆囊切除术的老年患者150例，随机分为丙泊酚组、七氟烷组和异氟烷组，每组50例。手术当日给予患者5 min预充氧后，使用咪达唑仑、芬太尼、罗库溴铵、丙泊酚靶控输注诱导，气管插管后，分别使用丙泊酚、七氟烷、异氟烷复合瑞芬太尼，维持麻醉深度于BIS 40～50。在术前、术后第1天及第3天分别对患者进行心理及认知功能测试（包括MMSE、视力测试、数字符号替换测验、累积测试、数字广度测验、连线测试A部分、雷伊听觉言语学习测试等），术后认知功能障碍（post operative cognitive dysfunction，POCD）与术前状态相比，其中至少两项测试结果下降>20%。并分别于诱导前（T0）、拔管后（T1）、术后1 h（T2）、术后24 h（T3）抽取患者外周血并检测其中S100β蛋白、Aβ1-40蛋白、IL-1β、IL-6及TNF-α的血浆浓度。结果显示，丙泊酚组POCD发生率在术后第1天及第3天均显著低于七氟烷组与异氟烷组；术后第1天七氟烷组POCD发生率显著低于异氟烷组，术后第3天两组POCD发生率无显著差异；且丙泊酚组S100β蛋白、Aβ1-40蛋白、IL-1β、IL-6及TNF-α血浆浓度显著低于七氟烷组与异氟烷组。该研究表明，丙泊酚麻醉可能更适合于老年手术患者。

（二）吸入麻醉药在小儿患者中的应用研究

钟巍等[6]分析小儿心血管手术麻醉时用药不同所出现的各种不良反应。选择择期行小儿心血管手术的患儿260例，根据用药不同分为研究组和对照组，其中研究组134例，对照组126例，研究组异氟烷吸入麻醉，对照组采用静脉麻醉药维持麻醉。比较两组患儿不良反应发生率、平均住院时间、重症加强护理病房时长及治疗费用。结果提示，研究组上呼吸道感染、支气管哮喘、癫痫、恶心呕吐的发生率均低于对照组；且研究组ICU时长、平均住院时间与治疗费用也均低于对照组。综上所述，异氟烷麻醉较静脉麻醉不良反应小，安全性更高。班崇云[7]分析七氟烷用于小儿诱导及维持麻醉的临床效果。选择择期接受手术治疗的患儿46例，按照麻醉方式不同，分为对照组和试验组，每组各23例。对照组患儿采用丙泊酚+芬太尼静脉注射麻醉；试验组则采用七氟烷+芬太尼诱导维持麻醉。对两组患儿心率、平均动脉压、麻醉时间、苏醒时间及拔管时间进行精准记录；对患儿临床不良反应进行统计。结果显示，七氟烷吸入麻醉方式临床效果较高于盐酸芬太尼及丙泊酚静脉注射麻醉临床效果，同时具有临床不良反应发生率低的特点，可有效改善患儿术后心率指标与MAP指标、缩减患儿麻醉时间、诱导时间和拔管时间，降低患儿麻醉痛苦。崔涛等[8]探讨七氟烷吸入麻醉与丙泊酚静脉麻醉对疝气手术患儿血流动力学、应激反应及麻醉效果的影响。选取择期接受疝气手术的患儿86例，年龄为1～8岁。采用随机数字法将其分为试验组和对照组，每组各43例。两组患儿入室后均进行心电监护并开放静脉通路。试验组患儿行常规诱导插管后使用2%～3%七氟烷进行麻醉维持；对照组使用丙泊酚+芬太尼行麻醉维持。观察两组患儿麻醉起效时间以及两组患儿麻醉诱导前（T1）、切皮即刻（T2）、切皮后5 min（T3）、切皮后10 min（T4）、术毕（T5）即刻的收缩压（SBP）、舒张压（DBP）和心率（HR）等血流动力学指标；于麻醉诱导前、切皮即刻采集两组患儿的外周静脉血4 ml，采用酶联免疫吸附法测定去甲肾上腺素（NE）、肾上腺素（E）和肾素（R）水平；观察两组患儿麻醉苏醒情况，包括术后苏醒时间（睁眼时间、清醒时间、定向力恢复时间）和小儿麻醉苏醒期躁动量化评分表（PAED）评分。PAED评分包括患儿服从指令并可交流、行为具有目的性、关注周围环境、不安静和哭闹等项目，每项分为5个评分等级（0～4分），症状越严重分数越高；同时记录两组患儿不良反应发生情况。结果显示，试验组患儿麻醉起效时间明显短于对照组；麻醉诱导前，两组患儿血流动力学指标无差异；在T2、T3、T4时，两组患儿上述指标明显高于麻醉诱导前；T2、T3时，试验组上述指标明显低于对照组；同样在T2时，两组患儿的血清NE、E、R水平较诱导前明显升高，试验组明显低于对照组；试验组患儿术后的睁眼时间、清醒时间、定向力恢复时间均明显短于对照组，苏醒期PAED评分及不良反应发生率均明显低于对照组。该研究表明，七氟烷吸入麻醉较丙泊酚静脉麻醉对疝气手术患儿的血流动力学指标影响小，有助于缓解应激反应，促进术后苏醒，且安全性较好。黄梦朦等[9]*探讨单次短时七氟烷全身麻醉对0～3岁儿童术后早期智能发育的影响。选取择期于全身麻醉下接受骨科手术的患儿200例，年龄为0～3岁，ASA Ⅰ～Ⅱ级，无中枢神经系统疾病史、术前一天Gesell量表测定值正常者。该量表包括4个能区，即动作能、应物能、言语能和应人能，以正常行为范型（身体方面：站、坐、躺、走、捏物、抓物；智能方面：视、听、说、对事物的简单分析）为标准进行比较，用被测儿童行为推测发育年龄，然后与实际年龄相比，算出发育商数（developmental quotience，DQ）。DQ<85，表明机体可能存在某种损伤，<75分则可能有严重的

发育落后。同时选取儿童保健科0～3岁正常发育儿童Gesell量表测量结果数据库中分别于麻醉前1 d和麻醉后3个月同龄的各200例为对照组Ⅰ和对照组Ⅱ。麻醉组患儿采用七氟烷吸入诱导，行喉罩或气管插管，必要时辅以臂丛或骶管神经阻滞，七氟烷维持麻醉，术后清醒后返回病房。该研究结果显示，麻醉组200例患儿麻醉后3个月4个能区发育龄较麻醉前1 d均有不同程度提高，但各能区DQ差异均无统计学意义。与对照组相比，各能区DQ差异均无统计学意义。该研究表明，接受单次短时七氟烷全身麻醉对0～3岁儿童术后Gesell发育量表各指标没有明显影响，各能区随着年龄发育均正常。Han等[10]比较七氟烷与氯胺酮应用于小儿室间隔缺损修补术对诱导及插管过程全身血流动力学的影响。选取年龄<3岁，择期在体外循环下行室间隔缺损修补的患儿44例，采用随机数字法将其分为七氟烷组（S组）和氯胺酮组（K组），患儿入室后，给予患儿5导联心电监护并吸氧。在S组，吸入6%七氟烷直到MAC达到2.0，待患儿无体动后将MAC维持于1.0～1.5；K组则肌内注射氯胺酮10 mg/kg，3～5 min后患儿进入镇静状态。3 min内开放外周静脉并行桡动脉穿刺置管检测动脉压，并使用压力记录分析方法（pressure recording analytical method，PRAM）监测患儿全身血流动力学指标，包括心率（HR）、收缩压（SBP）、舒张压（DBP）、平均动脉压（MAP）、每搏指数（stroke volume index，SVI）、心排血指数（cardiac output index，CI）、体循环血管阻力指数（systemic vascular resistance index，SVRI）、收缩期心室压力上升最大速率（dp/dt_{max}）；并经计算得出心率血压乘积（RPP=SBP×HR/1000）及心脏输出功率（CPO=MBP×CI×0.002 2）；随后静脉给予哌库溴铵、舒芬太尼、咪达唑仑，停用七氟烷，5 min后行气管插管，气管插管操作在3 min内完成。记录上述血流动力学指标的时间点为：桡动脉置管后（T0）给予舒芬太尼－咪达唑仑后1 min、2 min、5 min（T1、T2、T3）以及插管后1 min、2 min、5 min、10 min（T4、T5、T6、T7）。该研究表明，诱导前吸入一定七氟烷有利于静脉麻醉诱导及插管时全身血流动力学的稳定，氯胺酮则有增快心率、升高动脉血压、全身血管阻力及收缩期心室压力上升最大速率的效应，同时使每搏指数及心排血指数下降，相应地使RPP与CPO升高，这些改变均不利于心脏病患儿血流动力学稳定。

（三）吸入麻醉药在心肌保护中的应用研究

董楠等[11]比较吸入不同浓度的七氟烷麻醉对冠状动脉粥样硬化性心脏病（冠心病）非心脏手术患者围术期心肌保护效应。选择择期合并冠心病的胸腹部患者96例随机分为3组：对照组（C组）、高浓度七氟烷组（S1组）和低浓度七氟烷组（S2组）。采用依托咪酯、丙泊酚、顺苯磺酸阿曲库铵和芬太尼麻醉诱导和维持。分别维持S1组和S2组BIS在35～45和45～55，C组BIS在40～50。麻醉诱导前、气管插管即刻和拔除气管导管即刻记录心电图ST段（ST段压低≥1 mm持续超过1 min定义为心肌缺血）和在麻醉诱导前及拔管毕抽取静脉血检测血清cTnT、超敏心肌肌钙蛋白T（hs-cTnT）和超敏C反应蛋白（hs-CRP）浓度。结果提示，与C组比较，S1组和S2组高血压、心动过速、心肌缺血、期前收缩和心房颤动的发生率显著降低，S1组心动过缓和低血压发生率显著升高；与S1组比较，S2组低血压、心动过缓和心肌缺血发生率显著降低。与C组比较，S1组和S2组拔管毕时血清hs-cTnT、cTnT和hs-CRP浓度均降低。该研究表明，吸入1.0%～2.5%七氟烷，保持BIS为45～55，对冠心病非心脏手术患者围术期心肌保护效应更佳。何永传等[12]探讨七氟烷麻醉联合瑞芬太尼对老年冠心病患者胃癌根治术中心肌功能及应激反应的影响。选择符合冠心病诊断标准，年龄在

60~80岁行胃癌根治术治疗的老年患者共80例,并将单数日行手术治疗的患者归入对照组,双数日行手术治疗者归入观察组。患者常规麻醉诱导气管插管后,对照组采用静脉输注2.0~3.1 μg/(kg·h)瑞芬太尼复合1.1~2.1 mg/(kg·h)丙泊酚进行麻醉维持;观察组于插管完毕后持续吸入1.5%~2.0%七氟烷复合静脉输注瑞芬太尼(剂量同对照组),维持两组患者麻醉深度大致在同一水平。分别于术前、术中抽取两组5 ml外周血并测定两组患者心肌肌钙蛋白I(cTnI)及肌酸激酶同工酶(CK-MB)水平;并测定两组患者促肾上腺皮质激素(ACTH)、皮质醇(Cor)及肾上腺素(E)、C反应蛋白(CPR)水平;同时观察两组患者术毕拔管时间、术后苏醒时间及不良反应的发生情况。结果显示,观察组cTnI、CK-MB水平及Cor、CPR、ACTH、E水平均低于对照组,提示对老年冠状动脉粥样硬化性心脏病患者胃癌根治术中给予瑞芬太尼联合七氟烷麻醉,可有效改善患者心肌功能及应激反应;同时观察组拔管时间及苏醒时间均小于对照组,且两组术后不良反应发生率均较低,说明瑞芬太尼联合七氟烷麻醉可有效缩短拔管时间,促进患者术后苏醒,且安全性高。Zhang等[13]比较七氟烷与丙泊酚-瑞芬太尼麻醉对合并冠心病的老年患者的心肌保护作用。选择择期行腹腔镜手术老年患者121例,随机分为七氟烷组(S组,$n=60$)与丙泊酚-瑞芬太尼组(PR组,$n=61$)。患者入院后,对患者进行NRS疼痛评分,入手术室后,除常规监测患者生命体征外,记录患者心排血量(cardiac output,CO)及每搏量变异度(stroke volume variation,SVV);给予患者5 min预充氧后,S组使用6%~8%七氟烷吸入诱导,PR组使用丙泊酚(3~4 μg/ml)-瑞芬太尼(4~6 ng/ml)靶控输注行麻醉诱导,给予患者0.8 mg/kg罗库溴铵行气管插管。S组仅使用七氟烷行麻醉维持,维持麻醉深度于0.5~2 MAC,PR组使用丙泊酚复合瑞芬太尼进行麻醉维持。分别于麻醉诱导前(T0)、麻醉诱导后8 h(T1)、麻醉诱导后24 h(T3)3个时间点抽取患者外周血,并检测其中cTnI与BNP水平,使用梯形面积法计算两组患者cTnI曲线下面积(AUC_{cTnI}),为了避免基础cTnI对结果的影响,定义了新的AUC($AUC_{cTnI\text{-subtracted}}$)即减去基础cTnI值(如$cTnI_{6h}-cTnI_{baseline}$、$cTnI_{24h}-cTnI_{baseline}$);同时记录两组患者CO及SVV,以及术中血管活性药物的使用情况。结果显示,在各时间点两组间cTnI与脑钠肽(BNP)值差异无统计学意义;S组$AUC_{cTnI\text{-}24h}$明显少于PR组,且PR组中CO明显降低,血管活性药物的使用量明显多于S组。该研究表明在合并冠心病的老年患者中,与丙泊酚相比,七氟烷并没有显著的心肌保护作用,但在手术过程中,七氟烷可明显减少血管活性药物的使用,使血流动力学更加稳定。Yang等[14]比较丙泊酚与七氟烷麻醉对接受体外循环下心脏瓣膜置换术患者的心肌保护效应。选择择期行体外循环下心脏瓣膜置换术的患者73例,随机分为丙泊酚组($n=37$)与七氟烷组($n=36$)。术前30 min肌内注射苯妥英钠100 mg、山莨菪碱10 mg;七氟烷组使用七氟烷复合芬太尼维持麻醉,麻醉深度通过听觉诱发电位指数(AEPi)监测,在体外循环前、体外循环过程中及体外循环结束后分别通过调整七氟烷吸入浓度维持AEPi在30~40、15~30、30~40。丙泊酚组使用丙泊酚复合芬太尼维持麻醉,深度同七氟烷组。分别在诱导前(T0)、主动脉开放后30 min(T1)、主动脉开放后3 h(T2)、手术后24 h(T3)、手术后48 h(T4)收集患者静脉血并检测其中cTnI、CK-MB、IL-6与IL-10的浓度。结果显示,与丙泊酚组相比,七氟烷组患者血管活性药使用量、ICU时间及住院时间均显著降低,且在体外循环后,更容易恢复自主心律。在体外循环后,与七氟烷组相比,丙泊酚组平均动脉压、心排血量均有所下降。两组血浆cTnI、CK-MB、IL-6、IL-10浓度在主动脉开放后30 min均迅速上升,并在开放后3 h达到峰值,随后逐渐下降,在术后48 h,IL-6、IL-10降至正常水平,而 cTnI、CK-MB 浓度仍高于正常，但七氟烷组在各个时间点，各生物因子的血浆浓度均低于丙泊酚组。该研究表明，对于接受体外循环下心脏瓣膜置换术的患者，七氟烷可以提供更加显著的心肌保护作用，且能有效缩短患者住院时间。

（四）不同吸入麻醉药之间的对比

郭红利等[15]比较异氟烷、七氟烷两种吸入性麻醉药对老年骨科手术患者术后认知功能障碍（POCD）及血清 S-100β 蛋白、炎性因子表达水平的影响，分析探讨其与神经炎症的关系。选取年龄≥60 岁、ASA Ⅰ～Ⅱ级择期行骨科手术老年患者共 90 例，并将其随机分为异氟烷组（A 组）与七氟烷组（B 组），每组各 45 例。两组患者均采用丙泊酚、芬太尼、维库溴铵行麻醉诱导，诱导后，分别给予异氟烷、七氟烷维持麻醉，并记录患者手术时间、麻醉时间及苏醒时间。分别于手术麻醉前（T0）和手术后 6 h（T1）、1 d（T2）、3 d（T3）、5 d（T4）抽取两组患者外周静脉血，并采用 MMSE 评分法进行神经精神功能测试，计算两组患者术后 5 d 内 POCD 发生率；酶联免疫吸附测定（ELISA）法检测血清 S-100β 及炎性因子 IL-1β、INF-α、IL-6 的浓度。结果提示，术前两组的 MMSE 评分、血清指标水平均无显著差异；A 组术后 1 d 和 3 d 时 MMSE 评分明显低于同组术前及 B 组对应时间点，且术后 5 d 内 POCD 发生率明显高于 B 组；A 组术后 1 d 和 3 d 时，血清 S-100β、IL-1β 及 IL-6 水平均明显高于同组术前及 B 组对应时间点；两组术后 6 h、1 d、3 d 时 TNF-α 水平均显著高于术前，且 A 组比 B 组升高程度更大。该研究表明，异氟烷、七氟烷两种麻醉药均可能影响老年患者 POCD 的发生，其中七氟烷的影响程度较低，可减轻炎症反应，降低 POCD 的发生率，可作为老年患者手术的优选吸入麻醉药。王阿琳等[16]探讨不同吸入麻醉药对妇科腹腔镜手术麻醉的安全性。经患者知情同意后，选择择期行妇科腹腔镜手术的患者 180 例，年龄 20～55 岁，ASA Ⅰ～Ⅱ级，体重 48～73 kg，将其随机分为地氟烷组（D 组）、七氟烷组（S 组）、异氟烷组（I 组），每组各 60 例。3 组均采用咪达唑仑、芬太尼、丙泊酚、阿曲库铵行快诱导气管插管，行右锁骨下中心静脉穿刺监测中心静脉压，桡动脉穿刺监测连续动脉血压。统计 3 组患者插管前、气腹后 10 min 和放气后 5 min 的血气分析指标变化，主要包括心率（HR）、收缩压（SBP）、舒张压（DBP）、平均血氧饱和度（SaO$_2$）；统计 3 组患者围术期的不良反应发生率。地氟烷组采用地氟烷持续吸入维持麻醉，七氟烷组采用七氟烷持续吸入维持麻醉，异氟烷组采用异氟烷持续吸入维持麻醉，各组的吸入麻醉药以 1 个肺泡气最低有效浓度（minimum alveolar concentration, MAC）吸入，以呼气末浓度（ETMAC）表示。结果提示，地氟烷组患者气腹后 10 min 的各指标与异氟烷组、七氟烷组相比均有统计学差异；3 组不良反应发生率分别为 3.33%、13.33%、16.67%，对比有统计学意义。结论表明，地氟烷可作为妇科腹腔镜手术中首选麻醉用药。王胜春等[17]观察比较地氟烷与七氟烷用于老年人全身麻醉后苏醒情况。选取接受腹部手术治疗的老年患者 83 例，随机分为观察组和对照组。观察组采用地氟烷维持麻醉，对照组采用七氟烷维持麻醉。两组患者均采用舒芬太尼、依托咪酯、顺式阿曲库铵诱导，吸入地氟烷或七氟烷，维持术中 MAC 于 1.0～1.1，控制平均减压幅度为基础压力的 10% 左右。于手术结束后，记录两组患者停止吸入麻醉药到苏醒拔管时间与麻醉恢复期间不良反应的发生情况。结果显示，观察组拔管时间、睁眼时间、应答名字时间及转出恢复室时间均短于对照组；麻醉恢复期间，两组不良反应发生率比较差异无统计学意义。故地氟烷应用于老年全身麻醉手术中，苏醒拔管时间要更短，能够获得良好的短期恢复效果。刘婷洁等[18]观察地氟烷用于支撑显微喉镜下声带手术对复苏的影响。选取择期行全身麻醉下显微喉镜手术的患者共40例，采用随机数字表法将患者分为地氟烷组（D组，$n=20$）和七氟烷组（S组，$n=20$）。静脉给予丙泊酚、舒芬太尼、瑞芬太尼及琥珀胆碱（司可林）后行气管插管，随后根据患者分组情况吸入地氟烷或七氟烷，使呼气末浓度维持在1.3 MAC，术毕后由手术医师使用喉麻管在声门下喷射利多卡因20 mg，后停止吸入麻醉药，转入麻醉恢复室。纯氧洗脱后待患者达拔管指征后拔除气管导管。期间记录患者自主呼吸恢复时间、拔管时间及麻醉后恢复室逗留时间；记录患者拔管呛咳评分（0分，无呛咳；1分，呛咳次数<3次；2分，呛咳次数3~5次；3分，呛咳次数>5次）及拔管后咳嗽事件（0分，无咳嗽事件；1分，咳嗽事件<3次；2分，咳嗽事件3~5次；3分，咳嗽事件>5次）；记录患者围术期血压和心率变化：时间点包括麻醉诱导前（T0）、支撑喉镜置入（T_{lary}）、呼气末吸入麻醉药达1.3 MAC时（$T_{1.3MAC}$）、呼气末吸入麻醉药达后1.3 MAC后1 min（$T_{1.3MAC+1}$）、送入术后恢复室（T_{PACU}）、拔管即刻（T_{extu}）、拔出气管导管后1 min（T_{extu+1}）和5 min（T_{extu+5}）及出术后恢复室（T_{dis}）；同时记录麻醉手术期间及苏醒期的不良反应如喉痉挛、去氧合的发生情况。结果显示，两组患者术后自主呼吸恢复时间无差异；但地氟烷组患者拔管时间及离开PACU时间均较七氟烷组短；拔管时，地氟烷组患者均出现不同程度的呛咳，七氟烷组有9人无呛咳；两组间咳嗽事件发生率及围术期血压、心率变化差异无统计学意义。该研究表明，地氟烷麻醉维持较七氟烷麻醉维持可以提供术后快速苏醒并缩短患者离开PACU的时间，用于短时手术更利于手术周转。

（邓　萌　王英伟）

参考文献

[1] 郑仲磊，苏玉强. 七氟烷复合瑞芬太尼靶控输注对老年胃癌患者血流动力学和术后睁眼拔管时间的影响. 中国肿瘤临床与康复，2017，24（10）：1215-1218.

[2] 韩亚升，张生茂，苏楠，等. 静-吸交替麻醉对减轻老年患者大肠癌根治术后认知功能障碍的作用. 世界最新医学信息文摘，2017，17（67）：25-26.

[3] 李玉坤，王存斌，刘晓东. 地氟烷-瑞芬太尼静-吸复合麻醉全麻用于老年腹腔镜辅助阴式子宫全切术的麻醉效果观察. 中国处方药，2017，15（7）：65-66.

[4]* 尤匡掌，陈斌，包倩倩. 七氟烷联合丙泊酚对老年非小细胞肺癌胸腔镜切除术后认知功能及血清氧化应激水平的影响. 中国临床药理学与治疗学，2017，22（2）：190-193.

[5] Geng YJ, Wu QH, Zhang RQ. Effect of propofol, sevoflurane, and isoflurane on postoperative cognitive dysfunction following laparoscopic cholecystectomy in elderly patients: A randomized controlled trial. J Clin Anesth, 2017, 38: 165-171.

[6] 钟巍，苏孟勤，任苏恩，等. 小儿心血管手术麻醉用药不良反应情况比较. 深圳中西医结合杂志，2017，

27（16）：132-134.

[7] 班崇云. 七氟烷用于小儿诱导及维持麻醉的临床分析. 药物与临床，2017，7：120-127.

[8] 崔涛，吴思思. 七氟烷吸入麻醉与异丙酚静脉麻醉对疝气手术患儿血流动力学、应激反应及麻醉效果的影响. 中国药房，2017，28（11）：1544-1547.

[9]* 黄梦朦，南克，韩园，等. 单次短时七氟烷全身麻醉对0～3岁儿童术后早期智能发育的影响. 温州医科大学学报，2017，47（9）：670-673.

[10] Han D, Liu YG, Pan SD, et al. Comparison of hemodynamic effects of sevoflurane and ketamine as basal anesthesia by a new and direct monitoring during induction in children with ventricular septal defect. Medicine, 2017, 96 (50): 1-7.

[11] 董楠，张继如，简金金，等. 七氟烷不同麻醉深度对冠心病非心脏手术患者围手术期心肌保护效应的比较. 实用医学杂志，2017，33（22）：3798-3802.

[12] 何永传，苏健玲. 七氟烷麻醉联合瑞芬太尼对老年冠状动脉粥样硬化性心脏病患者胃癌根治术中心肌保护功能及应激反应的影响. 河北医学，2017，23（6）：978-981.

[13] Zhang YL, Lin WD, Shen SL, et al. Randomized comparison of sevoflurane versus propofol-remifentanil on the cardioprotective effects in elderly patients with coronary heart disease. BMC Anesthesiol, 2017, 17 (104): 1-8.

[14] Yang XL, Wang D, Zhang GY, et al. Comparison of the myocardial protective effect of sevoflurane versus propofol in patients undergoing heart valve replacement surgery with cardiopulmonary bypass. BMC Anesthesiol, 2017, 17 (37): 1-7.

[15] 郭红利，张先杰，周裕凯，等. 不同麻醉药物对老年骨科手术患者术后认知功能的影响及其机制. 中国医院药学杂志，2017，37（7）：643-646.

[16] 王阿琳，刘吉平，王正坤，等. 不同吸入麻醉药对妇科腹腔镜手术麻醉安全性的研究. 数理医药学杂志，2017，30（4）：521-522.

[17] 王胜春，张胧兮，李航. 地氟醚与七氟醚用于老年人全麻后苏醒情况比较. 临床合理用药，2017，10（10）：35-36.

[18] 刘婷洁，沈霞，李文献. 地氟醚用于支撑显微喉镜下声带手术对苏醒的影响. 复旦学报，2017，44（2）：192-195.

第四节 神经肌肉阻滞药

本年度有关神经肌肉阻滞药的研究依然较少，主要集中在临床药效学方面。

一、罗库溴铵

Zhang[1]等比较在淋巴水肿的患者中根据瘦体重（去脂体重）或实际体重给予麻醉诱导剂量罗库溴铵的药效学差异。研究共纳入60例患者，随机分为瘦体重组和实际体重组，每组各30例。麻醉诱导采用丙泊酚联合瑞芬太尼靶控输注，在给予相应剂量罗库溴铵后，当T1达到最大程度抑制时实施气管内插管。记录肌松起效时间（从罗库溴铵给药完毕至肌颤搐完全抑制）、持续时间（从罗库溴铵给药完毕至肌颤搐恢复至基线的 25%)、恢复指数（T1 从 25% 恢复至 75%）及给药剂量。最终对 59 例患者的完整数据进行分析，结果显示两组患者在插管条件、肌松作用维持时间上的差异无统计学意义，但在起效时间、恢复指数和给药剂量上存在显著差异。由此 Zhang 等认为对于淋巴水肿的患者，基于瘦体重的罗库溴铵诱导剂量不仅可以达到与实际体重诱导剂量相似的临床肌松效果（包括插管条件、肌松作用维持时间），而且其所需的临床恢复时间更短。

王婷婷等[2]比较腹腔镜与开腹手术中单次输注罗库溴铵或顺式阿曲库铵后神经肌肉阻滞时间的差异。研究纳入 100 例全身麻醉下择期行妇科手术的患者，根据手术方式分为 2 组，各组再随机分为罗库溴铵组和顺式阿曲库铵组，共计 4 组，分别为罗库溴铵开腹组（OR 组）、顺式阿曲库铵开腹组（OC 组）、罗库溴铵腹腔镜组（LR 组）和顺式阿曲库铵腹腔镜组（LC 组），每组 25 例。每位患者均静脉注射舒芬太尼 0.5 μg/kg 和丙泊酚 2 mg/kg，待意识消失后按组别分别静脉注射罗库溴铵 0.9 mg/kg 或顺式阿曲库铵组 0.15 mg/kg。记录罗库溴铵或顺式阿曲库铵注射后第 1 个成串刺激（T1）出现的时间及 T1 恢复到基础值的 5% 和 25% 的时间。结果显示，OC 组和 LC 组相比，神经肌肉阻滞作用持续时间的差异无统计学意义。LR 组与 OR 组相比，静脉注射罗库溴铵后 T1 出现的时间、T1 恢复到基础值的 5% 及 25% 的时间均显著延长（$P<0.05$）[（36.2±4.0）min vs.（44.8±10.7）min，（41.8±6.8）min vs.（52.8±11.2）min，（49.5±7.5）min vs.（62.6±13.5）min]。结论认为，与开腹手术相比，腹腔镜手术中单次静脉注射罗库溴铵后的神经肌肉阻滞时间显著延长，而顺式阿曲库铵的神经肌肉阻滞时间则不受影响，推测可能与腹腔镜手术时气腹对肝灌注和肝总血流的影响有关。

在基础研究方面，Huang 等[3]比较正常和受损面神经或躯体神经支配肌对肌肉松弛药的敏感性差异，探讨其对罗库溴铵药效学的影响，为全身麻醉下行术中面神经诱发肌电图（EEMG）监测提供了理论依据。该研究选择 178 只雄性 SD 大鼠，随机分成正常对照组（$n=10$）和面神经损伤组（$n=168$）。成功建立面神经损伤模型后，根据损伤分级将面神经损伤组的大鼠分配至 4 组（DⅠ、DⅡ、DⅢ、DⅣ），每组进一步分至 7 个亚组（$n=6$），分别于损伤后第 1、第 3、第 7、第 14、第 30、第 60 天和第 90 天进行药动学实验。将上述大鼠处死后制备带神经的离体肌肉标本（面神经颊支－口轮匝肌及胫神经－腓肠肌标本），测定在不同浓度罗库溴铵作用下间接电刺激诱发的肌颤搐强度，确定罗库溴铵的剂量－反应曲线，由此获得神经在不同损伤程度下的罗库溴铵半数抑制浓度（IC_{50}）；再将上述肌肉组织制备成组织切片，使用免疫荧光染色分别标记 AChR 各亚单位后，在共聚焦激光显微镜下观察神经肌肉接头处的变化，对面神经损伤后烟碱型乙酰胆碱受体（nAChR）亚单位的质量、数量及定位进行动态评价。结果显示，罗库溴铵对正常口轮匝肌的半数抑制浓度明显高于腓肠肌，面神经损伤后 IC_{50} 增加、肌颤搐张力降低。与正常腓肠肌相比，口轮匝肌的肌纤维横截面积（CSA）更小、终板表面积（ESA）与肌纤维横截面积比值（ESA/CSA）更大，但终板上的 nAChR 亚单位密度在两者间无差异。面神经损伤后，在终板突触后膜和接头外肌细胞膜上的 nAChR 亚单位（$α_1$、$β_1$、δ、ε 和 γ）表达显著增加。结论是与躯体神经支配肌相比较，面神经支配肌对罗库溴铵较不敏感，这可能与 CSA 及 CSA/EAS 有关，但与终板上的 nAChR 密度无关。面神经损伤导致相应肌肉对神经肌肉阻滞剂的抗性增加，肌颤搐张力减小，此与 nAChR 亚单位的数量、性质及定位发生变化有关。

二、米库氯铵

Zeng[4]*等评估米库氯铵在儿科患者中使用的疗效及安全性。该项前瞻性随机队列研究共纳入来自4个医疗中心的择期手术患者640例，按年龄段依次分成A（2~12月龄）、B（13~35月龄）、C（3~6岁）、D（7~14岁）4组，每组又根据不同诱导剂量（2~12月龄组采用0.15 mg/kg、0.2 mg/kg两种剂量；在其他年龄组采用0.2 mg/kg、0.25 mg/kg两种剂量）和注药时间（20 s、40 s），进一步分成4个亚组，共计16组。监测并比较尺神经对4个成串刺激的反应，采集给药前（P0）及给药后1 min（P1）、4 min（P2）、7 min（P3）的桡动脉血以测定血浆中的即时组胺浓度。在排除并剔除部分受试者后，共计562例患者完成该试验。结果显示4组患者在人口资料方面的差异无统计学意义；在2~12月龄组，当以0.2 mg/kg的诱导剂量给药时，其起效速度明显快于0.15 mg/kg组［（189±64）s vs.（220±73）s，（181±60）s vs.（213±71）s，$P<0.05$］，但两者在恢复时间上差异并无统计学意义。在3~6岁组，采用0.2 mg/kg的诱导剂量时，T1恢复到25%的时间明显短于0.25 mg/kg诱导剂量组［（693±188）s vs.（800±206）s，$P<0.05$］。而对于13~35月龄及7~17岁的患儿，不同诱导剂量下米库氯铵的起效和恢复时间无显著差异。同年龄段各亚组之间在4个时点（P0、P1、P2和P3）的血浆组胺浓度差别无统计学意义。结论是米库氯铵的诱导剂量和注射速度对起效时间和恢复时间的影响不大。主要的例外情况是在2~12月龄的患儿中，将米库氯铵的诱导剂量从0.15 mg/kg增加到0.2 mg/kg，可以使起效时间加速约30 s。在该研究所探讨的常规诱导剂量下，米库氯铵对于任何年龄段的患儿均不产生显著的组胺释放作用。

三、阿曲库铵／顺式阿曲库铵

Ma[5]等观察传统静脉注射给药、持续泵注和闭环靶控输注顺式阿曲库铵的临床疗效差异，确定最佳的给药方法，建立老年患者肌松药的个体化和合理应用方案。研究纳入150例在气管插管全身麻醉下行脊柱手术的患者，所有患者均给予标准的肌松监测，将其随机分为A组（50例，闭环靶控输注组）、B组（50例，间断静脉注射给药组）和C组（50例，持续泵注组）。记录术中血流动力学变化和氧合，比较各组间肌松恢复、用药剂量和出血情况。结果发现，A组患者的平均动脉压和心率显著低于其他两组（$P<0.05$），且该组患者中未发生肌松不足的情况，而在B组和C组各有14例和5例患者出现肌松不足，上述差异均有统计学意义。在肌松恢复方面，该研究比较了各组患者T1从10%~25%恢复到25%~75%所需时间、停药到TOF比值达到0.7~0.9的时间，结果为A组最短，其次是C组，B组最慢，各组间差异有统计学意义。顺式阿曲库铵的总用药量在A组最少，依次为C组和B组，各组间差异有统计学意义。此外，A组患者的出血量［（235.2±141.3）ml］也显著低于B组［（353.1±173.8）ml］和C组［（316.5±155.2）ml］。结论是对于接受脊柱手术的老年患者，闭环靶控输注顺式阿曲库铵优于持续泵注和间断静脉注射给药，其优势在于术中用药量及肌松不足情况减少，且术毕肌松恢复更快。

顺式阿曲库铵作为一种常用的非去极化神经肌肉阻滞药，目前已广泛用于肿瘤外科手术患者。

近年来发现顺式阿曲库铵可以抑制细胞增殖，同时促进细胞凋亡，但对其阻碍细胞生长的潜在机制尚不明了。Yabasin[6]等探讨顺式阿曲库铵在离体条件下对人结直肠肿瘤（HCT116）生长及其细胞周期分布的影响。使用细胞群落实验及流式细胞分析显示，与未经处理的细胞（对照组）相比，经过顺式阿曲库铵处理的细胞生长受到显著抑制，且更多的细胞在细胞周期 G_1 期积聚；进一步采用Annexin V-FITC 和碘化丙啶（PI）进行凋亡细胞双染色分析，发现经过顺式阿曲库铵处理的细胞凋亡比例增加，且呈暴露浓度及时间依赖性关系。实时荧光定量PCR（qRT-PCR）分析显示CD1、E2F、CE1、p53 和 p21 mRNA 的表达随顺式阿曲库铵的暴露浓度的改变而变化。蛋白质印迹法（Western blotting）结果提示，在处理组中增殖蛋白和生存蛋白CD1、E2F、CE1、p53、p21、Bax、Bcl-2、细胞色素C和聚合酶降解产物存在显著的浓度依赖性差异。与对照组相比，暴露于顺式阿曲库铵还可以显著促进caspase-9 和 caspase-3 的活性。因此认为，顺式阿曲库铵在体外可以有效抑制HCT116细胞增殖并诱导其发生凋亡，涉及的机制之一是改变p53依赖的凋亡途径。

四、舒更葡糖钠

舒更葡糖钠是目前唯一的一种特异性结合性神经肌肉阻滞拮抗药物。它通过与神经肌肉阻滞药物罗库溴铵或维库溴铵在血浆中形成复合物，进而降低在神经肌肉接头处与烟碱受体相结合的神经肌肉阻滞药物的数量，由此拮抗由罗库溴铵或维库溴铵诱导的神经肌肉阻滞。目前该药应用于成年患者的疗效及安全性已得到较多临床研究证实，但在儿童和青少年中（2~17岁）的临床应用评价相对较少。Liu 等[7]系统性评价在儿科手术患者中使用舒更葡糖钠逆转神经肌肉阻滞作用的疗效和安全性。该项研究检索到来自MEDLINE、EMBASE、CENTRAL 和 Web of Science 4个数据库及Google学术搜索的169项随机临床试验，通过筛选最终纳入并分析了10项研究结果（共计580名受试者）。在上述研究中，所有患者均使用罗库溴铵或维库溴铵达到神经肌肉阻滞作用，在术毕则分别给予舒更葡糖钠、新斯的明或安慰剂对照拮抗。研究的纳入、数据提取和偏倚风险评估均独立进行。主要结局指标是从使用肌松逆转药物到4个成串刺激比值（TOFr，T4/T1）>0.9所需时间，次要结局指标为与药物相关的任何不良事件发生率。通过 I^2 值评价统计学异质性并使用漏斗图分析出版偏倚。分别以均数差和相对危险度作为概括统计量，采用随机效应模型分析上述两项临床结局指标。结果显示，尽管在主要结局指标上存在较大的异质性（$I^2=98.5\%$），但分析结果仍提示舒更葡糖钠与安慰剂或新斯的明相比，能更迅速地逆转罗库溴铵产生的神经肌肉阻滞作用，且心动过缓发生率更低，而其他不良事件的发生率则无明显差异。结论是与新斯的明或安慰剂相比，在儿科手术患者中使用舒更葡糖钠可以更快速和安全地逆转罗库溴铵诱导的神经肌肉阻滞作用。

（凌晓敏　仓　静）

参考文献

[1] Zhang J, Aikeremujiang M, Pengfei L, et al. Administration of rocuronium based on real body weight versus fat-free

mass in patients with lymphedema. J Int Med Res, 2017, 45 (6): 2072-2077.
[2] 王婷婷，孙申，王琦，等. 腹腔镜与开腹手术中单次输注罗库溴铵或顺式阿曲库铵后神经肌肉阻滞时间的比较. 复旦学报（医学版），2017，44（2）：150-154.
[3] Huang Y, Xing Y, Wang H, et al. Differences in pharmacodynamic responses to rocuronium in normal or injured orbicularis oris are associated with expression of acetylcholine receptor subunits. Sci Rep, 2017, 7 (1): 3238.
[4]* Zeng RF, Liu XL, Zhang J, et. al. The efficacy and safety of mivacurium in pediatric patients. BMC Anesthesiol. 2017, 17 (1): 58.
[5] Ma XD, Yan J, Dai BZ, et. al. Comparative study: efficacy of closed-loop target controlled infusion of cisatracurium and other administration methods for spinal surgery of elderly patients. Eur Rev Med Pharmacol Sci, 2017, 21 (3): 606-611.
[6] Yabasin IB, Lu Z, Yu JC, et. al. Cisatracurium-induced proliferation impairment and death of colorectal cancer cells, HCT116 is mediated by p53 dependent intrinsic apoptotic pathway in vitro. Biomed Pharmacother, 2017, 91: 320-329.
[7] Liu G, Wang R, Yan Y, et. al. The efficacy and safety of sugammadex for reversing postoperative residual neuromuscular blockade in pediatric patients: a systematic review. Sci Rep, 2017, 7 (1): 5724.

第五节　局部麻醉药

本年度局部麻醉药的研究热点集中于该类药物的神经毒性机制及保护、不同药物剂型或用法的临床安全性和有效性以及局部麻醉药对肿瘤细胞的作用等方面。研究对象主要集中在酰胺类局部麻醉药如利多卡因、罗哌卡因和布比卡因，而脂质局部麻醉药相关研究较少。值得注意的是，本年度还出现了关于新的局部麻醉药和局部麻醉药新剂型的创新性报道。

一、利多卡因

Zhang 等[1]研究利多卡因抑制增殖、抑制侵袭和转移并介导人肺腺癌（LAD）细胞凋亡的具体分子机制。他们培养了 A549 和 H1299 细胞 2 种 LAD 细胞系，在使用利多卡因处理后采用甲基噻唑基二苯基四唑溴铵（MTT）和溴脱氧尿苷（BrdU）测定评估细胞增殖情况，并使用定量聚合酶链反应（qPCR）和蛋白质印迹法（Western blotting）测定相关蛋白的表达情况。结果显示，利多卡因剂量依赖地抑制 A549 和 H1299 细胞的增殖。同时，他们发现在 LAD 患者中，GOLT1A 蛋白水平被上调，且该蛋白水平与患者更差的预后和更高的肿瘤恶性程度相关。另外，他们还发现 GOLT1A 通过调节 A549 细胞的细胞周期，介导了利多卡因对增殖的抑制作用。上述结果证实，利多卡因可通过下调 GOLT1A 蛋白的表达，抑制肺癌细胞的增殖。

张素玲等[2]通过观察自然杀伤细胞杀伤力和应激激素的变化情况，研究宫颈癌根治术中利多卡因的围术期免疫保护作用。该研究将择期行宫颈癌根治术患者随机分为利多卡因组和对照组。利多卡因组患者在麻醉诱导前 15 min 静脉注射 1.5 mg/kg 利多卡因，随后按照 1.5 mg/（kg·h）持续静脉泵注，直至患者出手术室；对照组患者在诱导前和术中给予等体积的生理盐水。分别于手术前 24 h、手术结束时及术后48 h采集患者的外周静脉血，检测应激激素前列腺素E_2及肾上腺素的浓度，并分离自然杀伤细胞，用乳酸脱氢酶释放法检测自然杀伤细胞的杀伤力改变，同时检测自然杀伤细胞蛋白激酶A和磷酸化蛋白激酶A的表达。研究发现，手术结束后48 h，利多卡因组的前列腺素E_2浓度及儿茶酚胺的浓度均显著低于对照组，而自然杀伤细胞的细胞杀伤力明显高于对照组。手术结束即刻利多卡因组磷酸化蛋白激酶A/蛋白激酶A显著低于对照组。余指标无差异。因此该研究认为，宫颈癌围术期静脉输注利多卡因溶液可能通过抑制cAMP-PKA信号通路的活性来降低患者血浆前列腺素E_2及儿茶酚胺水平，同时可以保护自然杀伤细胞的杀伤能力，从而发挥围术期免疫保护的作用。

朱小兵等[3]探索利多卡因对心肌的保护作用。将Wistar成年大鼠随机分为假手术组（分离但不夹闭肾动脉）、缺血-再灌注组（分离并夹闭肾动脉，使双肾缺血1 h，然后开放肾动脉恢复灌注4 h）、利多卡因组预处理组（夹闭双侧肾动脉前1 h静脉注射5 mg/kg利多卡因，随后以2 mg/（kg·h）的速率持续静脉泵注60 min，手术组和缺血-再灌注组给予和利多卡因预处理组等体积的生理盐水）。处理结束后取材检测血液中肌钙蛋白I及丙二醛含量、超氧化物歧化酶活性、MAPK信号通路蛋白表达和心肌及肾病理学的变化。结果发现，缺血-再灌注组心肌及肾组织均出现明显的损伤变化，而利多卡因预处理组相对于缺血-再灌注组，心肌组织JNK表达减少、ERK表达增加、血清中心肌肌钙蛋白I浓度及丙二醛含量降低、超氧化物歧化酶活性升高。因此认为，利多卡因预处理可能通过激活MAPK通路来降低肾缺血-再灌注造成的心肌损伤，从而发挥心肌保护作用。

杨志等[4]研究在喉罩全身麻醉下仰卧位行骨科内固定取出术中应用利多卡因乳膏的临床效果。该研究将患者随机分为对照组（使用液状石蜡润滑喉罩）和利多卡因乳膏组（使用利多卡因乳膏润滑喉罩）。结果显示，相对于对照组，利多卡因组喉罩拔除时的躁动率明显降低、语言指令配合满意度明显增加、喉罩拔除用时明显缩短且并发症发生率显著降低。因此该研究认为，使用复方利多卡因乳膏涂抹润滑喉罩可有效控制苏醒期躁动、改善指令动作配合满意程度、缩短喉罩拔除用时并降低拔除喉罩时并发症的发生率。

康定鑫等[5]研究利多卡因喷剂应用于门诊胃镜检查的临床效果，并探讨药物浓度对其的影响。该研究选择行清醒胃镜检查和无痛胃镜检查的患者，均随机分入对照组（生理盐水）、高浓度组（7%利多卡因喷剂）、低浓度组（2%利多卡因喷剂）。所有患者均在咽喉部用药3次。无痛检查的患者胃镜插入前静脉注射芬太尼30 μg及丙泊酚1.5 mg/kg，清醒胃镜检查患者行常规胃镜检查。记录各组患者的生命体征、麻醉时间、检查时间、苏醒时间以及丙泊酚总用量，评估呛咳反应和主观舒适度，记录胃镜检查时患者血流动力学变化、呼吸抑制情况并记录干预措施。研究发现，相对于无痛组，接受清醒胃镜检查的患者在检查过程中呛咳评分显著升高，心率及血压波动更为剧烈，需要更多药物干预，且患者舒适度及主观体验较差。而高浓度利多卡因表面麻醉可以明显改善接受清醒胃镜检查患者的上述变化。行无痛胃镜检查的患者较易出现心率、血压及血氧饱和度显著下降等不良反应，而使用高浓度利多卡因表面麻醉后，丙泊酚用量显著减少，麻醉及检查时间均明显缩短、血流动力学更加平稳且呛咳反应更少。低浓度表面麻醉组与对照组相比，各指标无明显差异。因此，该研究认为，采用高浓度利多卡因喷剂行咽喉部表面麻醉能减少胃镜检查操作中的不良反应，减少无痛胃镜检查中的丙泊酚用量，有较好的临床应用前景。

二、布比卡因

李雨捷等[6]研究烟酰胺腺嘌呤二核苷酸磷酸氧化酶2（NOX2）在布比卡因所致神经毒性中发挥的作用。该研究将人神经母细胞瘤 SH-SY5Y 细胞随机分为4组：空白 siRNA 组、空白布比卡因＋siRNA 组、NOX2 siRNA 组和布比卡因＋NOX2 siRNA 组。siRNA 转染细胞后细胞继续培养24 h，布比卡因处理的终浓度为1.5 mmol/L。处理结束后检测细胞内氧自由基（ROS）水平、细胞凋亡率、caspase-3 和 caspase-9 的表达水平。研究发现，与对照组相比，布比卡因组 ROS 水平升高，活化的 caspase-3 及 caspase-9 表达上调，细胞凋亡增加；NOX2 siRNA＋布比卡因组 ROS 水平升高，活化的 caspase-3 和 caspase-9 表达上调，细胞凋亡率无显著变化；NOX2 siRNA 组的 ROS 水平、细胞凋亡率无显著变化，活化的 caspase-3 及 caspase-9 表达显著上调，与布比卡因组比较，NOX2 siRNA＋布比卡因组的 ROS 表达下降，细胞凋亡比率下降，活化 caspase-3 及 caspase-9 表达减少。根据上述结果，该研究认为，NOX2 参与了布比卡因介导的神经细胞内 ROS 的大量合成，这是布比卡因致神经毒性的关键步骤之一。

Li 等[7]在已证实布比卡因通过 ROS 过度生成导致神经毒性的基础上，进一步研究其机制。NOX2 是神经系统内 ROS 最重要的来源之一，它的激活需要亚基 p47phox 的跨膜移位。但是，p47phox 在布比卡因神经毒性中的作用尚未得到研究。研究者在体外实验中，培养了 SH-SY5Y 细胞，经过1.5 mmol/L 布比卡因处理以诱导神经毒性。测量 p47phox 的细胞质/细胞膜比例来反映 p47phox 的膜移位；研究 NOX 抑制剂 VAS2870 和 p47phox-siRNA 对布比卡因神经毒性的作用；进一步在活体大鼠中研究 VAS2870 对布比卡因神经毒性的作用。布比卡因介导 SH-SY5Y 细胞产生的所有改变都可被 VAS2870 预处理或 p47phox-siRNA 转染所逆转。同样，VAS2870 预处理也减少布比卡因介导的大鼠神经元的毒性反应。因此其结论是，布比卡因神经毒性的一项主要机制是 p47phox 膜移位的增强，而 VAS2870 预处理或局部 p47phox 基因敲除可减少布比卡因介导的神经元细胞损伤。

在糖尿病神经病变（diabetic neuropathy，DN）大鼠模型中，局部麻醉药神经损伤同样与氧化应激增强相关。Ji 等[8]在此基础上探索了一种 NADPH 氧化酶（NOX）抑制剂——氯化二亚苯基碘鎓（diphenyleneiodonium，DPI），对布比卡因致 DN 大鼠坐骨神经损伤的作用。该研究通过高脂饮食饲养和链脲菌素注射建立大鼠 DN 模型。通过测定血糖、后爪对冯弗雷（von Frey）纤维的痛觉过敏反应（VF 反应）、热刺激缩足反应潜伏期（paw withdrawal thermal latency，PWTL）和神经传导速度（nerve conduction velocity，NCV）对模型进行验证后，使用布比卡因（0.2 ml，5 mg/ml）阻滞右坐骨神经。实验组分别在坐骨神经阻滞前24 h 和30 min 皮下注射 DPI。阻滞后24 h，测定 NCV、多种活性氧自由基及 caspase-3 以确定坐骨神经损伤的程度。研究结果显示，与 DN 对照组相比，阻滞后的 VF 反应测定值和 PWTL 显著增加；坐骨神经的 NCV 显著降低，且坐骨神经损伤（以轴突区域指示）在布比卡因处理的 DN 组中更严重。而 DPI 处理可显著改善神经功能（VF 反应、PWTL 和 NCV 均较 DN＋布比卡因组改善）且减少损伤的轴突区域。与 DN＋布比卡因组（无 DPI）相比，DN＋布比卡因＋DPI 组的脂质过氧化物和过氧化氢化物的水平，以及 NOX2、NOX4 和 caspase-3 的蛋白表达都显著减少。因此，研究证实在高脂饮食/链脲菌素构建的 DN 模型中，皮下注射 DPI 可以保护布比卡因阻滞坐骨神经所导致的功能性及神经组织学损伤。

Guo 等[9]使用体外培养模型,研究抗抑郁药丙米嗪是否可以保护布比卡因导致的小鼠背根神经节(dorsal root ganglion, DRG)的神经毒性。在体外,用 5 mmol/L 布比卡因处理成年小鼠 DRG 以诱导神经毒性。在布比卡因之前使用丙米嗪预处理 DRG,以研究它对布比卡因介导的 DRG 凋亡和轴突变性的保护作用。分别使用 qPCR 方法和 Western blotting 法分析丙米嗪介导的 TrkA/B/C 和磷酸化(p-)TrkA/B/C 受体的动态变化。使用 siRNAs 抑制 TrkA 和 TrkB 以进一步明确它们在丙米嗪和布比卡因处理的 DRG 中的功能。结果显示,丙米嗪对布比卡因介导的 DRG 凋亡和轴突破坏有保护作用。丙米嗪不改变 TrkA/B/C 的表达,但显著增加 p-TrkA 和 p-TrkB 的蛋白产物,而 p-TrkC 未增加。siRNA 下调 TrkA 或 TrkB 受体后,DRG 中的 p-TrkA 和 p-TrkB 相应减少。TrkA 或 TrkB 的单独下调虽对丙米嗪的 DRG 保护作用没有影响,但 TrkA 和 TrkB 的同时抑制却显著降低丙米嗪对布比卡因所致 DRG 凋亡和轴突破坏的保护作用。该研究结果证明丙米嗪对 DRG 中布比卡因神经毒性具有保护作用,这很可能是通过 TrkA 和 TrkB 信号通路的共同激活产生的。张利亮等[10]研究长链非编码 RNA-Paupar(lnc-Paupar)在布比卡因致神经毒性中起到的作用。该研究使用分离培养的小鼠 DRG 细胞来建立布比卡因神经毒性细胞模型,之后分别用 lnc-Paupar 特异的 siRNA 及对照 siRNA 转染神经节细胞。研究分析处理后两组细胞 lnc-Paupar 的表达情况、细胞凋亡率、c-Jun 氨基末端激酶(JNK)及磷酸化 JNK 蛋白表达情况。结果发现,和对照组相比,布比卡因神经毒性模型组的 lnc-Paupar 表达量明显增高;用 lnc-Paupar 特异性 siRNA 进行干预处理后,JNK 及磷酸化 JNK 蛋白表达明显下降,细胞凋亡率显著降低。因此本研究认为,布比卡因通过激活 lnc-Paupar 的表达,进而激活 JNK 通路产生神经毒性作用。

郑艇等[11]研究烟酰胺腺嘌呤二核苷酸(NAD)水平与布比卡因神经毒性的关系。该研究使用不同浓度的布比卡因处理 SH-SY5Y 细胞,随后测量细胞内 NAD 含量及细胞活性的变化。进一步,在使用 NAD 溶液预处理及后处理细胞后,测定细胞内 NAD 水平及细胞活性的改变。研究发现,使用 1 mmol/L 布比卡因处理 SH-SY5Y 细胞后 3 h,即可导致细胞内 NAD 水平下降,而使用 2 mmol/L、5 mmol/L 及 10 mmol/L 布比卡因处理 SH-SY5Y 细胞 30 min 内即可导致细胞内 NAD 水平下降。1 mmol/L 布比卡因处理不会影响 SH-SY5Y 细胞的存活率,但使用高浓度布比卡因可导致细胞存活率下降,且布比卡因浓度越高,细胞存活率越低。以 2.5 mmol/L、5 mmol/L 及 10 mmol/L NAD 预处理或后处理后,细胞内 NAD 水平均明显增高,细胞存活率与 NAD 浓度正相关,预处理效果优于后处理。据此,研究认为,布比卡因可能是通过降低细胞内 NAD 含量来产生神经毒性的,外源性 NAD 可有效减轻布比卡因的神经毒性。

脂肪乳剂被证实可有效用于布比卡因导致的心脏停搏的复苏,但是这一方法的具体机制未被完全阐明。为对该保护机制进行进一步研究,Chen 等[12]研究脂肪乳剂对线粒体功能和细胞凋亡的影响。研究中使用 H9C2 心肌细胞。细胞被随机分成布比卡因组、脂肪乳剂组和布比卡因+脂肪乳剂组,并培养 6 h、12 h 和 24 h。提取每组每一时间点细胞的线粒体,测定线粒体内 ATP 成分,同时测定线粒体膜蛋白、钙离子(Ca^{2+})浓度及 Ca^{2+}-ATP 酶活性。再收集每组细胞,检测细胞活性、细胞凋亡情况和进行电子显微镜线粒体超结构的扫描(24 h 后)。研究发现,脂肪乳剂可以逆转布比卡因介导的线粒体功能抑制、调节线粒体内 Ca^{2+} 浓度,结果导致其对布比卡因介导的心肌细胞毒性的保护作用。

本年度对布比卡因的研究还涉及药物的临床应用。Ge 等[13]研究麻黄碱蛛网膜下腔阻滞(腰椎麻醉，简称腰麻）对行剖宫产产妇血流动力学和脊神经阻滞的影响。共107名择期在蛛网膜下腔阻滞－硬膜外阻滞联合麻醉下行剖宫产的产妇被随机分为两组：布比卡因（6 mg）联合麻黄碱（15 mg）组（E组）和布比卡因（6 mg）组（C组）。记录产妇的收缩压（SBP）、舒张压（DBP）、心率（HR）以及低血压、高血压、心动过速、恶心和呕吐的发生。分析脐静脉以及母亲外周静脉血的血气情况和去甲肾上腺素含量。同时记录高质量脊神经阻滞的时间。术后进行第1、第2天的床旁随访和第7、第21、第35天的电话随访以明确是否发生任何有症状的产妇神经功能障碍。研究结果表明，蛛网膜下腔阻滞后3 min和分娩后1 min时C组的SPB和DBP明显下降，而E组无下降；从麻醉后3 min到手术结束，C组心率水平要明显高于E组；与C组相比，E组低血压、心动过速、恶心和呕吐以及新生儿酸中毒的发生率更低；E组高质量脊神经阻滞的时间要长于C组；蛛网膜下腔阻滞后，C组产妇外周静脉血中的去甲肾上腺素浓度较阻滞前低，而E组较阻滞前高。据此说明，麻黄碱联合低剂量布比卡因的蛛网膜下腔阻滞可有效维持产妇血流动力学稳定，并延长脊髓感觉神经阻滞的时间。

三、罗哌卡因

姬宁宁等[14]研究罗哌卡因对乳腺癌细胞的细胞增殖、凋亡和细胞周期的影响。该研究将不同浓度的罗哌卡因溶液作用于MDA-MB-231人乳腺癌细胞，并检测其对该细胞增殖、凋亡和细胞周期的影响。研究发现，罗哌卡因处理可以导致MDA-MB-231人乳腺癌细胞增殖抑制，但对凋亡及细胞周期无明显影响。因此该研究认为，罗哌卡因可抑制人乳腺癌细胞的增殖能力，在临床工作中有一定的应用价值。

唐努尔等[15]研究罗哌卡因对乳腺癌细胞增殖及运动行为学的影响。该研究以乳腺癌MDA-MK231细胞作为研究载体，加入不同浓度的罗哌卡因溶液处理，分为对照组、低剂量组（150 μg/ml罗哌卡因）、中剂量组（250 μg/ml罗哌卡因）和高剂量组（450 μg/ml罗哌卡因）。使用MTT法检测细胞生长情况，观察细胞划痕变化及细胞趋化运动能力的改变。研究发现，低剂量罗哌卡因不影响乳腺癌MDA-MK231细胞的生长、迁移和趋化运动能力，而中剂量和高剂量罗哌卡因可显著抑制乳腺癌细胞生长，并抑制乳腺癌细胞的迁移和趋化运动能力。因此该研究认为，罗哌卡因可有效抑制乳腺癌细胞的生长和迁移，抑制程度和罗哌卡因的浓度呈正相关。

赵晓亮等[16]研究分娩镇痛中罗哌卡因间断硬膜外给药对分娩结局的影响。研究根据产妇意愿，将其分为无分娩镇痛要求的对照组及有分娩镇痛要求的观察组，并进一步将有镇痛要求的孕妇随机分为A组和B组。对照组的孕妇在分娩过程中不给予镇痛药物，观察组孕妇在分娩过程中硬膜外给予0.15%罗哌卡因＋0.4 μg/ml舒芬太尼，其中A组间断给药而B组持续给药。观察并比较各组疼痛评分、产妇满意度、缩宫素使用率、分娩方式及新生儿窒息发生率的不同。研究发现，分娩镇痛后60 min、宫口开至6～7 cm及宫口全开3个时间点观察组VAS评分均明显低于对照组；硬膜外分娩镇痛前，A组与B组的VAS评分无显著差异，镇痛后，两组各时间点VAS评分均明显降低，且A组显著低于B组；对照组缩宫素使用率显著低于观察组，但A组与B组缩宫素的使用率无显著差异；A组罗哌卡因及舒芬太尼的使用量显著低于B组；观察组剖宫产率及新生儿窒息发生率显著低于对照组，A 组剖宫产率及新生儿窒息率显著低于 B 组；观察组产妇对分娩结果满意程度明显高于对照组，A 组满意率显著高于 B 组。因此，该研究认为罗哌卡因间断硬膜外给药是一种安全有效的分娩镇痛方式，有利于降低剖宫产率及新生儿窒息率，且能获得较高的产妇满意度。

郭力等[17]探索罗哌卡因用于连续臂丛神经阻滞的最低运动阻滞浓度。研究选取创伤后需行肘关节松解手术的患者，在超声引导下经锁骨下入路置管行臂丛神经阻滞，术后使用罗哌卡因和罂粟碱进行术后镇痛。研究使用上下序贯法，罗哌卡因的起始浓度为 0.2%，间隔浓度为 0.005%，最后通过概率单位回归分析法来计算最低运动阻滞浓度。计算得出，罗哌卡因用于连续臂丛神经阻滞的最低运动阻滞浓度为 0.191%，其 95% CI 为 0.189%～0.192%。因此本研究认为，罗哌卡因联合罂粟碱应用于锁骨下入路臂丛神经阻滞的最低运动阻滞浓度为 0.191%，使用该浓度的罗哌卡因进行连续臂丛神经阻滞可以使患者达到最舒适的状态并促进患者早期进行功能锻炼。

唐燕红等[18]探索全膝关节置换术后于手术切口局部进行持续罗哌卡因注射镇痛的有效性及安全性。该研究将行初次单侧膝关节置换的患者随机分为 3 组：对照组不进行手术切口的局部麻醉及股神经阻滞镇痛；股神经镇痛组术后接受手术同侧的股神经阻滞镇痛；罗哌卡因组患者术后使用罗哌卡因进行持续的局部浸润镇痛。对比 3 组患者术前一般情况、术后疼痛视觉模拟评分（visual analogue score，VAS）、术后早期功能恢复情况及并发症发生情况。结果发现，在对所有患者均进行随访后，3 组患者在术前一般情况及术后并发症方面差异无统计学意义；术后 1～3 d 运动状态下及术后第 1 天静息状态下 VAS 评分股神经镇痛组及罗哌卡因持续局部浸润组情况相似，均显著低于对照组；罗哌卡因持续局部浸润组患者术后早期功能恢复情况优于对照组及股神经镇痛组。其结论为，全膝关节置换术后于手术切口局部行持续浸润麻醉镇痛可减少患者术后疼痛，促进患者术后早期功能锻炼及康复，提高患者满意度。

四、局部麻醉药神经毒性的研究

Xiong 等[19]研究局部麻醉药暴露与潜在神经元损伤之间的关系。长时间或高剂量暴露于局部麻醉药会引起潜在的神经元损伤。而自噬是胞内蛋白质和细胞器的大量降解过程。然而，局部麻醉药对神经元细胞自噬的影响以及自噬对局部麻醉药神经毒性的影响尚不清楚。为了回答这些问题，Xiong 等将脂质局部麻醉药（普鲁卡因和丁卡因）和酰胺类局部麻醉药（布比卡因、利多卡因和罗哌卡因）分别作用于 SH-SY5Y 细胞。通过 MTT 分析、形态学变化和中位死亡剂量来评估局部麻醉药的神经毒性；通过自体溶酶体形成（双荧光 LC3 测定）、LC3-Ⅱ生成和 p62 蛋白降解（蛋白质印迹法）评估自噬流（autophagic flux）；通过免疫印迹分析检查信号通路的改变；通过 beclin-1 siRNA 转染来实现对自噬的抑制。该研究观察到，局部麻醉药以剂量依赖式地降低细胞活力；局部麻醉药的神经毒性大小为丁卡因＞布比卡因＞罗哌卡因＞普鲁卡因＞利多卡因；局部麻醉药促进自噬流，表现为自溶溶酶体形成和 LC3-Ⅱ产生增加及 p62 表达水平降低。此外，局部麻醉药抑制 tuberin/mTOR/p70S6K 这些自噬激活的负调控因子信号通路的传导。更重要的是，通过 *beclin-1* 基因敲除抑制自噬可以加剧局部麻醉药引起的细胞损伤。这些结果表明，局部麻醉药通过抑制 tuberin/mTOR/p70S6K 信号通路上调自噬流，并且自噬激活是对抗局部麻醉药引起的神经毒性的保护性机制。因此，自噬调节可能是一条可选择的抑制局部麻醉药神经损伤的治疗性干预途径。

五、新药及新剂型

QX-314 已被证实在活体动物中可产生长效局部麻醉效应，但对其毒性的担忧，导致该药物的临床转化受到阻碍。Zhang 等[20]研究一种新合成的 QX-OH 分子，它可在大鼠中提供长效麻醉且毒性较低。Zhang 等对其进行一系列临床前研究。在大鼠坐骨神经阻滞模型中，QX-OH 25 mmol/L 与 QX-314 25 mmol/L 相比产生更长时间的感觉阻滞；QX-OH 35 mmol/L 与 QX-314 35 mmol/L 相比产生更长时间的感觉阻滞。35 mmol/L 和 45 mmol/L 的 QX-OH 与相同浓度的 QX-314 相比，产生更长时间的运动阻滞，但组织毒性更小。与布比卡因相比，QX-OH 在单次注射后的感觉及运动阻滞时长方面具有明显优势。QX-OH（25 mmol/L 和 35 mmol/L）与布比卡因相比，组织毒性无明显差异。在大鼠皮肤针刺模型中，QX-OH 改变的痛阈在 6 h（25 mmol/L）、10 h（35 mmol/L）和 12 h（45 mmol/L）后与基线相比，均有显著不同。QX-OH 皮下麻醉效应完全恢复所需的时间与 QX-314 和布比卡因相比均显著延长。所以，QX-OH 在动物模型中产生浓度依赖的、可逆的、长效的局部麻醉作用，而局部毒性较小。

作为药物研发临床前研究的一部分，Zhang 等[21]还建立并验证使用液相色谱－质谱联用仪来确定血浆、肌肉和坐骨神经中 QX-OH 含量的方法。该方法经验证，符合美国 FDA 指南的要求，并成功应用于使用 0.2 ml/35 mmol/L QX-OH 行坐骨神经阻滞后，该药物的药动学研究。研究结果证明，这一新的局部麻醉药 QX-OH，具有高的组织内浓度和低的全身分布，并可长时间留存于坐骨神经内。

Zhao 等[22]基于原位凝胶概念，成功将左布比卡因与聚乙二醇－聚己内酯－聚乙二醇（PEG-PCL-PEG，PECE）凝胶相融合，以达到植入目的。研究测试该凝胶的物理化学性能（制备、相变温度、体外释放）。黏度测试结果显示，该剂型有类似液体的表现，但当暴露于升高的温度（37℃）时形成硬质的凝胶。体外释放测试中，左布比卡因随时间逐渐从凝胶中释放，说明左布比卡因被良好地包裹于 PECE 原位凝胶中。药动学指标显示，左布比卡因的注射半衰期（2.7 h）要短于左布比卡因原位凝胶（23.9 h），说明注射的左布比卡因较凝胶更快地被其他组织吸收。左布比卡因原位凝胶的曲线下面积是注射左布比卡因的 2.18 倍（$P<0.05$）。药效学测试中，即使在注射后 9 h，凝胶组仍可维持相当好的麻醉效应，大鼠的针刺疼痛反应仍维持在较低的水平，与注射组相比有明显的统计学差异，提示该凝胶制剂可提供较长时间的麻醉作用。

（蒋 龙 仓 静）

参考文献

[1] Zhang Y, Gong D, Zheng Q, et al. LC-MS/MS method for preclinical pharmacokinetic study of QX-OH, a novel long-

acting local anesthetic, in sciatic nerve blockade in rats. J Pharm Biomed Anal, 2017, 146: 161-167.

[2] 张素玲, 刘婷婷, 靳茜茜, 等. 利多卡因对宫颈癌根治术患者应激激素及 NK 细胞杀伤力的影响. 临床麻醉学杂志, 2017 (11): 1057-1060.

[3] 朱小兵, 吴论. 利多卡因对肾缺血再灌注大鼠心肌组织 C-Jun 氨基末端激酶和细胞外调节蛋白激酶表达的影响. 中国老年学, 2017, 37 (11): 2644-2646.

[4] 杨志, 方洁, 胡丰登. 复方利多卡因乳膏在仰卧位喉罩全麻骨科内固定取出术中的临床效果观察. 中国生化药物杂志, 2017, 37 (10): 201-202.

[5] 康定鑫, 朱纯纯, 李军. 高浓度利多卡因喷剂在门诊胃镜检查中的应用价值. 浙江医学, 2017, 39 (3): 218-221.

[6] 李雨捷, 赵伟, 喻旭娇, 等. NOX2 在布比卡因诱导神经细胞活性氧合成中的作用. 中华麻醉学杂志, 2017, 37 (8) 935-938.

[7] Li YJ, Zhao W, Yu XJ, et al. Activation of p47phox as a mechanism of bupivacaine-induced burst production of reactive oxygen species and neural toxicity. Oxid Med Cell Longev, 2017, 2017: 8539026.

[8] Ji ZH, Liu ZJ, Liu ZT, et al. Diphenyleneiodonium mitigates bupivacaine-induced sciatic nerve damage in a diabetic neuropathy rat model by attenuating oxidative stress. AnesthAnalg, 2017, 125 (2): 653-661.

[9] Guo J, Wang H, Tao Q, et al. Antidepressant imipramine protects bupivacaine-induced neurotoxicity in dorsal root ganglion neuronsthrough coactivation of TrkA and TrkB. J Cell Biochem, 2017, 118 (11): 3960-3967.

[10] 张利亮, 祁莉娜, 姚泽宇. 长链非编码 RNA-Paupar 在局麻药致神经毒性过程中的作用研究. 四川大学学报(医学版), 2017, 48 (6): 873-876.

[11] 郑艇, 徐世元, 赖露颖, 等. 烟酰胺腺嘌呤二核苷酸对布比卡因所致神经细胞毒性的影响. 国际麻醉学与复苏杂志, 2017, 38 (7): 577-582.

[12] Chen Z, Jin Z, Xia Y, et al. The protective effect of lipid emulsion in preventing bupivacaine-induced mitochondrial injury and apoptosis of H9C2 cardiomyocytes. Drug Deliv, 2017, 24 (1): 430-436.

[13] Ge M, Wang S, Dai Z, et al. Effect of ephedrine combined with bupivacaine on maternal hemodynamic and spinal nerve block in cesareandelivery. Biomed Rep, 2017, 6 (3): 295-299.

[14] 姬宁宁, 夏明, 花景煜, 等. 罗哌卡因对乳腺癌 MDA-MB-231 细胞生长、凋亡诱导和周期阻滞的影响. 实用医学杂志, 2017, 33 (21): 3527-3530.

[15] 唐努尔, 艾尔肯, 阿孜古, 等. 盐酸罗哌卡因对人乳腺癌细胞运动作用的研究. 现代检验医学杂志, 2017, 32 (3): 128-130.

[16] 赵晓亮, 陈晓芳, 徐桂萍. 罗哌卡因规律间断硬膜外分娩镇痛对分娩结局的影响. 中国医师杂志, 2017 (11): 1704-1706.

[17] 郭力, 陈旋, 胡燕, 等. 罗哌卡因用于连续臂丛神经阻滞的最低运动阻滞浓度分析. 重庆医学, 2017, 46 (29): 4142-4144.

[18] 唐燕红, 张英, 王旌晶, 等. 全膝关节置换术后切口局部持续罗哌卡因浸润麻醉镇痛的疗效分析. 重庆医学, 2017, 46 (16): 2212-2214.

[19] Xiong J, Kong Q, Dai L, et al. Autophagy activated by tuberin/mTOR/p70S6K suppression is a protective mechanism

against local anaesthetics neurotoxicity. J Cell Mol Med, 2017, 21 (3): 579-587.

[20] Zhang Y, Yang J, Yin Q, et al. QX-OH, a QX-314 derivative agent, produces long-acting local anesthesia in rats. Eur J Pharm Sci, 2017, 105: 212-218.

[21] Zhang Y, Gong D, Zheng Q, et al. LC-MS/MS method for preclinical pharmacokinetic study of QX-OH, a novel long-acting local anesthetic, in sciatic nerve blockade in rats. J Pharm Biomed Anal, 2017, 146: 161-167.

[22] Zhao Y, Zhou L, Liu J, et al. Preparation and investigation of a novel levobupivacaine in situ implant gel for prolonged local anesthetics. Artif Cells Nanomed Biotechnol, 2017, 45 (3): 404-408.

第三章　麻醉方法研究进展

第一节　气 道 管 理

随着气道管理工具及管理理念的不断革新，临床医师在气道管理方面的手段以及经验更加丰富，气道问题已越来越由"突发和不可控"向"可预料及高度可控"方向不断进步。回顾2017年国人有关气道管理方面的文章，其内容主要涉及超声影像在气道管理方面的应用、插管技术与设备的更新和再认识、通气策略理念的转变以及药物配伍应用等方面。

一、影像学技术用于气道管理

（一）超声气道评估

倪红伟等[1]应用超声测量皮肤至会厌的距离来预测困难气道。在实施麻醉前，麻醉科医师对患者分别行常规气道评估和超声测量甲状软骨上缘平面皮肤至会厌的距离，比较困难气道与正常气道两者皮肤至会厌距离的差异，分析困难气道时各种评估方法的预测效果。结果超声左旁矢状位测量困难气道和正常气道患者甲状软骨上缘平面皮肤至会厌的距离分别为（23.31±0.43）mm和（19.21±0.27）mm，差异显著（$P=0.003$）。与Mallampati分级比较，超声测量的特异度明显增高（96.43% vs. 71.4%，$P=0.004$），敏感度差异无统计学意义（60% vs. 73.33%，$P=0.170$）。该研究证实经左旁矢状位超声测量甲状软骨上缘平面皮肤至会厌的距离可用于预测困难气道。

Wang等[2]比较超声定位下和体表标志法测量甲颏距离（thyromental distance，TMD）的准确性。29名麻醉住院医师志愿者每人对另28人按照体表标志法测量TMD，所测量的结果与超声下TMD测量结果对比，差值＞5.4 cm记为测量误差。结果女性被测量者TMD测量结果的误差率显著高于男性（50% vs. 10%）；住院医师第1年、第2年和第3年测量误差的发生率分别是34%、27%和31%，差异无统计学意义。该研究显示此测量误差并非源于临床经验。

（二）超声指导气管导管型号选择

选择导管型号最经典的标准是根据年龄公式计算。近期较多研究报道借助超声测定声门周围的解剖结构，指导导管型号的选择。苏相飞等[3]*根据超声测定小儿环状软骨的横径来作为选择带套囊气管导管型号的标准。一组患儿根据超声结果选择导管型号，另一组根据年龄公式选择。根据置入气管导管后气道封闭压（不漏气）是否在10～20 cmH$_2$O来评价所选导管型号是否合适，如果不合适则予以更换，记录更换次数及插管相关并发症。结果超声评定组选择导管型号的准确率为95%，高于年龄评定组60%（$P<0.05$）。两组患儿插管相关并发症的发生率差异无统计学意义（$P>0.05$）。由此证明经超声测定小儿环状软骨横径用于带套囊气管导管型号的准确率高。对于合并先天性心脏病的患儿，因为发育不均衡，根据年龄公式选择导管型号往往存在偏差，张侃等[4]应用超声测量声门下横径来选择带套囊气管导管的型号。诱导后床旁超声测量患儿声门下横径，按照与声门下横径相匹配的原则选择气管导管的外径。如果所选择导管的内径和Motoyama公式计算的结果相差<0.2 mm，则认为按照Motoyama公式选择气管导管的型号合适。根据年龄公式选择与根据超声测量声门下横径选择两者的一致性和相关性分析采用Bland-Alrman图和Passing-Bablok回归分析。结果：根据超声或Motoyama公式选择气管导管的准确率分别为80%和55%，差异有统计学意义（$P<0.05$）。此结果显示，超声测定先天性心脏病患儿声门下横径作为带套囊气管导管外径的选择依据，其准确性高于经典的Motoyama公式。

对于无套囊的气管导管，章艳君等[5]超声测量环状软骨水平的气道横径来指导导管型号的选择。患儿插入气管导管后行漏气试验，气管导管过粗和过细均为气管插管失败。记录气管插管失败情况和术后气管插管相关并发症的发生情况。结果超声成像技术组总的气管插管失败率和气管导管过细导致的失败率均降低（$P<0.01$）。两组气管插管相关并发症发生率无显著差异。因此，超声成像技术也可用于指导患儿无套囊气管导管型号的选择。

（三）超声引导下神经阻滞

超声影像下实施神经阻滞，可以做到准确定位和精准实施，从而避免盲目穿刺所造成的损伤。

赵倩等[6]观察超声引导喉上神经阻滞在清醒经口气管插管中的应用优势。在一定镇静基础上，一组患者选择按照体表解剖法行喉上神经阻滞，另一组患者选择超声引导法行喉上神经阻滞，两组均复合口咽气管表面麻醉，比较两组行清醒经口气管插管时的反应状况。记录插管时间（从开始置入气管导管到确认插管成功的时间）和入室后、气管导管进口腔前、气管导管进入声门即刻以及插管成功后5 min的平均动脉压、心率和相应时点的Ramsay镇静评分，并记录插管成功即刻患者的舒适度及耐受情况。术后第2天随访插管并发症和患者的满意度。结果：超声引导组的气管插管时间明显短于体表解剖法组[（0.5±0.1）min vs.（1.0±0.2）min，$P<0.05$]，插管过程中恶心呕吐、呛咳、体动及术后咽痛的发生率明显低于体表解剖法组（$P<0.05$），且超声引导组患者的舒适度评分、耐受性评分及术后随访患者的满意度均优于体表解剖法组。全文结果显示，超声引导下喉上神经阻滞能够更好地满足清醒经口气管插管的需要，起效更快且血流动力学更加稳定，患者更易于接受且不良反应发生率更低。

对于合并肺部及腰椎疾病的高龄患者行髋关节置换术时，朱小兵等[7]选择超声引导下行腰骶丛神经阻滞联合鼻咽通气道实施麻醉。18例年龄为75～97岁的患者，ASA Ⅱ～Ⅲ级，超声引导下行单侧腰丛复合骶丛阻滞，阻滞完成后在轻度镇静下置入鼻咽通气道，面罩给氧，术中持续小剂量丙泊酚镇静，维持BIS值60～75。于神经阻滞前、阻滞完成15 min时、鼻咽通气道置入前和置入后1 min时记录平均动脉压和心率，记录术后拔除鼻咽通气道的时间，记录术后7 d认知功能障碍和新出现肺部并发症的发生情况及30 d内死亡情况。结果所有患者均顺利完成手术，术中生命体征平稳，术毕5 min内拔除鼻咽通气道，未出现新发的肺部疾病，术后7 d未出现认知功能障碍，术后30 d内无患者死亡。研究显示，超声引导腰骶丛神经阻滞联合鼻咽通气道用于老年髋关节置换术效果确切，并发症少，适用于合并肺部疾病的高龄患者。

（四）计算机断层扫描与气道重建

Wei 等[8]对一名25岁的健康女性志愿者（BMI＝20.7 kg/m²）进行不同头颈位置（口腔闭合和张开状态下头颈的中立位、后仰位和嗅物位）的 CT 检查和三维重建，测量重建后的上气道总容量和最窄处的横断面面积，以此评价不同头颈位置时呼吸道空间的变化。3D 模型导入 3-Matic7.0 软件形成"容量网"（volume meshes）模型，进一步导入 Ansys Flvent14.5 软件，采用最基本的湍流 Spalart-Allmaras 模型，利用计算机流体力学（computational fluid dynamics，CFD）模拟正压通气。计算结果：后仰位和嗅物位上呼吸道容量大于中立位，嗅物位气道最窄横断面积大于后仰位，且约为中立位的3倍。中立位下口鼻到气管的气流流速变化最大，嗅物位下流速变化最小，几乎为零。此结果提示嗅物位下气道容量最大且呼吸道阻力最小，可能是面罩通气的最优体位。

（五）肺阻抗断层成像技术动态评估肺通气

吴镜湘等[9]采用 PV500 型肺阻抗断层成像仪（德尔格公司，德国）评价胸腔镜手术患者单肺通气时非通气侧肺通气方式和通气量的影响因素。择期胸腔镜肺部手术患者13例，ASA Ⅰ级或Ⅱ级，年龄45～64岁，体重45～80 kg，在麻醉诱导后借助纤维支气管镜行双腔管定位。所有患者先于平卧位下先后行双肺通气和单肺通气，潮气量（V_T）8 ml/kg，呼吸频率（RR）12次/分钟。之后改为侧卧位（术侧肺在上方），用纤维支气管镜再次定位，双肺通气 V_T 8 ml/kg，RR 12次/分钟。随后依次设定单肺通气方式：上侧肺通气 V_T 8 ml/kg，RR 12次/分钟；下侧肺通气 V_T 8 ml/kg，RR 12次/分钟；下侧肺通气 V_T 8 ml/kg，RR 12次/分钟，呼气末正压通气（positive end expiratory pressure，PEEP）4 cmH_2O；下侧肺通气 V_T 6 ml/kg，RR 16次/分钟；下侧肺通气 V_T 4 ml/kg，RR 24次/分钟。每个通气模式平衡2 min。于各单肺通气模式通气2 min 时，利用肺阻抗断层成像术记录非通气侧非通气方式，用麻醉机记录非通气侧的通气量，计算非通气侧与通气侧通气量百分比（$V_{T非通}/V_{T通}$%）。侧卧位下侧单肺通气时，通气侧（无 PEEP）与非通气侧的通气量行回归分析。结果显示，单肺通气时非通气侧肺存在明显的反相通气，即通气侧为正向通气（吸气相）时，非通气侧为反相通气（呼气相）；侧卧位 $V_{T非通}/V_{T通}$% 高于平卧位（$P<0.05$），侧卧位时最大反相通气量占通气侧潮气量的25%。4 cmH_2O PEEP 对 $V_{T非通}/V_{T通}$% 无明显影响。侧卧位下侧单肺通气时，通气侧（无 PEEP）与非通气侧的通气量呈线性正相关（$r=0.899$，$P<0.05$）。此结果说明胸腔镜手术患者单肺通气时非通气侧肺有反相通气存在，通气量受体位和对侧肺通气量的影响；通气侧采用小潮气量可降低非通气侧的反相通气量，但小潮气量的适宜水平有待研究。

二、插管工具

（一）视频喉镜

视频喉镜是否能够改善急救条件下气管插管患者的治疗结局？Jiang 等[10]就这一问题对已发表文章进行系统性回顾和 Meta 分析。总结视频喉镜和直接喉镜用于急诊室、ICU 和院前急救气管插管的 RCT 研究（$n=2\,583$），首次插管成功率并未因使用视频喉镜而改善（$RR\,0.93$，$P=0.28$，低质量证据）。研究之间的异质性较大 $I^2=91\%$。亚组分析显示院前急救有经验的操作者使用视频喉镜气管插管首次成功率（$RR\,0.57$，$P<0.01$，高质量证据）和总的成功率（$RR\,0.58$，$95\%\,CI\,0.48\sim0.69$，中等质量证据）不升反降。而在医院内，无论操作者是否有经验及使用何种类型视频喉镜，首次成功率无显著差异（$RR\,1.06$，$P=0.14$，中等质量证据），总成功率略有提高（$RR\,1.11$，$P=0.03$，中等质量证据）。除了较低的食管插管发生率（$P=0.01$）和较高的 Cormack-Lehane 评分（$P<0.01$），其他结果差异亦无统计学意义。这一结果对于目前麻醉学界有关"可视化插管设备是否需要常规应用"的讨论提供了另一种声音。

于金辉等[11]评估应用国产 SMT-Ⅱ可视喉镜对于急诊条件下困难气管插管的安全性及有效性。急诊入抢救室且具有困难气道入选标准的经口气管插管患者 90 例，随机分成 SMT-Ⅱ可视喉镜组和 Macintosh 型直接喉镜组，均给予气管插管接呼吸机辅助通气治疗。入组前评估患者面罩通气困难（difficult mask ventilation，DMV）独立危险因素评分、Wlison 综合风险评分、张口度及甲颏间距。记录声门显露时间、Cormack-Lehane 分级、导管置入时间、一次插管成功例数及并发症。记录插管前、声门显露时、导管置入时、导管置入后 5 min、导管置入后 10 min 各时点的平均动脉压和心率。分析结果，Cormack-Lehane 分级≤Ⅱ级的患者在 SMT-Ⅱ可视喉镜组和 Macintosh 型直接喉镜组分别有 44 例和 14 例，差异有统计学意义（$\chi^2=52.096$，$P<0.01$）；SMT-Ⅱ可视喉镜组和 Macintosh 型直接喉镜组的声门显露时间、导管置入时间、气管插管一次置管成功率差异均有统计学意义（$t=-26.319$，$t=-21.698$，$\chi^2=5.577$，$P<0.05$）；SMT-Ⅱ可视喉镜组牙齿脱落 0 例，咽部出血 1 例；Macintosh 型直接喉镜组牙齿脱落 6 例，咽部出血 9 例，差异有统计学意义（$\chi^2=4.464$、$\chi^2=5.513$，$P<0.05$）。SMT-Ⅱ可视喉镜组和 Macintosh 型直接喉镜组在插管前、声门显露时、导管置入时、导管置入后 5 min、导管置入后 10 min 这 5 个时间点的平均动脉压和心率的变化均有统计学意义（$F=16.619$，$P=0.000$；$F=15.857$，$P=0.000$）。以上结果显示，SMT-Ⅱ可视喉镜在急诊困难气道经口插管中能缩短声门显露和导管置入时间、提高一次性插管成功率，并且对血流动力学影响小，机体产生的应激反应程度轻，并发症发生率低。

李慧娴等[12]探讨气道管理中应用视频喉镜的优势和技术要点。在英国皇家麻醉医师学院和困难气道协会第 4 次全国调查项目（NAP4）报道的不良事件中，几乎一半与气管插管严重问题有关，包括气管插管失败、延迟气管插管和不能气管插管不能氧合（can't intubate can't oxygenate，CICO）状态。最近英国困难气道协会发布的 2015 指南强调了首次喉镜显露尝试的重要性，其方案 A 旨在获得最大的首次尝试气管插管成功的可能，指出如果首次喉镜显露尝试失败，应限制喉镜显露尝试的次数和时间，避免气道损伤以及发展成为 CICO 状态。视频喉镜在插管技术上有优势，经过合理和正规的培训，掌握使用视频喉镜的注意点可以降低气管插管尝试的次数以及减少插管相关的并发症，从而有效抵消常规使用视频喉镜带来的成本增加。

张砡等[13]对比分析视频喉镜和 Macintosh 喉镜在 51 例垂体瘤患者气管插管中的应用。将患者随机分为 Macintosh 喉镜组（M 组）和视频喉镜组（VL 组）。M 组患者气管插管时使用 Macintosh 喉镜暴露声门，VL 组患者使用电子视频喉镜暴露声门。测量患者颈部后仰度、张口度、甲颏距、颈围、下颌支长度、改良 Mallampati 分级及面罩通气难易程度。记录暴露声门时按压环状软骨的比例、

Cormack-Lehane 分级、二次插管的比例和插管时间。结果：VL 组按压环状软骨的比例明显低于 M 组（7.7% vs. 48.0%，$P<0.01$），Cormack-Lehane 分级 VL 组优于 M 组（$P<0.01$），插管时间明显短于 M 组 [（32.4±11.7）s vs.（45.8±12.6）s，$P<0.01$]。此结果表明，使用视频喉镜行垂体瘤患者气管插管可显著改善声门暴露，提高插管成功率并缩短插管时间。

（二）帝视内镜

程彦等[14]观察管芯类插管工具——帝视内镜在 Univent 管插管及定位中的临床应用效果。80 例胸科手术患者被随机分为帝视内镜组（D 组）和喉镜组（L 组），均使用 Univent 管进行单肺通气。D 组使用帝视内镜进行插管和定位，L 组使用喉镜插管并用听诊法定位。记录插管时间、双肺通气和单肺通气时的气道峰压、$PaCO_2$ 及肺塌陷情况，并计算插管一次成功率、封堵器调整定位的比例及插管并发症发生率。结果：L 组所用插管时间明显长于 D 组 [（169.98±52.65）s vs.（102.38±44.45）s，$P<0.05$]，L 组插管一次成功率（80%）明显低于 D 组（97.5%）（$P<0.05$）。两组双肺通气和单肺通气时的气道峰压、$PaCO_2$ 及肺塌陷情况差异无统计学意义。L 组调整封堵器的比例（22.5%）明显高于 D 组（7.5%）（$P<0.05$）。L 组导管染血的发生率（27.5%）明显高于 D 组（7.5%）（$P<0.05$），术后咽痛的发生率（37.5%）明显高于 D 组（15.0%）（$P<0.05$）。因此，帝视内镜用于 Univent 管插管与定位，操作所需时间较短，成功率高，定位准确率高，且并发症较少，与喉镜插管并用听诊法定位相比较优势显著。

三、喉罩

喉罩在国内临床应用的不断拓展带来更多的临床研究报道，其中包括大量采用国产喉罩产品的应用研究。

（一）喉罩置入培训

2010 年 AHA 的心肺复苏（cardio-pulmonary resuscitation，CPR）指南已提出喉罩可以作为 CPR 时与气管插管一样有效的气道管理工具，但是，对于不常规使用喉罩的非麻醉科医师急救人员，学习使用喉罩插入技术后是否能保持这项技术目前尚无研究。北京协和医院的 Liu 等[15]对比无经验的非麻醉科医师使用 i-gel 和 Aura-i 喉罩的学习表现。46 名从未使用或学习过喉罩、也没有气管插管经验的非麻醉专业医师，首先观看 5 min 教学视频，然后观看一位麻醉科主治医师 15 min 演示，再在同一名麻醉科主治医师指导下利用两种插管型喉罩进行训练，直到连续 3 次成功置入喉罩并通气后，训练结束开始首次考评。气道模型置于嗅物位，受试医师随机使用一种喉罩，然后进行交换，3 个月后，在不进行任何演示和练习的情况下再次重复前次考核内容。结果显示，首次和再次考核喉罩置入的用时 i-gel 喉罩均较 Aura-i 喉罩短，分别为（11.8±2.9）s vs.（22.4±5.2）s（第 1 次）和（14.9±3.6）vs.（28.9±10.0）s（第 2 次），但是无论是总的置入成功率、首次置入成功率以及纤维支气管镜下声门显露评估和综合置入评分两种喉罩相比均无统计学意义差异。一位受试者再次考评时 Aura-i 喉罩置入失败，两次考评中 Aura-i 喉罩的胃胀气率均较高。另外，受试者均报告再次考评时两种喉罩的置入难度均大于第 1 次，i-gel 喉罩的置入难度在两次考评中均低于 Aura-i 喉罩。该研究以 Kaplan-Meyer 生存曲线显示不同时间点尚未还完成喉罩置入的受试者比例，直观反映出 i-gel 喉罩相比较 Aura-i 喉罩有更易成功置入的优势。从比较结果看，无经验的非麻醉科医师接受喉罩置入培训后此技术 3 个月后可以保持，但确实有所退步，提示定期培训有其必要性。

（二）国产喉罩应用

术前已放置胃管的患者保留胃管行喉罩置入是否会影响喉罩的通气效果？术中通气的安全性如何？石妤等[16]在腹腔镜胆囊切除手术的患者中应用国产 Guardian 喉罩对上述问题进行研究。该款喉罩为双管充气型喉罩，并有一连续罩囊压力指示器动态显示充气罩囊内的压力。Ⅰ组患者经 Guardian 喉罩引流管放置胃管，Ⅱ组患者在保留术前已经放置的鼻胃管条件下置入 Guardian 喉罩，然后再经喉罩引流管放置胃管。术中监测血流动力学指标、SpO_2、$PetCO_2$ 和气道峰压（P_{peak}）。置入成功后行纤维支气管镜评分，记录胃管移位的发生情况；记录喉罩置入时间、首次置入成功率、喉罩密封压、罩体周围漏气和胃管引流情况；拔除喉罩后记录罩体内是否有血液或反流物，使用 pH 试纸测定喉罩尖端及罩体背侧和腹侧的 pH，记录术后 24 h 内咽部不良反应发生的情况。结果，两组患者的喉罩置入时间、首次置入成功率、喉罩密封压、口咽部解剖结构显露评分、咽部不良反应情况、麻醉用药量、罩体内带血及反流物的发生情况、术后喉罩尖端及罩体的背侧和腹侧 pH 比较，所有差异均无统计学意义。胃管引流情况：Ⅰ组患者经喉罩放置的胃管引流率为 67%，Ⅱ组患者经鼻放置的引流管引流率为 40%，经喉罩引流管放置的胃管引流率为 50%。Ⅱ组患者术后经鼻胃管未发生移位。该研究结果显示，在术前已置入鼻胃管的条件下，Guardian 喉罩用于腹腔镜手术不仅置入方便且气道密封性可靠，通气效果好，能安全、有效地用于该类患者的气道管理。

传统充气型喉罩的设计中，罩囊的尖端将食管入口封闭，因此无法用于上消化道内镜手术。胡振华等[17]选择一款专门为消化道内镜而设计的胃镜喉罩进行此类患者的气道管理。该喉罩是在双管可充气喉罩的基础上改进而来，胃镜通道头端开口于喉罩尖端，正对食管入口，内径为 14.9 mm，可通过各型号胃镜。60 例患者分为两组（$n=30$）分别在气管导管和胃镜喉罩下行经消化道内镜黏膜剥离术。结果显示，胃镜喉罩易置入（100%），胃镜通过率高（93%），且与气管插管全身麻醉相比，置入和拔除过程中患者的呛咳和心血管反应发生率均低，有一定的临床推广价值。

（三）喉罩的特殊应用

王加芳等[18]使用 i-gel 喉罩对 14 例气道狭窄患者行全身麻醉下经纤维支气管镜支架置入术。该手术为气道内手术，释放支架过程中患者不能有明显的呛咳，对操作条件的要求较高。14 例患者均顺利完成支架置入，心血管及其他不良反应少，显示 i-gel 喉罩作为此类手术的气道管理工具不仅操作方便，而且安全可靠。

特殊体位下使用喉罩是否能保障气道管理的安全性临床上始终有较大顾虑。郑义林等[19]在俯卧位腰椎手术的过程中对比分析了可弯曲喉罩（FLMA）与加强型气管导管（RTT）的安全性和可行性。择期腰椎手术患者 120 例，随机分为 FLMA 组和 RTT 组，记录诱导开始时（T0）、人工气道置入时（T1）、置入后 1 min（T2）及拔出即刻（T3）、拔出后 1 min（T4）的心率、收缩压和舒张压。记录置入时间、置入次数和平卧位及俯卧位后气道峰压。记录拔出人工气道时及之后 30 min 内有无低氧血症、喉痉挛、呛咳、呕吐及咽喉痛，观察人工气道的套囊和管壁内外有无血迹和污物。结果：FLMA 组内不同时间点比较，收缩压、舒张压、心率差异均无统计学意义；RTT 组收缩压、舒张压、心率在 T2 比 T1 明显升高（$P<0.01$）、T4 比 T3 明显升高（$P<0.05$）。两组间比较，T2 和 T4 时 FLMA 组收缩压、舒张压和心率均明显低于 RTT 组（$P<0.05$）。两组内及组间各时间点气道峰压及纤维支气管镜分级比较，差异无统计学意义。拔出人工气道时及拔出后 30 min 内，FLMA 组的呛咳、咽喉痛及声嘶发生率明显小于 RTT 组（$P<0.05$）。郑义林等分析结果后认为，在严格掌握适应证的前提下，可弯曲喉罩可用于俯卧位腰椎手术的机械通气；与气管导管组比较，喉罩组围术期循环波动及术后呼吸道并发症更少。

（四）其他喉罩使用关注点

虽然喉罩在气道管理方面表现出一定优势，但喉罩管理过程中套囊压力、置入方法等问题仍持续得到关注。罗俊等[20]探讨斜视患儿应用可弯曲喉罩的适宜套囊压力。3 组患儿：A 组 20 cmH$_2$O 组，B 组 40 cmH$_2$O 组，C 组 60 cmH$_2$O 组。喉罩置入后采用压力表稳定法测定口咽漏气压（OLP），正压通气 5 min 时记录气道峰压（P$_{peak}$）和吸入与呼出潮气量差值（ΔV$_T$）。记录喉罩置入情况、喉罩拔除时间及术后 24 h 内咽喉肿痛、声嘶、吞咽困难和腹胀的发生情况。结果：与 20 cmH$_2$O 组比较，40 cmH$_2$O 组和 60 cmH$_2$O 组的 OLP 升高，ΔV$_T$ 和腹胀发生率降低（$P<0.05$），余无特殊差异。因此，40 cmH$_2$O 套囊压为可弯曲喉罩用于患儿气道管理的适宜压力。

传统教科书建议喉罩置入过程中应抽尽通气罩中的空气后再置入以获得较高的喉罩到位成功率，但也有研究提示通气罩部分充气后置入成功率更高，但充气量多少并无一致看法。蔡诚毅等[21]采用序贯分析研究喉罩通气罩囊的预充气量与喉罩置入成功率的关系。预充气量从 12 ml 开始，置入时间＞30 s 视作置入困难，并记录置入难易程度评分（1 分，容易，一次成功置入，无阻力；2 分，容易，一次置入，有阻力，需要技巧动作；3 分，有些困难或需第 2 次置入成功；4 分，困难，使用喉镜引导置入 2 次以上或改为气管插管）。若上一例患者无置入困难（阳性，置入难易评分 1~2 分），则下一例预充气量下调 1 ml；若有置入困难（阴性，置入难易评分 3~4 分），则下一列预充气量上调 1 ml，直至出现 6 个阳性和阴性拐点交替后结束。结果显示，对于 4 号喉罩，预充气 14.5（95% CI 11.2~18.3）ml 后置入更容易、成功率更高。

四、肥胖患者的气道管理

（一）面罩通气手法

Fei 等[22]*比较两种常用的双手面罩通气法（C-E 手法和改良 V-E 手法）在病态肥胖呼吸暂停患者的有效性。81 名体重指数（body mass index，BMI）为（37±4.9）kg/m^2 的病态肥胖患者按照随机交叉分组原则在诱导后行 C-E 或改良 V-E 手法面罩通气（两组均不适用肌松药）。C-E 手法：操作者双手拇指和示指环形向下压住面罩边沿，双手中指、环指、小指扣住下颌前部；改良 V-E 手法：操作者双手拇指全长向下用力压住面罩两侧，示指及其他手指施力于下颌角，从后向前推下颌并保持张口状态。结果：C-E 手法共 36/81（55%）例患者通气失败，且均被改良 V-E 手法成功挽救，而所有患者改良 V-E 手法均通气成功。C-E 组 V_{TE} 371（345）ml，改良 V-E 组 V_{TE} 720（244）ml。C-E 组通气成功的 45 例患者，C-E 手法的 V_{TE} 为 633（242）ml，明显小于改良 V-E 手法的 755（245）ml。此结果显示，对于伴有睡眠呼吸暂停的病态肥胖患者，全身麻醉诱导后（不使用肌松药前提下）采用改良 V-E 手法较 C-E 手法能获得更好的面罩通气效果，并且首先采用 C-E 手法面罩通气失败的患者均可以通过改为改良 V-E 手法面罩通气成功。

（二）肥胖患者的喉镜选择

姜景卫等[23]评价 UE 可视软性喉镜在肥胖患者中的应用价值。选择 60 例全身麻醉的肥胖患者，随机分为 UE 可视软性喉镜组（U 组）和 GlideScope 视频喉镜组（G 组），两组患者采用相同的麻醉诱导方式，观察两组患者麻醉诱导前（T0）、喉镜置入前（T1）和插管后 1 min（T2）、3 min（T3）、5 min（T4）、30 min（T5）时的收缩压、舒张压、心率及 SpO_2 的变化。记录插管时间、一次性插管成功率及术后咽喉部不良反应情况。结果：与 U 组比较，G 组 T2、T3、T4 各时间点收缩压、舒张压、心率较 T1 明显升高（$P<0.05$）；拔管后 1 h 发现 U 组咽喉部不适患者 2 例，显著低于 G 组的 18 例（$P<0.05$）。此结果显示，UE 可视软性喉镜引导气管插管用于肥胖患者具有比 GlideScope 视频喉镜插管更显著的优势，表现为创伤更小、循环更稳定。

（三）肥胖患者的通气策略

庞倩芸等[24]针对围术期不同通气策略对肥胖患者通气和肺功能影响的文献进行系统回顾研究。在线检索 EBSCO、PubMed、Spring、Ovid、Wiley、中国知网、维普网、万方数据等个数据库，选择全身麻醉诱导期和拔管后的给氧模式以及术中不同潮气量对肥胖患者通气和肺功能影响的随机对照试验，共纳入 24 项 RCT，包含 946 例患者。应用 RevMan 5.3 软件对纳入文献进行 Meta 分析。结果提示：①麻醉诱导期头高位吸氧较平卧位吸氧所能提供的无通气安全时限更长（$P<0.001$），而自主呼吸时加持续气道正压通气（continuous positive airway pressure，CPAP）后 PaO_2 水平更高（$P<0.005$），转为机械通气后给予间歇正压通气（intermittent positive pressure ventilation，IPPV）+呼气末正压通气（PEEP）较单用 IPPV 所能提供的无通气安全时限更长（$P<0.001$）、PaO_2 更高（$P<0.001$）。②术中大潮气量比小潮气量通气联合 PEEP 获得更高的氧合指数（$P=0.02$），但大潮气量通气也带来更高的气道压（$P<0.001$）。③拔管后采用无创正压通气（non-invasive positive pressure ventilation，NIPPV）较鼻导管吸氧 PaO_2 更高（$P=0.004$）。综合上述结果，可以得出肥胖患者围术期的通气管理策略是：诱导期宜采用头高位 CPAP 及 IPPV+PEEP 通气，术中宜采用大潮气量+高 PEEP，术后拔管后可采用 NIPPV。

五、通气模式选择

（一）"压力控制"还是"容量控制"

Lian 等[25]研究长时间妇科腹腔镜手术中容量控制（VCV）和压力控制（PCV）模式的区别。

26 例腹腔镜下子宫切除患者被随机分配到 VCV 组和 PCV 组，在麻醉诱导及建立气腹后的 10 min、30 min、60 min 和 120 min 以及回归水平位并停止气腹后的 10 min，分别记录各时点的呼吸循环指标。根据 Jonathan 等肺泡无效腔量/潮气量的计算公式：$VD_{alv}/V_T=1.14（PaCO_2-PetCO_2）/PaCO_2-0.005$，计算无效腔量/潮气量的比值。结果显示，PCV 条件下患者 VD_{alv} 与 V_T 比值的升高与 VCV 组相似，但 P_{peak} 的升高较小。气腹建立后 60 min 和 120 min，在保持 $PetCO_2$ 水平稳定的情况下，VCV 的 P_{peak} 较 PCV 高，分别是（23.6±3.6）cmH_2O vs.（18.67±1.27）cmH_2O 和（25.7±4.2）cmH_2O vs.（19±1.2）cmH_2O。两组之间肺动态顺应性（Cdyn）和 VD_{alv}/V_T 之间差异无统计学意义。VCV 组 P_{peak} 和气腹时间之间存在线性关系。使用 Logistic 回归模型预测当气腹时间超过 355 min 时 P_{peak} 将超过 40 cmH_2O。根据以上研究结果，Lian 等指出，VCV 和 PCV 两种通气模式都可以安全用于长时间妇科腹腔镜手术，但是，如果除外其他导致 P_{peak} 增加的因素，PCV 可能是相对于 VCV 更好的通气选择。

（二）通气模式联合应用

吴雷等[26]* 探讨小潮气量间歇正压通气（IPPV）联合低水平呼气末正压（PEEP）通气对哮喘患者全身麻醉时呼吸功能的影响。全身麻醉下行上腹部手术的哮喘患者 45 例，随机分为 3 组：A 组常规潮气量（10 ml/kg）行 IPPV，B 组小潮气量（6 ml/kg）行 IPPV，C 组小潮气量（6 ml/kg）行 IPPV 加低水平 PEEP（5 cmH_2O）。分别记录麻醉诱导后即刻及诱导后 5 min、30 min、60 min、120 min 的气道峰压（P_{peak}），并计算动态肺顺应性（Cdyn）。监测麻醉诱导前脱氧 5 min 和麻醉诱导后 60 min、120 min 的动脉血气；记录血氧分压（PaO_2）和血二氧化碳分压（$PaCO_2$）数值。结果：C 组各时段 P_{peak} 明显降低，麻醉诱导后 60 min、120 min Cdyn 和 PaO_2 显著增高，$PaCO_2$ 明显降低（$P<0.05$）。因此，小潮气量联合低水平 PEEP 模式可降低哮喘患者的气道压力，提高肺动态顺应性，改善氧合参数，对于哮喘患者是一种安全有效的麻醉呼吸管理模式。

范国祥等[27] 观察术中低潮气量联合不同阶段（手术开始后、拔除导管前）短程 PEEP（持续 1 h）以及手术全程 PEEP 对老年患者开腹术后肺功能及并发症的影响。选择择期全身麻醉下行开腹手术的老年患者 60 例，年龄≥65 岁。A 组手术开始后 1 h 联合 PEEP 10 cmH_2O 持续 1 h，B 组术毕拔除气管导管前 1 h 联合 PEEP 10 cmH_2O 持续 1 h，C 组手术全程联合 PEEP 10 cmH_2O。分别于术前和术后 1 h、24 h 行血气分析测 $PaCO_2$、PaO_2 和肺泡-动脉血氧分压差（$A-aDO_2$），计算氧合指数。记录术前和术后 24 h、72 h 的气道分泌物评分。结果：与术前比较，术后 1 h 3 组 $PaCO_2$ 明显升高，B 组 PaO_2 明显下降，A 组 $A-aDO_2$ 明显升高（$P<0.05$）；术后 24 h B 组、C 组 $PaCO_2$ 明显升高，B 组氧合指数明显下降（$P<0.05$）。与术后 1 h 比较，术后 24 h A 组 $PaCO_2$ 及 $A-aDO_2$ 明显下降（$P<0.05$）。术后 3 组气道分泌物评分差异无统计学意义。分析以上结果，手术开始后 PEEP 与全程 PEEP 同样可以改善术后氧合功能，手术结束前 1 h 行 PEEP 虽能改善术后 24 h 的肺氧合功能，但对术后 1 h 的氧合无明显帮助。此研究得出结论，低潮气量联合术中不同时期短程（1 h）PEEP 的保护性通气策略与全程保护性通气策略效果相似，均可改善术后氧合功能，其中手术开始后短程保护性通气效果更佳，但对术后肺部并发症的影响尚需进一步研究。

彭晓慧等[28] 观察小潮气量肺保护性通气对老年合并肺功能不全患者行胃肠手术后临床转归的影响。合并肺功能不全的 80 例患者择期行开放胃肠手术，随机分为两组：保护性通气管理组

（P组）和传统机械通气组（C组）。麻醉诱导气管插管后按研究分组设置呼吸参数，调节呼吸，维持 $PetCO_2$ 在 35～45 mmHg。术前第1天和术后第1天、第3天行动脉血气分析；记录患者自主呼吸恢复时间、清醒时间、拔管时间、PACU驻留时间、排气时间、下床活动时间、术后出院时间及住院费用；记录术后30 d内主要并发症的发生情况。结果：传统机械通气组术后第1天、第3天的 PaO_2 明显低于术前（$P<0.05$），而 $PaCO_2$ 明显高于术前（$P<0.05$）；保护性肺通气组术后第1天、第3天的 PaO_2 和 $PaCO_2$ 与术前相比差异无统计学意义。肺保护性通气组麻醉后监测治疗室（post-anesthesia care unit，PACU）驻留时间为（76.63±29.72）min，明显短于传统通气组的（93.80±42.90）min（$P<0.05$）；两组术后30 d内主要并发症的发生率差异无统计学意义。通过本研究证实小潮气量肺保护性通气能改善老年合并肺功能不全胃肠手术患者的术后氧合，有助于减少术后不良反应的发生。

六、单肺通气

（一）加速肺萎陷方法

胸科手术要求非通气侧肺的有效萎陷。上海胸科医院 Li[29]* 等研究两分钟脱管法用于胸腔镜手术使用双腔管行单肺通气（one lung ventilation，OLV）时非通气侧肺萎陷的安全性和有效性。50例胸腔镜手术需单肺通气的患者随机分为N组和C组：N组于外科医师切皮时开始断开双腔管，2 min后开始OLV；C组于切皮时即开始OLV。结果肺萎陷所用时间N组明显短于C组，分别为（15±3.7）min和（22±3.6）min；外科医师满意度评分（0～10分）N组高于C组，分别为（9±0.6）分和（7±1.2）分；术中低氧、OLV过程中需要CPAP的比例、麻醉时间和苏醒时间组间差异无统计学意义。在切皮后2 min，N组 $PaCO_2$ 较C组高，分别为（47.7±2.9）mmHg和（39.2±3.4）mmHg；PaO_2 N组较C组低，分别为（234±81.1）mmHg和（335±33.4）mmHg；双侧脑氧N组较C组高，分别为N组左侧（78%±3.4%）、右侧（77%±4.3%），C组左侧（74%±5.9%）、右侧（74%±5.2%）。此研究显示，使用两分钟脱管法可加快单肺通气时的术侧肺萎陷，提供良好的手术视野且不会导致低氧。

（二）反比通气联合PEEP通气策略

任铭等[30]选择择期行肺叶切除术单肺通气患者80例，随机分为反比通气组与常规通气组。支气管插管全身麻醉后机械通气，反比通气组 I:E 为 2:1，V_T 7 ml/kg，呼吸12次/分，PEEP 5 cmH_2O；常规通气组 I:E 为 1:2，其他参数不变。记录麻醉前T0、麻醉后5 min（T1）、单肺通气开始（T2）、单肺通气45 min（T3）及手术结束（T4）的呼吸力学指标，采集T0、T3时的动脉血和中心静脉血进行血气分析，计算氧合指数。用纤维支气管镜采集T1、T3时支气管肺泡灌洗液，采用ELISA法检测IL-6、IL-8、IL-10浓度的变化。两组单肺通气时间分别为反比通气组（67.9±12.6）min，常规通气组（72.0±16.1）min。结果：与常规通气组比较，T3时反比通气组 PaO_2 明显升高（$P<0.05$）；T1～T4时反比通气组气道峰压（P_{peak}）和气道平台压（P_{plat}）明显降低，PEEP和平均气道压（P_{mean}）明显升高，肺的顺应性 Compl 明显增加（$P<0.05$）；T3时反比通气

组 IL-6、IL-8 和 IL-10 浓度明显降低（$P<0.05$）。低氧血症常规通气组 2 例（5%），反比通气组 1 例（2.5%），两组差异无统计学意义。两组均未见苏醒延迟、肺不张和气胸等并发症。以上结果显示，单肺通气时采取反比通气联合 PEEP 可改善通气和低氧血症，增加肺的顺应性，降低气道平台压，还可抑制炎症因子释放，减轻肺的炎性反应。

（三）压力控制-容量保证通气策略

李梦怡等[31]将全身麻醉下胸腔镜食管癌根治术患者随机分为容量控制通气组（V组）和压力控制-容量保证（PCV-VG）组（P组）。双肺通气时 V_T 10 ml/kg，呼吸频率（RR）10~12 次/分钟；单肺通气时 V_T 6 ml/kg，RR 12~16 次/分钟，I：E 为 1：2，压力限制设定为 35 cmH$_2$O，吸入氧浓度为 60%，流量 2 L/min，维持 PetCO$_2$ 35~40 mmHg。于入室后（T0）、术后第 1 天（T1）、术后第 3 天（T2）及术后第 7 天（T3）时测定用力肺活量（FVC）、第 1 秒用力呼气容积（FEV$_1$）、最大呼气中期流量（MMEF），并在各时点行血气分析，记录 PaCO$_2$ 和 PaO$_2$，计算肺泡-动脉血氧分压差（A-aDO$_2$）；在 T1、T2 及 T3 时点行临床肺部感染评分；记录胸部引流管拔除时间及术后住院时间。结果：与 T0 时比较，T1~T3 时两组 FVC、FEV$_1$、MMEF 和 PaO$_2$ 降低，A-aDO$_2$ 升高，A-aDO$_2$ 和临床肺部感染评分降低，胸部引流管拔除时间及术后住院时间缩短（$P<0.05$）。以上结果显示，PCV-VG 对胸腔镜单肺通气患者可以达到保护性肺通气目标。

（四）肺保护性通气+PCV-VG 通气策略

陈梦媛等[32]评价肺保护性通气（LPV）联合压力控制与容量保证模式（PCV-VG）对单肺通气老年患者的肺保护效应。择期行全腔镜食管癌根治术患者 80 例，随机分为常规对照组（C 组）、PCV-VG 组、肺保护性通气组（LPV 组）和肺保护性通气联合 PCV-VG 组（LPV+PCV-VG 组）。于双肺通气改变手术体位后 20 min（T1）、单肺通气 30 min（T2）、恢复双肺通气 20 min 时（T3）采集桡动脉血样行血气分析，并测定气道峰压（P$_{peak}$）、气道平均压（P$_{mean}$）、肺动态顺应性（Cdyn）。在 T2 时点计算肺泡-动脉氧分压差、肺内分流率 Qs/Qt、死腔率 V$_d$/V$_T$ 和呼吸指数。于麻醉诱导前及术毕采集桡动脉血样，采用 ELISA 法测定血浆中性粒细胞弹性蛋白酶（NE）浓度。术后第 1 天和第 7 天行临床肺部感染评分（CPIS），记录术后 7 d 内呼吸衰竭、肺不胀和肺部感染等肺部并发症的发生情况。结果：与 C 组比较，PCV-VG 组 P$_{peak}$ 降低，P$_{mean}$ 升高；LPV 组 P$_{peak}$ 和 PaCO$_2$ 升高，pH、V$_d$/V$_T$ 和 Qs/Qt 降低，LPV+PCV-VG 组 P$_{peak}$、V$_d$/V$_T$、Qs/Qt、pH 和术后 CPIS 评分降低，P$_{mean}$、Cdyn 和 PaO$_2$ 升高，PCV-VG 组、LPV 组和 LPV+PCV-VG 组术毕 NE 浓度降低（$P<0.05$）；与 PCV-VG 组比较，LPV+PCV-VG 组 P$_{mean}$、Cdyn 和 PaO$_2$ 升高，pH、Qs/Qt、术毕 NE 浓度和 CPIS 评分降低（$P<0.05$）；与 LPV 组比较，LPV+PCV-VG 组 P$_{peak}$、Qs/Qt、术毕 NE 浓度和 CPIS 降低，Cdyn 升高（$P<0.05$）。4 组术后均未见呼吸衰竭、肺不张和肺部感染等肺部并发症发生。以上结果显示，肺保护性通气联合 PCV-VG 可优化单肺通气时老年患者的肺保护效应。

（五）单肺通气时的药物干预

马骏等[33]评价氟比洛芬酯不同给药时机对单肺通气期间患者氧合功能的影响。择期行胸腔镜肺叶切除术患者90例，随机分为对照组、术前给药组和术中给药组。对照组和术前给药组分别于术前15 min静脉注射氟比洛芬酯10 ml。于术前15 min（T1）、单肺通气15 min（T2）、单肺通气30 min（T3）、恢复双肺通气15 min（T4）时记录气道峰压（P_{peak}）及动态肺顺应性（Cdyn），取动脉血标本进行血气分析，记录动脉血氧分压（PaO_2），计算氧合指数（OI）和肺内分流率（Qs/Qt）；采用ELISA法测定血清血栓素B2（TXB2）和6-酮-前列腺素1α（6-K-$PGF_{1α}$）浓度，计算TXB2/6-K-$PGF_{1α}$比值；记录因SpO_2＜90%中断单肺通气的发生次数和术后呼吸困难、肺部感染、肺不胀的发生情况和住院时间。术前给药组与对照组比较，T2、T3时PaO_2和OI升高，Qs/Qt降低；T2～T4时血清TXB2和6-K-$PGF_{1α}$浓度降低，TXB2和6-K-$PGF_{1α}$比值升高；中断单肺通气发生率降低（$P<0.05$）。术中给药组上述指标差异均无统计学意义（$P>0.05$）。术中给药组与术前给药组比较，T2、T3时PaO_2和OI降低，T2时Qs/Qt升高，T2～T4时血清TXB2和6-K-PGF1α浓度升高，TXB2/6-K-$PGF_{1α}$比值降低（$P<0.05$）。3组术后呼吸困难、肺部感染、肺不张发生率及术后住院时间比较差异无统计学意义（$P>0.05$）。以上结果显示，术前15 min静脉注射氟比洛芬酯可显著改善单肺通气患者的氧合功能，预防低氧血症的发生，而当单肺通气开始时再给药则无此效应。既往研究中，静脉注射氟比洛芬酯可显著抑制血管活性物质TXB2和6-K-$PGF_{1α}$的分泌，提高TXB2/6-K-$PGF_{1α}$比值，进而促进肺部血管缺氧性血管收缩（hypoxic pulmonany vasoconstriction，HPV），从而减少非通气侧的肺内分流率，可以部分解释该研究的结果。

七、特殊阻断装置

对于行射频消融术治疗的心房颤动患者，李炎等[34]评价胸腔镜下不同肺隔离措施的临床效果。患者被随机分为双腔导管组和支气管封堵器组。记录插管前、定位准确即刻的平均动脉压和心率；记录两组插管时间和单肺通气5 min时的气道峰压（P_{peak}）；评估肺萎陷及手术视野暴露效果；记录拔管呛咳、声嘶和咽喉痛等不良反应的发生情况。结果两组插管时间差异无统计学意义；与插管前比较，定位准确即刻两组平均动脉压明显升高，心率明显加快，且双腔管组明显高于和快于支气管封堵器组（$P<0.05$）。左侧单肺通气时，双腔管组P_{peak}明显高于封堵器组（$P<0.05$），右上肺萎陷效果明显优于封堵器组（$P<0.05$）；右侧单肺通气时，两组P_{peak}差异无统计学意义。双腔管组拔管呛咳、声嘶和咽喉痛发生率明显高于封堵器组（$P<0.05$）。研究得出结论，左侧型双腔导管与支气管封堵器均能满足胸腔镜下心房颤动射频消融术的手术需求，左侧型双腔导管肺隔离效果优于支气管封堵器，但其引起的插管应激反应更重，拔管呛咳、声嘶和咽喉痛的发生率更高。

刘国亮等[35]在婴幼儿单肺通气时评价气管导管外放置Arndt支气管内阻断器的效果。择期行胸腔镜手术的婴幼儿30例，将Arndt支气管内阻断器前端圈套绳套套于气管导管前端，阻断器置于气管导管外备用。全身麻醉诱导后，在纤维支气管镜引导下置入Arndt支气管内阻断器。于阻断器置入前（T1）、阻断器置入时（T2）、单肺通气开始时（T3）、双肺通气开始时（T4）、气管拔管时（T5）记录平均动脉压、心率、SpO_2、$PetCO_2$及气道压。记录阻断器置入时间及成功置入情况、肺萎陷时间，记录肺萎陷满意程度、阻断器移位、声嘶、术中心血管不良事件、单肺通气期间低氧血症和通气不足的发生情况。结果与T1时比较，其余时间点平均动脉压和心率差异无统计学意义（$P>0.05$）；

T2、T3 时气道压升高，T4 时 PetCO$_2$ 升高（$P<0.05$）。阻断器置入时间为（5.6±1.2）min，阻断器置入成功率为 93%，肺萎陷满意率为 83%，阻断器移位发生率为 13%（均为右侧置入阻断器），成功置入阻断器的患儿术中未见心血管不良事件、低氧血症和通气不足发生。该研究结果显示，气管导管外放置 Arndt 支气管内阻断器可快速、有效、安全地用于婴幼儿单肺通气。

詹利等[36]评价支气管封堵器用于单肺通气时气管导管置入深度对通气效果的影响。60 例择期行开胸单肺通气的患者，一组为气管导管尖端距气管隆嵴 3 cm，另一组气管导管套囊过声门后再进入 2 cm。在纤维支气管镜引导下置入支气管封堵器，记录气管导管置入深度、支气管封堵器置入定位时间、支气管封堵器移位和气道峰压升高情况、肺萎陷程度、术后气管黏膜损伤程度及咽痛、声嘶的发生情况。结果：与气管导管尖端距气管隆嵴 3 cm 组比较，气管导管套囊过声门后再进入 2 cm 组的导管置入深度较浅，支气管封堵器置入定位时间缩短，术后气管黏膜损伤减轻（$P<0.05$），支气管封堵器移位和气道峰压升高的发生率、肺萎陷程度和术后咽痛、声嘶发生率差异无统计学意义（$P>0.05$）。此研究显示，当采用经气管导管置入封堵器方法实施单肺通气时，气管导管置入深度为导管套囊过声门后再进入 2 cm。这一深度判定方法相较于导管尖端距离气管隆嵴 3 cm 的方法，一方面导管置入深度相对较浅；另一方面，可有效改善单肺通气的效果。

八、药物干预气道反应

（一）诱导期药物选择影响气道应激反应

唐庆凯等[37]探讨梗阻性黄疸患者在复合右美托咪定的条件下，依托咪酯作为诱导药物抑制气管插管反应的半数有效剂量。择期行全身麻醉下手术的梗阻性黄疸患者被随机分为对照组（C 组）和右美托咪定组（D 组），麻醉诱导前 15 min，C 组静脉输注生理盐水 0.1 ml/kg，D 组静脉输注右美托咪定 0.4 μg/kg。麻醉诱导依次给予咪达唑仑 0.05 mg/kg、芬太尼 4 μg/kg 以及按照序贯法计算的依托咪酯量，待患者入睡、脑功能状态指数（cerebral state index，CSI）值<50 时静脉注射顺苯磺酸阿曲库铵 0.15 mg/kg，6 min 后行气管插管。第 1 例患者依托咪酯的注射剂量为 0.2 mg/kg，气管插管后 3 min 内平均动脉压和（或）心率升高幅度超过基础值 20%，下一例患者采用高一级剂量（增加 10%），否则采用低一级剂量（降低 10%）。记录各组有效/无效例数，采用 Probit 法计算依托咪酯抑制气管插管反应的 ED_{50} 及其 95% CI。结果，生理盐水对照组依托咪酯抑制气管插管反应的 ED_{50} 为 0.185（95% CI 0.162~0.201）mg/kg，复合右美托咪定后进行诱导则依托咪酯抑制气管插管反应的 ED_{50} 为 0.129（95% CI 0.093~0.143）mg/kg，差异有统计学意义（$P<0.05$）。

袁静等[38]测定丙泊酚靶控输注时羟考酮抑制气管插管反应的半数有效剂量。拟实施全身麻醉手术的患者，静脉顺序注射羟考酮（按照序贯法调整剂量）、靶控输注丙泊酚血浆浓度 4 μg/ml，当脑电双频谱指数（bispectral index，BIS）<60 时，静脉注射罗库溴铵 0.9 mg/kg，在羟考酮注射 5 min 后实施气管插管机械通气。按照改良 Dixon 序贯法，羟考酮起始剂量为 0.2 mg/kg。若气管插管反应阳性，定义为插管后（套囊充气完成）2 min 内平均动脉压最大值或心率最大值较基础值增加≥20%，则下一例患者增加剂量 10%；反之，则降低剂量 10%。采用加权概率法计算羟考酮抑制气管插管反应的 ED_{50}、ED_{95} 及其相应的 95% CI。结果，共有 27 例患者完成正式研究。羟考酮抑制气管插管反应的 ED_{50} 为

0.204（95% CI 0.175～0.249）mg/kg，ED_{95} 为 0.342（95% CI 0.287～0.409）mg/kg。袁静等得出结论，在维持血浆靶控输注丙泊酚浓度 4 μg/ml 时，诱导时给予羟考酮抑制气管插管反应的 ED_{50} 为 0.204 mg/kg，ED_{95} 为 0.342 mg/kg。

魏灵欣等[39] 比较右美托咪定与瑞芬太尼复合七氟烷 – 氧化亚氮（N_2O）麻醉诱导时患儿的气管插管条件。择期行整形外科手术患儿 122 例，随机抽样分为右美托咪定组（D 组）和瑞芬太尼（R 组）。吸入 8% 七氟烷 -60%N_2O，新鲜气流量设定为 6 L/min，睫毛反射消失后 D 组和 R 组分别经 50～60 s 静脉注射右美托咪定 1 μg/kg 和瑞芬太尼 1 μg/kg，1 min 后行气管插管术。插管过程中进行气管插管条件分级，记录气管插管条件满意和气管插管成功情况；记录气管插管前后心血管不良反应、低氧血症、喉痉挛和术后咽痛等并发症的发生情况。结果：两组气管插管成功率、气管插管满意率、气管插管条件分级和术后咽痛发生率的差异均无统计学意义（$P>0.05$）；R 组气管插管后高血压和窦性心动过速发生率升高（$P<0.05$）。两组均未见低氧血症、喉痉挛和窦性心动过缓发生。因此，吸入 8% 七氟烷 -60%N_2O 麻醉诱导时，复合右美托咪定 1 μg/kg 改善患儿气管插管条件的临床效果优于复合瑞芬太尼 1 μg/kg。

于健等[40] 评价不同剂量右美托咪定鼻腔给药对丙泊酚抑制患儿喉罩置入反应半数有效血浆靶浓度（EC_{50}）的影响。择期行全身麻醉手术患儿被随机分为 3 组：对照组（C 组）、右美托咪定 1 μg/kg 组（D1 组）和右美托咪定 2 μg/kg 组（D2 组）。麻醉诱导前 20 min，D1 组和 D2 组分别鼻腔给予右美托咪定 1 μg/kg 和 2 μg/kg（用生理盐水稀释至 1 ml），C 组鼻腔给予生理盐水 1 ml。给药 20 min 后患儿与父母分开，送入手术室。3 组患儿丙泊酚初始血浆靶浓度为 5.4 μg/ml。采用改良序贯法进行试验，根据喉罩置入反应确定下一例丙泊酚血浆靶浓度，相邻靶浓度的比值为 1.1。评价与父母分离时的镇静程度及对喉罩的接受程度，记录镇静满意和喉罩接受满意的情况。采用概率单位法计算丙泊酚抑制喉罩置入反应的 EC_{50}。结果：D1 组和 D2 组镇静满意率和喉罩接受满意率高于生理盐水对照组，且丙泊酚抑制喉罩置入反应的 EC_{50} 降低（$P<0.05$）；D2 组镇静满意率和喉罩接受满意率又高于 D1 组，丙泊酚抑制喉罩置入反应的 EC_{50} 亦降低（$P<0.05$）。因此，右美托咪定 1 μg/kg 和 2 μg/kg 鼻腔给药均可降低丙泊酚抑制患儿喉罩置入反应的 EC_{50}，但 2 μg/kg 效果更佳。

（二）术中用药选择减轻苏醒期拔管相关反应

张艳萍等[41] 观察术中持续泵注一定剂量的右美托咪定对于甲状腺手术患者恢复期呛咳反应的影响。择期全身麻醉下行甲状腺肿瘤手术患者 118 例，被随机分为 D 组和 C 组。D 组在手术开始时持续静脉泵注右美托咪定 0.4 μg/（kg·h）至手术结束，C 组在手术开始时持续静脉泵注等容量生理盐水至手术结束。观察患者全身麻醉恢复期间呛咳发生情况，记录患者术后 24 h、48 h 引流量，以及心动过速、低血压、高血压及心动过缓等不良反应的发生情况。结果：D 组全身麻醉恢复期间呛咳发生率明显低于 C 组（10.1% $vs.$ 30.5%，$P<0.05$），D 组术后第 1 个 24 h 和第 2 个 24 h 引流量均明显少于 C 组 [第 1 个 24 h，（62.3±26.8）ml $vs.$（78.6±30.1）ml，$P<0.05$；第 2 个 24 h，（28.0±12.5）ml $vs.$（37.5±18.6）ml，$P<0.05$]；D 组围术期心动过速发生率明显低于 C 组（3.4% $vs.$ 23.7%，$P<0.05$）。结果显示，术中持续输注右美托咪定 0.4 μg/（kg·h）能够有效减轻甲状腺手术患者全身麻醉恢复期间的呛咳反应，降低患者术后出血的风险。

九、小儿气道管理

赵雨意等[42]指出,儿童因为解剖、生理等特点,较成人更容易出现气道并发症,掌握围术期气道管理技术是安全实施小儿麻醉的基本条件。赵雨意等从麻醉前评估、麻醉诱导和维持、麻醉恢复期3个阶段,阐述了针对小儿的全方位气道评估、麻醉方案选择和气道管理的基本方式等内容。赵雨意等指出,麻醉前评估决定了麻醉期间具体气道管理方式的选择,要重视存在小儿气道解剖畸形的潜在威胁,重视日常及当下的呼吸状况,强调重视对于近期呼吸道感染及反流误吸高危人群的筛选。各类麻醉方法在不同阶段都具有某些共性和特殊问题,需要有针对性的防治原则,最终为优化小儿麻醉围术期气道管理提供策略和方法指导。

十、体位及其他

(一)体位

Lan等[43]*研究侧卧位和气腹对LMA Proseal喉罩和Supreme喉罩的口咽漏气压(oropharyngeal leak pressure,OLP)及通气效能的影响。186例侧卧位行腹腔镜下泌尿外科手术的患者被随机分为Proseal组和Supreme组。研究结果显示,两种喉罩在气腹和非气腹条件下仰卧位时均比侧卧位OLP高,但是,尽管气腹会导致OLP有所下降,但差异并无统计学意义。具体OLP数值:Proseal喉罩仰卧位/侧卧位/侧卧位加气腹分别为(29.0±3.4)cmH_2O/(26.1±4.2)cmH_2O/(25.3±3.8)cmH_2O,Supreme喉罩分别为(26.1±9.3)cmH_2O/(24.8±3.5)cmH_2O/(24.0±3.5)cmH_2O。侧卧位下气腹患者通气效果佳/良/差的例数分别为:Proseal喉罩83例/7例/2例,Supreme喉罩为76例/14例/2例,组间比较差异无统计学意义。

曾宪明等[44]探讨全身麻醉下实施扁桃体切除手术患儿术中体位改变(由中立位变为头后仰位,再改变为最大张口的手术位)及气管导管位置改变对套囊压力的影响。A组患儿将气管导管放置于Davis开口器压舌板一侧;B组患儿将气管导管放在压舌板与舌体之间。于头中立位(T1)、头后仰位(T2)和手术位(T3)时记录套囊压力。结果:与T1时比较,T2时两组套囊压力均升高($P<0.01$);与T2时比较,T3时A组套囊压力升高,B组套囊压力降低($P<0.01$)。T3时B组套囊压力低于A组($P<0.01$),T1、T2时两组间差异无统计学意义($P>0.05$)。以上结果显示,患儿扁桃体切除术中套囊压力受体位改变及气管导管位置的影响,建议常规监测气管套囊压力变化。

李宦臻等[45]观察一般仰卧位和肩下垫枕仰卧位时插管软镜在困难气道患者经鼻插管中的差异。选取行口腔颌面外科手术困难气道患者,随机分为一般仰卧位组(对照组)和肩下垫枕的仰卧位组(试验组)。记录两组患者经鼻气管内插管的首次插管成功率、总成功率、插管时间和插管时直接看到声门的百分比。结果,试验组患者首次插管成功率(94.0%,79/84)明显高于对照组(71.4%,60/84)($P<0.01$);试验组患者插管总成功率(98.8%,83/84)与对照组(97.6%,82/84)比较,差异无统计学意义($P>0.05$)。与对照组比较,试验组患者插管时间明显缩短,插管软镜通过鼻后孔后不需要调整按钮即能直接看到声门的百分比明显升高($P<0.01$)。术后两组患者明显咽痛、声嘶和鼻出血等并发

症的发生率差异无统计学意义（$P>0.05$）。以上结果显示，肩下垫枕可使插管软镜在困难气道患者经鼻插管中的成功率提高，提示该体位是软镜经鼻插管一个较好的体位选择。

（二）其他

傅润乔等[46]观察"声门上下注药型气管导管"减轻气管插管心血管反应的效果。择期行骨科手术全身麻醉患者40例，分试验组与对照组进行观察。麻醉诱导后并手控呼吸3 min，30 s内完成经口插入"声门上下注药型气管导管"，试验组立即注射1%丁卡因1.5 ml（声门下即气管内1 ml，声门上即咽喉部0.5 ml）实施表面麻醉，对照组不注射药物。固定导管，接麻醉机通气。分别于入室安静时（基础值，T0）、插管前即刻（T1）、插管后即刻（T2）、插管后1 min（T3）、插管后3 min（T4）和插管后5 min（T5）记录血压、心率和抽取血液标本测定血浆肾上腺素（epinepHrine，E）、去甲肾上腺素（noradrenaline，NE）、皮质醇（cortisol，Cor）水平。结果，试验组收缩压仅在T2时较T0时升高17%（$P<0.05$），对照组收缩压在T2、T3、T4时分别较T0时升高29%（$P<0.01$）、36%（$P<0.01$）、15%（$P<0.05$）；在T2~T5时，试验组收缩压比对照组明显降低（$P<0.05$）。试验组的心率在插管后没有显著升高，而对照组心率在T2、T3时分别升高18%（$P<0.01$）和14%（$P<0.05$），组间比较差异显著（$P<0.05$）。试验组血浆肾上腺素水平和血浆去甲肾上腺素水平在T3和T5时明显较对照组低（$P<0.05$），血浆皮质醇水平在T5时显著低于对照组（$P<0.01$）。以上结果显示，使用注药型气管导管在插入即刻立即注射表面麻醉药实施气管内、咽喉表面麻醉，能明显降低气管插管引起的心血管反应。

边洪春等[47]观察"微创"插管技术在甲状旁腺切除术气管插管全身麻醉诱导阶段的应用效果。拟行全身麻醉下甲状旁腺切除术的患者100例，随机分为微创组（L组）和对照组（C组）。L组于麻醉诱导后2.5 min用可视喉镜暴露声门，借助一次性喉麻管向喉头周围及声门内喷射2%利多卡因3 ml，继续面罩加压给氧2 min后插入7.0号超滑镇痛气管导管；C组在麻醉诱导后4.5 min应用普通喉镜插入7.5号普通气管导管。麻醉维持均采用持续泵入瑞芬太尼、丙泊酚及间断静脉注射顺阿曲库铵。记录麻醉诱导前（T0）、插管前（T1）、插管时（T2）、插管后1 min（T3）、插管后3 min（T4）时的收缩压、舒张压、心率、SpO_2，并分别于T1和插管后10 min（T5）抽取静脉血检测促肾上腺皮质激素（adrenocortical hormone，ACTH）和皮质醇含量（因皮质醇有日分泌节律，参与试验手术均安排上午）。结果围插管期C组收缩压、舒张压、心率较L组明显升高（$P<0.05$），C组血中ACTH和皮质醇含量均较L组明显增加（$P<0.05$）。边洪春等根据此结果认为，采取"微创"插管技术可有效减少甲状旁腺切除术气管插管时心血管反应的发生，减少血液中应激激素释放，增加麻醉安全性。

（贾继娥　李文献）

参考文献

[1] 倪红伟，贺广宝，史东平，等. 超声测量皮肤至会厌距离对困难气道的预测价值. 上海交通大学学报（医学版），2017，37（3）：373-376.

[2] Wang B, Peng H, Yao W, et al. Can thyromental distance be measured accurately? J Clin Monit Comput, 2017, 2. doi: 10.1007/s10877-017-0090-3.

[3]* 苏相飞, 彭书峻, 杜素娟, 等. 超声测定小儿环状软骨横径用于带套囊气管导管型号选择的准确性. 中华麻醉学杂志, 2017, 37（7）: 784-787.

[4] 张侃, 陈华林, 但颖之, 等. 超声测定先天性心脏病患儿声门下横径用于带气囊气管导管型号选择的准确性. 中华麻醉学杂志, 2017, 37（7）: 796-799.

[5] 章艳君, 刘金柱, 袁志浩, 等. 超声成像技术指导选择患儿无套囊气管导管型号的可靠性. 中华麻醉学杂志, 2017, 37（5）: 585-587.

[6] 赵倩, 王晓亮, 方兆晶, 等. 超声引导下喉上神经阻滞在清醒经口气管插管中的应用. 临床麻醉学杂志, 2017, 33（10）: 949-952.

[7] 朱小兵, 吴论, 彭学强, 等. 超声引导腰骶丛阻滞联合鼻咽通气道用于合并肺部及腰椎疾病高龄患者髋关节置换术的可行性. 中华麻醉学杂志, 2017, 37（7）: 856-858.

[8] Wei W, Huang SW, Chen LH, et al. Airflow behavior changes in upper airway caused by different head and neck positions: Comparison by computational fluid dynamics. J Biomech, 2017, 52: 89-94.

[9] 吴镜湘, 王委, 张作晶, 等. 胸腔镜手术患者单肺通气时非通气侧肺通气方式及通气量影响因素: 肺阻抗断层成像术监测. 中华麻醉学杂志, 2017, 37（3）: 348-351.

[10] Jiang J, Ma D, Li B, et al. Video laryngoscopy does not improve the intubation outcomes in emergency and critical patients - a systematic review and meta-analysis of randomized controlled trials. Crit Care, 2017, 21 (1): 288.

[11] 于金辉, 王艳. SMT-Ⅱ可视喉镜在急诊困难气道经口插管的临床研究. 中华外科杂志, 2017, 55（7）: 549-553.

[12] 李慧娴, 薛富善, 刘亚洋. 气道管理中应用视频喉镜的优势和技术要点. 国际麻醉学与复苏杂志, 2017, 38（9）: 769-772, 797.

[13] 张砡, 裴丽坚, 郭晓鹏, 等. 视频喉镜在垂体瘤患者气管插管中的应用. 临床麻醉学杂志, 2017, 33（5）: 452-454.

[14] 程彦, 刘秀文, 郭永清, 等. 帝视内窥镜在Univent管插管与定位中的临床应用. 临床麻醉学杂志, 2017, 33（11）: 1053-1056.

[15] Liu ZJ, Yi J, Chen WY, et al. Comparison of learning performance of 2 intubating laryngeal mask airways in novice: A randomized crossover manikin study. Medicine, 2017, 96 (19): e 6905.

[16] 石妤, 左明章, 杨宁, 等. Guardian喉罩用于术前置入鼻胃管的腹腔镜胆囊切除术患者气道管理的效果. 中华麻醉学杂志, 2017, 37（1）: 100-103.

[17] 胡振华, 赵素贞, 张俊莉, 等. 胃镜喉罩用于上消化道内镜粘膜下剥离术患者气道管理的效果. 中华麻醉学杂志, 2017, 37（8）: 1021-1022.

[18] 王加芳, 陈菁, 戚忠, 等. i-gel喉罩在全麻下经纤维支气管镜气管支架置入术中的应用. 临床麻醉学杂志, 2017, 33（6）: 609-610.

[19] 郑义林, 宋文芳, 王东信. 可弯曲喉罩与加强型气管导管用于俯卧位腰椎手术的比较. 北京大学学报（医学版）, 2017, 49（2）: 262-266.

[20] 罗俊, 孙瑞强, 顾恩华, 等. 可弯曲喉罩用于患儿气道管理的适宜套囊压力. 中华麻醉学杂志, 2017, 37 (2): 214-217.

[21] 蔡诚毅, 马武华, 王勇. 序贯试验分析喉罩通气罩预充气时利于喉罩置入的半数有效充气量. 临床麻醉学杂志, 2017, (4): 393-394.

[22]* Fei M, Blair JL, Rice MJ, et al. Comparison of effectiveness of two commonly used two-handed mask ventilation techniques on unconscious apnoeic obese adults. Br J Anaesth, 2017, 118 (4): 618-624.

[23] 姜景卫, 鲁华荣, 周召文, 等. UE 可视软性喉镜在肥胖患者中的临床应用. 浙江临床医学, 2017, 19 (2): 258-259.

[24] 庞倩芸, 莫均, 刘红亮. 肥胖患者围手术期通气策略 Meta 分析. 国际麻醉学与复苏杂志, 2017, 38 (6): 524-531.

[25] Lian M, Zhao X, Wang H, et al. Respiratory dynamics and dead space to tidal volume ratio of volume-controlled versus pressure-controlled ventilation during prolonged gynecological laparoscopic surgery. Surg Endosc, 2017, 31 (9): 3605-3613.

[26]* 吴雷, 夏一梦, 范秋维. 小潮气量加低水平呼气末正压通气对全身麻醉哮喘患者呼吸功能的影响. 上海交通大学学报（医学版）, 2017, 37 (10): 1413-1416.

[27] 范国祥, 薛官国, 张汝阳, 等. 低潮气量联合不同阶段呼气末正压通气对老年患者开腹术后肺功能的影响. 临床麻醉学杂志, 2017, 33 (9): 852-855.

[28] 彭晓慧, 顾尔伟, 郑立山, 等. 小潮气量肺保护性通气对老年合并肺功能不全胃肠手术患者术后转归的影响. 临床麻醉学杂志, 2017, 33 (4): 364-368.

[29]* Li Q, Zhang X, Wu J, et al. Two-minute disconnection technique with a double-lumen tube to speed the collapse of the non-ventilated lung for one-lung ventilation in thoracoscopic surgery. BMC Anesthesiol, 2017, 17 (1): 80.

[30] 任铭, 张望平, 祝胜美. 反比通气联合 PEEP 对肺叶切除患者单肺通气时肺功能的影响. 临床麻醉学杂志, 2017, 33 (3): 218-221.

[31] 李梦怡, 李云, 胡宪文, 等. PCV-VG 用于胸腔镜单肺通气患者肺保护性通气的效果. 中华麻醉学杂志, 2017, 37 (2): 155-158.

[32] 陈梦媛, 高巨, 郭唯真, 等. 保护性肺通气联合 PCV-VG 对单肺通气老年患者的肺保护效应. 中华麻醉学杂志, 2017, 37 (8): 902-906.

[33] 马骏, 章蔚, 王迪, 等. 氟比洛芬酯不同给药时机对单肺通气患者氧合功能的影响. 中华麻醉学杂志, 2017, 37 (2): 143-146.

[34] 李炎, 龚婵娟, 陈晓东, 等. 胸腔镜下房颤射频消融术中不同肺隔离措施的临床效果. 临床麻醉学杂志, 2017, 37 (2): 121-124.

[35] 刘国亮, 张建敏, 高佳, 等. 气管导管外放置 Arndt 支气管内阻断器用于婴幼儿单肺通气的效果. 中华麻醉学杂志, 2017, 37 (7): 788-791.

[36] 詹利, 张停, 李俊, 等. 气管导管置入深度对支气管封堵器用于单肺通气效果的影响. 中华麻醉学杂志, 2017, 37 (7): 859-861.

[37] 唐庆凯, 邢金城, 王海云, 等. 复合右美托咪定时梗阻性黄疸患者依托咪酯抑制气管插管反应的半数有效

剂量. 中华麻醉学杂志, 2017, 37 (3): 341-343.

[38] 袁静, 丁素娟, 夏江燕, 等. 丙泊酚靶控输注时羟考酮抑制气管插管反应的半数有效剂量. 临床麻醉学杂志, 2017, 37 (11): 1050-1052.

[39] 魏灵欣, 邓晓明, 夏伟鹏, 等. 右美托咪定与瑞芬太尼复合七氟醚-N_2O 麻醉诱导时患儿气管插管条件的比较. 中华麻醉学杂志, 2017, 37 (6): 711-714.

[40] 于健, 单士强, 聂宇, 等. 不同剂量右美托咪定鼻腔给药对异丙酚抑制患儿喉罩置入反应 EC_{50} 的影响. 中华麻醉学杂志, 2017, 37 (4): 464-467.

[41] 张艳萍, 闵苏, 任力, 等. 右美托咪定对甲状腺手术患者呛咳反应的影响. 临床麻醉学杂志, 2017, 33 (4): 349-352.

[42] 赵雨意, 左云霞. 小儿麻醉围术期气道管理策略. 中华麻醉学杂志, 2017, 37 (7): 773-777.

[43]* Lan S, Zhou Y, Li JT, et al. Influence of lateral position and pneumoperitoneum on oropharyngeal leak pressure with two types of laryngeal mask airways. Acta Anaesthesiol Scand, 2017, 61 (9): 1114-1121.

[44] 曾宪明, 李王明, 张海龙, 等. 患儿扁桃体切除术中体位和气管导管位置对套囊压力的影响. 中华麻醉学杂志, 2017, 37 (7): 792-795.

[45] 李宦臻, 丁皓月, 赵保建, 等. 肩下垫枕仰卧位时插管软镜在困难气道患者经鼻插管中的临床应用. 吉林大学学报(医学版), 2017, 43 (4): 818-821.

[46] 傅润乔, 王雯, 彭晓风, 等. 注药型气管导管表面麻醉抑制气管插管心血管反应临床研究. 国际麻醉学与复苏杂志, 2017, 38 (5): 418-422.

[47] 边洪春, 高成杰, 王飞. "微创"插管技术在甲状旁腺切除术全身麻醉诱导阶段的应用. 国际麻醉学与复苏杂志, 2017, 38 (6): 498-501.

第二节 麻 醉 维 持

2017 年度关于麻醉维持的研究比率略有上升。儿科麻醉在麻醉维持过程中的研究有数篇。Zhang 等[1]*探讨纤维支气管镜检查对儿科呼吸系统疾病的诊断和治疗的意义。纳入 63 例右美托咪定-瑞芬太尼患者(DR 组)与 60 例右美托咪定-丙泊酚患者(DP 组), 靶控输注右美托咪定-瑞芬太尼或右美托咪定-丙泊酚, 比较两组患儿麻醉起效时间、术中体动次数、血流动力学、右美托咪定总剂量、咪达唑仑和利多卡因初次抢救的剂量和时间、术后恢复时间、不良反应、支气管镜检满意度评分等指标。结果显示, 尽管 DR 组恢复时间较长, 抢救的发生率较高, 但该组患儿血流动力学指标更稳定、支气管镜检满意度更高, 患者体动也更少。因此, 相较于右美托咪定-丙泊酚, 右美托咪定-瑞芬太尼用于小儿纤维支气管镜检查更为有效。Guo 等[2] 研究 5 种常见儿科麻醉维持药物的苏醒及恢复特点。纳入 48 项研究, 4 485 名 0~18 岁患儿, 比较地氟烷、氟烷、异氟烷、丙泊酚及七氟烷麻醉对苏醒后躁动、术后恶心呕吐、镇痛需求、拔管时间、苏醒时间或 PACU 停留时间的影响。结果显示, 丙泊酚具有麻醉维持效果最好、安全性高及不良反应少等优点, 因而被推荐用于儿科麻醉; 同时, 地氟烷苏醒后躁动发生率最高, 且恢复最差, 在儿科麻醉维持中应谨慎使用。

在麻醉维持液体控制研究方面，Luo 等[3]研究术中目标导向液体治疗（goal-directed fluid therapy，GDFT）和普通液体管理对脑外科患者术后结果的影响。纳入目标导向液体治疗患者（GDFT 组）73 例，普通液体管理患者（对照组）72 例拟行脑外科手术的高风险患者。比较患者 ICU 住院时间、手术结束时乳酸值、术后并发症、住院时间、术后第 30 天死亡率和费用等指标。结果显示，对接受脑外科手术的高风险患者来说，相较于普通液体管理，术中应用目标导向液体治疗可缩短 ICU 住院时间，减少 ICU 费用支出，且可降低术后出现并发症的概率。Ngan kee 等[4]*对比研究去甲肾上腺素和去氧肾上腺素治疗蛛网膜下腔阻滞下剖宫产低血压的效果及相对效能。纳入 180 名拟行择期剖宫产的健康产妇，通过随机分配、分级剂量的方法分入 2 大组、12 小组，每小组 15 人。记录并比较在蛛网膜下腔阻滞后分别静脉注射 4 μg、5 μg、6 μg、8 μg、10 μg、12 μg 去甲肾上腺素或 60 μg、80 μg、100 μg、120 μg、160 μg、200 μg 去氧肾上腺素后第 60 秒时产妇收缩压恢复至基础值的百分比。结果显示，去甲肾上腺素的 ED_{50}（达 50% 反应效果时的剂量）估计相对效价比是 13.1 μg；去氧肾上腺素 100 μg 的等效剂量为去甲肾上腺素 8 μg。

研究氨甲环酸对脊柱手术术中血液管理的研究有数篇。Hui[5]等研究氨甲环酸在脊柱手术中保存血液和缩短手术时间的作用。该研究使用 Meta 分析，汇集了 18 个随机对照试验和 18 个非随机对照试验，共纳入 2 572 名患者，比较静脉注射氨甲环酸与注射安慰剂或未治疗的差别与术中、术后和围术期失血，异体血输注比例，自体血回输，手术时间及术后血栓事件的数量。结果表明氨甲环酸组显著减少术中、术后和围术期失血，减少自体血回输，减少异体血输注比例及手术时间。而高剂量氨甲环酸可以减少术中-围术期异体血输注比例和手术时间，而低剂量并未表现出这种效果。结论说明氨甲环酸用于脊柱手术可显著减少术中-术后-围术期失血，减少自体血回输及手术时间，而高剂量氨甲环酸可减少术中-围术期异体血输注比例和手术时间。

研究在麻醉维持药物对脑氧代谢认知功能影响的文章有数篇。岑盛华等[6]*对比研究七氟烷和丙泊酚用于麻醉维持对患者脑氧代谢及认知功能的影响。纳入 70 例急症创伤患者，术中麻醉维持分别采用丙泊酚（对照组）和七氟烷（观察组），其中每组 35 人。记录并比较两组患者在麻醉维持过程中不同时间点脑氧代谢变化情况，麻醉前后 MMSE 评分、连线测验（trail-making test，TMT）完成时间以及苏醒后不良反应发生率，进一步进行分析。结果显示，七氟烷和丙泊酚均能维持手术期间脑氧供需平衡，七氟烷对患者术后认知功能改变的影响较少。邹军等[7]研究麻醉维持期不同丙泊酚麻醉剂量对行非体外循环冠状动脉旁路移植术（off-pump coronary artery bypass grafting，OPCABG）老年患者术后认知功能及 S100β 蛋白的影响。纳入了 134 例在无锡市第三人民医院就诊拟行老年 OPCABG 患者，将其分为低剂量丙泊酚组（低剂量组）和高剂量丙泊酚组（高剂量组），每组 67 例。记录两组患者术中及术后各项血流动力学指标变化、血清 S100β 蛋白含量变化以及术后认知功能障碍（postoperative cognitive dysfunction，POCD）的发生率，并进行分析。结果发现，两组患者的手术时间、麻醉时间及术后疼痛程度（VAS 评分）无差异，但高剂量组患者术中丙泊酚的用量多于低剂量组。两组患者手术前后麻醉深度指数比较有差异；高剂量组患者术后认知功能障碍发生率及血清 S100β 蛋白水平均显著低于低剂量组。研究结果表明，较高剂量的丙泊酚麻醉维持可有效降低行 OPCABG 老年患者 POCD 的发生率。

研究不同麻醉方式对腹腔镜手术患者术后恢复有数篇。张瑞东等[8]*针对接受妇科腹腔镜手术的老年患者，研究比较静脉-吸入复合全身麻醉与单纯静脉麻醉的应用对患者术后恢复的影响。纳入80例在舟山市妇幼保健院接受妇科腹腔镜手术的患者。分为静脉-吸入复合全身麻醉组与单纯静脉麻醉组，每组40人。记录两组患者苏醒时间、拔管时间和话语时间，麻醉前后动脉血气、血压、心率的变化，麻醉前后认知功能改变及术后并发症的发生情况，并进行比较分析。结果发现，单纯静脉麻醉组的患者术后认知功能受影响程度小，且MMSE评分要明显高于静脉-吸入复合麻醉组患者，其他记录指标均无差异。这些研究结果表明，相对于静脉-吸入复合全身麻醉，单纯静脉麻醉维持方式对接受妇科腹腔镜手术的老年患者认知功能影响较小。陈淑梅等[9]研究七氟烷-瑞芬太尼静脉麻醉+吸入麻醉复合麻醉与丙泊酚-瑞芬太尼靶控输注（target controlled infusion，TCI）全凭静脉麻醉对妇科腹腔镜手术患者应激反应的影响。纳入98例在河北省乐亭县妇幼保健院妇产科行腹腔镜手术的患者。分为丙泊酚-瑞芬太尼全凭静脉组（对照组）和七氟烷-瑞芬太尼静脉-吸入复合组（观察组），每组49人。术后评价麻醉效果，记录两组患者术后自主呼吸时间、睁眼时间、拔管时间、定力恢复时间及不良反应发生率。结果发现，两组患者麻醉效果无明显差异。与对照组相比，观察组患者术后自主呼吸时间较高，但睁眼时间、拔管时间、定力恢复时间均低于对照组。从两组不良反应发生情况来看，观察组低血压发生率高于对照组，但恶心呕吐发生率低于对照组。研究结果表明，七氟烷联合瑞芬太尼在临床腹腔镜手术麻醉中的效果较好。

研究改良心脏风险指数（revised cardiac risk index，RCRI）在冠状动脉疾病诊断的应用有数篇。Chen等[10]研究心脏风险指数在冠状动脉粥样硬化性心脏病（冠心病）患者施行非心脏手术中对心脏事件的预测效力并测试改进或采用其他危险因素是否能比原始心脏风险指数具有更好的辨别能力。纳入1 202名患者，年龄均大于60岁，具有冠心病病史且在2008年3月1日至2010年2月28日间行非心脏手术。记录并比较术后30 d内出现主要心脏事件：心源性死亡、非致命性心肌梗死、非致命性心搏骤停、心力衰竭。结果发现52人（4.3%）经历术后主要心血管事件，基线分析显示年龄（>70岁）、女性、BMI<18 kg/m^2、胰岛素依赖型糖尿病、肌酐水平、术中低血压及长时间手术这些危险因素在发生与未发生术后主要心血管事件的患者间有差异；高RCRI分数与术后主要心血管事件的发生并无关联，而改良RCRI及改良分数+术中血流动力学参数两种模型的得分与术后主要心血管事件的发生有较强的关联性。表明传统RCRI在确诊冠心病且行非心脏手术的中国患者中表现出较差的预测能力，而包含年龄、性别、心房颤动、胰岛素依赖型糖尿病、心肌梗死病史及术中参数的改良模型有更好的预测能力，并可以指导心血管疾病患者施行非心脏手术的围术期管理。

研究术中维持不同的麻醉药物对术后拔管影响有数篇。Zhao等[11]研究全身麻醉下3种不同剂量瑞芬太尼与帕瑞昔布联合应用对拔管期应激反应和咳嗽反射的影响。纳入120例全身麻醉下行甲状腺切除术的患者，随机分为R1、R2、R3组和对照组，每组30人。R1、R2、R3组患者在术中静脉注射帕瑞昔布的同时分别给予连续输注瑞芬太尼0.1 μg/(kg·min)、0.2 μg/(kg·min)、0.3 μg/(kg·min)，对照组患者给予静脉注射帕瑞昔布和等渗盐水。比较患者术前及拔管期间的血流动力学相关生命体征、苏醒时长、拔管时长、镇静-躁动评分（SAS）、疼痛视觉模拟评分（visual analogue score，VAS）、咳嗽的发生率及不良反应等指标。结果显示，帕瑞昔布与中剂量[0.2 μg/(kg·min)]瑞芬太尼联合应用抑制拔管期应激反应和咳嗽反应的效果最佳。

（邹　最　袁红斌）

参考文献

[1]* Zhang H, Fang B, Zhou W. The efficacy of dexmedetomidine-remifentanil versus dexmedetomidine-propofol in children undergoing flexible bronchoscopy: a retrospective trial. Medicine, 2017, 96 (1): e5815.

[2] Guo J, Jin X, Wang H, et al. Emergence and recovery characteristics of five common anesthetics in pediatric anesthesia: a network meta-analysis. Mol Neurobiol, 2017, 54 (6): 1-12.

[3] Luo J, Jing X, Jin L, et al. Goal-directed fluid restriction during brain surgery: a prospective randomized controlled trial. Ann Intensive Care, 2017, 7 (1): 16.

[4]* Ngan Kee WD. A Random-allocation graded dose-response study of norepinephrine and phenylephrine for treating hypotension during spinal anesthesia for cesarean delivery. Anesthesiology, 2017, 127 (6): 934.

[5] Hui S, Xu D, Ren Z, et al. Can tranexamic acid conserve blood and save operative time in spinal surgeries? A meta-analysis. Spine J, 2017. doi: 10.1016/j. spinee. 2017.11.017.

[6]* 岑盛华，傅海青，梁磊．七氟醚和丙泊酚用于麻醉维持对患者脑氧代谢及认知功能的影响．中国生化药物杂志，2017，37（6）：177-179.

[7] 邹军，张中军．麻醉维持期不同丙泊酚用量对老年 OPCABG 患者术后认知功能及 S100β 蛋白的影响．实用药物与临床，2017，20（2）：176-180.

[8] 张瑞东，朱邵军，黄飞．不同麻醉维持方式在妇科老年患者腹腔镜手术中的应用效果及对术后恢复的影响．中华老年医学杂志，2017，36（9）：995-999.

[9] 陈淑梅，宋艳华．七氟醚与瑞芬太尼静脉吸入复合麻醉在妇科腹腔镜手术麻醉中的应用探讨．山西医药杂志，2017，46（11）：1359-1360.

[10] Chen L, Xu L, Huang Y, et al. Clinical utility of the revised cardiac risk index in older Chinese patients with known coronary artery disease. Clin Interv Aging, 2018, 13: 35-41.

[11] Zhao G, Yin X, Li Y, et al. Continuous postoperative infusion of remifentanil inhibits the stress responses to tracheal extubation of patients under general anesthesia. J Pain Res, 2017, 10: 933.

第三节　区　域　麻　醉

一、椎管内阻滞

曾恒等[1]研究观察氢吗啡酮复合罗哌卡因用于改良骶管阻滞的效果。选取 ASA Ⅰ～Ⅱ级择期行肛肠手术患者 80 例，每组 40 例，行改良骶管阻滞，随机分为 H 组和 C 组。H 组，1% 罗哌卡因 5 ml＋2% 利多卡因 10 ml＋0.9% 氯化钠注射液 5 ml＋4-盐酸氢吗啡酮 0.3 mg；C 组，1% 罗哌卡因 5 ml＋2% 利多卡因 10 ml＋0.9% 氯化钠注射液 5 ml。观察并记录患者术中心率、MAP，麻醉起效时间及维持时间，术中直肠牵拉反射，术后 3 h、6 h、12 h、24 h VAS 评分和术中、术后 24 h 内不良反应发生情况。结果发现，与 C 组比较，H 组感觉阻滞起效时间短于对照组，感觉阻滞维持时间长于 C 组（$P<0.05$）。H 组术中直肠牵拉反射少于 C 组（$P<0.05$），术后 3 h、6 h、12 h VAS 评分 H 组低于 C 组（$P<0.05$），术后 24 h VAS 评分两组差异无统计学意义（$P>0.05$）。研究认为骶管内使用氢吗啡酮可明显增强罗哌卡因的术后镇痛效果，缩短麻醉起效时间，延长镇痛时间，不良反应发生率低。

马珊[2]比较不同浓度罗哌卡因单独或复合舒芬太尼硬膜外给药抑制分娩镇痛中爆发痛的临床效果。选择成功施行硬膜外分娩镇痛后，第一产程中出现爆发痛的初产妇 60 例，ASA Ⅰ或Ⅱ级，足月单胎，随机分为 0.15% 罗哌卡因的追加组（A 组）和 0.08% 罗哌卡因复合舒芬太尼 0.4 μg/ml 的追加组（B 组），每组 30 例。记录产妇 VAS 评分、改良 Bromage 评分、追加次数和罗哌卡因、舒芬太尼用量及缩宫素使用例数、产程时间、分娩方式、不良反应等。结果为与 B 组比较，A 组爆发痛给予追加剂量 20 min 后 VAS 评分明显降低，追加次数明显减少，舒芬太尼用量明显减少，皮肤瘙痒、尿潴留等不良反应发生率明显下降；两组改良 Bromage 评分均为 0，缩宫素使用例数、产程时间、分娩方式差异无统计学意义。研究认为 0.08% 罗哌卡因复合舒芬太尼 0.4 μg/ml 背景输注 8 ml/h 的情况下，0.15% 罗哌卡因抑制分娩镇痛后第一产程中出现的爆发痛的效果明显优于 0.08% 罗哌卡因复合舒芬太尼 0.4 μg/ml，且不良反应少。

Sun 等[3]用随机对照试验的系统回顾和 Meta 分析研究右美托咪定和芬太尼作为脊髓麻醉局部麻醉佐剂的比较。两名研究人员分别对 PubMed、Embase、Cochrane library 和 CBM 进行随机对照试验，比较右美托咪定和芬太尼作为辅助药对脊髓麻醉中局部麻醉药的作用。本 Meta 分析共纳入 9 项研究的 639 例患者。研究表明，右美托咪定与芬太尼相比，以下几项差异有统计学意义：稳定感觉阻滞的持续时间［均值差异（MD）=27.12，95% CI 9.89~44.34，$P<0.01$，$I^2=97\%$］，感觉阻滞［标准化均值差（SMD）=3.81，95% CI 2.35~5.27，$P<0.01$，$I^2=97\%$］，运动阻滞（SMD=3.64，95% CI 2.19~5.08，$P<0.01$，$I^2=97\%$），无疼痛期（SMD=2.98，95% CI 1.69~4.27，$P<0.01$，$I^2=96\%$）；降低瘙痒的发生率（RR=0.15，95% CI 0.06~0.39，$P<0.01$，$I^2=0$）。然而，右美托咪定与芬太尼之间的感觉阻滞和运动阻滞起效时间、感觉水平达到峰值的时间、低血压和心动过缓的发生率以及不良反应（恶心呕吐、颤抖和呼吸抑制）没有显著差异。

研究认为，与芬太尼相比，右美托咪定作为脊髓麻醉的局部麻醉药佐剂，可延长脊髓麻醉的时间，改善术后镇痛，降低瘙痒的发生率，没有增加低血压和心动过缓的发生率。

Zhang 等[4]探讨脊髓麻醉后感觉阻滞的水平，作为临床上低血压的先兆。当脊髓麻醉后的产妇感觉阻滞平面（SBL）高于 T_5 或 T_4 神经根时，产妇的低血压发生率高，快速上升的 SBL 是脊髓麻醉诱发低血压的另一个危险因素。然而，SBL 的提升率与脊髓麻醉诱发的低血压之间的关系仍不清楚。在左侧侧卧位放置后，对 140 例剖宫产术中实施硬脊膜联合麻醉：无预给剂量，注射部位为 $L_{3\sim4}$ 或 $L_{4\sim5}$ 椎间隙，注射速度 0.1 ml/s，给予 10 mg 0.5% 高压氧布比卡因。建立一个接受者操作特征曲线，以估计感觉阻滞平面（SBL）提升率在检测脊髓麻醉诱导低血压中的准确性。平均时间间隔从脊髓注射到放置在仰卧位（136±10）s 麻醉过程。最早和最完整的 SBL 记录开始于脊髓注射后的第 3 分钟。结果发现，当椎管内注射后第 3 分钟发生 T_8 以上 SBL 时，低血压发生时阈值扩散率最高，分别有 82% 和 88% 的敏感性和特异性。因此，研究认为脊髓注射后第 3 分钟 SBL≥T_8 神经根的提升率是产妇低血压的预测指标。

Zhang等[5]研究鞘内注射罗哌卡因用于剖宫产预防性输注去氧肾上腺素的ED_{50}。将60例产妇随机分为两组进行前瞻性研究。P组在鞘内注射罗哌卡因时，给予去氧肾上腺素（5 mg/50 ml）0.5 μg/kg，C组（对照组）给予等量生理盐水。采用上下分配法确定罗哌卡因鞘内注射的剂量。初始剂量为7.5 μg。成功的麻醉定义为椎管内注射后15 min内T_6神经根或以上的水平，无须额外硬膜外药物或静脉镇痛来完成手术。应用Massiy公式计算两组鞘内注射罗哌卡因的ED_{50}。结果发现上、下法测定罗哌卡因的ED_{50}分别为7.2（95% CI 6.8～7.6）mg，C组为6.8（95% CI 6.4～7.2）mg，两组间差异有显著性（$P<0.05$）。与C组相比，在预防剖宫产术中低血压时使用去氧肾上腺素预防性输注，鞘内注射罗哌卡因的ED_{50}升高。结论为：在预防性输注去氧肾上腺素来预防剖宫产术中蛛网膜下腔阻滞引起低血压时，鞘内注射高压氧罗哌卡因的ED_{50}为7.2 mg，并且剖宫产脊髓麻醉中罗哌卡因的需求量更大。

Shen等[6]探讨评估与安慰剂对照相比，维持硬膜外镇痛输注是否影响未产妇分娩的第二产程的持续时间。进行双盲、随机、安慰剂对照试验，包括未足月妊娠的单胎妊娠患者，她们要求硬膜外镇痛。所有妇女接受硬膜外镇痛用于第一产程，使用0.08%罗哌卡因，0.4 μg/ml舒芬太尼，患者自控硬膜外镇痛。在第二产程的分娩开始，妇女被随机分配接受相同溶液或安慰剂生理盐水注射的盲注。主要结果是第二产程的持续时间。每组的样本量为200例（总共400例），以确定至少15%的持续时间差异。结果发现2015年3月至2015年9月，共筛选出560例患者，400例患者（每组200例）完成研究。使用意向治疗分析，第二产程的持续时间在组间相似［硬膜外（52±27）min $vs.$ 生理盐水（51±25）min，$P=0.52$］。自然阴道分娩率也相似［硬膜外193（96.5%）$vs.$ 生理盐水198（99%），$P=0.17$］。疼痛评分在第二产程各测量组间相似。接受安慰剂的女性报告的满意度为8或更少［硬膜外32（16%）$vs.$ 生理盐水61（30.5%），$P=0.001$］。因此研究认为，与安慰剂输注相比，维持输注硬膜外药物对第二产程的持续时间没有影响，母婴结局相似。低浓度硬膜外局部麻醉不会影响第二产程的持续时间。

二、外周神经阻滞

（一）头颈部区域神经阻滞

周珩等[7]探讨头皮神经阻滞（scalp nerve block，SNB）在颅脑外科术后镇痛应用中的可行性。选取2014年7月至2016年6月在中国医科大学附属第一医院行开颅手术的71例患者作为研究对象。其中，行SNB术后镇痛者31例（SNB组），行患者自控静脉镇痛（patient-controlled intravenous analgesia，PCIA）者40例（PCIA组）。观察并比较两组患者术后各时间点视觉模拟评分（visual analogue score，VAS），以及阿片类药物使用量、术后镇痛相关并发症发生率。结果发现，SNB组患者术后镇痛效果与PCIA组相当，但阿片类药物使用量和术后镇痛相关并发症发生率均低于PCIA组（$P<0.05$）。因此研究认为，颅脑外科术后SNB镇痛可以提供与传统镇痛方法相当的镇痛效果，同时，也具备传统镇痛方法不具备的优势。

汪树东等[8]观察超声引导下喉上神经阻滞联合气管内表面麻醉对老年高血压患者双腔气管插管反应的影响。选择择期全身麻醉下行单肺通气胸科手术的高血压患者60例（男37例，女23例），年龄 65～85 岁，ASA Ⅱ 或 Ⅲ 级，随机分为喉上神经阻滞联合气管内表面麻醉组（S 组）和对照组（C 组），每组 30 例。于入室时（T0）、插管前即刻（T1）、插管即刻（T2）和插管成功后 1 min（T3）、3 min（T4）、5 min（T5）、10 min（T6）颈内静脉采血，测定血浆肾上腺素（E）和去甲肾上腺素（NE）浓度。记录诱导插管期间高血压、低血压、心动过速和心动过缓等不良事件的发生情况。结果发现，与 T0 时比较，T2～T5 时 C 组肾上腺素和去甲肾上腺素浓度明显升高（$P<0.05$）或（$P<0.01$）；T2～T5 时 S 组肾上腺素和去甲肾上腺素浓度明显低于 C 组（$P<0.05$ 或 $P<0.01$）。诱导插管期间 S 组高血压发生率明显低于 C 组（0 vs. 37%，$P<0.01$），两组均未发生低血压、心动过速和心动过缓等不良事件。研究认为，超声引导下喉上神经阻滞联合气管内表面麻醉可有效抑制老年高血压患者双腔气管插管反应，有利于维持麻醉诱导期间的血流动力学稳定。

王俊安等[9]探讨超声引导下喉上神经阻滞联合环甲膜穿刺麻醉在清醒气管插管中的应用效果。选择在全身麻醉下实施手术的 ASA 分级 Ⅰ～Ⅱ 级的困难气道患者 30 例，随机分为超声引导组（U 组，$n=15$）和解剖定位组（A 组，$n=15$）。全部患者均选择纤维支气管镜引导下经鼻腔气管插管。U 组在超声下显示呈高回声的甲舌膜，观察到无回声的喉上动脉穿出甲舌膜，喉上神经内支位于喉上动脉内侧，通过超声引导下平面内技术在此区域注入局部麻醉药，以相同的方法阻滞对侧喉上神经内支。超声下显示呈高回声的环甲膜，通过超声引导下平面内技术进行环甲膜穿刺，气管内表面麻醉。A 组依靠传统的解剖标志定位方法触诊舌骨大角和甲状软骨上角，进行双侧喉上神经阻滞。触诊甲状软骨和环状软骨等解剖标志，通过环甲膜穿刺进行气管内表面麻醉。确定气管插管成功后，各组患者均进行快速麻醉诱导。比较两组患者间环甲膜穿刺成功率、各级呛咳发生率和围插管期血流动力学变化。应用 SPSS 20.0 软件包对数据进行统计学分析。结果发现，与 A 组相比，U 组患者的环甲膜穿刺成功率更高（$P<0.05$），呛咳发生率更低（$P<0.05$）。与 A 组相比，U 组患者 T1（入室后）、T2（插管前）和 T5（插管后 3 min）心率、收缩压、舒张压的差异无统计学意义（$P>0.05$）；T3（插管时）、T4（插管后 1 min）心率增快和血压增高的幅度较小（$P<0.05$）。因此，研究认为超声引导下双侧喉上神经阻滞联合环甲膜穿刺麻醉，在清醒气管插管时安全、有效、优势明显。

李旭等[10]评估超声引导下 C_4 神经根阻滞联合颈浅丛阻滞对微创甲状旁腺腺瘤切除术的麻醉效果。纳入 35 例甲状旁腺功能亢进、拟行微创甲状旁腺腺瘤切除手术的患者，在超声实时引导下，在 C_4 神经根给予 0.5% 罗哌卡因＋1% 利多卡因混合液 3～4 ml，胸锁乳突肌深层给予药液 5～6 ml，阻滞颈浅丛，同时复合右美托咪定输注进行镇静，阻滞后进行温度及疼痛感觉评估。结果发现所有患者均无须改变麻醉方式，未出现局部麻醉药入血，无椎管内注射。6 例（17.1%）患者在阻滞后出现声嘶，3 例（8.6%）出现 Horner 综合征。阻滞后 10 min 中位温感数字评分法评分为 1.2（0～5）分，患者满意度评分平均为 9.5 分。因此研究认为，超声引导下 C_4 神经根加颈浅丛阻滞因阻滞目标更明确，可以较少的药量达到较好的阻滞效果，配合适度的术中镇静，可安全、有效地用于微创甲状旁腺腺瘤切除术麻醉。

胡焱等[11]比较超声引导无阻力法定位与神经刺激引导定位连续颈椎旁阻滞在肩关节手术后镇痛中的效果。选取拟行肩关节镜手术的 40 例患者随机分为超声引导无阻力法定位连续颈椎旁阻滞组（N 组）和神经刺激器引导定位连续颈椎旁阻滞组（S 组），每组 20 例，比较两组的操作时间，离开恢复室及术后 4 h、24 h、48 h 时间点静息和运动（肩关节外展 45°）时的视觉模拟评分（VAS），术后 4 h、24 h、48 h 时间点的前臂肌力，术后不良反应及辅助镇痛药用量等指标。结果发现，S 组的操作时间明显高于 N 组（$P<0.01$），试探穿刺次数明显多于 N 组（$P<0.01$）。两组患者术后各时间点 VAS 评分及前臂肌力差异无显著性（$P>0.05$）。两组术后均无严重不良反应发生。结论为与神经刺激引导定位法相比，超声引导无阻力定位连续颈椎旁阻滞能够明显缩短操作时间，而术后镇痛效果及并发症发生情况明显差异。

徐敏等[12]探讨超声引导下颈神经通路阻滞对行甲状腺手术患者的镇痛效果。选择 2013 年 1 月至 2016 年 4 月择期行甲状腺手术患者 126 例，采用随机数字表法及随机余数分组法将患者分为观察组和对照组，每组 63 例。观察组在超声引导下颈神经通路阻滞，对照组在超声引导下颈浅丛阻滞，比较两组麻醉效果、手术一般情况、麻醉期间血压及心率、疼痛情况及不良反应发生率。结果发现，观察组与对照组比较，麻醉优良率（均为 100%）、麻醉达成时间、手术时间、拔管时间、在恢复室停留时间、各时间点血压及心率、T2 时间点 VAS 评分、术后 24 h 及术后 48 h 运动状态下 VAS 评分、麻醉相关不良反应发生率（4.76% vs. 3.17%）等指标，组间比较差异均无统计学意义（$P>0.05$）；T3 时 VAS 评分 [（3.15±0.46）分 vs.（4.01±0.53）分]、术后 1 h 运动状态下 VAS 评分 [（2.06±0.34）分 vs.（2.98±0.37）分]、术后 8 h 运动状态下 VAS 评分 [（1.67±0.22）分 vs.（2.41±0.31）分]，组间比较差异有统计学意义（$P<0.05$）。研究结论为超声引导下颈神经通路阻滞与颈浅丛阻滞麻醉效果相当，颈神经通路阻滞术中及术后镇痛效果更理想。

王旭等[13]评价连续星状神经节阻滞预防颅内动脉瘤介入术后患者脑血管痉挛的效果。选取择期拟行脑颅内动脉瘤介入术的动脉瘤破裂患者 40 例，性别不限，年龄 20～60 岁，ASA 分级 Ⅱ 或 Ⅲ 级，颅内动脉瘤 Hunt-Hess 分级 Ⅰ～Ⅲ 级，采用随机数字表法分为两组（$n=20$）：对照组（C 组）和连续星状神经节阻滞组（SGB 组）。SGB 组麻醉诱导后用 20 G 动脉套管针行患侧连续星状神经节阻滞，注射 0.25% 罗哌卡因 6～8 ml，留置套管持续输注 0.2% 罗哌卡因 2 ml/h，连续 3 d。术后 3 d 内采用经颅多普勒超声测定双侧大脑中动脉和颈内动脉血流，评估脑血管痉挛的发生情况；分别于术前（T0）和术后 2 h（T1）、6 h（T2）、1 d（T3）和 3 d（T4）时采集颈内静脉血样，采用 ELISA 法测定血浆褪黑素（MT）及内皮素-1（ET-1）的浓度。研究发现，与 C 组比较，SGB 组脑血管痉挛发生率（5%）降低，T1～T4 时血浆 ET-1 浓度降低（$P<0.05$），各时点血浆 MT 浓度差异无统计学意义（$P>0.05$）。研究结论为连续星状神经节阻滞可有效预防颅内动脉瘤介入术后患者脑血管痉挛的发生，其机制可能与抑制血管内皮细胞释放 ET-1 有关，与 MT 无明显关系。

（二）胸椎旁神经阻滞和肋间神经阻滞

许挺等[14]评估在超声引导下采用平面内方法，经外侧肋间入路行胸椎旁阻滞技术的可行性和成功率。选取 27 例择期行胸外科手术的患者，于术前进行胸椎旁阻滞。超声探头置于脊柱旁 8 cm 左右，平行肋骨长轴在第 5 肋间隙进行扫描，以肋间内肌和肋间最内肌之间的间隙作为穿刺目标进针，穿刺针到达目标区域后，推注 0.5%（质量分数）罗哌卡因 20 ml 后置管，在超声下评估导管头端位置是否良好，记录给药后 10 min、20 min、30 min 冷触觉阻滞平面。术后连接镇痛泵经导管持续泵注 0.2% 罗哌卡因 6 ml/h 进行镇痛，记录术后 1 h、6 h、24 h、48 h 冷触觉阻滞平面及疼痛程度评分。结果发现一次置管成功率 81.48%（22/27），另 5 例患者分别在第 2 次置管和第 3 次置管后成功。给予负荷剂量给药后 10 min、20 min、30 min 冷触觉阻滞平面数中位数分别为 2、3、4，术后 1 h、6 h、24 h、48 h 冷触觉阻滞平面数及疼痛程度评分中位数分别为 5、5、5、4 及 1、1、2、2，无患者发生双侧阻滞、气胸及误穿血管等并发症。研究结论为采用上述外侧肋间入路技术进行胸椎旁阻滞具有良好的可行性，阻滞成功率高，并发症少。

乔飞等[15]探讨超声引导下椎旁神经阻滞在开胸手术术后的镇痛效果。选择 ASA Ⅰ～Ⅱ级，全身麻醉下行择期开胸手术患者 70 例，随机分为胸椎旁神经阻滞复合全身麻醉组（T 组，$n=35$）和单纯全身麻醉组（G 组，$n=35$）。T 组患者于全身麻醉诱导前在超声引导下行开胸侧切口所在胸椎旁间隙注射 0.5% 罗哌卡因 0.25 ml/kg。所有患者术后均使用静脉自控镇痛泵。记录两组患者麻醉前和术后 6 h、12 h、24 h、48 h 的心率、平均动脉压、吸空气状态下氧饱和度（SpO_2）值，安静、咳嗽时疼痛视觉模拟评分（VAS）和镇痛泵按压总次数、相关并发症，以及术后首次进食时间和首次下床时间。结果发现，与 T 组比较，G 组患者术后 6 h、12 h、24 h 时的心率、平均动脉压增高，安静及咳嗽时 VAS 评分明显降低（$P<0.05$），镇痛泵按压次数明显减少（$P<0.05$）；T 组患者术后恶心呕吐减少，术后首次进食时间及下床时间缩短（$P<0.05$）。研究结论为超声引导下行胸椎旁神经阻滞定位准确，效果确切，用于开胸手术患者可有效减轻术后疼痛，不良反应少，有利于患者早期康复，是目前开胸手术术后镇痛较为理想的一种方法。

Jin 等[16]评估胸椎旁区域麻醉（TPVRA）在乳腺癌手术患者中的有效性和安全性。将 72 例乳腺癌手术患者随机分为干预组和对照组，每组 36 例。两组均用 20 ml 0.25% 布比卡因接受 TPVRA。此外，干预组的受试者还接受额外的 1 μg/kg 右美托咪定。评估心率、收缩压、舒张压、疼痛强度（通过视觉模拟量表、VAS 测量）和镇痛消耗，并记录不良事件。结果发现两组患者术后 30 min 内心率（$P<0.05$）、收缩率（$P<0.05$）和舒张压（$P<0.05$）均有显著性差异。干预组的首次镇痛时间（$P=0.043$）和镇痛药平均消耗量（$P=0.035$）均明显优于对照组。术后各时间点心率和 VAS 均无显著性差异（$P>0.05$）。两组均出现类似不良反应（$P>0.05$）。因此研究认为，胸椎旁区域麻醉联合布比卡因和右美托咪定可提高镇痛的持续时间和质量，无严重不良反应。

侯晓玮等[17]探讨人工气胸联合肋间神经阻滞用于减轻近胸膜肺肿瘤微波消融（MWA）术中及术后疼痛的疗效。将 30 例近胸膜肺肿瘤患者分为 3 组，每组 10 例，A 组 MWA 前先实施人工气胸联合肋间神经阻滞，B 组 MWA 前单纯实施人工气胸，C 组 MWA 前单纯行肋间神经阻滞。用疼痛视觉模拟评分（VAS）评定各组患者术中和术后 0 h、6 h、12 h、24 h 的疼痛程度，记录患者术后不良反应出现情况。研究结果为 3 组患者术中 VAS 评分无明显差异（$P=0.885$）；C 组患者在术后 6 h、12 h 和 24 h 的 VAS 评分均明显增高（$P=0.014$，$P=0.006$，$P=0.006$）。A 组和 B 组患者实施人工气胸后均未出现胸闷症状；A 组和 B 组中共 6 例患者术后仍有少量无症状残余气胸，1 周后残余气胸自行吸收消失，1 例患者术后抽气后仍存在较大范围气胸，经行胸腔闭式引流 3 d 后痊愈。无其他严重人工气胸相关并发症。研究认为，人工气胸联合肋间神经阻滞能够有效减轻近胸膜肺肿瘤患者 MWA 术中及术后疼痛，安全性高。

Zhan 等[18]探讨肋间神经阻滞联合全身麻醉对微创二尖瓣成形术（MIMVS）患者术后应激反应和术后恢复的影响。所有患者被随机分为两组，A 组 30 例，B 组 15 例，A 组接受肋间神经阻滞联合全身麻醉，B 组仅接受全身麻醉。A 组肋间神经阻滞在麻醉诱导前从 T3 到 T7 用 0.5% 罗哌卡因进行。

各组均采用咪达唑仑、舒芬太尼、丙泊酚和维库溴铵诱导全身麻醉。在中心静脉置管（T1）、体外循环（T2）前 5 min、围术期（T3）和 2 周时，采集中心静脉血，测定皮质醇、葡萄糖、白细胞介素 -6（IL-6）和肿瘤坏死因子 -α（TNF-α）的浓度。术后 4 h（T4）记录临床资料，包括阿片类药物（舒芬太尼）用量、机械通气时间、ICU 持续时间（ICU）停留时间、视觉模拟评分和肋间神经阻滞引起的并发症。结果发现，在 T2 至 T4 时间点，A 组皮质醇、葡萄糖、IL-6、TNF-α 水平显著低于 B 组（$P<0.001$），提示肋间神经阻滞联合全身麻醉可抑制 MIMVS 应激反应。此外，与单独麻醉相比，肋间神经阻滞联合全身麻醉可明显降低舒芬太尼的用量（$P<0.001$），促进早期气管拔管（$P<0.001$），缩短 ICU 住院时间（$P<0.01$），减轻术后疼痛（$P<0.001$）。因此，肋间神经阻滞联合全身麻醉符合快速康复外科的概念，适合临床应用。

（三）腹部神经阻滞

肖锋等[19]研究观察超声引导腹横肌平面阻滞（transversus abdominis plane block，TAPB）应用于机器人辅助肝叶切除术，术中阿片类药物用量、血流动力学变化及术后苏醒的速度与质量和常见并发症的发生率。选取 60 例择期行机器人辅助肝叶切除手术的患者，按随机数字表法分为两组：腹横肌平面阻滞组（T 组）和对照组（C 组），每组 30 例。记录舒芬太尼使用量、术中心率及平均动脉压等数据，患者睁眼时间及拔管时间，术后疼痛视觉模拟评分（VAS）及术后苏醒延迟、恶心呕吐、呼吸抑制、躁动等并发症发生率。结果发现，与对照组比较，腹横肌平面阻滞组患者术中舒芬太尼用量较小，血流动力学较平稳，患者睁眼时间及拔管时间明显缩短，术后 VAS 评分较低，苏醒延迟及术后躁动的发生率明显降低（$P<0.05$）。结论为超声引导腹横肌平面阻滞用于机器人辅助肝叶切除术有优越性，术中阿片类药物用量较小，血流动力学较稳定，术后疼痛较轻，术后苏醒延迟、躁动等并发症发生率较低。

Ding 等[20]探讨在罗哌卡因中加入右美托咪定对胃切除术后双腹横肌平面阻滞的影响。将接受腹横肌平面阻滞的胃切除术患者随机分为生理盐水组（S 组）、罗哌卡因组（R 组）、罗哌卡因和右美托咪定组（RD 组）。记录 VAS 评分、术后恶心呕吐（PONV）评分、镇静评分、曲马多消耗、罗哌卡因浓度、恢复质量问卷 40（QoR-40）。结果，与 S 组相比，R 组合和 RD 组患者术后 2 h、4 h、12 h、24 h 和 36 h 的 PONV 评分较低。R 组和 RD 组患者对曲马多的需求较少，QoR-40 评分优于 S 组（$P<0.05$）。上述变量和罗哌卡因浓度在 R 组和 RD 组之间无差异（$P>0.05$）。3 组镇静评分相似（$P>0.05$）。研究结论为：腹横肌平面阻滞可提供镇痛作用，提高康复质量。添加右美托咪定并不能显著改善腹横肌平面阻滞的质量或持续时间。

L 等[21]主要探究双侧神经刺激器引导下阴部神经阻滞在男性下尿路手术中缓解导管相关膀胱不适（CRBD）的疗效，该研究选取在全身麻醉下接受选择性经尿道前列腺切除术（transurethral resection of prostate，TURP）或经尿道膀胱肿瘤切除术（TURBT）的 182 例成年男性患者。在 182 例患者中，有 4 例被排除在外，178 例患者被随机分配到阴部组和对照组，使用计算机生成的随机数字作为密封信封法。共有 175 例患者完成这项研究。干预：阴部组给予全身麻醉＋神经刺激引导双侧阴部神经阻滞；对照组给予全身麻醉。观察 CRBD 的发生率和严重程度，术后做视觉疼痛评分（VAS）。研究发现阴部组与对照组相比，CRBD 发生率在 30 min（63% vs. 82%，$P=0.004$）、2 h（64% vs. 90%，$P<0.000$）、

8 h（58% vs. 79%，$P=0.003$）和 12 h（52% vs. 69%，$P=0.028$）显著降低，阴部组中度到重度 CRBD 发生率也显著低于对照组 30 min（29% vs. 57%，$P<0.001$）、2 h（22% vs. 55%，$P<0.000$）、8 h（8% vs. 27%，$P=0.001$）和 12 h（6% vs. 16%，$P=0.035$）。阴部组术后疼痛评分较低［30 min（$P=0.003$），2 h（$P<0.001$），8 h（$P<0.001$），12 h（$P<0.001$）］，心率较低，平均血压较低。一位患者抱怨提肛肌无力。该研究得出的结论：全身麻醉联合双侧阴部神经阻滞可降低术后 12 h CRBD 的发生率和严重程度。

（四）上肢神经阻滞

周海滨等[22] 比较超声引导下不同平面肌间沟臂丛神经阻滞的有效性和安全性。选择北京积水潭医院麻醉科自 2015 年 12 月至 2016 年 6 月采用超声引导下不同平面肌间沟臂丛神经阻滞、常规行肩部手术的患者 60 例，其美国麻醉医师协会（ASA）分级均为Ⅰ～Ⅱ级，并按随机数字表法分为 C_6 神经阻滞组和 C_7 神经阻滞组，每组 30 例，分别在肌间沟 C_6 神经、C_7 神经水平注入 0.5% 罗哌卡因 10 ml。观察两组患者臂丛神经感觉阻滞范围、运动阻滞程度、臂丛神经阻滞后 30 min 动脉血氧分压和二氧化碳分压、镇痛时间及膈神经阻滞等并发症的发生。结果发现，与 C_6 神经阻滞组比较，C_7 神经阻滞组患者 C_4 神经的阻滞率低（93.3% vs. 33.3%），C_8 神经的阻滞率高（23.3% vs. 566.7%），差异均有统计学意义（$P<0.05$）。两组患者 C_5、C_6、C_7 皮节区神经的阻滞率差异无统计学意义（$P>0.05$）。两组患者臂丛神经的运动阻滞程度相比，差异无统计学意义（$P>0.05$）。臂丛神经阻滞后 30 min，C_7 神经阻滞组患者血氧分压高于 C_6 神经阻滞组［（78.1±6.3）mmHg vs.（70.2±6.4）mmHg］，差异有统计学意义（$P<0.05$）。两组患者二氧化碳分压比较差异无统计学意义（$P>0.05$）。两组患者臂丛神经阻滞的镇痛持续时间差异无统计学意义（$P>0.05$）。C_7 神经阻滞穿刺组膈神经阻滞发生率低于 C_6 神经阻滞穿刺组（36.7% vs. 93.3%），差异有统计学意义（$P<0.05$）。除膈神经阻滞外，两组患者均无其他并发症发生。研究结论为与 C_6 神经水平肌间沟臂丛神经阻滞相比，C_7 神经水平肌间沟臂丛神经阻滞的麻醉效果相似，但阻滞平面下移，膈神经阻滞率低。

Luo 等[23] 探讨评价神经刺激器在超声引导下双入路锁骨上臂丛神经阻滞中的应用效果。将 90 例上肢手术患者随机分为改良双注组（MDI 组）或传统双注组（DI 组）。所有患者在超声引导锁骨上臂丛神经阻滞时，分别接受 2% 利多卡因 23ml 和 1% 罗哌卡因 1 ml 混合液。在 MDI 组（$n=45$）中，一半的体积被沉积在臂丛神经鞘内，超声引导下，下神经干和神经刺激证实，其余体积沉积在主神经丛中。在双注射组（$n=45$）中，仅在超声引导下沉积上半体积。记录肌肉、中位数、桡神经、尺神经的感觉运动阻滞和手术麻醉、表现时间、针路数和并发症。观察局部麻醉后 15 min 内尺神经完全感觉阻滞成功率。结果发现，与 DI 组相比，MDI 组的尺神经完全感觉阻滞成功率（93% vs. 67%，$P=0.002$）和 15 min 时完全麻醉率（80% vs.56%，$P=0.014$）均更高，而平均表现时间明显延长［（5.08±1.41）min vs.（4.10±0.64）min，$P<0.001$］，针路数显著高于对照组（4.40±1.14 vs. 2.87±0.79，$P<0.001$）。研究结论为：在局部麻醉注射 15 min 内，MDI 技术对尺神经完全感觉阻滞的成功率较高。阻滞起效所需的时间比传统技术长约 1 min。

李卫彦等[24] 观察在神经刺激定位仪引导下肩胛上神经阻滞联合镇痛对关节镜下肩袖修复术后早期的镇痛效果。将 2015 年 1 月至 2016 年 9 月 45 例于本院行关节镜下肩袖损伤修复术的患者随机分为治疗组（23 例）与对照组（22 例），治疗组采用术前神经刺激定位仪引导下肩胛上神经阻滞＋

术后静脉自控镇痛泵进行镇痛,对照组术后单纯采用静脉自控镇痛泵。所有患者分别记录术后 6 h、12 h、24 h、48 h 静息状态下的疼痛视觉模拟评分(visual analogue scale,VAS)和术后 12 h、24 h、48 h 运动状态下的 VAS 疼痛评分,同时记录术后选择性镇痛药物吗啡的用量及其不良反应的发生情况。结果发现治疗组患者术后 6 h、12 h 静息状态下 VAS 评分低于对照组,差异有显著性($P>0.05$);治疗组术后 12 h、24 h、48 h 运动状态下 VAS 评分明显低于对照组,差异有显著性($P<0.05$)。治疗组术后吗啡的使用量及不良反应发生率明显低于对照组,差异有显著性($P<0.05$)。研究结论为:肩胛上神经阻滞联合静脉自控镇痛,泵镇痛对于关节镜下肩袖修复术围术期的镇痛疗效明显优于单纯静脉自控镇痛泵,可有效减轻术后疼痛,并促进关节功能早期恢复,降低术后选择性镇痛药物的使用率及药物相关不良反应的发生率。

马振杰等[25]探讨手部手术患者腕肘部神经阻滞的麻醉效果。选取 20 例拟行手部手术的患者,ASA 分级为Ⅰ~Ⅲ级,随机分为两组,每组 60 例。A 组采用腕肘部神经阻滞,B 组采用肌间沟臂丛神经麻醉。麻醉药均为 0.75% 罗哌卡因与 2% 利多卡因等容量混合液,腕肘部每部位神经阻滞应用 5 ml 局部麻醉药,共计 30 ml,臂丛神经阻滞应用 30 ml 局部麻醉药。记录手部正中神经、尺神经及其腕背支、桡神经浅支麻醉后的起效时间,比较两组间阻滞完善率及麻醉效果为优的患者比例差异,记录并发症。结果显示,神经阻滞起效时间 A 组明显短于 B 组($P<0.01$),A 组正中神经、尺神经、尺神经腕背支阻滞完善率高于 B 组,桡神经浅支阻滞完善率两组差异无统计学意义,A 组麻醉效果为优的患者比例高于 B 组($P<0.01$),A 组无并发症,B 组 4 例并发症。研究认为,腕肘部神经阻滞操作简便,起效时间短,麻醉效果良好,是手部手术安全、可靠的神经阻滞方法。

(五)下肢神经阻滞

张洁等[26]评价超声引导下连续腰丛阻滞联合浸润麻醉用于初次全膝关节置换术后镇痛的临床效果。采用回顾性分析 2016 年 9 月至 2017 年 6 月行初次膝关节置换患者 84 例,分为连续腰丛阻滞+浸润麻醉组(Ⅰ组,42 例)和连续股神经阻滞组(Ⅱ组,42 例)。两组患者均在麻醉诱导前用超声引导联合刺激仪定位行神经阻滞穿刺,穿刺成功后留置导管,Ⅰ组患者伤口缝合前于股四头肌肌腱、内外侧副韧带及关节后方注射混合药物。两组患者术后行连续神经阻滞术后镇痛,氟比洛芬酯作为镇痛补救,维持 VAS 评分<5 分。记录术后 4 h、8 h、12 h、24 h、48 h 静息 VAS 评分,记录术后 12 h、24 h、48 h 动态 VAS 评分及镇痛补救情况。评估术后 12 h、24 h、48 h 患肢股四头肌肌力。观察并记录局部麻醉药中毒及神经损伤等不良反应发生情况。结果发现,术后 8 h、12 h、24 h 静态 VAS 评分Ⅱ组高于Ⅰ组($P<0.05$),术后 12 h 及 24 h Ⅱ组动态 VAS 评分高于Ⅰ组($P<0.05$),术后 12 h、24 h 肌力评分Ⅱ组比Ⅰ组低($P<0.05$)。结论为:超声引导下连续腰丛神经阻滞联合浸润麻醉用于老年初次全膝关节置换术,镇痛效果满意,安全性高。

吴茜等[27]评估超声引导下腰骶丛联合 T_{12}/L_1 椎旁神经阻滞在全髋关节置换术中的临床应用价值。选取择期行单侧全髋关节置换术患者 61 例,所有患者均采用超声引导下腰骶丛联合 T_{12}/L_1 椎旁神经阻滞,记录患者围术期情况、注药后 30 min 感觉阻滞平面、阻滞前后血流动力学变化、手术麻醉效果及神经阻滞相关并发症发生情况。结果发现,注药后 30 min,T_{12}~S_3 神经支配皮区针刺感觉阻滞成功率为 87.0%~100%。阻滞后平均动脉压及心率与阻滞前比较,差异无统计学意义($P>0.05$)。总体手术麻醉优良率为97.0%，61例患者发生1例双侧阻滞。研究结论为超声引导下腰骶丛联合T_{12}/L_1椎旁神经阻滞用于全髋关节置换手术，血流动力学平稳，镇痛效果确切，阻滞效果更优。

吴茜等[28]比较超声引导下不同入路持续髂筋膜阻滞用于全髋关节置换术后镇痛的效果。研究选择2016年6—12月择期行单侧全髋关节置换术患者40例，男21例，女19例，ASA Ⅰ或Ⅱ级，按照随机数字表法将其分为平行穿刺组和垂直穿刺组，每组20例。手术结束后，平行穿刺组采取平行腹股沟韧带平面内进针置管，垂直穿刺组采取垂直腹股沟韧带平面内进针置管，注入负荷剂量1%利多卡因10 ml预镇痛，并连续泵注0.2%罗哌卡因4 ml/h至术后48 h。记录两组患者持续髂筋膜阻滞的超声成像时间、穿刺注药时间、导管置入深度。记录术后6 h、12 h、18 h、24 h、30 h、36 h、42 h、48 h患者自控神经阻滞镇痛（patient-controlled nerve blockade analgesia，PCNA）有效按压次数、罗哌卡因累计用量、疼痛数字评分（numerical rating scales，NRS）、感觉阻滞效果、镇痛满意度评分和相关并发症等。结果发现，垂直穿刺组超声成像时间、穿刺注药时间、置管深度明显长于平行穿刺组（$P<0.05$）。术后30 h、36 h、42 h和48 h垂直穿刺组PCNA有效按压次数明显少于平行穿刺组（$P<0.05$）。术后6 h、12 h、18 h、24 h、30 h、36 h、42 h和48 h垂直穿刺组股外侧皮神经阻滞成功率明显高于平行穿刺组（$P<0.05$）。术后24 h、30 h和36 h垂直穿刺组罗哌卡因累计用量明显少于平行穿刺组（$P<0.05$）。术后24 h、30 h、36 h、42 h和48 h垂直穿刺组静息NRS评分明显低于平行穿刺组（$P<0.05$）。两组股神经阻滞成功率、镇痛满意度评分及相关并发症发生率差异无统计学意义。因此研究认为，平行穿刺入路和垂直穿刺入路实施持续髂筋膜置管均能提供良好的全髋关节置换术后镇痛效果；垂直穿刺组能更有效地降低患者术后静息疼痛评分，减少罗哌卡因累计用量，提高股外侧皮神经阻滞成功率。

Mei等[29]研究周围神经阻滞作为对接受全髋关节置换术的老年患者的轻度或深度全身麻醉的补充。65岁以上的全髋关节置换术患者被随机分为3组：无腰骶丛阻滞的全身麻醉组；两组全身麻醉加腰骶丛阻滞组，每组患者均有不同程度的镇静作用（轻度或深度）。记录丙泊酚、舒芬太尼和血管活性药物的拔管时间和术中用量。术后谵妄和术后早期认知功能障碍分别采用混淆评定法和微型精神状态检查进行评估。术后镇痛采用患者自控镇痛药和视觉模拟量表评分进行评价，也记录30 d期间的出院时间和并发症。研究发现，腰骶丛阻滞可以减少阿片类药物的摄入。对于腰骶丛神经阻滞，术中深度镇静与过量的丙泊酚和血管活性药物摄入有关。相比之下，腰骶丛阻滞复合术中轻度镇静患者术后谵妄和术后认知能力下降的发生率较低，出院准备时间较早。3组患者术后30 d内并发症无明显差异。因此，研究认为腰骶丛神经阻滞减少阿片类药物的使用，术后镇痛效果满意。复合术中轻度镇静（高双谱指数），可获得较好的术后疗效。

He等[30]研究腘窝两种不同的放置路径，一种新型的带外留置套管的神经阻滞针，用于足踝外科术后镇痛。随机分配40例被招募对象，接受超声引导下的连续腘窝坐骨神经阻滞，在神经分叉处近端穿刺路径。经相应作者发明的超声引导下，采用新的神经阻滞针与外留置套管进行注射。为术后镇痛，插入外留置套管。主要结果是在手术后的24 h NRS评分（在休息时间和运动期间）。二次结局包括与神经阻滞的表现有关的测量和镇痛效果，如麻醉效果等级、恶心和呕吐等级、套管渗漏、闭塞或滑脱的病例数、患者满意度等。结果发现，在手术过程中，近端组6例患者需要额外镇痛，与分叉组的1例有显著差异（$P<0.05$）。麻醉效果评分有显著差异，近

端组 NRS 评分（1.6±0.8）分，另一组为（1.1±0.4）分（$P<0.05$）。近端组 24 h 静息状态下 NRS 评分为（2.1±1.6）分，在 48 h 为（1.7±1.5）分；分叉组 24 h NRS 评分为（0.9±1.4）分，48 h NRS 评分为为（0.7±1.1）分（$P<0.05$）。近端组在第 6～24 小时和第 24～48 小时按压静脉控镇痛次数更多，满意度更低。研究结论为神经分叉连续腘坐骨神经阻滞可获得较好的镇痛效果，患者满意度更高，而不是近端分叉。

Zhao 等[31]研究右美托咪定加入 QX-314 可以增强大鼠坐骨神经阻滞的发生和持续时间。56 只 Sprague-Dawley 大鼠接受单侧坐骨神经阻滞，0.2 ml 35 μmol/L QX-314 单独使用，右美托咪定[5.3 μmol/L（1 μg/kg），26.4 μmol/L（5 μg/kg），52.8 μmol/L（10 μg/kg）]单独使用，或两者结合。盲法研究人员对热感受和运动功能进行评估，在注射后 14 d 采集坐骨神经和会阴组织。还研究这些溶液对分离的蛙坐骨神经复合作用电位的影响。结果发现，加入 QX-314 后，右美托咪定增强热痛觉阻滞和运动阻滞的发作和持续时间（$P<0.05$），而没有加重组织病理学损伤。此外，在 14 d 内，52.8 μmol/L 右美托咪定添加到 35 μmol/L QX-314 中显示，引起炎症轻于 QX-314 独自使用（$P=0.003$）。右美托咪定加 QX-314 与仅用 QX-314 相比，剂量依赖性地降低复合作用电位（$P<0.05$）。研究结论为：QX-314 与右美托咪定联合用药可提高坐骨神经阻滞的效果。

三、小儿区域阻滞

本年度有关小儿区域阻滞相关的研究篇幅有所增多。

赵丽艳等[32]评价超声引导连续臂丛神经阻滞用于患儿上肢骨折固定术后镇痛的效果。选取肱骨远端骨折拟行切开复位内固定术的患儿 60 例，性别不限，年龄 3～10 岁，体重 13～46 kg，身高 97～152 cm，ASA 分级 I 级，采用随机数字表法分为两组（$n=30$）：静脉镇痛组（V 组）和连续臂丛神经阻滞组（B 组）。两组患儿均在臂丛神经阻滞联合全身麻醉下完成手术。术毕 V 组行 PCIA，B 组行连续臂丛神经阻滞［0.1% 罗哌卡因 250 ml，背景输注剂量 0.1 ml/(kg·h)，患者自控镇痛剂量 0.2 ml/kg，锁定时间为 30 min］，采用曲马多进行补救镇痛。于术后 2 h、4 h、8 h、12 h、24 h、36 h 和 48 h 时记录 Ramsay 镇静评分，记录镇静过度的发生情况，记录补救镇痛药物使用情况和镇痛期间呼吸抑制、头晕、恶心呕吐、皮肤瘙痒、尿潴留的发生情况；B 组记录血管神经损伤、局部血肿、气胸等发生情况，记录家属对镇痛的满意度。结果发现，与 V 组比较，B 组术后 2～12 h 时 Ramsay 镇静评分、镇静过度、恶心和头晕发生率及曲马多使用率降低（$P<0.05$），家属对于镇痛满意度差异无统计学意义（$P>0.05$）。B 组未见血管神经损伤、局部血肿、气胸等不良反应发生。研究结论为：超声引导连续臂丛神经阻滞可安全、有效地用于患儿上肢骨折固定术后镇痛。

唐松华[33]观察超声引导下小儿喙突旁臂丛神经阻滞麻醉效果。选择上肢手术患儿 67 例随机分为超声引导下喙突旁臂丛阻滞组（观察组，34 例）和超声引导下肌间沟臂丛神经阻滞组（对照组，33 例），观察两组操作时间、麻醉起效时间、麻醉效果及并发症。结果发现，超声引导下观察组麻醉效果优于对照组，观察组麻醉操作时间及麻醉起效时间短于对照组，观察组并发症少于对照组。研究结论为超声引导下小儿喙突旁臂丛神经阻滞效果优于超声引导下肌间沟臂丛神经阻滞。

林小雷等[34]研究探讨阴茎背神经阻滞应用在小儿包皮环切手术麻醉中的应用效果。将 130

例行小儿包皮环切手术患儿采用随机数字表法分为观察组和对照组，每组 65 例。对照组采取吸入七氟烷复合静脉注射氯胺酮进行手术，观察组采用七氟烷复合静脉注射氯胺酮基础上进行罗哌卡因阴茎背神经阻滞麻醉。记录两组麻醉效果。结果发现，观察组手术开始后 10 min 心率为（98.47±10.88）次 / 分钟，中心动脉压为（65.13±7.78）mmHg；对照组手术开始后 10 min 心率为（121.78±15.23）次 / 分钟，中心动脉压为（85.27±12.31）mmHg，两组差异均有统计学意义（$t=10.040$，$t=11.150$，均 $P<0.05$）。观察组应用氯胺酮总量为（41.38±11.28）mg，苏醒时间为（5.54±1.03）min，患儿疼痛评分为（2.11±1.13）分，疼痛烦躁发生率为 7.69%；对照组应用氯胺酮总量为（71.47±16.82）mg，苏醒时间为（13.67±2.57）min，患儿疼痛评分为（3.89±1.79）分，疼痛烦躁发生率为 26.15%，两组差异均有统计学意义（$t=11.978$、$t=23.673$、$t=6.779$，$\chi^2=7.878$，均 $P<0.05$）。研究结论为采用七氟烷联合静脉注射氯胺酮结合罗哌卡因阴茎背神经阻滞麻醉应用在小儿包皮环切手术中麻醉效果稳定，安全可靠，值得在临床上推广应用。

欧阳辉旺等[35]评价小儿开腹手术中联合右美托咪定和罗哌卡因行腹横肌平面阻滞（transversus abdominis plane block，TAPB）的临床效果和安全性。选取行开腹手术的小儿共 64 例，随机分为联合组和对照组，所有患儿均行全身麻醉，联合组采用右美托咪定和罗哌卡因，对照组单用罗哌卡因行腹横肌平面阻滞，记录两组患儿不同时间点的心率、平均动脉压、麻醉药物用量等指标，对比术后不同时间点的疼痛行为评估量表（FLACC）疼痛行为评分，记录两组相关的不良反应。结果发现两组患儿的手术时间、麻醉时间、拔管时间、PACU 停留时间和术式比例对比，差异均无统计学意义（$P>0.05$），两组患儿的麻醉药物使用量比较，差异均无统计学意义（$P>0.05$），联合组患儿的儿童麻醉苏醒期躁动（PAED）评分显著低于对照组（$t=3.127$，$P=0.003$），两组患儿不同时间点的心率和平均动脉压对比差异均无统计学意义（$P>0.05$），联合组于术后 6 h、24 h 和术后 3 d 的 FLACC 评分均显著低于对照组（$P<0.05$），其中联合组术后每位患儿使用曲马多量显著低于对照组（$t=2.571$，$P<0.05$），两组患儿术后住院时间和禁食时间对比，差异均无统计学意义（$P>0.05$）。研究结论为小儿开腹手术中联合右美托咪定和罗哌卡因行腹横肌平面阻滞可降低患儿苏醒期躁动，延长术后镇痛时间及效果。

程大斌等[36]观察超声定位下髂腹股沟及髂腹下神经阻滞在小儿隐睾手术中的临床效果。选取择期行隐睾手术患儿 60 例，随机分为髂腹股沟及髂腹下神经阻滞（ilioinguinal/iliohypogastric nerve block，IINB）复合静脉全身麻醉（简称全麻）组（A 组）和骶管阻滞复合静脉全麻组（B 组）。记录入手术室时（T0）、手术切皮时（T1）、手术结束时（T2）各时间点患儿的心率、血氧饱和度（SpO_2）和平均动脉压（MAP）的变化；记录麻醉起效时间、苏醒时间和术中芬太尼、丙泊酚追加次数及术中、术后患儿不良事件发生情况；比较两组患儿苏醒时（T3）、术后 1 h（T4）和术后 2 h（T5）时的疼痛行为评估量表（FLACC）评分。研究发现两组患儿 SpO_2 和 MAP 在各时间点比较，差异无统计学意义（$P>0.05$）；A 组麻醉起效时间明显短于 B 组（$P<0.05$）；两组术中及术后不良反应发生率低且差异无统计学意义（$P>0.05$），两组苏醒时间及术后镇痛效果比较，差异无统计学意义（$P>0.05$）。研究结论：为超声定位下髂腹股沟及髂腹下神经阻滞应用于小儿隐睾手术，麻醉效果安全有效，且方法简单、易于实施、起效较快，有利于患儿术中管理。

南洋等[37]评价超声引导下髂筋膜间隙阻滞在小儿股骨手术中的应用效果。选择 2014 年 5—12 月温州医科大学附属第二医院骨科行股骨手术的患儿 30 例，美国麻醉医师协会（ASA）Ⅰ级，年龄 5~10 岁。全身麻醉诱导后所有患儿置入喉罩，并在七氟烷吸入麻醉下行超声引导髂筋膜间隙阻滞。记录患儿切皮前（T1）、切皮后 1 min（T2）、5 min（T1）、10 min（T4）和手术结束时（T5）的心率、平均动脉压、血氧饱和度及七氟烷呼出浓度等指标，采用疼痛行为评估量表对患儿苏醒时、术后 2 h 及 4 h 行疼痛评估，记录患儿的术后镇痛效果、术后 2 h 及 4 h 患儿家长的满意情况。结果发现，患儿在 T1~T5 各时点心率、平均动脉压、血氧饱和度比较，差异均无统计学意义（均 $P>0.05$），T1~T5 各时点七氟烷呼气末浓度分别为 $2.50\%±0.51\%$、$2.51\%±0.42\%$、$2.50\%±0.41\%$、$2.54\%±0.31\%$ 及 $0.61\%±0.20\%$，差异有统计学意义（$F=13.503$，$P<0.05$），其中 T5 时点七氟烷呼气末浓度明显低于 T1~T4 时点（均 $P<0.05$）。苏醒时、术后 2 h 及 4 h 镇痛评分分别为（$1.6±0.7$）分、（$3.3±1.4$）分和（$3.9±1.3$）分。术后 2 h 及 4 h 的家长满意率分别为 87% 及 73%。研究结论：为超声引导髂筋膜间隙阻滞联合全身麻醉的方法可安全有效地应用于小儿股骨部位手术，利用超声成像技术可直接观察到髂筋膜间隙并把局部麻醉药注入，因而提高阻滞效果。

鲁海兵等[38]探讨椎旁神经阻滞在小儿先天性心脏病封堵快通道麻醉的应用效果。选取实施的经食管超声小儿先天性心脏病封堵术 80 例，随机均分为 M 组和 N 组，M 组于全身麻醉诱导气管插管后在超声引导下行右侧 $T_{4~5}$ 肋间椎旁神经阻滞，N 组采用单纯气管插管全身麻醉，两组均连接术后静脉镇痛泵。记录两组患儿全身麻醉诱导后（T0）、切皮（T1）、切开右室（房）壁（T2）、放置封堵伞（T3）、缝皮（T4）、拔管（T5）及拔管后 1 h（T6）、2 h（T7）、4 h（T8）、8 h（T9）、12 h（T10）、24 h（T11）的平均动脉压、心率、拔管后各时点的镇痛评分（FLACC 评分）、镇静评分（Ramsay 评分）、术中瑞芬太尼用量、手术时间、术后拔管时间及按压镇痛泵例数。研究结果为 T1~T10 各时点的平均动脉压、心率比较，M 组明显低于 N 组，FLACC 镇痛评分及 Ramsay 镇静评分 M 组低于 N 组，瑞芬太尼用量、术后拔管时间及按压镇痛泵例数 M 组少于 N 组，差异有统计学意义（$P<0.05$）；两组手术时间比较，差异无统计学意义（$P>0.05$）。因此，研究认为，椎旁神经阻滞应用于小儿先天性心脏病封堵手术，术中麻醉过程平稳，术后呼吸恢复快，舒适无痛，完全符合快通道麻醉的特点要求，可以安全地应用于经食管超声小儿先天性心脏病封堵手术快通道麻醉。

（邵建林　郑华容）

参考文献

[1] 曾恒，李俊，周述芝．氢吗啡酮复合罗哌卡因改良骶管阻滞在肛肠手术中的应用．四川医学，2017，38（9）：1036-1039．

[2] 马珊，李彩娟，冯善武．0.15% 罗哌卡因硬膜外给药用于分娩镇痛中爆发痛的治疗效果．临床麻醉学杂志，2017，33（2）：148-151．

[3] Sun S, Wang J, Bao N, et al. Comparison of dexmedetomidine and fentanyl as local anesthetic adjuvants in spinal anesthesia: a systematic review and meta-analysis of randomized controlled trials. Drug Des Devel Ther, 2017, 11: 3413-3424.

[4] Zhang N, He L, Ni JX. Level of sensory block after spinal anesthesia as a predictor of hypotension in parturient.

Medicine (Baltimore), 2017, 96 (25): e7184.

[5] Zhang W, Wu H. ED_{50} of intrathecal ropivacaine for cesarean section under prophylactic infusion of phenylephrine: a consort study. Medicine (Baltimore), 2017, 96 (44): e8319.

[6] Shen X, Li Y, Xu S, et al. Epidural analgesia during the second stage of labor: a randomized controlled trial. Obstet Gynecol, 2017, 130 (5): 1097-1103.

[7] 周珩, 邓娜, 梁佐迪, 等. 头皮神经阻滞在颅脑外科术后镇痛中应用. 临床军医杂志, 2017, 45（11）: 1138-1140.

[8] 汪树东, 康芳, 王松, 等. 超声引导下喉上神经阻滞联合气管内表面麻醉对老年高血压患者插管反应的影响. 临床麻醉学杂志, 2017, 33（10）: 968-970.

[9] 王俊安, 孙宇, 黄燕, 等. 超声引导下喉上神经阻滞联合环甲膜穿刺麻醉在清醒气管插管中的应用. 上海口腔医学, 2017, 26（3）: 336-338.

[10] 李旭, 李敏娜, 崔旭蕾, 等. 超声引导下C_4神经根加颈浅丛阻滞在微创甲状旁腺手术中的应用. 中国医学科学院学报, 2017, 39（5）: 692-697.

[11] 胡焱, 蔡楠, 刘雪冰, 等. 超声引导无阻力法定位与神经刺激器引导定位连续颈椎旁阻滞用于术后镇痛的效果比较. 中国医刊, 2017, 52（6）: 74-77.

[12] 徐敏, 罗辉宇. 超声引导下颈神经通路阻滞在甲状腺手术术中及术后早期镇痛中的应用. 河北医药, 2017, 39（9）: 1320-1323.

[13] 王旭, 屈伸, 万定, 等. 连续星状神经节阻滞预防颅内动脉瘤介入术后患者脑血管痉挛的效果. 中华麻醉学杂志, 2017, 37（1）: 43-46.

[14] 许挺, 李民, 田杨, 等. 超声引导下平面内经外侧肋间入路行胸椎旁阻滞的临床评价. 北京大学学报·医学版, 2017, 49（1）: 148-152.

[15] 乔飞, 汪珺, 展希, 等. 超声引导下椎旁阻滞在开胸手术后镇痛的临床应用. 昆明医科大学学报, 2017, 38（6）: 87-91.

[16] Jin LJ, Wen LY, Zhang YL, et al. Thoracic paravertebral regional anesthesia for pain relief in patients with breast cancer surgery. Medicine (Baltimore), 2017, 96 (39): e8107.

[17] 侯晓玮, 庄兴俊, 张海文, 等. 人工气胸联合肋间神经阻滞用于减轻近胸膜肺肿瘤微波消融术疼痛的疗效分析. 介入放射学杂志, 2017, 26（3）: 269-273.

[18] Zhan Y, Chen G, Huang J, et al. Effect of intercostal nerve block combined with general anesthesia on the stress response in patients undergoing minimally invasive mitral valve surgery. Exp Ther Med, 2017, 14 (4): 3259-3264.

[19] 肖锋, 江兴华, 李晋, 等. 超声引导腹横肌平面阻滞在机器人辅助肝叶切除术中的应用. 中国医师杂志, 2017, 19（7）: 1065-1067.

[20] Ding W, Li W, Zeng X, et al. Effect of adding dexmedetomidine to ropivacaine on ultrasound-guided dual transversus abdominis plane block after gastrectomy. J Gastrointest Surg, 2017, 21 (6): 936-946.

[21] L Xiaoqiang, Z Xuerong, L Juan, et al. Efficacy of pudendal nerve block for alleviation of catheter-related bladder discomfort in male patients undergoing lower urinary tract surgeries: a randomized, controlled, double-blind trial. Medicine (Baltimore), 2017, 96 (49): e8932.

[22] 周海滨, 陶岩, 李露, 等. 超声引导下不同平面肌间沟臂丛神经阻滞效果的比较. 中华神经医学杂志, 2017, 16（3）: 296-299.

[23] Luo Q, Yao W, Shu H, et al. Double-injection technique assisted by a nerve stimulator for ultrasound-guided supraclavicular brachial plexus block results in better distal sensory-motor block: a randomized controlled trial. Eur J Anaesthesiol, 2017, 34 (3): 127-134.

[24] 李卫彦, 王鹏. 肩胛上神经阻滞联合镇痛在肩关节镜下肩袖修复术疼痛管理中的应用. 中国医刊, 2017, 52（7）: 45-48.

[25] 马振杰, 于胜军, 张建中, 等. 腕肘部神经阻滞在手部手术的应用. 中华手外科杂志, 2017, 33（5）: 358-360.

[26] 张洁, 肖莉, 董补怀, 等. 超声引导下腰丛阻滞联合浸润麻醉用于初次全膝关节置换术后镇痛的效果. 山西医科大学学报, 2017, 48（11）: 1191-1194.

[27] 吴茜, 李继, 柯希建, 等. 超声引导下腰骶丛联合 T_{12}/L_1 椎旁神经阻滞在全髋关节置换术中的临床应用. 临床外科杂志, 2017, 25（8）: 634-637.

[28] 吴茜, 易斌, 李继, 等. 超声引导下不同入路持续髂筋膜阻滞对全髋关节置换术后镇痛效果的影响. 临床麻醉学杂志, 2017, 33（10）: 944-948

[29] Mei B, Zha H, Lu X, et al. Peripheral nerve block as a supplement to light or deep general anesthesia in elderly patients receiving total hip arthroplasty: a prospective randomized study. Clin J Pain, 2017, 33 (12): 1053-1059.

[30] He M, Ling DD, Cai GY, et al. Two different placement paths in popliteal fossa with a novel nerve block needle for postoperative analgesia after foot and ankle surgery. Minerva Anestesiol, 2018, 84 (5): 582-589.

[31] Zhao W, Yin Q, Liu J, et al. Addition of dexmedetomidine to QX-314 enhances the onset and duration of sciatic nerve block in rats. Can J Physiol Pharmacol, 2018, 96 (4): 388-394.

[32] 赵丽艳, 张卫, 陈可新, 等. 超声引导连续臂丛神经阻滞用于患儿上肢骨折固定术后镇痛的效果. 中华麻醉学杂志, 2017, 37（7）: 781-783.

[33] 唐松华. 超声引导下小儿喙突旁入路与肌间沟入路臂丛神经阻滞的疗效比较. 浙江临床医学, 2017, 19（6）: 1145-114.

[34] 林小雷, 金晓伟, 周奇韬. 利多卡因联合罗哌卡因阴茎背神经阻滞在小儿包皮环切术麻醉中的应用效果. 中国基层医药, 2017, 24（17）: 2591-2594.

[35] 欧阳辉旺, 王正坤, 叶玉萍, 等. 小儿开腹手术中联合右美托咪定和罗哌卡因行腹横肌平面阻滞的效果. 广东医学, 2017, 38（20）: 3191-3193.

[36] 程大斌, 刘璐, 费建. 超声定位下髂腹股沟及髂腹下神经阻滞在小儿隐睾手术中的应用. 重庆医学, 2017, 46（17）: 2410-2412.

[37] 南洋, 杨勤勤, 李兴旺, 等. 超声引导下髂筋膜间隙阻滞在小儿股骨手术中的应用. 中华医学杂志, 2017, 97（4）: 300-302.

[38] 鲁海兵, 贾英萍, 齐金莲, 等. 超声引导椎旁神经阻滞在小儿先天性心脏病封堵快通道麻醉中的应用. 广东医学, 2017, 38（3）: 451-453.

第四节 术中监测

2017年，麻醉术中监测的研究报道主要集中在监测技术的优化及监测方法的细化。全年发表有关术中监测研究的英文论著有11篇，中文文献80余篇。这些研究主要集中在循环系统和神经系统，部分文献涉及肌松监测、体温监测、凝血功能监测等，还有少量研究关注超声技术在术中监测的应用和呼吸功能的监测。

一、循环系统监测

2017年度循环系统监测的研究主要与液体治疗相关，部分研究探讨了某种监测方法对容量反应性的预测作用，部分研究评价以某种监测手段为指导的目标导向液体治疗的临床应用。

Han 等[1]探究脉搏压变异度（PPV）对行室间隔缺损修补手术婴儿体外循环后容量反应性的预测作用。研究共纳入55例3—12月龄行室间隔缺损手术患儿，其中26例患儿行正中开胸，29例患儿经右胸微创切口行手术。体外循环结束拔除主动脉插管后对所有患儿行容量治疗，通过压力记录分析法计算每搏量（stroke volume，SV）、心排血量（cardiac output，CO）、脉搏压变异度（pulse pressure variation，PPV）、心排血指数（cardiac output index，CI）、每搏指数（stroke volume index，SVI）等指标变化，以容量治疗前后CI增加≥15%与否将患儿分为有反应者及无反应者，绘制PPV可预测容量反应性受试者工作特征曲线（ROC曲线）。行正中开胸手术的26例患儿中，12例有反应者PPV显著高于14例无反应者，曲线下面积为0.85，PPV诊断阈值为19%，敏感度为92%，特异度为71%。行右胸微创手术的29例患儿中，有反应者PPV显著高于无反应者，曲线下面积为0.83，PPV诊断阈值为18%，敏感度为94%，特异度为69%。Han 等认为，PPV可准确预测行室间隔修补手术先天性心脏病患儿的容量反应性。

Lan 等[2]探究在开颅手术中通过经食管超声心动图测得的左室末期舒张容积变异度预测容量反应性的价值，及该方法与经FloTrac/Vigileo测得的每搏量变异度（stroke volume variation，SVV）的一致性。根据研究方案，患者术中出现低血压且CI<2.5 L/（min·m^2）、SVV>15%时给予200 ml 胶体溶液进行扩容。该研究最终纳入26例ASA Ⅲ～Ⅳ级行开颅手术的患者，共获取145组数据。结果显示，扩容后患者心输出量及心排血指数增加，SVV及左心室舒张末期容积（LVEDV）下降，而血流速度时间积分（VTI）及两种方法测得的SV均无明显改变。LVEDV与SVV显著相关，$R^2=0.4182$，经Bland-Altman法计算得出的偏倚为3.4% ± 4.9%。分别绘制ROC曲线，SVV曲线下面积为0.971，SVV为15%时敏感度为99.0%，特异度97.5%，LVEDV曲线下面积为0.890，对于低血容量的诊断阈值为15.3%，敏感度为91.2%，特异度为81.5%。研究得出对于需密切关注容量及心功能的危重症患者，可选择LVEDV作为一项监测指标的结论。

Xu 等[3]应用每搏量变异度及心排血指数指导单肺通气手术的目标导向限制性输液。研究共纳入行择期胸腔镜肺叶切除术患者168例，随机分入目标导向限制性输液组（G组）及常规液体治疗组

(C组)，C组根据MAP、CVP及尿量指导输液，G组应用GDFR方案［SVV10%～13%，CI>2.5 L/(min·m^2)］，监测动脉血气分析，计算PaO_2/FiO_2，并比较两组其他指标差异。术中多个时间点PaO_2/FiO_2 G组均高于C组，G组拔管时间早于C组，术中液体入量G组低于C组，但G组胶体溶液用量高于C组。术后两组血清TNF-α、IL-6及IL-10较术前均显著升高，且两组间比较无差异。G组短期并发症发生率低于C组，住院日更少。研究结果表明，以SVV及CI为基础的目标导向限制性输液应用与单肺通气手术可改善术中氧合，减少术后并发症及缩短住院时间。

盛柳芳[4]探究瓦氏动作过程中肱动脉峰流速变化（ΔVp）对自主呼吸患者容量反应性的预测价值。该研究选择需行桡动脉穿刺的择期手术患者96例，应用超声记录瓦氏动作过程中的ΔVp，10 min后选择10 ml/kg乳酸林格液进行容量负荷试验，30 min内静脉输注，记录心排血量变化，以容量负荷试验后CO增加≥15%为扩容有效的标准，对ΔVp和ΔCO行相关性分析，以受试者工作曲线评价ΔVp对容量反应性的诊断价值。根据研究标准，有反应组24例，无反应组72例，有反应组ΔVp值大于无反应组，ΔVp与ΔCO呈正相关（$r=0.792$），标准瓦氏动作过程中ROC曲线下面积为0.903，95% CI 0.828～0.979，诊断阈值为33%，诊断容量反应性敏感度为87%，特异度为82%。研究表明，应用超声监测肱动脉峰流速结合瓦氏动作可以作为预测自主呼吸患者容量反应性的指标。

王继霜[5]探讨脉搏灌注变异指数（PVI）目标导向液体治疗在神经外科开颅手术患者的临床应用价值。研究纳入76例择期行开颅手术患者随机分为PVI指导补液组（$n=38$）和对照组（$n=38$）。诱导期两组均静脉输注乳酸钠林格液6～8 ml/kg，维持期PVI指导补液组背景输注乳酸钠林格液2 ml/(kg·h)，当PVI值连续5 min以上高于14%，快速输注3 ml/kg羟乙基淀粉氯化钠（6%HES）；对照组背景输注乳酸钠林格液4～6 ml/(kg·h)，当平均动脉压<8.67 kPa时，快速输注100～250 ml 6%HES。记录术中液体输入总量、晶体量、胶体量、尿量、出血量、手术时间、麻醉时间；于诱导前（T0）、手术前（T1）、剥除肿瘤时（T2）、术毕（T3）采集动脉血测血气分析值；于术后第1、第2、第3、第7、第30天分别随访并发症发生率及恢复情况。结果显示，PVI指导补液组液体总输入量和晶体液输入量减少，胶体液输入量增加（$P<0.05$）；两组血气分析值［血乳酸（Lac）、pH、葡萄糖（Glu）、碱剩余（BE）］各时间点比较，差异无统计学意义。与对照组比较，PVI指导补液组术后颜面部肿胀发生率减少，术后排便时间和术后住院时间缩短（$P<0.05$）。研究表明，PVI作为一种无创、连续的目标导向容量监测手段指导神经外科开颅手术容量治疗，能减少术中液体输入总量、优化术中补液、保证术中组织器官灌注和内环境稳定，减少术后重要脏器组织水肿等并发症的发生，促进患者恢复。

吴洁等[6]的研究评价每搏量变异度（SVV）指导的目标导向治疗（GDT）液体管理策略与CVP指导的液体管理策略对行幕上脑肿瘤切除术患者的影响。研究选择择期全身麻醉下行幕上脑肿瘤切除术患者63例，随机分为C组（$n=30$）和S组（$n=33$）。通过输注6%羟乙基淀粉（130/0.4）或给予血管活性药物，C组维持CVP≥8 mmHg且MAP>基础值的80%，S组维持SVV≤12%且MAP>基础值的70%。记录术中晶体液量、胶体液量、总输液量、失血量、输血量和尿量，于麻醉诱导前30 min（T0）、剪硬膜即刻（T1）、术毕（T2）和术后24 h（T3）采集桡动脉和静脉血行血气分析、乳酸测定和生化检查。记录术后患者心律失常、低血压、肝功能异常、肾功能异常和严重呕吐等并发症的发生情况。记录ICU停留时间及术后住院时间。在该研究方案中，S组术中总液量及胶体液量明显多于C组。与T0时比较，T1、T2时两组乳酸值均明显降低（$P<0.05$）；T2时S组乳酸值明显低于C组。

两组心律失常、低血压和严重呕吐发生率、ICU 停留时间和术后住院时间差异无统计学意义。研究表明，FloTrac/Vigileo 系统提供 SVV 指导的 GDT 液体管理策略可以降低乳酸水平，减少术后并发症的发生，改善患者预后。

Zhu[7] 等研究术前应用乳酸林格液对成人及儿童血流动力学及液体转移的影响。共计 28 例行小型手术的成人（$n=14$）及儿童（$n=14$）被纳入研究。成人组术前禁食 10 h，儿童组禁食 6 h，导尿完成后，开始给予 10 ml/kg 乳酸林格液恒速输注，输注时间>20 min。输注开始后前 50 min 每 5 min1 次，50～90 min 每 10 min1 次采血测血红蛋白及血细胞比容，同时记录各时间点心电图、脉搏氧饱和度、有创血压等。结果表明，该研究方案下，成人组血液稀释较儿童组更明显，且其扩容效果优于儿童组；输注开始后 15～60 min，儿童组心率变化较成人组更明显；输注后 25～90 min，儿童组平均动脉压较基础值下降且有统计学意义；经回归分析，MAP 的改变与血液稀释呈正相关（$R^2=0.47$，$P=0.007$）。在该研究方案下，成人和儿童血液稀释后血流动力学和液体分布的差异，可为临床麻醉液体管理提供新的信息。

少量研究以动脉血压为基础，评价新的监测方法的临床应用价值。Lin 等[8] 的一项回顾性研究通过与有创动脉内压力监测进行对比，评估连续无创血压监测仪 TL-300 用于神经外科择期手术患者血压监测的准确度及精确度。该研究纳入 23 例患者共计 4 381 组血压数据，通过线性回归及 Bland-Altman 分析对两种测量方法进行一致性评价。两种测量方法测得的收缩压决定系数为 0.908，回归系数为 0.978；平均动脉压决定系数为 0.922，回归系数为 1.033；舒张压决定系数为 0.803，回归系数为 1.018。通过 Bland-Altman 法计算得出的偏倚分别为收缩压（1.3±5.87）mmHg，$95\%CI$ -10.2～12.8 mmHg；舒张压（2.8±6.40）mmHg，$95\%CI$ -9.8～15.3 mmHg；平均动脉压（1.8±4.20）mmHg，$95\%CI$ -6.4～10.1 mmHg。研究得出 TL-300 连续无创血压监测与传统的有创动脉压力监测相比一致性高，用于血压监测有较好的准确度及精确度的结论。

谢卫卫等[9] 探讨神经外科手术中桡动脉与足背动脉脉压变异度的一致性。研究选择神经外科择期开颅手术患者 25 例，全身麻醉气管插管后，记录麻醉诱导后 20 min、去骨瓣即刻、剪开硬膜即刻、上骨瓣时的桡动脉脉压变异度（PPV1）与足背动脉脉压变异度（PPV2）。采用 Bland-Altman 法分析 PPV1 与 PPV2 的一致性。分析显示，PPV1 与 PPV2 麻醉诱导后 20 min 平均偏差 0.5%（-1.9%～2.8%）；去骨瓣即刻平均偏差 -0.5%（-3.8%～2.9%）；剪开硬膜即刻平均偏差 -0.1%（-3.2%～3.0%）；上骨瓣时平均偏差 0.1%（-2.4%～2.6%）。研究表明，桡动脉脉压变异度和足背动脉脉压变异度在神经外科开颅手术中有良好的相关性，当去骨瓣后、补液后两者变化趋势一致，足背动脉脉压变异度对于神经外科开颅手术中的容量监测及容量治疗有指导意义。

Ngan 等[10] 研究以动脉血压监测为基础，比较去甲肾上腺素和去氧肾上腺素经闭环反馈计算机控制输注系统泵注对血压维持的差异。研究选择行蛛网膜下腔阻滞剖宫产手术产妇 104 名，随机分为两组，分别接受去甲肾上腺素（5 μg/ml）或去氧肾上腺素（100 μg/ml）闭环反馈计算机控制输注。该研究采取的算法以患者基础血压为目标值，比较两组操作误差绝对值中位数（MDAPE）、操作误差中位数（MDPE）、摆动度、分散度等指标。去甲肾上腺素组 MDAPE 低于去氧肾上腺素组 [3.79%（2.82%～5.17%）vs. 4.70%（3.23%～6.57%）]，去甲肾上腺素组 MDAPE 及摆动度低于去氧肾上腺素组，两组分散度无明显差异。结果表明，在该研究算法及药物浓度下，经闭环反馈计算机控制输注系统应用去甲肾上腺素控制血压较去氧肾上腺素更平稳。

喻思源等[11]研究应用光电容积脉搏波监测小儿腹腔镜疝修补术中气腹针置入引起的伤害性刺激强度变化的可行性。研究选取90例择期接受腹腔镜疝修补术的2～4岁患儿，随机分为A、B、C 3组，每组30例。A组于常规全身麻醉诱导气管插管后放置气腹针前5 min接受0.1 μg/kg舒芬太尼，B组于全身麻醉诱导气管插管后放置气腹针后即刻接受0.1 μg/kg舒芬太尼，C组全身麻醉诱导气管插管后仅放置气腹针，未接受舒芬太尼。以置入气腹针前约6 min为T1，放置气腹针后即刻为T2，以及放置气腹针后5 min为T3。监测并记录各组患儿3个时间点平均动脉压、心率、肾上腺素和去甲肾上腺素血浆浓度、示指处光电容积脉搏波波幅（PPGA）和腹部肌肉的表面肌电图（sEMG），比较各组患儿各时间点监测指标的差异。结果显示，A组患儿T1、T2、T3时间点的PPGA比较，差异无统计学意义（$P>0.05$）。B组患儿T2时间点的PPGA较T1时间点降低（$P<0.05$），而T3时间点的PPGA较T2时间点增加（$P<0.05$）。C组患儿T2和T3时间点的PPGA均较T1时间点降低（$P<0.05$）。3组PPGA均与本组sEMG呈负相关（$r=-0.601$、$r=-0.512$、$r=-0.613$，$P<0.05$）。研究表明，应用光电容积脉搏波可以量化小儿腹腔镜疝修补术中伤害性刺激强度的变化，可为围术期目标化疼痛管理提供参考。

2017年度循环系统监测具有多样性，对围术期容量管理的研究细化展开，涉及不同监测手段、不同手术、不同年龄段患者，体现了围术期监测对容量管理的指导意义。此外，小部分研究涉及不同监测方法的比较，提高围术期监测方式的广度及精度，有助于麻醉科医师更好地选择及运用监测方法。

二、神经系统功能监测

2017年神经系统功能监测方面的研究主要集中于脑电监测及神经电生理监测。以脑电监测为基础的多种麻醉深度监测方法的研究围绕不同手术方式、不同药物对麻醉深度的影响展开，为麻醉的决策提供依据。

Cao等[12]研究脑电双频谱指数（bispectral index，BIS）指导麻醉对肝移植手术麻醉药用量及早期术后认知功能障碍的影响。研究纳入2014年1月至2015年12月于首都医科大学附属北京佑安医院行肝移植手术33例患者为BIS组，2012年8月至2014年12月27例患者作为历史对照。记录术中多个时间点丙泊酚用量，术前及术后7 d行神经心理学测试评估认知功能。BIS组丙泊酚用量在无肝期30 min及新肝期15 min时低于对照组。BIS组中共3例患者出现术后认知功能障碍（POCD），对照组发生POCD人数9人，BIS组POCD发生率低于对照组，但无统计意义（15.15% vs. 33.33%，$P=0.089$）。研究结果表明，BIS监测指导麻醉可减少肝移植手术无肝期及新肝期丙泊酚用量，肝移植手术应用BIS监测指导麻醉用药，术后认知功能障碍发生率较低，但需进一步研究证实。

张海静等[13]比较神经外科幕上肿瘤切除术中肿瘤侧和非肿瘤侧额部脑电双频谱指数是否具有一致性。研究选择行择期幕上肿瘤手术患者35例，每位患者肿瘤侧和非肿瘤侧额部同时放置BIS电极。实施静脉快速诱导，全凭静脉维持麻醉，调节丙泊酚血浆药物浓度维持BIS值40～60。记录麻醉手术过程中诱导前期、剪硬膜前、切瘤中、清醒后期4个阶段肿瘤侧和非肿瘤侧的BIS数据，行Bland-Altman分析。分析显示，肿瘤侧与非肿瘤侧额部BIS诱导前平均偏差 -0.8（-7.2～5.7）；剪硬膜前平均偏差0.6（-8.3～9.5）；切瘤期平均偏差1.5（-6.9～9.9）；清醒后期平均偏差0.2（-9.3～9.8）。研究表明，幕上肿瘤患者肿瘤侧与非肿瘤侧额部脑电双频谱指数具有良好的一致性，两者可互换。

陈晨等[14]的研究评价脑电双频谱指数预测急性脑出血患者预后的准确性。研究选择急性脑出血行开颅血肿清除术患者103例，术前将BIS电极片贴于手术侧前额，连续监测20 min，记录BIS最大值（BIS_{max}）和最小值（BIS_{min}），计算其平均值（BIS_{mean}）。根据术后6个月时格拉斯哥预后评分（GOS）将其分为预后良好组（GOS≥3）和预后不良组（GOS 1分或2分）。绘制BIS值判断预后情况的ROC曲线，计算曲线下面积及其95% CI；根据约登指数最大值时所对应的BIS值计算临界值及其灵敏度和特异度。结果显示，BIS_{max}的ROC曲线下面积（AUC）为0.903（95% CI 0.830～0.976），临界值为79，敏感度为84%，特异度为86%，约登指数为0.695；BIS_{min}的AUC为0.841（95% CI 0.760～0.921），临界值为43，敏感度为86%，特异度为71%，约登指数为0.577；BIS_{mean}的AUC为0.883（95% CI 0.800～0.958），临界值为60，敏感度为90%，特异度为76%，约登指数为0.662。研究表明，BIS值可预测急性脑出血患者的预后，BIS_{max}准确性最高。

于斌等[15]的研究评估在颈动脉内膜剥脱术（carotid endarterectomy，CEA）中采用体感诱发电位（somato sensory evoked potential，SSEP）联合运动诱发电位（motor evoked potential，MEP）监测预测术中脑缺血发生的准确性。研究选择因颈动脉狭窄拟行CEA患者90例，术中监测SSEP和MEP，记录颈内动脉阻断前、颈动脉阻断时、阻断期间及开放后直至术毕SSEP和MEP波幅和潜伏期。以下列情况作为术前缺血事件判断标准：①SSEP潜伏期延长10%和（或）波幅降低50%；②MEP波幅消失；③在调整血压无改善的情况下放置分流器。以术后5 d内发生神经功能缺失作为评判术中脑缺血发生的"金标准"。共计14例患者被认定为术后神经功能缺失。以SSEP预测术中脑缺血，灵敏度为79%，特异度为92%；以MEP预测，其灵敏度为86%，特异度为89%；联合两种方法预测术中脑出血灵敏度为79%，特异度为99%。SSEP+MEP的多模式监测手段可有效预测术后神经功能缺失的发生，提高诊断的特异性，减少假阳性的发生，是CEA多模式脑循环监测的有效方案。

刘民强等[16]探讨意识指数2（IOC2）监测与瑞芬太尼在无痛胃镜检查中的相关性。研究选择择期行无痛胃镜检查患者80例，随机分为C组和R2组、R4组、R6组，每组20例，给予不同的诱导方案。C组采用静脉注射丙泊酚1.5～2.5 mg/kg（0.3 ml/s），R2组、R4组、R6组在输注丙泊酚同时分别靶控输注2 ng/ml、4 ng/ml、6 ng/ml瑞芬太尼（MINTO模型，血浆浓度），达到目标浓度后，停止输注该药。各组持续输注丙泊酚4～12 mg/（kg·h）维持麻醉，IOC1维持于40～60时开始胃镜检查。记录各组患者术前（T1）、镜检开始（T2）、镜检结束（T3）及术毕5 min（T4）的IOC1和IOC2，并记录IOC2最低值和起效时间（麻醉诱导开始到IOC2下降至最低值）、围术期低血压、高血压、心动过缓、心动过速、低氧血症、体动反应发生情况、丙泊酚用量及苏醒时间，分析IOC2与瑞芬太尼剂量的相关性。随着瑞芬太尼剂量增加，R4组和R6组丙泊酚用量减少、苏醒时间缩短、IOC2最低值变小，起效时间较短（$P<0.05$）；IOC2最低值与瑞芬太尼浓度呈负相关（$r=-0.297$）；各组术后并发症发生率比较，未见明显差异。研究表明，IOC2可安全应用于围术期镇静及镇痛水平监测，可用于指导无痛胃镜检查术中瑞芬太尼的使用，提高麻醉质量。

2017年越来越多的研究探讨局部脑氧饱和度监测在术中的应用，为围术期神经系统功能监测提供新的手段。Li等[17]进行一项前瞻性研究，观察行腹部手术的高血压患者局部脑氧饱和度（rSO_2）

降低的发生率，探究围术期引起 rSO_2 改变的可能因素。共计 41 例高血压患者根据血压控制与否进行分层纳入该研究，分别于术前及术后 4 d 完成简易精神状态检查表（MMSE）评估认知功能，并根据术中是否出现 rSO_2 的降低分入 D 组（rSO_2 降低>20%）及 N 组。N 组 rSO_2 曲线 90% 基础值及 80% 基础值曲线下面积均低于 D 组，D 组中高血压未有效控制人数高于 N 组（12/20 vs. 4/21，$P=0.007$）。平均动脉压的降低和 rSO_2 降低相关，$r^2=0.495$。D 组术后认知功能减退发生率高于 N 组（45% vs. 14.3%，$P=0.031$）。研究结果表明，高血压患者行腹部手术低脑氧饱和度发生率较高，高血压未控制的患者更倾向于出现低脑氧饱和度的情况。低脑氧饱和度与术中 MAP 的波动相关，且可能导致术后认知功能下降。研究提示，个体化的血压管理及围术期靶器官氧供监测可能使高血压患者受益。沈杰等[18]的研究评价脑氧饱和度（ScO_2）与心功能之间的相关性及其临床价值。研究选取全身麻醉下行不停跳冠状动脉旁路移植术患者 84 例，以连续心排血量监测指标心排血指数（CI）的中位数 2.0 L/(min·m^2) 为标准，将患者分为心功能正常组（CI>2）和心功能减退组（CI<2）。术中采集患者双侧 ScO_2、血流动力学参数、连续心排血量监测指标及左心室射血分数（LVEF），比较 ScO_2 和其余指标的差异，绘制 ROC 曲线，分析 ScO_2 在心功能监测中的临床价值。结果显示，ScO_2 与 LVEF、MAP、MAP 与 CVP 压差呈正相关，与平均肺动脉压（MPAP）负相关，与心排血量（CO）、CI、每搏量（SV）、SI 呈正相关，与体循环阻力（SVRI）和肺循环阻力（PVRI）负相关。心功能正常组 ScO_2 显著高于心功能减退组。以 CI 为参照，ScO_2 的 ROC 曲线下面积为 0.648（95% CI 0.531~0.765），诊断阈值 66%，其敏感度及特异度均为 0.643。研究表明，ScO_2 与心功能相关，其临床价值仅次于连续 CO 监测，对术中心功能的实时监测有重要的临床指导意义。

三、凝血功能监测

凝血功能监测对患者术中循环稳定、术后早期恢复和改善预后有重要作用。Jin 等[19]行离体实验研究应用羟乙基淀粉行血液稀释对凝血功能的影响。研究收取 12 名健康志愿者的血样本，分别用羟乙基淀粉（HES 组）及乳酸林格液（RL 组）稀释至不同比例（10:0、10:2、10:4、10:6），测试不同稀释比例下凝血因子活性、凝血酶的生成及血小板的功能。与未稀释样本相比，随着稀释比例的增加，凝血因子活性逐渐下降，HES 组 FⅧ活性低于 RL 组。用自动校正凝血酶曲线法监测凝血酶生成，HES 组延迟时间及达峰时间均长于 RL 组，但两组凝血酶生成量无明显差异。HES 组血小板磷脂丝氨酸低于未稀释样本及 RL 组；与未稀释样本及 RL 组相比，随稀释比例增加，HES 组抗凝血酶活性逐渐减弱；两组反映纤溶系统功能的指标纤维蛋白降解产物（FDP）、D-二聚体无明显差异。研究表明，离体情况下羟乙基淀粉对凝血系统、抗凝血系统及血小板功能均有影响，但在临床应用剂量下，与乳酸林格液相比其对凝血功能的影响较温和，临床应用于凝血功能、血小板功能、抗凝血系统及纤溶系统功能正常的患者可能并不增加出血风险。

除外常规凝血功能相关的研究，2017 年越来越多的研究探讨血栓弹力图的应用，为围术期凝血功能监测提供了更加全面的监测手段。徐弋等[20]的研究探讨血栓弹力图（TEG）评估创伤后下肢静脉血栓患者凝血功能的价值。研究采用回顾性病例对照研究分析了 64 例手术治疗的骨科创伤患者。根据术前彩色多普勒诊断有无下肢静脉血栓将患者分为血栓组（$n=10$）和非血栓组（$n=54$），收集两组TEG参数及传统凝血功能检测参数并比较两组各参数的差异，绘制受试者工作特征曲线，评估各参数对下肢静脉血栓的诊断价值。试验结果TEG反应时间（R）与凝血酶原时间（PT）呈正相关（$r=0.65$）。TEG参数中，R值的曲线下面积高于其余参数，为0.73（95% CI 0.6~0.84），判断是否合并静脉血栓诊断阈值为<5 min，敏感度为87.04%，特异度为40%；血块形成时间（K）的曲线下面积（AUC）为0.66（95% CI 0.53~0.78），诊断阈值<1 min，敏感度为79.63%，特异度为40%；PT的AUC为0.58（95% CI 0.45~0.70），诊断阈值<11.4 s，敏感度为0，特异度为100%，APTT的AUC为0.60（95% CI 0.47~0.72），诊断阈值为27.4 s，敏感度为90.74%，特异度为20%。研究表明，对于创伤后下肢静脉血栓患者，TEG能更准确地反映患者的凝血功能，可作为筛查创伤患者下肢静脉血栓的补充手段。

四、体温监测

曾彦超等[21]探讨监测鼻咽温和膀胱温及监测鼻咽温和直肠温两种核心体温监测方法对心脏直视手术体外循环及凝血功能的影响，拟为心脏直视手术核心体温监测提供参考。研究纳入140例心脏直视手术患者并分为对照组（$n=70$）和观察组（$n=70$），对照组监测膀胱温和鼻咽温，观察组监测直肠温和鼻咽温，记录手术中体外循环降温时间、阻断升主动脉时间、复温时间及体外循环总时间，并于术后抽血检测凝血功能与术前1 d进行对比，评估凝血功能的变化。对照组降温时间、复温时间及体外循环总时间长于观察组，而两组阻断升主动脉时间无明显差异；术毕观察组凝血功能指标优于对照组。研究结果提示，直肠温在体外循环下心脏直视手术中比膀胱温更具稳定性与灵敏性，从而减少体外循环（CPB）转流时间，减少因体外循环引起的凝血功能异常，更有利于患者的恢复。

王世禄等[22]的研究探讨皮肤温度变化对感觉缺失区域神经阻滞效果的评估价值。研究选择择期行下肢肌痉挛松解手术的截瘫患者58例，在手术侧行超声引导下单侧股神经+坐骨神经阻滞，随机在双下肢股神经支配的股内侧肌区域、隐神经支配的小腿内侧区域、坐骨神经支配的股二头肌区域及小腿腓肠肌区域皮肤上各取一个测量点，测注药前及注药后5 min的皮肤温度，每个点连续测量3次，取平均值。记录阻滞侧和非阻滞侧皮温变化值（分别记为$T_{阻}$和$T_{非}$），以两者差值为校准后的阻滞侧皮肤温度变化值（$T_{校}=T_{阻}-T_{非}$）。采用点痛觉试验在测量点测试评估神经阻滞效果，绘制ROC曲线分析$T_{校}$对阻滞效果的诊断效能。阻滞侧和非阻滞侧各有232个测量点，$T_{校}=(-1.2\pm0.6)$℃，与阻滞效果呈负相关，$rs=-0.758$（95% CI -0.790~-0.572）；以$T_{校}$判定阻滞效果的ROC曲线曲线下面积为0.912（95% CI 0.806~0.973），临界点为-1.2℃，敏感度为83.3%，特异度为81.7%。研究表明，皮肤温度变化对截瘫患者下肢神经阻滞效果的判断有较高的准确性，可用于临床阻滞效果的评判。

五、肌肉松弛监测

肌肉松弛药物有助于减少术中体动，但一定程度上与特殊手术神经电生理监测的应用相冲突。有研究评价不同肌松水平对神经电生理监测的影响。

于琳琳等[23]的研究比较不同肌松水平对脊柱手术中脊髓神经电生理监测结果的影响。研究选择行术中脊髓神经电生理监测的择期脊柱手术患者23例。术中应用阿曲库铵维持肌松，监测拇内收肌4个成串刺激（TOF）指示肌松水平，监测体感诱发电位（SEP）和运动诱发电位（MEP）评判脊髓功能。分别记录神经肌肉阻滞水平1（neuromuscular blockade level 1，NMB-1）（T1为5%～15%基础值）和NMB-2水平（T1为45%～55%基础值）时SEP和MEP的波幅和潜伏期，同时记录经颅电刺激时患者是否出现剧烈体动和自主呼吸。NMB-1水平和NMB-2水平SEP波幅和潜伏期及MEP潜伏期差异均无统计学意义，不同水平MEP波幅在左上肢和右上肢有差异。NMB-2水平时的经颅电刺激时剧烈体动发生率明显高于NMB-1水平时（$P<0.05$）。两个肌松水平经颅电刺激时均无自主呼吸产生。研究表明，SEP受肌松水平影响不大，MEP受肌松水平影响，但肌肉松弛药（简称肌松药）的使用在行神经电生理监测的脊髓手术中并非完全禁忌，TOF的T1在45%～55%基础值的肌松水平可能是高风险脊髓手术较理想的肌松水平。刘海雁等[24]的研究评价不同肌松程度对特发性脊柱侧弯矫形术中经颅电刺激运动诱发电位（TCe-MEPs）的影响。研究选取全身麻醉下行特发性脊柱侧弯矫形手术患者30例，术中采用TOF模式监测肌松程度，根据TOF比值（TOFR）和TOF反应数将部分肌松程度分为5个状态：TOF反应数1或2（TOF1）、TOF反应数为3且TOFR≤15%（TOF2）、TOFR 16%～25%（TOF3）、TOFR 26%～50%（TOF4）和TOFR 51%～75%（TOF5），TOFR>75%（无肌松程度）。记录TCeMEPs监测的失败和假阳性情况、术中体动发生情况和肌松满意情况。结果显示，与无肌松程度比较，TOF1、TOF2和TOF3时TCe-MEPs监测失败率和假阳性率升高，体动发生率降低，肌松程度满意率升高（$P<0.05$），TOF4和TOF5时TCe-MEPs监测失败率和假阳性率差异无统计学意义（$P>0.05$），TOF4时体动发生率降低，肌松程度满意率升高，TOF5时肌松程度满意率升高（$P<0.05$），体动发生率差异无统计学意义（$P>0.05$）。与TOF4时比较，TOF5时TCe-MEPs监测失败率和假阳性率差异无统计学意义（$P>0.05$），体动发生率升高，肌松程度满意率降低（$P<0.05$）。研究结果显示，术中维持TOFR 26%～50%的部分肌松程度不影响特发性脊柱侧弯矫形术中TCe-MEPs的监测，同时满足术中肌松要求，是该类手术的适宜肌松程度。

六、超声监测

超声多普勒应用对围术期监测有重要意义，也是近年来持续的研究热点。超声监测在围术期连续心功能监测及血容量评估方面有重要作用。

章蔚等[25]探讨经食管超声多普勒在经尿道前列腺电切术（transurethral resection prostate，TURP）中诊断前列腺电切综合征（transurethral resection syndrome，TURS）的应用价值。研究选择行TURP患者36例，连续监测CVP，给予喉罩全身麻醉，经鼻咽通气道置入经食管超声多普勒，监测校正血流时间（FTc）、每搏排血量（SV）和峰流速变量（ΔPV）。记录诱导前（T0）、诱导后20 min（T1）、冲洗量5 000 ml（T2）、冲洗量10 000 ml（T3）、冲洗量15 000 ml（T4）、冲洗量20 000 ml（T5）时患者的CVP、Narcotrend值（NI）、血清Na^+及K^+浓度、血红蛋白以及T1～T5时的FTc、SV和ΔPV，分析FTc、SV和ΔPV与CVP的关系，FTc与Na^+浓度的关系。记录TURS的发生情况。与T1时比较，T3～T5时FTc、SV明显升高（$P<0.05$），T2～T5时ΔPV明显降低（$P<0.05$）。FTc与CVP呈正相关

($r=0.702$，$P<0.01$），SV 与 CVP 呈正相关（$r=0.595$，$P<0.01$），ΔPV 与 CVP 呈负相关（$r=-0.351$，$P<0.05$），FTc 与 Na^+ 浓度呈正相关（$r=0.672$，$P<0.01$）。研究表明，经食管超声多普勒可在 TURP 中实现连续动态实时监测，其主要指标 FTc 与 CVP 变化一致，有助于早期诊治 TURS。

闫文龙等[26]观察经食管超声多普勒（TED）指导的目标导向液体治疗策略在活体肾移植术中的应用效果。研究纳入 100 例择期行活体肾移植手术患者，随机分为以 TED 为导向的 TED 组和以中心静脉压（CVP）为导向的 CVP 组。TED 组麻醉后根据 TED 监测的 FTc 和 SV 指导液体输入，控制 FTc 于 350～400 ms，CVP 组根据患者 CVP 补液，移植肾血管开放前维持 CVP 8～12 cmH_2O，开放后维持 CVP 12～14 cmH_2O。记录患者麻醉前（T0）、麻醉诱导后 10 min（T1）、肾动脉血流开放前（T2）、肾动脉血流开放后 15 min（T3）、手术结束时（T4）的血流动力学指标及术中出血量、输液量、手术时间。记录麻醉前和术后 1 d、2 d、4 d、10 d 及术后 1 个、3 个月的尿素氮、肌酐等。结果显示，T3 时两组平均动脉压（MAP）均降低（$P<0.01$），但两组患者术中不同观察时间点 MAP 差异无统计学意义；CVP 组 CVP 在 T2、T3、T4 时都高于 TED 组（$P<0.05$）。TED 组患者术中输液量少于 CVP 组（$P<0.01$），血管活性药物使用率无明显差异，TED 组术后组织水肿、拔管后需面罩吸氧发生率低于 CVP 组。两组患者术后肾功能指标无差异。研究认为，TED 指导的目标导向液体治疗策略可减少术中液体输注，降低液体超负荷相关的并发症发生率，有助于改善肾移植患者术后转归。

Li 等[27]进行一项回顾性观察性研究，分析经胸心脏超声重点评估在非心脏手术中的作用。2016 年 5 月至 2017 年 5 月非心脏手术病例 3 000 余例，共有 17 例接受经胸心脏超声心动图（TTE）检查，其中 9 例在手术当日术前行检查，3 例因异常检查发现取消手术，1 例术前诊断为肥厚型梗阻性心肌病伴左室流出道梗阻患者在 TTE 检查评估及指导下顺利完成手术。8 例因多种原因导致的循环衰竭接受紧急 TTE 检查。17 例患者中，有 1 例死于术后恶性心律失常，其余 16 例均顺利康复出院。研究认为，在手术室行经胸心脏超声重点评估可行，且可为围术期管理方案调整提供依据。

七、呼吸和氧合监测

唐林林等[28]的研究分析不同血液循环状态下经皮氧分压（$PctO_2$）与血氧分压（PaO_2）、经皮二氧化碳分压（$PctCO_2$）与血二氧化碳分压（$PaCO_2$）的相关性和差异性评估 $PctO_2$ 及 $PctCO_2$ 在微循环障碍时的监测意义。研究纳入 56 例患儿进行 $PctO_2$/$PctCO_2$ 监测，共采集到 110 份数据，根据毛细血管充盈时间（CRT）分为微循环正常组（$n=75$）、轻度障碍组（$n=20$）及重度障碍组（$n=15$）。分析各组 $PctO_2$ 与 PaO_2 和 $PctCO_2$ 与 $PaCO_2$ 的相关性及差异性，并计算氧分压差（$\Delta PO_2 = PaO_2 - PctO_2$）。以血气分析结果为"金标准"评价 $PctO_2$、$PctCO_2$ 诊断低氧血症和二氧化碳潴留的敏感度及特异度。结果显示，在微循环正常组，$PctO_2$ 与 PaO_2、$PctCO_2$ 与 $PaCO_2$ 均有良好的相关性（$r=0.937$、$r=0.569$，均 $P<0.05$）；在微循环轻度障碍组及重度障碍组，患儿 $PctCO_2$ 与 $PaCO_2$ 均具有良好的相关性（$r=0.718$、$r=0.679$，均 $P<0.05$），而 $PctO_2$ 与 PaO_2 无相关性（$P=0.175$、$P=0.074$）。微循环正常组、轻度障碍组和重度障碍组的 ΔPO_2 分别为（0.24 ± 1.08）kPa、（7.99 ± 7.99）kPa 和（9.71 ± 5.15）kPa。微循环正常组 $PctO_2$ 的 ROC 曲线下面积（AUC）为 0.89（95% CI 0.82～0.96），$PctO_2$ 10.25 kPa 时诊断缺氧的敏感度为 81.5%，特异度为 83.3%。$PctCO_2$ 的

AUC 为 0.77（95% *CI* 0.65～0.88），$PctCO_2$ 5.45 kPa 时诊断二氧化碳潴留的敏感度为 81.5%，特异度为 66.7%。研究表明，对危重症患者，可行 $PctCO_2$ 监测了解患儿的通气情况，微循环障碍的患者 $PctO_2$ 与 PaO_2 差别明显时往往提示微循环灌注不良，此类危重症患者，可结合 $PctO_2/PctCO_2$ 监测与血气分析中 $PaO_2/PaCO_2$ 综合判断。

Wang 等[29]通过监测呼气末七氟烷浓度，将术中呼气末七氟烷浓度维持在 0.7～1.3 MAC，研究这一麻醉维持方案对内镜手术术中知晓发生率的影响。该研究共纳入 2 532 例患者，随机分为两组，ETS 组监测呼气末七氟烷浓度，并维持术中七氟烷吸入浓度于 0.7～1.3 MAC；R 组行常规监测及麻醉维持方案。术后 24～48 h 根据国际通用问卷测试患者外显记忆，判断是否存在术中知晓。ETS 组发生 2 例知晓（0.16%），显著低于 R 组 14 例（1.14%），且 ETS 组单位时间内七氟烷平均浓度及七氟烷用量低于 R 组。两组静脉麻醉药剂量、术后并发症等其他指标无明显差异。通过呼气末七氟烷浓度监测，维持术中七氟烷浓度于 0.7～1.3 MAC 可有效减少术中知晓发生率。

李娟等[30]探讨术中使用肺保护性通气对膝关节置换术中氧合功能及肺顺应性的影响。研究选择择期行单膝关节置换术患者 40 例，随机分为保护性通气组（V 组，$n=20$）和常规机械通气组（C 组，$n=20$）。两组患者均为容量控制模式，氧浓度 70%，吸呼比为 1∶2。V 组诱导后全程采用肺保护性通气：潮气量（V_T）=6 ml/kg，呼吸频率（RR）=16 次/分钟，呼气末正压（PEEP）为 5 cmH_2O，每 30 min 给予 1 次手法肺复张；C 组采用常规模式进行通气：V_T=10 ml/kg，呼吸频率=10 次/分钟。记录患者麻醉诱导后 5 min（T0）、手术开始时（T1）、骨水泥置入后 5 min（T2）、手术结束即刻（T3）、手术拔管后 15 min（T4）5 个时间点的吸气平台压（P_{plat}），采集患者桡动脉血，进行动脉血气分析，计算肺泡氧合指数（OI）和肺顺应性（Compl）。与 T0 时刻比较，C 组 P_{plat} 在 T2～T3 时刻明显升高（$P<0.05$），OI 值 C 组在 T2～T4 时较 T0 时刻明显降低（$P<0.05$），而 V 组仅在 T4 时较 T0 时刻明显降低（$P<0.05$）；C 组 Compl 值在 T2～T4 时明显降低（$P<0.05$）。两组间比较，V 组 P_{plat} 在 T2～T3 时明显低于 C 组，而 OI 值在 T2～T4 时，CL 值在 T2、T3 时均明显高于 C 组（$P<0.05$）。研究表明，肺保护性通气较常规机械通气能明显改善患者氧合功能，提高患者的肺顺应性，减轻膝关节置换手术中患者的肺损伤，具有一定的肺保护作用。

（覃　罡　王　锷）

参考文献

[1] Han D, Liu Y G, Luo Y, et al. Prediction of fluid responsiveness using pulse pressure variation in infants undergoing ventricular septal defect repair with median sternotomy or minimally invasive right thoracotomy. Pediatric Cardiology, 2016, 38 (1): 1-7.

[2] Lan H, Zhou X, Xue J, et al. The ability of left ventricular end-diastolic volume variations measured by TEE to monitor fluid responsiveness in high-risk surgical patients during craniotomy: a prospective cohort study. BMC Anesthesiol, 2017, 17 (1): 165.

[3] Xu H, Shu SH, Wang D, et al. Goal-directed fluid restriction using stroke volume variation and cardiac index during one-

lung ventilation: a randomized controlled trial. J Thorac Dis, 2017, 9 (9): 2992-3004.

[4] 盛柳芳，严敏，张冯江，等．肱动脉峰流速结合瓦氏动作预测容量反应性的价值．中华医学杂志，2017，97（6）：434-437.

[5] 王继霜，张雷，方卫平，等．脉搏灌注变异指数指导神经外科开颅手术容量管理的临床研究．安徽医科大学学报，2017，52（7）：1033-1037.

[6] 吴洁，马艳辉，张瑛，等．每搏变异度指导目标导向液体管理在幕上肿瘤切除术中的应用．临床麻醉学杂志，2017，33（5）：425-429.

[7] Zhu G, Li Y, Ru G, et al. Comparison of the hemodynamics and dynamics of fluid shift of Ringer's solution before surgery in children and adults. Exp Ther Med, 2017, 13 (6): 3146.

[8] Lin WQ, Wu HH, Su CS, et al. Comparison of continuous noninvasive blood pressure monitoring by TL-300 with standard invasive blood pressure measurement in patients undergoing elective neurosurgery. Neurosurg J Neurosurg Anesthesiol, 2017, 29 (1): 1-7.

[9] 谢卫卫，马艳丽．神经外科手术中桡动脉与足背动脉脉压变异度的一致性分析．临床麻醉学杂志，2017，33（5）：438-441.

[10] Ngan Kee WD, Khaw KS, Tam YH, et al. Performance of a closed-loop feedback computer-controlled infusion system for maintaining blood pressure during spinal anaesthesia for caesarean section: a randomized controlled comparison of norepinephrine versus phenylephrine. J Clin Monit Compu, 2017, 31 (3): 1-7.

[11] 喻思源，刘枫，崔洁．应用光电容积脉搏波监测小儿腹腔镜疝修补术中伤害性刺激强度变化．第二军医大学学报，2017，38（6）：752-756.

[12] Cao YH, Chi P, Zhao YX, et al. Effect of bispectral index-guided anesthesia on consumption of anesthetics and early postoperative cognitive dysfunction after liver transplantation: An observational study. Medicine, 2017, 96 (35): e7966.

[13] 张海静，菅敏钰，张利勇，等．幕上肿瘤患者肿瘤侧和非肿瘤侧额部脑电双频指数的一致性．临床麻醉学杂志，2017，33（5）：449-451.

[14] 陈晨，于泳浩，李清．脑电双频谱指数预测急性脑出血患者预后的准确性．中华麻醉学杂志，2017，37（5）：606-608.

[15] 于斌，王云珍，韩如泉．体感诱发电位联合运动诱发电位监测在颈动脉内膜剥脱术中的应用．临床麻醉学杂志，2017，33（5）：434-437.

[16] 刘民强，李仁宰，石浩文，等．意识指数 2 与瑞芬太尼剂量在无痛胃镜中的关系．广东医学，2017，38（8）：1274-1276.

[17] Li H, Fu Q, Wu Z, et al. Cerebral oxygen desaturation occurs frequently in patients with hypertension undergoing major abdominal surgery. J Clin Monit Comput, 2017, 32 (1): 1-9.

[18] 沈杰，张富军，包程蓉，等．脑氧饱和度与心功能的相关性．上海医学，2017（6）：374-378.

[19] Jin S, Yu G, Hou R, et al. Effect of hemodilution in vitrowith hydroxyethyl starch on hemostasis. Med Sci Monit, 2017, 23: 2189-2197.

[20] 徐弋，程波．血栓弹力图评估创伤后下肢静脉血栓患者凝血功能的价值．中华创伤杂志，2017（12）：1127-1132.

[21] 曾彦超，易凤琼，张光新，等. 两种核心体温监测方法对心脏直视手术体外循环时间及凝血功能的影响. 重庆医学，2017（30）：4190-4191.

[22] 王世禄，谢海，马乃全，等. 皮肤温度变化对截瘫患者下肢神经阻滞效果的评估价值. 郑州大学学报（医学版），2017，52（3）：303-306.

[23] 于琳琳，王军，马越，等. 不同肌松水平对术中脊髓神经电生理监测的影响. 首都医科大学学报，2017，38（3）：357-360.

[24] 刘海雁，赵鑫，钱玥，等. 不同肌松程度对特发性脊柱侧凸矫形术中经颅电刺激运动诱发电位的影响. 中华麻醉学杂志，2017，37（3）：337-340.

[25] 章蔚，王家武，柴小青，等. 经食管超声多普勒在经尿道前列腺电切术患者早期诊治前列腺电切综合征中的应用. 临床麻醉学杂志，2017，33（8）：772-775.

[26] 闫文龙，疏树华，柴小青，等. 经食管超声多普勒指导的目标导向液体治疗在活体肾移植术中的应用. 安徽医科大学学报，2017，52（2）：273-277.

[27] Li BB, Cui XL, Zhang Y, et al. Analysis of 1-year consecutive application with focused transthoracic echocardiography in noncardiac Surgery. 中华医学杂志（英文版），2017，130（23）：2887-2888.

[28] 唐林林，符跃强，刘成军. 经皮无创血气监测在儿童危重症中的应用价值评估. 重庆医科大学学报，2017，42（1）：37-41.

[29] Wang J, Zhang L, Huang Q, et al. Monitoring the end-tidal concentration of sevoflurane for preventing awareness during anesthesia (MEETS-PANDA): a prospective clinical trial. In J Surg, 2017, 41: 44-49.

[30] 李娟，张维，陈宇，等. 肺保护性通气对膝关节置换术中氧合功能及肺顺应性影响. 武警医学，2017，28（7）：668-671.

第五节 超声应用

2017年入选文献，有关麻醉的论著12篇，有关疼痛的论著6篇，有关超声设备1篇，其中3篇入选文摘精选并进行述评。纳入标准兼顾临床意义、文章来源和先进性。

一、超声与麻醉

近年来，超声技术在麻醉科的应用日益广泛。超声引导下的深静脉穿刺和各种类型的神经阻滞等可视化技术，提高了麻醉的精准性和安全性。除此之外，超声在气道管理、麻醉监测等方面还有许多创新的用法，更进一步提高患者的安全性和舒适度。

刘子嘉等[1]总结活动期感染性心内膜炎（active infective endocarditis，AIE）患者行体外循环（cardiopulmonary bypass，CPB）下心脏瓣膜手术的围术期麻醉管理经验和特点。该研究选择2014年1月至2015年6月在本院行CPB下心脏瓣膜手术患者117例，分为AIE组（$n=57$）和非AIE组（$n=60$）。经食管超声心动图动态评估。记录患者一般情况、术前血常规、红细胞沉降率、超敏C反应蛋白和氨基末端-脑钠肽前体的浓度、手术时间、CPB时间、术中血管活性药物用量、液体出入量、抗生素使用情况、术后监护室停留时间、气管拔管时间、新的有创操作情况（行主动脉内球囊反搏）、血管活性药物使用时间、术后24 h引流量、住院时间、严重并发症（术后出血、心脏压塞、严重心律失常、心力衰竭、急性肺损伤、肾衰竭及其他脏器功能衰竭等）和死亡的发生情况等。结果显示，与非AIE组比较，AIE组年龄、体重指数、术前血红蛋白、血细胞比容、收缩压和舒张压降低，术前高血压比率、中性粒细胞计数、红细胞沉降率、超敏C反应蛋白和氨基末端-脑钠肽前体的浓度、体温、心率升高，术中异体输血量、CPB后去甲肾上腺素、去氧肾上腺素和麻黄碱用量增加，术后血管活性药物使用时间、气管拔管时间及监护室停留时间缩短，住院时间延长（$P<0.05$）。结论：AIE患者行CPB下心脏瓣膜手术术前应全面评估，积极纠正心力衰竭，术中使用经食管超声心动图评估，适当增加血管活性药物的应用，并重视呼吸管理；术后继续强心抗休克治疗，预防心律失常，强化抗感染治疗。

章艳君等[2]通过对择期行全身麻醉气管插管的患儿80例，年龄2~6岁，分为两组（$n=40$）：对照组，根据年龄公式确定气管导管内径；超声组，根据超声成像技术测量环状软骨水平气道横径确定气管导管外径。插入气管导管后行漏气实验，气管导管过粗和过细均为气管插管失败。记录气管插管失败情况和术后气管插管相关并发症的发生情况。结果显示，与对照组相比，超声组总气管插管失败率和气管导管过细导致的失败率均降低（$P<0.01$），两组气管插管相关并发症发生率相比，差异无统计学意义（$P>0.05$）。研究结果表明，超声成像技术可用于指导选择患儿无套囊气管导管的型号。

杭黎华等[3]选择择期全身麻醉下行手术患者60例，年龄18~60岁，BMI 20~25 kg/m^2，ASA分级Ⅰ级~Ⅱ级。随机分为5组（$n=12$）：P10组、P13组、P16组、P19组和P22组。麻醉诱导后置入口咽通气道双手托下颌扣面罩，采用压力控制模式行面罩通气2 min。5组面罩通气压力分别为10 cmH$_2$O、13 cmH$_2$O、16 cmH$_2$O、19 cmH$_2$O和22 cmH$_2$O。面罩通气前后采用实时超声测量胃窦部横截面积（CSA），记录呼吸参数。该研究结果显示，与P10组比较，P16组、P19组和P22组面罩通气后CSA<340 mm^{2}例数减少，P13组、P16组、P19组及P22组潮气量≥6 ml/kg例数增加（$P<0.01$）；5组适宜面罩通气例数依次为2例、10例、6例、4例和1例，P13组最多（$P<0.01$）。该研究认为，采用实时超声确定全身麻醉诱导期适宜面罩通气压力为13 cmH$_2$O，可保证患者充分供氧且可减少胃进气。

王旭等[4]该研究选择脑颅内动脉瘤介入术的动脉瘤破裂患者40例，性别不限，年龄20~60岁，ASA分级Ⅱ或Ⅲ级，颅内动脉瘤Hunt-Hess分级（Ⅰ~Ⅲ）级，随机法分为两组（$n=20$）：对照组（C组）、连续星状神经节阻滞组（SGB组）。SGB组麻醉诱导后用20 G动脉套管针行患侧连续星状神经节阻滞，注射0.25%罗哌卡因6~8 ml，留置套管持续输注0.2%罗哌卡因2 ml/h，连续3 d。术后3 d内采用经颅多普勒超声测定仪双侧大脑中动脉和颈内动脉血流，评估脑血管痉挛的发生情况；分别于术前（T0）、术后2 h（T1）、6 h（T2）、1 d（T3）和3 d（T4）时采集颈内静脉血样，采用ELISA法测定血浆褪黑素（MT）及内皮素-1（ET-1）的浓度。该研究显示，与对照组比较，SGB组脑血管痉挛发生率（5%）降低，T1~T4时血浆ET-1浓度降低（$P<0.05$），各时点血浆MT浓度差异无统计学意义（$P>0.05$）。该研究得出连续星状神经节阻滞可有效预防颅内动脉瘤介入术后患者脑血管痉挛的发生，其机制可能与抑制血管内皮细胞释放ET-1有关，与MT无明显关系。

赵倩等[5]选择全身麻醉颈椎活动受限的患者40例（男23例，女17例），年龄18~65岁，ASA

分级Ⅰ或Ⅱ级。随机分为体表法行喉上神经阻滞组（N组）和超声法行喉上神经阻滞组（D组）。N组采用体表解剖法行喉上神经阻滞，D组采用超声引导法行喉上神经阻滞，复合口咽气管表面麻醉行清醒经口气管插管。记录插管时间，记录入室后（T0）、气管导管进口腔前（T1）、气管导管进入声门即刻（T_2）、插管成功后5 min（T3）的平均动脉压、心率。记录患者Ramsay镇静评分、舒适度和耐受情况，插管过程中的并发症，回访患者的满意度。研究结果显示，D组气管插管时间明显短于N组[（0.5±0.1）min vs.（1.0±0.2）min，$P<0.05$]。与D组比较，T2时N组平均动脉压明显升高，心率明显加快，Ramsay评分明显降低（$P<0.05$）。与N组比较，D组插管过程中舒适度评分和耐受性评分明显降低，患者的满意度评分明显升高，且插管过程中恶心呕吐、呛咳、体动及术后咽痛的发生率明显降低（$P<0.05$）。研究认为，超声引导下喉上神经阻滞能够更好地满足清醒经口气管插管的需要，起效快且患者的血流动力学稳定，易于接受且不良反应发生率低。

徐金东等[6]选择择期行胸腔镜下胸交感神经切断术患者80例（男38例，女42例），年龄16~28岁，ASA分级Ⅰ或Ⅱ级，按随机数字表法分为研究组和对照组，每组40例。研究组在行胸椎旁阻滞前15 min静脉泵注右美托咪定，负荷剂量0.5 μg/kg（4 μg/ml），10 min内泵注完毕，并以0.3~0.5 μg/（kg·h）持续泵至术毕；对照组以同样方式输注等容量生理盐水。观察并记录患者入室（T0）、胸椎旁阻滞穿刺后（T1）、切皮（T2）、交感神经切断（T3）、手术结束（T4）时的心率、呼吸、MAP、SpO_2和警觉/镇静评分（OAA/S），记录不良反应的发生情况。该研究显示，与对照组比较，T1~T4时研究组心率明显减慢，MAP明显降低（$P<0.05$）；T2、T3时研究组呼吸明显增快（$P<0.05$）。T1~T3时研究组OAA/S评分明显低于对照组（$P<0.05$）。研究组和对照组术后恶心呕吐分别为1例和2例，两组差异无统计学意义。该研究证实，超声引导下胸椎旁阻滞复合静脉右美托咪定应用于胸腔镜下胸交感神经切断术是安全有效的。

汪树东等[7]*择期全身麻醉下行单肺通气胸科手术的高血压患者60例（男37例，女23例），年龄65~85岁，ASA级Ⅱ或Ⅲ级，随机分为喉上神经阻滞联合气管内表面麻醉组（S组）和对照组（C组），每组30例。于入室时（T0）、插管前即刻（T1）、插管即刻（T2）、插管成功后1 min（T3）、3 min（T4）、5 min（T5）、10 min（T6）颈内静脉采血，测定血浆肾上腺素（E）和去甲肾上腺素（NE）浓度。记录诱导插管期间高血压、低血压、心动过速和心动过缓等不良事件的发生情况。该研究结果显示，与T0时比较，T2~T5时C组肾上腺素和去甲肾上腺素浓度明显升高（$P<0.05$或$P<0.01$）；T2~T5时S组肾上腺素和去甲肾上腺素浓度明显低于C组（$P<0.05$或$P<0.01$）。诱导插管期间S组高血压发生率明显低于C组（0 vs. 37%，$P<0.01$），两组均未发生低血压、心动过速和心动过缓等不良事件。该研究得出，超声引导下喉上神经阻滞联合气管内表面麻醉可有效抑制老年高血压患者双腔气管插管反应，有利于维持麻醉诱导期间的血流动力学稳定。

濮健峰等[8]选择择期行斜疝手术的老年患者40例（男33例，女7例），年龄65~90岁，ASA分级Ⅰ~Ⅲ级，随机分为两组，每组20例。T组采用传统髂腹股沟-髂腹下神经阻滞（ilioinguinal/iliohypogastric nerve block，IINB）解剖定位方法；V组采用超声引导下以旋髂深动脉为标记的髂腹股沟-髂腹下神经阻滞。记录神经阻滞起效时间，术中、术后6 h VAS评分，麻醉满意度以及尿潴留、误入血管等并发症的发生情况。该研究显示，V组神经阻滞起效时间明显短于T组[（6.1±1.8）min vs.（12.1±2.0）min，$P<0.05$]；T组术中VAS评分明显高于V组[（4.5±1.1）分 vs.（2.1±0.9）分，

$P<0.05$〕。术后 6 h 两组 VAS 评分差异无统计学意义；V 组麻醉满意度明显高于 T 组（$P<0.05$）。两组均未出现尿潴留，T 组有 1 例误入血管。该研究得出，超声引导下以旋髂深动脉为标记的髂腹股沟 - 髂腹下神经阻滞能为老年斜疝手术患者提供安全、有效、可靠的麻醉。

Kao 等[9] 对骶管硬膜外间隙阻滞的解剖和目前定位技术进行总结，指出儿童的阻滞成功率比成人的阻滞成功率要高，并对骶角、骶孔裂及其顶点、硬膜囊以及硬膜囊的终止点与骶孔裂顶点的关系进行概括，提出解剖结构的变异造成骶角无法被触及，从而使骶孔裂不易定位是传统盲法阻滞失败的原因。而定位技术目前包括 3 个方面：①盲法定位，患者呈俯卧位或侧卧位，利用髂后上棘及骶角这几个骨性标记物进行定位，盲法在成年患者上应用具有很大的不确定性。②透视定位，患者呈俯卧位，从侧位水平的透视下可看见脊柱 S_4 往下出现骤降的区域，即为骶孔裂，在针管内注射造影剂，针尖的位置即可被定位，但即使回抽试验阴性，仍有 3%～14% 的患者出现血管内注射的情况。透视定位法大大提高了阻滞的成功率，但受限于辐射暴露、花费及特殊的空间需求。③超声定位，患者呈俯卧位或侧卧位，先利用平面外技术通过辨认骶角找到骶孔裂的位置，再利用平面内技术将阻滞针刺穿骶尾韧带，置入骶孔裂，但由于针尖在骶孔裂内无法被辨认，进针深度不能超过骶孔裂顶端 5 mm，以免刺穿硬膜囊。3 种定位技术对比下，透视定位法仍是"金标准"法，但在繁忙的手术室中或门诊诊室中应用并不实际，而超声定位法与透视定位法在治疗结果方面近似，在透视定位法不可用时，超声定位法应为首选。

Yuan 等[10]* 对 210 名小儿行超声检查，将环状软骨到锁骨上区域进行扫查，测量颈内静脉、颈总动脉及椎动脉的行径。研究发现，从环状软骨到锁骨上区域，颈部血管的直径呈递增水平，其中颈内静脉直径增加 12%，颈总动脉及椎动脉各增加 5%。同时，颈总动脉位于颈内静脉内侧的患儿数增加，位于外侧的数量减少；而颈总动脉与颈内静脉非重叠的患儿数增加。相反，椎动脉与颈内静脉重叠的患儿数减少。超过 97.14% 的患儿，椎动脉位于颈内静脉的外侧。椎动脉到颈内静脉的最小深度从（0.46±0.20）cm 减少到（0.37±0.19）cm。而颈内静脉到身体水平线的角度为 83.35°±9.04°。结论认为，颈部从上往下，颈总动脉与颈内静脉相距越远，而椎动脉与颈内静脉相距越近，颈内静脉的直径越来越大。

Chu 等[11] 设计在胎盘增生孕妇行剖宫产的麻醉管理中应用大血管球囊闭塞的临床对照试验，比较应用大血管球囊闭塞与传统的子宫切除术在预后是否存在差异。试验拟纳入 170 例行剖宫产的胎盘增生孕妇并进行随机分组，分为大血管球囊闭塞组与传统子宫切除组，主要指标为失血量。最重要的次要指标为剖宫产时行子宫切除术的发生率，其他次要指标包括输血量、手术时长、新生儿的 Apgar 评分（1 min、5 min 与 10 min）、ICU 的住院时长、总的住院时长及球囊闭塞的相关数据。该研究拟检验胎盘增生孕妇行剖宫产时，与传统的子宫切除术对比，应用大血管球囊闭塞的优势，该研究将为应用大血管球囊闭塞的受益及风险提供有效的证据。

Chen 等[12] 对扩张型心肌病患者行非心脏手术的麻醉管理进行总结，指出扩张型心肌病由于较差的左室收缩功能、心室扩张，以及存在发生恶性心律失常和心搏骤停的风险，在麻醉管理方面为一大挑战。在麻醉管理方面，扩张型心肌病患者的术前评估及麻醉考虑尤为重要，患者的病理生理特点和临床状态，如心室功能、心肌纤维化程度、静息心率和高敏 C 反应蛋白，均能影响患者的生存率。高级监测工具，包括经食管超声心动图和心脏电复律治疗，能用来评估患者的心室功能与心肌纤维化程度。胸段硬膜外阻滞可改善心室功能。结论认为，扩张型心肌病患者的最佳麻醉管理需要有良好的术前评估，严密的术中监测，合适的麻醉方法，最佳的液体管理以及稳定的血流动力学状态。

二、超声与疼痛

殷臣竹等[13]评价股骨外侧旁入路连续坐骨神经阻滞用于足踝手术后自控镇痛的效果。该研究选择择期足踝手术患者100例，ASA分级Ⅰ～Ⅲ级，年龄18～60岁，体重50～100 kg，身高145～190 cm，性别不限，采用随机数字表法分为两组（$n=50$）：患者自控坐骨神经阻滞镇痛组（PCNA组）和患者自控静脉镇痛组（PCIA组）。PCNA组在超声联合神经刺激器引导下实施股骨外侧入路坐骨神经阻滞，定位成功后注入0.2%罗哌卡因20 ml，置入神经丛导管，再注入0.2%罗哌卡因10 ml。PCIA组坐骨神经定位成功后注入0.2%罗哌卡因30 ml。均采用喉罩全身麻醉，术毕PCNA组采用0.2%罗哌卡因（用生理盐水稀释至200 ml）行PCNA，背景输注速率5 ml/h，PCA剂量0.5 ml，锁定时间为15 min；PCIA组采用舒芬太尼100 μg＋曲马多500 mg＋托烷司琼10 mg（用生理盐水稀释至200 ml）行PCIA，背景输注速率为2 ml/h，PCA剂量为0.5 ml，锁定时间为15 min，维持VAS评分≤3分，均镇痛至术后72 h。当VAS评分≥4分时，肌内注射曲马多100 mg进行镇痛补救。记录术后72 h内镇痛补救情况和恶心呕吐、失眠、穿刺部位感染、出血等不良反应的发生情况。结果发现，与PCIA组比较，PCNA组镇痛补救率和恶心呕吐发生率降低（$P<0.05$）。结论认为，股骨外侧旁入路连续坐骨神经阻滞可安全有效地用于足踝手术患者术后自控镇痛。

诸源江等[14]比较收肌管阻滞与表面麻醉用于患者膝关节镜术后镇痛的效果。该研究选择拟行单侧膝关节镜下半月板切除术的患者60例，性别不限，年龄18～64岁，BMI 18～30 kg/m^2，ASA分级Ⅰ或Ⅱ级，采用随机数字表法分为两组（$n=30$）：引导收肌管阻滞组（ACB组）和表面麻醉组（TA组）。ACB组术前30 min行超声引导收肌管阻滞，注射0.2%罗哌卡因20 ml；TA组手术结束前5 min关节腔注射0.25%罗哌卡因20 ml。记录术后12 h内镇痛有效（VAS评分≤4分）和股四头肌肌力减弱（徒手肌力法评估术后股四头肌肌力0～2级）的发生情况，相关并发症（局部麻醉药中毒、穿刺部位出血、血肿等），术后恶心呕吐和苏醒延迟的发生情况。结果发现，与TA组比较，ACB组术后12 h内镇痛有效率升高（$P<0.01$），股四头肌肌力减弱发生率、恶心呕吐发生率差异无统计学意义（$P>0.05$），两组均未见局部麻醉药中毒、穿刺部位出血、血肿及苏醒延迟发生。结论认为，收肌管阻滞用于膝关节镜手术后镇痛的效果优于表面麻醉。

谭敬等[15]评价超声引导下胸部神经（PECS）阻滞在乳腺癌改良根治术后多模式镇痛中的有效性及安全性。该研究选择择期行单侧乳腺癌改良根治术女性患者60例，年龄18～65岁，ASA分级Ⅰ或Ⅱ级。按随机数字表法分为两组：超声引导下PECS阻滞组（P组）和空白对照组（C组），每组30例。全身麻醉诱导后，P组患者在超声引导下实施PECS阻滞，给予0.375%罗哌卡因30 ml；C组患者不给予PECS阻滞。两组患者术前均给予静脉注射氟比洛芬酯1 mg/kg。两组患者在静脉-吸入复合全身麻醉下完成手术。记录患者术毕苏醒即刻（术后0 h），术后3 h、6 h、12 h和24 h静息状态下疼痛VAS评分；并记录术中瑞芬太尼用量、术后24 h内补救性镇痛药给予情况及术后不良反应发生情况。结果发现，术后0 h、3 h、6 h和12 h VAS评分P组明显低于C组（$P<0.05$），术后24 h两组VAS评分差异无统计学意义。术中瑞芬太尼用量P组明显少于C组，术后24 h内镇痛药补救率P组明显低于

C组（$P<0.05$）。两组患者术后不良反应差异无统计学意义。结论认为，对于乳腺癌改良根治术患者，超声引导胸部神经阻滞作为多模式镇痛模式的辅助，可以提供更佳的术后镇痛效果，且安全可靠。

马丹旭等[16]探讨超声引导下单次竖脊肌平面（ESP）阻滞联合患者自控静脉镇痛（PCIA）在胸腔镜下肺叶切除患者术后的镇痛效果。方法：择期行胸腔镜下肺叶切除术患者40例（男20例，女20例），ASA分级Ⅰ或Ⅱ级。随机分为单次ESP阻滞联合PCIA组（EP组）和单纯PCIA组（P组）。EP组麻醉诱导前行ESP阻滞，20 min后测定阻滞范围，术毕两组均采用PCIA。记录术后1 h、6 h、18 h、24 h、48 h静息和咳嗽时VAS评分，镇痛泵按压次数，输注总量，氟比洛芬酯给药次数，以及术后不良反应发生情况。结果发现，ESP阻滞20 min后可阻滞$T_2 \sim T_8$或$T_3 \sim T_7$脊神经支配区域，术后1～48 h EP组静息和咳嗽时VAS评分明显低于P组（$P<0.05$），镇痛泵按压次数、输注总量和氟比洛芬酯给药次数明显少于P组（$P<0.05$）。两组术后恶心呕吐发生率差异无统计学意义。结论认为，超声引导下单次竖脊肌平面阻滞联合PCIA的胸科手术辅助镇痛方式较单纯PCIA方式更为安全有效。

赵丽艳等[17]*选取60例肱骨远端骨折拟行切开复位内固定术的患儿，ASA分级Ⅰ级，性别不限，年龄3～10岁，体重13～46 kg，身高97～152 cm，通过随机数字表法分为两组（$n=30$）：静脉镇痛组（V组）和连续臂丛神经阻滞组（B组）。选取的两组患儿均在全身麻醉联合臂丛神经阻滞下完成手术。术毕B组行连续臂丛神经阻滞［0.1%罗哌卡因250 ml，背景输注剂量0.1 ml/（kg·h），PCA剂量0.2 ml/kg，锁定时间30 min］，V组行PCIA。并于术后2 h、4 h、8 h、12 h、24 h、36 h和48 h时记录Ramsay镇静评分，以及镇静过度的发生情况；记录补救镇痛药物（曲马多）使用情况和镇痛期间呼吸抑制、头晕、恶心呕吐、皮肤瘙痒、尿潴留的发生情况；B组记录血管神经损伤、局部血肿、气胸等发生情况；记录家属对镇痛的满意度。结果显示，与V组比较，B组术后2～12 h时Ramsay镇静评分、镇静过度、恶心和头晕发生率以及曲马多使用率降低（$P<0.05$），家属对于镇痛满意度差异无统计学意义（$P>0.05$）。B组未见血管神经损伤、局部血肿、气胸等不良反应发生。结果显示，超声引导连续臂丛神经阻滞可安全有效地用于患儿上肢骨折固定术后镇痛。

三、超声研发

随着现代医学的发展，医学界对于超声设备的需求越来越迫切。去年，我国自主研发了若干个超声设备。掌上超声因其便于携带、图像清晰、操作简便日渐在医学领域迅猛发展。掌式无线彩超作为掌上超声的新一代产品，无论是在大型三级甲等医院还是偏远小诊所，都能应用自如。云超声是一款麻醉科专科专用、智能聚焦的可定制炫彩超声，能实施远程诊疗、交互教学等智能化的优势。

（王　晟　郭远波　韦锦锋　徐金东　胡家祺）

参考文献

[1] 刘子嘉，惠尚懿，校搏，等. 活动期感染性心内膜炎患者行体外循环下心脏瓣膜手术的麻醉管理. 中华麻

醉学杂志, 2017, 37 (8): 958-963.

[2] 章艳君, 刘金柱, 袁志浩, 等. 超声成像技术指导选择患儿无套囊气管导管型号的可靠性. 中华麻醉学杂志, 2017, 37 (5): 585-587.

[3] 杭黎华, 卫世有, 徐振锴, 等. 全麻诱导期成年患者的适宜面罩通气压力: 实时超声测量胃窦部横截面积. 中华麻醉学杂志, 2017, 37 (4): 461-463.

[4] 王旭, 屈伸, 万定, 等. 连续星状神经节阻滞预防颅内动脉瘤介入术后患者脑血管痉挛的效果. 中华麻醉学杂志, 2017, 37 (1): 43-46.

[5] 赵倩, 王晓亮, 方兆晶, 等. 超声引导下喉上神经阻滞在清醒经口气管插管中的应用. 临床麻醉学杂志, 2017, 33 (10): 949-952.

[6] 徐金东, 韦锦锋, 郁丽娜, 等. 超声引导下胸椎旁阻滞复合静脉右美托咪定应用于胸腔镜交感神经切断术. 临床麻醉学杂志, 2017, 33 (10): 961-964.

[7]* 汪树东, 康芳, 王松, 等. 超声引导下喉上神经阻滞联合气管内表面麻醉对老年高血压患者插管反应的影响. 临床麻醉学杂志, 2017, 33 (10): 968-970.

[8] 濮健峰, 王梅芳, 潘四磊, 等. 超声引导下以旋髂深动脉为标记的髂腹股沟-髂腹下神经阻滞在老年斜疝手术中的应用. 临床麻醉学杂志, 2017, 33 (10): 974-976.

[9] Kao SC, Lin CS. Caudal epidural block: an updated review of anatomy and techniques. Biomed Res Int, 2017 (5): 1-5.

[10]* Yuan KM, Liu EC, Li P, et al. Anatomic variations of neck vessels and the course of pediatric internal jugular veins. Pediatr Anesth, 2017, 27 (10): 1003-1009.

[11] Chu Q, Shen D, He L, et al. Anesthetic management of cesarean section in cases of placenta accreta, with versus without abdominal aortic balloon occlusion: study protocol for a randomized controlled trial. Trials, 2017, 8 (1): 240.

[12] Chen CQ, Wang X, Zhang J, et al. Anesthetic management of patients with dilated cardiomyopathy for noncardiac surgery. Eur Rev Med Pharmaco Sci, 2017, 21 (3): 627-634.

[13] 殷臣竹, 张兰, 吴文知, 等. 股骨外侧旁入路连续坐骨神经阻滞用于足踝手术后自控镇痛的效果. 中华麻醉学杂志, 2017, 37 (6): 678-680.

[14] 诸源江, 高志, 张宇, 等. 收肌管阻滞与表面麻醉用于患者膝关节镜术后镇痛效果的比较. 中华麻醉学杂志, 2017, 37 (3): 334-336.

[15] 谭敬, 吕瑞兆, 严军, 等. 超声引导下胸部神经阻滞在乳腺癌改良根治术后多模式镇痛中的应用. 临床麻醉学杂志, 2017, 33 (8): 747-750.

[16] 马丹旭, 任惠龙, 芮燕, 等. 超声引导下单次竖脊肌平面阻滞对胸腔镜下肺叶切除患者静脉自控镇痛效果的影响. 临床麻醉学杂志, 2017, 33 (10): 965-967.

[17]* 赵丽艳, 张卫, 陈可新, 等. 超声引导连续臂丛神经阻滞用于患儿上肢骨折固定术后镇痛的效果. 中华麻醉学杂志, 2017, 37 (7): 781-783.

第四章　麻醉并发症与围术期医学

麻醉相关并发症是麻醉科医师在麻醉管理中尽可能想去避免的问题，也是麻醉科医师需全力攻克的难关。围术期医学其中心内容在于围术期患者的整体状况，特别是生命器官和生命系统的功能维护，以降低目前仍处于高位的围术期并发症发生率和死亡率。2017年中国作者发表的文献中所涉及的麻醉并发症及围术期医学约600篇，其中中文文献约500篇，英文文献约100篇，文献数量较2016年稍有减少。本章编写与往年相比加入了围术期医学的内容，在关注麻醉相关并发症的同时，又进一步探讨了围术期的麻醉管理，内容更加全面。本章将文献归为以下几个类别：神经系统相关并发症、呼吸系统相关并发症、消化系统相关并发症、围术期体温管理及凝血功能相关并发症和其他并发症。在围麻醉期各阶段都有发生麻醉并发症的可能，麻醉科医师想要完全避免麻醉并发症的发生是困难的，倘若能增强意识并采取相应防范措施，则可大大减少麻醉并发症的发生。

第一节　神经系统相关并发症

一、中枢神经系统并发症

中枢神经系统并发症包括术后认知功能障碍（postoperative cognitive dysfunction，POCD）、术中知晓及术后谵妄（postoperative delirium，POD）、术后行为改变。其中POCD仍旧是我国研究者的研究热点，发表相关文献数量在麻醉并发症方面位居首位。

（一）术后认知功能障碍

1. 临床研究　王以新等[1]研究发现在老年手术患者麻醉管理中应用快速康复外科（ERAS）策略通过降低血清白细胞介素-6（IL-6）、肿瘤坏死因子-α（TNF-α）和S100-β蛋白水平进而降低术后认知功能障碍的发生率。试验选取普通外科老年腹部肿瘤患者分为ERAS组（E组）和对照组（C组）。E组采用ERAS策略对麻醉方法、镇痛、体温控制、输液［每搏量变异度（stroke volume variation，SVV）监测下的限制输液］等进行优化。C组采用一般性全身麻醉，无优化措施，按传统4-2-1方法进行补液。分别于术前1 d（T0）和术后6 h（T1）、1 d（T2）、2 d（T3）、3 d（T4）检测IL-6、TNF-α、S100-β蛋白水平。用简易精神状态检查表（MMSE）和蒙特利尔认知评估量表（MoCA）检测认知功能。术中均监测鼻咽温度，记录患者住院时间。结果发现，与C组比较，E组IL-6在T1、T3、T4降低（$P<0.05$）；TNF-α在T1~T3降低（$P<0.05$）；S100-β蛋白

在 T1～T4 降低（$P<0.05$）；E 组 MoCA 评分和 MMSE 评分在 T1、T2、T4、T5 均升高（$P<0.05$）。E 组鼻咽部温度在麻醉后 1 h、术毕、恢复室 30 min 明显高于 C 组，POCD 发生率降低，住院时间缩短（$P<0.05$）。

陈磊等[2]探讨了不同丙泊酚靶控浓度维持麻醉对非体外循环下冠状动脉旁路移植术（op-CABG）患者 POCD 及神经生长因子（nerve growth factor，NGF）表达水平的影响。根据丙泊酚靶控浓度的不同分为高剂量组（>3.0 μg/ml）、中剂量组（2.5～3.0 μg/ml）、低剂量组（<2.5 μg/ml），每组 35 例。比较 3 组患者在手术时间、麻醉时间、POCD 发生率的差异，并对麻醉各时期 3 组患者的麻醉深度、血流动力学指标及 NGF 表达水平进行比较。结果：3 组患者手术时间、麻醉时间比较，差异无统计学意义。但丙泊酚中、高剂量组 POCD 发生率分别为 11.4% 和 5.7%，均低于低剂量组的 31.4%（$P<0.05$）；中、高剂量组麻醉深度、平均动脉压比较，差异无统计学意义，但两者数值低于低剂量组（$P<0.05$）；3 组围术期心率变化差异无统计学意义；手术结束后，中、高剂量组患者 NGF 表达水平高于低剂量组（$P<0.05$）。结论：2.5～3.0 μg/ml 的丙泊酚靶控浓度维持麻醉，可在获得满意麻醉深度的同时，减少药物对机体血流动力学的影响，并有利于降低 POCD 的发生，促进 NGF 的表达。

陈文东等[3]研究血清同型半胱氨酸（Hcy）水平对老年髋关节置换术患者 POCD 的影响。选择拟在腰硬联合麻醉下行髋关节置换术患者 100 例，按血浆 Hcy 浓度分为 3 组：A 组 Hcy<10 μmol/L，B 组 10 μmol/L≤Hcy<20 μmol/L，C 组 Hcy≥20 μmol/L。分别于术前 1 d（T0）及术后 24 h（T1）、72 h（T2）、7 d（T3）用 MMSE 评分表对患者进行认知功能评定。结果显示，与 T0 时间点相比，B、C 组 T1～T3 时间点与 A 组 T1 和 T2 时间点 MMSE 评分降低（$P<0.05$）；与 A 组比较，B、C 组 T1～T3 时间点 MMSE 评分降低（$P<0.05$）；与 B 组比较，C 组 T1～T3 时间点 MMSE 评分降低（$P<0.05$）；POCD 发生率由高到低依次为 C 组>B 组>A 组（$P<0.05$）。结论：血清 Hcy 水平可影响老年髋关节置换术后认知功能，POCD 的发生率与血清 Hcy 浓度呈正相关。

李世梅等[4]探讨颈动脉粥样硬化对老年全身麻醉患者术后认知功能的影响。选择接受全身麻醉手术并经由颈动脉超声诊断为颈动脉粥样硬化的老年患者 48 例为观察组，并选取同期无颈动脉粥样硬化的老年患者 56 例为对照组，分别在术前 24 h 和术后 24 h、72 h、1 周、4 周、12 周进行 MMSE 评分。结果：术后 24 h 两组的 MMSE 评分均低于术前（$P<0.05$），并且观察组 MMSE 评分更低（$P<0.05$）；在认知功能障碍方面，术后 24 h 观察组有 12 例而对照组有 5 例，差异有统计学意义（$P<0.05$）；在术后 72 h、1 周、4 周、12 周，两组的 MMSE 评分较术后 24 h 有所上升，但是两组之间差异仍具有统计学意义（$P<0.05$），且观察组认知功能障碍患者的比率均高于对照组（$P<0.05$）；对照组在术后 72 h MMSE 评分基本恢复到术前水平，仅有 1 例患者 MMSE 水平随访到 12 周仍低于正常；而在观察组随访至 12 周，平均 MMSE 水平仍未恢复至术前水平（$P<0.05$），且有 6 例患者仍有认知功能障碍。结论：颈动脉粥样硬化的老年患者在接受全身麻醉手术后，更易造成术后认知功能障碍。

蔡兴涛等[5]观察脑电双频谱指数（bispectral index，BIS）监测对全身麻醉下老年患者腹腔镜胃癌根治术术后认知功能障碍的影响。观察组术中调整七氟烷和瑞芬太尼用量，维持 BIS 值 40～59。对照组根据临床经验调整七氟烷和瑞芬太尼用量。手术前 1 d（T0）、手术结束时（T1）、手术后第

1天（T2）和第3天（T3）检测血浆S100-β蛋白浓度，并在T0、T2、T3时点完成MMSE评分，记录POCD发生率。结果：观察组术中七氟烷和瑞芬太尼用量低于对照组（$P<0.05$），术中低血压发生率低于对照组（$P<0.05$）。两组术毕S100-β蛋白水平高于其他时点（$P<0.05$），观察组术毕S100-β蛋白水平低于对照组（$P<0.05$）。观察组术后第1天MMSE评分高于对照组（$P<0.05$），POCD发生率低于对照组（$P<0.05$）。结论：行腹腔镜胃癌根治术老年患者，在BIS监测下实施麻醉，可降低血清S100-β蛋白水平，减少POCD和术中低血压的发生率。

李仁蕉等[6]选取硬质气管镜介入治疗的全身麻醉患者102例，根据术中血气分析结果分为两组：对照组$PaCO_2 \leqslant 45$ mmHg，高碳酸血症组$PaCO_2 > 45$ mmHg。术前1 d及术后第7天采用MMSE和MoCA对患者进行认知功能评分。结果显示，高碳酸血症组术后MMSE评分比术前有所上升（$P<0.05$），但与对照组术后相比较评分没有差异（$P>0.05$）。高碳酸血症组术后MoCA评分比术前有所上升（$P<0.05$），且与对照组术后比较，评分也有所上升（$P<0.05$）。将量表涵盖的多个认知领域分类计分，在视空间与执行力的评分中，高碳酸血症组术后与术前相比有所提高（$P<0.05$）；在延迟回忆力的评分中，术后高碳酸血症组与对照组相比有所提高（$P<0.05$）。结论：气道介入治疗中，轻度的高碳酸血症能改善患者早期术后认知功能，改善视空间与执行力和延迟回忆能力。

王加玉等[7]研究缺铁性贫血对老年腹部手术患者全身麻醉术后认知功能障碍及谵妄发生率的影响。选择180例实施全身麻醉腹部手术老年患者，依据有无缺铁性贫血分为A组（贫血组）及B组（非贫血组），比较术后两组MMSE评分、POCD发生率、谵妄发生率及相关的危险因素。结果：A组术后MMSE评分明显低于B组（$P<0.05$），术后POCD发生率、谵妄发生率明显高于B组，平均手术时间及麻醉时间显著长于B组，年龄76~83岁、平均红细胞体积<80 fl、平均红细胞血红蛋白含量<27 pg、血清铁蛋白<12 mg/L所占比率显著高于B组（$P<0.05$）；高龄、麻醉时间长、缺铁性贫血为全身麻醉老年腹部术后POCD及谵妄的独立危险因素（$P<0.05$）；全身麻醉老年腹部术后POCD及谵妄发生与高龄、缺铁性贫血呈正相关。结论：高龄、麻醉时间长、缺铁性贫血为全身麻醉老年腹部手术患者术后POCD及谵妄的独立危险因素，术后POCD及谵妄与高龄、缺铁性贫血呈正相关，临床可据此实施积极干预措施。

李建国等[8]探讨目标导向液体治疗对老年患者术后早期认知功能的影响。选择全身麻醉下行单侧股骨头置换术患者60例，年龄65~80岁，随机分为常规液体治疗组（C组）和目标导向液体治疗组（G组），每组30例。C组术中采用经典输液方案进行术中液体管理，G组在LiDCO-rapid系统监测下，以SVV指导术中液体管理。分别于气管插管术后即刻（T1）、安装人工假体后即刻（T2）、缝皮后即刻（T3）及离室前（T4）记录两组患者脑血流量/脑氧代谢率比值（$CBF/CMRO_2$）异常例数，分别于术后1 d和3 d进行MMSE和视觉模拟评分（VAS），并记录两组患者术中液体输入量。结果：术中液体输入量G组明显低于C组（$P<0.05$）；T2及T3时刻$CBF/CMRO_2$异常例数C组明显高于G组（$P<0.05$）；术后1 d和3 d的术后早期认知功能障碍发生率C组明显高于G组（$P<0.05$）；两组术后1 d和3 d的VAS评分无差异。结论：全身麻醉下老年患者术中实施目标导向液体治疗能够改善患者术中的脑氧代谢，并降低患者术后早期认知功能障碍的发生率。

孙德峰等[9]观察术中血流动力学变化对高龄患者早期POCD发病率的影响。选择择期在全身麻醉手术的高龄患者200例，根据术后1周内认知功能判定，将其分为POCD组（36例）及非POCD

组（164 例）。统计两组麻醉前 10 min 和麻醉后 10 min、30 min、60 min 及手术结束时的平均动脉压（MAP）、心率（HR）、收缩压与 HR 的乘积（RPP）、中心静脉压（CVP）、脉搏氧饱和度（SpO_2）、心排血量（CO）、每搏量（SV）等血流动力学指标值，对血流动力学变化等潜在风险因素与 POCD 相关性进行评估。结果：于麻醉后 30 min、60 min 及手术结束时，MAP、HR、RPP、CO、SV 值 POCD 组明显高于麻醉前 10 min 和非 POCD 组（$P<0.05$）；Logistic 回归分析显示，术中 MAP、HR、RPP、CO、SV 5 个因素是早期 POCD 的危险因素。得出结论：术中 MAP 升高、HR 增快、RPP 增加、CO 增加、SV 增加这 5 个因素是早期 POCD 的危险因素，维持术中血流动力学相对稳定可降低早期 POCD 的发病率。

张亮等[10]研究发现 3 类常用降压药可改善老年高血压患者髋关节术后认知功能，服用血管紧张素受体阻滞药（ARB）类降压药的患者 POCD 发生率最低，效果优于血管紧张素转化酶抑制药（ACEI）类和钙通道阻滞药（CCB）类降压药。研究序贯性纳入合并高血压且长期服用降压药治疗（术前 2 周内未更换降压药）、择期硬膜外麻醉下行髋关节术的患者 90 例，按服用降压药种类分为 ARB 组、ACEI 组和 CCB 组。术前 1 d（T0）、术后 1 d（T2）、术后 3 d（T3）采用 MMSE 评价患者认知功能。术前 1 d（T0）、术毕即刻（T1）、术后 1 d（T2）测定 S100-β 蛋白浓度。结果发现，与 T0 时比较，ARB 组患者 T2 时与 ACEI 组和 CCB 组患者 T2、T3 时 MMSE 评分显著降低（$P<0.05$）；T2、T3 时，ACEI 组和 CCB 组患者 MMSE 评分显著低于 ARB 组患者，CCB 组患者 MMSE 评分显著低于 ACEI 组患者（$P<0.05$）。与 T0 时比较，3 组患者 T1、T2 时血清 S100-β 蛋白浓度显著升高（$P<0.05$）；与 ARB 组比较，ACEI 组和 CCB 组患者 T1、T2 时 S100-β 蛋白浓度显著升高，差异有统计学意义（$P<0.05$）；与 ACEI 组患者比较，CCB 组患者 T1、T2 时血清 S100-β 蛋白浓度显著升高（$P<0.05$）。3 组患者 POCD 发生率由低到高依次为 ARB 组（30%）、ACEI 组（43%）、CCB 组（57%），且 CCB 组患者 POCD 发生率显著高于 ARB 组（$P<0.05$）。

Li 等[11]研究单侧全髋关节置换术的老年人中 ABO 血型是否与 POCD 相关，试验选取 142 例行单侧全髋关节置换术的老年患者根据 MMSE 和测得的 ABO 血型分为 POCD 组和非 POCD 组。其次，根据 ABO 血型，选定的 226 例患者分为 4 组：A 型组、B 型组、AB 型组和 O 型组。所有患者在手术前后完成 MMSE 并记录 POCD 的出现及分析相关数据。结果发现，两组在 ABO 血型分布方面存在显著差异。发生 POCD 的老年患者是 A 型血的可能性更大，O 型血的可能性小。与 A 型血的老年人相比，O 型血患者在手术后第 1 天和第 7 天 MMSE 评分较高。最后，A 型血患者患 POCD 的风险明显更高，且 O 型血患者在术后第 1 天和第 7 天患 POCD 的风险显著降低。A 型血老年患者早期患 POCD 的风险更高，而那些 O 型血者早期患 POCD 的风险较低。

严重的胰岛素抵抗（IR）促进阿尔茨海默病的发展。IR 和术后认知功能障碍（POCD）在心脏围术期是一个常见的并发症。Tang 等[12]假设心脏瓣膜手术个体胰岛素抵抗会增加 POCD 的风险。试验分析了心脏瓣膜术后 IR 和 POCD 的联系。研究共收集 131 例做过心肺转流术进行心脏瓣膜置换术的患者。在术前 1 d 和术后 7 d 进行神经心理测量来评估认知功能。40 名健康志愿者作为对照组在同一时间点进行神经心理学评估。POCD 使用 "Z 评分" 方法。在麻醉前和术后 6 h 及 7 d 检测空腹血糖和胰岛素水平。另外，在术后 6 h 测量血清白细胞介素-6（IL-6）、肿瘤坏死因子-α（TNF-α）

水平。胰岛素抵抗指数通过"稳态模型评估2"（HOMA2）软件计算。然后分析IR和POCD或TNF-α、IL-6之间的关系。术后7 d，POCD发生率为43.8%。在术后6 h和术后7 d，POCD患者HOMA2-IR的水平显著高于非POCD患者（$P<0.05$）。血清IL-6水平与HOMA2-IR值在术后6 h呈显著正相关（RIL-6=0.426，$P<0.01$；RTNF-α=0.381，$P<0.01$）。在术后6 h（$OR=1.110$）和7 d（$OR=13.762$），POCD与患者的受教育年龄（$OR=1.062$）、CPB时间（$OR=1.018$）、抑郁自评量表评分（$OR=1.082$）、HOMA2-IR、术后6 h IL-6（$OR=1.036$）和TNF-α（$OR=1.039$）相关。最终研究表明，IR与POCD的发病率和炎症因子的增加相关。

2. 基础方面研究　高伟等[13]将大鼠均分为3组：对照组（C组）、内毒素组（E组）和右美托咪定组（D组）。D组腹腔注射右美托咪定50 μg/kg，E组对应给予生理盐水，30 min后均经尾静脉注射LPS；C组均用生理盐水作对照。给药后12 h行Morris迷宫实验，并检测海马组织的凋亡指数（apoptosis index，AI）、Bcl-2、Bax蛋白的表达。结论显示，右美托咪定可以改善内毒素血症大鼠的认知功能，其机制可能与调节Bcl-2和Bax蛋白表达、减轻海马区神经元凋亡有关。

胡衍辉等[14]探讨沉默信息调节因子1（SIRT1）信号通路在星状神经节阻滞（SGB）减轻老龄大鼠术后POCD中的作用。将SD大鼠分为4组（$n=24$）：对照组（C组）、POCD组、SGB组和SIRT1抑制剂EX527组（EX组）。SGB组和EX组采用离断右侧颈交感神经干行SGB术。操作结束后15 min时，POCD组、SGB组和EX组行剖腹探查术，手术时间为30 min。EX组术前5 min时静脉注射EX527 1 μg/kg。于术后1 d、3 d和7 d，每组分别随机取8只大鼠行Morris水迷宫实验，随后取海马组织检测神经元SIRT1表达，采用EMSA法检测神经元NF-κB活性。结果：与C组比较，POCD组和EX组逃避潜伏期延长，穿越平台次数减少，海马神经元SIRT1表达下调，NF-κB活性升高（$P<0.05$）；与POCD组比较，SGB组逃避潜伏期缩短，穿越平台次数增加，海马神经元SIRT1表达上调，NF-κB活性降低（$P<0.05$），EX组上述指标差异无统计学意义；与SGB组比较，EX组逃避潜伏期延长，穿越平台次数减少，海马神经元SIRT1表达下调，NF-κB活性升高（$P<0.05$）。结论：SIRT1信号通路参与SGB减轻老龄大鼠POCD的过程。

代沏等[15]将大鼠分为4组：对照组（C组）、手术组（S组）、丙酮酸乙酯溶液组（E组）和溶剂组（R组）。于术前5 d和术后1 d、3 d、7 d进行Morris水迷宫实验，检测4组大鼠海马高迁移率族蛋白1（HMGB1）及晚期糖基化终末产物受体（RAGE）的蛋白含量和mRNA表达量。结果显示，与C组比较，术后1 d、3 d，S组、E组和R组逃避潜伏期和游泳距离明显延长，海马HMGB1、RAGE蛋白含量和mRNA表达量明显增加（$P<0.05$）。与S组比较，术后1 d、3 d，E组逃避潜伏期和游泳距离明显缩短，海马HMGB1、RAGE蛋白含量和mRNA表达量明显减少（$P<0.05$）。与术前比较，术后1 d、3 d，S组、E组和R组逃避潜伏期和游泳距离明显延长（$P<0.05$）。结论：丙酮酸乙酯可能通过下调海马HMGB1及RAGE的表达改善认知功能。

田海涛等[16]探讨艾芬地尔对七氟烷导致的幼年大鼠学习、记忆和认知能力损伤的保护作用及机制。将大鼠分为4组：对照组（C组）、艾芬地尔组（I组）、七氟烷组（S组）、艾芬地尔+七氟烷组（IS组），3周后行电生理实验。在Schaffer侧支上给予高频成串刺激（100 Hz，4个脉冲），待值群峰电位（PS）稳定后，每隔10 min检测单通道刺激后值群峰电位振幅（PSA）值和记录长时程增强（LTP）诱发成功情况。结果：与C组比较，在单通道刺激后各时点S组PSA值明显减小，LTP诱发成功率降低；与 S 组比较，在单通道刺激后各时点 IS 组 PSA 值明显增大，LTP 诱发成功率升高。结论：N-甲基-D-天冬氨酸亚型受体参与七氟烷导致的新生大鼠认知功能障碍，艾芬地尔 5.0 mg/kg 预处理有助于改善其神经毒性，发挥脑保护作用。

张琦等[17]将大鼠分为 4 组：脾切除术组（S 组）、尼莫地平组（N 组）、高渗盐水组（HS 组）和尼莫地平＋高渗盐水组（N＋HS 组）。各组大鼠在进行 Morris 水迷宫训练 5 d 后，N 组腹腔注射尼莫地平，尾静脉注射生理盐水，HS 组腹腔注射生理盐水，尾静脉注射 7.5% 高渗盐水；N＋HS 组腹腔注射尼莫地平和尾静脉注射 7.5% 高渗盐水；S 组均注射等容量生理盐水。30 min 后在七氟烷麻醉下行脾切除术。术前 1 d 和术后 3 d、7 d 时行 Morris 水迷宫实验，测定血清 S100-β 蛋白和神经元特异性烯醇化酶（NSE）的浓度。结果显示，与 S 组比较，其余 3 组术后各时点穿越原平台次数增加，逃避潜伏期缩短，血清 S100-β 蛋白和 NSE 的浓度降低（$P<0.05$）；与 N 组或 HS 组比较，N＋HS 组术后各时点穿越原平台次数增加，逃避潜伏期缩短，血清 S100-β 蛋白和 NSE 的浓度降低（$P<0.05$）。结论：尼莫地平复合 7.5% 高渗盐水改善老龄大鼠术后认知功能的效应强于较单独用药。

王彬等[18]评价右美托咪定对脾切除术后老龄大鼠海马雷帕霉素靶蛋白（mTOR）/tau 蛋白信号通路的影响。实验组切除脾前 5 min 腹腔注射右美托咪定 50 μg/kg，于术后 7 d 进行 Morris 水迷宫实验。于术后 1 d、3 d 和 7 d 观察海马 CA3 区病理学结果，检测海马 mTOR mRNA 和 tau 蛋白 mRNA 的表达水平，检测海马 mTOR 及磷酸化 tau 蛋白（pS396tau 蛋白）的表达水平。结论：右美托咪定改善老龄大鼠术后认知功能的机制可能与抑制海马 mTOR/tau 蛋白信号通路激活有关。

王玉洁等[19]探讨重复丙泊酚麻醉对新生大鼠海马细胞凋亡及远期学习记忆能力的影响。将实验大鼠分为 3 组：对照组，腹腔注射脂肪乳剂 7.5 ml/kg，每天 1 次，连续 7 d；反复注射丙泊酚组，腹腔注射丙泊酚 75 mg/kg，每天 1 次，连续 7 d；单次注射丙泊酚组，腹腔注射脂肪乳剂 7.5 ml/kg，每天 1 次，连续 6 d，第 7 天注射丙泊酚 75 mg/kg。进行 Morris 水迷宫实验、检测海马神经元特异性核蛋白（NeuN）、caspase-3 的表达。研究发现，重复丙泊酚麻醉可降低新生大鼠的远期学习记忆能力，可能与其增加海马内的细胞凋亡有关，单次丙泊酚麻醉对新生大鼠的海马神经元凋亡及远期学习记忆能力没有显著影响。

赵天云等[20]探讨内嗅皮质神经元树突棘的可塑性与小剂量氯胺酮减轻老龄大鼠七氟烷麻醉后认知功能障碍的关系。将大鼠分为 3 组：对照组（C 组）、七氟烷组（Sev 组）和氯胺酮组（K 组）。C 组不进行任何处理；Sev 组吸入空气和七氟烷的混合气体 3 h；K 组腹腔注射氯胺酮 10 mg/kg，5 min 后吸入空气和七氟烷的混合气体 3 h。麻醉后 3 d 进行旷场实验和水迷宫实验。随后取脑组织测定内嗅皮质 II～III 层神经元密度、树突棘密度以及突触后密度蛋白（PSD-95）和突触素（SY38）的表达水平。结果发现，与 C 组比较，Sev 组中央区停留时间缩短，逃避潜伏期延长，内嗅皮质神经元树突棘的密度减少，PSD-95 和 SY38 表达下调（$P<0.05$）；与 Sev 组比较，K 组中心区停留时间延长，逃避潜伏期缩短，内嗅皮质神经元树突棘的密度增加，PSD-95 和 SY38 表达上调（$P<0.05$）。结论：小剂量氯胺酮减轻七氟烷麻醉诱发老年大鼠认知功能障碍的机制可能与增强内嗅皮质神经元树突棘的可塑性有关。

李浩等[21]发现白藜芦醇可减轻肥胖大鼠异氟烷麻醉后认知功能障碍，其机制可能与促进脑源性神经营养因子/酪氨酸激酶 B 信号通路激活有关；缪慧慧等[22]发现人参皂苷（Rg1）可改善七氟烷麻醉所致的幼鼠远期认知功能障碍，其机制可能与抑制氧化应激保护线粒体功能并增强突触可塑性有关；陈岱莉等[23]发现黄芪甲苷可改善老龄大鼠术后认知功能，且与剂量有关。

已有文献表明，麻醉暴露后环境改善可以逆转受损认识，Ji等[24]提出环境改善保护小清蛋白（PV）中间神经元，并由此改善七氟烷诱导的认知损伤。研究将6日龄C57BL/6雄性小鼠从出生后第6天（P6）到第8天（P8），暴露于3%七氟烷或氧气/空气30%，每天2次，共3 d。小鼠随后被随机分配到一个改善环境或标准环境，每天2 h，从在P8持续到P90。使用蛋白质印迹法和免疫荧光法用于确定前额叶皮质和海马中的PV表达。在另一组实验，通过旷场测试（P41），Morris水迷宫测试（P54～P60）和恐惧条件测试（P42～P43和P89～P90）评估认知测试。暴露于七氟烷到新生小鼠在P43的情境测试中冷冻反应减少，而P90则没有。这些小鼠的PV表达在P9、P14、P28和P42降低，但在≥P60时未降低。未发现半胱天冬酶-3和5-溴-2-脱氧尿苷或半胱天冬酶-3和PV的共区域化，这表明半胱天冬酶独立途径可能参与调节七氟烷诱导的PV下调。七氟烷暴露的小鼠被放置在改善环境中，表现出正常行为并具有PV中间神经元，与对照小鼠的P42～P43中没有区别。实验得出结论，新生小鼠的七氟烷暴露导致P43情境测试中的冰冻反应的减少，在前额叶皮质和海马的PV中间神经元发育迟缓。将七氟烷暴露的小鼠放置在改善的环境中可以避免这些异常。

Tian等[25]调查在肝部分切除术引起的术后认知功能障碍的老年小鼠中，富氢生理盐水对认知功能（POCD）的保护作用和潜在机制。96只雄性昆明种小鼠被随机分为4组（每组24只）：对照组（C组）、富氢生理盐水组（H组）、POCD组（P组）和POCD+富氢生理盐水组（PH组）。使用Morris水迷宫（MWM）测试评估认知功能。测量TNF-α和IL-1β水平通过酶联免疫吸附测定（ELISA）和免疫组织化学，并通过ELISA测定NF-κB活性，通过HE染色进一步观察海马组织的形态。研究观察到，与C组比较，P组小鼠的学习和记忆能力在手术后第10天和第14天显著受损，部分肝切除术显著延长逃避潜伏期，减少原始平台象限时间和交叉频率（$P<0.05$）。手术还能增加手术后所有时间点的TNF-α、IL-1β和NF-κB含量（$P<0.05$）。富氢生理盐水（PH组）的使用部分挽回了空间记忆和学习能力，缩短了逃避潜伏期，与P组相比增加了时间和原始平台的交叉频率（$P<0.05$）。这种治疗也减少了TNF-α和IL-1β水平及NF-κB活性（$P<0.05$）。另外，富氢盐水可减少在由肝切除诱发的海马中细胞坏死。研究得出结论，富氢盐水可以通过抑制NF-κB活性来减轻POCD和减少炎症反应。

（二）术中知晓和术后谵妄

侯雪琦等[26]研究选择150例ASA分级Ⅰ～Ⅱ级择期行全身麻醉手术的患者，分为5组：生理盐水组（NS组）、2 mg咪达唑仑组（2M组）、3 mg咪达唑仑组（3M组）、5 mg咪达唑仑组（5M组）、8 mg咪达唑仑组（8M组），每组30例。于麻醉诱导前8 min静脉注射给予实验药物。观察患者从PACU回病房4 h后对麻醉诱导前12 min至苏醒后60 min之间的记忆。结果发现，各组患者均未观察到逆行性遗忘表现。给药前咪达唑仑组照片和事件回忆率、镇静评分和BIS值与NS组比较差异无统计学意义。给药后咪达唑仑组的照片（$P=0.001$）及事件回忆率（$P<0.001$）均低于NS组，镇静程度（$P<0.001$）均强于NS组，且呈剂量依赖效应。术后48 h谵妄评定结果显示，各组患者均未发现明显的精神状态异常表现。侯雪琦等认为，诱导前静脉注射3 mg和5 mg咪达唑仑，能使患者产生满

意的镇静效果和顺行性遗忘效应，不影响术后苏醒时间及产生术后谵妄。

信茜等[27]将择期行人工髋关节置换术患者随机分为4组，每组30例。高渗氯化钠羟乙基淀粉40注射液组+全身麻醉（H1组）、高渗氯化钠羟乙基淀粉40注射液组+椎管内麻醉（H2组）、生理盐水组+全身麻醉（C1组）和生理盐水组+椎管内麻醉（C2组）。4组患者术前30 min预输注高渗氯化钠羟乙基淀粉40注射液或生理盐水4 ml/kg，H1、C1组行全身麻醉，H2、C2组行椎管内麻醉。于液体输注前（T0）和输注结束30 min（T1）、60 min（T2）及120 min（T3）行血气分析，观察患者Na^+、Ca^{2+}、K^+的变化趋势。于液体输注前（a0）、手术开始前（a1）、术中1 h（a2）、术后30 min（a3）和术后第2天（a4）检测血清中IL-1β、IL-6、TNF-α、IL-10及神经损伤标志物S100-β蛋白含量，并于a0、a3及a4测定血单核细胞亚群$CD14^+CD16^+$表达水平。术后第1~3天行Nu-DESC评分测定患者是否发生谵妄。结果显示，H组及C组Na^+、Ca^{2+}、K^+均在正常范围内波动；与C组比较，H组T1、T2时Na^+水平升高，K^+水平降低（$P<0.05$）；与液体输注前a0相比，4组术后IL-1β、IL-6及TNF-α均升高（$P<0.05$）；与H组同时点相比，C组术后血清中IL-1B、IL-6、TNF-α及S100-β蛋白升高，IL-10降低（$P<0.05$）；与H1组比较，H2组各时点IL-1β、IL-6、TNF-α、IL-10及S100-β蛋白差异无统计学意义。同时，$CD14^+CD16^+$单核细胞比例差异无统计学意义。与C组比较，H组术后各时点$CD14^+CD16^+$单核细胞比例表达减少，术后谵妄发生率降低。结论：预输注高渗氯化钠羟乙基淀粉40注射液能够降低老年患者术后谵妄的发生率，其机制可能与抑制单核细胞分泌炎症因子有关。

董瑞等[28]评价老年患者关节置换术前脑脊液微小RNA-125b（miR-125b）及miR-181c水平与术后谵妄（POD）的关系。选择择期蛛网膜下腔阻滞下行髋关节或膝关节置换术患者52例，性别不限，年龄≥65岁，ASA分级Ⅰ~Ⅲ级。蛛网膜下腔穿刺成功后抽取脑脊液，采用荧光定量PCR法检测miR-181c和miR-125b水平。术后第1天和第2天，采用中文版意识模糊评估量表将患者分为POD组和非POD组。结果发现，髋关节或膝关节置换术老年患者POD发生率约为28%。与非POD组相比，POD组术前脑脊液miR-181c水平升高（$P<0.05$），miR-125b水平差异无统计学意义。结论：老年患者术前脑脊液miR-181c水平与POD有关，可作为预测POD发生的危险因素。

武姗姗等[29]探讨术前应用乌司他丁（UTI）对下肢关节置换术患者血清炎性因子和术后谵妄的影响，研究发现，UTI可降低择期下肢关节置换术老年患者术后48 h意识混乱评估法（CAM）评分，改善术后认知功能，其机制可能与抑制炎性因子活化通路有关。研究全身麻醉下下肢关节置换术的老年患者80例，分为UTI组和对照组（每组40例），术后行髂筋膜间隙阻滞。术前1 d行MMSE评分，术后24 h（T2）、48 h（T3）、72 h（T4）用CAM进行谵妄评分。记录患者一般情况、术中指标（麻醉时间、手术时间、术中出血及输血量等）及术后指标（VAS评分、术后住院时间及不良反应等）。术前（T0）、术毕即刻（T1）、T2、T3检测血清促炎细胞因子TNF-α、IL-1β、IL-6及S100-β蛋白的含量。结果显示，T2和T3时点，UTI组CAM评分均显著低于对照组。两组患者血清S100-β蛋白浓度在T1时达高峰（$P<0.05$），与对照组比较，UTI组T1时血清S100-β蛋白浓度升高水平显著降低（$P<0.05$）。两组患者血清IL-1β和IL-6浓度在T1、T2时点呈上升趋势，T2时达高峰（$P<0.05$）；与对照组相比，UTI组T1、T2时血清IL-1β和IL-6浓度升高水平显著降低（$P<0.05$）。郑强等[30]也通过研究乌司他丁对老年患者髋部骨折

POD 的影响，认为乌司他丁降低老年髋部骨折患者 POD 发生率，机制可能与抑制血清促炎症因子 IL-6 和 S100-β 蛋白的过度释放相关。

吕晓春等[31]调查 60 岁以上膝关节置换患者术后谵妄的危险因素。选择择期全身麻醉下行单侧膝关节置换术患者，行股神经阻滞用于术后镇痛。术后 3 d 内每天 2 次使用 ICU 专用谵妄评估表（CAM-ICU）评估患者是否发生谵妄并记录术后非谵妄并发症发生情况。以是否发生谵妄进行分组，筛选出术后谵妄的可能危险因素，包括术中使用静脉麻醉药物的种类、性别、年龄、文化程度；术前合并高血压、冠状动脉粥样硬化性心脏病、心律失常、脑卒中、呼吸道疾病、糖尿病、肾功能异常；术前 ASA 分级；术中出血、术中输血、总输血量；术后疼痛程度及术后是否使用哌替啶。结果显示，有 62 例患者（16.8%）在术后 3 d 内发生谵妄。结论：60 岁以上患者，年龄、受教育程度、术前合并 COPD、ASA 分级、总输血量和术后使用哌替啶为患者发生术后谵妄的独立危险因素。

Dong 等[32]调查 microRNA（miR）-146a、miR-125b 和 miR-181c 在脑脊液和血清中术前的表达水平和 POD 的发展以及严重程度之间的关系。研究选取在脊髓麻醉下进行选择性全髋关节或膝关节置换术的 40 名年龄 65 岁以上的老年患者。术前使用简易精神状态检查表（mini-mental state examination, MMSE）评估基线认知功能。每名患者在术后第 1 天和第 2 天每天接受访问。使用意识模糊评定量表（confusion assessment method，CAM）法来诊断谵妄，谵妄严重度用记忆谵妄评定量表（memorial delirium assessment scale，MDAS）来评估。通过定量实时 PCR（qRT-PCR）可以测定术前血清和脑脊液 miR 水平。结果发现在 27.5%（11/40）的患者中检测到 POD。脑脊液中 miR-146a 和 miR-181c 的上调和血清中 miR-146a 的下调在那些患有 POD 的患者中术前被检测到，而患者在有和无 POD 的情况下，miR-125b 的血清或脑脊液水平没有差异。谵妄患者在 miR-146a 和 miR-181c 水平比非谵妄患者具有较高的脑脊液／血清比率。更低的 MDAS 评分代表着更低脑脊液 miR-146a 和脑脊液／血清 miR-146a 比率肯定与 POD 的严重度降低有关。因而得出结论，术前脑脊液中 miR-146a 和 miR-181c 失调血清与 POD 的发展和严重程度有关。

（三）术后行为改变

代俊超等[33]观察小剂量氯胺酮对食管癌根治术患者单肺通气期间炎症介质及术后抑郁样情绪的影响。将 60 例择期食管癌手术患者随机分成氯胺酮组（K 组）和对照组（C 组），观察不同时间点 TNF-α、IL-6、IL-10 浓度及 PHQ-9 抑郁量表评分。结果显示，K 组术后 5 d 的 PHQ-9 评分明显低于术前（$P<0.05$）；与 C 组比较，K 组术后 5 d 的 PHQ-9 评分明显降低（$P<0.05$）。两组患者麻醉诱导后（T1）血清 TNF-α、IL-6 和 IL-10 浓度均明显上升（$P<0.05$）；与 C 组比较，K 组在单肺通气 30 min（T2）、恢复双肺通气 30 min（T3）时 TNF-α、IL-6、IL-10 浓度差异无统计学意义。结论：小剂量氯胺酮能明显改善食管癌根治术患者术后抑郁样情绪，对单肺通气期间炎症介质 TNF-α、IL-6、IL-10 浓度影响不明显。金约西等[34]通过访视时陪同患儿及其家属一起观看专门制作的介绍围术期流程的卡通视频并解答相关问题，发现卡通视频辅助的术前访视可有效降低学龄前患儿术后不适应性行为的发生概率。

陈方园等[35]研究经皮穴位电刺激对先天性聋哑小儿电子耳蜗植入术术后躁动的影响。60 例行电子耳蜗植入术的患儿（1～4 岁）被分为：试验组（T 组），采用经皮双侧合谷和内关穴电刺激辅以静脉-吸入复合麻醉；对照组（C 组），不接受穴位刺激。结果发现，两组患儿年龄、性别、体重、手术时间、PACU 停留时间，差异无统计学意义。T 组在手术开始后 30 min、手术结束、拔管即刻及拔管后 5 min 时平均动脉压及心率均低于同时刻 C 组（$P<0.05$）；T 组拔管即刻及拔管后 30 min，面部疼痛表情量表（FPS-R）和特殊患者疼痛评估量表（FLACC）小儿疼痛评分及小儿麻醉苏醒期烦躁量表（PAED）躁动评分均低于对照组（$P<0.05$）；T 组拔管时间、麻醉时间及术后恶心呕吐的发生率均低于对照组（$P<0.05$）。试验证明，经皮穴位电刺激辅助静脉-吸入复合麻醉能明显减轻双耳先天性重度神经性感音性聋小儿术后躁动的发生，术中具有一定的控制性降压作用，能缓解苏醒期血流动力学剧烈变化，缩短拔管时间，减少术后恶心呕吐的发生。

张会娟等[36]探讨不同尿管留置时机对全身麻醉男性手术患者苏醒期躁动的影响。术前病房尿管留置组（A 组，$n=100$）、麻醉前手术室尿管留置组（B 组，$n=100$）和麻醉后尿管留置组（C 组，$n=100$）3 组。A 组患者在清醒状况下于病房完成尿管留置操作；B 组患者在进入手术室后，经尿道注入 5 ml 2% 利多卡因后完成尿管留置操作；C 组患者在手术室中，完成气管插管全身麻醉后进行尿管留置操作。分析比较 3 组患者一次性尿管置入成功率、尿液中红细胞检出率、患者血流动力学变化情况、全身麻醉苏醒期躁动评分。试验证实，全身麻醉前给予局部麻醉镇痛药物利多卡因，可以提高置管成功率、降低患者尿道损伤风险、减轻应激反应、增加患者满意度。

吴海玲等[37]探讨腹横肌平面阻滞（transversus abdominis plane block，TAPB）对老年患者胃癌根治术后全身麻醉苏醒期躁动的影响。结果显示，TAP 阻滞可减少老年患者经腹胃癌根治术后全身麻醉苏醒期躁动的发生率，使血流动力学更稳定，有利于术后早期下床活动。

二、周围神经系统并发症

Chen 等[38]研究择期行腹腔镜手术胆囊切除术（LC）的老年患者进行右侧星状神经节阻滞（RSGB），观察其对二氧化碳气腹期间的血流动力学和应激反应的影响。研究为随机单盲对照研究，共录入 60 名患者（年龄 65～78 岁，体重 45～75 kg，ASA Ⅰ或Ⅱ级）接受择期 LC 手术。研究者使用 10 ml 1% 利多卡因在 C_7 层面进行右星状神经节阻滞，记录阻滞前（T0）、气腹后 5 min（T1）、气腹后 30 min（T2）、气腹放气后 5 min（T3），手术完成后（T4）患者的心率（HR）和平均动脉压（MAP），并通过 ELISA 法测定动脉血中每个时间点的肾上腺素（E）、去甲肾上腺素（NE）和皮质醇（COR）浓度。结果发现，与 T0 相比，对照组在 T1～T3 时 MAP 和 RPP（RPP=SBP×HR）显著升高（$P<0.05$）。组间比较表明 RSGB 组在 T1～T4 时 MAP、HR、RPP 显著降低（$P<0.05$ 或 $P<0.01$）。与 T0 相比，对照组的 E、NE 和 COR 水平在 T1～T4 时显著上升（$P<0.05$ 或 $P<0.01$），RSGB 组的 COR 在 T2、T3 显著上升（$P<0.05$）。与对照组比较，RSGB 组 E、NE、CORG 水平在 T1～T4 时明显降低（$P<0.05$ 或 $P<0.01$）。研究得出结论，右侧星状神经节阻滞可减少二氧化碳气腹过程中血液儿茶酚胺浓度，可以辅助维持围术期血流动力学稳定，并预防老年患者的不良心血管事件。

（宦 烨 段 乐 张 兵 蔡宏伟）

参考文献

[1] 王以新，梁忆非，薛剑锋，等. 快速康复外科策略管理对老年患者术后认知功能的影响. 重庆医学，2017，46（32）：4561-4563.

[2] 陈磊，蔡巧颖，张敏，等. 丙泊酚对op-CABG患者认知功能及神经生长因子的影响. 中国现代医学杂志，2017，27（26）：92-96.

[3] 陈文东，李玉梅，高淑平. 同型半胱氨酸水平对老年髋关节置换术后认知功能障碍的影响. 现代医学，2017，45（9）：1313-1316.

[4] 李世梅，尹坚. 颈动脉粥样硬化对老年全身麻醉患者术后认知功能的影响. 安徽医药，2017（10）：1826-1829.

[5] 蔡兴涛，徐明禹，丁登峰，等. 脑电双频指数对全麻下老年患者腹腔镜胃癌根治术术后认知功能障碍的影响. 广东医学，2017（18）：2793-2795.

[6] 李仁蕉，程庆好，李蕾，等. 气道介入治疗中高碳酸血症对早期术后认知功能的影响. 中国心血管病研究杂志，2017，15（6）：204-507.

[7] 王加玉，郑翠娟，李金玉，等. 缺铁性贫血对老年腹部手术患者全麻术后认知功能障碍及谵妄发生率的影响. 医学临床研究，2017，34（7）：1418-1420.

[8] 李建国，王永谊，任志明，等. 目标导向液体治疗对老年患者术后早期认知功能的影响. 大连医科大学学报，2017（3）：257-262.

[9] 孙德峰，杨林，韩俊，等. 术中血流动力学变化对高龄患者早期术后认知功能障碍发病率的影响. 中国老年学杂志，2017，37（12）：3003-3006.

[10] 张亮，徐诣芝，敖丽，等. 3类常用降压药对老年高血压患者髋关节术后认知功能的影响. 中国药房，2017，28（5）：636-639.

[11] Li J, Zhou J, Wan YQ, et al. Association between ABO blood type and postoperative cognitive dysfunction in elderly patients undergoing unilateral total hip arthroplasty surgery in China. Med Sci Monit, 2017, 23: 2584-2589.

[12] Tang N, Jiang R, Wang X, et al. Insulin resistance plays a potential role in postoperative cognitive dysfunction in patients following cardiac valve surgery. Brain Res, 2017, 1657: 377-382.

[13] 高伟，张硕，梁佐迪，等. 右美托咪定预处理对内毒素血症大鼠海马区Bcl-2、Bax表达及认知功能的影响. 国际麻醉学与复苏杂志，2017，38（9）：773-776.

[14] 胡衍辉，陈勇，梁应平，等. SIRT1信号通路在星状神经节阻滞减轻老龄大鼠术后认知功能障碍中的作用. 中华麻醉学杂志，2017，37（1）：54-57.

[15] 代汛，李思源，毕燕琳，等. 丙酮酸乙酯对脾切除术后老龄大鼠认知功能的影响. 临床麻醉学杂志，2017，33（7）：708-711.

[16] 田海涛，田苹，张宝娟，等. 艾芬地尔预处理对七氟醚导致的幼年大鼠学习记忆和认知能力损伤的保护作用及机制. 临床麻醉学杂志，2017，33（7）：705-707.

[17] 张琦, 李亚南, 霍树平, 等. 尼莫地平复合7.5%高渗盐水对老龄大鼠术后认知功能的影响. 中华麻醉学杂志, 2017, 37 (5): 573-576.

[18] 王彬, 尹曾, 陈怀龙, 等. 右美托咪定对脾切除术后老龄大鼠海马mTOR/tau蛋白信号通路的影响. 中华麻醉学杂志, 2017, 37 (3): 316-320.

[19] 王玉洁, 郭向阳, 王军. 重复异丙酚麻醉对新生大鼠海马细胞凋亡及远期学习记忆能力的影响. 北京大学学报（医学版）, 2017, 49 (2): 310-314.

[20] 赵天云, 魏伟, 张文华, 等. 小剂量氯胺酮减轻老龄大鼠七氟醚麻醉后认知功能障碍的机制：内嗅皮质神经元树突棘的可塑性. 中华麻醉学杂志, 2017, 37 (2): 171-174.

[21] 李浩, 林献忠, 连庆泉, 等. 白藜芦醇对肥胖大鼠异氟醚麻醉后认知功能的影响. 中华麻醉学杂志, 2017, 37 (7): 835-838.

[22] 缪慧慧, 洪方晓, 丁冠男, 等. 人参皂苷Rg1对七氟醚麻醉所致幼鼠远期认知功能障碍的保护作用及机制. 国际麻醉学与复苏杂志, 2017, 38 (5): 396-400.

[23] 陈岱莉, 齐晓非, 黄晓雷, 等. 黄芪甲苷对老龄大鼠术后认知功能的影响. 中华麻醉学杂志, 2017, 37 (3): 312-315.

[24] Ji MH, Wang ZY, Sun XR, et al. Repeated neonatal sevoflurane exposure-induced developmental delays of parvalbumin interneurons and cognitive impairments are reversed by environmental enrichment. Mol Neurobiol, 2017, 54 (5): 3759-3770.

[25] Tian Y, Guo S, Zhang Y, et al. Effects of hydrogen-rich saline on hepatectomy-induced postoperative cognitive dysfunction in old mice. Mol Neurobiol, 2017, 54 (4): 2579-2584.

[26] 侯雪琦, 陈宏志, 谢亚英, 等. 不同剂量咪达唑仑对麻醉前后遗忘程度的影响. 实用药物与临床, 2017, 20 (11): 1260-1265.

[27] 信茜, 霍树平, 张琦, 等. 预输注高渗盐溶液对老年患者术后谵妄的影响. 中华医学杂志, 2017, 97 (39): 3072-3078.

[28] 董瑞, 孙玲玲, 许鑫, 等. 老年患者关节置换术前脑脊液miR-125b及miR-181c水平与术后谵妄的关系. 中华麻醉学杂志, 2017, 37 (5): 551-554.

[29] 武姗姗, 逯素芬, 朱文超, 等. 术前应用乌司他丁对择期分下肢关节置换术患者血清炎性因子和术后谵妄的影响. 国际麻醉学与复苏杂志, 2017, 38 (5): 404-408.

[30] 郑强, 魏彭辉, 李建军, 等. 乌司他丁对老年患者髋部骨折术后谵妄的影响. 临床麻醉学杂志, 2017, 33 (3): 236-239.

[31] 吕晓春, 周雁. 膝关节置换患者术后谵妄的危险因素分析. 临床麻醉学杂志, 2017, 33 (3): 264-268.

[32] Dong R, Sun L, Lu Y, et al. NeurimmiRs and postoperative delirium in elderly patients undergoing total hip/knee replacement: a pilot study. Front Aging Neurosci, 2017, 9: 200.

[33] 代俊超, 王晓斌, 王茂华. 小剂量氯胺酮对食管癌根治术患者单肺通气期间炎症介质及术后抑郁样情绪的影响. 实用医学杂志, 2017, 33 (18): 3089-3092.

[34] 金约西, 姜婉娜, 吴温馨, 等. 卡通视频辅助的术前访视对学龄前患儿术后不适应性行为的影响. 中华麻醉学杂志, 2017, 37 (1): 30-33.

[35] 陈方园, 杨悦, 孙雪晨, 等. 经皮穴位电刺激对小儿电子耳蜗植入术苏醒期躁动的影响. 中国医科大学学报, 2017, 46 (4): 298-301.

[36] 张会娟, 李雪, 张少博, 等. 不同尿管留置时机对全身麻醉男性手术患者苏醒期躁动影响研究. 陕西医学杂志, 2017, 46 (7): 981-982.

[37] 吴海玲, 张凌宇, 梁敏, 等. 腹横肌平面阻滞对老年患者胃癌根治术后全麻苏醒期躁动的影响. 福建医科大学学报, 2017 (03): 181-184.

[38] Chen YQ, Xie YY, Wang B, et al. Effect of stellate ganglion block on hemodynamics and stress responses during CO_2-pneumoperitoneum in elderly patients. J Clin Anesth, 2017, 37: 149-153.

第二节 呼吸系统并发症

围术期呼吸系统并发症是麻醉科医师关注的重点, 2017年度呼吸系统并发症及围术期管理相关文献较往年稍少, 研究重点覆盖喉痉挛及拔管后喘鸣的预防、影响术后肺部感染的相关因素以及气管插管后咽痛等预防方法。

刘建波等[40]选择脑瘫手术患儿80例, 分拉尔森手法组(L组)和对照组(C组)。观察并记录两组患儿拔管即刻(T1)、拔管后1 min(T2)、拔管后3 min(T3)、拔管后5 min(T4)的心率(HR)、呼吸频率(RR)、脉搏血氧饱和度(SpO_2)、呼气末二氧化碳($P_{ET}CO_2$), 并记录拔管后两组患儿发生喉痉挛的例数。结果显示, 与C组比较, L组拔管后苏醒时间明显缩短($P<0.01$); 与L组比较, C组在T2、T3时SpO_2下降, $P_{ET}CO_2$明显上升($P<0.05$), L组喉痉挛的发生率为7.5%, 明显低于对照组[为27.5%(11/40)]。结论: 采用拉尔森手法可缩短脑瘫患儿苏醒时间, 较好地预防和治疗脑瘫患儿气管拔管后喉痉挛发生和发展。

储靖等[2]通过对带气管导管行机械通气≥24 h的102例ICU患者行喉部超声检查, 确定气管导管套囊放气和充气时的气柱宽度差值(ACWD), 拔除气管导管后采用盲法评估患者是否出现喘鸣(PES)。分为PES组(P组)和非PES组(N组)。结果发现, 未出现喘鸣的患者(N组)有94例, 出现喘鸣的患者(P组)有8例。与N组比较, P组ACWD降低($P<0.05$)。根据ROC曲线确定ACWD临界值为1.65 mm, 敏感度为83.0%, 特异度为75.0%, ROC曲线下面积为0.801。由此认为, 对带气管导管行机械通气≥24 h的ICU患者, 气管导管套囊放气和充气时ACWD<1.65 mm可有效预测PES的发生。

Zhou等[3]研究心脏手术患者低容量快速血液稀释(ANH)对减少术中输血和术后肺部感染的影响。研究回顾性分析了2 058例在2010—2015年期接受心脏手术的患者。研究人群被分成两组(有或无低容量ANH), 应用倾向评分调整分析。共有1 289例患者被选入研究, 其中358例患者进行了ANH, 其余的931例患者没有接受任何ANH。共有500例患者(38.8%)围术期输注红细胞, 10%(129/1 289)例患者输注血小板, 56.4%(727/1 289)的患者输注新鲜冰冻血浆。实施低容量ANH可明显减少术中红细胞输血率。然而, 术中输新鲜冷冻血浆(FFP)和浓缩血小板概率以及术后和围术期的输血率没有显著差异。此外, 低容量ANH对预防术后并发症(包括死亡率、伤口愈合缓慢、卒中、心房颤动、术后出血和急性肾损伤)也没有显著的差异。两组在术后的机械通气时间、住 ICU 时长和住院时长也没有差别。因此研究得出结论，在接受中国心脏手术的心脏病患者，实施低容量 ANH 可减少术中红细胞输血和术后肺部感染，但在术后和总围术期的同种异体输血方面并没有显著的差异。

黎安良等[4]应用 Meta 分析方法评价局部使用倍他米松凝胶对预防术后气管插管引起咽痛的有效性。结果发现，局部应用倍他米松凝胶可有效降低术后 1 h 咽痛的发生率及 24 h 咽痛的发生，可以有效降低术后 24 h 声嘶及咳嗽的发生率。

（宦　烨　段　乐　张　兵　蔡宏伟）

参考文献

[1] 刘建波，程庆，赵泽宇. 拉尔森手法用于预防脑瘫患儿气管拔管后喉痉挛的临床效果研究. 重庆医学，2017（26）：3700-3702.

[2] 储靖，李宏，马玉倩，等. 气管导管套囊放气和充气时 ACWD 预测拔管后喘鸣的准确性. 中华麻醉学杂志，2017，37（6）：719-721.

[3] Zhou ZF, Jia XP, Sun K, et al. Mild volume acute normovolemic hemodilution is associated with lower intraoperative transfusion and postoperative pulmonary infection in patients undergoing cardiac surgery—a retrospective, propensity matching study. BMC Anesthesiol, 2017, 17 (1): 13.

[4] 黎安良，高鸿，林少锋. 局部应用倍他米松凝胶预防气管插管术后咽痛的 Meta 分析. 国际麻醉学与复苏杂志，2017，38（3）：233-237.

第三节　消化系统并发症

以往关于麻醉后胃肠道并发症的研究中，以术后恶心呕吐的研究为主。2017 年发表文献中，消化系统并发症关注点更加广泛，包括术后恶心呕吐、术后胃肠功能的恢复及反流误吸等。

一、术后恶心呕吐

武丽娜等[1]通过耳穴压豆来观察对妇科腹腔镜手术后胃肠运动功能的影响。试验分为治疗组、对照组和空白对照组各 30 例。治疗组在神门穴、胃穴和贲门穴行王不留行籽贴压耳穴，记录术后恢复排气、排便时间并听取肠鸣音。检测麻醉前 30 min 和术后 24 h、48 h 血浆胃动素（MTL）、胃泌素（GAS）、血管活性肠肽（VIP）水平，以及术后恶心呕吐的情况。结果显示，治疗组术后恶心呕吐发生率与对照组相比降低，恢复排气时间明显缩短，排便时间也缩短；治疗组术后 24 h、48 h 血浆 MTL 水平较对照组明显降低，血浆 GAS 水平明显升高，VIP 水平也明显升高。结论：耳穴压豆在一定程度上可以增强昂丹司琼的镇吐作用，减轻妇科腔镜手术后恶心呕吐，促进胃肠运动功能恢复。其机制可能是其抑制 MTL 释放、促进 GAS 和 VIP 的释放。陶涛等[2]将王不留行籽贴压于耳穴神门、胃和贲门、交感、皮质下同时辅助全身麻醉应用于妇科腹腔镜手术，发现可降低恶心呕吐发生率，加速胃肠功能恢复。其机制可能与抑制 MTL 过度释放有关。

李纯青等[3]探讨观察月经周期不同阶段对妇科腹腔镜手术后恶心呕吐（PONV）的影响。根据患者在手术日处于月经周期的不同阶段，分为卵泡期（$n=98$）、排卵期（$n=79$）和黄体期（$n=51$）。结果显示，术后 0～2 h 有 53 例（23.2%）患者发生 PONV，0～24 h 有 125 例（54.8%）发生 PONV。单因素分析显示，月经周期不同阶段 PONV 发生率差异无统计学意义。多因素 Logistic 回归分析显示，手术时间>1 h、PONV 病史是术后 0～2 h 恶心呕吐的独立危险因素；手术时间>1 h、术后使用 PCA 泵、术后应用甲硝唑是术后 0～24 h 恶心呕吐的独立危险因素。结论：月经周期不同阶段对妇科腹腔镜手术后恶心呕吐的发生率无明显影响。

张志强等[4]研究甘露醇复合多模式镇吐措施预防甲状腺术后头晕、头痛及术后恶心呕吐（PONV）的临床效果。对照组（C组）和甘露醇复合多模式镇吐组（M组）均采用丙泊酚和瑞芬太尼全凭静脉麻醉（total intravenous anesthesia，TIVA）方法。麻醉诱导后静脉注射地塞米松 10 mg，手术结束前 30 min 给予盐酸帕洛诺司琼注射液 0.25 mg。M 组在手术结束前 30 min 快速静脉注射甘露醇 2 ml/kg，C 组给予等量的生理盐水。观察术后 24 h 内两组患者头晕、头痛及 PONV 的发生率。结果显示，M 组术后 24 h 内头晕、头痛发生 5 例（10%），PONV 发生 5 例（10%），明显低于 C 组的 15 例（30%）和 12 例（24%）（$P<0.05$）。术后 24 h 内额外使用镇吐药，M 组为 2 例（4%），明显少于 C 组的 9 例（18%）（$P<0.05$）。结论：术前给予地塞米松、术毕前 30 min 给予强效镇吐药帕洛诺司琼复合甘露醇进行多模式镇吐，可显著降低甲状腺术后头晕、头痛及 PONV 的发生率。

张惠军等[5]认为地塞米松、托烷司琼联合灵活手术体位（即在充分暴露甲状腺之后及甲状腺术毕、止血、缝合之前头部去枕后仰，其余时间仅垫高肩部，头不后仰）可有效减少甲状腺切除术后恶心呕吐的发生，可降低血浆胃动素水平，升高胃泌素水平，改善胃肠功能。杨孟昌等[6]研究显示，术前 2 h 饮用碳水化合物能明显降低腹腔镜胆囊切除术患者 PONV 发生率。周懿等[7]研究发现，围术期使用右美托咪定能够降低 PONV 高危患者术后早期 PONV 严重程度，减少术后抗恶心呕吐药物使用，并有助于改善术后镇痛效果。游凯等[8]采用 Logistic 回归分析，发现全凭静脉麻醉下经内镜逆行胰胆管造影术后恶心呕吐的独立危险因素包括女性、有 PONV 或晕动症史、术后 3 h 血淀粉酶>3 倍正常值。

二、麻醉对胃肠功能的影响

孙晓晨等[9]筛选行肠切除吻合术的 SD 大鼠并随机分为 4 组（$n=12$）：脂肪乳组（Z组，0.4 ml/d）、低剂量氟比洛芬酯组[F1组，12.5 mg/（kg·d）]、中剂量氟比洛芬酯组[F2组，25 mg/（kg·d）]、高剂量氟比洛芬酯组[F3组，37.5 mg/（kg·d）]。于术后 12 h、24 h、36 h、48 h、60 h 定时观察是否出现新鲜粪便；在术毕当日至术后第 3 天，测定手术切口疼痛行为学变化。分别在术后第 3、第 7 天每组各处死 6 只动物，测定吻合口爆破压力、吻合部位 COX-2 表达及羟脯氨酸含量。结果显示，各组术后排便恢复时间无明显差异；术毕当日至术后第 3 天，F1 组、F2 组、F3 组大鼠对 10 g von Frey 纤毛刺激手术切口的阳性反应率均较脂肪乳组下降（$P<0.01$）。F3 组大鼠在术后第 3、第 7 天的吻合口爆破压力、COX-2 表达情况和羟脯氨酸含量均较 Z 组明显降低（$P<0.05$）；F2 组大鼠术后第 7 天吻合口的爆破压力较 Z 组明显降低，术后第 3 天吻合组织 COX-2 表达较 Z 组明显降低（$P<0.05$）。结论：氟比洛芬酯可以改善大鼠肠道术后疼痛，对肠功能恢复无明显影响。高剂量的氟比洛芬酯可能增加吻合口愈合不良的风险。

Xu 等[10]研究静脉输注利多卡因、右美托咪定及两者联合用药对开腹子宫切除术的术后疼痛和肠功能恢复的影响。研究共收集 240 例接受择期腹部子宫切除术的患者，并将其随机分为 4 组：CON 组使用相同剂量的生理盐水，LIDO 组使用利多卡因静脉输注[1.5 mg/kg 负荷剂量，1.5 mg/（kg·h）维持剂量]，DEX 组使用右美托咪定静脉输注[0.5 μg/kg 负荷剂量，0.4 μg/（kg·h）维持]，LIDO+DEX 组使用利多卡因[1.5 mg/kg 负荷剂量，1.5 mg/（kg·h）维持]和右美托咪定[0.5 μg/kg 负荷剂量，0.4 μg/（kg·h）维持]。观察手术后的 1 h、4 h、8 h、12 h、24 h 和 48 h 内的疼痛视觉模拟评分（VAS）得分，并记录第一次肠鸣音和肛门排气时间、术后的芬太尼用量，以及围手术异丙酚和瑞芬太尼的用量。结果发现，在术后 4 h、8 h、12 h 内，LIDO 组和 DEX 组的 VAS 评分明显低于 CON 组（$P<0.01$）。在术后 1 h、4 h、8 h、12 h 和 24 h 内，LIDO+DEX 组与其他 3 组相比，VAS 评分也明显降低（$P<0.01$）。LIDO 组和 LIDO+DEX 组的第一次肠鸣音和肛门排气时间明显比 CON 组和 DEX 组短。术后芬太尼需求在 1 h 和 4 h 内 LIDO 组明显低于 CON 组，在 1 h、4 h、8 h 内，DEX 组明显低于 CON 组（$P<0.01$）。术后芬太尼需求在 1 h、4 h、8 h、12 h、24 h 和 48 h 内，LIDO+DEX 组与其他 3 组相比，显著降低（$P<0.01$）。与 CON 组相比，LIDO 组、DEX 组和 LIDO+DEX 组异丙酚和瑞芬太尼总用量显著下降（$P<0.01$）。因此得出结论，利多卡因与右美托咪定联合治疗，显著改善术后疼痛，改善腹部子宫切除术的肠功能恢复。

三、反流误吸

林健达等[11]研究 ERAS 理念下术前 12 h 口服 1 000 ml、术前 2 h 口服 500 ml 液体碳水化合物对胃癌手术患者全身麻醉诱导期胃内容物反流误吸及其血流动力学的影响。研究证实，术前 12 h 口服 1 000 ml、术前 2 h 口服 500 ml 液体碳水化合物能更好地维持择期胃癌手术患者全身麻醉诱导期血流动力学的稳定，且不增加胃液残留量及反流误吸风险。

（宦 烨 段 乐 张 兵 蔡宏伟）

参考文献

[1] 武丽娜，余剑波，宫丽荣. 耳穴压豆对妇科腔镜术后胃肠运动功能的影响. 中国中西医结合外科杂志，2017，23（6）：626-629.

[2] 陶涛，陈婷，杨爱明，等. 耳穴贴压对全麻下妇科腹腔镜术后患者血浆胃动素的影响. 中国针灸，2017，

37（2）：171-174.
[3] 李纯青，王东信，曲元. 月经周期不同阶段对妇科腹腔镜手术后恶心呕吐的影响. 临床麻醉学杂志，2017，33（9）：842-847.
[4] 张志强，底旺，张山，等. 甘露醇复合多模式镇吐措施预防甲状腺术后恶心呕吐的观察. 临床麻醉学杂志，2017，33（4）：353-355.
[5] 张惠军，付征，陆爱英，等. 地塞米松、托烷司琼和灵活手术体位对甲状腺切除手术后恶心呕吐的影响. 重庆医学，2017，46（17）：2401-2403.
[6] 杨孟昌，苏文杰，邓佳，等. 碳水化合物饮料对腹腔镜胆囊切除术患者术后恶心呕吐的影响. 实用医院临床杂志，2017，14（5）：223-225.
[7] 周懿，蓝升，刘毅，等. 右美托咪定对恶心呕吐高危患者术后恶心呕吐发生影响的随机对照研究. 中国临床医学，2017，24（2）：238-241.
[8] 游凯，罗艳. 全凭静脉麻醉下经内镜逆行胰胆管造影术后恶心呕吐的危险因素. 临床麻醉学杂志，2017，33（4）：317-320.
[9] 孙晓晨，马晓冉，鞠辉，等. 氟比洛芬酯用于大鼠肠道术后镇痛与肠道安全性的研究. 中国疼痛医学杂志，2017，23（9）：656-661.
[10] Xu SQ, Li YH, Wang SB, et al. Effects of intravenous lidocaine, dexmedetomidine and their combination on postoperative pain and bowel function recovery after abdominal hysterectomy. Minerva Anestesiol, 2017, 83 (7): 685-694.
[11] 林健达，田珂，李妍，等. 加速康复外科理念下术前口服液体对胃癌患者全麻诱导的影响. 中国临床医学，2017，24（3）：447-450.

第四节　围术期低体温及凝血功能并发症

围术期低体温是引起寒战、凝血功能障碍、药物代谢缓慢及麻醉苏醒延迟的重要原因之一，围术期凝血功能的监测也密切关系着患者的预后。因此，围术期低体温及凝血功能并发症也是围术期医学不可忽略的一部分。

一、围术期低体温及寒战

Yi 等[1]研究术中体温过低在全身麻醉患者的临床结果，确定在中国术中体温过低的总体发生率及其与临床结果相关的风险因素。Yi 等从 2014 年 11 月到 2015 年 8 月进行了一项全国性的横断面研究，并进行 30 d 的随访。在全国范围内，从 28 家医院随机抽取 3 132 名符合条件进行全身麻醉的患者。结果发现术中体温过低的总发生率高达 44.3%，麻醉诱导后，在 1 h、2 h、3 h 和 4 h 中，体温过低的累计发生率分别为 17.8%、36.2%、42.5% 和 44.1%。所有患者都使用手术无菌单、床单或棉毯保温，而只有 14.2% 的患者使用空气加热器、电热器或电子毛毯加温。与体温正常的患者相比，体温过低的患者与住入术后重症监护病房率、更长的PACU时间和更多的术后住院时间有关，但在手术部位感染（SSI）率或30 d死亡率方面没有差别。有几项措施能防止术中体温降低，分别为术中加温（$OR=0.46$，$95\%CI\ 0.26\sim0.81$），$BMI\geqslant25\ kg/m^2$（$OR=0.54$，$95\%CI\ 0.45\sim0.65$），更高的基础核心温度（$OR=0.04$，$95\%CI\ 0.03\sim0.06$），以及更高的环境温度（$OR=0.83$，$95\%CI\ 0.78\sim0.88$）。与体温降低的风险相关的风险因素包括大手术（$OR=1.49$，$95\%CI\ 1.23\sim1.79$）以及长时间的麻醉（>2 h）（$OR=2.60$，$95\%CI\ 2.09\sim3.24$）。研究得出结论，在中国，术中体温过低的发生率很高，手术过程中患者加温率较低。体温过低与术后寒战、增加的入ICU率和术后较长的住院时间有关。

夏海禄等[2]发现，术前预保温联合液体保温可维持全身麻醉下肺叶切除术患者术中体温平稳，降低低体温及寒战的发生，提高热舒适度，为患者提供有效的体温保护。选择胸腔镜肺叶切除术患者46例，随机分为预保温（充气式温毯）+液体（温箱）保温组（T组）和对照组（C组），记录预保温前后、麻醉过程中、术毕及进出麻醉术后恢复室时患者鼓膜温、术后寒战、热舒适度、恢复室停留时间。结果显示，麻醉后1 h、2 h、3 h和术毕时4个时间点，与对照组相比，保温组患者术中的核心体温下降幅度小，更趋于稳定（$P<0.01$）；术后低体温发生率、寒战发生率均较低（$P<0.05$）；患者热舒适度评分高于对照组（$P<0.01$）。陈玲等[3]通过对胸腔镜下颈、胸、腹三切口食管癌根治术患者进行加温输液，结果发现，加温输液可减缓患者麻醉过程中体温下降的速度和幅度，减少麻醉期间低体温的整体时间和寒战发生率，但不改变患者麻醉诱导期的体温再分布过程和术后体温的最低点。

韩潮等[4]研究证实，静脉给予80 μg/kg羟考酮能够迅速有效治疗脊椎麻醉后寒战反应，并提高产妇术后镇痛的满意度。选择腰硬联合麻醉下行剖宫产手术中出现寒战的产妇100例，ASA分级Ⅰ~Ⅱ级。随机分为5组（$n=20$）：0.9%氯化钠液组（C组），曲马多1 mg/kg组（T组），羟考酮20 μg/kg组（O1组）、40 μg/kg组（O2组）、80 μg/kg组（O3组）。胎儿娩出后缓慢静脉注射相应药物。记录给药后即刻（T1）和给药后5 min（T2）、10 min（T3）、15 min（T4）、20 min（T5）、30 min（T6）时血流动力学的变化、患者寒战情况及不良反应的发生情况。结果显示，各组患者寒战严重程度差异无统计学意义；T组、O2组、O3组寒战治愈率明显高于C组（$P<0.05$），T组与O3组相比，差异无统计学意义。T1时寒战的缓解率在T组、O3组差异无统计学意义。T组恶心呕吐的发生率高于O3组（$P<0.05$）。与其余4组比较，O3组产妇术后镇痛的满意度最高（$P<0.05$）。

李朝光等[5]研究右美托咪定不同时机给药对腰硬联合麻醉后剖宫产产妇寒战反应的影响。结果发现，与对照组（C组）比较，麻醉开始前15 min（A组）和胎儿娩出即刻（B组）静脉泵注右美托咪定0.4 μg/kg（15 min）的产妇，寒战发生率明显降低，寒战程度明显减轻，牵拉反应明显减少；与B组比较，A组产妇寒战发生率更低（$P<0.05$），寒战程度也更小（$P<0.05$）；牵拉反应发生率差异无统计学意义。由此得出结论，对于预防剖宫产产妇寒战的发生，腰硬联合麻醉前给予右美托咪定的效果优于胎儿娩出后给药的效果。

二、围术期凝血功能并发症

陈正等[6]选择开腹胃癌根治术的患者，随机分为右美托咪定组（D组）和对照组（C组）。D组在麻醉诱导前 10 min 泵注右美托咪定 0.5 μg/kg 后以 0.5 μg/(kg·h) 的速率维持至关腹，麻醉维持选择丙泊酚和瑞芬太尼，术中采取保温措施，不使用人工胶体和肝素冲洗液。结果发现，与麻醉诱导前比较，两组术后 3 h 体温和血细胞比容均明显降低（$P<0.01$）；两组术后 3 h 抗凝血酶Ⅲ活性均明显降低，血浆纤维蛋白原降解产物（FDP）含量均明显增加（$P<0.01$）；术后 3 h，D 组凝血因子反应时间（R）明显缩短，纤维蛋白原反应最大幅度（MA）值明显增加（$P<0.05$）；在纤维蛋白原反应时间（K 时间和 α 角度）上，麻醉诱导前和术后 3 h 差异无统计学意义；术后 3 h，C 组 R 时间和 K 时间明显缩短，α 角度和 MA 值明显增大（$P<0.01$）。两组麻醉诱导前和术后 3 h 血小板计数、凝血酶原时间、活化部分凝血活酶时间（APTT）和血浆纤维蛋白原浓度差异无统计学意义。D 组术中丙泊酚和瑞芬太尼的用量明显少于 C 组（$P<0.05$）；术后 3 h，D 组抗凝血酶Ⅲ活性明显高于 C 组（$P<0.01$），FDP 含量明显低于 C 组（$P<0.05$）；术后 3 h，D 组凝血因子反应时间明显长于 C 组、MA 值明显低于 C 组（$P<0.05$），两组术后 3 h，K 时间和 α 角度差异无统计学意义。研究证实，全身麻醉下胃癌根治术中应用右美托咪定，可抑制凝血因子反应时间缩短和 MA 值增大，同时抑制血浆抗凝血酶Ⅲ活性降低和 FDP 含量升高，从而改善术后凝血状态。

汪海松等[7]评价电针足三里穴对大鼠肠缺血 - 再灌注时凝血功能的影响。将 SD 大鼠 40 只随机分为 5 组（$n=8$）：假手术组（S 组）、肠缺血 - 再灌注组（I/R 组）、电针足三里穴组（EA 组）、电针非经非穴组（NE 组）和 α7 烟碱型乙酰胆碱受体拮抗剂 α- 银环蛇毒素组（α-BGT 组）。检测血浆 TNF-α、组织因子（TF）、抗凝血酶（AT）、组织纤溶酶原激活物（tPA）、纤溶酶原激活物抑制物 -1（PAI-1）和 D- 二聚体水平，并行血小板计数。观察回肠病理学结果，并行肠黏膜 Chiu 评分。结果显示，与 S 组比较，I/R 组、NE 组和 α-BGT 组血浆 TNF-α、TF、tPA、PAI-1 和 D- 二聚体的浓度升高，AT 浓度降低，血小板计数减少，EA 组血浆 TNF-α 和 TF 的浓度升高，AT 浓度降低，I/R 组、NE 组和 α-BGT 组肠黏膜 Chiu 评分升高（$P<0.05$）；与 I/R 组比较，EA 组血浆 TNF-α、TF、tPA、PAI-1 和 D- 二聚体的浓度降低，AT 浓度升高，血小板计数增加，肠黏膜 Chiu 评分降低（$P<0.05$），NE 组和 α-BGT 组上述指标差异无统计学意义（$P>0.05$）；与 EA 组比较，NE 组和 α-BGT 组血浆 TNF-α、TF、tPA、PAI-1 和 D- 二聚体的浓度升高，AT 浓度降低，血小板计数减少，肠黏膜 Chiu 评分升高（$P<0.05$）。结论：电针足三里穴可改善大鼠肠缺血 - 再灌注时的凝血功能，其机制与激活胆碱能抗炎通路有关。

Zhou 等[8]研究心脏手术患者术中应用氨甲环酸（TXA）对术后卒中的影响。Zhou 等回顾性分析了 2 016 例接受心脏手术的患者，其中 664 例患者接受静脉注射 TXA，1 352 例患者没有接受任何抗纤溶药。采用单变量和倾向加权多元回归分析方法进行数据分析。结果发现，在心脏手术患者中，应用 TXA 与术后卒中有关，也与昏迷有关。在进行子类型分析时，在接受心脏瓣膜手术或多瓣膜手术的患者中，应用 TXA 仍然与术后卒中有关。但在接受冠状动脉旁路移植术（coronary artery bypass grafting，CABG）手术的患者中，使用 TXA 与术后卒中不相关。然而，使用 TXA 与术后死亡率、术后癫痫发作、术后持续肾替代疗法使用率、术后出血都无关，且术后的机械通气时间、住重症监护室时间和住院时间都没有发现差异。因此得出结论，术后卒中与心脏手术患者的术中应用 TXA 有关，特别是在接受心脏瓣膜手术的患者中。这项研究可能表明，在评估心脏手术患者的出血风险后，尤其是在高、中风险的患者中，应根据明确的指标来使用 TXA。

Peng 等[9]研究在小儿择期颅内肿瘤手术中使用羟乙基淀粉（6% HES 130/0.4）与 5% 人血清白蛋白（HA）对凝血功能的影响。研究使用随机对照方法，共收入 60 例全身麻醉下择期行颅内肿瘤切除术等患儿，并随机将其分为 HES 组及 HA 组，每组 30 例，分别在硬脑膜剪开前给予羟乙基淀粉或 5% 人血清白蛋白 20 ml/kg 作为前负荷。通过观察围术期血栓弹力图（TEG）结果、血流动力学及血象指标、输血、围术期液体平衡、颅内压、死亡率、ICU 住院时间及住院时间来评价两组效果。结果发现，给予前负荷后，两组 TEG 指标与基础值相比无显著差异，但在输液后即刻两组均出现最大振幅下降，并在输液后 1 h 恢复至数千水平。两组的围术期总液体平衡、出血量及输血量、颅内压、血流动力学及血象指标均无明显差异。两组死亡率、住院时间及临床并发症等发生率均无明显差异。研究表明，羟乙基淀粉与人血清白蛋白相比，以 20 ml/kg 作为前负荷，在小儿择期颅内肿瘤手术中对凝血功能的影响无显著差异。

（宦 烨　段 东　张 兵　蔡宏伟）

参考文献

[1] Yi J, Lei Y, Xu S, et al. Intraoperative hypothermia and its clinical outcomes in patients undergoing general anesthesia: National study in China. PLoS One, 2017, 12 (6): e177221.

[2] 夏海禄，易杰，黄宇光. 充气式温毯预保温联合液体加温对肺叶切除术患者体温及热舒适度的影响. 基础医学与临床，2017, 37（5）: 718-722.

[3] 陈玲，陶坤明，王嘉锋，等. 输液加温在胸腔镜下颈、胸、腹三切口食管癌根治术中的应用. 国际麻醉学与复苏杂志，2017, 38（3）: 238-242.

[4] 韩潮，黄绍强，路耀军. 不同剂量羟考酮治疗腰 - 硬联合麻醉剖宫产产妇寒战的疗效分析. 中国临床医学，2017, 24（2）: 242-246.

[5] 李朝光，吴艳，范建萍. 右美托咪定不同时机给药对腰 - 硬联合麻醉后剖宫产产妇寒战反应的影响. 临床麻醉学杂志，2017, 33（9）: 868-871.

[6] 陈正，邵东华，毛祖旻，等. 右美托咪定对胃癌根治术后凝血功能的影响. 临床麻醉学杂志，2017, 33（11）: 1086-1090.

[7] 汪海松，蔡东妙，徐林梅，等. 电针足三里穴对大鼠肠缺血再灌注时凝血功能的影响. 中华麻醉学杂志，2017, 37（7）: 865-868.

[8] Zhou ZF, Zhang FJ, Huo YF, et al. Intraoperative tranexamic acid is associated with postoperative stroke in patients undergoing cardiac surgery. PLoS One, 2017, 12 (5): e177011.

[9] Peng Y, Du J, Zhao X, et al. Effects of colloid pre-loading on thromboelastography during elective intracranial tumor surgery in pediatric patients: hydroxyethyl starch 130/0.4 versus 5% human albumin. BMC Anesthesiol, 2017, 17 (1): 62.

第五节 其他系统并发症

一、术后疼痛及痛觉过敏

张华峰等[1]观察发现高乌甲素能够缓解大剂量瑞芬太尼持续输注所致的术后痛觉过敏。研究选择择期甲状腺手术患者，年龄20~60岁，ASA分级Ⅰ或Ⅱ级。试验分为3组（$n=40$）：S组[小剂量瑞芬太尼组，0.1 μg/（kg·min）]、L组[大剂量瑞芬太尼组，0.3 μg/（kg·min）]、G组（高乌甲素＋大剂量瑞芬太尼组，0.3 μg/（kg·min）]。手术结束前30 min给予G组患者静脉注射8 mg高乌甲素。3组患者术后2 h、6 h、24 h的VAS评分、吗啡累计消耗量、术前和术后2 h的机械痛阈值差异均无统计学意义。与S组比较，L组患者术后6 h、24 h的机械痛阈值显著降低，而G组患者则明显高于L组（$P<0.01$）。职勇[2]的研究显示，术毕前静脉注射羟考酮10 mg明显预防瑞芬太尼麻醉后诱发的早期痛觉过敏，不影响患者苏醒，亦不增加恶心呕吐的发生率。张耀贤等[3]证实，右美托咪定可以降低介导疼痛传递的神经递质血浆P物质水平，抑制P物质介导的中枢敏化，减轻患者术后疼痛的程度，起到预防瑞芬太尼诱发术后痛觉过敏的作用。刘健萍等[4]研究发现，全凭静脉麻醉行下腹部剖腹手术患者，维持BIS值在40~49的状态可以减轻术后机体的应激反应，减轻术后痛觉过敏的发生，且术后48 h机械痛觉过敏的恢复较快。

王晓冰等[5]探讨多药耐药基因1（*MDR1*）C3435T多态性对关节置换术后镇痛药物（地佐辛联合舒芬太尼）使用量的影响。选取300例关节置换术的患者，术后镇痛给予地佐辛＋舒芬太尼。结果发现，*MDR1 C3435T CC*、*CT*和*TT*基因型符合Hardy-Weinberg平衡（$P>0.05$），且术后0 h、24 h、48 h的VAS评分、Ramsay评分比较，差异均无统计学意义；*CT*、*TT*基因型患者术后0~24 h、>24~48 h地佐辛＋舒芬太尼的使用量均显著低于*CC*基因型患者（$P<0.05$）；*TT*基因型患者术后恶心呕吐及总体不良反应发生率均显著低于*CC*、*CT*基因型患者（$P<0.05$）。由此得出结论，在达到相似镇痛、镇静效果的前提下，MDR1 C3435T突变型患者对地佐辛＋舒芬太尼的耐受性更低，所需剂量更少，且不良反应发生率更低。该基因型可作为临床个体化治疗的参考指标。

Yuan等[6]研究右美托咪定通过调节脊髓NMDA受体的运输和功能，并调节nPKC和CaMKⅡ水平在体内和体外的表达来预防瑞芬太尼诱发的术后痛觉过敏。瑞芬太尼诱导的继发性痛觉过敏已在动物实验和临床试验中证实。增强N-甲基-D-天冬氨酸（NMDA）受体转运，以及蛋白激酶C（PKC）和钙调蛋白依赖性蛋白激酶Ⅱ（CaMKⅡ）已被报道参与诱导和维持中枢敏化。Yuan等已证明在体内和体外，通过调节脊髓NMDAR-PKC-Ca2/CaMKⅡ途径，右美托咪定可以预防瑞芬太尼诱导的痛觉过敏（RIH）。Yuan等首先通过使用RIH的老鼠模型研究高选择性α_2肾上腺素能受体激动药右美托咪定对机械痛和热痛觉过敏的影响。通过蛋白质印迹分析进行测量NMDA受体亚基（NR1、NR2A和NR2B）的表达和膜运输以及脊髓$L_{4\sim5}$节段中的PKC和CaMKⅡ表达。NMDA受体亚基（NR1、NR2A和NR2B）的表达也通过免疫组织化学检测。此外，通过全细胞膜片钳研究脊髓切片，研究右美托咪定对NMDA受体电流幅度和频率的影响。既往研究者们已经发现，瑞芬太尼以

1.2 μg/（kg·min）输注 90 min 会引起机械痛和热痛觉过敏，上调了 NMDA 受体亚基 NR1 和 NR2B 在膜部分和总裂解物中的表达，以及增加 PKC 和 CaMK Ⅱ 在脊髓背角的表达。该研究使用右美托咪定以 50 μg/kg 在足底切口前 30 min 皮下注射，从输注后 2～48 h 显著减弱瑞芬太尼诱导的机械痛和热痛觉过敏，这与逆转膜相关和总裂解物中上调 NR1 和 NR2B 亚基以及脊髓背角中 PKC 和 CaMK Ⅱ 表达的增加有关。瑞芬太尼还可能增加 NMDA 受体诱导电流在背角神经元上的振幅和频率，这是由右美托咪定所减弱的。这些结果表明，通过调节脊髓背角上的 NMDA 受体以及 PKC 和 CaMK Ⅱ 水平的表达、膜的传播和功能，可以显著改善 RIH，这为右美托咪定是一种可能治疗 RIH 的药物提供了有益的证据。

二、术后炎症反应及免疫功能抑制

王佳等[7]研究发现，慢性乙型肝炎剖宫产产妇术后镇痛中羟考酮能激活 T 细胞，而吗啡引起 Th1 细胞抑制。选择腰硬联合麻醉下行剖宫产的慢性乙型肝炎产妇 60 例，分别采用羟考酮 0.8 mg/kg（O 组）和吗啡 0.8 mg/kg（M 组）行术后患者自控静脉镇痛（patient-controlled intravenous analgesia，PCIA）。结果显示，术后 24 h 和 48 h，O 组 Th1 细胞明显高于 M 组（$P<0.05$）；M 组 Th1、Th2 细胞变化差异无统计学意义。O 组患者自控镇痛（patient-controlled analgesia，PCA）按压次数和镇痛药累计用量明显少于 M 组（$P<0.05$）。两组术后不良反应发生率差异无统计学意义。廖美娟等[8]探讨羟考酮与吗啡术后镇痛对结肠癌根治术患者血小板活化和细胞免疫功能的影响。结果发现，与吗啡比较，羟考酮术后镇痛可抑制血小板过度活化，对细胞免疫功能抑制较轻，此作用对防治结肠癌根治术患者围术期肿瘤细胞血行转移或有积极意义。

耿红芳等[9]通过对开胸食管癌根治术患者术后细胞免疫功能的研究，评价胸椎旁神经阻滞联合全身麻醉的优化效果。试验分为全身麻醉组（G 组）和胸椎旁神经阻滞联合全身麻醉组（TPVB＋G 组），麻醉维持均采用丙泊酚靶控输注（target controlled infusion，TCI）输注，血浆靶浓度 1～4 μg/ml，维持 BIS 值 40～50。术后行 PCIA，维持 VAS 评分≤3 分。结果显示，与 G 组比较，TPVB＋G 组气管拔管后 10 min 时 Ricker 镇静与躁动评分降低，术中瑞芬太尼用量、麻醉恢复期血管活性药使用率及 PCIA 无效按压次数降低，术后 $CD4^+$ 水平和 $CD4^+/CD8^+$ 比值升高（$P<0.05$）。结论：胸椎旁神经阻滞联合全身麻醉，可改善食管癌根治术患者术后细胞免疫功能，是较适宜的麻醉方案。

王小锐等[10]选取全身麻醉下行髋关节置换术（THR）的老年阿尔茨海默病患者，随机分为观察组和对照组。观察组给予右美托咪定 1 μg/kg 静脉泵注，再以 0.2～0.7 μg/（kg·h）维持至手术结束。结果显示，与对照组相比，观察组术毕即刻、术后 12 h 时 Ramsay 镇静评分增加（$P<0.05$）；术后即刻、术后 12 h、术后 24 h 血清 CRP、IL-6、TNF-α 水平降低（$P<0.05$），血清 $CD3^+$、$CD4^+$、$CD8^+$ 水平及 $CD4^+/CD8^+$ 值升高（$P<0.05$）。因此得出结论，右美托咪定对阿尔茨海默病患者实施 THR 具有独特的镇痛、镇静作用，可有效抑制炎症因子的释放，从而改善机体免疫功能。

三、创伤后应激障碍

赵鹏等[11]探讨右美托咪定喷鼻超前干预对围术期儿童医源性创伤后应激障碍（post-traumatic

stress disorder，PTSD）及远期对儿童人格及智力水平的影响，试验分为对照组（0.5 ml 生理盐水喷鼻）和 DM1、DM2、DM3、DM4 组（分别给予右美托咪定 0.1 μg/kg、0.2 μg/kg、0.3 μg/kg、0.4 μg/kg）。苏醒后 24 h、48 h、出院时和出院后 1 个月、3 个月、6 个月应用创伤后应激量表（CAPS-DX）进行评分；于患儿出院后 1 个月、3 个月、6 个月应用儿童行为量表（CBCL）测评儿童人格有无异常，采用 50 项智能筛查量表评测智力水平。研究发现，DM1、DM2、DM3、DM4 组患儿 CAPS-DX、CBCL 评分均明显低于对照组，50 项智能筛查量表评分均明显高于对照组，差异均有统计学意义（$P<0.05$）；DM3 组患儿 CAPS-DX、CBCL 评分均明显低于 DM1、DM2 组，50 项智能筛查量表评分均明显高于 DM1、DM2 组，差异均有统计学意义（$P<0.05$）；DM3 组患儿 CAPS-DX、CBCL 评分及 50 项智能筛查量表评分与 DM4 组比较，差异均无统计学意义（$P>0.05$）。试验证实，右美托咪定（0.3 μg/kg）喷鼻超前干预安全、有效，可降低医源性应激障碍，并可改善儿童人格异常及智力水平。

四、肾功能损伤

孔昊等[12]利用回顾性队列研究收集非体外循环下冠状动脉旁路移植术（off pump coronary artery bypass grafting，OPCAB）患者资料，使用 KIDGO 标准诊断急性肾损伤（acute kidney injury，AKI）。调查发现，对于接受 OPCAB 的患者，术前白蛋水平越高，术后 AKI 的发生率越低。为减少 OPCAB 患者术后 AKI 的发生率，应维持术前白蛋白水平高于 40 g/L。

赵伟红等[13]研究右美托咪定对失血性休克患者肾功能的影响，试验分为右美托咪定组（D组）和对照组（C组），分别于切皮前即刻（T1）、术毕即刻（T2）、术毕 24 h（T3）、术毕 72 h（T4）检测血清肌酐（Scr）和尿素氮（BUN）浓度、中性粒细胞明胶酶相关脂质运载蛋白（NGAL）和高迁移率族蛋白 1（HMGB1）含量，计算并比较 T4 时血清 Scr 浓度和 T3 时 HMGB1 含量较 T1 时的变化幅度（ΔScr 和 ΔHMGB1），并记录患者 T1、T2 时平均动脉压、心率等血流动力学指标和剩余碱、乳酸等动脉血气结果。得出的结论是，右美托咪定可抑制缺血-再灌注后血清促炎因子 HMGB1 含量的增加，有利于失血性休克患者肾功能的恢复。

Tobey 等[14]研究心脏手术患者术后急性肾损伤和血制品使用率与术中使用人工胶体的关系。本研究通过回顾性分析评估两种羟乙基淀粉（HES）对心脏手术患者的肾完整性和输血的影响。研究者共调查 1 265 名冠状动脉旁路移植术（CABG）和（或）瓣膜手术，包括主动脉交叉夹的心肺旁路手术的患者。在这些患者中，有 70% 的患者使用 HES，其中 47% 的患者使用量<1 000 ml，53% 的患者使用≥1 000 ml。两组患者急性肾损伤的发展没有区别。一种简洁的胶体倾向模型显示，CABG 联合瓣膜手术比单纯 CABG 手术与 HES 的使用关系更小。主动脉气囊反搏术与使用 HES 相关性小。3～5 岁的慢性肾病患者，使用 HES 比例更小。大量使用 HES 的患者，红细胞输注率没有发现差异，但新鲜冰冻血浆、冷沉淀和血小板的输注率更高。在胶体组和非胶体组之间，没有发现手术死亡率的差异。该研究显示，在胶体组和非胶体组之间，术后急性肾损伤与红细胞输血没有关联；尽管使用 HES 会增加并发症的发生率，但并不会增加手术死亡率。

五、应激水平

吕卓辰等[15]比较加速康复外科（enhanced recovery after surgery，ERAS）与传统围术期的麻醉管理对甲状腺手术围术期应激水平的影响。结果显示，苏醒期、术后 1 d 时，ERAS 组 VAS 疼痛评分明显低于对照组（$P<0.05$）。ERAS 组术后第 1 天镇痛满意度评分明显高于对照组（$P<0.05$）。术后当日和术后 1 d，ERAS 组 C 反应蛋白（CRP）浓度明显低于对照组；对照组 CRP 浓度明显高于术前（$P<0.05$）。两组术后咽痛、声嘶和饮水呛咳等并发症的发生率差异无统计学意义。吕卓辰等认为，围术期 ERAS 在甲状腺手术中的应用安全、可靠，可有效提高患者的满意度，提升围术期舒适化体验，减轻术后疼痛，促进患者快速康复。

六、麻醉药物使用及不良反应

刘薇等[16]观察盐酸纳美芬对全身麻醉诱导时舒芬太尼引起呛咳的预防作用，并观察其对插管过程中患者血流动力学的影响。观察组患者在诱导前 5 min 静脉注射盐酸纳美芬 0.25 μg/kg，对照组给予等量生理盐水，观察两组患者静脉注射舒芬太尼 1 min 内发生呛咳的次数和程度。监测并记录两组患者麻醉诱导前（T0）、静脉注射舒芬太尼 1 min 时（T1）和插管即刻（T2）的血压、心率和脉搏血氧饱和度等血流动力学指标变化。结果发现，对照组呛咳发生率为 37.5%，观察组发生率为 0，两组呛咳发生率及程度比较，差异均有统计学意义（$P<0.05$）。结论：预先注射盐酸纳美芬能有效减少全身麻醉诱导时舒芬太尼所致呛咳反应的发生及其程度，减少因呛咳反应导致的血流动力学波动，但不影响舒芬太尼对插管反应的抑制作用。王涛涛等[17]研究盐酸纳美芬对心脏手术全身麻醉诱导期舒芬太尼诱发呛咳的预防作用。试验证实，预防性注射盐酸纳美芬可有效减少心脏麻醉诱导期舒芬太尼诱发呛咳反应的发生率和强度，减少因呛咳反应所造成的血流动力学波动，但对患者的插管反应无影响。

Liu 等[18]研究发现腹腔镜妇科手术中罗库溴铵的作用持续时间随着肝血液中的下降而改变。适度的气腹压力和深度神经肌肉阻滞（neuromuscular block，NMB）已被推荐用于腹腔镜手术，由于 CO_2 气腹导致的内脏灌注可能减少。由于肝是罗库溴铵代谢的主要器官，在腹腔镜手术中，是否罗库溴铵的深度神经肌肉阻滞会随着肝灌注的变化而改变值得调查。在该前瞻性研究中，共计 60 名女性患者进行择期腹腔镜妇科手术（腹腔镜组）或妇科剖腹术（对照组）。罗库溴铵使用闭环反馈输注系统进行管理，该系统也被应用于监测深度神经肌肉阻滞，符合良好的临床研究实践（GCRP）。该研究记录起效时间、临床持续时间和恢复指数（recovery index，RI）。在进入腹腔（T1）之前、建立人工气腹/皮肤切开后 5 min（T2）、建立人工气腹/皮肤切开后 15 min（T3）、建立人工气腹/皮肤切口后 30 min（T4）、气腹组或对照组中分别关闭腹部（T5）通过术中超声检查来评估肝血流量。用线性分析或二次回归分析来分析罗库溴铵和门静脉血流量的临床持续时间之间的关系。结果发现，在腹腔镜组中，罗库溴铵的临床持续时间和 RI［（36.8±8.3）min，（12.8±5.5）min］相对于控制组［（29.0±5.8）min，（9.8±4.0）min］（$P<0.000\,1$，$P=0.018$）都有显著延长。与控制

组相比,在整个手术期间,门静脉血流量显著减少($P<0.0001$)。罗库溴铵和门静脉血流量的临床持续时间有显著的相关性[$Y=51.800-0.043X+(1.86E-005)X^2$,$r^2=0.491$,$P<0.0001$]。因此得出结论,在腹腔镜妇科手术中,由罗库溴铵引起的深度神经肌肉阻滞可能会延长,这是由于由CO_2人工气腹引起的门静脉血流量减少所致。在腹腔镜妇科手术中,需要较少的罗库溴铵便可以达到理想的深度神经肌肉阻滞。

七、远期并发症

可焱[19]观察在0~3岁时接受(试验组)或未接受(对照组)全身麻醉和手术的6~8岁儿童,两组年龄、性别、教育背景、父母职业等影响智力发育的主要因素相匹配。结果发现,智力发育方面,两组儿童各项指数比较差异均无统计学意义;在智力内部结构方面,试验组的语言理解-工作记忆指数、言语理解-加工速度指数、知觉推理-加工速度指数的差值分别为26.58%、16.46%、20.25%,均明显高于对照组的发生率($P<0.05$);试验组儿童前庭功能失调的发生率为25.32%,对照组为2.53%,两组比较差异具有统计学意义($P<0.05$)。结论:婴幼儿时期接受全身麻醉与手术,对远期的智力和感觉统合能力无明显影响,但言语理解-工作记忆指数、言语理解-加工速度指数、知觉推理-加工速度指数的差值临床差异的发生率较高,接受全身麻醉手术后对儿童前庭功能有影响。

(宦 烨 段 乐 张 兵 蔡宏伟)

参考文献

[1] 张华峰,叶海旺,陈骏萍,等. 高乌甲素对瑞芬太尼持续输注所致术后疼痛及痛觉过敏的影响. 中华医学杂志,2017,97(38):3013-3016.

[2] 职勇,陈景艳,高尚. 羟考酮或舒芬太尼预防瑞芬太尼诱发的术后痛觉过敏的效果. 临床麻醉学杂志,2017,33(6):573-575.

[3] 张耀贤,张中军,吴文燕,等. 右美托咪定对瑞芬太尼引起术后痛觉过敏的影响. 广东医学,2017,38(20):3194-3196.

[4] 刘健萍,陈茜,蓝雨雁. 全凭静脉麻醉下不同麻醉深度对下腹部剖腹手术患者术后痛觉过敏的影响. 临床麻醉学杂志,2017,33(04):345-348.

[5] 王晓冰,刘永,李大祥. MDR1 C3435T多态性对关节置换术后镇痛药物使用量的影响. 中国药房,2017,28(14):1876-1880.

[6] Yuan Y, Sun Z, Chen Y, et al. Prevention of remifentanil Induced postoperative hyperalgesia by dexmedetomidine via regulating the trafficking and function of spinal NMDA receptors as well as PKC and CaMK II level in vivo and in vitro. PLoS One, 2017, 12 (2): e171348.

[7] 王佳,邱晓东,殷国平. 羟考酮对慢性乙型肝炎剖宫产产妇术后T细胞功能的影响. 临床麻醉学杂志,2017,33(9):878-880.

[8] 廖美娟，郑雪琴，冯舒韵，等. 羟考酮与吗啡术后镇痛对结肠癌根治术患者血小板活性和细胞免疫功能的影响. 临床麻醉学杂志，2017，33（6）：542-545.

[9] 耿红芳，丛旭晖，张伟，等. 麻醉因素与开胸食管癌根治术患者术后细胞免疫功能的关系：胸椎旁神经阻滞联合全身麻醉的价值. 中华麻醉学杂志，2017，37（6）：641-644.

[10] 王小锐，李阳阳，万亮，等. 右美托咪定辅助麻醉对老年阿尔茨海默病髋关节置换术患者炎症因子及T淋巴细胞亚群的影响. 海南医学院学报，2017，23（7）：925-927.

[11] 赵鹏，郭永民，郭靖璇，等. 右美托咪定鼻喷超前干预对儿童医源性创伤后应激障碍的影响. 重庆医学，2017，46（1）：175-177.

[12] 孔昊，王东信. 非体外循环下冠脉搭桥患者术前白蛋白水平与术后急性肾功能损伤的关系. 实用医学杂志，2017，33（06）：938-942.

[13] 赵伟红，冯运林，罗佛全，等. 右美托咪定对失血性休克患者肾功能的影响. 临床麻醉学杂志，2017，33（7）：642-646.

[14] Tobey R, Cheng H, Gao M, et al. Postoperative acute kidney injury and blood product transfusion after synthetic colloid use during cardiac surgery. J Cardiothorac Vasc Anesth, 2017, 31 (3): 853-862.

[15] 吕卓辰，熊晨君，严佶祺，等. 实施加速康复外科麻醉管理对甲状腺手术应激水平的影响. 临床麻醉学杂志，2017，33（8）：733-737.

[16] 刘薇，严虹. 盐酸纳美芬预防全麻诱导期舒芬太尼诱发呛咳的临床观察. 中国药师，2017，20（3）：501-502.

[17] 王涛涛，翟明，郭睿，等. 盐酸纳美芬对心脏手术全麻诱导期舒芬太尼诱发呛咳的预防作用. 蚌埠医学院学报，2017，42（4）：454-457.

[18] Liu Y, Cao W, Liu Y, et al. Changes in duration of action of rocuronium following decrease in hepatic blood flow during pneumoperitoneum for laparoscopic gynaecological surgery. BMC Anesthesiol, 2017, 17 (1): 45.

[19] 可焱. 婴幼儿时期接受全身麻醉与手术对远期的智力和感觉统合能力发育的影响. 陕西医学杂志，2017，46（12）：1644-1646.

第五章 围术期器官保护研究进展

第一节 器官保护的基础研究

一、神经系统保护

(一) 脑保护

1. 麻醉药物与围术期脑保护 麻醉药物在手术或创伤中的脑保护作用研究在 2017 年度仍不断深入，主要集中在右美托咪定（DEX）及七氟烷等麻醉药物的脑保护机制。

（1）麻醉与手术创伤：麻醉与手术创伤后，老年患者常发生不同程度的血脑屏障（blood brain barrier，BBB）损伤。Yang 等[1]*探讨麻醉和手术对 BBB 通透性和认知功能的影响及其可能机制。本研究在 9 个月、18 个月大的野生型小鼠和 9 个月大的白细胞介素素 -6（IL-6）敲除小鼠中，观察 1.4% 异氟烷麻醉下行剖腹手术（麻醉/手术）2 h 对 BBB 通透性、连接蛋白水平和认知功能的影响。结果发现，麻醉/手术增加小鼠 BBB 对 10 kDa 葡聚糖的通透性，但对 70 kDa 葡聚糖的通透性不增加，且呈 IL-6 依赖性和年龄相关性。另外，麻醉/手术后，18 个月大的小鼠中出现认知障碍，而 9 个月大的小鼠则没有。同时，还发现麻醉/手术降低 β-catenin 和紧密连接蛋白 claudin、occludin 和 ZO-1 的水平，但对 VE-cadherin、E-cadherin 和 p120-catenin 的表达水平没有影响。结果表明，麻醉/手术可能会诱发与年龄相关的 BBB 功能障碍和认知障碍及术后谵妄。

（2）右美托咪定：右美托咪定是一种高效、高选择性的肾上腺素 α_2 受体激动药，除镇痛和剂量依赖性镇静作用外，其脑保护作用被广泛关注。右美托咪定减轻神经元自噬作用。Luo 等[2] 探讨脑缺血后 DEX 的神经保护作用及其自噬机制。本研究发现 24 h 短暂性大脑中动脉栓塞（tMCAO）后处理，右美托咪定和右美托咪定 + 3- 甲基腺嘌呤（3-MA）（自噬抑制剂）与右美托咪定 + RAPA（自噬诱导物）相比，可以减少脑梗死面积并改善神经功能缺陷。结果发现，右美托咪定抑制缺血周围脑区的神经元自噬，增加氧糖剥夺（OGD）模型中原代培养神经元的活力和凋亡，右美托咪定通过抑制凋亡和自噬，诱导 Bcl-1 和 p62 表达，同时降低微管相关蛋白 1 轻链 3（LC3）和 Beclin1 在原代培养神经元中的表达。同时，右美托咪定促进缺氧诱导因子 -1α（HIF-1α）在体内和体外的表达，HIF-1α 抑制剂 2- 甲氧基雌二醇（2ME2）可逆转右美托咪定诱导的自噬抑制。结果表明，缺血 – 再灌注（I/R）初期用右美托咪定进行后处理通过上调 HIF-1α 来抑制神经元自噬，从而保护小鼠脑免受 I/R 损伤，为急性缺血性损伤提供了潜在的治疗方法。孙哲等[3] 探讨右美托咪定对瑞芬太尼诱导大鼠脊髓背角神经元 NMDA 受体微小兴奋性突触后膜电流（mEPSCs）的影响。将出生 14~18 d 雄性 SD 幼鼠随机分为 5 组：空白对照组（C 组），人工脑脊液中孵育 90 min；瑞芬太尼组（R 组），在含终浓度 4 nmol/L 瑞芬太尼的人工脑脊液中孵育 90 min；低剂量右美托咪定组（L 组）、中剂量右美托咪定组（M 组）和高剂量右美托咪定组（H 组），在含终浓度 4 nmol/L 瑞芬太尼和右美托咪定终浓度分别为 2 nmol/L、4 nmol/L 和 6 nmol/L 的人工脑脊液中孵育 90 min。采用全细胞膜片钳法记录大鼠脊髓背角神经元 NMDA 受体 mEPSCs 幅值与时间间隔。结果发现，与 C 组比较，其余 4 组 mEPSCs 幅值增大，时间间隔缩短（$P<0.05$）；与 R 组比较，L 组、M 组和 H 组 mEPSCs 幅值减小，时间间隔延长（$P<0.05$）；与 L 组比较，M 组和 H 组 mEPSCs 幅值减小，时间间隔延长（$P<0.05$）；与 M 组比较，H 组 mEPSCs 幅值减小，时间间隔延长（$P<0.05$）。结果表明，右美托咪定可能通过突触前和突触后机制减弱瑞芬太尼诱导的大鼠脊髓背角神经元 NMDA 受体功能增强。王彬等[4]探讨右美托咪定对脾切除术后老龄大鼠海马西罗莫司靶蛋白（mTOR）/tau 蛋白信号通路的影响。SD 大鼠随机分为 5 组：对照组（C 组），不做任何处理；假手术组（S 组），腹腔注射 10% 水合氯醛 0.3 ml/100 g；手术组（O 组），实施脾切除术；生理盐水组（NS 组），切除脾前 5 min 腹腔注射等量生理盐水；右美托咪定组（D 组），切除脾前 5 min 腹腔注射右美托咪定 50 μg/kg。于术后 7 d 进行 Morris 水迷宫实验。于术后 1 d、3 d 和 7 d 观察海马 CA3 区病理学结果，采用 RT-PCR 法检测海马 mTOR mRNA 和 tau 蛋白 mRNA 的表达水平，Western blotting 法检测海马 mTOR 及磷酸化 tau 蛋白（pS396 tau 蛋白）的表达水平。结果发现，与 C 组比较，O 组、D 组和 NS 组术后逃避潜伏期和游泳路径延长，海马 mTOR 和 pS396 tau 蛋白及 mTOR 和 tau 蛋白的 mRNA 表达上调（$P<0.05$），S 组上述指标差异无统计学意义（$P>0.05$）；与 O 组比较，D 组术后逃避潜伏期和游泳路径缩短，海马 mTOR 和 pS396 tau 蛋白及 mTOR 和 tau 蛋白的 mRNA 表达下调（$P<0.05$），NS 组上述指标差异无统计学意义（$P>0.05$）。D 组海马 CA3 区病理学损伤较 O 组减轻。结果表明，右美托咪定改善老龄大鼠术后认知功能的机制可能与抑制海马 mTOR/tau 蛋白信号通路激活有关。金峰等[5]探讨右美托咪定在脑缺血-再灌注损伤中对 p38 和 c-jun 氨基末端激酶（JNK）的表达和下游凋亡信号半胱氨酰天冬氨酸特异性蛋白酶-3（caspase-3）表达的影响，探讨其脑保护效应的机制。雄性 SD 大鼠被随机分为 3 组：假手术组（S 组）、脑缺血-再灌注组（I/R 组）和右美托咪定（DEX）组。I/R 组和 DEX 组采用线栓法制备大鼠脑缺血-再灌注损伤模型，缺血 90 min 后再灌注 24 h；右美托咪定组缺血同时经尾静脉泵注 3 μg/kg 右美托咪定于 5 min 内泵完，6 μg/（kg·h）持续泵注 2 h。S 组和 I/R 组泵注等量生理盐水。于再灌注 24 h 时行神经功能缺陷评分，取脑组织，氯化三苯基四氮唑（TTC）法测定脑梗死体积，计算脑梗死体积百分比；干湿法测定脑含水量；采用免疫荧光法检测脑组织中磷酸化 JNK（p-JNK）、磷酸化 p38（p-p38）、活化 caspase-3（cleaved caspase-3），采用 Western blotting 检测 JNK、p38、p-JNK 和 p-p38 表达水平。结果发现，神经功能缺陷评分、脑含水量和脑梗死体积百分比 DEX 组均小于 I/R 组。与 I/R 组比较，DEX 组 p-JNK 和 cleaved caspase-3 表达阳性细胞数均较少。与 I/R 组比较，DEX 组和 S 组 p-JNK 均表达减少。结果表明，DEX 能减轻大鼠脑缺血-再灌注损伤，其机制与抑制 JNK 和 p38 的磷酸化，从而减少 caspase-3 的激活有关。

（3）吸入麻醉药：2017 年度针对吸入麻醉药的脑保护研究热点集中在七氟烷预处理的脑保护作用及机制研究。赵丹等[6]探讨七氟烷后处理对大鼠脑缺血-再灌注时氧化应激及炎症反应的影响，以研究其脑保护机制。将 SD 大鼠随机分为假手术组（Sham 组）、脑缺血-再灌注组（I/R 组）和脑缺血-再灌注+七氟烷后处理组（SPC组）。制备大鼠I/R模型，缺血30 min后再灌注24 h。采用Western blotting法检测Iba-1和HO-1蛋白含量，并测定脑组织中活性氧（ROS）含量、丙二醛（MDA）、TNF-α、IL-1β浓度和超氧化物歧化酶（SOD）活性。结果发现，I/R组和SPC组脑皮质Iba-1蛋白含量明显高于Sham组（$P<0.05$），SPC组Iba-1蛋白含量明显低于IR组（$P<0.05$）。与Sham组比较，I/R组和SPC组ROS含量和MDA、TNF-α、IL-1β浓度明显升高，SOD活性和HO-1蛋白含量明显降低（$P<0.05$）。SPC组ROS含量和MDA、TNF-α、IL-1β浓度明显低于I/R组，SPC组SOD活性和HO-1蛋白含量明显高于I/R组（$P<0.05$）。研究结果表明，七氟烷后处理能抑制脑缺血-再灌注时诱发的小胶质细胞激活，减轻脑组织氧化应激及炎症反应，从而减轻脑缺血-再灌注损伤，发挥其脑保护作用。蒋震等[7]探讨七氟烷对阿尔茨海默病小鼠认知功能的影响。将雄性淀粉样前体蛋白（APP）/早老素1双基因小鼠随机分为2组：七氟烷组（Sev组）和对照（C组）。采用免疫组化法和Western blotting法分别检测小鼠海马Aβ斑块数、APP表达和Tau（S396）的磷酸化水平。结果发现，与C组比较，Sev组记忆潜伏期缩短，海马Aβ斑块数增加，Tau（S396）磷酸化水平升高，APP表达上调（$P<0.05$）。结果表明，七氟烷可降低阿尔茨海默病小鼠认知功能。赵亓等[8]探讨七氟烷与异丙酚不同配比静脉-吸入复合麻醉对老龄大鼠术后认知功能的影响。将健康老龄雄性Wistar大鼠随机分为6组：对照组（C组）、七氟烷麻醉组（S组）、异丙酚麻醉组（P组）、七氟烷与异丙酚不同配比复合麻醉组（SP1组、SP2组和SP3组）。C组静脉输注10 ml生理盐水；S组吸入3.1%七氟烷，P组静脉输注异丙酚40 mg/（kg·h），SP1组吸入2.4%七氟烷复合静脉输注异丙酚10 mg/（kg·h），SP2组吸入1.8%七氟烷复合静脉输注异丙酚20 mg/（kg·h），SP3组吸入1.2%七氟烷复合静脉输注异丙酚30 mg/（kg·h），麻醉时间均为2 h。除C组外，其他5组翻正反射消失后行胫骨骨折切开复位内固定术。于麻醉后1 d时进行Y迷宫实验，记录新异臂停留时间和各个臂穿梭次数总和，进行恐惧条件化实验，确定僵直时间比率，以反映认知功能；处死大鼠，取海马组织，采用Western blotting法测定occludin、基质金属蛋白酶-2（MMP2）和基质金属蛋白酶-9（MMP9）的表达。结果发现，与C组比较，其他5组新异臂停留时间缩短，各臂穿梭次数总和及僵直时间比率降低，海马occludin表达下调，MMP2和MMP9表达上调，SP2组上述指标变化最不明显（$P<0.05$或$P<0.01$）。结果表明，七氟烷与异丙酚不同配比静脉-吸入复合麻醉，可降低老龄大鼠术后认知功能，吸入1.8%七氟烷复合静脉输注异丙酚20 mg/（kg·h）麻醉对术后认知功能的影响较小。

关于麻醉药物的神经保护作用中，TASK通道的激活有辅助效果。TASK通道是麻醉药物的作用靶点之一，对缺氧和pH变化十分敏感，可被局部麻醉药抑制，但可被吸入麻醉药激活。Yao等[9]探讨TASK通道对吸入麻醉药神经保护的辅助作用。本研究通过全细胞记录获取挥发性麻醉药对皮质神经元TASK电流的影响，并验证TASK$^{-/-}$小鼠中麻醉激活TASK电流的损失。短暂性大脑中动脉栓塞模型用于建立缺血-再灌注损伤。在定量RT-PCR分析显示TASK$^{-/-}$小鼠的皮质和海马中TASK mRNA降低>90%。短暂性大脑中动脉栓塞刺激后TASK$^{-/-}$小鼠相比C57BL/6J小鼠梗死区域更大。还发现在C57BL/6J小鼠中，缺血性损伤后给予异氟烷或七氟烷可减少脑梗死百分比和神经功能缺损评分，而这些改变在TASK$^{-/-}$小鼠中减少。全细胞记录显示，在皮质锥体神经元中观察到异氟烷激活的背景钾电流在TASK$^{-/-}$小鼠中相比于野生型小鼠显著减少。结果表明，TASK通道可以限制缺血-再灌注损伤皮质，而且挥发性麻醉药后处理的神经保护作用，部分取决于皮质神经元

TASK 电流的激活。

（4）其他全身麻醉药：心搏骤停是世界范围内导致死亡和残疾的主要原因。许多患者遭受严重的脑损伤，甚至导致"持续性植物人状态"。Xu 等[10]探讨全身麻醉药预处理对心搏骤停所致脑损伤的保护作用。本研究通过活体时间延迟共焦成像在斑马鱼的大脑中发现心搏骤停后产生 Ca^{2+} 波的爆发。Ca^{2+} 波首先在后脑开始，然后依次传播到中脑和端脑，神经元在 Ca^{2+} 波传播后出现 Ca^{2+} 超载。与此一致的是，通过 TUNEL 染色发现斑马鱼心搏骤停时的神经细胞凋亡增加。并发现咪达唑仑或氯胺酮预处理等全身麻醉药处理后，心搏骤停诱导的 Ca^{2+} 波传播被阻止。此外，咪达唑仑或氯胺酮预处理可显著降低斑马鱼的神经细胞凋亡，提高其存活率。结果表明，全身麻醉药预处理通过抑制斑马鱼中 Ca^{2+} 波的传播来防止心搏骤停引起的脑损伤，从而起到神经保护作用。

2. 电针调节与脑保护　电针调节的脑保护作用已经得到广泛的关注与认可，2017 年度在电针灸（EA）预处理对脑缺血-再灌注的脑保护机制有了更为深入的研究。

Chi 等[11]*探讨电针灸对缺血性脑卒中的脑保护作用。本研究发现单侧迷走神经切断联合外周阿托品诱导的副交感神经功能障碍（parasympathetic dysfunction，PD）减弱 EA 的功能益处及其在改善脑灌注、减少梗死体积和阻碍细胞凋亡，神经元和外周炎症以及氧化应激方面的作用。更重要的是，EA 大鼠的胆碱乙酰转移酶、5 种毒蕈碱受体亚型和 α7nAChR 的 mRNA 水平显著降低，提示中枢胆碱能系统的损伤受抑制；EA 还激活迷走神经的背部运动核，其是下部脑干中副交感神经节前神经元的最大来源（通过 c-fos 免疫组织化学检测），并且 PD 抑制这些变化。结果表明，副交感神经系统（PNS）在 EA 诱导的针对缺血性脑卒中的神经保护中起着关键作用，电针灸可以通过刺激副交感神经系统的激活，对缺血性脑卒中起到保护作用，EA 可以作为 PNS 激活治疗脑卒中的替代方式。

3. 氢气与脑保护　氢气（H_2）可以选择性地中和活性氧自由基。之前的研究证实 H_2 可以用来改善脑缺血-再灌注损伤。2017 年度脑缺血-再灌注损伤的治疗措施中，H_2 等还原剂的脑保护机制研究继续被关注。Yu 等[12]探讨 NaHS 在脑缺血-再灌注损伤中对不同年龄大鼠海马神经元的保护作用及可能机制。本研究青年和老年大鼠原代培养的海马神经元作为体外模型，通过糖氧剥夺（oxygen glucose deprivation，OGD）诱导脑缺血-再灌注损伤模型后，使用 NaHS 处理。结果发现，在青年和老年大鼠中，初级树突修复数量分别为 43.9% 和 68.7%，树突端尖修复数分别为 59.8% 和 101.1%，轴突长度修复 36.8% 和 66.7%，另外，在 OGD 模型中，青年和老年大鼠神经元的树突棘密度分别为 38.0% 和 58.5%，有着显著性差异。结果表明，NaHS 对 OGD 诱导的青年和老年大鼠海马神经元损伤可产生明确的保护作用，其机制可能与 NaHS 处理后生长相关蛋白 43 下调、氧化应激损伤减少有关。进一步研究发现，OGD 模型中蛋白磷酸酶 2（PP2A）上调抑制的 ERK1/2，可以在 NaHS 处理后重新激活。Chen 等[13]探讨富氢水（HRS）对体外循环（cardio pulmonary bypass，CPB）诱发的脑损伤中的保护作用及 PI3K/AKT/GSK-3β 信号通路。本研究在大鼠 CPB 模型和体外细胞缺氧模型经富氢水处理后，使用神经缺损评分测量大鼠行为，伊文思蓝染色（EB）评估 BBB 的通透性，HE 染色观察病理变化，ELISA 法检测脑损伤标志物观察炎症反应，并通过蛋白质印迹、免疫组化和蛋白质印迹 qRT-PCR 分析脑组织和神经元中 PI3K/Akt/GSK-3β 通路相关蛋白质和细胞凋亡水平。结果发现，CPB 后，脑组织解剖紊乱，细胞结构发生异常改变。脑组织 EB 渗出增加。在脑组织中，凋亡细胞增多，Bax 和 caspase-3 的表达增加，Bcl-2 表达减少，Akt、GSK-3β、p-Akt 和 p-GSK-3β 水平增加。在 HRS 处理后，脑组织 EB 渗出显著减少，Bax、caspase-3、Akt、GSK-3β、p-Akt 和 p-GSK-3β 在脑中的表达也显著减少。给于脑微血管内皮细胞（CMECs）PI3K 信号通路抑制剂 LY294002 后，HRS 可减少活化的 Akt 表达，下游调控基因磷酸化 GSK-3β 表达，并抑制 CMEC 细胞凋亡。结果表明，PI3K/Akt/GSK-3β 信号通路在 CPB 引起的脑损伤的机制中发挥重要作用，HRS 可以减少 CPB 引起的脑损伤并通过 PI3K/Akt/GSK-3β 信号通路抑制 CMEC 凋亡。

4. 基于神经免疫机制的其他脑保护措施　2017 年度围术期脑保护药物及作用机制研究聚焦于通过抑制神经炎症发挥脑保护作用。

星形胶质细胞一方面介导氧化应激引起血脑屏障损伤，另一方面可以释放保护性神经营养因子，起到神经保护作用。Zou 等[14]* 探讨 α7-烟碱型乙酰胆碱受体（α7-nAChR）激活在缺血性脑卒中和骨折小鼠减轻脑水肿的作用。本研究在 C57BL/6J 小鼠上进行永久性远端大脑中动脉闭塞（pMCAO），1 d 后使其胫骨骨折。在 pMCAO 后第 1 天和第 2 天，用 0.8 mg/kg 的 PHA 568487（PHA，α7-nAChR 特异性激动剂）、6 mg/kg 甲基肉毒碱（MLA，α7-nAChR 拮抗剂）或盐水处理小鼠。评估脑含水量、单胺氧化酶 B（MAO-B）和紧密连接蛋白（claudin-5）的表达。结果发现，胫骨骨折增加缺血性脑卒中（$P=0.006$）和 MAO-B 阳性星形胶质细胞（$P<0.001$）中的含水量。PHA 治疗减少卒中和卒中合并胫骨骨折小鼠的脑含水量和 MAO-B 阳性星形胶质细胞，并增加 claudin-5 的表达（$P<0.05$），而 MLA 具有相反的效果。结果表明，α7-nAChR 激活除抑制炎症外，还可以通过降低星形胶质细胞氧化应激和改善 BBB 完整性来减轻脑水肿，α7-nAChR 特异性激动剂有望发展成为改善卒中或卒中+骨折患者恢复的新疗法。Zhang 等[15] 探讨星形胶质细胞神经保护中的作用。本研究发现 OGD 后立即在大鼠星形胶质细胞培养基中添加可溶性环氧化物水解酶（soluble epoxide hydrolase, sEH）抑制剂 48 h 后，血管内皮生长因子（vascular endothelial growth factor, VEGF）浓度显著增加，并且该效应可以被环氧二十碳三烯酸（EET）拮抗剂阻断。sEH 抑制剂将 EET 浓度增加至能够增加 VEGF 的水平。当 48 h 从培养基中移除 sEH 抑制剂时，VEGF 继续增加，持续 48 h。神经元暴露于 OGD 并随后接受之前用 OGD 加 sEH 抑制剂调节的星形胶质细胞培养基，显示出其 VEGF 受体-2 的磷酸化增加，TUNEL 染色减少，并且 Akt 的磷酸化增加，且可以被 VEGF 受体-2（VEGF-R2）拮抗剂阻断。结果发现，sEH 抑制剂应用于缺血样损伤后培养的星形胶质细胞可以增加 VEGF 的分泌。然后释放的 VEGF 通过激活 VEGF-R2 来增强神经元中 Akt 失能的细胞存活信号传导，导致更少的神经元细胞死亡。结果表明，可以利用星形胶质细胞来促进缺氧后神经元的恢复。Wu 等[16] 探讨神经元 PGE2 受体（EP2）的脑保护作用。本研究使用遗传和药理学方法，研究 EP2 受体在由纹状体内注射胶原酶或自体动脉全血诱导的两种颅内出血（intracranial hemorrhage, ICH）小鼠模型中的作用，并使用中年雄性小鼠来增强研究的临床相关性。结果发现，在胶原酶诱导的 ICH 后，EP2 受体在神经元中表达，但在星形胶质细胞或小胶质细胞中不表达。胶原酶诱导的 ICH 后的脑损伤与增强的细胞和分子炎症反应、氧化应激和 MMP-2/9 活性相关。EP2 受体缺失加剧脑损伤、脑肿胀或水肿、神经元死亡和神经行为缺陷，而高选择性激动剂 AE1-259-01 激活 EP2 受体可逆转这些结果。EP2 受体缺失也加剧血液 ICH 模型中的脑水肿和神经缺陷。结果表明，PGE2 激活神经元 EP2 受体，发挥抗炎和抗氧化作用以及抗 MMP-2 或 MMP-9 活性保护中年小鼠脑免受 ICH 损伤。

神经炎症反应是许多神经退行性病变的重要病理基础，在神经系统创伤后的神经退变中也发挥重要作用。作为中枢神经系统固有免疫反应的主要介质，小胶质细胞在神经炎症及神经创伤后的二次损伤中发挥重要作用。Li 等[17]*探讨小胶质细胞介导的 BAFF-BAFFR 连接对缺血神经元细胞的保护作用。本研究发现缺血条件下，B 细胞活化因子（BAFF）在小胶质细胞中大量上调，并且这种上调至少可以归因于由 IFN-γ 和 IL-10 激活的 JAK-STAT 信号传导途径，暂时富集 I/R 受损的大脑。同时，BAFF 受体的一个成员 BAFFR 的表达也在 I/R 损伤后上调神经元。更重要的是，重组 BAFF 治疗不仅在体外促进缺血性应激状态下的神经元存活，而且减轻体内大脑中动脉闭塞（middle cerebral artery occlusion，MCAO）引起的梗死面积和神经功能缺陷。此外，用 TACI-Ig 阻断 BAFF-BAFFR 连接减轻损伤，对治疗有益。结果表明，BAFF-BAFFR 连接在小胶质细胞和神经元之间可能在 I/R 损伤中发挥重要的神经保护作用，有可能成为临床卒中治疗的潜在靶点。Zhai 等[18]探讨髓样细胞触发受体-2（TREM-2）在缺血－再灌注损伤中的脑保护作用。研究发现，MCAO 模型小鼠缺血－再灌注后早期（6 h 有显著差异）脑内免疫细胞主要表现为 M1 型功能活化状态，而晚期（7 d 有显著差异）主要表现为 M2 型功能活化状态，缺血半暗带 TREM-2 的表达在再灌注后 3 d 达到高峰。体外分别采取 LPS/IFN-γ 和 IL-4/IL-13 诱导小胶质细胞向 M1 和 M2 型转化，观察到 TREM-2 在 M1 型表达下降而在 M2 型表达升高，这提示 TREM-2 可能参与脑内免疫细胞功能活化状态的调控。应用 TREM-2 shRNA 或 TREM-2 过表达慢病毒载体分别转染小胶质细胞，结果显示下调 TREM-2 表达小胶质细胞 M1 型标记物 iNOS、IL-6 表达增加，而上调 TREM-2 表达小胶质细胞 M2 型标记物 Arg-1、BDNF 表达增加，进一步说明调节 TREM-2 的表达可以改变脑内免疫细胞功能活化状态。慢病毒转染的小胶质细胞与 OGD 处理 4 h 的神经元共培养离体实验结果表明，上调 TREM-2 的表达能够抑制小胶质细胞促炎因子的分泌，减轻神经元的凋亡。TREM-2 激动剂热休克蛋白 60 腹腔注射或过表达 TREM-2 慢病毒侧脑室注射的在体实验也证实，激活或上调 TREM-2 的表达均能够促进脑内免疫细胞向 M2 型转化，在 I/R 损伤中发挥脑保护作用［凋亡神经元减少至（31.3±7.6）%；梗死体积减少至（44.9±5.3）%］。以上结果表明，激活或上调 TREM-2 可促进小胶质细胞表型的转化，减少凋亡神经元的数目，提示 TREM-2 是小胶质细胞表型转化的新型调节因子，在神经炎症的调控过程中发挥重要的作用，可能成为脑卒中的潜在治疗靶点。

大麻素受体 2 型（CB2R）在一定程度上通过控制小胶质细胞活动而介导抗炎和免疫调节作用。Sun 等[19]探讨 CB2R 激活在神经炎症和认知功能损害中的调节作用。本研究采用成年 C57BL/6 小鼠在异氟烷麻醉和 CB2R 激动剂（JWH133）或 CB2R 拮抗剂（AM630）的作用下，接受胫骨骨折髓内固定手术，于手术前 24 h 采用恐惧条件训练，术后第 1 天、第 3 天和第 7 天进行新的认知功能评估，并进行开放测试以评价小鼠的运动活动。蛋白质印迹法检测海马和前额叶皮质 IL-1β、TNF-α、MCP-1 和 CB2R 的表达，免疫组化法检测海马 CA1 区和内侧前额叶皮质内小胶质细胞标志物 CD11b 的表达。结果发现，手术和药物治疗后小鼠的运动活动无明显变化，术后第 1 天、第 3 天和第 7 天海马依赖记忆受损，海马及前额叶皮质内促炎因子表达增加，而海马非依赖性记忆在同一时间点仍未受影响，JWH133 治疗减轻手术所致记忆丧失，AM630 治疗加重手术所致记忆丧失，与海马和前额叶皮质中促炎因子表达的减少或增加相平行。术后海马和前额叶皮质 CB2R 的表达上调，而 JWH133 治疗后 CB2R 的表达降低。结果表明，CB2R 对骨科手术模型小鼠的神经炎症和认知功能损害有调节作用，CB2R 的激活可有效改善术后早期海马依赖性记忆丧失。

内质网功能障碍所致的蛋白质稳态受损是脑卒中等多种年龄相关疾病的一个重要特征，但轻微的内质网应激水平可以预防帕金森病。Wang 等[20] 探讨内质网应激在神经炎症和认知障碍中的保护作用。本研究将 SD 雄性大鼠分为两组，在给予 LPS 处理 1 h 前，通过侧脑室注射，一组给予内质网应激激活剂衣霉素（TM）与内质网应激稳定剂 4- 苯基丁酸钠（4-PBA）处理，另一组仅给予内质网应激激活剂衣霉素（TM）处理。24 h 后评估神经炎症和记忆功能障碍的水平，另外，在体外测定轻度内质网应激对小胶质细胞的影响。结果发现，低剂量的 TM 导致轻度内质网应激，但不会造成细胞或机体损伤。轻度的内质网应激预处理减少小胶质细胞激活和神经元死亡并改善 LPS 诱导的记忆障碍。另外，在小胶质细胞中，预先接触非致死剂量的 TM，对 LPS 诱导的促炎性细胞因子生成和 M1/2b 极化有显著的保护作用。然而，内质网应激稳定剂 4-PBA 在体内和体外都能抑制这种保护作用。结果表明，轻度内质网压力不仅会限制错误折叠蛋白的积累，还会保护组织免受有害内毒素血症的损害，内质网应激预处理，在神经退行性疾病的治疗上具有潜在价值。Jiang 等[21]* 探讨 IRE1/XBP1/O-GlcNAc 轴在缺血性脑卒中神经保护潜在作用。本研究构建了神经元 Xbp1 损失或获得模型，通过大脑中动脉短暂性和永久性闭塞在青年和老年小鼠中诱导脑卒中模型，并使用 Thiamet-G 增加 O-GlcNAcylation。结果发现，大脑中动脉短暂性和永久性闭塞后，Xbp1 缺失会导致结果恶化。脑卒中后，幼鼠脑卒中半暗带神经元 O-GlcN 酰化活性明显增强，呈 XBP1 依赖性。在老年小鼠中，O-GlcNAcylation 活性减弱，脑卒中前后 O-GlcNAcylation 药理作用增强，改善了幼鼠和老年小鼠的预后。结果表明，IRE1/XBP1/O-GlcNAc 轴对缺血性脑卒中预后有关键作用，O-GlcNAcylation 是一种在幼年小鼠脑卒中半暗带激活但在老年小鼠中受损的前存活途径，促进存活通路以平衡脑组织中与年龄相关的脑自愈能力下降，可能是改善老年脑缺血脑卒中预后的一种有希望的策略。Wei 等[22]* 探讨 TRB3 在全脑缺血－再灌注损伤（GCI/R）中神经保护作用。本研究在 SD 雄性大鼠采用四血管闭塞法建立在体 GCI/R 模型，随后在 GCI/R 后 1 h、6 h、12 h、24 h、72 h 的 Western blotting 法检测 TRB3、内质网应激标志物和凋亡相关蛋白的表达；构建 TRB3 短发夹 RNA（shRNA）慢病毒用于研究 TRB3 在 GCI/R 诱导的神经元凋亡中的作用。结果发现，GCI/R 增加 TRB3、内质网应激标记物和促凋亡蛋白质的水平；GCI/R 期间蛋白激酶 B（Akt）磷酸化水平降低；使用 TRB3 shRNA 慢病毒可以减弱 GCI/r 诱导的 TRB3 上调、内质网应激和神经细胞凋亡。此外，TRB3 shRNA 慢病毒逆转 GCI/R 诱导的 Akt 磷酸化水平的降低。结果表明，TRB3 参与 GCI/R 诱导的神经元凋亡，下调 TRB3 减弱内质网应激，增强 Akt 磷酸化，并且减少 GCI/R 后神经元凋亡，表明 TRB3 下调可能是治疗 GCI/R 的一种有前途的方法。

脑卒中引起毁灭性的免疫反应，包括广泛激活外周白细胞，特别是 T 细胞。但调节性 T 细胞（Tregs）转运对缺血性脑卒中有很强的保护作用。Li 等[23] 探讨 Tregs 转运在脑卒中早期血脑屏障损伤中的保护作用。本研究发现 CCR5/-Tregs 过继转移未能减少脑梗死或神经功能缺损，提示 CCR5 在 Treg 保护脑缺血中起着不可缺少的作用，双光子活体显像显示 CCR5 在脑缺血损伤后与血源性中性粒细胞或巨噬细胞发生相互作用，对损伤血管壁的 Treg 对接至关重要；供体 Treg 缺乏 CCR5 会引起早期血脑屏障损伤中保护作用的缺失。经流式细胞术、实时聚合酶链反应和免疫染色，证实 CCR5 在脑缺血损伤后内皮细胞上的表达明显升高，并伴有循环中 CCR5 的上调。在 Treg 内皮细胞共培养中，在缺血－再灌注损伤的内皮细胞上暴露于 Treg 上诱导 CCR5 表达。此外，CCR5 在 Treg 上的诱导增强抑制性分子程序死亡配体1的表达,进而抑制中性粒细胞衍生的MMP-9表达。结果表明,CCR5是Treg介导的血脑屏障保护的关键分子,是优化Treg治疗脑卒中的潜在靶点。

神经元自噬与细胞凋亡是导致缺血性脑损伤和认知障碍的重要原因。Shen等[24]探讨皮质扩散性抑制(CSD)预处理在缺血性脑卒中的神经保护作用。本研究是第一个使用中脑研究动脉闭塞缺血－再灌注(I/R)损伤模型,判断腺苷一磷酸(AMP)激活的蛋白激酶(AMPK)依赖性自噬是否参与细胞凋亡CSD预处理对大鼠皮质的神经保护作用。通过局部应用1 μmol/L KCl溶液浸泡大鼠皮质2 h,以诱发CSD或1 mol/L NaCl溶液作为对照。结果发现CSD预处理后显著减少梗死体积,神经功能缺损和大脑中动脉闭塞大鼠皮质半影区受自噬抑制剂3-甲基腺嘌呤(3-MA, 200 nmol)抑制的神经细胞凋亡。此外,还发现在12 h, CSD增加自噬标志物LC3-Ⅱ、Beclin-1的蛋白质水平和p-AMPK(Thr172)/AMPK比率,并降低P62和p-P70S6K(Thr 389)。AMPK抑制剂化合物C(20 mg/kg)下调LC3-Ⅱ、p-AMPK(Thr172)/AMPK和ULK1水平,上调P62和p-P70S6K(Thr389)的水平。结果表明,CSD的神经保护可能是AMPK介导的自噬活性和自噬诱导的神经元细胞凋亡抑制的结果,AMPK和自噬在CSD诱导的缺血耐受中发挥重要作用,AMPK介导的自噬可能成为脑卒中治疗的新靶点。Wei等[25]探讨尼古丁对POCD的作用及其可能机制。本研究在麻醉诱导后即刻给予尼古丁(0.5 mg/kg),Morris水迷宫实验评估大鼠的空间学习记忆能力,干预后第1天、第3天取血清和海马组织。ELISA法评估血清中的炎性细胞因子。检测脑源性神经营养因子(BDNF)、p-TrkB、神经炎性细胞因子、NF-κB p65和caspase-3蛋白;通过TUNEL染色评估海马CA1区神经元凋亡。结果发现,尼古丁在术后第1天显著减轻POCD,对大鼠术后第1天血清中IL-1β和高迁移率盒-1(HMGB1)等炎性细胞因子的释放有明显的抑制作用。此外,尼古丁还抑制手术诱导的IL-1β、TNF-α、HMGB1和NF-κB p65在术后第1天和第3天的释放。术后第1天,手术组大鼠海马BDNF和p-TrkB降低,在术后第3天恢复至基线水平。还发现尼古丁预处理可明显逆转手术应激所致海马BDNF和p-TrkB表达的下降,且在术后第1天和第3天,尼古丁预处理可明显减轻手术诱导海马神经元凋亡的增加。结果表明,尼古丁治疗对老年大鼠部分肝切除后认知功能障碍的积极作用,其潜在机制可能涉及BDNF/TrkB信号通路的激活以及海马中NF-κB信号通路的抑制。

最近发现肿瘤抑制因子miR-129-5p在脑内有多重作用。Li等[26]探讨microRNA-129-5p在神经炎症和血脊髓屏障(blood-spinal cord barrier, BSCB)损伤中的保护作用。本研究采用5 min主动脉弓闭塞诱导缺血。通过RT-PCR、蛋白质印迹法和荧光素酶分析阐明miR-129-5p与HMGB1的关系。双免疫荧光法测定HMGB1的细胞分布。采用合成miRs、rHMGB1和TLR3激动剂Poly(I:C)评价miR-129-5p对HMGB1、TLR3和下游细胞因子表达的影响。通过测定EB染料渗出量和含水量,对血脊髓屏障的通透性进行检测。结果发现,与假手术(Sham)组相比,缺乏-再灌注(IR)组具有更高的HMGB1免疫反应性,其主要分布于神经元和小胶质细胞。鞘内注射miR-129-5p可显著降低手术后48 h的HMGB1、TLR3、白细胞介素-1β(IL-1β)和肿瘤坏死因子-α(TNF-α)水平及双标记细胞计数,而rHMGB1和Poly(I:C)扭转这些改变。根据BASSO小鼠评分的增加和EB外渗及水含量的减少,注射miR-129-5p保存运动功能,阻止BSCB渗漏,而注射rHMGB1和Poly(I:C)加重这些损伤。结果表明,miR-129-5p水平上调可以抑制HMGB1和tlr3相关的细胞因子,改善炎症诱导的神经元和BCSB损伤,从而预防脑缺血损害。

DLK/MA3K12参与神经发育和创伤性脑细胞凋亡和神经元变性伤害。Yin等[27]探讨DLK沉默在大鼠蛛网膜下腔出血（SAH）后早期脑损伤中的保护作用及可能机制。本研究通过大鼠血管内穿孔诱导SAH，SAH后24 h和72 h测量SAH分级、神经功能评分和脑含水量。使用免疫荧光染色来检测表达DLK的细胞。采用末端脱氧核苷酸转移酶－脱氧尿苷三磷酸（dUTP）缺口末端标记（TUNEL）检测神经细胞凋亡。在机制研究中，SAH后24 h，通过Western blotting法分析DLK、JIP3、磷酸化JNK（p-JNK）/JNK和cleaved caspase-3（CC-3）的表达。DLK小干扰RNA（siRNA）、JIP3 siRNA、MA2K7 siRNA和重组DLK蛋白以脑室注射为干预措施。结果发现，DLK表达在左侧皮质神经元中增加并且在SAH后24 h达到峰值。DLK siRNA减轻脑水肿，减少神经细胞凋亡，并改善SAH后的神经行为功能，但重组DLK蛋白降低神经行为功能和脑水肿。在SAH后24 h，DLK siRNA降低并重组DLK蛋白增加MA2K7/p-JNK/CC-3的表达。另外，在SAH后，JIP3 siRNA降低JIP3/MA2K7/p-JNK/CC-3的水平，联合使用DLK siRNA和JIP3 siRNA进一步降低DLK/MA2K7/p-JNK/CC-3的表达，并且MA2K7 siRNA降低MA2K7/p-JNK/CC-3。结果表明，DLK可能通过其衔接蛋白JIP3和下游MA2K7/JNK信号传导途径产生脑水肿缓解、神经元凋亡减少、神经行为功能改善这些效应，提示下调DLK的水平可能是一种减少SAH后神经细胞凋亡和改善早期脑损伤的新策略。

（李　爽　王　强）

参考文献

[1]* Yang S, Gu C, Mandeville ET, et al. Anesthesia and surgery impair blood-brain barrier and cognitive function in mice. Front Immunol, 2017, 8: 902.

[2] Luo C, Ouyang MW, Fang YY, et al. Dexmedetomidine protects mouse brain from ischemia-reperfusion injury via inhibiting neuronal autophagy through up-regulating HIF-1alpha. Front Cell Neurosci, 2017, 11: 197.

[3] 孙哲, 元元, 何颖, 等. 右美托咪定对瑞芬太尼诱导大鼠脊髓背角神经元NMDA受体mEPSCs的影响. 中华麻醉学杂志, 2017, 37（8）: 931-934.

[4] 王彬, 尹曾, 陈怀龙, 等. 右美托咪定对脾切除术后老龄大鼠海马mTOR/tau蛋白信号通路的影响. 中华麻醉学杂志, 2017, 37（3）: 316-320.

[5] 金峰, 张舒驰, 赵冰晓, 等. 右美托咪定通过c-jun氨基末端激酶和p38通路减轻大鼠脑缺血再灌注损伤. 中华实验外科杂志, 2017, 34（8）: 1296-1298.

[6] 赵丹, 袁林辉, 张静, 等. 七氟醚后处理对大鼠脑缺血－再灌注时氧化应激和炎症反应的影响. 临床麻醉学杂志, 2017, 33（7）: 688-692.

[7] 蒋震, 戴伟, 耿鹏程, 等. 七氟醚对阿尔茨海默病小鼠认知功能的影响. 中华麻醉学杂志, 2017, 37（4）: 423-425.

[8] 赵亓, 王超, 张麟临, 等. 七氟醚与异丙酚不同配比静吸复合麻醉对老龄大鼠术后认知功能的影响. 中华麻醉学杂志, 2017, 37（4）: 426-430.

[9] Yao C, Li Y, Shu S, et al. TASK channels contribute to neuroprotective action of inhalational anesthetics. Sci Rep, 2017, 7:

44203.

[10] Xu DJ, Wang B, Zhao X, et al. General anesthetics protects against cardiac arrest-induced brain injury by inhibiting calcium wave propagation in zebrafish. Mol Brain, 2017, 10 (1): 44.

[11]* Chi L, Du K, Liu D, et al. Electroacupuncture brain protection during ischemic stroke: a role for the parasympathetic nervous system. J Cereb Blood Flow Metab, 2018, 38 (3): 479-491.

[12] Yu Q, Wang B, Zhao T, et al. NaHS protects against the impairments induced by oxygen-glucose deprivation in different ages of primary hippocampal neurons. Front Cell Neurosci, 2017, 11: 67.

[13] Chen K, Wang N, Diao Y, et al. Hydrogen-rich saline attenuates brain injury induced by cardiopulmonary bypass and inhibits microvascular endothelial cell apoptosis via the PI3K/Akt/GSK3beta signaling pathway in rats. Cell Physiol Biochem, 2017, 43 (4): 1634-1647.

[14]* Zou D, Luo M, Han Z, et al. Activation of alpha-7 nicotinic acetylcholine receptor reduces brain edema in mice with ischemic stroke and bone fracture. Mol Neurobiol, 2017, 54 (10): 8278-8286.

[15] Zhang Y, Hong G, Lee KS, et al. Inhibition of soluble epoxide hydrolase augments astrocyte release of vascular endothelial growth factor and neuronal recovery after oxygen-glucose deprivation. J Neurochem, 2017, 140 (5): 814-825.

[16] Wu H, Wu T, Han X, et al. Cerebroprotection by the neuronal PGE2 receptor EP2 after intracerebral hemorrhage in middle-aged mice. J Cereb Blood Flow Metab, 2017, 37 (1): 39-51.

[17]* Li K, Yu W, Cao R, et al. Microglia-mediated BAFF-BAFFR ligation promotes neuronal survival in brain ischemia injury. Neuroscience, 2017, 363: 87-96.

[18] Zhai Q, Li F, Chen X, et al. Triggering receptor expressed on myeloid cells 2, a novel regulator of immunocyte phenotypes, confers neuroprotection by relieving neuroinflammation. Anesthesiology, 2017, 127 (1): 98-110.

[19] Sun L, Dong R, Xu X, et al. Activation of cannabinoid receptor type 2 attenuates surgery-induced cognitive impairment in mice through anti-inflammatory activity. J Neuroinflammation, 2017, 14 (1): 138.

[20] Wang YW, Zhou Q, Zhang X, et al. Mild endoplasmic reticulum stress ameliorates lipopolysaccharide-induced neuroinflammation and cognitive impairment via regulation of microglial polarization. J Neuroinflammation, 2017, 14 (1): 233.

[21]* Jiang M, Yu S, Yu Z, et al. XBP1 (X-box-binding protein-1) -dependent O-GlcNAcylation is neuroprotective in ischemic stroke in young mice and its impairment in aged mice is rescued by thiamet-G. Stroke, 2017, 48 (6): 1646-1654.

[22]* Wei K, Wan L, Liu J, et al. Downregulation of TRB3 protects neurons against apoptosis induced by global cerebral ischemia and reperfusion injury in rats. Neuroscience, 2017, 360: 118-127.

[23] Li P, Wang L, Zhou Y, et al. C-C chemokine receptor type 5 (CCR5) -mediated docking of transferred tregs protects against early blood-brain barrier disruption after stroke. J Am Heart Assoc, 2017, 6 (8): e006387.

[24] Shen P, Hou S, Zhu M, et al. Cortical spreading depression preconditioning mediates neuroprotection against ischemic stroke by inducing AMP-activated protein kinase-dependent autophagy in a rat cerebral ischemic/reperfusion injury model. J Neurochem, 2017, 140 (5): 799-813.

[25] Wei P, Zheng Q, Liu H, et al. Nicotine-induced neuroprotection against cognitive dysfunction after partial hepatectomy

involves activation of BDNF/TrkB signaling pathway and inhibition of NF-kappaB signaling pathway in aged rats. Nicotine Tob Res, 2018, 20 (4): 515-522.

[26] Li XQ, Chen FS, Tan WF, et al. Elevated microRNA-129-5p level ameliorates neuroinflammation and blood-spinal cord barrier damage after ischemia-reperfusion by inhibiting HMGB1 and the TLR3-cytokine pathway. J Neuroinflammation, 2017, 14 (1): 205.

[27] Yin C, Huang GF, Sun XC, et al. DLK silencing attenuated neuron apoptosis through JIP3/MA2K7/JNK pathway in early brain injury after SAH in rats. Neurobiol Dis, 2017, 103: 133-143.

（二）脊髓保护

脊髓缺血－再灌注损伤的基础研究在中枢系统细胞信号转导、关键分子靶标，以及有效治疗措施，麻醉药物和传统医学应用等方面都取得了多种创新的成果和重要的突破，也为临床脊髓缺血－再灌注损伤的有效预防和治疗提供了基础依据和药物开发思路。

在机制研究方面，小分子RNA（miRNA）是近期研究取得的新成果。李晓倩等[1]通过SD大鼠主动脉弓夹闭再开放技术建立脊髓缺血－再灌注损伤模型，采用qRT-PCR测定发现具有缺氧诱导活性的miR-125b在缺血后处理保护脊髓缺血－再灌注损伤的机制中发挥重要作用。缺血后处理能够增加脊髓miRNA-125b的表达，从而减轻大鼠脊髓缺血－再灌注损伤后神经细胞的凋亡现象。Li等[2]发现另一种miRNA（miR-129-4p）能够结合高迁移率族蛋白（HMGB1）。采用小鼠脊髓缺血－再灌注损伤模型证实，miR-129-4p鞘内注射预处理能够有效改善脊髓缺血－再灌注损伤，减轻其运动功能的损伤，并且降低由于缺血－再灌注损伤所导致的HMGB1、TLR3、IL-1β、TNF-α等损伤蛋白的增加，预防再灌注损伤导致的血脑脊髓屏障的破坏。方波等[3]就miR-122a开展研究，通过脊髓缺血－再灌注损伤SD大鼠模型，发现大鼠的血脑脊髓屏障随着再灌注损伤而通透性增加，参与血脑脊髓屏障的微血管内皮细胞紧密连接蛋白occludin表达也受损。对于occludin表达有负性调控作用的miR-122a随着脊髓损伤而表达上调，采用反义寡核苷酸抑制miR-122a的表达上调，增加occludin蛋白水平，从而减轻血脑脊髓屏障的破坏，改善脊髓缺血－再灌注损伤的大鼠运动功能，由此发现miR-122a也参与脊髓缺血－再灌注损伤的分子机制。

在机制研究方面，另一项创新成果是关于细胞自噬、细胞凋亡或死亡的信号途径。这方面的两篇机制研究都促进关于电针灸干预脊髓缺血－再灌注损伤效应机制的再认识。

自噬在脊髓缺血－再灌注损伤中的作用及其参与电针灸预处理和后处理效应的分子机制首先由Bo Fang等[4]通过SD大鼠脊髓缺血－再灌注损伤模型加以证实。在脊髓缺血－再灌注前和再灌注后分别给予20 min的电针针灸，设立对照组除了电针灸，还联合使用细胞自噬抑制剂（3-MA）。结果发现，脊髓缺血－再灌注损伤会加重自噬蛋白表达，神经炎症介质也相应高表达，而电针灸预处理和后处理均能够显著增加自噬蛋白的表达，并且抑制炎症介质的水平，联合使用自噬蛋白抑制剂3-MA后，自噬蛋白升高的水平受到抑制，电针灸的预处理和后处理效应也相对降低。

高迁移率族蛋白（HMGB1）是中枢神经系统广泛存在的一种DNA结合蛋白，介导神经炎症和感染，促进细胞凋亡或死亡。脂氧素LXA4和其受体ALX结合被认为具有抗神经炎症作用。Zhu等[5]的研究进一步证实电针对于脊髓缺血－再灌注损伤的预处理作用是通过LXA4/ALX途径抑制HMGB1

的释放与表达，从而改善脊髓缺血－再灌注损伤的行为学症状，以及抑制脊髓神经细胞凋亡和细胞因子释放等不良事件。

小胶质细胞激活也是脊髓缺血－再灌注损伤机制中的重要内容。王昀璐等[6]采用腹主动脉球囊阻断法建立兔脊髓缺血－再灌注损伤模型，在再灌注损伤后的不同时间段测定脊髓组织中的正常神经元、凋亡神经元、炎症因子，以及反映神经小胶质细胞活性的离子钙接头分子1（Iba-1）。结果显示，小胶质细胞激活是再灌注损伤后2 h增加，8 h达到高峰；NF-κB是再灌注损伤后3 h增加，8 h达到高峰，神经细胞凋亡是再灌注后8 h候开始增加，24 h达到高峰，炎症因子IL-6和IL-10均是再灌注损伤后24 h达到高峰。由此可见，脊髓缺血－再灌注损伤炎症因子的表达水平与小胶质细胞激活显著相关，抑制小胶质细胞的激活可以降低神经元损伤。

脊髓缺血－再灌注损伤机制研究中的传统领域——氧化应激和阿片受体途径也有新的发现，在结合新型制剂的应用研究中，提出了创新的治疗药物（甲烷，DADLE）和靶点（Nrf2，阿片δ受体）。

核因子E2相关因子（Nrf2）是细胞内针对氧化还原反应特别敏感的转录因子。Wang等[7]通过胸段降主动脉内气囊压迫联合控制性低血压所致脊髓缺血9 min的技术建立SD大鼠脊髓缺血－再灌注损伤模型，于再灌注后单次腹腔注射10 ml/kg富含甲烷的生理盐水溶液，考察甲烷对于大鼠脊髓缺血－再灌注损伤的保护作用和相关机制。研究发现，SD大鼠于再灌注后12 h就表现出典型的神经损伤症状，再灌注后72 h后也没有明显改善，脊髓灰质的神经细胞明显凋亡、坏死，血脑脊髓屏障通透性增加。而10 ml/kg的甲烷生理盐水可以显著降低这种运动神经功能的损伤，减轻神经细胞凋亡和死亡的病理改变，抑制血脑脊髓屏障通透性的增加，鞘内注射Nrf2的siRNA则取消甲烷的这种保护作用。通过气相色谱分析方法发现腹腔注射甲烷生理盐水后，大鼠脊髓内甲烷浓度也相应增加，10 min达到高峰，72 h仍能监测到。甲烷能够增加Nrf2的表达、转录和基因水平。甲烷是通过Nrf2依赖途径，激活缺血－再灌注损伤后的抗氧化蛋白水平，抑制小胶质细胞和少突胶质细胞活化的能力，降低神经细胞的凋亡，抑制炎症因子、炎症黏附因子和炎症释放因子的激活。

Fu等[8]在以往研究的基础上进一步考察阿片δ受体特异性激动剂（D-Ala，D-Leu）脑啡肽（DADLE）发挥脊髓缺血－再灌注损伤的分子机制，Fu等采用兔腹主动脉夹闭和开放模拟脊髓缺血－再灌注损伤的经典模型，在30 min腹主动脉夹闭缺血期间，从夹闭区域的腹主动脉持续注射剂量为0.05 mg/kg的DADLE，对照组只给予生理盐水；动脉开放再灌注后即刻、1 h、6 h、24 h、48 h等不同时间点采集动脉血测定经典的氧化物丙二醛（MDA）和一氧化氮（NO），以及经典抗氧化物超氧化物歧化酶（SOD）、谷胱甘肽过氧化物酶（GSH-Px）的水平；再灌注后48 h收集缺血区域的脊髓标本，测定反映细胞凋亡的caspase-3蛋白和p53蛋白及mRNA的水平。结果发现，再灌注损伤后不同时间点均有明显的细胞氧化物MDA、NO水平的增加和抗氧化物SOD及GSH-Px水平的降低，缺血期间注射DADLE能够显著降低不同时间点的动脉血MDA和NO升高，与此同时，增加抗氧化的GSH-Px和SOD蛋白酶浓度。再灌注48 h的兔脊髓caspase-3和p53均显著增加，而缺血期间给予DADLE能够显著抑制这两种凋亡蛋白的增加。此研究证实阿片δ受体激动剂DADLE发挥脊髓缺血－再灌注损伤保护作用的机制是通过抗氧化和抗凋亡这两条经典途径。

关于脊髓缺血－再灌注损伤的预防和治疗方面，在麻醉药物氙气、右美托咪定和骨髓间充质干细胞的研究方面都取得了新的进展。

田蕾等[9]考察氙气的作用时，通过腹主动脉球囊阻断法建立兔脊髓缺血-再灌注损伤模型，在再灌注即刻和再灌注后1 h、2 h、3 h、7 h、23 h、47 h吸入含有50%氙气和50%氧气的混合气体1 h做后处理，采用后肢功能运动、HE病理染色、TUNEL染色来考察脊髓缺血-再灌注损伤程度，以及吸入氙气后处理的保护作用。和对照组及脊髓缺血-再灌注损伤组比较，再灌注损伤后2~3 h的吸入氙气后处理能够改善缺血-再灌注损伤导致的脊髓神经细胞和胶质细胞的凋亡、脊髓运动功能的损伤。田蕾等发现，兔脊髓缺血-再灌注损伤后2~3 h吸入麻醉气体氙气进行后处理的效果为最佳。

关于右美托咪定，张成栋等[10]利用腹主动脉夹闭和开放技术建立Wister大鼠脊髓缺血-再灌注损伤模型，在腹主动脉夹闭前1 h和夹闭开放再灌注后即刻持续静脉输注右美托咪定5 μg/（kg·h）模拟预处理和后处理，通过运动功能评分、脊髓细胞凋亡测定等方法证实右美托咪定预处理和后处理均可以减轻大鼠脊髓缺血-再灌注损伤，并抑制脊髓神经细胞凋亡。

王永洪等[11]分离纯化SD大鼠骨髓间充质干细胞，鞘内注射到脊髓缺血-再灌注损伤的SD大鼠蛛网膜下腔，在给予间充质干细胞后第2天，脊髓缺血-再灌注损伤大鼠的下肢运动功能、下肢体感诱发电位均有所改善，脊髓pERK1/2蛋白表达量也显著增加。静脉注射ERK1/2特异性抑制剂U0126会阻断间充质干细胞的此作用。王永洪等认为，间充质干细胞鞘内移植可以通过增加脊髓pERK表达，从而促进脊髓缺血-再灌注损伤大鼠的神经功能修复。

（武晓文　薛庆生）

参考文献

[1] 李晓倩，陈凤收，张再莉，等. 缺血后处理增加脊髓miRNA-125b表达减轻大鼠脊髓缺血-再灌注损伤后神经元凋亡. 实用药物与临床，2017，20：363-366.

[2] Li XQ, Chen FS, Tan WF. Elevated microRNA-129-5p level ameliorates neuroinflammation and blood-spinal cord barrier damage after ischemia-reperfusion by inhibiting HMGB1 and the TLR 3-cytoline pathway. J Neuroinflammation, 2017, 14: 205-217.

[3] 方波，张颖，马虹. miR-122a对大鼠脊髓缺血/再灌注损伤后血-脊髓屏障的影响. 中国药理学通报，2017，33（5）：703-706.

[4] Fang B, Qiu MM, Li Y, et al. Electroacupuncture preconditioning and postconditioning inhibit apoptosis and neuroinflammation induced by spinal cord ischemia reperfusion injury through enhancing autophagy in rats. Neurosci Lett, 2017, 642: 136-141.

[5] Zhu XL, Chen X, Wang W, et al. Electroacupuncture pretreatment attenuates spinal cord ischemia-reperfusion injury via inhibition of high-mobility group box 1 production in a LXA_4 receptor-dependent manner. Brain Res, 2017, 1659: 113-120.

[6] 王昀璐，田蕾，刘诗瑶，等. 兔脊髓缺血再灌注后小胶质细胞活化及炎症细胞因子变化的研究. 中国循环杂志，2017，32（4）：395-400.

[7] Wang, LP Yao Y, He R, et al. Methane ameliorates spinal cord ischemia-reperfusion injury in rats: antioxidant, anti-

inflammatory and anti-apoptotic activity mediated by Nrf2 activation. Free Radic Biol Med, 2017, 103: 69-86.

[8] Fu DY, Liu HT, Li ST, et al. Antioxidative and antiapoptotic effects of delata-opioid peptide [D-Ala^2, D-leu^5] encephalin on spinal cord ischemia-reperfusion. Front Neurosci, 2017, 11: 603-610.

[9] 田蕾, 王昀璐, 金沐, 等. 50% 氙气后处理对兔脊髓缺血再灌注损伤运动功能保护作用及时间窗效应研究. 心肺血管病杂志, 2017, 36 (2): 125-129.

[10] 张成栋, 曹净净, 刘群. 右美托咪定对大鼠脊髓缺血再灌注时细胞凋亡的影响. 中华麻醉学杂志, 2017, 37 (10): 1222-1225.

[11] 王永洪, 张立丰, 马保新. 间充质干细胞鞘内移植对脊髓缺血/再灌注损伤大鼠脊髓 pERK1/2 表达及神经功能的影响. 国际麻醉学与复苏杂志, 2017, 38 (12): 1073-1078.

二、心血管保护

在围术期患者致死、致残的众多因素中，缺血性心脏病仍是主要原因之一。2017 年度围绕心肌缺血 - 再灌注损伤的保护机制也取得了一定的进展。

Liang 等[1] 发现细胞程序性坏死（necroptosis）与氧自由基（ROS）之间的相互作用在高糖诱导心肌细胞损伤中扮演着重要角色。该研究利用 35 mmol/L 葡萄糖诱导 H9C2 心肌细胞损伤，发现一种促进细胞程序性坏死的激酶 RIP3 表达升高；而将 100 μmol/L 细胞程序性坏死特异性抑制剂 necrostatin-1 与高糖共培养 24 h 可以有效缓解 H9C2 心肌细胞损伤，下调 RIP3 的表达，减少线粒体膜电位损失，提高细胞存活率并减轻炎性因子和 ROS 生成。更重要的是，使用 1 mmol/L 乙酰半胱氨酸（ROS 清除剂）预处理心肌细胞 1 h 也可以缓解由高糖诱导的心肌细胞损伤与炎性反应并下调高表达的 RIP3。由此推断，在心肌细胞损伤中，ROS 与细胞程序性坏死之间存在着交互作用，其具体机制仍有待进一步研究。众所周知，治疗性低温对于心搏骤停后脑损伤具有一定的保护作用，尽管其具体机制尚不清楚。Wu 等[2] 发现治疗性低温可以促进心搏骤停大鼠海马组织冷诱导 RNA 结合蛋白（CIRP）表达并减轻线粒体凋亡。该研究建立大鼠心搏骤停模型后进行心肺复苏，促使自主循环恢复。自主循环恢复后将大鼠分为低温治疗组（33℃）和常温治疗组（36.8℃）。结果发现，与心搏骤停的大鼠相比，自主循环恢复的大鼠海马组织 CIRP、Bax、caspase-9 和 caspase-3 的表达增加而 Bcl-2 的表达减少。与常温治疗组相比，低温治疗组大鼠海马组织 CIRP 进一步升高，线粒体凋亡相关指标 Bax、caspase-9 和 caspase-3 表达下调而 Bcl-2 表达增加。在组织病理损伤评估和神经损伤评分中，低温治疗组也更具优势。由此可见，低温治疗对心搏骤停脑损伤的保护作用可能与上调 CIRP 表达与抑制线粒体凋亡相关。近年来发现支链氨基酸（BCAAs）水平的升高与心血管疾病和代谢疾病的发展有关，但分子机制尚不清楚。Li 等[3] 观察 BCAA 代谢障碍的转基因小鼠在离体缺血 - 再灌注模型中心肌葡萄糖代谢功能与线粒体氧化功能变化情况。研究发现：①支链氨基酸分解代谢调节心肌的葡萄糖代谢；②高水平的 BCAAs 选择性破坏线粒体丙酮酸利用；③慢性 BCAAs 积累下调己糖胺生物合成途径（HBP）可使丙酮酸盐脱氢酶（PDH）失活；④ BCAA 分解代谢障碍使心脏对缺血 - 再灌注损伤敏感。

此外，近年来全球的糖尿病发病率显著增加，糖尿病仍然是全球围术期的关注重点。伊利亚尔·买买提力等[4] 利用高脂、高糖喂养后注射链脲菌素（STZ）建立 2 型糖尿病（T2DM）心肌损伤模型，并比较不同条件下心肌损伤的病理生理学特征。研究显示，T2DM 大鼠使用胰岛素后，无论整体心室功能或是心肌细胞结构，以及线粒体功能形态均无明显改善。由此可见，肥胖与胰岛素抵抗状态，而非高血糖，是造成 T2DM 心肌能量代谢与线粒体功能紊乱的关键因素。与此同时，4 周高脂、高糖饲料喂养后注射 STZ 所建立的 T2DM 大鼠模型，可以在获得肥胖、高血糖、胰岛素抵抗等 T2DM 特征的同时，模拟心室功能不全、能量代谢异常、线粒体功能与结构异常等扩张型心肌病（dilated cardiomyopathy，DCM）的特征，为糖尿病心肌病的基础研究提供有效可靠的平台。最近，对于细胞凋亡的研究也越来越多。Qiu 等[5]发现 NLRP3 炎症小体介导的细胞凋亡可以加剧糖尿病小鼠心肌缺血－再灌注损伤。该研究建立 1 型糖尿病大鼠模型，发现糖尿病大鼠心肌缺血－再灌注后，心梗面积、心肌酶谱和 NLRP3 炎症小体都显著高于非糖尿病大鼠。而使用 NLRP3 抑制剂后可改善上述指标。在体外心肌细胞模型上，NLRP3 抑制剂和 ROS 抑制剂均能减轻高糖诱导的心肌细胞损伤。由此证明，ROS 可介导高糖诱导的 NLRP3 炎症小体激活，而 NLRP3 炎症小体介导的细胞凋亡则加剧糖尿病小鼠心肌缺血－再灌注损伤。Zhou[6]等研究发现 DJ-1 过表达介导的自噬对糖尿病心肌缺血－再灌注（I/R）损伤具有保护作用。与非糖尿病大鼠相比，接受心肌 I/R 的糖尿病大鼠表现出更严重的心肌损伤，且自噬水平降低，DJ-1 表达及 AMPK/mTOR 途径活性下降。AAV9 介导的心脏 DJ-1 过表达以及用自噬诱导剂西罗莫司预处理恢复糖尿病大鼠中缺血后处理（IPO）诱导的心脏保护，同时伴随着 AMPK/mTOR 活化和自噬上调。在细胞水平上，低氧后处理（HPO）与 DJ-1 过度表达显著减弱高糖（HG，30 mM）处理的 H9C2 细胞 HR（缺氧－复氧）损伤，伴随着 AMPK/mTOR 信号传导活化和自噬上调。使用 AMPK 抑制剂化合物 C（CC）和自噬抑制剂 3-MA（3-甲基腺嘌呤）完全抑制 DJ-1 过表达介导的 HPO 心肌保护作用。DJ-1 表达下降以及 AMPK/mTOR 信号受损介导的自噬减少可能是导致 IPO 诱导的糖尿病心脏保护的主要机制。郭明等[7]等研究发现，Sestrin2/一磷酸腺苷活化的蛋白激酶（AMPK）介导的细胞自噬在糖尿病大鼠心肌缺血－再灌注损伤中的作用。该实验使用 1 型糖尿病大鼠模型，将大鼠分为正常大鼠对照组（NS 组）、正常大鼠缺血－再灌注组（NIR 组）、正常大鼠＋叔丁基对苯二酚（TBHQ）预处理组（NIPC 组）、糖尿病大鼠对照组（DS 组）、糖尿病大鼠心肌缺血－再灌注组（DIR 组）、糖尿病＋TBHQ 预处理组（DIPC 组）。建立心肌缺血－再灌注模型，NIPC 组、DIPC 组实验前连续 5d 腹腔注射 TBHQ。与 NIR 组相比，NIPC 组肌酸激酶同工酶（CK-MB）、乳酸脱氢酶（LDH）活性降低、SOD 活性升高，Sestrin2、p-AMPK、Beclin1 表达显著升高，caspase-3 表达降低。与 DIR 组相比较，DIPC 组 CK-MB、LDH 活性和 caspase-3 表达显著降低，SOD 活性、Sestrin2、p-AMPK、Beclin1 表达明显升高。Sestrin2/AMPK 信号通路在糖尿病心肌缺血－再灌注中水平下调，给予 TBHQ 预处理后可能通过上调 Sestrin2，从而激活 AMPK 通路，增加心肌细胞自噬水平，减轻缺血－再灌注损伤。Li 等[8]观察和检测糖尿病大鼠心肌缺血－再灌注损伤中的感觉神经受损程度，以及背根神经节和心肌组织中 P 物质的含量。发现糖尿病组大鼠降钙素基因相关肽与 P 物质均少于正常组，且心肌梗死面积显著大于正常组。在心肌细胞实验中，外源性给予高糖组降钙素基因相关肽与 P 物质可减轻其缺氧－复氧心肌细胞损伤。这些实验结果提示，糖尿病大鼠心肌缺血－再灌注损伤可能与其感觉神经元受损有关。

而各类麻醉药物对于心肌缺血－再灌注损伤的保护作用也是研究热点。Zhou 等[9]探讨七氟烷对大鼠心肌缺血－再灌注损伤（MIRI）中 HIF-1α 和 caspase-3 表达影响。此研究将 40 只 SD 大鼠随机分为假手术组（Sham 组）、缺血－再灌注组（IR 组）、七氟烷预处理组（Sevo-Pre 组）和七氟烷后处理组（Sevo-Post 组）（每组 $n=10$）。记录每组心脏功能的基线值。使用 TTC 染色在灌注结束时计算心肌梗死面积（MIS）。再灌注结束时检测 HIF-1α、caspase-3 和 Bcl-2 表达水平。其结果显示，在平衡灌注结束时各组之间的心脏功能无明显差异。然而，再灌注 60 min 后，Sevo-Pre 组和 Sevo-Post 组的心脏功能显著优于 IR 组，心脏再灌注末期心肌梗死面积显著降低；蛋白质印迹法和 RT-qPCR 结果显示，相比 IR 组，Sevo-Pre 组和 Sevo-Post 组 HIF-1α 蛋白表达显著增加，caspase-3 蛋白表达显著降低，HIF-1αmRNA 和 Bcl-2 mRNA 水平显著升高。而 Sevo-Pre 组和 Sevo-Post 组之间的实验结果没有明显差异。由此可见，预处理或后处理七氟烷均可通过上调 HIF-1α 并抑制 capase-3 改善大鼠 MIRI。Zheng 等[10]发现去铁胺（DFO）激活 HIF-1 信号通路可以恢复七氟烷后处理（SpostC）对糖尿病大鼠的心脏保护作用。此研究通过结扎大鼠心脏左前降动脉建立心肌缺血－再灌注（I/R）损伤模型。使用 1.0 MAC 七氟烷进行 I/R 后处理。在建立 I/R 模型后，测量心肌梗死面积、心功能、心肌超微结构、线粒体呼吸功能、呼吸链酶活性、活性氧（ROS）产生速率以及 HIF-1α 信号通路相关蛋白表达情况。结果显示，糖尿病大鼠心肌损伤后使用 DFO 可激活 HIF-1α，SpostC 在此基础上可显著上调 HIF-1α 及其下游调节子 VEGF 的表达并改善心肌线粒体呼吸功能和呼吸链酶活性，降低 ROS 产生以及 caspase-3 和 Bax 的表达。此外，减小心肌梗死面积并改善心脏功能和线粒体超微结构。据此推测，SpostC 对糖尿病大鼠的心脏保护作用减弱与 HIF-1α 信号通路的损伤相关，DFO 激活 HIF-1α 可以恢复 SpostC 在糖尿病大鼠中心脏保护作用。Liu 等[11]探讨丝氨酸/苏氨酸蛋白激酶 1（Pim-1）调节动力相关蛋白 1（Drp1）参与七氟烷后处理（SP）的心脏保护作用。该研究使用 Langendorff 模型。将 72 只大鼠随机分为 6 组：CON 组、缺血－再灌注（I/R）组、SP 组、SP＋原癌基因丝氨酸/苏氨酸蛋白激酶 1（Pim-1）抑制剂Ⅱ组、SP＋二甲基亚砜组和 Pim-1 抑制剂Ⅱ组（每组 $n=12$）。测量血流动力学参数和梗死面积以反映心肌 I/R 损伤的程度。蛋白质印迹法检测细胞质和线粒体中 Pim-1、Bcl-2 和 Cyt C、线粒体 Drp1 以及总 Drp1 和 p-Drp1ser637 的表达。另外，用透射电镜观察线粒体形态。结果发现，SP 改善心肌 I/R 损伤引起的血流动力学参数变化、心功能及线粒体功能，减少心肌梗死面积。但是，Pim-1 抑制剂Ⅱ组可消除 SP 的保护作用。与 I/R 组相比，SP 组细胞质和线粒体中 Pim-1 和 Bcl-2 的表达以及总 p-Drp1ser637 的表达上调。同时，SP 抑制 Drp1 区室化，减少 Cyt C 的释放。用 Pim-1 抑制剂Ⅱ组预处理可消除 SP 诱导的 Pim-1/p-Drp1ser637 信号传导激活。这些发现提示 SP 可通过增加 Pim-1 激酶的表达来减轻心肌缺血－再灌注损伤，其机制可能与 Pim-1 上调使 Drp1 磷酸化防止线粒体过度分裂有关。

　　Peng 等[12]探讨右美托咪定减轻心肌细胞缺氧－复氧损伤的机制。缺氧－复氧处理原代新生大鼠心肌细胞，用于模拟在体缺血－再灌注损伤；另有一组在缺氧前用右美托咪定预处理 2 h，一组在复氧后用右美托咪定后处理。使用实时细胞分析系统观察细胞活力和活性，用归一化细胞指数（NCI）最小化试验间变异的影响。结果显示，NCI 的时间－过程曲线区域下出现剂量-效应曲线。剂量依赖的右美托咪定预处理组有利于心肌细胞在缺血－再灌注中的损伤中 NCI 的减少。此外，右美托咪定后处理组有利于 NCI 在浓度为 3～200 nmol/L 的减小，且后处理组在 3～40 nmol/L 时效果优于预处理组。这些结果表明，右美托咪定预处理和后处理均可以减少缺血－再灌注对原代新生大鼠心肌细胞在细胞水平的损害。Zhu 等[13]探讨丙泊酚通过抑制蛋白酶 Caveolin-3（Cav-3）的降解保护大鼠心肌缺血-再灌注中的作用，并猜想其心脏保护机制与Cav-3及其调控的PI3K/Akt/GSK3β信号通路相关。使用丙泊酚预处理大鼠H9C2心肌细胞，再做缺血-再灌注（I/R）或拟缺血-再灌注（SI/R）处理。结果显示，预处理组Cav-3蛋白表达增加，Cav-3连接PI3K蛋白p85亚基增加，同时在体实验的左心室梗死面积显著减少，末端脱氧核苷酸转移酶缺口末端在体内和体外均有阳性标记细胞；而在缺血-再灌注和丙泊酚预处理组的左心室组织中均没有Cav-3 mRNA表达的显著性变化。甲基-β-环糊精或Cav-3 siRNA可阻断Cav-3体外表达，同时影响Cav-3调控的PI3K/Akt/GSK3β信号通路，而蛋白酶抑制剂MG132可显著恢复SI/R导致的Cav-3减少。因此，Cav-3介导的丙泊酚对心肌缺血-再灌注损伤的心肌保护作用与PI3K/Akt/GSK3β相关，且丙泊酚可阻止SI/R蛋白酶降解所致的Cav-3下调。Deng等[14]研究高血糖状态下丙泊酚通过上调Caveolin-3（Cav-3）减少H9C2心肌细胞缺氧后线粒体损伤和细胞死亡。使用丙泊酚预处理或取空白组高糖（HG）状态下H9C2细胞，然后做缺氧-复氧（H/R）处理。使用比色酶联免疫吸附测定细胞活力、乳酸脱氢酶（LDH）、线粒体活力和肌酸激酶同工酶（CK-MB）、心肌肌钙蛋白I（cTnI）、细胞内腺苷三磷酸（ATP）含量等。使用2，7-二氯二氢荧光素二乙酸酯（DCF-DA）评估细胞内氧化应激荧光染色的水平。通过检测线粒体膜电位和激活caspase-3、caspase-9评估线粒体依赖的细胞凋亡。结果显示，HG暴露下无论有无H/R，细胞损伤均显著增加。细胞凋亡、氧化应激增强与线粒体功能障碍和Cav-3减少有关。使用50 μmol/L丙泊酚可激活促生成蛋白Akt和STAT3的最佳保护性。因此，高糖状态下，丙泊酚通过上调Cav-3减少线粒体损害并改善线粒体生成，从而减小H/R损害。

Zhao等[15]研究发现δ阿片受体激动剂通过调节自噬减轻脂多糖（LPS）诱导的心肌损伤。脂多糖诱导雄性小鼠的急性脓毒血症模型分别接受d-ALA2-d-Leu5脑啡肽（DADLE，δ-阿片受体激动剂）、纳曲吲哚（NALT，拮抗受体激动剂）的处理。结果表明，腹腔注射LPS后立即或4 h后启用DADLE治疗可提高脓毒血症小鼠的存活率。DADLE可以缓解由LPS诱导的心肌超微结构损伤，线粒体膜电位（MMP）水平升高以及肌钙蛋白I（cTnI）水平降低。通过透射电镜和Western blotting检测发现，DADLE处理后自噬体数量和自噬相关蛋白LC3-I、Beclin1的表达显著增加。DADLE促进LPS诱导脓毒血症的自噬水平增加，而选择性δ-阿片受体拮抗剂纳曲吲哚则会降低自噬水平，增加心肌损伤。Chen等[16]发现瑞芬太尼后处理（RPC）可通过减弱与内质网应激（ERS）相关的细胞凋亡发挥对心肌缺血-再灌注损伤（IRI）的保护作用。利用H9C2心肌细胞缺氧-复氧模型，使用瑞芬太尼进行后处理。通过CCK-8细胞活力测定和流式细胞术证实，RPC能增加细胞活力并阻止细胞凋亡，并且这些作用伴随着GRP78、CHOP、cleaved caspase-12和cleaved caspase-3的低表达水平。此外，RPC可增加组蛋白H3脱乙酰化的水平。而利用毒胡萝卜素（TG，一种特异性ERS激活剂）预处理，可完全消除RPC的保护作用。与此同时，该研究发现使用4-苯基丁酸（广泛使用的ERS抑制剂4-PBA）预处理后并未发现RPC作用增强。这些结果表明RPC对于心肌细胞缺氧-复氧的保护作用可能与减弱ERS相关的细胞凋亡有关。Zhao等[17]发现lncRNA-MALAT1参与芬太尼的心脏保护作用。将动物随机分成5组：假手术组、心脏I/R模型组、芬太尼组、芬太尼+Ad-GFP组和芬太尼+Ad-MALAT1组。使用心肌细胞HL-1建立缺氧-复氧（H/R）模型。通过定量实时PCR确定细胞中MALAT1、miR-145和Bnip3 mRNA的相对表达。通过测定乳酸脱氢酶（LDH）释放和细胞凋亡检测心肌细胞H/R损伤。结果发现，芬太尼可以下调MALAT1，Bnip3并上调miR-145。而且无论有无芬太尼处理，

miR-145/Bnip3 通路在 HL-1 细胞 H/R 中都会被 MALAT1 负性调控。MALAT1 过表达和敲除 miR-145 会抑制芬太尼的心脏保护作用。而在小鼠在体模型中也证实 MALAT1 对芬太尼心肌保护的抑制作用。由此推测，lncRNA-MALAT1 可通过负调控 miR-145/Bnip3 途径来消除芬太尼的心脏保护作用。Wu 等[18]探讨乳化异氟烷（EIso）联合治疗性低温（TH）的神经保护作用。该研究将成年雄性 SD 大鼠窒息 6 min 诱导心搏骤停并使其恢复自主循环（ROSC），随后分为 5 组、Sham 组、常温条件下的对照组（CPR）、EIso 组、TH 组和 EIso＋TH 组。ROSC 术后 7 d 的动物存活率在 CPR 组为 30.7%，EIso 组为 60%，TH 组为 63.6%，EIso＋TH 组为 72.7%。与 CPR 组相比，EIso 组、TH 组和 EIso＋TH 组在存活率、神经功能缺损评分和认知功能方面均有显著改善，ROSC 后第 1 天和第 7 天的海马 CA1 区细胞损伤和凋亡得到改善。EIso 和 TH 联合治疗优于单独 EIso 或 TH，这表明联合使用 EIso 和 TH 治疗更具有神经保护作用。盐酸戊乙奎醚（PHC）这一抗胆碱药对于心肌缺血－再灌注损伤的保护作用也受到越来越多的关注。Tan 等[19]观察 PHC 后处理对缺血－再灌注模型大鼠的心肌中 Bax、Bcl-2、VDAC1、cyt-c 和 caspase-3 表达改变及线粒体膜电位的影响。结果显示，与对照组相比，PHC 后处理组心肌细胞凋亡较轻且线粒体膜电位得到恢复。研究提示，PHC 后处理减轻缺血－再灌注心肌细胞凋亡可能与抑制线粒体诱导的死亡途径有关。Wang 等[20]利用 PHC 预处理 H9C2 缺氧－复氧心肌细胞，观察其线粒体介导的细胞死亡途径相关指标变化。研究发现，在心肌细胞实验中，PHC 预处理组心肌细胞损伤程度较非处理组低，氧化应激程度减轻且细胞内 Ca^{2+} 减少。同时发现线粒体膜电位得到恢复和线粒体凋亡途径受到抑制。这些实验结果提示，PHC 预处理减轻心肌细胞缺血－再灌注损伤可能与线粒体调控的细胞死亡途径相关。

（雷少青　夏中元）

参考文献

[1] Liang W, Chen M, Zheng D, et al. A novel damage mechanism: Contribution of the interaction between necroptosis and ROS to high glucose-induced injury and inflammation in H9c2 cardiac cells. Int J Mol Med, 2017, 40 (1): 201-208.

[2] Wu L, Sun HL, Gao Y, et al. Therapeutic hypothermia enhances cold-inducible RNA-binding protein expression and inhibits mitochondrial apoptosis in a rat model of cardiac arrest. Mol Neurobiol, 2017, 54 (4): 2697-2705.

[3] Li, T Zhang Z, J Kolwicz SC JI, et al. Defective branched-chain amino acid (BCAA) catabolism disrupts glucose metabolism and sensitizes the heart to ischemia-reperfusion injury. Cell Metabolism, 2017, 25 (2): 374.

[4] 伊利亚尔·买买提力，邹田田，俞瑾，等. SD 大鼠 2 型糖尿病心肌损伤模型病理生理学特征分析. 中国糖尿病杂志，2017，9（3）：184-189.

[5] Qiu Z, Lei S, Zhao B, et al. NLRP3 inflammasome activation-mediated pyroptosis aggravates myocardial ischemia/reperfusion injury in diabetic rats. Oxid Medi Cell Longev, 2017, 2017 (15): 1-17.

[6] Zhou B, Lei S, Xue R, et al. DJ-1 overexpression restores ischaemic post-conditioning-mediated cardioprotection in diabetic rats: role of autophagy. Clin Sci (Lond). 2017; 131 (11): 1161-1178.

[7] 郭明，赵博，雷少青，等. Sestrin2/一磷酸腺苷活化的蛋白激酶介导的细胞自噬在糖尿病大鼠心肌缺血再

灌注损伤中的作用及叔丁基对苯二酚预处理的保护作用. 中国糖尿病杂志，2017，9（6）：382-387.

[8] Li TP, Guo Z, Liu CJ, et al. Association of down-regulation of calcitonin gene-related peptide and substance P with increase of myocardial vulnerability in diabetic neuropathic rats. Peptides, 2017, 96: 1-7.

[9] Zhou T, Guo S, Wang S, et al. Protective effect of sevoflurane on myocardial ischemia-reperfusion injury in rat hearts and its impact on HIF-1α and caspase-3 expression. Exp Thera Med, 2017, 14 (5): 4307-4311.

[10] Zheng QQ, Zhao YS, Guo J, et al. Iron overload promotes erythroid apoptosis through regulating HIF-1a/ROS signaling pathway in patients with myelodysplastic syndrome. Leuk Res. 2017, 58: 55-62.

[11] Liu JD, Chen HJ, Wang DL, et al. Pim-1 Kinase Regulating Dynamics Related Protein 1 Mediates Sevoflurane Postconditioning-induced Cardioprotection. 中华医学杂志（英文版），2017，130（3）：309-317.

[12] Peng K, Qiu Y, Li J, et al. Dexmedetomidine attenuates hypoxia/reoxygenation injury in primary neonatal rat cardiomyocytes. Exp & Ther Med, 2017, 14 (1): 689.

[13] Zhu A, Wei X, Zhang Y, et al. propofol provides cardiac protection by suppressing the proteasome degradation of caveolin-3 in ischemic/reperfused rat hearts . J Cardiovasc Pharmacol, 2017, 69 (3): 170-177.

[14] Deng F, Wang S, Zhang L, et al. Propofol through upregulating caveolin-3 attenuates post-Hypoxic mitochondrial damage and cell death in H9c2 cardiomyocytes during hyperglycemia. Cell Physiol Biochem, 2017, 44 (1): 279-292.

[15] Zhao P, Kuai J, Gao J, et al. Delta opioid receptor agonist attenuates lipopolysaccharide-induced myocardial injury by regulating autophagy. Biochem Biophys Res Commun, 2017, 492 (1)：140-146 .

[16] Chen M, Liu Q, Chen L, et al. Remifentanil postconditioning ameliorates histone H3 acetylation modification in H9c2 cardiomyoblasts after hypoxia/reoxygenation via attenuating endoplasmic reticulum stress . Apoptosis, 2017, 22 (5): 1-10.

[17] Zhao ZH, Hao W, Meng QT, et al. Long non-coding RNA MALAT1 functions as a mediator in cardioprotective effects of fentanyl in myocardial ischemia reperfusion injury. Cell Biol Int, 2017, 41 (1)：62-70.

[18] Wu M, Zhang Y, Yu H, et al. Emulsified isoflurane combined with therapeutic hypothermia improves survival and neurological outcomes in a rat model of cardiac arrest . Exp Ther Med, 2017, 13 (3): 891-898.

[19] Tan H, Chen L, Ma J. Penehyclidine hydrochloride post-conditioning reduces ischemia/reperfusion-induced cardiomyocyte apoptosis in rats . Exp Ther Med, 2017, 14 (5): 4272-4278.

[20] Wang Z, Lin D, Zhang L, et al. Penehyclidine hydrochloride prevents anoxia/reoxygenation injury and induces H9c2 cardiomyocyte apoptosis via a mitochondrial pathway. Eur J Pharmacol, 2017, 797: 115-123.

三、肺保护

脂多糖（LPS）引起的急性肺损伤（acute lung injury，ALI）是当前治疗较为棘手的临床综合征之一，炎症反应失控是其主要原因。全身炎症反应可刺激炎症细胞释放大量的炎症因子如肿瘤坏死因子-α（TNF-α）、白介素-β（IL-β），以及趋化因子，进而损伤肺泡上皮细胞、肺血管内皮细胞结构和功能，这是 ALI 的重要病理生理机制。作为高选择性 α$_2$ 肾上腺素能受体激动药，右美托咪定（DEX）具有镇静、镇痛、抗焦虑等作用。近年来，右美托咪定在抗炎、抗氧化方面的作用日益受到人们的关注。孟志鹏等[1] 采用内毒素预处理大鼠模型，考察 DEX 对内毒素性 ALI 的保护效应，结果显示，内毒素预处理后，小鼠肺组织出现明显的病理损伤，肺组织病理弥漫性肺泡损伤标准（DAD）评分、肺湿/干重比，肺组织匀浆 TNF-α、IL-β 均明显升高；而在 LPS 注射前、后 0.5 h 给予 DEX 治疗并持续泵注可明显改善 LPS 引起的肺损伤，使 DAD 评分、肺湿/干重比，以及肺组织匀浆 TNF-α 和 IL-β 水平降低，且预防性使用 DEX 效果更好。这提示，预防性或治疗性使用 DEX 均可改善 LPS 引起的 ALI，尤以预防性注射效果为佳。

肠缺血-再灌注损伤可活化还原型烟酰胺腺嘌呤二核苷酸磷酸（NADPH）的氧化酶，促使组织发生氧化应激损伤，不仅可损伤肠道本身，还会造成远端器官如肺的损伤，诱发 ALI。白藜芦醇是植物中天然的抗氧化剂，可抑制氧化应激、减轻器官氧化损伤。王靖等[2]在肠缺血-再灌注大鼠模型中，探讨连续预防性腹腔注射白藜芦醇对肠 I/R 大鼠 ALI 时 NADPH 氧化酶活性的影响。结果显示，预防性腹腔注射白藜芦醇可减轻肠缺血-再灌注大鼠肺损伤的程度，降低 NADPH 氧化酶亚型 $gp91^{phox}$ 和 $p47^{phox}$ 的表达，提升 SOD 活性。这表明，白藜芦醇可能是通过抑制 NADPH 氧化酶介导的氧化应激，减轻肠缺血-再灌注引起的大鼠肺损伤。

高迁移率族蛋白B1（high-mobility group box1，HMGB1）的受体有晚期糖基化终末产物受体（receptor for advanced glycation end products，RAGE）和 Toll 样受体（toll like recepter，TLR）。其中，RAGE 是 HMGB1 的主要受体。HMGB1 可经 RAGE 激活 NF-κB 通路，参与氧化应激，因此 RAGE 通路在 ALI 的发生发展过程中发挥重要作用。有研究表明，右美托咪定（DEX）可减轻脓毒症引起的 ALI，但其机制尚不确切。Hu 等[3]采用盲肠结扎穿孔（CLP）大鼠模型，探讨 CLP 后 30 min 使用 DEX 对 RAGE 通路以及脓毒性 ALI 的影响。结果显示，与 CLP 对照组相比，CLP 后 30 min 静脉注射 DEX 可抑制 CLP 引起的肺炎性细胞浸润，降低 MPO 活性、肺湿/干重比以及支气管肺泡灌洗液（BALF）或肺组织匀浆中 HMGB1、RAGE 的水平，下调 IκB-α、NF-κB p65 和 MAPK 的表达，从而最终减轻肺组织的病理性损伤。由此提示，DEX 可通过抑制 RAGE 通路减轻脓毒症导致的 ALI，这为临床上治疗脓毒性 ALI 提供了新靶点。

脓毒症引起的 ALI 主要以氧化应激增强和线粒体功能障碍为特征，是危重病患者死亡的主要原因之一。自噬是真核细胞内依赖溶酶体降解细胞器的一种重要的内源性保护机制，自噬水平增加可维持线粒体稳态。董艾莉等[4]*采用盲肠结扎穿孔法负责脓毒症大鼠模型，考察自噬在减轻脓毒症大鼠肺损伤中的作用。结果发现，CLP 术后 1 h 和 6 h 时分别吸入 2% 氢 1 h，小鼠氧合指数升高，肺组织病理学损伤减轻，病理学评分降低，肺组织 LC3-Ⅱ/LC3-Ⅰ升高。这提示，氢可减轻脓毒症小鼠肺损伤，这可能与氢增强肺组织自噬水平有关。

肝移植术后的急性肺损伤严重影响肝移植患者的预后，但其发生机制尚不清楚，目前尚无有效的治疗手段。肺部强烈的炎症反应和紧跟其后的氧化应激反应被认为是急性肺损伤的可能机制。Yao 等[5]*发现，SERPINB1 可通过 ERK1/2 激活 STAT3，进而激活 HO-1，从而抑制肺组织炎症反应，减轻肺组织的氧化应激，减轻肝移植术后患者的急性肺损伤。该研究为研究人员寻找肝移植术后急性肺损伤的机制提供了帮助，SERPINB1 也有望成为治疗肝移植术后急性肺损伤的重要靶点。

体外循环（cardiopulmonary bypass，CPB）可引起急性肺损伤，从而促进患者并发症的发生，甚至死亡。多年来，研究人员一直在研究病理生理机制，但其机制仍不清楚。α7-烟碱型乙酰胆碱受体（α7-nChR）在肝、肾、脑等重要器官的缺血-再灌注损伤保护中扮演重要角色。为此，Ge 等[6]*利用

α7-nAChR 激动剂 PNU-282987 来探讨其在 CPB 造成的肺损伤中的作用。结果显示，在遭受 CPB 损伤后，α7-nAChR 激动剂 PNU-282987 可抑制 HMGB1 的释放，有助于保护小鼠肺功能，其肺内炎症因子水平更低，肺实质细胞凋亡更少。这提示，α7-nAChR 在小鼠肺 CPB 损伤导致的急性肺损伤中起重要作用。

急性炎症反应是宿主对入侵的致病微生物做出的保护性反应，以中性粒细胞（PMNs）的快速聚集为特征。PMNs 对致病微生物的去除至关重要，但是过度的炎症反应可造成宿主细胞的损害。PMNs 的清除不仅依赖其自身分解且需要巨噬细胞的清除，即胞葬作用，但其机制仍不确切。Jiang 等[7]*研究巨噬细胞表达的 Rab11a GTPase 如何调节胞葬作用，并以此为基础寻找解决炎症性肺损伤的方法。结果发现，PMNs 暴露于巨噬细胞后，巨噬细胞表面 CD36 表达进行性升高，可促进巨噬细胞吞噬凋亡的 PMNs。Rab11a 通过降低细胞表面 CD36 的表达抑制胞葬作用。下调巨噬细胞表面的 Rab11a 表达可抑制肺部炎症，避免炎症性肺损伤。

NOD（nucleotide-binding oligomerization domain，NOD）是一类存在于胞质内的含有核苷酸结合寡聚化结构域的可溶性蛋白家族。NOD2 是胞壁酰二肽（muramyl dipeptide，MDP）的天然受体。之前研究显示 MDP 可加强大鼠热损伤导致的炎症因子释放和器官功能受损。Wu 等[8]主要探索 MDP 通过自噬活动、NOD2 与丝氨酸/苏氨酸蛋白激酶（serine/threonine protein kinases，RICK）通路间的相互作用对大鼠热损伤后肺损伤的影响。大鼠遭受 20% 三度烧伤（TBSA）后 24 h 经股静脉注射 5 mg/kg MDP。结果发现，与单纯经历 TBSA 组相比，注射 MDP 后，大鼠 NOD2 mRNA、RICK、NF-κBp65、LC3-Ⅰ/LC3-Ⅱ水平更高，肺内聚集更多的自噬溶酶体。这提示，MDP 提高热损伤后因自噬水平升高和炎症因子释放而导致的肺损伤，这可能与 Nod2/Rick 信号通路有关。

红景天苷（SDS）是红景天的有效成分。Wang 等[9]主要探索 SDS 在通气性肺损伤（ventilation induced lung injury，VILI）中的作用及其机制。雄性 ICR 小鼠通过机械通气，循环拉伸小鼠肺血管内皮细胞（mouse lung vascular endothelial cells，MLVECs）4 h 制造通气性肺损伤模型。在诱发 VILI 前 1 h 腹腔注射 SDS 50 mg/kg，可明显降低肺损伤，减少支气管肺泡灌洗液中细胞和蛋白含量，降低肺湿/干重比，减轻伊文思蓝（Evans blue）泄漏。SDS 抑制 NLRP3 炎症小体的活化以及半胱天冬酶-1 分裂并减少 IL-1β 分泌。且 SDS 上调 SIRT1 表达，敲除 SIRT1 后，SDS 抑制 NLRP3 炎症小体的作用被逆转。这提示，SDS 可通过上调 SIRT1 抑制 NLRP3 炎症小体的活化进而减轻通气引起的肺损伤。

外伤性脑损伤（traumatic brain injury，TBI）可因其诱发的急性肺损伤而加重，其中炎症反应发挥重要作用。有研究显示，红细胞生成素衍生肽（erythropoietin-derived peptide，HBSP）可减轻 TBI，但其在 TBI 引起的急性肺损伤中的作用尚不可知。Liu 等[10]等探讨 HBSP 在 TBI 引起的急性肺损伤中的作用。以自由落体的方式制造 TBI 模型，与 TBI 组相比，在造模后第 8 小时和第 24 小时，注射 pHBSP 的大鼠肺湿/干重比下降，支气管肺泡灌洗液中蛋白含量下降，肺组织病理损伤减轻。与 TBI 组相比，在造模后 24 h，注射 pHBSP 的大鼠肺组织 CD68$^+$聚集减少，TNF-α、IL-6、IL-1β 和 iNOS 的 RNA 水平下降。由此可见，pHBSP 对外伤性脑损伤引起的急性肺损伤有保护性作用。这提示，未来可将 pHBSP 用于外伤性脑损伤患者的治疗。

（许平波）

参考文献

[1] 孟志鹏，胡四平，童飞，等. 右美托咪定对内毒素致大鼠急性肺损伤的保护作用. 中华创伤杂志, 2017, 33（6）: 560-564.

[2] 王靖，赵伟成，彭伟龙，等. 白藜芦醇对肠缺血再灌注大鼠急性肺损伤时NADPH氧化酶活性的影响. 中华麻醉学杂志, 2017, 37（9）: 1139-1141.

[3] Hu H, Shi D, Hu C, et al. Dexmedetomidine mitigates CLP-stimulated acute lung injury via restraining the RAGE pathway. Am J Transl Res, 2017, 9 (12): 5245-5258.

[4]* 董艾莉，王露，王妍妍，等. 自噬在氢减轻脓毒症小鼠肺损伤中的作用. 中华麻醉学杂志, 2017, 37（5）: 632-636.

[5]* Yao W, Li H, Luo G, et al. SERPINB1 ameliorates acute lung injury in liver transplantation through ERK1/2-mediated STAT3-dependent HO-1 induction. Free Radic Biol Med, 2017, 108: 542-553.

[6]* Ge J, Tian J, Yang H, et al. Alpha7 nicotine acetylcholine receptor agonist PNU-282987 attenuates acute lung injury in a cardiopulmonary bypass model in rats. shock. 2017, 47 (4): 474-479

[7]* Jiang C, Liu Z, Hu R, et al. Inactivation of rab11a GTPase in macrophages facilitates phagocytosis of apoptotic neutrophils. J Immunol, 2017, 198 (4): 1660-1672.

[8] Wu XJ, Liang H, Zhang Y, et al. Muramyl dipeptide enhances thermal injury- induced autophagy and inflammatory cytokine response of lungs via activation of Nod2/Rick signaling pathway in rats. shock, 2017 .doi: 10. 1097/SHK. 0000000000001077.

[9] Wang Y, Xu CF, Liu YJ, et al. Salidroside attenuates ventilation inducedlung injury via SIRT1-dependent inhibition of NLRP3 inflammasome. Cell Physiol Biochem, 2017, 42 (1): 34-43.

[10] Liu Y, Lu J, Wang X, et al. Erythropoietin-derived peptide protects against acute lung injury after rat traumatic brain Injury. Cell Physiol Biochem, 2017, 41 (5): 2037-2044.

四、肾保护

动物实验表明，舒芬太尼后处理可减轻心、脑等缺血－再灌注损伤，而对肾缺血－再灌注损伤的影响尚未有定论。自噬是维持细胞稳态的高度保守机制。有研究表明，自噬水平升高是肾缺血－再灌注损伤的重要病理生理机制。杨开银等[1]探讨舒芬太尼后处理对小鼠肾缺血－再灌注损伤的影响及其与自噬的关系。结果显示，夹闭单侧肾蒂45 min，并于再灌注前5 min尾静脉注射舒芬太尼1 μg/kg，可明显降低小鼠血清中肌酐和尿素氮的浓度，下调肾组织LC3和Beclin-1的表达，减轻肾组织损伤。LC3是自噬相关基因8蛋白的同源物，是自噬体的标志物，可反映自噬水平。Beclin-1是哺乳动物参与自噬的蛋白，由ULK1磷酸化，并作为磷脂酰肌醇3激酶（PI3K）复合体的支架，促进自噬蛋白依附在囊泡表面，调控自噬体形成。再灌注前注射舒芬太尼可下调肾组织LC3和Beclin-1

的表达。提示再灌注前注射舒芬太尼可减轻肾组织损伤，其机制可能与抑制自噬有关。PI3K/蛋白激酶 B（Akt）信号通路是自噬调控的一个重要通路，肾缺血-再灌注损伤的病理生理机制与 PI3K/Akt 信号通路活性降低有关。哺乳动物西罗莫司靶蛋白（mTOR）是 PI3K/Akt 信号通路下游的信号蛋白，可抑制自噬。大鼠肾小管上皮细胞中分布有阿片受体，由此推测，舒芬太尼通过激活阿片受体，与 G 蛋白偶联激活 PI3K/Akt/mTOR 信号通路，从而抑制自噬活性。

肾移植是终末肾病患者的唯一治疗措施，然而供肾转运过程中因低温缺血环境致供肾功能减弱或丧失时有发生。氢可选择性地清除细胞毒性氧自由基，减轻供肾低温保存期的缺血损伤，但其具体信号通路有待探讨。核转录因子 E2 相关因子 2（Nrf2）信号通路是调控细胞对抗氧化损伤的关键通路，并参与炎症反应、细胞凋亡的调控。徐如彬等[2]考察 Nrf2 信号通路在富氢保存液减轻大鼠供肾低温保存期缺血损伤中的作用。结果发现，与对照组相比，富氢组肾小管损伤评分降低，肾组织 TNF-α、IL-1β、HMGB1 和 8-iso-PGF2α 含量降低，IL-10 含量升高，Nrf2 和 HO-1 表达上调，SOD 和 CAT 活性升高，Bcl-2 表达上调，Bax 和 caspase-3 表达下调。与富氧组比较，使用 Nrf2 抑制剂全反式维甲酸组肾小管损伤评分升高，肾组织 TNF-α、IL-1β、HMGB1 和 8-iso-PGF2α 含量上升，IL-10 含量降低，Bcl-2 和 HO-1 表达下降，SOD 和 CAT 活性降低，Bax 和 caspase-3 表达上调。这提示，富氧保存液可减轻大鼠供肾低温保存期炎症反应、氧化损伤和细胞凋亡，从而减轻缺血损伤的机制与激活 Nrf2 信号通路有关。

肝缺血-再灌注损伤（I/R）是肝移植手术难以避免的病理生理过程，而肝 I/R 后因氧化应激、炎症反应、钙超载、细胞凋亡等因素导致的急性肾损伤（acute kidney injury，AKI）的发生率高达 30%～50%，严重影响肝移植受者的预后及远期存活率。Janus 激酶/信号转导和转录激活子（JAK/STAT）信号通路是细胞内重要的信号传导途径，能够将胞外信号转导进入细胞核发挥生物学效应。大量研究表明，JAK/STAT 信号通路参与多种肾病的发生、发展。但目前有关 JAN/STAT 信号通路在缺血-再灌注损伤中的作用仍存在争议。王菲等[3]探讨 Janus 激酶 2/信号转导和转录激活子 1（JAK2/STAT1）信号通路在大鼠肝冷缺血及再灌注后肾损伤中的作用及机制。与对照组比较，肝缺血-再灌注组大鼠肾功能明显降低，肾病理损伤严重，肾组织氧化应激及细胞凋亡明显增加，Bcl-2/Bax 比值显著降低，以及 JAK2 和 STAT1 磷酸化显著上调；建模前注射 JAK2 特异性抑制剂 AG490，大鼠肾损伤减轻，肾功能得到明显改善，氧化应激水平降低，细胞凋亡显著减少，Bcl-2/Bax 比值显著升高，JAK2 和 STAT1 磷酸化水平显著下调。这提示抑制 JAK2/STAT1 信号通路可以缓解大鼠肝冷缺血-再灌注后急性肾损伤，其作用机制可能与减轻氧化应激反应及细胞凋亡水平等有关。

急性肾损伤是死亡率很高的临床综合征。注射脂肪间充质干细胞（dipose-derived mesenchymal stem cells，ADMSCs）可能是治疗 AKI 的方法之一，但有关 ADMSC 治疗缺血-再灌注损伤导致的 AKI 的研究很少。Zhang 等[4]研究 ADMSC 是否对缺血-再灌注损伤导致的 AKI 具有保护性作用。通过夹闭双侧肾蒂 40 min 来制造缺血-再灌注损伤所致 AKI 模型。结果发现，通过尾静脉注射 2×10^6 ADMSC 后可明显降低大鼠肾组织凋亡细胞数量、尿蛋白和血肌酐含量，下调炎症因子 IL-6、TNF-α、IL-1β、IFN-γ、TGF-β 以及炎症相关蛋白 HGF、SDF1 等的表达，同时上调抗炎因子 IL-10 和抑制凋亡因子 Bcl-2 的表达。这提示，ADMSC 可对缺血-再灌注损伤造成的急性肾损伤起到保护作用，并有抗炎效应。

以肾组织纤维化为特征的缺血-再灌注损伤后的急性肾损伤是造成慢性肾病的主要原因之一。Liang等[5]通过研究发现，I/R损伤后IL-33含量升高；与单纯I/R损伤相比，小鼠经历I/R损伤后再注射IL-33，肾组织纤维化更加严重。那么，抑制IL-33是否可以预防I/R损伤引起的肾纤维化呢？Liang等在复制I/R损伤小鼠模型后14 d，给小鼠腹腔注射IL-33拮抗剂ST2。结果发现，与单纯经历I/R损伤的小鼠相比，注射ST2可减轻小鼠肾纤维化程度，这表明，抑制IL-33可抑制I/R损伤后肾骨髓成纤维细胞聚集和成肌纤维肌细胞形成，这与细胞外基质蛋白表达下调有关。同时，抑制IL-33可减少肾F4/80$^+$巨噬细胞和CD3$^+$ T细胞，降低小鼠肾组织致炎因子和趋化因子水平。总的来说，IL-33通过调节髓性成纤维细胞的聚集、减少炎症细胞浸润和促炎因子及趋化因子表达，在I/R损伤引起的AKI中起重要作用。

大量研究表明，脓毒症是造成AKI最重要的原因之一，约50%的AKI与此有关。目前对于AKI尚无可靠的治疗手段。Linkun Hu等[6]*等通过实验发现，在LPS引起AKI的小鼠预注射IL-12家族的特异性免疫抑制因子IL-35，可明显减少肾炎症因子TNF-α、IL-6和IL-1β的产生，从而抑制炎症反应，这可能与其抑制NF-κB通路有关。这对改善LPS导致的AKI起着重要作用。也为以后的研究指明了方向。

肾纤维化是慢性肾病的一个特征性的病理学改变。以肾组织纤维化为特征的AKI是慢性肾病的独立危险因素，但AKI引起肾纤维化的机制尚不清楚。由第10染色体同源丢失性磷酸酶-张力蛋白基因（gene of phosphate and tension homology deleted on chromsome ten，*PTEN*），即*PTEN*基因编码的同源性磷酸酶-张力蛋白PTEN对各种肿瘤的发展起着重要作用。Zhou等[7]*在细胞实验中发现，I/R损伤后发生AKI的小鼠在注射PTEN特异性抑制剂后，其肾组织纤维化更严重，其炎症水平升高、PI3K表达上调及Akt磷酸化增强。这提示，PTEN对治疗I/R损伤引起的AKI后肾组织纤维化至关重要，这可能与PTEN/PI3K/Akt信号通路有关。

（许平波）

参考文献

[1] 杨开银，冷玉芳，刘振臻，等. 舒芬太尼后处理对大鼠肾缺血-再灌注损伤的影响与自噬的关系. 中华麻醉学杂志，2017，37（4）：446-449.

[2] 徐如彬，喻文立，盛明薇，等. Nrf2信号通路在富氧保护液减轻大鼠供肾低温保存期缺血损伤中的作用. 中华麻醉学杂志，2017，37（4）：489-493.

[3] 王菲，贾莉莉，孙英，等. JAK2/STAT1信号通路对大鼠肝脏冷缺血及再灌注后急性肾损伤的影响. 中华器官移植杂志，2017，38（5）：297-301.

[4] Zhang JB, Wang XQ, Lu GL, et al. Adipose-derived mesenchymal stem cells therapy for acute kidney injury induced by ischemia-reperfusion in a rat model. Clin Exp Pharmacol Physiol, 2017, 44 (12): 1232-1240.

[5] Liang H, Xu F, Wen XJ, et al. Interleukin-33 signaling contributes to renal fibrosis following ischemia reperfusion. Eur J

Pharmacol, 2017, 812: 18-27.

[6]* Hu Lk, Chen C, Zhang J, et al. IL-35 pretreatment alleviates lipopolysaccharide- induced acute kidney injury in mice by inhibiting NF-κB activation. Inflammation, 2017, 40 (4): 1393-1400.

[7]* Zhou J, Zhong J, Lin S, et al. Inhibition of PTEN Activity Aggravates Post Renal Fibrosis in Mice with Ischemia Reperfusion-Induced Acute Kidney Injury. Cell Physiol Biochem, 2017, 43 (5): 1841-1854.

五、肝保护

2017年关于肝保护的研究，一方面通过探讨麻醉及其他药物或预处理措施对肝缺血-再灌注损伤的易感性机制及消除机制、相关机制围绕调控自噬、炎症、抗氧化等方面进行研究；同时，也围绕相关蛋白基因在肝缺血-再灌注损伤机制进行深入研究。另一方面，除了肝缺血-再灌注模型，在其他急性肝损伤动物模型上验证了相关预处理对肝损伤的保护作用。绝大部分的研究是通过建立相关模型和体外细胞立体实验进行，为临床肝保护措施提供了理论和实验室依据。

Zhang 等[1]的研究中，他们首先建立肝部分热缺血-再灌注大鼠模型，即左中肝叶缺血6 h后再灌注，分别体内预先给予阿司匹林触发的 resolvin D1（AT-RvD1）、质粒或 AT-RvD1＋miR-146b 拮抗剂，检测血清及肝组织中丙氨酸转氨酶（ALT）、天冬氨酸转氨酶（AST）、NF-κB 通路水平。结果发现，预先给予 AT-RvD1 能降低缺血-再灌注引起的 ALT、AST 升高和 TNF-α、过氧化物酶相关的炎症反应，并缺血-再灌注肝内 miR-146b 的水平；同时，拮抗 miR-146b 则能抑制 TRAF6 和 NF-κB 的表达，破坏 AT-RvD1 对缺血-再灌注肝损伤的保护作用。该研究结果提示，预先给予 AT-RvD1 能通过调节 miR-146b 的水平，减少肝缺血-再灌注损伤。Rao 等[2]用肝部分热缺血-再灌注小鼠模型和体外细胞实验，研究异氟烷的肝保护作用。预先给予1.5%的异氟烷或对照气体40 min后，构建肝部分热缺血-再灌注大鼠模型，比较两组 AST、ALT 等肝功能的变化。同样，在体外用1.5%的异氟烷或对照气体作用于原代肝细胞2 h后，检测细胞的凋亡和生存。结果发现，异氟烷能降低 ALT 的水平，促进肝细胞自噬的恢复（p62降解增加，LC3B-Ⅱ蛋白水平增加），以及激活 AMPK 信号通路。AMPK 抑制剂能减弱异氟烷的肝保护效应。该研究结果提示，异氟烷预处理能激活 AMPK 相关信号通路，促进肝细胞自噬的恢复，进而起到肝保护作用。此研究为肝缺血-再灌注损伤提供了可能的保护性策略。肝缺血-再灌注损伤往往在高血糖患者中加重，机制不明。Rao 等[3]的研究中发现，链脲菌素所致的高血糖小鼠肝缺血-再灌注损伤和肝内炎症更严重。高血糖小鼠肝内来源的肝固有巨噬细胞（Kupffer cells，KCs），较对照组能分泌更多的促炎因子 TNF-α 和 IL-6。较对照组小鼠，高血糖小鼠肝和 KCs 内 C/EBP 同源蛋白（CHOP）水平增加，进而降低内质网应激。特异性地沉默高血糖组 KCs 内的 CHOP 基因，能降低 TNF-α 和 IL-6 水平，增加 IL-10 的分泌。另外，高血糖能抑制及巨噬细胞 M2 的极化，通过抑制 STAT3 和 STAT6 信号通路，降低 Arg1 和 Mrc1 的基因表达。最后，体内沉默 KCs 内的 CHOP 基因，能促进 IL-10 基因表达，降低肝缺血-再灌注损伤。这篇文章为高血糖下肝缺血-再灌注损伤恶化提供了新机制。肝缺血-再灌注损伤能致肝细胞膜严重损伤，进而肝细胞死亡。

Yao 等[4]研究一种新的细胞膜修复蛋白 mitsugumin-53（MG53）在肝缺血-再灌注损伤中的保护

作用。通过预注射重组 MG53 或体外 AML12 细胞内给予重组 MG53 和（或）dysferlin 干扰 RNA。结果显示，重组 MG53 能降低肝缺血－再灌注损伤、氧化应激，促进 dysferlin 和 MG53 的共存。核因子 E2-相关因子 2（Nrf2）的核内易位能诱导细胞保护基因血红素氧合酶 1（HO-1）的产生。Ge 等[5] 研究 Brahma 相关基因（*Brg1*）在肝缺血－再灌注损伤中激活 Nrf2/HO-1 信号通路的作用。在肝缺血－再灌注损伤早期，Brg1 表达降低。在 CMV-Brg1 肝缺血－再灌注小鼠中，Brg1 过表达能降低氧化损伤。同样，腺病毒转染后过表达 Brg1 的 AML12 细胞能选择性促进 *HO-1* 基因的表达。反之，抑制 HO-1，能部分扭转 Brg1 的肝保护性效应。免疫共沉淀实验显示，Brg1 过表达，能促进 Brg1 与 HO-1 启动子的结合。肝缺血－再灌注 AML12 细胞中，Nrf2 还能促进 Brg1 与 HO-1 的调控区结合。红景天苷是一种天然的抗氧化剂，具有心脏和神经保护作用。Cai 等[6] 研究红景天苷在肝缺血－再灌注大鼠中的作用。在给缺血－再灌注大鼠腹腔内注射红景天苷 20 mg/（kg·d），连续 7 d 后，AST、ALT 水平显著降低。这一效应能被羧基苍术苷（CATR）逆转。有相关研究揭示，红景天苷能抑制糖原合成酶激酶（GSK-3β）的活性，促进 Nrf2 依赖的抗氧化效应，从而起到抗氧化应激的作用。Cai 等的研究为临床上使用红景天苷作为肝保护剂提供了实验室依据。除了肝缺血－再灌注损伤外，Yao 等[7] 利用动物实验研究甲烷对四氯化碳所致的肝损伤的保护作用。通过甲烷预处理过的急性肝损伤小鼠，肝内炎症反应显著减轻。甲烷通过激活 PI3K/Akt/GSK-3β 通路，促进抗炎因子 IL-10 的产生，并通过 NF-κB 和 MAPK 通路发挥抗炎作用。

2017 年缺血－再灌注肝保护的研究仍通过动物模型和离体实验，围绕炎症反应、氧化应激、肝细胞自噬凋亡等损伤机制来研究，研究内容包括细胞凋亡、免疫反应调节、自噬水平、内质网应激调节等。另外，研究新增了急性肝损伤模型，扩展了肝损伤的相关领域。研究内容紧跟国际热点，在保护机制及信号通路的研究上亦有新的突破。在实验室基础研究之上，多层次、全方位地探讨肝损伤的病理生理过程及可能的保护分子机制，为探索创新性的治疗方法及治疗靶点提供了理论和实验室基础。

（龚　丽　欧阳文）

参考文献

[1] Zhang T, Xiu HH, Liu JX, et al. Protective effect of aspirin-triggered resolvin D1 on hepatic ischemia/reperfusion injury in rats: The role of miR-146b. Int Immunopharmacol, 2017, 51: 140-147.

[2] Rao Z, Pan X, Zhang H, et al. Isoflurane preconditioning alleviated murine liver ischemia and reperfusion injury by restoring AMPK/mTOR-mediated autophagy. Anesth Analg, 2017, 125 (4): 1355-1363.

[3] Rao Z, Sun J, Pan X, et al. Hyperglycemia aggravates hepatic ischemia and reperfusion injury by inhibiting liver-resident macrophage M2 polarization via C/EBP homologous protein-mediated endoplasmic reticulum stress. Front Immunol, 2017, 8: 1299.

[4] Yao W, Li H, Han X, et al. MG53 anchored by dysferlin to cell membrane reduces hepatocyte apoptosis which induced by ischaemia/reperfusion injury in vivo and in vitro. J Cell Mol Med, 2017, 21 (10): 2503-2513.

[5] Ge M, Yao W, Yuan D, et al. Brg1-mediated Nrf2/HO-1 pathway activation alleviates hepatic ischemia-reperfusion injury. Cell Death Dis, 2017, 8 (6): e2841.

[6] Cai L, Li Y, Zhang Q, et al. Salidroside protects rat liver against ischemia/reperfusion injury by regulating the GSK-3β/Nrf2-dependent antioxidant response and mitochondrial permeability transition. Eur J Pharmacol, 2017, 806: 32-42.

[7] Yao Y, Wang L, Jin P, et al. Methane alleviates carbon tetrachloride induced liver injury in mice: anti-inflammatory actiondemonstrated by increased PI3K/Akt/GSK-3β-mediated IL-10 expression. J Mol Histol, 2017, 48 (4): 301-310.

六、肠保护

2017年度关于肠缺血－再灌注损伤和肠保护的文章主要集中于药物保护及其机制的探讨。Li等[1]采用agomiR-378、antagomiR-378或空白对照预处理小鼠，使得miR-378表达上调或下降，再建立小鼠肠缺血－再灌注模型。发现与I/R组相比，接受agomiR-378处理及miR-378过表达转基因组的小鼠肠黏膜结构损伤和水肿减轻，Chiu评分降低，血浆二胺氧化酶（diamine oxidase，DAO）水平下降，肠黏膜凋亡细胞减少和裂解caspase-3减少；而接受antagomiR-378的小鼠则反之。体外实验中，使用miR-378前体或miR-378抑制剂对IEC-6细胞进行转染，再建立糖氧剥夺（OGD）/R模型。结果发现，使用miR-378前体预处理组小鼠细胞活力增强、凋亡细胞的数量及裂解caspase-3的表达减少。而使用miR-378抑制剂预处理的结果则与之相反。采用双荧光素酶处理的结果显示，miR-378是通过与caspase-3 3′-UTR的直接结合降低caspase-3的表达。结果表明，miR-378可以直接抑制caspase-3的激活，减少肠黏膜细胞凋亡，从而在肠缺血－再灌注损伤中发挥保护作用。Wen等[2]探究程序性细胞坏死在肠缺血－再灌注损伤中的作用及其分子机制。在动物实验中，给予程序性细胞坏死抑制剂（Nec-1）或细胞凋亡抑制剂（Z-VAD）或两者一起预处理SD大鼠，发现Nec-1能减轻大鼠肠缺血－再灌注后肠黏膜损伤和炎症程度，下调RIP1/3蛋白的表达以及被RIP1招募的MLKL蛋白，但不影响裂解caspase-3激活的水平。Z-VAD预处理可以下调裂解caspase-3的表达减轻肠损伤，但是不能下调RIP3的表达。两者一起保护作用更明显，并且可以下调RIP3的表达。在细胞实验中，OGD加剧肠上皮细胞的程序性坏死和凋亡，增加RIP3蛋白水平，增加TNF-α和IL-1β的基因表达水平，而Nec-1能逆转上述效应，同时Nec-1能逆转OGD导致的HMGB1由核转移至胞质和TLR4及RAGE信号通路的活化；Z-VAD虽能减少凋亡细胞比例，但不能逆转RIP3蛋白升高的效应。提示Nec-1可能通过抑制RIP3，抑制肠上皮细胞炎症水平，从而减轻程序性细胞坏死，起到肠缺血－再灌注损伤的保护作用。王蓓等[3]通过脓毒症模型考察氢处理的肠保护作用机制，通过炎症因子、抗氧化酶活性、mRNA和蛋白表达水平的检测以及Nrf2基因敲除小鼠的应用，发现氢可以减轻脓毒症小鼠肠损伤，其机制可能与Nrf2的抗氧化及抗炎作用有关。

（廖　娟　欧阳文）

参考文献

[1] Li Y, Wen S, Yao X, et al. MicroRNA-378 protects against intestinal ischemia/reperfusion injury via a mechanism involving the inhibition of intestinal mucosal cell apoptosis. Cell Death Dis, 2017, 8 (10): e3127.

[2] Wen S, Ling Y, Yang W, et al. Necroptosis is a key mediator of enterocytes loss in intestinal ischaemia/reperfusion injury. J Cell Mol Med, 2017, 21 (3): 432-443.

[3] 王蓓，于洋，边映雪，等. Nrf2 在氢减轻脓毒症小鼠肠损伤中的作用. 中华麻醉学杂志，2017，37（8）：997-1000.

七、其他器官保护

在本年度围绕的围术期器官保护的相关研究中，免疫相关性研究仍占据重要的地位。患者围术期应激造成的免疫功能变化及患者本身免疫功能障碍（获得性 / 非获得性）对患者预后的改变有着重要的临床意义。因此，围绕能够引起患者围术期机体免疫功能改变的围术期应激事件，如手术创伤、麻醉药物、低温、输血等，学者们进行了广泛而深入的探讨，同时针对术后免疫功能抑制的潜在预防及治疗干预措施，研究者们进行了多种多样的探索，为提供新的潜在预防及治疗方案走出了第一步。回顾本年度免疫相关性研究，我们将文献分为两大类加以归纳阐述。

（一）免疫抑制对肿瘤复发的影响

手术带来的创伤应激使得患者机体在围术期释放大量的炎症因子，随后转为机体的免疫抑制期。同时，手术应激引起的神经内分泌反射也抑制细胞免疫功能。因而，学者探讨不同的麻醉方式和药物通过调节神经内分泌系统、手术应激强度等方面的调控，影响免疫功能的抑制水平。另外，部分麻醉药物对免疫系统有着增强或抑制的作用。通过调节围术期的免疫抑制强度，对肿瘤转移、术后转归有着重要作用。Xing 等[1] 结合最近的流行病学研究发现的局部麻醉药在癌症预后中潜在的保护作用，通过人肝细胞癌细胞（HepG2）体外及体内异种移植模型来探讨利多卡因在肿瘤细胞中的保护作用及机制。研究发现，利多卡因可通过剂量和时间相关性抑制 HepG2 细胞的生长，同时使癌细胞停滞于细胞周期的 G_0/G_1 期，并诱导细胞凋亡。其作用可能通过增加 Bax 蛋白和激活的 caspase-3 蛋白表达，以及降低细胞外信号调节激酶 1/2 和 p38 途径相关性 Bcl-2 蛋白表达而实现。更重要的是，异种移植实验表明利多卡因增强肿瘤细胞对顺铂的敏感性，并抑制肿瘤的发展。因此，利多卡因与顺铂的组合可能是肝细胞癌的潜在治疗方案。Wang 等[2] 发现肺癌手术诱导的单核细胞骨髓来源的抑制细胞能消耗调节性 T 细胞。Wang 等发现，肺癌患者的表达 $CD11b^+CD33^+HLA-DR-CD14^+$ 的 M-MDSCs 在经胸腔镜手术后，其表达显著升高，并且其累积与 Treg 的增加呈线性相关。同时，手术诱导的 Treg 表达高水平的 Foxp3、PD-1 和 CTLA-4，当与体外自体 T 细胞共培养时，手术诱导的单粒系骨髓来源的抑制性细胞（M-MDSC）更有效地使 Treg 增殖。同时，Wang 等通过使用肺转移小鼠模型，证实 M-MDSCs 在术后的显著增加与 Treg 呈线性相关。Wang 等同时发现全反式维甲酸能显著抑制 M-MDSC 的诱导和增殖，抑制 Treg 的增殖，并最终抑制肿瘤切除后小鼠的肿瘤转移。因此，术后 M-MDSC 与 Treg 的表达和鉴定可作为肿瘤转移的潜在指标。张素玲等[3]通过观察围术期静脉输注利多卡因对宫颈癌根治术患者应激激素和自然杀伤（NK）细胞杀伤力的影响，探讨利多卡因围术期免疫保护作用。分别选取 35 例拟行宫颈癌根治术的患者，分别静脉注射并泵注维持给予利多卡因，同时对照组患者给予等量生理盐水。测定血浆 PGE_2、EPI、去甲肾上腺素浓度、免疫磁珠法分离 NK 细胞、检测 NK 细胞杀伤及检测 NK 细胞磷酸化蛋白激酶 A（p-PKA）和蛋白激酶 A（PKA）表达。研究发现，围术期静脉输注利多卡因能降低宫颈癌根治术患者血浆 PGE_2 及儿茶酚胺水平，保护 NK 细胞对肿瘤细胞的杀伤能力，从而可能减轻患者肿瘤转移及复发的可能性。

（二）免疫调节在器官保护中的作用

围术期，尤其是手术创伤的应激对患者免疫功能的影响相当显著。其免疫功能的低下对术后感染、多器官功能障碍等高风险事件的发生率有着明显的提升，但同时也能够一定程度上减轻缺血-再灌注和全身炎症的损伤。全身炎症与神经系统的炎症密切相关，从而表现为谵妄的神经炎症的机制可能与在星形胶质细胞上的重要促炎因子 MCP-1 的表达有关。Liu 等[4]发现 LPS 诱导的 MCP-1 mRNA 在星形胶质细胞中的表达与 LPS 呈剂量相关性。免疫双荧光检测显示 $α_2AR$ 与 GFAP 共定位，这表明 $α_2$ 肾上腺素能受体在星形胶质细胞中的表达。右美托咪定可能通过 $α_2$ 肾上腺素能受体有效地抑制脂多糖诱导的星形胶质细胞 MCP-1 表达，从而通过减轻神经炎症来治疗谵妄。炎症对机体的损伤机制中，线粒体损伤占据非常重要的地位。Wang 等[5]发现一氧化碳饱和的血红蛋白类携氧载体能够通过改善炎症反应和线粒体氧化损伤改善高原性心脏损伤。C57BL/6 小鼠被随机分配到含氧量正常或模拟的 5 500 m 高空缺氧情况下的低压室 7 d，在前 3 d 内，用 CO 饱和血红蛋白（Hb）为基础的氧载体（CO-HBOC）和氧气饱和的血红蛋白基氧载体（O_2-HBOC）进行干预。实验表明，高原低氧能引起心脏显著损伤，心脏功能受损和促凋亡增加，促炎症和促氧化剂标记物升高。而 CO-HBOC 的干预有效改善心脏功能，心肌酶释放减少和心肌凋亡受限。升高的炎症反应也受到抑制。低压缺氧诱导线粒体氧化损伤也显著减弱。而且，机体的抗凋亡和抗氧化作用也伴随着 Akt、ERK 和 STAT3 磷酸化的上调而升高。因此，CO-HBOC 提供对高原缺氧引起的心肌损伤潜在的预防及治疗方法。在之前的报道中，程序性死亡受体配体（PD-L1）具有促进组织免疫耐受和抑制炎性反应的作用。Sun 等[6]探索使用程序性死亡受体-1（PD-1）抗体治疗恢复术后应用 $CD8^+T$（CTL）细胞功能障碍。Sun 等通过小鼠术后应激模型，发现手术应激干预减少脾细胞中 CTL 细胞数，同时造成 CTL 功能受损。在荷瘤模型中，手术诱导的 $CD8^+T$ 细胞的抗肿瘤作用受损。实验用特异性抗体阻断 PD-1，恢复 $CD8^+T$ 细胞数量和分泌能力。术后血清中 PGE_2 表达显著上调，PD-1 抗体与 PGE_2 抑制剂一起协同恢复手术诱导的 CTLs 功能障碍。提示用单克隆抗体阻断 PD-1 可能是一种有效治疗术后恢复手术期间所致免疫抑制的新方法。Toll 样受体-4（TLR-4）受体广泛表达在巨噬细胞、树突状细胞和上皮细胞的表面，可识别病原体或产物共有的高度保守的特定结构，即病原体相关分子模式（PAMPs）或损伤相关分子模式（DAMPs）。其识别结合能启动细胞内信号传导，引起效应分子的表达和细胞因子的分泌。最终将激活获得新细胞免疫功能。邹玉凤等[7]通过 TLR4 基因敲除型 C57BL/10ScNJNju 小鼠和野生型 C57BL/6 小鼠的对比，随机分为自主呼吸亚组和机械通气亚组,在异氟烷麻醉支持下分别予以自主呼吸及插管维持下机械通气,于机械通气后1 d、3 d收集样本并检测。实验结果表明,与野生型组的自主呼吸组相比,野生型组的机械通气亚组在机械通气后1 d、3 d时僵直时间比率降低,海马CD11b阳性细胞数增加,TLR4/CD11b阳性细胞数增加,TNF-α含量增加($P<0.05$),而基因敲除型组的自主呼吸亚组海马CD11b阳性细胞数增加,TNF-α含量增加($P<0.05$)。与基因敲除型组的自主呼吸亚组相比,基因敲除型组的机械通气亚组在机械通气后1 d、3 d时僵直时间比率降低,海马CD11b阳性细胞数增加,TNF-α含量增加($P<0.05$)。与野生型组的机械通气亚组相比,基因敲除型组的机械通气亚组在机械通气后1 d、3 d时僵直时间比率升高,海马CD11b阳性细胞数减少,TNF-α含量降低($P<0.05$)。根据实验结果,邹玉凤等认为,机械通气致小鼠海马胶质细胞活化的机制部分与TLR4有关。因此,通过阻断TLR4信号通路是潜在的保护机械通气肺损伤的可能机制,为防止呼吸机相关肺损伤及全身性炎症改变提供了可能的新的保护及治疗方法。

免疫功能对围术期预后的影响已越来越受到重视,其调控也成为围术期器官保护的热点和重点之一。由于患者个体差异性大,免疫机制作用复杂,对围术期手术应激、麻醉方式及药物影响等多因素导致的免疫功能改变仍有待大样本多中心研究的进一步挖掘和分析。基于目前的研究成果,对特定的疾病、手术类型对患者采取不同的免疫干预手段,以期减小围术期的免疫抑制,减少肿瘤转移、复发风险,降低术后并发症,改善围术期的预后是麻醉工作者的重要任务,也是研究者进一步探索的方向和目标。

(欧阳文)

参考文献

[1] Xing W, Chen DT, Pan JH, et al. Lidocaine induces apoptosis and suppresses tumor growth in human hepatocellular carcinoma cells in vitro and in a xenograft model in vivo. Anesthesiology, 2017, 126 (5): 868-881.

[2] Wang J, Yang L, Yu L, et al. Surgery-induced monocytic myeloid-derived suppressor cells expand regulatory T cells in lung cancer. Oncotarget, 2017, 8 (10): 17050-17058.

[3] 张素玲,刘婷婷,靳茜茜,等. 利多卡因对宫颈癌根治术患者应激激素及NK细胞杀伤力的影响. 临床麻醉学杂志,2017,33(11):1057-1060.

[4] Liu H, Davis JR, Wu ZL. Dexmedetomidine attenuates lipopolysaccharide induced MCP-1 expression in primary astrocyte. Biomed Res Int, 2017, 2017 (1): 6352159.

[5] Wang Q, Hu L, Hu Y, et al. Carbon monoxide-saturated hemoglobin-based oxygen carriers attenuate high-altitude-induced cardiac injury by amelioration of the inflammation response and mitochondrial oxidative damage. Cardiology. 2017, 136 (3): 180-191.

[6] Sun Z, Mao A, Wang Y, et al. Treatment with anti-programmed cell death 1 (PD-1) antibody restoredpostoperative $CD8^+$ T cell dysfunction by surgical stress. Biomed Pharmacother, 2017,89: 1235-1241.

[7] 邹玉凤,陈畅,陈婷,等. Toll样受体4在机械通气致小鼠海马小胶质细胞活化中的作用. 中华麻醉学杂志,2017,37(5):569-572.

第二节　器官保护的临床研究

一、脑保护

2017年对麻醉药物的脑保护作用的研究仍延续2016年的热度。相关研究除麻醉药物、麻醉方式对围术期脑部功能的影响外，以脑保护为目的的麻醉药物优化选择及剂量探讨以及其他因素与神经细胞功能恢复的相关性也成为研究的新热点。

（一）麻醉药物的脑保护作用

右美托咪定（dexmedetomidine，DEX）作为高效、高选择性的肾上腺素受体α_2激动药，在临床中其脑保护作用仍被进一步研究。刘国英等[1]探讨脑氧饱和度监测下右美托咪定对老年胸腔镜手术患者术后谵妄发生率和血清S100β蛋白的影响。此研究将72例年龄65~75岁择期行胸腔镜手术的老年患者随机分为右美托咪定（DEX）组和生理盐水对照组，分别于诱导前15 min内泵注右美托咪定负荷剂量0.5 μg/kg，然后以0.3~0.5μg/（kg·h）持续泵注至手术结束前30 min及等容量的生理盐水。分别记录两组术前及术中各时间点的平均动脉压、心率、脉搏血氧饱和度和局部脑氧饱和度（regional cerebral oxygen saturation，rSO_2），检测术前及术后各时间点的血清S100β蛋白，分别于术后1 d、2 d、3 d采用谵妄评定方法中文修订版（confusion assessment method-Chinese reversion，CAM-CR）量表对两组患者进行评估。结果发现，与术前比较，两组患者单肺通气结束时rSO_2显著下降（$P<0.05$）；DEX组患者术后谵妄的发生率及S100β蛋白水平明显低于对照组（$P<0.05$）。因此认为，右美托咪定能降低老年胸腔镜手术患者术后谵妄的发生率，降低血清S100β蛋白水平，具有脑保护作用。翁嫣初等[2]观察右美托咪定对老年患者全身麻醉术后炎症反应及术后认知功能障碍的影响。该研究选择60例行择期腹部手术全身麻醉患者，年龄60~75岁，随机分为DEX组和对照组。DEX组在麻醉诱导前10 min静脉泵入右美托咪定1 μg/kg，随后以0.2~0.7 μg/（kg·h）用量持续泵注，对照组则泵入等容积的生理盐水，分别于术前及术后各个时间点取静脉血测定血浆白介素-6（IL-6）含量及外周血中性粒细胞核因子（NF）-κB表达水平，并在术前及术后相应时间点分别用简易精神状态检查表（mini-mental state examination，MMSE）和简易精神测定表（abbreviated mental test，AMT）测定患者认知功能及术后谵妄情况。结果显示13例患者出现术后认知功能障碍，其中DEX组3例，对照组10例，两组差异有统计学意义（$P<0.05$）；与对照组相比较，DEX组术后血浆IL-6水平显著降低（$P<0.05$），DEX组外周血中性粒细胞NF-κB表达水平与血浆IL-6有良好的相关性（$r=0.65$，$P<0.01$）。从而得出结论，术后认知功能障碍的发生可能与氧化应激有关，右美托咪定可以减少术后认知功能障碍的发生，抑制NF-κB的激活可以减少术后炎症反应及术后认知功能障碍的发生。

2017年的临床研究不仅将右美托咪定应用于老年患者，同样将其用于小儿患者脑保护方面的研究。孙英等[3]将右美托咪定用于亲体肝移植患儿，以评价其对患儿术后脑损伤的影响。选择择期行亲体肝移植术患儿40例，年龄5~12个月，随机分为右美托咪定组（D组）和对照组（C组），D组于麻醉诱导后静脉给予右美托咪定 1 μg/kg，泵注时间为 10 min，随后以 0.3 μg/（kg·h）持续泵注，C 组则泵注等容量的生理盐水。分别于术前、术中和术后各时间点采集中心静脉血样，采用 ELISA 法检测神经元特异性烯醇化酶（neuron-specific enolase，NSE）和 S100β 蛋白的浓度，术后 1 d 时采用儿童麻醉苏醒期谵妄评分量表（PAED）评价术后谵妄发生的情况，于术前 1 d 和术后 1 周采用贝利婴幼儿发展量表记录患儿智力发展指数（MDI）和运动发展指数（PDI）。结果显示，与术前比较，两组患儿术中及术后血清 NSE 和 S100β 蛋白的浓度升高；与 C 组比较，D 组术中及术后血清 NSE 和 S100β 蛋白的浓度降低，PAED 评分和谵妄发生率降低；与术前 1 d 时比较，两组患儿术后 1 周时 MDI 和 PDI 降低，而 D 组术后 1 周时 MDI 较 C 组升高（$P<0.05$）。因此认为，右美托咪定可减轻亲体肝移植患儿术后脑损伤。韦天全等[4]在因先天性心脏病需行体外循环的小儿中应用右美托咪定，以观察其对术中脑氧代谢及近、远期认知功能的影响。将 84 例先天性心脏病患儿随机分为观察组和对照组，观察组和对照组麻醉诱导后分别给予吸入 2.5% 七氟烷＋右美托咪定 0.4 μg/（kg·h）和仅吸入 2.5% 七氟烷维持麻醉，分别于体外循环过程中及术后各个时间点采集血样进行血气分析，计算颈内静脉血氧饱和度（jugular venous oxygen saturation，$SjvO_2$）、动脉－颈内静脉血氧含量差（arterial venous oxygen content difference，$Da\text{-}jvO_2$）及脑氧摄取率水平（cerebral extraction of oxygen，$CERO_2$），并与术前、术后 3 d、术后 3 个月、术后 1 年行 MMSE 评分。结果显示，与对照组相比较，观察组于升主动脉开放时 $SjvO_2$ 显著升高，而 $Da\text{-}jvO_2$ 和 $CERO_2$ 显著降低；观察组术后 4 d 和术后 3 个月 MMSE 评分显著升高（$P<0.05$），而两组术后 1 年的 MMSE 评分差异无统计学意义（$P>0.05$）。提示小儿先天性心脏病 CPB 术中应用右美托咪定具有一定的脑保护作用，能改善脑氧代谢及术后短期认知功能。

（二）麻醉药物及剂量的优化选择

2017 年，在临床麻醉中，对脑保护的研究也集中在麻醉方法、麻醉药物及剂量的优化选择方面。Chen 等[5]最终选择 13 项研究进行荟萃分析，比较在行体外循环的心脏手术患者中予以吸入麻醉和全凭静脉麻醉（total intravenous anesthesia，TIVA）的脑保护作用。结果显示，体外循环结束后和术后 24 h，吸入麻醉组的 S100β 蛋白水平显著低于 TIVA 组；而术后 24 h，吸入麻醉组的 MMSE 评分显著高于 TIVA 组；在体外循环的降温及复温过程中，两组患者 $Da\text{-}jvO_2$、$CERO_2$ 和 $SjvO_2$ 没有显著的差异。从而认为在行体外循环的心脏手术患者中吸入麻醉较 TIVA 提供更好的脑保护，提示吸入麻醉更适用于心脏手术患者。陈一萌等[6]探讨轻度认知障碍（mild cognitive impairment，MCI）老年患者腰椎减压植骨融合术七氟烷复合丙泊酚的适宜配伍剂量，以保护其认知功能。选择择期行腰椎减压植骨融合术患者 80 例，年龄 65～75 岁，术前通过蒙特利尔认知评估量表（Montreal cognitive assessment，MoCA）、MMSE、临床痴呆评定量表（clinical dementia rating scale，CDR）和日常生活能力量表（daily living ability scale，ADL）评估认定为 MCI 患者，随机分为靶控输注丙泊酚 2.0～2.5 μg/ml（P 组）、靶控输注丙泊酚 1.2 μg/ml＋七氟烷 0.6 MAC 组（PS1 组）、靶控输注丙泊酚 0.6 μg/ml＋七氟烷 0.9 MAC 组（PS2 组）和 1.0～1.5 MAC 七氟烷组（S 组）。于术前及术后各个时间点采用 MMSE 和 MoCA 量表评估患者认知功能，采用 ELISA 法测定血浆载脂蛋白（apolipoprotein J，ApoJ）浓度。结果显示，术后 S 组的 MMSE 和 MoCA 评分显著低于 P 组、PS1 组和 PS2 组；术后 S 组和 PS2 组血浆 ApoJ 浓度显著高于 PS1 组（$P<0.05$）。陈一萌等认为，MCI 老年患者行腰椎降压植骨融合术时靶控输注丙泊

酚 1.2 μg/ml 复合七氟烷 0.6 MAC 对老年患者认知功能影响较小，血浆 ApoJ 浓度较低。

（三）非麻醉药物的脑保护作用

很多类型的非麻醉药物也越来越多地被发现具有神经保护作用。乌司他丁是一种广谱的蛋白酶抑制药，能够抑制多种水解酶的活性，参与抗炎过程，能够抑制氧自由基的产生，在临床上多用于治疗急性胰腺炎及休克的辅助用药，目前，对其脑保护作用有了更广泛的研究。郑强等[7]选择96例择期行髋部骨折手术的老年患者，评价围术期静脉输注乌司他丁对术后谵妄的影响。随机分为乌司他丁组（U组）和对照组（C组），分别于切皮前和术后1 d、2 d 静脉泵入乌司他丁5 000 U/kg 和等容量的生理盐水。术后1～3 d 采用意识错乱评估法（CAM）评定术后谵妄的发生情况；分别于麻醉前及术后检测血清 IL-6 和 S100β 蛋白水平。结果提示，U 组术后谵妄的发生率、血清 IL-6 水平、S100β 蛋白水平明显低于 C 组（$P<0.05$）。因此，乌司他丁可以降低老年髋部骨折患者术后谵妄发生率，机制可能与抑制血清促炎性因子 IL-6 和 S100β 蛋白的过度释放相关。王冬婷等[8]进行乌司他丁对老年患者全身麻醉非心脏手术后认知功能障碍影响的 Meta 分析，共纳入 10 个 RCT，706 例患者。分析结果显示，与对照组比较，围术期使用乌司他丁能降低老年患者术后第 1 天、第 3 天和第 7 天 POCD 发生率；与对照组比较，乌司他丁降低术后 IL-6 和 S100β 蛋白水平（$P<0.05$）。从而推断，围术期预防性使用乌司他丁可以有效降低非心脏手术老年患者全身麻醉 POCD 发生率，减轻炎症反应，降低脑细胞的损伤。马丽丽等[9]将乌司他丁 2×10^5U 与右美托咪定 0.5 μg/（kg·h）联合应用，以观察其对老年食管癌患者术后早期认知功能的影响。研究观察的时间点为麻醉诱导前、术毕时、术后 1 d 及 3 d。结果显示，与生理盐水组比较，术后复合用药组 POCD 发生率显著下降，IL-6、S100β 蛋白及神经元特异性烯醇化酶（NSE）浓度显著降低（$P<0.05$）。因此，乌司他丁联合右美托咪定麻醉可以降低老年食管癌患者早期 POCD 的发生率。

（四）与神经细胞功能恢复相关的其他因素

急性缺血性脑卒中（acute ischemic stroke，AIS）具有较高的发病率和病死率。Duan 等[10]评价 AIS 患者血清和脑脊液中游离脂肪酸（FFA）水平对预后的判断价值。此研究应用循环酶法测定 252 例 AIS 患者血清和脑脊液中 FFA，将 FFA 对患者 90 d 内神经功能恢复的结果和病死率的预判与美国国立卫生研究院卒中量表（NIHSS）评分相比较。结果显示，当 NIHSS 评分确定卒中的危险性增加时，血清和脑脊液中 FFA 水平同样出现增高，当患者预后不良或死亡时，血清和脑脊液中 FFA 水平显著增高（$P<0.0001$）；多因素 Logistic 分析调整后普遍的危险因素显示血清 FFA≥0.71 mmol/L 可以作为神经功能预后和病死率的独立预判因素，脑脊液 FFA 水平同样可以影响神经功能预后和病死率。因此，在判断 AIS 患者神经功能预后和病死率时，在传统方法的基础上，血清和脑脊液 FFA 水平可以作为独立的生物标记物。

Jiang 等[11]观察在 POCD 患者循环中肿瘤坏死因子-α（tumor necrosis factor，TNF-α）水平的增加与胰岛素样生长因子 I（insulin-like growth factor，IGF-I）的相互作用。研究选择 44 例全身麻醉患者，分别测定其血浆 TNF-α 和 IGF-I 水平。与未发生 POCD 患者比较，POCD 患者血浆 TNF-α 增加而 IGF-I 降低，呈显著的负相关关系。此研究提示了增加的 TNF-α 水平与降低的 IGF-I 水平，这样的相互作用可能引起恶性循环，进而导致POCD。而郭唯真等[12]观察肺保护性通气对单肺通气老年患者脑氧代谢和术后认知功能的影响。研究选择60例全身麻醉下行胸腔镜食管癌根治术患者，年龄65~80岁，随机分为容量控制通气组（VCV组）和保护性通气组（PV组）。VCV组双肺通气期间V_T 10 ml/kg，单肺通气期间V_T 7 ml/kg；PV组双肺通气期间V_T 7 ml/kg+PEEP 5 cmH$_2$O+肺复张术，单肺通气期间V_T 5 ml/kg+PEEP 5 cmH$_2$O+肺复张术。分别于麻醉诱导前、双肺通气时和单肺通气时采集桡动脉和颈静脉球部血样行血气分析，术后7 d、1个月时采用MMSE评估认知功能，记录POCD的发生情况。结果显示，与VCV组比较，PV组单肺通气时PaO$_2$、PaCO$_2$、SjvO$_2$和氧合指数（OI）显著升高，而肺内分流率（Qs/Qt）、Da-jvO$_2$和CERO$_2$显著降低，术后7 d时MMSE评分升高，POCD发生率降低（$P<0.05$）。提示肺保护性通气策略有助于改善单肺通气老年患者术后脑功能。

二、心脏保护

无论对于心脏手术还是合并心脏疾病的非心脏手术，良好的心肌保护都是手术成功的保证。对心肌保护措施的研究仍然是2017年度的研究热点。

（一）麻醉药物的心脏保护作用

右美托咪定的心脏保护作用仍被进一步研究。郑晋伟等[13]研究右美托咪定对老年患者围术期心血管事件发生的影响。选择择期全身麻醉下行腹部或下肢手术老年患者48例，年龄65~85岁，随机分为全身麻醉组（G组）和右美托咪定+全身麻醉组（D组）。两组分别采用麻醉诱导前静脉泵注右美托咪定负荷剂量0.25 μg/kg，泵注时间为10 min，以0.2 μg/（kg·h）持续泵注至术毕前30 min及泵注等容量的生理盐水。术前及术后各时间点行动态心电图监测心率变异性，记录术中及术后2 d内心血管事件的发生情况。结果显示，与G组比较，D组术后全部窦性R-R间期的标准差、每5 minR-R间期均值标准差、正常相邻R-R间期差值均方根升高，术中及术后心血管事件总发生率及血管活性药物总使用次数降低（$P<0.05$）。从而得出结论，右美托咪定可减少老年患者围术期心血管事件的发生。而盛明薇等[14]观察右美托咪定在亲体肝移植术患儿中对心肌的保护作用，将58例行亲体肝移植的患儿随机分为对照组（C组）和右美托咪定组（D组），右美托咪定的用量为负荷剂量0.5 μg/kg于切皮前即刻10 min泵注，维持剂量为0.8 μg/（kg·h）。分别于术前、术中和术后各时间点检测血清肌钙蛋白I（cTnI）、乳酸脱氢酶（LDH）和α-羟丁酸脱氢酶（α-HBDH）及血清IL-6、IL-10浓度，计算新肝期时血清cTnI浓度的变化率。结果显示，与C组比较，D组新肝期时血清cTnI、LDH、α-HBDH及血清IL-6浓度降低，进而推断出右美托咪定在一定程度上可以减轻亲体肝移植术患儿心肌损伤。

Gong等[15]对右美托咪定对心脏手术患者的心肌保护作用进行Meta分析。检索文献包括儿童及成人在内共19 225例患者，右美托咪定应用的负荷剂量范围为0.5~1 μg/kg，持续泵注剂量范围为0.2~0.7 μg/（kg·h）。分析结果显示，在小儿及成年患者中，应用右美托咪定可以降低心率、收缩压，减少心动过速和心律失常事件的发生，但增加心动过缓的发生概率。综合评价，右美托咪定对于行心脏手术的儿童和成年患者具有有效的心脏保护作用。但目前也有研究对右美托咪定的心脏保护作用提出不同的观点。Jin等[16]对右美托咪定对非心脏手术的心脏并发症的影响的相关文献进行Meta分析，包含1

157例患者在内的20项研究。结果显示，不仅右美托咪定组和安慰剂组围术期心肌梗死、心肌缺血和所有致死因素的发生率没有显著性差异，而且相对于安慰剂组，右美托咪定组出现低血压和心动过缓的危险性更高；在对亚组的分析中显示，相对于安慰剂组，右美托咪定1 μg/kg组出现心动过缓的危险性显著增加，而右美托咪定0.5 μg/kg组出现低血压的危险性显著增加。由此推断在非心脏手术患者围术期使用右美托咪定可能不会降低心脏并发症的发生率，而且有可能增加低血压和心动过缓的危险性。

吸入麻醉药也具有一定的心肌保护作用。邵春晓等[17]观察七氟烷预处理对先天性心脏病合并肺动脉高压患者围术期血清生长分化因子（GDF）-15、TNF-α、cTnI表达的影响，以探讨其心肌保护的机制。研究选取体外循环下行心内直视手术的先天性心脏病合并肺动脉高压患者40例，随机分为七氟烷预处理组（S组）和对照组（C组），S组手术开始至主动脉阻断前吸入1 MAC的七氟烷20 min，C组只吸入纯氧。分别于术前、术中和术后各时间点取血测定GDF-15、TNF-α、cTnI浓度，并记录心脏自动复搏率、再灌注心律失常评分。结果提示，与C组比较，S组心脏自动复搏率增高，再灌注心律失常评分降低；与C组比较，S组术中及术后GDF-15浓度升高，TNF-α、cTnI浓度降低（$P<0.05$）。因此，考虑七氟烷预处理可能通过促进GDF-15的表达、抑制TNF-α的表达减轻围术期炎性反应，改善心肌缺血-再灌注损伤。

张继如等[18]等比较右美托咪定和七氟烷对冠心病非心脏手术围术期心肌保护的效应。研究将择期合并冠心病的腔镜下胸腹部手术患者135例随机分为对照组（C组）、右美托咪定组（D组）和七氟烷组（S组），记录术中和术后72 h内心肌缺血的发生情况。结果显示，术中C组心肌缺血的发生率明显高于D组和S组（$P<0.05$），术后72 h内3组心肌缺血的发生率差异无统计学意义（$P>0.05$）。从而得出结论，右美托咪定和七氟烷均能通过改善心肌氧供需平衡，降低冠心病非心脏手术患者心肌缺血的发生率。而Zhang等[19]选择合并冠心病行非心脏手术的老年患者，比较七氟烷与丙泊酚-瑞芬太尼的心肌保护作用，结果显示，与丙泊酚-瑞芬太尼相比较，七氟烷并没有显示出心肌保护作用的优势，然而在术中，七氟烷提供更好的血流动力学的稳定性。

（二）非麻醉药物的心脏保护作用

很多类型的非麻醉药物及因素也越来越多地被发现具有心脏保护作用，2017年度围绕该方面的各项研究也取得了新的进展。Zhou等[20]在行心脏瓣膜置换术的患者中进行脂肪乳剂的后处理，观察其对心肌损伤的影响。该观察将73例成年患者随机分为脂肪乳剂后处理组（LIPC组）和对照组（C组），LIPC组在主动脉阻断开放前10 min输注20%脂肪乳剂2 ml/kg，C组则输注等容量的生理盐水。检测术前及术后各时间点的血清cTnT、肌酸激酶同工酶（CK-MB）的水平。结果显示，与C组比较，LIPC组术后72 h内cTnT和CK-MB的曲线下面积显著减少（$P=0.018\,5$），LIPC组患者未出现脂代谢和肝功能、肾功能异常及其他相关并发症。因此得出结论，通过心肌损伤标志物的检测可以观察到在主动脉阻断开放前进行脂肪乳剂的缺血后处理具有对心肌的保护作用，但仍需更大样本量研究的支持。

除应用药物外，有研究表明非心肌缺血预处理对心脏也有保护作用，称为远端缺血预处理（remote ischemia preconditioning，RIPC）。乔欣等[21]选择行全胸腔镜下心脏手术的患者120例，探讨RIPC对心肌的影响。将患者随机分为远端缺血预处理+全胸腔镜体外循环组（RIPC组）和对照组（C组），监测两组术前及术后的左室射血分数（LVEF）和心排血指数（CI）；取血检测cTnI、CK-MB和LDH活性。结果显示，与 C 组相比，术后 RIPC 组的 CI 显著增高；cTnI、CK-MB 的含量显著降低（$P<0.05$）。可以推断出，RIPC 可减轻全胸腔镜下心脏手术患者心肌损伤，对缺血-再灌注心肌具有一定的保护作用。

三、肺保护

2017 年度关于临床肺损伤和保护方面的研究热点主要为麻醉药物和通气策略。

（一）麻醉药物的肺保护作用

关于麻醉药物对肺的保护作用，目前研究最多的仍为右美托咪定。郑羡河等[22]拟评价右美托咪定对腹腔镜手术患者术后肺功能的影响。观察择期行腹腔镜直肠癌根治术患者 80 例，随机分为右美托咪定组（DEX 值）和对照组（C 组）。右美托咪定组 10 min 静脉输注右美托咪定 0.3 μg/kg，随后以 0.4 μg/(kg·h) 输注至术毕，C 组给予等容量的生理盐水，于术前、术中和术后各时间点取血测定血清 IL-6、IL-10、TNF-α 和丙二醛（MDA）浓度，并行血气分析，计算呼吸指数（RI）和氧合指数（OI），记录 OI≤300 mmHg 的发生情况。结果显示，与 C 组比较，DEX 组术中和术后时间点血清 IL-6、TNF-α、MDA 浓度及 RI 显著降低，IL-10 浓度及 OI 显著升高，OI≤300 mmHg 发生率降低（$P<0.05$）。综上所述，右美托咪定可抑制腹腔镜手术患者炎症反应，改善术后肺功能。王英等[23]选择 40 例择期行腹膜后腔镜肾部分切除术患者，随机分为右美托咪定组（DEX 组）和对照组（C 组），用以探讨右美托咪定对腹膜后腔镜手术患者急性肺损伤的影响。右美托咪定输注的负荷剂量为 1 μg/kg，维持量为 0.5 μg/(kg·h)，分别于术前、气腹中和气腹后各时间点取血检测血清 MDA、TNF-α、IL-6 和 Clara 细胞分泌蛋白（CC16）的浓度。结果提示，与术前比较，两组患者气腹中与气腹后血清 MDA、TNF-α、IL-6 和 CC16 浓度显著升高；与 C 组比较，DEX 组血清 MDA、TNF-α、IL-6 和 CC16 浓度显著降低（$P<0.05$）。因此认为，右美托咪定可减轻腹膜后腔镜手术患者急性肺损伤。张丽丽等[24]将 40 例择期行食管癌根治术患者随机分为右美托咪定组（DEX 组）和对照组（C 组），观察在单肺通气时右美托咪定对肺组织炎症反应的影响。右美托咪定输注的负荷剂量为 0.6 μg/kg，维持量为 0.4 μg(kg·h)，分别于单肺通气前、单肺通气过程中及恢复双肺通气后，取血及收集通气侧支气管肺泡灌洗液（BALF）测定 IL-6、IL-10、TNF-α 浓度。结果显示，与 C 组比较，DEX 组恢复双肺通气后血浆及单肺通气时 BALF 中 IL-6、TNF-α 浓度显著降低，而 IL-10 浓度显著升高（$P<0.05$）。由此得出结论，右美托咪定可显著减轻食管癌根治术患者单肺通气时肺组织炎症反应。

韩杨杨等[25]在行胸腔镜下肺癌根治术的患者中观察到，给予七氟烷预处理，即于单肺通气前吸入七氟烷 30 min，维持呼气末浓度为 2.0%，取距离肿块边缘>2 cm 的正常肺组织，采用 Western blotting 检测微管相关蛋白 1 轻链 3 Ⅱ 的表达水平，结果可使其表达上调。考虑七氟烷预处理可增强单肺通气患者肺侧组织自噬，该作用可能与其肺保护效应有关。

（二）通气策略的肺保护作用

围术期对肺功能的影响除麻醉药物以外，通气方式的选择也尤为重要。董兰等[26]观察肺保护性通气对肝移植术后患者急性肺损伤的影响，将 60 例行原位肝移植术患者随机分为常规机械通气组

（CMV 组）和肺保护性通气组（LPV 组），LPV 组采用 V_T 6～8 ml/kg，呼吸 10～15 次/分钟，呼气末正在通气（positive end expiratory pressure，PEEP）3～10 cmH$_2$O，每 2 h 进行 1 次肺复张术。于切皮前、无肝期和新肝期、术后的各时间点取血及收集 BALF 分别测定 IL-8、TNF-α 浓度，测定血清 CC16、表面活性蛋白及高级糖基化终末产物可溶性受体浓度，记录拔管时间及急性肺损伤的发生情况。结果显示，与 CMV 组比较，LPV 组拔管时间缩短；无肝期及术后 CC16 浓度降低；新肝期和术后表面活性蛋白和高级糖基化终末产物可溶性受体浓度降低（$P<0.05$），而术后急性肺损伤发生率差异无统计学意义（$P>0.05$）。从而得出结论，肺保护性通气虽然未降低肝移植术患者术后急性肺损伤的发生，但在一定程度上减轻肺组织损伤。

而李云等[27]在胸腔镜单肺通气患者中应用压力控制容量保证通气（PCV-VG），观察其是否具有肺保护性通气效果。双肺通气时 V_T 10 ml/kg，呼吸 10～12 次/分钟，单肺通气时 V_T 6 ml/kg，呼吸频率 12～16 次/分钟，I：E 为 1：2，压力限制设定为 35 cmH$_2$O，吸入氧浓度为 60%，流量为 2 L/min，维持 PetCO$_2$ 35～40 mmHg。于术前及术后各时间点测定用力肺活量（FVC）、第 1 秒用力呼气容积（FEV$_1$）、最大呼气中段流量（MMEF），并行血气分析，记录 PaCO$_2$、PaO$_2$，计算肺泡－动脉血氧分压差（A-aDO$_2$）；于术后行临床肺部感染评分（CPIS），记录胸部引流管拔除时间及术后住院时间。结果显示，与容量控制通气组比较，PCV-VG 组术后 FVC、FEV$_1$、MMEF 和 PaO$_2$ 升高，A-aDO$_2$ 和 CPIS 降低，胸部引流管拔除时间及术后住院时间缩短（$P<0.05$）。因此，PCV-VG 对胸腔镜单肺通气患者可产生肺保护性通气效果，有助于改善预后。

陈梦媛等[28]将保护性肺通气联合 PCV-VG 应用于单肺通气的老年患者，以观察其肺保护效应。研究选择择期行全腔镜食管癌根治术患者 80 例，年龄 65～80 岁，随机分为对照组（C 组）、PCV-VG 组、保护性肺通气组（LPV 组）和 LPV＋PCV-VG 组。研究结果显示，与 C 组比较，PCV-VG 组气道峰压（P$_{peak}$）降低，气道平均压（P$_{mean}$）升高；LPV 组 P$_{peak}$ 和 PaCO$_2$ 升高，pH、无效腔率（V$_d$/V$_T$）、肺内分流率（Qs/Qt）降低；LPV＋PCV-VG 组 P$_{peak}$、V$_d$/V$_T$、Qs/Qt、pH、CPIS 降低，P$_{mean}$、肺动态顺应性（Cdyn）和 PaO$_2$ 升高；PCV-VG 组、LPV 组和 LPV＋PCV-VG 组术毕血浆中性粒细胞弹性蛋白酶（NE）浓度降低（$P<0.05$）。与 PCV-VG 组比较，LPV＋PCV-VG 组 P$_{mean}$、Cdyn 和 PaO$_2$ 升高，pH、Qs/Qt、术毕 NE 浓度和 CPIS 降低；与 LPV 组比较，LPV＋PCV-VG 组 P$_{peak}$、Qs/Qt、术毕 NE 浓度和 CPIS 降低，Cdyn 升高（$P<0.05$）。因此推断，保护性肺通气联合 PCV-VG 可优化单肺通气老年患者的肺保护效应。

Xu 等[29]在 BMI≥30 kg/m^2 肥胖患者妇科腹腔镜手术中应用压力控制通气（PCIRV），I：E 为 1.5：1，与容量控制通气（VCV）进行比较。结果显示，与 VCV 相比，气腹后 PCIRV 具有较高的 V_T、肺顺应性、PaO$_2$/FiO$_2$，而驱动压和 PaCO$_2$ 则降低；术后表面活性蛋白 A（SP-A）和 TNF-α 水平降低（$P<0.05$）。由此得出结论，在肥胖患者妇科腹腔镜手术中，PCIRV 可以改善通气、增加气体交换及氧合、降低 SP-A 和 TNF-α 水平，从而具有肺保护的作用。

四、肾保护

2017 年度考察麻醉药物对肾缺血－再灌注损伤和保护作用的研究多集中于右美托咪定。刘瑶等[30]研究右美托咪定对同种异体肾移植患者围术期肾功能的影响。右美托咪定组应用负荷剂量为 1 μg/kg，维持量为 0.6 μg/（kg·h），对照组则应用等容量的生理盐水，于吻合血管开放前、后及术后各时间点取血监测血中尿素氮（BUN）、肌酐（Cr）、IL-18 和半胱氨酸蛋白酶抑制剂 C（Cys C）的浓度。结果显示，术后 48 h 右美托咪定组 Cys C、IL-18 浓度显著低于对照组，围术期尿量明显多于对照组（$P<0.05$）。可以推断，右美托咪定可有效保护肾移植患者的肾功能。赵伟红等[31]观察右美托咪定对失血性休克患者肾功能的影响。该研究选择急诊全身麻醉下手术治疗的失血性休克患者 60 例，ASA 分级 Ⅲ 或 Ⅳ 级，随机分为右美托咪定组（DEX组）和对照组（C 组）。两组患者在进行积极的容量复苏治疗的同时，右美托咪定负荷剂量为 0.5 μg/kg，维持量为 0.4 μg/（kg·h），C 组给予等容量的生理盐水。结果显示，与 C 组相比较，DEX 组术后血清中性粒细胞明胶酶相关载脂运载蛋白（NGAL）、高迁移率族蛋白 1（HMGB1）含量显著降低。得出结论，右美托咪定可抑制缺血 - 再灌注后血清促炎因子 HMGB1 含量的增加，有利于失血性休克患者肾功能的恢复。而 Zhai 等[32]将右美托咪定应用于 CPB 心脏瓣膜置换术患者，使用负荷剂量为 0.6 μg/kg，维持剂量为 0.2 μg/（kg·h），观察其对肾的保护作用。结果显示，右美托咪定组术中尿量显著增加，术后 BUN、Cr、NGAL 浓度和急性肾损伤的发生率显著低于对照组（$P<0.05$）。由此看出，右美托咪定可以减少 CPB 心脏瓣膜置换术患者的肾损伤，并减少急性肾损伤的发生。

除麻醉药物以外，王永旺等[33]围术期应用乌司他丁，将其用于亲体肝移植术患儿，观察其对急性肾损伤的影响。选择择期行亲体肝移植术的先天性胆道闭锁患儿，年龄 5~14 个月，乌司他丁组分别于手术开始和门静脉开放前 5 min 输注乌司他丁 10 000 U/kg。结果显示，与对照组比较，乌司他丁组尿量增多，新肝期和术后血清 BUN、Cr、$β_2$- 微球蛋白（$β_2$-MG）浓度及尿中 $β_2$-MG 浓度降低（$P<0.05$）。因此，乌司他丁可减轻亲体肝移植患儿急性肾损伤。

远端缺血预处理（RIPC）对肾功能同样具有保护作用。Hou[34]等在腹腔镜肾部分切除术患者中分别进行早期和晚期 RIPC，以观察和比较它们对肾的保护作用。该观察将右上肢进行每次 5 min、共 3 次的缺血 - 再灌注。早期 RIPC（ERIPC）是在麻醉诱导后给予，晚期 RIPC（LRIPC）则是在术后 24 h 给予。分别于术前及术后各时间点检测血清 NGAL 和 Cys C 的浓度，于术前和术后评估单侧肾小球滤过率（GFR）用以评价整体的肾功能。主要结果显示，术后 ERIPC 组和 LRIPC 组血清 NGAL 和 Cys C 的浓度显著降低；术后 3 个月 ERIPC 组和 LRIPC 组的 GFR 显著低于对照组（$P<0.001$）。而与 ERIPC 组相比较，LRIPC 组的 NGAL 和 Cys C 的浓度及 GFR 降低得更为明显（$P<0.001$）。因此，肢体的 RIPC 对行腹腔镜肾部分切除术患者肾缺血 - 再灌注损伤具有保护作用，晚期 RIPC 优于早期 RIPC。

（王海云　赵茗姝）

参考文献

[1] 刘国英，代志刚，张宗旺，等. 脑氧饱和度监测下右美托咪定对老年胸腔镜手术患者术后谵妄及血清 S100β 蛋白的影响. 国际麻醉学与复苏杂志，2017，38（6）：487-492.

[2] 翁嫣初，林梅，苏惠斌，等. 右美托咪定对老年患者全身麻醉术后认知功能障碍及炎症反应的影响. 国际麻醉学与复苏杂志，2017，38（2）：114-117.

[3] 孙英，于洪丽，喻文立，等. 右美托咪定对亲体肝移植患儿术后脑损伤的影响. 中华麻醉学杂志，2017，37（2）：151-154.

[4] 韦天全，刘国华，贺全燕，等. 右美托咪定对小儿先天性心脏病体外循环术中脑氧代谢及近远期认知功能的影响. 国际麻醉学与复苏杂志，2017，38（6）：493-497.

[5] Chen F, Duan G, Wu Z, et al. Comparison of the cerebroprotective effect of inhalation anaesthesia and total intravenous anaesthesia in patients undergoing cardiac surgery with cardiopulmonary bypass: a systematic review and meta-analysis. BMJ Open, 2017, 7 (11): e014629.

[6] 陈一萌，王海云，王红柏，等. 轻度认知功能障碍老年患者腰椎减压植骨融合术七氟醚复合丙泊酚的适宜配伍剂量. 临床麻醉学杂志，2017，33（7）：637-641.

[7] 郑强，魏彭辉，李建军，等. 乌司他丁对老年患者髋部骨折术后谵妄的影响. 临床麻醉学杂志，2017，33（3）：236-239.

[8] 王冬婷，李惠，黎安良，等. 乌司他丁对老年患者全身麻醉非心脏手术后认知功能障碍影响的 Meta 分析. 国际麻醉学与复苏杂志，2017，38（4）：307-314.

[9] 马丽丽，顾连兵，高蓉，等. 乌司他丁联合右美托咪定对老年食管癌患者术后认知功能的影响. 国际麻醉学与复苏杂志，2017，38（2）：118-122.

[10] Duan XX, Zhang GP, Wang XB, et al. Elevated serum and cerebrospinal fluid free fatty acid levels are associated with unfavorable functional outcome in subjects with acute ischemic stroke. Mol Neurobiol, 2017, 54 (3): 1677-1683.

[11] Jiang J, Lv X, Liang B, et al. Circulating TNF-α levels increased and correlated negatively with IGF-Ⅰ in postoperative cognitive dysfunction. Neurol Sci, 2017, 38(8): 1391-1392.

[12] 郭唯真，陈梦媛，高巨，等. 肺保护性通气对单肺通气老年患者脑氧代谢和术后认知功能的影响. 中华麻醉学杂志，2017，37（4）：396-399.

[13] 郑晋伟，陈骏萍，吴超双，等. 右美托咪定对老年患者围术期心血管事件发生的影响. 中华麻醉学杂志，2017，37（4）：400-403.

[14] 盛明薇，杜洪印，喻文立，等. 右美托咪定对亲体肝移植术患儿心肌损伤的影响. 中华麻醉学杂志，2017，37（3）：263-266.

[15] Gong Z, Ma L, Zhong YL, et al. Mycardial protective effects of dexmedetomidine in patients undergoing cardiac surgery: A meta-analysis and systematic review. Exp Ther Med, 2017, 13 (5): 2355-2361.

[16] Jin S, Zhou X. Influence of dexmedetomidine on cardiac complications in non-cardiac surgery: a meta-analysis of randomized trials. Int J Clin Pharm, 2017, 39 (4): 629-640.

[17] 邵春晓，王瑞婷，贺克强，等. 七氟醚预处理对先天性心脏病合并肺动脉高压患者围术期血清 GDF-15、TNF-α、cTn1 表达的影响. 实用医学杂志，2017，33（18）：3096-3099.

[18] 张继如，陈敏，王志强，等. 右美托咪定和七氟醚改善冠心病非心脏手术患者围术期心肌缺血的比较. 临床麻醉学杂志，2017，33（3）：273-276.

[19] Zhang Y, Lin W, Shen S, et al. Randomized comparsion of sevoflurane versus propofol-remifentanil on the

cardioprotective effects in elderly patients with coronary heart disease. BMC Anesthesiol, 2017, 17 (1): 104-109.

[20] Zhou RH, Yu H, Yin XR, et al. Effect of intralipid postconditioning on myocardial injury in patients undergoing valve replacement surgery: a randomized controlled trial. Heart, 2017, 103 (14): 1122-1127.

[21] 乔欣, 杜耘, 刘毅萍, 等. 远端缺血预处理对全胸腔镜下心脏手术患者心肌的影响. 2017, 33（11）: 1074-1077.

[22] 郑羡河, 李玉红, 张昌锋, 等. 右美托咪定对腹腔镜手术患者术后肺功能的影响. 中华麻醉学杂志, 2017, 37（5）: 555-557.

[23] 王英, 张岚, 赵昕, 等. 右美托咪定对腹膜后腔镜手术患者急性肺损伤的影响. 中华麻醉学杂志, 2017, 37（1）: 47-49.

[24] 张丽丽, 张野, 李云, 等. 右美托咪定对食管癌患者单肺通气时肺组织炎症反应的影响. 中华麻醉学杂志, 2017, 37（2）: 147-150.

[25] 韩杨杨, 朱浩, 张凯, 等. 七氟醚预处理对单肺通气患者术侧肺组织自噬的影响. 中华麻醉学杂志, 2017, 37（4）: 417-419.

[26] 董兰, 安丽娜, 岳阳, 等. 肺保护性通气对肝移植术后患者急性肺损伤的影响. 中华麻醉学杂志, 2017, 37（4）: 404-407.

[27] 李云, 胡宪文, 鲍丽君, 等. PCV-VG 用于胸腔镜单肺通气患者肺保护性通气的效果. 中华麻醉学杂志, 2017, 37（2）: 155-158.

[28] 陈梦媛, 高巨, 郭唯真, 等. 保护性肺通气联合 PCV-VG 对单肺通气老年患者的肺保护效应. 中华麻醉学杂志, 2017, 37（8）: 902-906.

[29] Xu L, Shen J, Yan M, et al. The effect of pressure-controlled inverse ratio ventilation on lung protection in obese patients undergoing gynecological laparoscopic surgery. J Anesth, 2017, 31 (5): 651-656.

[30] 刘瑶, 李冰, 吴亚辉, 等. 右美托咪定对异体肾移植患者围术期肾功能的影响. 临床麻醉学杂志, 2017, 33（8）: 751-754.

[31] 赵伟红, 冯运林, 罗佛全, 等. 右美托咪定对失血性休克患者肾功能的影响. 临床麻醉学杂志, 2017, 33（7）: 642-646.

[32] Zhai M, Kang F, Han M, et al. The effect of dexmedetomidine on renal function in patients undergoing cardiac valve replacement under cardiopulmonary bypass: A double-blind randomized controlled trial. J Clin Anesth, 2017, 40: 33-38.

[33] 王永旺, 王清平, 喻文立, 等. 乌司他丁对亲体肝移植术患儿急性肾损伤的影响. 中华麻醉学杂志, 2017, 37（6）, 645-648.

[34] Hou YY, Li Y, He SF, et al. Effects of differential-phase remote ischemic preconditioning intervention in laparoscopic partial nephrectomy: a single blinded, randomized controlled trial in a parallel group design. J Clin Anesth, 2017, 41: 21-28.

第六章　危重症医学研究进展

第一节　危重症医学基础研究

本年度中国麻醉学者共发表危重病医学基础研究 PubMed 收录英文论文 57 篇，中文核心期刊论文近 100 篇，涉及危重症发生机制、脓毒症发生机制及防治、脂多糖（LPS）介导的脓毒症及组织器官损伤、肺损伤发生机制及防治、危重症肿瘤相关及危重症相关动物模型及实验方法等多个方面。

一、危重症发生机制及防治研究

2017 年度针对危重症发生机制的研究取得了丰硕的成果。在颅内出血后脑组织受损机制方面，Kong 等[1]探讨 mircoRNA（miR）-126 在颅内出血（intracerebral hemorrhage，ICH）中的保护作用。该研究通过颅内注射胶原酶建立 ICH 模型，发现 ICH 组中 miR-126 的表达较假手术组明显降低（$P=0.026$）。而 miR-126 的过表达显著改善小鼠在第 2 天和第 3 天停留在转棒仪上（行为学测试）的相对时间（$P=0.029$ 及 $P=0.033$）。与此同时，miR-126 过表达显著降低神经功能缺损评分（$P=0.036$）、出血性病灶的区域大小（$P=0.019$）及皮质神经元凋亡数目（$P=0.024$）。此外，血管内皮生长因子（VEGF）-A 蛋白水平显著升高，但与假手术组相比，miR-126 的过表达降低 caspase-3 的水平。因此，Kong 等提出结论，miR-126 在 ICH 中具有保护作用。miR-126 的过表达可能通过参与血管生成过程及发挥抗凋亡作用，进而保护 ICH 损伤。Zhou 等[2]发现调节性 T 细胞（Tregs）通过 IL-10/GSK3 /PTEN 轴调节小胶质/巨噬细胞极化，改善 ICH 引起的炎性损伤的机制。Zhou 等发现，在 ICH 后脑组织中的 Tregs 数目明显增加。使用 CD25 抗体或 foxp3dtrl- 小鼠诱导 Tregs 缺失，可显著增加神经系统缺陷评分（NDS）、炎症因子水平、血肿体积和神经元变性。与此同时，使用 CD28 超激动剂抗体来增强 Tregs 功能可以减少炎症损伤。此外，Tregs 耗尽将使得小胶质/巨噬细胞的极化向 M1 表型转变，而 Tregs 可促使其向 M2 表型转变。离体实验中，小胶质与 Tregs 的共培养模型表明，Tregs 改变小胶质细胞的极化，降低 MHC-Ⅱ、IL-6 和 TNF-α 的表达，并增加 CD206 的表达。IL-10，来源于 Tregs，通过增加糖原合成酶激酶 3β（GSK3β）的表达，使得小胶质细胞内磷酸酶和 Tensin 同系物（PTEN）磷酸化及失活，介导小胶质细胞的极化，而 TGF-β 未参与这种转化过程。

在缺血 – 缺氧诱发脑损伤的机制方面也有了深入的研究。Cui 等[3]探讨在新生幼猪缺氧 – 缺血（hypoxia-ischemia，HI）后，皮质自噬潮与延迟神经元细胞死亡的时间关系。在 3～5 d 的幼猪中，进行 45 min 的缺氧和 7 min 的气道阻塞，建立 HI 模型。进一步通过免疫组化、免疫印迹和猪脑组织化学等方法研究自噬、溶酶体和细胞死亡信号的标志物。在体外实验中，在 Z-VAD-fmk、环孢素 A 或载体控制的情况下，单独使用氯喹或与西罗莫司联用处理 1 d，发现小鼠皮质神经元细胞自噬功能受损，并通过 MTT 法测定细胞存活率。在体实验中，感觉运动皮质神经元细胞在 HI 后延迟 1~2 d 死亡，而 LC3-Ⅱ、Beclin1、PI3KC3、ATG12-ATG-5 及 p-ULK1 的表达量在 1.5~6 h 后增加。自噬体 1 d 内在皮质神经元中积累，由于自噬作用的强化，后自噬体清除减少，表现为 LC3、Beclin-1 和 p62 的积累。自噬潮受损可归因于溶酶体功能障碍，表现为溶酶体相关膜蛋白 2、组织蛋白酶 B 和蛋白酶 D 在 1 d 后的表达下降。泛素化水平在 1 d 后增加。自噬体和 p62 表达 1 d 后主要在神经元中积累，p62 斑点在受损细胞中出现。Beclin-1 与 caspase 依赖及非依赖的细胞凋亡和神经元坏死的标志物相共定位。在体外，用西罗莫司和氯喹处理的新生小鼠皮质神经元显示自噬体增多，但非自噬溶酶体，而环孢素 A 减弱细胞死亡。因此，Cui 等表明，新生幼猪缺氧－缺血最初自噬增加，但随后损害自噬体清除，与延迟皮质神经元死亡相吻合。此外，汪梦霞等[4]观察七氟烷预处理对缺氧小鼠脑损伤的影响及其可能机制。汪梦霞将 60 只雄性 C57BL/6J 小鼠随机分为对照组（C 组）、缺氧组（H 组）、2% 七氟烷预处理 30 min 组（S1＋H 组）、2% 七氟烷预处理 60 min 组（S2＋H 组）和 4% 七氟烷预处理 30 min 组（S3＋H 组），每组 10 只。缺氧即持续吸入氧浓度为 6.5%±0.1% 的氮氧混合气体 24 h 构建缺氧模型；预处理即以氧浓度为 21.0%±0.5% 的氮氧混合气体为载气，分别吸入 2% 七氟烷 30 min、2% 七氟烷 60 min 和 4% 七氟烷 30 min，洗脱 15 min 后进行缺氧处理。用光学显微镜及透射电子显微镜（TEM）观察海马 CA1 区形态学改变；比色法检测血清乳酸脱氢酶（LDH）活性；ELISA 测定脑组织促红细胞生成素（EPO）和血管内皮生长因子（VEGF）含量；同时测定脑组织丙二醛（MDA）含量及超氧化物歧化酶（SOD）和谷胱甘肽过氧化物酶（GPx）活性。结果表明，缺氧 24 h 后，光镜下可见海马 CA1 区细胞水肿或固缩；各预处理组病理改变轻于 H 组。TEM 下 S2＋H 组细胞超微结构最为完整。H 组血清 LDH 活性及脑组织 EPO、VEGF、MDA 含量显著高于 C 组，脑组织的 SOD 及 GPx 活性较 C 组明显降低。七氟烷预处理后血清 LDH 活性及脑组织 EPO、VEGF 含量较 H 组降低，以 S2＋H 组最为显著；脑组织 MDA 含量及 SOD 活性降低，而 GPx 活性有所升高。因此，汪梦霞等得出结论，七氟烷预处理能减轻缺氧引起的脑组织损伤，其机制可能与调节抗缺氧蛋白合成及降低氧化应激有关。

  本年度关于心、肺危重疾病机制的研究比较突出的成果是在急性呼吸窘迫综合征发生机制及心肺复苏后心功能保护方面。Gao Y 等[5]研究 RvD1 在调节 COX-2 表达中的作用机制。在一个自限的急性呼吸窘迫综合征（ARDS）模型中，LPS 刺激诱导环氧合酶（COX）-2 的双相激活，RvD1 在炎症消退过程中促进 COX-2 表达。然而，其作用能够被 NF-κB 抑制剂的治疗显著阻断。在肺成纤维细胞，NF-κB p50 / p50 能够提高 COX-2 的活性。此外，RvD1 显著促进 p50 的同源二聚体核易位及激发 DNA 结合活性，并通过 lipoxin A4 受体 / 甲酰基缩氨酸受体 2 上调 COX-2 的表达。最后，p50 缺失的基因敲除小鼠中，阻止 RvD1 促进 COX-2 和 PGD2 的表达，导致过度的肺部炎症。因此，RvD1 通过激活 lipoxin A4 受体 / 甲酰基缩氨酸受体 2 受体和 NF-κB p50/p50- COX-2 信号通路来加速炎症的消退。沈荣荣等[6]评价右美托咪定后处理对猪心搏骤停－心肺复苏后心功能的影响。沈荣荣等选取健康雄性白猪 28 头，随机分为 4 组（$n=7$）：假手术组（S 组）、心搏骤停－心肺复苏组（CA-CPR 组）、低剂量右美托咪定后处理组（LDP 组）和高剂量右美托咪定后处理组（HDP 组）。采用电刺激法诱发心室颤动 8 min，心肺复苏 5 min 的方法制备心搏骤停－心肺复苏模型。于复苏成功后 5 min 时，LDP 组经股静脉输注右美托咪定负荷剂量 0.25 μg/kg，随后以 0.25 μg（kg·h）的速率维持 6 h；HDP 组经股静脉输注右美托咪定负荷剂量 0.50 μg/kg，随后以 0.50 μg（kg·h）的速率维持 6 h；S 组和 CA-CPR 组给予等容量生理盐水。于复苏后 1 h、3 h、6 h 和 24 h 时，采用 PiCCO 法测定每搏量（SV）和全心射血分数（GEF），采用 ELISA 法检测血清 cTnI 的浓度。于复苏后 24 h 时取心肌组织，采用 ELISA 法检测心肌组织 TNF-α 与 IL-6 的含量，测定 MDA 含量及 SOD 活性。结果显示，与 S 组比较，CA-CPR 组、LDP 组和 HDP 组 SV 和 GEF 降低，血清 cTnI 浓度、心肌组织 TNF-α、IL-6 和 MDA 含量升高，SOD 活性降低（$P<0.05$）；与 CA-CPR 组比较，LDP 组和 HDP 组 SV 和 GEF 升高，血清 cTnI 浓度、心肌组织 TNF-α、IL-6 和 MDA 含量降低，SOD 活性升高（$P<0.05$）；与 LDP 组比较，HDP 组 SV 和 GEF 升高，血清 cTnI 浓度、心肌组织 TNF-α、IL-6 和 MDA 含量降低，SOD 活性升高（$P<0.05$）。因此，沈荣荣等得出结论，右美托咪定后处理可改善猪心搏骤停-心肺复苏后心功能，机制可能与抑制炎性反应和氧化应激反应有关。

  本年度其他方面的优秀研究成果也很多，在此仅简述部分。杨芃等[7]探讨程序性坏死是否参与肠缺血-再灌注所致肺损伤的发病机制。研究纳入雄性 SD 大鼠 32 只，随机分为 4 组（$n=8$）：假手术组（Sham 组）、肠缺血-再灌注组（I/R 组）、程序性坏死特异性抑制剂 necrostatin-1 组（Nec-1 组）和溶剂二甲基亚砜组（DMSO 组）。采用夹闭肠系膜上动脉 1.5 h 再灌注 6 h 的方法制备肠缺血-再灌注损伤模型。Sham 组仅分离血管；Nec-1 组及 DMSO 组分别于夹闭肠系膜上动脉前 30 min 时腹腔注射 necrostatin. 11.0 mg/kg 或等容量二甲基亚砜。于再灌注 6 h 时取肺组织，测定肺含水率，HE 染色后观察肺组织形态学并评分。采用蛋白质印迹法和免疫组化法检测受体相互作用蛋白 1（RIP1）和受体相互作用蛋白 3（RIP3）的表达。结果显示，与 Sham 组相比，I/R 组和 DMSO 组的肺组织形态学评分和肺含水率较高（$P<0.05$），Nec-1 组组织形态学评分和肺含水率较 I/R 组和 DMSO 组明显下降（$P<0.05$），Nec-1 组的肺组织含水率与 Sham 组相比，差异无统计学意义（$P>0.05$）。蛋白质印迹法和免疫组化检测结果显示，I/R 组和 DMSO 组的肺组织 RIP1、RIP3 的表达上调（$P<0.05$），而 Nec-1 抑制 RIP1 蛋白及 RIP3 蛋白的表达（$P<0.05$）。结论显示，程序性坏死参与大鼠肠缺血-再灌注所致肺损伤，使用 RIP1 的特异性抑制剂 Nec-1 可以减轻肺损伤。方海宏等[8]探讨白藜芦醇改善失血性休克肠损伤的作用机制。选取 SPF 级雄性 SD 大鼠 64 只，随机分为假手术组（Sham 组）、失血性休克组（休克后给予 0.3 ml 溶剂）、白藜芦醇组（休克后给予白藜芦醇 15 mg/kg）、超氧化物歧化酶 2（SOD2）特异性抑制剂（2-ME）组（在白藜芦醇组基础上加用 2-ME，浓度为 0.1 mmol/L）。采用股动脉放血的方法复制大鼠失血性休克模型。大鼠给药后分成两批，一批用以观察各组 24 h 存活率和存活时间；另一批在休克 2 h 后测定血清 D-乳酸含量，取小肠组织观察病理学改变和 Chiu 评分，并比较小肠组织紧密连接蛋白 Occludin、Claudin、ZO-1 的蛋白表达水平和氧化应激相关指标 SOD 活性及还原型谷胱甘肽（GSH）、氧化型谷胱甘肽（CSSC）、丙二醛（MDA）含量的差异。结果显示，与 Sham 组比较，模型组大鼠存活率、SOD 活性、GSH 和 GSH/GSSG 均降低，生存时间缩短，D-乳酸、Chiu 评分和 MDA 含量均明显升高，小肠组织紧密连接蛋白表达减少。与模型组比较，白藜芦醇组大鼠存活率明显升高，生存时间显著延长，血 D-乳酸含量、小肠组织病理评分明显降低，紧密连接蛋白表达、SOD2 活性、GSH 和 GSH/GSSG 明显升高，MDA 显著降低。与白藜芦醇组比较，2-ME 组大鼠存活率明显降低，生存时间再度缩短，D-乳酸含量增加和 Chiu 评分升高，紧密蛋白表达降低，SOD 活性、

GSH、GSH/GSSG 下降，MDA 含量增加。Sham 组小肠组织基本正常，未见明显病理学改变；模型组小肠上皮绒毛倒塌，黏膜屏障破坏明显；白藜芦醇组小肠绒毛和小肠屏障的破坏明显减轻；2-ME 组病理学改变较白藜芦醇组明显。因此，方海宏等得出结论，白藜芦醇能改善失血性休克大鼠的肠屏障损伤，其机制可能与激活 SOD 有关。

二、脓毒症发生机制及防治研究

脓毒症（sepsis）是宿主对感染的失调反应，产生危及生命的器官功能障碍。脓毒症可以在多种临床疾病的病程中出现，是重症患者的首要死亡原因。近年来，尽管对脓毒症的认识和防治措施取得了诸多进展，但其死亡率居高不下（为 25%~30%），当出现脓毒性休克（septic shock）时，死亡率高达 40%~50%，对患者生命构成严重威胁。2017 年度，我国学者在脓毒症的研究中取得突破，多项研究发表在重症医学及相关领域高水平期刊上。

由于此前多项脓毒症抗感染治疗临床试验的失败，国内一些学者将研究重点转移到脓毒症患者固有免疫能力减退、清除病原体能力下降的现象上来。Hou 等[9] 对此开展了一系列创造性研究，系统阐述 1-磷酸鞘氨醇受体 3（sphingosine 1-phosphate receptor 3，S1PR3）在脓毒症发生发展中的作用。研究发现，S1PR3 与巨噬细胞吞噬体氧依赖和非氧依赖杀菌能力有关，进而影响脓毒症小鼠抗感染能力和生存率。不仅如此，该研究基于临床脓毒症患者标本，发现 S1PR3 的表达水平与单核巨噬细胞杀菌活性、机体先天免疫状态、感染相关器官功能衰竭评分系统 SOFA）评分有着良好的相关性，有助于脓毒症治疗的临床决策，从而提高患者生存率，减少住院时间和医疗费用。更为有意义的是，该研究团队[10] 首次合成了该受体的特异性激动剂——经肉豆蔻酰甘氨酸修饰的 S1PR3 特异性激动肽 GPS-725.017。实验数据表明，GPS-725.017 可在多种脓毒症动物模型中增强巨噬细胞杀菌能力，提高患病动物生存率。据悉，该 S1PR3 特异性激动剂已成功获批美国专利，后续临床研究也正在积极推进，有望为脓毒症患者带来福音。Zhang 等[11] 同样针对脓毒症患者巨噬细胞杀灭细菌能力减退的现象开展研究，阐述一种非选择性钙离子通道——瞬时受体电位通道 M2（transient receptor potential melastatin 2，TRPM2）在调控脓毒症巨噬细胞吞噬体成熟、介导细菌清除中的作用及机制。该研究发现，TRPM2 缺陷不直接影响巨噬细胞溶酶体的酸化和成熟，而是阻碍吞噬体与溶酶体的融合，降低巨噬细胞清除细菌的能力；而采用离子霉素处理，提高 TRPM2 缺陷巨噬细胞内钙离子浓度，可以逆转上述过程，促进吞噬体与溶酶体的融合和细菌降解，提高脓毒症小鼠的生存率。本研究的重要意义在于揭示巨噬细胞内钙离子浓度在脓毒症固有免疫反应中的调控作用，提出了一种通过调控细胞内钙离子浓度增强巨噬细胞清楚病原体能力的新的治疗途径。这一途径在脓毒症乃至其他感染性疾病治疗上的作用值得进一步研究。

也有学者认为，目前脓毒症抗感染治疗中存在抗炎靶点过于单一的不足，试图寻找脓毒症抗感染治疗的新途径。Zhai 等[12] 研究脓毒症中基底前脑胆碱能神经元的功能和胆碱能抗炎神经通路。研究发现，光刺激基底前脑胆碱能神经元可以引起血清和脾中炎症因子水平显著降低，左颈部迷走神经切断术可以部分逆转这一现象。此外，光刺激基底前脑胆碱能神经元可以部分引起基底前脑、迷走神经背侧运动神经核和孤束核腹侧 c-Fos 表达大幅增加，其中 35.2% 为酪氨酸羟化酶阳性的神经元。化学去神经支配表明，多巴胺能神经传递到脾对于抗炎是必不可少的。该研究首次证明选择性激活基底前脑胆碱能神经元可以减轻脓毒症全身炎症反应。具体来说，光刺激基底前脑胆碱能神经元激活孤束核腹侧和迷走神经背核的多巴胺能神经元，此后多巴胺能传出信号经过迷走神经传递至脾。这种胆碱能－多巴胺能神经回路联系中枢胆碱能神经元与外周免疫器官，可能介导脓毒症中的抗炎效应。该研究为脓毒症抗感染治疗提供了新的抗炎靶点。巨噬细胞在固有免疫反应中具有中心地位，M1型与M2型巨噬细胞的平衡在脓毒症炎症反应的调控中发挥巨大作用。Zhong等[13]发现一种脓毒症中巨噬细胞M1-M2极化的新机制。他们此前发现脓毒症患者中恶性纤维组织细胞瘤扩增序列1（malignant fibrous histiocytoma amplified sequence 1，MFHAS1）表达升高，参与TLR2介导的JNK/NF-κB炎症通路。在本研究中，他们进一步发现E3泛素连接酶praja2促进泛素化MFHAS1的积累但不降解，后者正性调节TLR2/JNK/ P38/NF-κB炎症通路，促进巨噬细胞M1极化、M2巨噬细胞向M1转化，加重炎症反应。这些结果也为针对脓毒症中过度的炎症反应设计靶向性治疗方案提供了新的思路。血液中中性粒细胞由血管向感染部位的趋化运动在病原清除和脓毒症相关性器官损伤中均发挥重要作用。Xu等[14]研究补体系统激活的旁路途径（alternative pathway，AP）及其中的关键分子补体因子B（complement factor B，FB）对在细菌感染情况下的中性粒细胞趋化运动的影响。研究显示，旁路途径在正常和感染情况下，均对维持中性粒细胞的趋化运动发挥重要作用，中性粒细胞表达的补体因子B不影响其趋化运动能力，补体旁路激活途径通过释放C_{5a}等相关机制促进中性粒细胞的趋化运动。该机制的明确为在脓毒症病程的不同阶段促进或抑制中性粒细胞的趋化运动提供了理论基础。

在脓毒症所致的器官功能障碍防治上的研究也取得了长足的进步，尤其是在脓毒症相关的心脏损伤和肠道损伤方面。研究表明，过量的炎症因子释放和失控的细胞死亡是脓毒症引起心功能障碍的重要机制。Peng等[15]研究过氧化酶活化增生受体γ（peroxisome proliferator-activated receptor-γ，PPAR-γ）在脓毒症中的心脏保护作用及其机制。研究发现，在大鼠脓毒症模型中，采用PPAR-γ激动剂罗格列酮预处理可以增强PPAR-γ活性，预防脓毒症引起的心肌损害、促炎因子释放和细胞凋亡、坏死、程序性坏死，进而提高脓毒症大鼠的生存率；而PPAR-γ抑制剂T0070907则可以加重心肌损伤。可见，PPAR-γ激活可以通过抑制促炎因子释放、减轻细胞死亡的途径，防治脓毒症相关的心功能障碍。类似的，Zeng等[16]研究脑源性神经营养因子（brain-derived neurotrophic factor，BDNF）在脓毒症中的心脏保护作用。研究发现，BDNF在心肌细胞中表达，且其表达在脓毒症模型中被显著抑制，并伴有心肌纤维化、氧化应激水平升高、心肌细胞凋亡增加和内皮细胞一氧化氮合成酶（endothelial nitric oxide synthase，eNOS）减少。补充外源性BDNF可以减轻这些反应，提高脓毒症大鼠的生存率；使用抑制剂抑制eNOS可以消除外源性BDNF的保护作用。这些结果表明，BDNF可以通过激活eNOS/NO通路减轻氧化应激和心肌细胞凋亡，在脓毒症中产生心肌保护作用。这一发现为脓毒症相关的心脏损伤的防治提供了新的策略。

此外，人们也越来越关注到肠道在脓毒症的发生发展中起到关键作用。脓毒症不仅可引起肠自身的损伤，而且因肠黏膜屏障损害后肠内细菌移位、内毒素释放激发全身炎症反应，继而导致肠外重要器官的功能不全甚至衰竭。因此，保护肠道功能在脓毒症的防治中应占有重要地位。帕瑞昔布钠是一种在围术期常用的非甾体抗炎药。吴友平等[17]研究帕瑞昔布钠对脓毒症小鼠肠黏膜屏障功能的影响及可能机制。研究发现，帕瑞昔布钠可以减轻脓毒症所致的小肠黏膜内ZO-1、Occludin、Claudin-1

蛋白表达下降，降低肠组织炎症因子水平。这一结果表明帕瑞昔布钠对脓毒症导致的肠黏膜屏障功能损伤可能具有治疗作用。王蓓等[18]探讨氢气减轻脓毒症小鼠肠损伤的机制。该研究发现氢气可减轻脓毒症小鼠肠道组织中 TNF-α、IL-1β、HMGB1 蛋白及其 mRNA 的表达，HO-1 及其 mRNA 水平升高，CAT 和 SOD 活性增强；而在 Nrf2 基因敲除小鼠中，氢气的这些保护作用均消失。该研究证明，氢气减轻脓毒症小鼠肠损伤的机制与 Nrf2 有关。

三、脂多糖介导的脓毒症及组织、器官损伤的研究

脂多糖（LPS）是引起脓毒症的重要致病因子之一。随着从整体、器官、细胞、分子、基因水平进行的多层次综合性研究，对炎性介质或细胞间信号通路调控机制的深入了解，认识脓毒症的发生机制和干预措施，为防治 LPS 介导的脓毒症及组织、器官损伤提供新的思路和依据。

（一）脂多糖介导的肺损伤

1. 机制研究 Zhang 等[19]通过在体实验研究白介素-33（IL-33）在 LPS 诱导急性肺损伤（ALI）中的作用及特异性分子机制。采用 C57BL/6 小鼠气管内灌注 LPS 的方式诱导 ALI。小鼠被随机分为 3 组：假手术组（Sham）、ALI 组（ALI）和 ALI 的 IL-33（IL-33）预处理组。观察生存率，支气管肺泡灌洗液（BLAF）中的促炎因子水平，肺组织髓过氧化物酶（MPO）水平，肺组织病理学检查，肺毛细血管渗漏、肺湿/干重量比（W/D），肺组织纤维化水平和不同群体中相关通路的变化，并比较 IL-33 预处理对 ALI 小鼠的作用和可能的分子学机制。结果表明，IL-33 预处理降低 ALI 小鼠的生存率。IL-33 加重炎症反应，增加促炎因子 TNF-α 和 IL-6 的释放，增加肺组织中 MPO 水平，加重肺病理性损伤。此外，IL-33 预处理通过增加 - 钙黏蛋白的磷酸化作用，进一步破坏黏附连接（AJs），导致肺毛细血管屏障损伤和肺水肿。在此过程中，丝裂原活化蛋白激酶（MAPK）通路进一步激活。但 IL-33 预处理对肺组织胶原含量无显著影响。结论认为，IL-33 降低生存率，加重 LPS 诱导的急性肺损伤。

长期服用过量的糖皮质激素对急性肺损伤患者有害。Zeng 等[20]通过离体实验探究大剂量地塞米松对大鼠支气管肺泡灌洗液（BALF）中的肺泡巨噬细胞（AMs）的作用。通过透视电镜和 DNA 片段分析结果表明，10^{-4} mol/L 和 10^{-5} mol/L 地塞米松可介导 LPS 诱导的大鼠 AMs 凋亡，并且下调 TNF-α、IL-12 水平和上调 IL-10、TGF-β 水平。这结果也说明，细胞凋亡可能在临床上大剂量应用地塞米松治疗急性肺损伤时出现不良反应中发挥重要作用。结论认为，大剂量地塞米松介导 LPS 刺激下的大鼠 AMs 凋亡，AMs 减少可减弱肺组织的自愈能力，并增加 TGF-β 而介导肺组织纤维化。

袁清红等[21]研究 β-抑制蛋白-1 在盐酸戊乙奎醚抑制 LPS 致人肺微血管内皮细胞通透性升高中的作用。将人肺微血管内皮细胞分成 5 组（$n=15$）：空质粒转染组（C 组）、LPS+空质粒转染组（LPS 组）、盐酸戊乙奎醚+LPS+空质粒转染组（P+LPS 组）、LPS+β-抑制蛋白-1 shRNA 转染组（LPS+shRNA 组）和盐酸戊乙奎醚+LPS+β-抑制蛋白-1 shRNA 转染组（P+LPS+shRNA 组），并采用 Transwell 法测定细胞通透性，采用免疫荧光化学法检测热休克蛋白 27（HSP27）的表达水平，采

用 Western blotting 法检测 β-抑制蛋白-1、丝裂原活化蛋白激酶 p38（p38MAPK）、磷酸化 p38MAPK（p-p38MAPK）的表达水平，并计算 p-p38MAPK/p38MAPK 比值。结果发现，盐酸戊乙奎醚抑制 LPS 导致的人肺微血管内皮细胞通透性升高的机制与 β-抑制蛋白-1 有关。

2. 防治研究　Zhang 等[22]研究天麻素对脂多糖诱导的小鼠急性肺损伤的影响。采用小鼠鼻内给予 LPS 的方式诱导 ALI，并在 LPS 处理后的 1 h 或 12 h 给予天麻素，观察支气管肺泡灌洗液中的促炎因子水平，肺组织髓过氧化物酶（MPO）水平，肺组织病理学检查，肺毛细血管渗漏、肺湿/干重量比（W/D）。结果表明，天麻素处理能明显减轻 LPS 诱导的肺损伤。天麻素减轻 MPO 活动，下调支气管肺泡灌洗液中 TNF-α、IL-6 和 IL-1β，同时也缓解 LPS 介导的肺水肿，改善肺功能。深入探究发现，天麻素处理抑制 LPS 介导的 NF-κB 激活，上调 Nrf 2 和 HO-1 的表达。结论认为，天麻素通过抑制 NF-κB 和激活 Nrf 2 信号通路对 LPS 诱导的 ALI 具有抗炎作用。

1-磷酸鞘氨醇（S1P）与严重的肺血管渗漏和内皮功能障碍关系密切，而载脂蛋白 M（apoM）是血中 S1P 的重要载体。Zhu 等[23]通过在体实验探究 apoM 对脂多糖诱导的小鼠急性肺损伤的影响及机制。采用雄性 C57BL/6 野生型（$apoM^{+/+}$）和 $apoM$ 基因敲除型（$apoM^{-/-}$）两种小鼠，分别进行 LPS 腹腔注射的方式构建 ALI 模型，观察血清 IL-1β 及其 mRNA 水平、IL-6、TNF-α、肺组织学情况、肺湿/干重比和免疫组化。结果显示，LPS 诱导的 ALI 中 $apoM^{-/-}$ 小鼠肺内 IL-1 的 mRNA 水平和其他炎症生物标志物比 $apoM^{+/+}$ 小鼠显著增加。此外，当 $apoM^{+/+}$ 小鼠使用 S1P 受体拮抗剂（S1PR1）W146 时，这些炎症生物标志物显著上调。结论认为，apoM-s1p-s1pr1 信号通路可能是 ALI 发病机制的基础，apoM 可以缓解 LPS 诱导的 ALI。

邓娟等[24]探讨脂多糖（LPS）对大鼠血浆和肺组织中的炎性因子和 Toll 样受体 4（TLR4）表达的影响及右美托咪定的干预作用。将 40 只雄性 SD 大鼠随机分为 4 组：生理盐水组（Control 组）、右美托咪定组（DEX 组）、LPS+生理盐水组（LPS 组）、LPS+右美托咪定组（LPS+DEX 组），采用 ELISA 法检测血浆 IL-1、IL-6、TNF-α 浓度，Western blotting 法检测肺组织 TLR4、髓样分化因子 88（MyD88）、NF-κB 蛋白含量；检测大鼠肺组织湿/干重比（W/D）；并用 Murakami 法评测肺损伤程度。结果发现，LPS 的刺激可以明显升高大鼠血浆中炎性因子以及肺组织中 TLR4 的表达水平，右美托咪定的干预可以减轻这一趋势，缓解大鼠的全身炎症和肺水肿的程度。

（二）脂多糖介导的脑损伤

脂多糖（LPS）可能通过引起神经炎症影响中枢神经系统，进而导致脑损伤和功能障碍。Zhu 等[25]通过在体实验探究 nod 样受体 pyrin 域内包含蛋白 3（NLRP3）在 LPS 暴露小鼠的长期行为改变的作用及机制。采用 8 周大的雄性 C57BL/6 小鼠腹腔内注射 LPS（5 mg/kg）构建模型，并在注射后的不同时间点观察小鼠的运动功能、识别记忆、情绪异常（快感缺失和行为绝望），以及 NLRP3、凋亡相关的斑点样蛋白（ASC）的表达，海马体的 caspase-1 p10 的表达，海马体中 IL-1β、IL-18、TNF-α、IL-10 水平，血清 IL-1β、TNF-α 水平和海马体的微胶质活性。结果表明，LPS 注射后的小鼠表现出长期的抑郁行为和认知记忆缺失，并伴随 NLRP3、ASC、caspase-1 p10 表达升高，IL-1β、IL-18、TNF-α 的水平升高，IL-10 的水平降低，以及微胶质激活增加。这些效应被 NLRP3 炎性体抑制剂 ac-tyr-valal-ala-asp-氯甲基酮阻断。结论认为，NLRP3 炎性体激活可能是通过增强炎症反应对 LPS 暴露小鼠的长期行为改变有一定的作用，NLRP3炎性体抑制可缓解外周和脑炎症反应，从而改善LPS暴露小鼠的长期行为改变。

维生素D_3是一种免疫调节药，高水平的维生素D_3可降低中枢神经系统疾病的风险。而星形胶质细胞是重要的免疫细胞，与神经系统疾病中的炎症反应密切相关，并且维生素D受体在星形胶质细胞中表达。Jiao等[26]探讨维生素D_3对LPS诱导的星形胶质细胞活化的影响。采用维生素D_3作为治疗药，并测量维生素D受体和Cyp27B1的表达，促炎因子TNF-α、IL-1β和内皮生长因子，以及活化星形胶质细胞中的TLR4水平。结果发现，维生素D_3可能抑制星形细胞活化，这可能对中枢神经系统紊乱有潜在的治疗作用。

（三）脂多糖介导的脓毒症的其他研究

Wang等[27]探讨前列腺素E_2（PGE_2）对脂多糖（LPS）诱导的小鼠腹腔巨噬细胞高迁移率族蛋白1（HMGB1）表达的影响及其可能的机制。采用LPS诱导小鼠腹腔巨噬细胞构建炎症模型，使用PGE_2和前列腺素E受体（prostaglandin E receptor，EP）激动剂、RNAi技术下调巨噬细胞EP4受体表达、抑制性表达显性抑制型CRE结合蛋白（dn CREB）质粒处理LPS诱导的小鼠腹腔巨噬细胞，并通过蛋白质印迹法测定HMGB1表达水平。结果发现，PGE_2可以通过EP4受体上调LPS诱导的小鼠腹腔巨噬细胞HMGB1的表达，且这一作用与激活EGFR/磷脂酰肌醇3激酶（PI3K）/Akt信号通路有关。

马正敏等[28]探究右美托咪定对大鼠肠系膜动脉TNF-α、白介素-1β及凋亡相关因子caspase-3表达的作用。取SPF级SD雄性大鼠，在体视显微镜下分离取出肠系膜动脉，建立脂多糖（LPS）诱导的血管损伤实验模型，并将损伤血管分为右美托咪定组（DEX组）和对照组。分离提取各组动脉组织中RNA及总蛋白后，RT-PCR方法检测TNF-α、IL-1β及CaSR等因子的mRNA水平，蛋白质印迹法检测TNF-α、CaSR、AMPK及caspase-3等蛋白的表达变化。结果发现，右美托咪定明显降低与炎症相关蛋白的表达，提示右美托咪定有一定的抗炎症作用。

丛海涛等[29]探究拟从胆碱能抗炎通路方面阐述右美托咪定的抗炎作用机制。采用右美托咪定作为治疗药，BALB/c小鼠腹腔注射脂多糖的方式建立内毒素血症小鼠模型，观察动物行为学表现及进行生存率分析，用酶联免疫吸附法检测血清中TNF-α、IL-1β、IL-6的浓度，最后进行病理形态学检查。结果发现，右美托咪定预处理显著提高内毒素血症小鼠的生存率，可能与其抑制内毒素血症小鼠血清中炎性细胞因子的表达有关。

四、肺损伤发生机制及防治研究

急性肺损伤（ALI）和急性呼吸窘迫综合征（ARDS）是以急性、进行性加重的呼吸困难、难治性低氧血症、双侧肺浸润为特点的临床综合征。炎症反应失衡、促炎因子的大量释放是ALI/ARDS的主要发病机制，细胞损伤、氧化应激、免疫反应及自噬等参与肺损伤的发生发展过程，相互交错、共同作用。肺损伤的治疗是医学领域的研究热点，目前临床治疗手段主要有药物学治疗、细胞学治疗和基因学治疗。

(一)肺损伤机制的研究

呼吸机相关性肺损伤（VILI）是一种肺部弥漫性肺泡-血管膜损伤和通透性增加综合征。随着对 VILI 机制的深入研究，从组织水平的高气道压和高容量造成的机械伤到细胞水平的生物伤，均取得诸多进展。由细胞内多种炎症信号通路激活导致的生物性损伤被认为是 VILI 发生的最主要原因之一。Rac1 蛋白对机体内炎性细胞（中性粒细胞）的趋化作用具有重要影响，并与肺泡上皮细胞（AEC）迁移、骨架蛋白重构及细胞间紧密连接的形成密切相关。陶广华等[30]建立大鼠 VILI 模型，发现大 VT 机械通气时，F-actin 可能通过激活 Rac1/MAPK/ERK 信号通路导致 AEC Ⅱ 骨架重构和细胞膜通透性改变，从而加重 VILI。龚妍竹等[31]观察机械通气性牵张致小鼠肺泡上皮细胞损伤时神经组织 NOD 样受体热蛋白结构域相关蛋白 3（NLRP3）的表达与线粒体功能的关系。将小鼠肺泡Ⅱ型上皮细胞株 MLE-12 细胞分为 3 组（$n=13$）：对照组（C组）、机械通气性牵张组（CS组）和机械通气性牵张+NLRP3 抑制剂 TAK-242 组（CS+T组）。CS 组给予强度 20%、频率 0.5 Hz、牵张间歇比为 1:1 的机械通气性牵张 4 h；CS+T 组加入 1 μmol/L TAK-242 孵育 1 h 后给予机械通气性牵张 4 h，参数同 CS 组。化学荧光法检测 ROS 含量和线粒体膜电位，测定 IL-1β 浓度和 NLRP3 表达。结果表明，机械通气性牵张通过上调 NLRP3 表达诱发线粒体损伤，从而导致小鼠肺泡上皮细胞损伤。另外，杨泳等[32]研究认为，C-PLA2 和 NF-κB 相互调控在单肺通气致肺损伤中发挥重要作用。

自噬作为程序性细胞死亡可维持细胞稳态，近年在 ALI 中的作用备受关注。针对不同诱因或不同刺激强度导致的某一具体靶细胞的自噬进行深入研究，有助于明确不同条件下自噬在 ALI 发生发展中的作用机制。荆忍等[33]研究线粒体自噬及线粒体 DNA（mtDNA）在 VILI 中的作用。结果显示，HVT 组血清和 BALF 中炎性因子 IL-1β、IL-6 和 TNF-α 明显增高，同时伴有肺组织水肿、形态学损伤和肺泡渗出；大 VT 机械通气激活自噬后，导致 mtDNA 释放入血而激活炎症和免疫反应；HVT 组肺组织 LC3B 和 COX-Ⅳ 的 mRNA 和蛋白质表达明显上调，下游分子 NF-κB p65、IL-1β、IL-6 和 TNF-α 表达上调，提示 COX-Ⅳ/NF-κB p65 信号转导通路在机械通气诱导分泌 IL-1β、IL-6 和 TNF-α，并介导肺损伤性炎症反应中起重要作用。因此研究认为，线粒体自噬参与大鼠 VILI，可能与逃逸的线粒体 DNA 激活炎症反应有关。

微小 RNAs（microRNAs）是一种短链非编码 RNA，可以调节基因表达后的转录。已经证实 miRNA 在 ALI/ARDS 发病进程中的诸多关键靶点发挥作用，如肺泡上皮细胞和血管内皮细胞的凋亡、肺泡屏障和钠通道的破坏、巨噬细胞的分化和增殖等。Li 等[34]对 miR-127 在 VILI 发展中的作用机制进行研究，发现健康小鼠机械通气 6 h 后显著上调 miR-127 在支气管肺泡灌洗液、血清和肺组织中的表达，而使用腺病毒后 miR-127 在体内表达下调，同时 VILI 相关病理学（包括肺湿/干重比、肺通透性、肺嗜中性粒细胞浸润和促炎细胞因子水平的改变）显著减弱，敲除 miR-127 可抑制机械通气诱导的 NF-κB 和 p38 MAPK 的激活。故认为，miR-127 表达的上调可通过调节肺通透性、诱导组织病理学改变以及 NF-κB 和 p38MAPK 相关信号通路炎症反应的增强，促使 VILI 的发展。但另有研究发现，在 IgG 免疫复合物诱导的 ALI 小鼠的肺组织中 miR-127 下调，说明 miR-127 在 ALI 发生后不同时间点的变化并非相同。由于 ALI/ARDS 进展迅速、在不同时间点呈现不同病理生理特点，且单个 miRNA 所受影响因素太多，因此，尽管 miRNA 已成为诊断 ALI/ARDS 的生物标志物，但其潜在诊断意义仍有待进一步确定。

董良等[35]观察ALI小鼠肺内髓样细胞表达的触发受体-1（TREM-1）与内质网应激的相关性。研究方法：Balb/c小鼠气管注射LPS建立小鼠ALI模型，实时PCR法检测肺组织TREM-1与内质网应激相关蛋白CHOP和GRP78 mRNA的表达，并分析两者的相关性；LPS诱导小鼠原代腹腔巨噬细胞炎症反应，检测巨噬细胞TREM-1、CHOP和GRP78 mRNA表达并分析其相关性；采用TREM-1激活抗体处理小鼠巨噬细胞后，观察其对CHOP和GRP78表达的影响。结果表明，ALI小鼠肺内TREM-1和内质网应激呈正相关，激活TREM-1可增强巨噬细胞内质网应激。许燕等[36]研究细胞周期蛋白依赖性激酶2（CDK2）重组慢病毒在LPS导致ALI中的作用。将36只成年SD大鼠分为对照组、LPS模型组和基因干预组（$n=12$）。气管滴入LPS复制大鼠LPS致ALI动物模型。对照组于伤后0 h、24 h、48 h气管滴加60 μl/kg等渗盐水；LPS模型组于伤后0 h、24 h气管滴加60 μl/kg对照慢病毒，伤后48 h给予对照组同等体积的LPS等渗盐水；基因干预组于伤后0 h、24 h气管滴加60 μl/kg CDK2重组慢病毒，伤后48 h给予对照组同等体积的LPS等渗盐水。伤后24 h各组取右肺下叶肺组织观察肺组织病理变化，检测CDK2、Clara细胞分泌蛋白（CCSP）、磷脂酶A2（PLA2）、磷酸化C/EBPβ（p-C/EBPβ）、TNF-α、IL-1β、IL-6和IL-10。结果证实，CDK2过表达可使CCSP蛋白表达增加，PLA2、TNF-α、IL-1β、IL-6、IL-10表达减少，对于LPS导致的ALI起到肺保护作用，可能与调控C/EBPβ磷酸化相关。

高晓华等[37]研究休克相关ALI的可能机制，以期找出能预警ALI且特异性和敏感度相对较高的标志物。将72只雄性Wistar大鼠分为假手术组（Sham组）、休克15 min组（HS15组）、休克30 min组（HS30组）、休克45 min组（HS45组）、休克60 min组（HS60组）和休克90 min组（HS90组），每组12只。建立高原大鼠失血性休克模型后，Sham组麻醉置管后不予失血观察90 min即刻处死，其余5组分别按照15 min、30 min、45 min、60 min和90 min观察终止时间窗维持于休克状态。光镜下观察肺组织病理变化；测定肺W/D比值、计算肺通透指数、MPO、T-SOD、MDA、TNF-α和IL-10；检测肺组织claudin-3和claudin-4的表达和分布。结果显示，与Sham组比较，休克造成不同程度的肺损伤并与休克维持时间成正比。休克15～30 min大鼠肺组织W/D、肺通透指数、MPO、MDA、TNF-α、T-SOD和IL-10无变化。随着时间延长，肺W/D比值、肺通透指数、MPO、MDA和TNF-α浓度明显升高，SOD和IL-10浓度明显下降（$P<0.05$）；claudin-3和claudin-4在肺上皮细胞和内皮细胞处的表达明显错位并减少（$P<0.05$）。得出结论：高原环境下遭受失血性休克的大鼠血流动力学在短时间代偿后病变呈现螺旋式恶化；随着休克的延续，大鼠体内炎性/抗炎、氧化/抗氧化稳态失衡，肺上皮细胞内claudin-3和claudin-4流失和错位，导致ALI发生。冯继峰等[38]观察TNF-α对肺泡巨噬细胞产生细胞因子的影响，认为TNF-α是造成炎性因子失衡的关键点，可能成为治疗呼吸相关性肺炎的靶点和观测指标，具有潜在的临床应用价值。

（二）肺损伤防治的研究

ALI/ARDS是临床上的危重症，死亡率达到40%～60%，采用保护性通气策略能在一定程度上帮助ALI/ARDS患者的治疗，却无法有效降低死亡率。药物治疗仍是ALI/ARDS综合性治疗的一种重要手段。基因治疗虽在动物水平取得一些疗效，但临床效果有待进一步验证。

本年度针对 VILI 的防治做了大量研究，右美托咪定的器官保护作用仍受麻醉科医师青睐。γ-氨基丁酸 A 型受体（$GABA_A$ 受体）在肺泡上皮细胞表达较多，当肺泡受到大潮气量病理性牵张时，抑制 $GABA_A$ 受体功能，促进炎性反应，加重肺损伤。罗科等[39]观察右美托咪定对大鼠 VILI 时 γ-氨基丁酸 A 型受体（$GABA_A$）表达的影响。30 只成年雄性 SD 大鼠被分为 3 组：对照组（C 组）、呼吸机相关性肺损伤组（VILI 组）和右美托咪定组（DEX 组）。潮气量 40 ml/kg 机械通气 4 h 制备大鼠 VILI 模型。DEX 组麻醉大鼠后腹腔注射右美托咪定 50 μg/kg，C 组和 VILI 组给予等容量生理盐水。于机械通气 4 h 时处死大鼠取肺组织观察肺组织病理学结果并行肺损伤评分，收集 BALF 测定总蛋白、IL-1β、IL-6 及 TNF-α 浓度；计算肺 W/D 比值与肺水清除率，检测 $GABA_A$ 受体、IL-1β、IL-6 和 TNF-α 的 mRNA 表达。结果表明，右美托咪定减轻大鼠 VILI 的机制与上调 $GABA_A$ 受体表达、抑制炎性反应有关。在另一项研究中，罗科等[40]亦证实乌司他丁减轻大鼠机械通气引起的 VILI 的机制也与激活 γ-氨基丁酸信号通路相关。李宁涛等[41]研究右美托咪定对大鼠胸部创伤致急性肺损伤时细胞凋亡的影响。将 30 只 SD 雄性大鼠分为假手术组（Sham 组）、胸部创伤组（T 组）、胸部创伤＋右美托咪定组（TD 组），每组 10 只。TD 组胸部创伤模型建立后右美托咪定 5 μg/（kg·h）静脉输注 6 h。模型制备后 6 h 时取股动脉血测定 TNF-α 和 IL-6 水平，取肺组织行病理学观察，检测肺组织 Bax 和 Bcl-2 的表达，计算 Bcl-2/Bax 比值和 AI。结果显示，与 C 组比较，T 组及 TD 组血清 TNF-α、IL-6 浓度和 AI 升高，肺组织 Bax 和 Bcl-2 表达上调，Bcl-2/Bax 比值降低；与 T 组比较，TD 组血清 TNF-α、IL-6 浓度和 AI 降低，肺组织 Bax 表达下调，Bcl-2 表达上调，Bcl-2/Bax 比值升高，肺组织病理学损伤减轻。因此认为，右美托咪定减轻大鼠胸部创伤致急性肺损伤的机制与抑制细胞凋亡相关。朱焱林等[42]探讨右美托咪定对单肺通气（OLV）患者动脉血气和炎性因子的影响。将 62 例择期肺癌根治术患者分为观察组和对照组，每组 31 例，所有患者麻醉诱导和维持方案一致。观察组诱导前 10 min 内输注右美托咪定 1.0 μg/kg，再给予 0.5 μg/（kg·h）维持量输注至手术结束前 30 min；对照组输注等量生理盐水。分别于 OLV 前即刻（T_0）、OLV 1 h 后（T_1）、OLV 结束时（T_2）采集桡动脉血，检测 pH、PaO_2、$PaCO_2$、TNF-α 和 IL-6。结果表明，右美托咪定有助于维持单肺通气患者术中血气稳定，减轻单肺通气引起的炎症反应。

VILI 的主要机制是细胞连接蛋白降解及肺泡膜破坏相互作用引起的肺泡通透性增加。细胞黏附连接主要由 p120-catenin 蛋白（p120）和上皮细胞钙黏蛋白（E-cadherin）等细胞连接蛋白构成。李冠军等[43]研究 p120-catenin 蛋白（p120）在机械通气性牵张致小鼠肺泡上皮细胞上皮细胞钙黏蛋白胞质转移中的作用。实验 I：将小鼠肺泡上皮细胞 MLE-12 细胞接种于细胞牵张 6 孔板，随机分为对照组（C 组）、牵张 2 h 组（CS_2 组）和牵张 4 h 组（CS_4 组）。C 组无机械通气性牵张，CS_2 组和 CS_4 组分别牵张 2 h 和 4 h（牵张频率 0.5 Hz，牵张强度 20%，牵张间歇比为 1∶1）。蛋白质印迹法检测 p120、上皮细胞钙黏蛋白及磷酸化 Src 激酶（p-Src）的表达，胞膜和胞质上皮细胞钙黏蛋白的表达。实验 II：将 MLE-12 细胞分为对照组（C 组）、牵张组（CS 组）、p120siRNA 转染组（p120siRNA 组）和 p120siRNA 转染＋牵张组（p120siRNA＋cs 组）。C 组和 CS 组采用 scramble siRNA 转染，24 h 后 CS 组细胞行机械通气性牵张 2 h；p120siRNA 组和 p120siRNA＋CS 组经 p120siRNA 转染，24 h 后 p120siRNA＋CS 组行机械通气性牵张 2 h。处理结束后采用蛋白质印迹法检测胞膜和胞质上皮细胞钙黏蛋白的表达。结果表明，MLE-12 细胞经机械通气性牵张刺激后，P120 和上皮细胞钙黏蛋白表达下调，p-Src 表达上调，胞膜上皮细胞钙黏蛋白表达下调，随牵张时间延长改变更加显著，表明机械通气性牵张可通过激活 Src 引起肺泡上皮细胞黏附连接蛋白与紧密连接蛋白的降解，进而细胞之间蛋白连接的完整性受到破坏，引起细胞通透性增加。进一步采用 p120 siRNA 转染后，上皮细胞钙黏蛋白胞质转移增加，附着在细胞膜表面的上皮细胞钙黏蛋白表达下调，证实 p120 降解可通过促进上皮细胞钙黏蛋白胞质转移，影响上皮细胞钙黏蛋白在胞膜上的稳定性。因此认为，p120 降解可促进机械通气性牵张诱发的小鼠肺泡上皮细胞上皮细胞钙黏蛋白胞质转移，是 VILI 时细胞连接破坏诱发肺水肿的主要因素，为临床 VILI 患者肺泡通透性增加的研究提供理论基础。

VILI 的机制还涉及 TLR4 和 TLR9 介导的信号传导，Huang 等[44]进行体内和体外实验研究 TLR4 触发炎症的机制，结果证实 TLR4 可通过激活 Myd88/NF-κB 通路影响 VILI，而抗 TLR4 mAb 预处理则可抑制 Myd88/NF-κB 信号传导保护肺免于此类损伤。另外，HMGB1 作为"晚期"炎性介质参与 VILI 发病过程，HMGB1/TLRs 信号转导通路的激活可导致炎症的级联反应。沙奎那韦（SQV）是 FDA 批准的第一种 HIV 蛋白酶抑制剂，可以阻断 TLR4 介导的炎症通路和抑制 NF-κB 的激活。Wang 等[45]研究 SQV 对小鼠 VILI 的保护作用。将 C57BL/6 小鼠分为 4 组（n=10）：对照组和 SQV 组均为自主呼吸，HTV 组接受高潮气通气 4 h，HTV＋SQV 组在 HTV 前 7 d 用 5 mg/kg 的 SQV 预处理。HTV 4 h 后处死小鼠，测定肺 W/D 比值、EBA、细胞计数、BALF 总蛋白、TNF-α、IL-6，并观察肺组织病理学变化。结果证实，SQV 预处理可显著减少 VILI 时的肺部炎性，机制可能与抑制 NF-κB 的激活和 HMGB1 的表达有关。

1-磷酸鞘氨醇（S1P）是调节细胞内外多种生物学功能的重要信号分子之一，在细胞增殖及迁移、细胞内钙离子的释放、血管生成和维持血管内皮屏障等许多生理活动中起重要作用。金立达等[46]观察 S1P 受体激动剂芬戈莫德（FTY720）对大鼠 VILI 的影响，并探讨 S1P1 型受体在 VILI 中的作用。将 40 只 SD 大鼠分为常规潮气量组（TV 组）、大潮气量组（HV 组）、大潮气量＋FTY720 预处理组（HF 组）、大潮气量＋FTY720＋S1P 1 型受体拮抗剂 W146 预处理组（HFW 组）。机械通气 4 h 后采集股动脉血查 PaO_2，取肺组织计算 W/D 比值和肺泡通透性指数（PPI），测定 BALF 总蛋白、TNF-α、IL-1β，检测肺组织细胞凋亡率和观察肺组织病理学变化。结果发现，HV 组大鼠 PaO_2 降低，肺组织 W/D 比值升高，肺组织损伤较重。使用 S1P 受体激动剂 FTY720 后，VILI 大鼠肺组织的炎症反应明显减轻，大鼠肺组织细胞凋亡明显降低；联合应用 S1P 1 型受体特异性拮抗剂 W146，FTY720 对 VILI 的保护作用明显减弱。研究认为，FTY720 预先给药可减轻大鼠 VILI，机制可能是通过激动 S1P 1 型受体，在减轻肺组织炎症反应、抑制细胞凋亡方面发挥保护作用。

Zhang 等[47]研究丙泊酚的抗过敏作用及其分子机制。Balb/c 小鼠用卵清蛋白（OVA）致敏建立哮喘模型，给予 50 mg/kg、100 mg/kg、150 mg/kg 丙泊酚处理后，发现丙泊酚不仅可抑制气道高反应性，还抑制 Th2 细胞因子、NO、OVA 特异性 IgE 和趋化因子的产生；减弱 OVA 诱导的炎性细胞浸润和黏液分泌过多；显著降低 A549 细胞中 TNF-α 诱导的 NF-κB 活化。因此认为，丙泊酚通过抑制 NF-κB 活化有效地减少过敏性气道炎症，故可用于治疗过敏性哮喘。夏雪莲等[48]探讨不同用量丙泊酚对哮喘大鼠氧化应激反应及气道炎症的影响。将 32 只 SD 大鼠随机分为正常组、模型组、低剂量组、高剂量组，每组 8 只。正常组给予等量生理盐水灌胃；模型组给予等量生理盐水灌胃，且于 22 d 雾化吸入致喘后腹腔注射 50 mg/kg 戊巴比妥钠麻醉；低剂量组、高剂量组分别于 22 d 雾化吸入致喘后麻醉，再给予 25 mg/（kg·h）和 50 mg/（kg·h）的丙泊酚静脉滴注。各组大鼠在治疗后 7 d 取器官组织行 HE 染色观察，比较 IL-5、EOS、IgE、IL-4、SOD、MDA 和 NO 的变化。结果显示，与正常组比较，模型组、低剂量组、高剂量组 IL-5、EOS、IgE 和 IL-4 水平明显增加，MDA 水平增加而 SOD 水平降低；低剂量组和高剂量组 IL-5、EOS、IgE、IL-4 和 MDA 水平明显低于模型组，而 SOD 水平明显高于模型组；高剂量组 IL-5、EOS、IgE、IL-4 和 MDA 水平明显低于低剂量组，而 SOD 水平明显高于低剂量组。得出结论：不同用量丙泊酚均可抑制哮喘模型大鼠增高的氧化应激反应、缓解大鼠气道炎症，以 50 mg/（kg·h）用量效果更佳。

邱丽丽等[49]探讨盐酸戊乙奎醚在大鼠急性重症胰腺炎相关肺损伤（PALI）中的作用及对缺氧诱导因子（HIF）-1α 相关炎症因子表达的影响。将 40 只雄性 SD 大鼠随机分为 3 组：假手术组（S 组，n=8）、PALI 模型组（ALI 组，n=16）、盐酸戊乙奎醚+PALI 模型组（P 组，n=16）。ALI 组和 P 组采用 4% 牛磺胆酸钠 1 ml/kg 逆行性胰胆管注射法建立大鼠 PALI 模型。P 组在建立模型后即刻给予大鼠腹腔内注射盐酸戊乙奎醚，S 组和 ALI 组经腹腔注射等量生理盐水。造模后 12 h 处死大鼠，取肺组织称重后计算肺 W/D 比值，光镜下观察胰腺及肺组织病理学评分，ELISA 法测定肺组织 HIF-1α、IL-1β、IL-6 蛋白含量和血清胰淀粉酶含量，Western blotting 法检测肺组织 TLR4、NF-κB p65 蛋白含量。结果显示，ALI 组和 P 组大鼠的胰腺组织均存在广泛的中性粒细胞浸润、腺泡出血坏死和脂肪坏死。与 S 组比较，ALI 组与 P 组胰腺病理评分、肺损伤评分、肺 W/D 明显升高，胰淀粉酶含量明显降低；与 ALI 组比较，P 组肺损伤评分、肺 W/D 明显降低。与 S 组比较，ALI 组和 P 组大鼠肺组织 HIF-1α、IL-1β、IL-6 含量明显升高，肺组织 TLR4、NF-κB p65 含量明显升高；与 ALI 组比较，P 组肺组织 HIF-1α、IL-1β、IL-6 含量明显降低，TLR4、NF-κB p65 蛋白含量明显降低。得出结论：盐酸戊乙奎醚在不改变急性重症胰腺炎的胰腺组织损伤的情况下能够显著减轻 PALI，机制可能与抑制 HIF-1α 等相关炎性因子的表达有关。

间充质干细胞（MSCs）是一种具有体外增殖和分化潜能的多功能干细胞，大量基础实验发现，MSCs 对急性肺损伤有损伤修复、免疫调节、抗炎等治疗作用。胡晓旻等[50]探讨 MSCs 抑制 NF-κB 的活性和抑制亲环素（CyP）A 的表达而缓解急性肺损伤的分子机制。方法：比较脐带和骨髓 MSCs 的细胞形态、细胞表型、分化能力和免疫能力，采用全基因组表达芯片比较两者的功能基因表达差异；然后注射 LPS 制备大鼠急性肺损伤模型，研究输注 MSCs 能否通过抑制 CyPA 的表达和抑制 NF-κB 的活性，减轻内毒素所致的 ALI。结果显示，CD29 在脐带 MSCs 的阳性表达率低于在骨髓 MSCs 中的表达率；聚类分析发现骨髓来源的 MSCs 中高表达的基因主要集中在免疫相关和骨骼发育相关的基因，而脐带 MSCs 中高表达的基因主要集中在细胞分化、器官发育和信号转导的相关基因；MSCs 干预可减轻 LPS 对肺组织的损伤程度。LPS 组各时间点血浆促炎因子巨噬细胞炎症蛋白-2（MIP-2）水平显著高于对照组和 MSCs+LPS 组；MSCs 可显著抑制 LPS 诱发的炎症因子 MIP-2 的增高。LPS 组在各时间点 CyPA 蛋白表达和 TNF-α 表达水平均显著升高，而 MSCs 可以抑制 CyPA 蛋白和 TNF-α 的表达。肺组织 NF-κB 在 LPS 组增高，MSC 干预可有效降低 NF-κB 表达。LPS 组肺组织 MDA 和 MPO 活性水平各时点明显高于对照组，而 MSCs+LPS 组肺组织 MDA 和 MPO 明显低于 LPS 组。因此研究认为，脐带 MSCs 降低大鼠血浆促炎因子的水平、抑制 CyPA 的表达，通过抑制 NF-κB 活性减轻 LPS 引起的全身炎症反应和氧化应激，从而减轻 LPS 所致的肺损伤。目前，MSC 易于获取，具有自我增殖、多向分化、旁分泌等多种功能，为其治疗疾病提供强大潜能，但 MSC 的生物特性及其分子机制仍存在许多未知。尽管动物实验中 MSC 治疗急性肺损伤的疗效明显，但其对人急性肺损伤的治疗作用及安全性还需大样本量的临床研究。

脂氧素 A_4（LXA_4）是体内重要的脂质抗炎介质，被誉为炎症反应的重要"刹车信号"或"停止信号"，对肺、肝、脑等多个器官均有保护作用。LXA_4 在炎症过程中通过跨细胞途径合成，主要激活特异性 G 蛋白偶联受体 ALX/FPR2 发挥抗炎、抗氧化等生物学作用。朱天琦等[51]观察脂氧素 A_4 对人Ⅱ型肺泡上皮细胞损伤修复、增殖和凋亡的影响。实验Ⅰ：人Ⅱ型肺泡上皮细胞接种于 24 孔板，随机分为 4 组（$n=10$），即对照组（C 组）、1 nmol/L LXA_4 组（L1 组）、10 nmol/L LXA_4 组（L2 组）和 100 nmol/L LXA_4 组（L3 组），用相应终浓度 LXA_4 孵育。培养或孵育 36 h 时进行细胞划痕损伤实验，24 h 时测定细胞增殖情况。结果显示，LXA_4 可促进人Ⅱ型肺泡上皮细胞损伤修复和增殖，呈一定浓度依赖性。实验Ⅱ：人Ⅱ型肺泡上皮细胞接种于 96 孔板，随机分为 5 组（$n=10$），对照组（C 组）正常培养，Fas-ligand 组、Fas-ligand＋LXA_4 组、Fas-ligand＋TNF-α 组和 Fas-ligand＋TNF-α＋LXA_4 组分别用终浓度 100 ng/ml Fas-Ligand、100 ng/ml Fas-Ligand＋100 nmol/L LXA_4、100 ng/ml Fas-Ligand＋100 ng/ml TNF-α、100 ng/ml Fas-Ligand＋100 ng/ml TNF-α＋100 nmol/L LXA_4 孵育。于培养或孵育 24 h 时各组检测细胞活力；C 组、Fas-ligand 组和 Fas-ligand＋LXA_4 组采用流式细胞术确定细胞凋亡率。结果表明，Fas-Ligand 和（或）TNF-α 可诱导促人Ⅱ型肺泡上皮细胞凋亡、抑制细胞活力，而 LXA_4 可抑制 Fas-Ligand 和（或）TNF-α 诱导的促人Ⅱ型肺泡上皮细胞凋亡。故得出结论，LXA_4 促进人Ⅱ型肺泡上皮细胞损伤修复和增殖，并抑制其凋亡，从而减轻急性肺损伤。

Maresin1（MaR1）是一种新型的二十二碳六烯酸衍生物助溶剂，可促进炎性物质的重吸收。Zhang 等[52]应用大鼠动物模型和肺泡Ⅱ型上皮（ATⅡ）细胞模型研究 Maresin1（MaR1）对 LPS 诱发急性肺损伤的肺泡液清除（AFC）的影响，并探讨其作用机制。首先，Zhang 等采用脂多糖（LPS）诱发急性肺损伤大鼠模型，发现 MaR1 能够显著促进 LPS 诱发肺损伤的 AFC，其结局是肺水肿和肺损伤减轻；进一步研究发现 MaR1 能够促进肺上皮细胞钠通道（ENaC）、Na^+/K^+-ATP 酶蛋白的表达以及 Na^+/K^+-ATP 酶活性，MaR1 通过 PI3K/Akt 而非 PI3K/SGK1 通路下调 Nedd4-2 蛋白的表达；其次，Zhang 等建立 LPS 刺激原代大鼠肺泡Ⅱ型上皮细胞体外模型，发现 MaR1 上调 ENaC 和 Na^+/K^+-ATP 酶蛋白在细胞膜中的表达；最后证实 ALX 受体抑制剂（BOC-2）和 PI3K 抑制剂（LY29400）不仅阻止 MaR1 对 cAMP/cGMP、磷酸化 Akt 和 Nedd4-2 表达的影响，而且抑制 MaR1 促进 AFC 的作用。由此，该研究得出以下结论：MaR1 通过 ALX/PI3K/Nedd4-2 通路，促进肺泡上皮细胞 Enac 蛋白的表达及 Na^+/K^+-ATP 酶蛋白的活性，依赖 ALX 通路提高 cAMP 和 cGMP 的水平，且在体内通过激活 PI3K/AKT 通路下调 Nedd4-2 蛋白的表达，减轻 LPS 诱发的 ALI 并促进肺泡液清除。AFC 降低是 ARDS 的典型特征，因此，本研究结论可为治疗 ALI/ARDS 提供一种新的方法。

保护素 DX（PDX）具有抗炎和生物降解的效应。Li 等[53]建立博来霉素（BLM）诱导的小鼠纤维化动物模型，研究 PDX 后处理对肺纤维化的影响，并探讨其作用机制。将小鼠分为生理盐水组、BLM 组、BLM＋PDX 组、BLM＋Alcohol 组和 PDX 组，经组织学分析、透射电镜显像、肺组织羟脯氨酸和细胞因子水平的检测，发现 BLM 组羟脯氨酸浓度明显高于对照组，PDX 组肺组织羟脯氨酸浓度明显低于 BLM 组；BLM 诱导产生间质纤维蛋白明显沉积，引起层状体肿胀或空泡形成，以及微绒毛变平或消失，而 PDX 后处理显著减弱 BLM 诱导的这些特殊结构改变；BLM 组肺组织 IL-1β、IL-17、TNF-α 和 TGF-β1 的水平增加，PDX 组上述细胞因子水平显著降低。因此认为，PDX 后处理可改善 BLM 诱导的炎症反应、细胞外基质（ECM）沉积以及与纤维化相关的细胞因子水平，从而改善血气交换和呼吸功能，延长 BLM 诱导的纤维化小鼠的存活时间。此外，体内试验或体外实验表明，PDX 抑制转化生长因子-β（TGF-β），降低肺泡Ⅱ型上皮（ATⅡ）细胞中 N-钙黏蛋白和 α-平滑肌肌动蛋白（α-SMA）水平，增加 E-钙黏蛋白水平，从而证实 PDX 通过抑制上皮细胞-间充质转化（EMT）来发挥抗纤维化作用。研究认为，PDX 后处理可以改善 BLM 诱导的小鼠肺纤维化和肺功能障碍，PDX 有望成为治疗肺纤维化的靶向药物。

中药有抗炎、抗氧化、调节免疫等多种药理作用。王君涛等[54]观察雷公藤红素对小鼠盐酸吸入性急性肺损伤的影响。将 18 只成年雄性 ICR 小鼠分为对照组（C 组）、盐酸吸入性急性肺损伤组（ALI 组）和雷公藤红素组（T 组），每组 6 只。采用气管内滴注盐酸的方法制备小鼠吸入性急性肺损伤模型。T 组制模前腹腔注射雷公藤红素 3 mg/kg，每天 1 次，连续 3 d。滴注盐酸后 6 h 时处死小鼠取肺，观察肺组织病理学，测定 TNF-α、IL-6、MIF 和 MPO 的水平。结果显示，与 C 组比较，ALI 组和 T 组滴注盐酸后 6 h 时肺组织 TNF-α、IL-6、MIF 和 MPO 的水平升高；与 ALI 组比较，T 组滴注后 6 h 时肺组织 TNF-α、IL-6、MIF 和 MPO 的水平降低，且 T 组肺组织病理学损伤较轻，表明雷公藤红素可减轻小鼠盐酸吸入性急性肺损伤。王艳等[55]研究亦发现，红景天苷能有效改善机械通气诱发的肺损伤，机制与其抑制机体的氧化应激水平和炎症因子的释放有关。

此外，秦超等[56]发现氢气能够显著减轻重度烧伤小鼠肺组织炎性细胞浸润和改善肺组织病理损伤，对烧伤小鼠肺起到保护作用。严笑等[57]利用一种新型肺隔离通气工具，证实开胸手术中控制性肺萎陷比完全性肺萎陷能更好地减轻术中肺损伤。

五、危重症肿瘤相关、危重症相关动物模型及实验方法研究

本年度危重症肿瘤相关基因学的研究较少。中药的抗肿瘤机制被进一步明确。目前手术仍是实体肿瘤的主要治疗手段，研究麻醉药物对肿瘤细胞生物学特征的影响，成为新的关注方向。本年度危重症动物模型及实验方法的研究增多，通过改进传统模型、优化动物麻醉方案，建立更稳定、安全的动物模型，更能真实地模拟临床病理状态。

研究不同癌症的特异性 miRNA 表达谱，可为肿瘤的早期诊断和个体化治疗提供依据。彭鲁等[58]检测 miR-133b 在前列腺癌患者癌组织中的表达水平及其对前列腺癌细胞增殖的影响。提取 30 例手术切除的前列腺组织癌和配对癌旁组织中的总 RNA，并反转录为 cDNA，实时荧光定量 PCR 检测癌组织及癌旁组织中 miR-133b 的表达水平，分析其与患者临床病理参数之间的相关性；用脂质载体将 miR-133b 模拟物转染入 PC-3 细胞中，检测 PR 结构域结合因子 16（PRDM16）表达情况；CCK8 实验检测转染 miR-133b 模拟物后 PC-3 细胞增殖变化情况。结果发现，前列腺癌组织中 miR-133b 的表达水平（16.85 ± 0.939）$\times10^{-4}$ 低于癌旁组织（22.95 ± 1.567）$\times10^{-4}$，差异有统计学意义（$t=3.335$，$P<0.01$）。PC-3 细胞转染 miR-133b 模拟物后，模拟物转染组中 PRDM16 表达水平较对照组明显降低，差异有统计学意义（0.371 ± 0.031 *vs.* 1.000 ± 0.022，$t=12.53$，$P<0.01$）；转染 miR-133b

模拟物 72 h 后，模拟物转染组的 PC-3 细胞增殖能力低于阴性对照组，差异有统计学意义（t=6.811，$P<0.01$）；而 PRDM16 抑制剂转染 PC-3 细胞 72 h 后的细胞增殖能力也低于阴性对照组（t=9.048，$P<0.01$）。从而得出结论，miR-133b 在前列腺癌组织中的表达下调，miR-133b 可能通过 PRDM16 控制前列腺肿瘤细胞增殖。李岩等[59]探讨中性粒细胞明胶酶相关蛋白（NGAL 蛋白）在非小细胞肺癌（NSCLC）组织的表达及其对 NSCLC 患者的临床意义。收集 60 例原发性 NSCLC 手术切除的癌组织石蜡标本作为研究组，30 例正常组织标本作为对照组，采用免疫组织化学链霉菌抗生物素蛋白-过氧化物酶（SP）法检测 NGAL 蛋白表达，比较组间表达差异，分析临床、病理因素对 NGAL 表达的影响。结果显示，60 例 NSCLC 标本 NGAL 阳性率为 68.3%，高于正常组织的阳性率（13.3%）（χ^2=24.200，P=0.000），腺癌 NGAL 阳性率（65.7%）与鳞癌阳性率（72.0%）比较，差异无统计学意义（χ^2=0.266，P=0.606）；随着 TNM 分期增加，NGAL 阳性率升高（χ^2=11.682，P=0.001）；淋巴结转移组 NGAL 阳性率（80.9%）显著高于无淋巴结转移组（23.1%）（χ^2=15.708，P=0.000）；肿瘤直径>3 cm 组 NGAL 阳性率（80.0%）显著高于≤3 cm 组（45.0%）（χ^2=7.548，P=0.006）。结论认为，NGAL 蛋白在 NSCLC 组织中呈高表达，与 NSCLC 的发生、进展和转移明显相关。Zhang 等[60]运用 $CoCl_2$ 和 H_2O_2 研究氧化应激对食管鳞癌（ESCC）细胞株 TE-1 能量代谢调控的影响，并探讨其作用机制。首先，使用 $CoCl_2$ 制造低氧环境，结果显示低氧环境下 TE-1 细胞线粒体呼吸链复合物亚基的表达显著减少，细胞内活性氧（ROS）含量明显增加；$CoCl_2$ 显著降低细胞耗氧率（OCR），提高细胞外酸化率（ECAR）；ROS 拮抗剂（NAC）可使 TE-1 细胞线粒体呼吸链复合体亚基蛋白表达恢复，同时改善 $CoCl_2$ 介导的 TE-1 细胞能量代谢障碍。提示 ESCC 细胞 TE-1 在低氧条件下可通过能量代谢的转化来维持细胞的生存。其次，使用 H_2O_2 处理 TE-1 细胞，发现其可显著降低线粒体呼吸链复合体亚基的表达和有氧糖酵解；H_2O_2 通过激活 PARP、caspase-3 和 caspase-9 诱导 TE-1 细胞凋亡；NAC 预处理可明显抑制 H_2O_2 诱导的 TE-1 细胞凋亡。证明 H_2O_2 通过上调 TE-1 细胞 ROS 的含量，引起进行性氧化损伤、线粒体功能障碍、细胞能量代谢紊乱，最终导致细胞死亡。因此研究认为，ESCCTE-1 细胞在不同的氧化应激作用下表现出明显的能量代谢变化，缺氧条件下 TE-1 细胞能量代谢方式从氧化磷酸化转变为糖酵解，利于肿瘤细胞生存；当 TE-1 细胞暴露于 H_2O_2 时，无法重新编程代谢，导致细胞因能量不足而死亡。

雷公藤内酯醇是中药雷公藤的重要提取成分，具有广泛的抗肿瘤作用。羊丽丽等[61]探讨 FOXO3a-Bim 信号通路在雷公藤内酯醇诱导膀胱癌 T24 细胞凋亡的作用。培养膀胱癌 T24 细胞，将实验分为空白对照组、雷公藤内酯醇组（50 nmol/L）、MK2206 组（50 nmol/L 雷公藤内酯醇+5 μmol/L MK2206）、FOXO3a-siRNA 组（50 nmol/L 雷公藤内酯醇+100 nmol/L FOXO3a-siRNA）和 Bim-siRNA 组（50 nmol/L 雷公藤内酯醇+100 nmol/L Bim-siRNA），用噻唑蓝（MTT）法检测 T24 细胞生长抑制率，磷脂结合蛋白 V/碘化丙啶 [Annexin V/Propidium iodide（PI）] 双染法检测细胞凋亡，蛋白质印迹法检测 p-Akt、Akt、p-FOXO3a、FOXO3a、Bim、Bax、活化的天冬氨酸特异性半胱氨酸蛋白酶-3（cleaved-caspase 3）表达。结果显示，25 nmol/L、50 nmol/L、100 nmol/L、250 nmol/L 雷公藤内酯醇处理 24 h（17%±9%、24%±5%、43%±8%、61%±8%）、48 h（20%±7%、34%±6%、56%±7%、74%±5%）和 72 h（32%±8%、41%±7%、69%±7%、84%±3%）后，各时间段实验组细胞生长抑制率均明显高于对照组（$P<0.05$）。24 h、48 h、72 h 的 IC_{50} 分别为（113±10）nmol/L、（91±8）nmol/L、（68±5）nmol/L。

细胞凋亡率在 24 h 后（10%±4%、15%±5%、29%±8%、46%±8%）、48 h 后（16%±5%、24%±6%、40%±7%、55%±9%）和 72 h 后（27%±4%、38%±5%、50%±9%、65%±8%）均明显高于对照组（均 $P<0.05$）。25 nmol/L、50 nmol/L、100 nmol/L 雷公藤内酯醇诱导细胞凋亡，降低 p-Akt、p-FOXO3a 表达同时，增高 Bim、Bax、cleaved-caspase 3 表达。FOXO3a-siRNA 及 Bim-siRNA 降低雷公藤内酯醇诱导 Bim、Bax、cleaved-caspase 3 高表达。雷公藤内酯醇组细胞抑制率（30%±8%），明显高于空白对照组（$P<0.05$）。细胞抑制率在 MK2206 组（54%±6%）、FOXO3a-siRNA 组（18%±7%）和 Bim-siRNA 组（11%±6%）亦高于对照组，但与雷公藤内酯醇组相比，MK2206 组细胞抑制率明显增高，FOXO3a-siRNA 组和 Bim-siRNA 组细胞抑制率明显降低（$P<0.05$）。研究证实，雷公藤内酯醇通过激活 FOXO3a-Bim 信号通路诱导细胞凋亡，抑制 T24 细胞生长。

刘英海等[62]研究静脉麻醉药丙泊酚抑制胃癌细胞转移的分子机制。将不同浓度（1 μg/ml、5 μg/ml、10 μg/ml、20 μg/ml）丙泊酚作用 MGC-803 细胞 48 h 后，MTT 实验检测不同浓度丙泊酚细胞增殖的影响，以此选出合适浓度进行下列实验：Transwell 实验检测细胞的侵袭和迁移能力；化学比色法检测 HDACs 总活性；蛋白质印迹法实验检测组蛋白去乙酰化酶 1（HDAC1）、上皮间质转化（EMT）相关蛋白和 P38 丝裂原激活蛋白激酶（P38 MAPK）通路相关蛋白的表达变化。同时，利用 siRNA 干扰 HDAC1 表达后进行上述实验检测相应指标。结果显示，丙泊酚呈浓度依赖性抑制 MGC-803 细胞增殖，以影响增殖的较小浓度 5 μg/ml 进行后续实验，丙泊酚处理后侵袭和迁移的细胞数目均明显减少；HDAC1 表达和 HDACs 总活性降低；上皮细胞钙黏蛋白表达明显上调，N-cadherin、Vimentin、β-catenin、Slug、Snail1 表达明显下调；P38 蛋白表达无明显变化，p-P38 蛋白表达明显减少。siRNA 干扰 HDAC1 表达对 MGC-803 细胞的作用与丙泊酚一致。得出结论：丙泊酚可能是通过调控 HDAC1 表达和下游的 P38 MAPK 通路，抑制胃癌细胞 MGC-803 的侵袭、迁移和 EMT 过程。赵莉等[63]探讨瑞芬太尼对人结肠癌 COLO205 细胞增殖及凋亡的影响。体外培养人结肠癌细胞 COLO205，随机分为两组：正常对照组和瑞芬太尼干预组。MTT 法检测瑞芬太尼在相同浓度的条件下不同时间点对结肠癌 COLO205 细胞增殖的影响，测得抑制率并计算半数抑制浓度值，应用凋亡试剂盒结合流式细胞仪检测瑞芬太尼对人结肠癌 COLO205 细胞凋亡的影响。结果发现，相同浓度的瑞芬太尼干预结肠癌 COLO205 细胞，分别在 24 h、48 h、72 h 测算半数抑制浓度结果为（50.6±4.0）nmol/L、（43.6±3.7）nmol/L、（36.0±1.1）nmol/L；瑞芬太尼干预组凋亡率为 59%±9%，对照组凋亡率为 71%±15%。因此认为，瑞芬太尼能抑制结肠癌 COLO205 细胞增殖，促进其凋亡。陈泳花等[64]建立肝癌细胞体外缺氧模型，分析右美托咪定对缺氧诱导肝癌细胞作用效应的影响及其机制。人肝癌细胞株 MHCC97H、SMCC7721 分别使用化学（二氯化钴）及物理（1% O_2）这两种方法来建立缺氧状态下的肝癌细胞体外模型，均培养在含有或没有 100 μmol/L 的右美托咪定的培养基中。将以上处理的细胞进行细胞增殖实验、单克隆形成实验、小管形成实验来检测右美托咪定对缺氧条件培养的肝癌细胞的增殖能力及血管生成能力的影响，同时使用蛋白质印迹法检测 α_2A、HIF-1α 及 VEGF 蛋白的表达情况。结果发现，化学方法诱导的肝癌细胞缺氧可以加快肝癌细胞株 MHCC97H、SMCC7721 的增殖速度（二氯化钴组 vs. 对照组，MHCC97H 和 SMCC7721 增殖效应分别为：第 3 天，142.2% vs. 133.8%；第 4 天，134.7% vs. 131.0%；第 5 天，133.5% vs. 136.2%，均 $P<0.05$），也诱导肝癌细

胞的血管生成能力加强。而右美托咪定可抑制缺氧引起的肝癌细胞的增殖效应（联合组 vs. 二氯化钴组，MHCC97H 和 SMCC7721 增殖效应分别为：第 3 天，55.7% vs. 60.7%；第 4 天，46.9% vs. 58.1%；第 5 天，46.4% vs. 57.0%，均 $P<0.05$），减弱肝癌细胞的血管生成能力。而使用物理方法建立的肝癌细胞体外缺氧模型同样得到一致的结果。另外，蛋白质印迹法检测结果发现右美托咪定可以下调缺氧诱导的肝癌细胞株 MHCC97H、SMCC7721 的 α_2A、HIF-1α 及 VEGF 等蛋白质的表达。从而得出结论，缺氧可以加快肝癌细胞株 MHCC97H、SMCC7721 的增殖，同时诱导血管生成能力加强；右美托咪定则可能通过激活 α_2A 肾上腺受体，下调 HIF-1α 及 VEGF 蛋白的表达来抑制缺氧诱导的肝癌细胞的作用效应。

ALI 模型的成功建立，是研究 ALI/ARDS 病理变化的基础。鲍权等[65]对兔 CPB 模型做进一步的改进，采取自体血预充方案，并改良手术操作方案和插管方式实现术中主动脉阻断心脏停搏，模拟实际手术情况，探讨体外循环下机体病理生理变化及更可靠的心肺保护模型方案。方法，10 只成年雄性新西兰兔建立体外循环模型。记录兔麻醉后（T1）、体外循环转流前（T2）、阻断主肺动脉后 15 min 时（T3）、主肺动脉的重新开放灌流后（T4）、体外循环结束后 1 h（T5）和 4 h（T6）的生命体征值；T2、T4、T6 时采集动脉血进行血气分析；ELISA 法检测 T2、T5、T6 时外周血 TNF-α 水平。结果显示，改良的兔 CPB 急性肺损伤模型稳定可靠，对研究体外循环引起急性肺损伤具有重要的意义。建立动物模型时麻醉方法的选择是否合适，往往对动物实验结果有着重要影响。汪芳俊等[66]比较大鼠异氟烷吸入麻醉与戊巴比妥钠腹腔注射麻醉对大鼠蛛网膜下腔阻滞模型建立的影响。60 只 SD 大鼠被随机分成 A、B 两组（$n=30$），A 组腹腔注射戊巴比妥钠 30 mg/kg，术中按需追加首次剂量的 1/4；B 组采用异氟烷面罩全凭吸入麻醉。分别于麻醉诱导后 1 min、5 min、10 min、30 min、60 min、90 min（T1～T6）时观察两组大鼠心率、呼吸、SpO_2 和体温变化，记录麻醉诱导时间、维持时间和苏醒时间。评价两组术中麻醉效果、麻醉死亡情况及建模成功情况。结果发现，麻醉后 1～60 min A 组大鼠心率较 B 组显著降低；麻醉后 5 min A 组大鼠呼吸频率较 B 组显著降低；与 A 组比较，B 组麻醉诱导时间、维持时间和苏醒时间显著缩短；术中 B 组麻醉效果明显好于 A 组；B 组建模成功率明显高于 A 组而麻醉死亡率低于 A 组。因此认为，异氟烷吸入麻醉操作简单，具有麻醉起效快、术中维持平稳、术后苏醒迅速等特点，能为大鼠蛛网膜下腔阻滞模型建立提供良好的麻醉效果。朱洁芳等[67]探讨不同麻醉方式对建立大鼠重症急性胰腺炎（SAP）模型的影响。将 60 只雄性 SD 大鼠分为两组，分别采用腹腔注射水合氯醛及气管插管吸入乙醚的方式进行麻醉，然后用 5% 牛黄胆酸钠胰胆管逆行注射建立大鼠 SAP 模型。记录两组大鼠麻醉诱导时间、维持时间、苏醒时间以及麻醉过程中相关生理指标。结果显示，腹腔注射组麻醉诱导时间、维持时间及苏醒时间[（170±9）s、（164±7）min、（143±8）min] 较乙醚吸入组[（9±2）s、（24±4）min、（2±1）min] 长；血 pH、PO_2、呼吸频率较低，PCO_2 较高[腹腔注射组：pH 7.29±0.04、PO_2（129.9±7.2）mmHg、呼吸频率（68±4）次/分钟，PCO_2（59.4±3.1）mmHg；乙醚吸入组：pH 7.52±0.04、PO_2（231.3±8.3）mmHg、呼吸频率（81±3）次/分钟，PCO_2（34.3±2.5）mmHg]。研究认为，采用吸入麻醉建立大鼠 SAP 模型对相关生理指标影响较小，可优先选择。高洁等[68]观察赛拉嗪联合右美托咪定对建立比格犬脊髓损伤模型的麻醉效果。将 30 只纯种雌性比格犬分为赛拉嗪组（S 组）、右美托咪定组（D 组）、赛拉嗪＋右美托咪定组（S＋D 组），每组 10 只。基础麻醉后 S 组首次肌内注射赛拉嗪 0.08 ml/kg，术中间断追加首次剂量 1/3 赛拉嗪维持麻醉；D 组持续静脉注射右美托咪定 2 μg/（kg·h）；S＋D 组持续静脉注射右美托咪定 0.5 μg/（kg·h），每隔 30 min 肌内注射赛拉嗪 0.02 ml/kg。观察记录切皮（T1）、手术开始后 30 min（T2）、手术结束前 30 min（T3）、手术结束（T4）时心率、呼吸频率、Ramsay 评分、前肢痉挛指数（SI），同时记录麻醉药物使用量。结果显示，S＋D 组赛拉嗪、右美托咪定用量比 S 组和 D 组分别减少 1/2 和 1/4（$P<0.01$），镇静效果优于 S 组，术中前肢未出现肌张力明显增高情况。得出结论，赛拉嗪联合右美托咪定在用于建立比格犬脊髓损伤模型中具有呼吸抑制轻、镇静效果好和减少麻醉药物用量等优点。肺移植术后早期死亡的原因主要与早期移植功能障碍有关。吴慰芳等[69]通过建立大鼠肺移植模型，在移植的过程中全程吸入低剂量一氧化碳（CO），分析 CO 对肺的保护机制。将 28 只 SD 大鼠均分为对照组和研究组（$n=14$），每组中 7 只为供体，7 只为受体。摘除供体大鼠的肺部，将对照组的供肺进行 12 h 的保存，再进行 1 h 的静脉血灌注；研究组在移植中全程吸入低浓度的 CO，至再灌注后 1 h 结束，其余同对照组。抽取流入及流出供肺的血液进行血气分析，测定 $PvCO_2$、PvO_2、PH、血红蛋白（Hb）、$PaCO_2$、PaO_2；再灌注期间对气道峰压（PawP）、肺动脉压（mPAP）、PaO_2 进行测定；再灌注完成后测定肺组织 W/D、IL-8、MDA 和 MPO。结果显示，各时段的 $PvCO_2$、PvO_2、pH、血红蛋白水平均无明显变化（$P>0.05$）；随着灌注时间增加，$PaCO_2$、mPAP、PawP 水平逐渐上升，而 $PaCO_2$ 水平逐渐下降；第 40 分钟、第 60 分钟时研究组的 PawP 水平明显低于对照组（$P<0.05$）；第 20 分钟、第 40 分钟、第 60 分钟时研究组 PaO_2 水平均明显高于对照组、mPAP 低于对照组（$P<0.05$）；研究组 IL-8、MDA、W/D、MPO 水平明显低于对照组（$P<0.05$）。得出结论，肺移植的过程中全程吸入低剂量的 CO 可有效改善供肺功能、减轻供肺的缺血－再灌注损伤，对肺保护具有重要意义。

（刘　建　赵秉诚　邓文涛　张喜洋　刘艳秋　高　鸿　刘克玄）

参考文献

[1] Kong F, Zhou J, Zhou W, et al. Protective role of microRNA-126 in intracerebral hemorrhage. Mol Med Rep, 2017, 15(3): 1419-1425.

[2] Zhou K, Zhong Q, Wang YC, et al. Regulatory T cells ameliorate intracerebral hemorrhage-induced inflammatory injury by modulating microglia/macrophage polarization through the IL-10/GSK3beta/PTEN axis. J Cereb Blood Flow Metab, 2017, 37 (3): 967-979.

[3] Cui D, Sun D, Wang X, et al. Impaired autophagosome clearance contributes to neuronal death in a piglet model of neonatal hypoxic-ischemic encephalopathy. Cell Death Dis, 2017, 8 (7): e2919.

[4] 汪梦霞，李健玲，梁赵佳，等. 七氟烷预处理抑制缺氧诱导的脑损伤. 中国病理生理杂志，2017，33（11）：1932-1937.

[5] Gao Y, Zhang H, Luo L, et al. Resolvin D1 improves the resolution of inflammation via activating NF-kappaB p50/p50-mediated cyclooxygenase-2 expression in acute respiratory distress syndrome. J Immunol, 2017,199 (6): ji1700315.

[6] 沈荣荣，徐杰丰，康仙慧，等. 右美托咪定后处理对猪心搏骤停－心肺复苏后心功能的影响. 中华麻醉学

杂志，2017，37（8）：1004-1008.

[7] 杨芃，魏明，李响，等. 程序性坏死参与大鼠肠缺血再灌注所致肺损伤的发生. 中山大学学报（医学科学版），2017，38（3）：321-326.

[8] 方海宏，危思维，李露兰，等. 白藜芦醇激活超氧化物歧化酶2减轻失血性休克大鼠的肠屏障损伤. 中国中西医结合急救杂志，2017，24（2）：184-187.

[9] Hou J, Chen Q, Wu X, et al. SLPR3 signaling drives bacterial killing and is required for survival in bacterial sepsis. Am J Respir Crit Care Med, 2017, 196 (12): 1559-1570.

[10] 陈悦，侯金超，孙亚奇，等. Myristoyl-glycine修饰的S1PR3特异性激动肽跨膜激活效应研究. 中华急诊医学杂志，2017，26（12）：1418-1421.

[11] Zhang Z, Cui P, Zhang K, et al. Transient receptor potential melastatin 2 regulates phagosome maturation and is required for bacterial clearance in escherichia coli sepsis. Anesthesiology, 2017, 126 (1): 128-139.

[12] Zhai Q, Lai D, Cui P, et al. Selective activation of basal forebrain cholinergic neurons attenuates polymicrobial sepsis-induced inflammation via the cholinergic anti-inflammatory pathway. Crit Care Med, 2017, 45 (10): e1075-e1082.

[13] Zhong J, Wang H, Chen W, et al.Ubiquitylation of MFHAS1 by the ubiquitin ligase praja2 promotes M1 macrophage polarization by activating JNK and p38 pathways. Cell Death Dis, 2017, 8 (5): e2763.

[14] Xu G, Feng Y, Li D, et al. Importance of the complement alternative pathway in serum chemotactic activity during sepsis. Shock, 2017. doi: 10.1097/SHK.0000000000001031.

[15] Peng S, Xu J, Ruan W, et al. PPAR-γ activation prevents septic cardiac dysfunction via inhibition of apoptosis and necroptosis. Oxid Med Cell Longev, 2017, 2017 (3): 8326749.

[16] Zeng N, Xu J, Yao W, et al. Brain-derived neurotrophic factor attenuates septic myocardial dysfunction via eNOS/NO pathway in rats. Oxid Med Cell Longev, 2017, 2017 (1): 1-11.

[17] 吴友平，杨静，彭捷，等. 帕瑞昔布钠对脓毒症小鼠肠黏膜屏障的保护作用. 临床麻醉学杂志，2017，33（11）：1091-1095.

[18] 王蓓，于洋，边映雪，等. Nrf2在氢减轻脓毒症小鼠肠损伤中的作用. 中华麻醉学杂志，2017，37（8）：997-1000.

[19] Zhang Y, Lv R, Hu X, et al. The role of IL-33 on LPS-induced acute lung injury in mice. Inflammation, 2017,40(1):285-294.

[20] Zeng S, Qiao H, Lv X, et al. High-dose dexamethasone induced LPS-stimulated rat alveolar macrophages apoptosis. Drug Design Development and Therapy, 2017, 11: 3097-3104.

[21] 袁清红，颜学涛，郑菲，等. β-抑制蛋白-1在盐酸戊乙奎醚抑制LPS致人肺微血管内皮细胞通透性升高中的作用. 中华麻醉学杂志，2017，37（7）：869-873.

[22] Zhang Z, Zhou J, Song D, et al. Gastrodin protects against LPS-induced acute lung injury by activating Nrf2 signaling pathway. Oncotarget, 2017, 8 (19): 32147-32156.

[23] Zhu B, Luo G, Feng Y, et al. Apolipoprotein M protects against lipopolysaccharide-induced acute lung injury via sphingosine-1-phosphate signaling. Inflammation, 2018, 41 (2): 643-653.

[24] 邓娟，李亚春，朱涛. 右美托咪定对脂多糖诱导的脓毒症大鼠全身炎症反应和肺损伤的影响. 临床麻醉学

杂志，2017，33（9）：899-903.

[25] Zhu W, Cao FS, Feng J, et al. NLRP3 inflammasome activation contributes to long-term behavioral alterations in mice injected with lipopolysaccharide. Neuroscience, 2017, 343: 77-84.

[26] Jiao K, Li S, Lv W, et al. Vitamin D-3 repressed astrocyte activation following lipopolysaccharide stimulation in vitro and in neonatal rats. Neuroreport, 2017, 28 (9): 492-497.

[27] Wang X, Zhang Y, Si Y, et al. Mechanisms for the regulatory effect of prostaglandin E2/prostaglandin E receptor 4 on high mobility group box-1 protein in lipopolysaccharide-induced sepsis in mouse peritoneal macrophage. Zhong Nan Da Xue Xue Bao Yi Xue Ban, 2017, 42 (8): 889-898.

[28] 马正敏，武淑芳，景桂霞，等. 右美托咪定对离体大鼠肠系膜动脉炎性相关蛋白表达的影响. 西安交通大学学报（医学版），2017，2017（5）：679-683.

[29] 丛海涛，李中华，陈斌，等. 右美托咪定对小鼠全身炎性细胞因子水平的作用及其机制研究. 中国临床药理学与治疗学，2017，2017（3）：260-266.

[30] 陶广华，潘灵辉，荆忍，等. Racl/MAPK/ERK 通路在大鼠呼吸机相关性肺损伤中的作用及机制. 中华危重症急救医学，2017，29（3）：249-254.

[31] 龚妍竹，谷长平，刘戈，等. 机械通气性牵张致小鼠肺泡上皮细胞损伤时 NLRP3 表达与线粒体功能的关系. 中华麻醉学杂志，2017，37（8）：1001-1003.

[32] 杨泳，郭欣，俞志成，等. 胞质型磷脂酶 A2 与核因子 κB 在单肺通气致兔肺损伤中的相互作用. 南方医科大学学报，2017，37（10）：1345-1350.

[33] 荆忍，潘灵辉. 线粒体自噬在大鼠 VILI 中的作用及机制. 中华危重病急救医学，2017，29（1）：6-10.

[34] Li Qian, Ge YL, Li M, et al. miR-127 contributes to ventilator-induced lung injury. Molar Med Rep, 2017, 16: 4119-4126.

[35] 董良，刘德行，朱宇航，等. 急性肺损伤小鼠肺内 TREM-1 与内质网应激相关性研究. 实用医学杂志，2017，33（22）：3710-3713.

[36] 许燕，谢羚，欧阳玉芳，等. 细胞周期依赖激酶2重组慢病毒对内毒素致大鼠急性肺损伤的作用. 中华创伤杂志，2017，33（6）：555-559.

[37] 高晓华，曹虹，耿智隆. 高原失血性休克大鼠相关急性肺损伤病变及发病机制. 临床麻醉学杂志，2017，33（5）：492-496.

[38] 冯继峰，王晓夏，庞登戈，等. TNF-α 刺激不同潮气量通气小鼠对细胞因子表达的影响. 实用医学杂志，2017，33（9）：1418-1422.

[39] 罗科，方向志，黄天丰，等. 右美托咪定对大鼠呼吸机相关性肺损伤时 γ-氨基丁酸 A 型受体表达的影响. 中华麻醉学杂志，2017，37（3）：279-282.

[40] 罗科，黄天丰，方向志，等. 乌司他丁对大鼠机械通气肺损伤时 γ-氨基丁酸信号通路的影响. 临床麻醉学杂志，2017，33（2）：162-166.

[41] 李宁涛，张加强，阮孝国，等. 右美托咪定对大鼠胸部创伤致急性肺损伤时细胞凋亡的影响. 中华麻醉学杂志，2017，37（4）：471-474.

[42] 朱焱林，蒋亚欧，肖红波，等. 右美托咪定对单肺通气患者动脉血气和炎性因子的影响. 临床麻醉学杂志，2017，33（11）：1070-1073.

[43] 李冠军, 周飞, 王月兰, 等. p120在机械通气性牵张致小鼠肺泡上皮细胞E-cadherin胞质转移中的作用. 中华麻醉学杂志, 2017, 37 (6): 661-665.

[44] Huang CY, Pan LH, Lin F, et al. Monoclonal antibody against Toll-like receptor 4 attenuates ventilator-induced lung injury in rats by inhibiting MyD88- and NF-κB-dependent signaling. Int J Mol Med, 2017, 39: 693-700.

[45] Wang X, Zhang RLZ, Tong Y, et al. High-mobility group box 1 protein is involved in the protective effect of Saquinaviron ventilation-induced lung injury in mice. Acta Biochim Biophys Sin, 2017, 49 (10): 907-915.

[46] 金立达, 王良荣, 熊响清, 等. S1P受体激动剂FTY720预先给药对大鼠呼吸机相关性肺损伤的影响. 中华急诊医学杂志, 2017, 26 (6): 654-658.

[47] Zhang Q, Wang LR, Chen BH, et al. Propofol inhibits NF-κB activation to ameliorate airway inflammation in ovalbumin (OVA)-induced allergic asthma mice. Int Immunopharmacol, 2017, 51: 158-164.

[48] 夏雪莲, 马永超, 李楠, 等. 不同浓度丙泊酚对哮喘大鼠氧化应激反应及气道炎症的影响. 中国老年学杂志, 2017, 37 (9): 2112-2114.

[49] 邱丽丽, 邓芳, 朱荣涛, 等. 盐酸戊乙奎醚在大鼠急性重症胰腺炎相关肺损伤中的作用. 临床麻醉学杂志, 2017, 33 (9): 894-898.

[50] 胡晓旻, 刘刚, 刘超, 等. 间充质干细胞缓解大鼠急性肺损伤的分子机制. 中国老年学杂志, 2017, 37 (15): 3664-3667.

[51] 朱天琦, 杨建平. 脂氧素A_4对人Ⅱ型肺泡上皮细胞损伤修复、增殖和凋亡的影响. 中华麻醉学杂志, 2017, 37 (8): 988-992.

[52] Zhang JL, Zhuo XJ, Lin J, et al. Maresin1 stimulates alveolar fluid clearance through the alveolar epithelial sodium channel Na,K-ATPase via the ALX/PI3K/Nedd4-2 pathway. Lab Invest, 2017, 97 (5): 543-554.

[53] Li H, Hao Y, Zhang HW, et al. Posttreatment with protectin DX ameliorates bleomycin-induced pulmonary fibrosis and lung dysfunction in mice. Sci Rep, 2017, 7: 46754.

[54] 王君涛, 刘娟, 褚海辰, 等. 雷公藤红素对小鼠盐酸吸入性急性肺损伤的影响. 中华麻醉学杂志, 2017, 37 (3): 382-384.

[55] 王艳, 江来. 红景天苷对机械通气致小鼠急性肺损伤的保护作用研究. 国际麻醉学与复苏杂志, 2017, 38 (3): 193-197.

[56] 秦超, 边映雪, 冯甜甜, 等. 氢气对重度烧伤小鼠早期肺损伤的影响. 中华烧伤杂志, 2017, 33 (11): 682-687.

[57] 严笑, 唐建军, 马显峰, 等. 控制性犬肺萎陷与肺早期损伤的相关性. 广东医学, 2017, 38 (15): 2271-2275.

[58] 彭鲁, 林聪. miR-133b在前列腺癌中的表达及其对肿瘤细胞增殖的影响. 临床检验杂志, 2017, 35 (5): 349-352.

[59] 李岩, 任淑华, 周海英, 等. 非小细胞肺癌组织中性粒细胞明胶酶相关蛋白表达及其功能研究. 中华实验外科杂志, 2017, 34 (9): 1446-1448.

[60] Zhang XL, Lan LH, Niu LL, et al. Oxidative stress regulates cellular bioenergetics in esophageal squamous cell carcinoma cell. Biosci Rep, 2017, 37 (6): 1-13.

[61] 羊丽丽，王晓燕，郑丽云，等. FOXO3a-Bim 信号通路在雷公藤内酯醇诱导膀胱癌 T24 细胞凋亡中的作用. 中华医学杂志，2017，97（15）：1187-1190.

[62] 刘英海，付海钰，牛洁，等. 丙泊酚通过调控 HDAC1 抑制胃癌细胞转移的机制研究. 现代肿瘤医学，2017，25（10）：1532-1536.

[63] 赵莉，王志红，李学斌，等. 瑞芬太尼对人结肠癌 COLO205 细胞增殖及凋亡的影响. 国际麻醉学与复苏杂志，2017，38（5）：401-403.

[64] 陈泳花，陈东泰，潘家浩，等. 右美托咪定对缺氧诱导人肝癌细胞增殖和血管生成的影响. 中山大学学报（医学科学版），2017，38（2）：229-236.

[65] 鲍权，洪小杨，唐靖，等. 改良兔体外循环急性肺损伤模型的建立. 南方医科大学学报，2017，37（6）：797-801.

[66] 汪芳俊，胡建华，杨宇焦，等. 两种麻醉方法对大鼠蛛网膜下腔阻滞模型建立的影响. 西安交通大学学报（医学版），2017，38（3）：462-465.

[67] 朱洁芳，王智勇，王恒. 不同麻醉方法建立大鼠重症急性胰腺炎模型的比较. 中华实验外科杂志，2017，34（3）：388-390.

[68] 高洁，吴帮林，杨程. 赛拉嗪联合右美托咪定麻醉建立犬脊髓损伤模型的效果观察. 西安交通大学学报（医学版），2017，38（1）：147-150.

[69] 吴慰芳，张海萍，肖颜. 大鼠肺损伤模型建立及一氧化碳肺保护的作用机制. 中国老年学杂志，2017，37（2）：274-276.

第二节 危重症医学临床研究

本年度中国麻醉学者共发表危重症医学临床研究 PubMed 收录英文论文 26 篇，与 2016 年度（30 篇）基本持平，发表中文核心期刊论文 50 余篇。

一、脓毒症与器官功能障碍

2016 年 2 月，脓毒症的定义在更新为脓毒症 3.0 标准[1]。在中国，脓毒症先前和新定义的差异始终未得以明确表达。Cheng 等[2]*通过一项回顾性多中心研究，分析来自 5 所大学附属医院的 6 个重症监护病房（ICU），比较在中国 ICU 中脓毒症 -1 和脓毒症 -3 的差异化表现。2016 年 5 月 1 日至 2016 年 6 月 1 日，共计 496 例患者纳入分析。研究通过测量受试者工作特征曲线下面积（AUROC）来预测 28 d 死亡率，从而评估脓毒症 -1 和脓毒症 -3 的差异。在 496 例登记患者中，186 例（37.5%）根据脓毒症 -1 定义标准被诊断为脓毒症，而 175 名（35.3%）符合脓毒症 -3 的诊断标准。对于预测感染患者的 28 d 死亡率中，全身炎症反应综合征（SIRS）的 AUROC 明显小于连续器官衰竭评估（SOFA）[0.55（95%CI 0.46～0.64）$vs.$ 0.69（95%CI 0.61～0.77），P=0.008]。此外，5.9% 的感染患者（11 例患者）根据脓毒症 -1 标准被诊断为脓毒症，但不符合脓毒症-3诊断标准。该11例患者与同时符合新、旧脓毒症诊断标准的患者相比，其APACHE Ⅱ、SOFA评分和死亡率明显较低［8.6±3.5 vs. 16.3±6.2，$P<0.001$；1（0～1）vs. 6（4～8），$P\leqslant0.001$；0 vs. 33.1%，$P=0.019$］。此外，随SOFA评分（非SIRS评分）的逐渐提升，APACHE Ⅱ、ICU住院时间和脓毒症患者28 d死亡率呈上升态势。因此，在中国ICU研究样本中，脓毒症3.0的诊断价值优于脓毒症1.0。

Wang等[3]*检索PubMed、Embase、Web of Science、Cochrane Library 和 ClicalTrials. gov数据库系统在2016年12月1日以前的文献数据，总结研究体重超重（25 kg/m² < BMI < 29.9 kg/m²）、肥胖（30 kg/m² < BMI < 39.9 kg/m²）和病态肥胖（BMI > 40 kg/m²）的脓毒血症患者转归以探讨肥胖指数对脓毒血症患者预后结果的影响。该研究共检索3 713篇文献，最后共有8篇文献研究符合研究要求，其数据进入分析。主要研究结果指标是死亡率，次要指标是加强治疗监护中心的治疗时间或住院日。8篇研究中共计有9 696例患者入组研究。与正常体重指数（18.5 kg/m² < BMI < 24.9 kg/m²）患者相比，肥胖指数高于正常的患者（BMI > 25 kg/m²）整体死亡率显著下降（$P<0.000\ 1$）。随后亚组分组研究显示，超重组的患者与正常体重患者相比死亡率要低（$P=0.02$），而肥胖组和病态肥胖组患者与正常体重组患者相比，并没有显示出明显降低的死亡率（$P>0.05$）。

柴云飞等[4]探讨血管内皮细胞损伤与脓毒症休克的相关性和可能的临床价值。该研究纳入2016年1月至12月入住ICU的感染患者72例，按是否合并脓毒症休克分为两组。其中，A组（34例）有明确感染灶但未合并脓毒症休克患者；B组（38例）为脓毒症休克患者。分别于入ICU时（T0）及入ICU后24 h时（T1），测定两组患者血管内皮细胞数量、血浆血管性血友病因子（vWF）以及血浆NO含量等指标，同时记录患者血压变化情况。结果表明，与A组比较，B组患者T0及T1时点的血管内皮细胞数量及血浆vWF含量均高于A组（$P<0.01$），而血浆NO浓度则低于A组（$P<0.05$）。与T0比较，B组T1时点的血管内皮细胞数量及血浆vWF含量均显著升高（$P<0.05$）、血浆NO浓度则显著降低（$P<0.05$），而A组相应指标均未见明显变化（$P>0.05$）。B组治疗过程中血流动力学不稳定，全部使用了较大剂量的血管活药；A组患者生命体征基本平稳，仅5例患者短暂使用了小剂量的血管活性药（多巴胺3～5 μg/kg）。各时点的平均动脉压（MAP）B组均明显低于A组（$P<0.05$）。住院期间死亡率：B组18% vs. A组0（$P<0.05$）。结论表明，脓毒症休克患者存在明显的血管内皮细胞损伤，损伤程度与病情严重程度具有相关关系。

Li等[5]研究电针刺激列缺、尺泽、足三里三处穴位对重症急性胰腺炎相关性肺损伤（APALI）的临床治疗效果。将APALI患者随机分为3组：A组为传统治疗组；B组为传统治疗＋非穴位电针刺激组（刺激点为相应穴位旁开1 cm，并且避开经络）；C组为传统治疗＋穴位电针刺激组（双侧的列缺、尺泽、足三里）。电针刺激方案：疏密波（2/50 Hz）、波宽300 μs、强度0～0.1 mA，连续5 d，每天30 min。于电针刺激开始前（T1）、开始后3 d（T2）、开始后5 d（T3）采集动脉血气、记录氧合指数（PaO_2/FiO_2）和APACHE-Ⅱ评分。检测T1和T3血清和肺泡灌洗液TNF-α和IL-10浓度。结果显示，与T1相比，3组患者T2和T3的氧合指数均显著提高，APACHE-Ⅱ评分显著降低。各组T3时间点血清和肺泡灌洗液TNF-α显著下降、IL-10显著升高。与B组相比，C组T2、T3的氧合指数更高。该研究的结果提示电针刺激列缺、尺泽、足三里可减轻重症急性胰腺炎引起的肺损伤，其机制可能与TNF-α的降低和IL-10的增加相关。

二、重症疾病的诊断及预后研究

张丹凤等[6]*探讨老年患者术前体重指数（BMI）与术后并发症发生风险的关系。该研究是对前期多中心随机对照研究中安慰剂组患者资料的二次分析，共纳入 350 例非心脏手术后入重症监护室（ICU）的老年患者（≥65 岁）。主要终点是术后并发症发生情况，采用 Logistic 回归模型分析术前 BMI 分级与术后并发症风险的关系。结果显示，350 例患者中有 35.1%（123 例）发生术后并发症。Logistic 多因素回归分析显示，与正常体重（BMI 18.5～23.9 kg/m^2）患者相比，体重过低（BMI＜18.5 kg/m^2）伴随术后并发症风险增加（OR=2.210，P=0.032）；而超重和肥胖（BMI≥24.0 kg/m^2）对术后并发症风险无明显影响（OR=0.820，P=0.438）。结论是对于在全身麻醉下非心脏手术后入 ICU 的老年患者，体重过低伴随术后并发症风险增加。

Li 等[7]*探讨如何基于临床常用指标的组合，建立危重患者死亡风险模型。本队列研究纳入 8 所大学附属医院 ICU 的 500 例患者，采集乳酸值、急性生理评分、中性粒细胞/淋巴细胞比值（NLR）等指标后，运用 Logistic 回归分析建立死亡风险模型；进一步通过区分度及校准度分析，评价该风险预测模型的效能。结果显示，该死亡风险预测模型包含乳酸水平（OR=1.11，P=0.029）、NLR（OR=1.03，P=0.002）、急性生理评分（OR=1.11，P<0.001）、Charlson 合并症指数（OR=1.36，P<0.001）与手术类型（OR：择期手术=Ref，未手术=8.04，P<0.001，急诊手术=3.66，P=0.002）5 项指标。总之，使用该模型预测危重患者住院期间死亡率时具有很好的区分度（AU-ROC 0.84，95% CI 0.80～0.87）及校准度。研究结论是，危重患者入住 ICU 时使用该模型可有效地预测其死亡率。

Wu 等[8]*调查研究腹腔镜下嗜铬细胞瘤切除术术后重度高乳酸血症和乳酸酸中毒的发病率和相关危险因素。重度高乳酸血症（SH）/乳酸酸中毒（LA）是腹腔镜下嗜铬细胞瘤切除术术后比较少见的并发症。为了探寻腹腔镜下嗜铬细胞瘤切除术术后重度高乳酸血症（SH）/乳酸酸中毒（LA）的发病率和相关危险因素，本研究对北京协和医院 2011—2014 年接受腹腔镜下嗜铬细胞瘤手术的患者进行回顾性统计分析。本研究中乳酸酸中毒定义为 pH＜7.35，碳酸氢盐＜20 mmol/L，并且血清乳酸≥5 mmol/L；重度高乳酸血症乳酸≥5 mmol/L；中度高乳酸血症乳酸（MH）2.5～5.0 mmol/L 且没有酸中毒证据［pH＞7.35 和（或）碳酸氢盐＞20 mmol/L］。数据收集包括人口统计数据、疾病史和实验室数据并进行相关统计分析。在 2011—2014 年，共有 145 例患者在北京协和医院接受腹腔镜下嗜铬细胞瘤切除术，其中有 59 例（40.7%）发生术后高乳酸血症。而中度高乳酸血症和高乳酸血症或乳酸酸中毒的发病率分别为 25% 和 15.2%。多因素回归分析显示体重指数（BMI）［风险比（OR）1.204；95%CI 1.016～1.426］、24 h 尿肾上腺素浓度（OR 1.012；95% CI 1.002～1.022）及肿瘤大小（OR 1.571；95% CI 1.102～2.240）是术后重度高乳酸血症或乳酸酸中毒的独立危险因素。数据显示腹腔镜下嗜铬细胞瘤切除术术后重度高乳酸血症或乳酸酸中毒并不是一个罕见的并发症，并且可能与高 BMI、大肿瘤及尿肾上腺素高浓度密切相关。

Guo 等[9]*研究严重烧伤患者早期焦痂切开术术后谵妄（postoperative delirium，POD）的发生率、相关风险因素和结局。该研究选择 385 例严重烧伤患者（病程＜1 周，烧伤面积 31%～50% 或三度烧伤面积 11%~20%，ASA 分级 Ⅱ~Ⅳ 级）年龄 18~65 岁，在 2014 年 10 月至 2015 年 12 月行早期焦痂切开术，通过整群抽样法入选。排除标准为：术前有谵妄或诊断为痴呆、抑郁症或认知功能障碍者。研究采集术前、术中、术后患者的相关信息，包括人口特征、生命体征、病史等。术后采用混淆评估法判断 POD，每日 1 次共 5 次。采用逐步二元 Logistic 回归分析判断 POD 的风险因素。采用 t 检验、χ 检验比较有无 POD 患者的结局。共有 56 例（14.55%）患者诊为 POD。逐步二元 Logistic 回归分析显示，严重烧伤患者早期焦痂切开术后 POD 的危险因素有高龄（>50 岁）、规律饮酒史（每周>3 次）、较高的 ASA 评分（Ⅲ级或Ⅳ级）、受伤与手术间隔时间（>2 d）、此前焦痂切开术史（>2 次）、静脉－吸入复合麻醉、没有脑电双频指数监测、手术时间长（>180 min）及术中低血压（平均动脉压<55 mm Hg）。研究在不同相对危险度的基础上建立加权模型。当患者相对危险度的加权值>6 时，POD 的发生率显著增加（$P<0.05$）。此外，POD 与更多的术后并发症相关，包括肝功能与肾功能损害、高钠血症、住院时间延长、增加医疗费用以及较高的死亡率等。

三、重症患者的监测

Peng 等[10]对比颈总动脉超声图与经胸超声心动图（TTE）两种方法用于 ICU 危重病患者心排血量测量的有效性，以期寻找一种更为简单的心排血量测量方式。148 例 ICU 内的危重病患者在 8 h 内接受颈总动脉超声图与经胸超声心动图两种方式的检查，分别记录心排血量测量结果。结果显示，患者年龄（56.8±16.2）岁，男性占 54.7%。两种测量方式所得结果，在不同性别、年龄、用或不用机械通气，以及首选指征组等各亚组比较中，差异均无统计学意义。两种方式的总组内相关系数（intraclass correlation coefficient）是 0.537。而在脓毒症休克、多发伤、呼吸衰竭亚组中，组内相关系数分别是 0.241、0.061 和 0.095。结论认为，与传统的经胸超声心动图相比，颈总动脉超声图获得的心排血量数据具有中等的一致性，在紧急或 TTE 不可用的情况下，可以考虑作为 TTE 的替代方案，但不推荐用于脓毒症休克、多发伤、呼吸衰竭患者。

吴新海等[11]评估外科重症监护室（surgical intensive care unit，SICU）非机械通气老年患者术后的睡眠质量和睡眠结构。该研究采用多导睡眠图（polysomnography，PSG）监测系统，分析 50 例 SICU 术后当晚的非机械通气老年患者（病例组）和 40 例非手术的老年体检者（对照组）的 PSG。与对照组比较，病例组的术后睡眠总时间减少 [289.5（147.5~398.8）min vs. 218.4（125.3~345.7）min，$P<0.05$]，睡眠效率低 [48.2%（24.6%~66.5%）vs. 36.3%（20.8%~57.6%），$P<0.05$]；病例组术后睡眠以 1 期睡眠为主 [67.3%（21.6%~78.3%）]，对照组睡眠以 2 期睡眠为主 [59.6%（18.2%~73.2%）]；与对照组比较，病例组术后深睡眠显著减少 [18.3%（4.1%~20.9%）vs. 7.9%（0~11.4%），$P<0.05$]，所有患者缺乏快速眼动睡眠（rapid eye movement，REM），72%（36 例）患者缺乏慢波睡眠（slow wave sleep，SWS），对照组只有 6 例缺乏 REM，5 例缺乏 SWS。与对照组比较，病例组的术后睡眠更破碎，夜间睡眠觉醒更频繁 [9.1（4.8~24.3）次/小时 vs. 20.5（8.8~32.2）次/小时，$P<0.01$]。结论为，术后老年患者容易出现睡眠障碍和睡眠剥夺，表现为睡眠总时间不足、深睡眠缺乏、睡眠破碎、频繁觉醒。

唐林林等[12]分析不同血液循环状态下经皮氧分压（$PctO_2$）与血氧分压（PaO_2）、经皮二氧化碳分压（$PctCO_2$）与血二氧化碳分压（$PaCO_2$）的相关性及差异性，从而了解 $PctO_2$ 及 $PctCO_2$ 在微循环障碍时的监测意义。该研究对 2014 年 11 月至 2015 年 3 月在重庆医科大学附属儿童医院重症医学科住院的 56 例患儿进行 $PctO_2/PctCO_2$ 监测，因病情需要，部分患儿不同时段给予动态监测，共采集 110 份数据。分析微循环正常组（$n=75$）、轻度障碍组（$n=20$）及重度障碍组（$n=15$）间 $PctO_2$ 与 PaO_2 及 $PctCO_2$ 与 $PaCO_2$ 的相关性及差异性。用受试者工作特征曲线（ROC 曲线）评价 $PctO_2$、$PctCO_2$ 诊断低氧血症及二氧化碳潴留的敏感度及特异度。结果表明，在微循环正常组（$n=75$），$PctO_2$ 与 PaO_2、$PctCO_2$ 与 $PaCO_2$ 均有良好相关性（$r=0.937$、$r=0.569$，均 $P<0.05$）；在微循环轻度障碍组（$n=20$）及重度障碍组（$n=15$），患儿 $PctCO_2$ 与 $PaCO_2$ 均具有良好的相关性（$r=0.718$、$r=0.679$，均 $P<0.05$），而 $PctO_2$ 与 PaO_2 无相关性（$P=0.175$、$P=0.074$）。氧分压差（ΔPO_2），微循环正常组（$n=75$）、轻度障碍组（$n=20$）和重度障碍组（$n=15$）的 ΔPO_2 分别为（0.24 ± 1.08）kPa、（7.99 ± 7.99）kPa 和（9.71 ± 5.15）kPa。ROC 曲线分析，微循环正常组（$n=75$）中，$PctO_2$ 在 ROC 曲线下面积（area under the ROC curve，AUC）为 0.89（95%CI 0.82~0.96，$P=0.036$），$PctO_2=10.25$ kPa 时诊断缺氧的敏感度是 81.5%，特异度是 83.3%。$PctCO_2$ 的 AUC 为 0.77（95%CI 0.65~0.88，$P=0.000$），$PctCO_2=5.45$ kPa 时诊断二氧化碳潴留的敏感度是 81.5%，特异度是 66.7%。总之，在微循环正常时，$PctO_2/PctCO_2$ 监测在一定程度上可预测 $PaO_2/PaCO_2$。在微循环轻度障碍及重度障碍时，$PctCO_2$ 监测可预测 $PaCO_2$。$PctO_2$ 与 PaO_2 差别明显往往提示微循环灌注不良，对于此类危重症患者，可结合 $PctO_2/PctCO_2$ 监测与血气分析中 $PaO_2/PaCO_2$ 综合判断。

（薄禄龙　卞金俊）

参考文献

[1] 薄禄龙，卞金俊，邓小明. 中华麻醉学杂志，2016，36（3）：259-262.

[2]* Cheng B, Li Z, Wang J, et al. Comparison of the performance between sepsis-1 and sepsis-3 in ICUs in China: a retrospective multicenter study. Shock, 2017,48(3):301-306.

[3]* Wang S, Liu X, Chen Q, et al. The role of increased body mass index in outcomes of sepsis: a systematic review and meta-analysis. BMC Anesthesiol, 2017, 17(1):118.

[4] 柴云飞，雷黎明，李鹏，等. 血管内皮细胞损伤与脓毒症休克的相关性. 实用医学杂志，2017，33（15）：2529-2532.

[5] Li L, Yu J, Mu R, et al. Clinical effect of electroacupuncture on lung injury patients caused by severe acute pancreatitis. Evid Based Complement Alternat Med,2017, 2017:3162851.

[6]* 张丹凤，苏仙，孟昭婷，等. 低体质量指数与老年危重患者术后并发症风险的相关性分析. 中华老年多器官疾病杂志，2017，16（5）：349-352.

[7]* Li Z, Cheng B, Wang J, et al. A multifactor model for predicting mortality in critically ill patients: a multicenter prospective cohort study. J Crit Care, 2017, 42:18-24.

[8]* Wu S, Chen W, Shen L, et al. Risk factors of post-operative severe hyperlactatemia and lactic acidosis following laparoscopic resection for pheochromocytoma. Sci Rep, 2017, 7(1):403.

[9]* Guo Z, Liu J, Li J, et al. Postoperative delirium in severely burned patients undergoing early escharotomy: incidence, risk factors, and outcomes. J Burn Care Res, 2017, 38(1):e370-e376.

[10] Peng QY, Zhang LN, Ai ML, et al. Common carotid artery sonography versus transthoracic echocardiography for cardiac output measurements in intensive care unit patients. J Ultrasound Med, 2017, 36 (9): 1793-1799.

[11] 吴新海，邓若熹，崔凡，等. 外科重症监护室老年患者的多导睡眠图分析. 国际麻醉学与复苏杂志，2017，38（1）：53-56.

[12] 唐林林，符跃强，刘成军. 经皮无创血气监测在儿童危重症中的应用价值评估. 重庆医科大学学报，2017（1）：37-41.

第七章 疼痛研究进展

第一节 疼痛的基础研究

本年度疼痛基础研究内容较新，文章质量较高，疼痛信号传递仍然为研究的重点，但今年国内学者在疼痛的表观遗传学调控以及疼痛的探索性治疗也有较大的突破。值得一提的是，今年的研究特别提出了肠道微生物群与化疗痛的关系，拓展了疼痛的研究领域，为下一步研究提供了新的方向。

一、神经病理性疼痛

（一）机制研究

与疼痛相关的信号通路及关键位点的研究较为深入，主要涉及中脑多巴胺奖赏系统、脊髓中枢敏化的信号传导以及与疼痛相关的基因筛选等方面。Zhang等[1]观察腹侧被盖区-伏隔核（VTA-NAc）环路调控慢性神经病理性疼痛的机制。通过建立坐骨神经慢性压迫性损伤（chronic constriction injury，CCI）动物模型，利用逆行病毒追踪与光遗传学技术特异性抑制VTA-NAc神经环路的兴奋性，以及特异性敲除VTA-NAc神经环路上的脑源性神经营养因子（BDNF）信号分子等方法，记录离体脑片和在体神经的神经电生理以及结扎对侧VTA区多巴胺（DA）神经元的放电。结果发现，结扎对侧VTA区c-Fos蛋白表达增加，伴发VTA区DA能神经元的紧张性放电和高频簇状放电增加，而抑制神经元的电活动则可缓解小鼠的热痛敏反应。CCI术后，投射NAc的VTA区神经元其BDNF mRNA和蛋白表达均增加，但NAc中BDNF mRNA表达无明显变化，而蛋白含量增加。抑制VTA区的DA神经元的放电，可以降低CCI引起的NAc区BDNF增加。NAc内注射外源性的BDNF，则可缓解热痛敏，而特异性的敲除投射到NAc的VTA区中BDNF的表达，也可缓解小鼠的热痛敏。以上结果表明，在慢性神经病理性疼痛状态下，中脑奖赏系统VTA的DA神经元兴奋性增加，并通过向其投射靶区NAc释放BDNF参与慢性疼痛的调控。该研究揭示了一个新的慢性疼痛脑内神经环路，为慢性痛的治疗提供新的思路。NR2B受体在中枢敏化的诱发和维持中至关重要。

Xia等[2]*通过谷氨酸刺激原代培养小鼠脊髓神经元体外模拟疼痛发生，研究NR2B下游信号分子CREB、CRTC1和miR212/132三者的交互作用；并进一步通过CCI动物模型探讨上述3种因子对小鼠痛敏的影响。结果发现100 μmol/L的谷氨酸可诱导p-CREB和miR212/132-LNA（miR212/132锁核酸）的表达。CREB-miR和miR212/132-LNA可下调CRTC1蛋白的表达。感染CREB-AD（高表达

CREB 的重组腺病毒包装质粒）的原代神经元，CRTC1 mRNA 的表达上调；而感染 CREB-miR（抑制 CREB 表达的重组腺病毒包装质粒）和 miR212-LNA 的原代神经元，CRTC1 mRNA 的表达下调。另外，CRTC1-AD 可上调 p-CREB 的表达，而 miR212/132 则下调其表达；CRTC1-AD 可上调 CREB mRNA 的表达，而 CRTC1-miR 则下调其表达；CRTC1-AD 和 CREB-AD 可上调 miR212/132 的表达，也可被 CREB-miR 下调。在 CCI 动物模型中则发现 CRTC1-miR。CREB-miR 和 miR212/132-LNA 可不同程度地增加机械刺激缩足反应阈值。以上结果表明 NR2B-CREB-miR212/132-CRTC1-CREB 信号传递在疼痛的调控过程中发挥着重要作用。神经损伤引起外周或中枢神经系统的敏化可在分子水平导致感觉神经相关基因的改变。

张萌等[3]观察坐骨神经慢性压迫损伤（CCI）模型的大鼠背根神经节（DRG）神经元上 PAR2 和 TMEM16A 的表达，探讨其在神经病理性疼痛中发挥的作用。将大鼠分为假手术组（Sham 组）和 CCI 组，两组分别检测热缩足潜伏期（thermal withdrawal latency，TWL）；采用免疫荧光和蛋白质印迹法检测大鼠 DRG 神经元上 PAR2 和 TMEM16A 表达。结果显示，与 Sham 组比较，CCI 组术前 TWL 差异无统计学意义，术后各时间点均明显降低且差异具有统计学意义（$P<0.01$）。免疫荧光结果显示，PAR2 与 TMEM16A 在大鼠 DRG 神经元上共存。蛋白质印迹法结果显示，与 Sham 组相比，CCI 组术后 7 d、14 d 的 PAR2 和 TMEM16A 蛋白表达均出现明显增加（$P<0.01$），且 CCI 组 14 d 高于 7 d 的 PAR2 和 TMEM16A 蛋白表达（$P<0.05$）。结果提示，神经病理性疼痛大鼠 DRG 神经元上 PAR2 和 TMEM16A 蛋白表达水平较 Sham 组显著升高，这些蛋白表达水平升高可能是导致大鼠神经病理性疼痛的原因之一。

杨俊霞等[4]*采用慢性坐骨神经慢性压迫损伤（CCI）小鼠模型，探讨盐酸布桂嗪（BH）对神经病理性疼痛模型小鼠痛行为及前扣带回小窝蛋白 1（Caveo-lin-1，Cav-1）表达的影响。将 20～25 g 的成年雄性昆明小鼠 64 只按完全随机分组法分为 4 组（每组 16 只）：Sham+BH 组、Sham+生理盐水（NS）组、CCI+BH 组、CCI+NS 组。从 CCI 第 4 天开始腹腔注射相应药物，每天 1 次，连续给药 3 d。用热辐射刺激仪检测小鼠热刺激缩足潜伏期，电子测痛仪检测小鼠机械刺激缩足反应阈值，免疫组化法检测前扣带回 c-Fos 蛋白的表达，免疫印迹法检测总 Car-1 蛋白（t-Cav-1）、磷酸化 Cav-1 蛋白（p-Cav-1）的表达变化。结果显示，腹腔注射盐酸布桂嗪（0.1 ms/10 g）能够改善神经病理性疼痛小鼠痛行为,CCI+BH 组小鼠热刺激缩足潜伏期在慢性坐骨神经慢性压迫损伤后第 5 天 [（5.92～0.61）s，$P<0.05$]、第 6 天 [（7.93±0.91）s，$P<0.01$]、第 7 天 [（9.12±0.69）s，$P<0.01$] 比第 4 天 [（4.92±0.41）s] 延长；与第 4 天 [（1.55±0.31）g] 相比，机械刺激缩足反应阈值在第 6 天 [（2.54±0.41）g，$P<0.01$]、第 7 天 [（3.68±0.61）g，$P<0.01$] 提高。免疫组化结果显示，盐酸布桂嗪可使神经病理性疼痛小鼠前扣带回 c-Fos 蛋白表达降低（$P<0.01$）。免疫印迹检测显示，与 CCI+NS（t-Cav-1：2.87+0.15, p-Cav-1：0.48±0.09）组比较，CCI+BH 组可使神经病理性疼痛小鼠前扣带回 t-Cav-1（1.97±0.31）、p-Cav-1（0.11±0.09）表达降低（均 $P<0.01$）。以上结果表明，盐酸布桂嗪能够缓解神经病理性疼痛模型小鼠的热痛和机械痛行为，降低神经病理性疼痛小鼠前扣带回 c-Fos、t-Cav-1、p-Cav-1 蛋白的表达。

Zou 等[5]在 CCI 模型中，通过双向凝胶电泳蛋白组学（2DGE）方法筛选了 38 个差异性的凝胶点和 15 个差异表达的蛋白点，并进一步通过蛋白质印迹法和免疫荧光法发现 ANXA3 表达明显增加。在 CCI 诱导的神经病理性疼痛模型中，鞘内注射慢病毒包装的 ANXA3 shRNA，可观察痛觉过敏症状,而通过 LV-shANXA3 逆转 ANXA3 的高表达后,则可缓解 CCI 诱导的机械性触诱发痛和热痛觉过敏现象,表明 ANXA3 在神经病理性疼痛的发生过程中发挥着重要的作用。

李晓倩等[6]* 观察鞘内注射 N-甲基-D-天门冬氨酸(NMDA)受体 NR1 亚基激动和拮抗剂对坐骨神经慢性压迫性损伤(CCI)模型大鼠行为学、痛阈以及脊髓组织中谷氨酸转运体-1(GLT-1)表达的影响,探讨 NMDA 受体 NR1 亚基在神经病理性疼痛中的作用及机制。将 60 只 SD 大鼠按随机数字表法分为 4 组,每组 40 只。假手术组(Sham 组)和 CCI 组每只鞘内注射 10 μl 生理盐水,NMDA 受体激动剂组(NMDA 组)坐骨神经结扎前 3 d 每只鞘内注射 10 μl(10 nmol)NMDA,NMDA 受体 NR1 亚基拮抗剂组(Humanin,HN 组)坐骨神经结扎前 3 d 鞘内注射 10 μl(10 nmol)Humanin。Sham 组仅暴露坐骨神经而不结扎,其余各组均行右侧坐骨神经分支结扎术。术后 1 d、3 d、5 d、7 d、10 d、14 d 分别观察大鼠行为学变化,测定各组大鼠的热痛阈、机械性痛阈;用 Western blotting 法检测脊髓组织中 GLT-1 表达,ELISA 法测定组织中谷氨酸含量变化。结果显示,与 Sham 组相比,术后各观察点 CCI 组大鼠逐渐出现术侧后肢足趾并拢、足外翻以及反复舔舐术侧后肢等症状,且术后各观察点机械刺激缩足反应阈值(PWMT)和辐射热刺激缩足反应潜伏期(PWTL)评分明显降低,第 7 天达最低水平;同时脊髓组织中谷氨酸含量增加而其转运体 GLT-1 表达降低($P<0.05$)。与 CCI 组比较,NMDA 组术后各观察点 PWMT、PWTL、谷氨酸转运体 GLT-1 进一步降低($P<0.05$),而脊髓组织中谷氨酸含量增高;而与 CCI 组比较,Humanin 组术后各观察点 PWMT、PWTL、谷氨酸转运体 GLT-1 明显增高($P<0.05$),脊髓组织中谷氨酸含量则明显降低($P<0.05$)。结果提示,NMDA 受体 NR1 亚基参与神经病理性疼痛的调节,抑制 MDA 受体 NR1 亚基可以通过降低谷氨酸及其转运体 GLT-1 的表达缓解坐骨神经结扎引起的神经病理性疼痛。

刘金凤等[7] 评价神经病理性疼痛大鼠脊髓 NOD 样受体热蛋白结构域相关蛋白 3(NLRP3)炎症小体表达的变化。将健康成年雄性 SD 大鼠 54 只、体重 250~300 g,采用随机数字表法将其分为 2 组($n=27$):假手术组(S 组)和神经病理性疼痛组(NP 组),S 组仅暴露坐骨神经而不结扎;NP 组采用坐骨神经慢性压榨性损伤法制备神经病理性疼痛模型。于术前 1 d 及术后 1 d、4 d、7 d、14 d 时测定机械刺激缩足反应阈值(PWMT);于术后各时点 PWMT 测定结束后处死,取 L_4~L_6 脊髓组织,采用 Western blotting 检测 NLRP3、凋亡相关的斑点样蛋白(ASC)、caspase-1、IL-1β 的表达水平;采用实时荧光定量 PCR 法检测 NLRP3、ASC、caspase-1、IL-1β 的 mRNA 表达水平;于术后 14 d PWMT 测定结束后取 L_4~L_6 脊髓组织,采用免疫荧光双标法检测 NLRP3 与胶质纤维酸性蛋白(GFAP)共表达情况。结果显示,与 S 组比较,NP 组术后各时点 PWMT 降低,脊髓 NLPR3、ASC、caspase-1、IL-1β 及其 mRNA 表达上调($P<0.05$)。NL-RP3 和 ASC 及其 mRNA 表达水平于术后 4 d 时达峰值,caspase-1 和 IL-1β 及其 mRNA 表达水平术后 7 d 时达峰值,PWMT 于术后 7 d 时达最低值($P<0.05$)。NLRP3 炎症小体主要表达于星形胶质细胞和神经元。以上结果提示,外周神经损伤大鼠脊髓星形胶质细胞和神经元 NLRP3 炎症小体表达上调,该变化可能参与神经病理性疼痛的形成和维持。

Bao X 等[8] 发现 LXRβ-敲除小鼠不仅对热平板和 Hargreaves 热辐射法等刺激较为敏感,而且对甲醛刺激引起的炎性疼痛表现也更为持久,其症状可能与二级伤害性感受神经元 Fos 及 pERK 蛋白和腰段脊髓背角的 I~II 层处 CGRP、SP 和 IB4 蛋白的表达上调,以及脊髓中星形胶质细胞和小胶质细胞的活化相关。另外，LXRβ 敲除的小鼠其足部注射甲醛的部位其促炎性因子（IL-1β、TNF-α）及 NFκB 的水平也明显增加。以上结果表明，LXRβ 参与急、慢性疼痛的发生。神经损伤引起外周神经系统或中枢神经系统的敏化可在分子水平导致感觉神经相关基因的改变。

表观遗传学与神经病理性疼痛的关系仍然有较多学者关注。DNA 甲基转移酶（DNMT）可调控 DNA 的甲基化，Sun 等[9]*发现抑制 DRG DNMT3a 的活化不仅可以上调 Oprm1 和 Oprk1 mRNAs 以及其编码的 MOR 和 KOR 蛋白的表达，也可抑制神经损伤导致的 DRG Oprm1 基因启动子和 5′ 非翻译区 DNA 甲基化，恢复吗啡或洛哌丁胺（一种作用于外周 MOR 激动剂）的镇痛效果，缓解吗啡镇痛耐受。反之，DRG DNMT3a 的活化则可下调 Oprm1 和 Oprk1 mRNAs 及其编码的 MOR 和 KOR 蛋白表达，增加初级传入 MOR 门控神经递质的释放。因此推断 DNMT3a 可通过甲基 CpG 结合蛋白（MDB1）调控 Oprm1 基因，MDB1 敲除可导致 DNMT3a 与 Oprm1 基因启动子的结合减少，阻断 DNMT3a 对 Oprm1 基因表达的抑制。结果表明 DNMT3a 参与 MBD1 介导的 MOR 和 KOR 表观遗传调控。神经损伤导致 DRG 基因转录改变的特性可引发神经病理性疼痛。

Zhao 等[10]发现外周神经损伤可导致八聚体转录因子 -1 的活化，可引起 DRG DNA 甲基转移酶 DNMT3a 的表达增加。而抑制 DNA 甲基转移酶 DNMT3a 的活化则可预防神经损伤导致的电压依赖钾通道 Kcna2 亚基启动子的甲基化，缓解 Kcna2 表达下调导致的神经病理性疼痛。相反的，如果不存在神经损伤，DNA 甲基转移酶 DNMT3a 的活化则可抑制 Kcna2 启动子的活性，导致 Kcna2 表达下调及 Kv 电流减少，增加 DGR 神经元的兴奋性，导致脊髓中枢的敏化和神经病理性疼痛的发生。结果表明，DNMT3a 可通过抑制 DRG 区域的 Kcna2 表达促进神经病理性疼痛的发生。外周神经损伤也可导致 DRG DNA 甲基转移酶 3A（Dnmt3a）mRNA 和其编码的 Dnmt3a 蛋白的表达，沉默疼痛相关基因（如 Oprm1）与神经病理性疼痛的发生密切相关。然而，外周神经损伤后导致 DRG Dnmt3a 活化的机制尚不清楚。

Xu 等[11]发现 SNL 模型 DRG Dnmt3a 的活化可抑制 miR-143 的表达，而恢复 miR-143 的表达则可阻断 SNL 模型 DRG Dnmt3a 的活化，并上调 Oprm1 mRNA 和其编码的 MOR 基因的表达，从而抑制脊髓中枢敏化及神经病理性疼痛，提高吗啡对 SNL 模型的镇痛效果。另外，显微注射 miR-143 抑制物至小鼠 DRG 处模拟 SNL 模型中 miR-143 的下调，则可上调 Dnmt3a 的表达，并对 Oprm1 mRNA 和 MOR 产生抑制作用，导致小鼠出现神经病理性疼痛症状。以上结果表明 miR-143 负性调控 Dnmt3a 的表达，是治疗神经病理性疼痛的潜在靶基因。

杨程等[12]探讨米诺环素对糖尿病大鼠神经病理性疼痛的影响及可能机制。将成年雄性 SD 大鼠 40 只按照随机数字表法分为 4 组（每组 10 只），分别为正常对照组（C 组）、正常＋米诺环素组（C+M 组）、糖尿病组（DM 组）、糖尿病＋米诺环素组（DM+M 组）。DM 组、DM+M 组腹腔注射链脲菌素（STZ）65 mg/kg 以建立糖尿病模型，每周测定鼠尾静脉血血糖。选择血糖值≥16.6 mmol/L 的大鼠纳入实验，未达标者小剂量追加注射链脲菌素。注射 2 周后 DM+M 组、C+M 组腹腔注射米诺环素 40 mg/kg。分别于注射链脲菌素前 1 d（T0）及注射后 1 周（T1）、2 周（T2）、4 周（T3）、8 周（T4）测定大鼠甩尾潜伏期（TFL）、热刺激缩足反应潜伏期（PWTL）、机械刺激缩足反应阈值（PWMT），8 周后取脊髓组织用酶标仪测定脊髓组织匀浆丙二醛（MDA）、超氧化物歧化酶（SOD）浓度，并用免疫组化方法观察脊髓后角细胞凋亡情况。结果显示，①DM 组、DM+M 组大鼠自 T2 时间点后

TFL、PWTL、PWMT浓度均明显低于C组、C+M组，差异均有统计学意义（$P<0.05$）；DM+D组TFL、PWTL、PWMT自T2时间点后开始升高，T4时间点达到最高，与DM组比较差异均有统计学意义（$P<0.05$）。②DM+D组SOD浓度明显低于C组，MDA浓度高于C组，差异均有统计学意义（$P<0.05$）；经过米诺环素治疗的DM+M组大鼠与DM组相比，SOD浓度升高、MDA降低，差异均有统计学意义（$P<0.05$）。③DM+M组大鼠脊髓背角阳性细胞数目较DM组明显减少。结论提示，米诺环素能缓解糖尿病大鼠神经病理性疼痛，其作用机制可能与抑制脊髓炎症反应、抗氧化、降低脊髓神经细胞凋亡和小胶质细胞活化等有关。

刘文捷等[13]评价脊髓背角神经元微小RNA9（miR-9）在糖尿病神经痛大鼠钙稳态调节蛋白1（CALHM1）过表达中的作用。将健康雄性SD大鼠93只、2月龄、体重180～200 g，采用腹腔注射1%链脲菌素（STZ）60 mg/kg的方法制备大鼠糖尿病模型。实验Ⅰ采用随机数字表法分为2组：正常对照组（C组，$n=10$）和糖尿病神经痛组（DNP组，$n=83$）。分别于链脲菌素注射前和注射后1周、2周、3周、4周、5周、6周时测定机械刺激缩足反应阈值（PWMT）；于链脲菌素注射后6周时采用原位杂交法测定脊髓背角miR-9表达。实验Ⅱ链脲菌素注射后6周时取糖尿病神经痛大鼠，分离、培养脊髓背角神经元，以5×10^6/ml的密度接种于培养孔（2 ml/孔），采用随机数字表法分为2组（$n=18$）：对照组（C组）和miR-9反义寡核苷酸组（ASO组）。ASO组加入miR-9反义寡核苷酸的单链核苷酸序列5'-UUCUCCGAACGUGUCACGUTT-3'，终浓度为100 pmol/L。于孵育48 h时采用qRT-PCR法测定miR-9和CALHM1mRNA的表达，于孵育72 h时采用Western blotting法测定CALHM1的表达。结果显示，实验Ⅰ与C组比较，DNP组链脲菌素注射后2～6周时PWMT降低，脊髓背角miR-9表达上调（$P<0.05$）。实验Ⅱ与C组比较，ASO组脊髓背角神经元miR-9、CALHM1及其mRNA表达下调（$P<0.05$）。以上结果表明，脊髓背角神经元miR-9可能介导糖尿病神经痛大鼠CALHM1的过表达。

苏林等[14]评价神经病理性疼痛大鼠冷痛觉过敏与背根神经节瞬时感受器电位通道M8（TRPM8）膜转运的关系。将健康雄性SD大鼠96只、10～12周龄、体重250～280 g，采用随机数字表法分为2组（$n=48$）：假手术组（S组）和神经病理性疼痛组（NP组）。采用坐骨神经慢性压迫性损伤法制备神经病理性疼痛模型。于术前1 d和术后1 d、4 d、7 d、10 d、14 d时测定冷板抬足次数和机械刺激缩足反应阈值（PWMT）。行为学测试后处死大鼠，取术侧$L_{4\sim6}$背根神经节，采用蛋白质印迹法测定总蛋白和膜蛋白TRPM8的表达，并计算膜蛋白和总蛋白TRPM8表达的比值（m/t比值）。结果显示，与S组比较，NP组术后4 d、7 d、10 d和14 d时冷板抬足次数增多，PWMT降低，总蛋白和膜蛋白TRPM8表达上调，m/t比值增加（$P<0.05$或$P<0.01$）。NP组术后冷板抬足次数随时间延长逐渐增多，于术后10 d时达峰值，维持至术后14 d；PWMT逐渐降低，于术后10 d时达最低水平，维持至术后14 d；术后背根神经节总蛋白和膜蛋白TRPM8表达、m/t比值随时间延长逐渐升高，于术后10 d达峰值，维持至术后14 d（$P<0.01$）。结果提示，神经病理性疼痛大鼠冷痛觉过敏形成的机制与背根神经节TRPM8膜转运增强有关。

（二）神经病理性疼痛治疗

Sun等[15]通过构建坐骨神经部分受损的动物模型，在硬膜外置入单极电极，进行脊髓电刺激

（SCS）。在置入电极后的第 3 天（早期 SCS）、第 7 天（晚期 SCS）给予脊髓 $T_{12\sim13}$ 段低频电刺激，通过 von Frey 丝评估皮肤机械性刺激的敏感性。在 SCS 前 10 min，腹腔内给予能选择性的结合内源性大麻素和阿片样物质的药物。早期的 SCS 可部分逆转机械性痛觉过敏，以及 GluN2B 亚基第 1 472 位酪氨酸残基（GluN2B-Tyrl472）的磷酸化（中枢敏化的生物学标记物）。LY2183240，一种内源性大麻素摄取的抑制剂，可与早期的 SCS 产生协同缓解疼痛的作用。但这种协同作用可被 CB1 R 拮抗剂（AM251）所阻断，但不能被 CB2 R 拮抗剂（AM630）阻断。早期 SCS 对痛觉过敏缓解的效应可被纳洛酮拮抗，表明阿片类药物参加这个过程。晚期 SCS 缓解痛觉过敏的症状更加明显，而这种效果可以被 AM251，而不是 CB2 或阿片类受体所拮抗。以上结果表明，在神经病理性疼痛模型中，内源性大麻素系统，尤其是 CB1 R，在重复 SCS 缓解痛敏的过程中发挥着重要作用。

Huang 等[16]构建 SNL 动物模型，给予成年雄性大鼠坐骨神经至少 2 h 的条件性电刺激，检测脉冲射频治疗（PRF）之前或之后 L_5 脊髓背角浅层场电位，以及 DRG、SDH 区磷酸化 -ERK（p-ERK）的改变，并评估 PRF 对实验动物安全性。通过诱发场电位鉴定 A- 传入纤维和 C- 传入纤维的组分。在对照组和 SNL 组，PRF 可明显延缓 C- 传入纤维的传导，但并不会改变 A- 传入纤维的传导。在接受 PRF 处理的 SNL 组，C- 传入纤维的传入则被明显抑制。同时，PRF 可抑制机械性伤害性刺激导致的急剧 p-ERK 改变，并可短期内缓解 SNL 导致的机械性触诱发痛、热痛敏，14 d 后具有抑制脊髓神经元和星形胶质细胞晚期 ERK 活化的特性。另外，PRF 并不会导致 DRG 基础戒断阈值的改变或 ATF-3 的表达或分布异常。结果认为，低压的双极 PRF 通过选择性地抑制 C- 传入纤维产生长时程抑制（LTD），抑制脊髓背角处神经元或星形胶质细胞 ERK 的活化，表明 PRF 可通过选择性或持续性地调节 C- 传入纤维介导的脊髓伤害性超敏反应，缓解长时间的神经病理性疼痛。降钙素相关基因肽（CGRP）在慢性神经病理性疼痛中发挥着重要作用。

Xie 等[17]观察微针贴剂（微针透皮渗透 CGRP 拮抗剂）治疗局部神经病理性疼痛的效果。通过构建不同类型的神经病理性疼痛模型，检测大鼠对热和机械性刺激的行为学改变，评估其局部镇痛效果。结果显示，微针贴剂因其对 CGRP 受体的特异性拮抗作用，对神经病理性疼痛可产生较好的镇痛效果，不会干扰大鼠的伤害性刺激反应和运动功能，无局部皮肤刺激反应以及全身的不良反应。以上结果表明，微针贴剂可通过皮肤渗透 CGRP 拮抗剂的方式提供有效的、安全的和简易的方法来缓解神经病理性疼痛。

刘荣国等[18]*评价背根神经节脉冲射频对神经病理性疼痛大鼠脊髓干扰素调节因子 8（IRF8）和伏隔核脑源性神经营养因子（BDNF）表达的影响。将健康清洁级雄性 Wistar 大鼠 40 只，体重 180～200 g、2 月龄，随机分为 4 组（$n=10$）：假手术组（Sham 组）、神经病理性疼痛组（NP 组）、假脉冲射频组（SPRF 组）和脉冲射频组（PRF 组）。采用坐骨神经慢性压迫性损伤（CCI）法制备神经病理性疼痛模型。于 CCI 前和 CCI 后第 3、第 7、第 10、第 14、第 21、第 28、第 35 和第 42 天测定大鼠机械刺激缩足反应阈值（PWMT）；CCI 后第 42 天进行糖水偏爱和强迫游泳实验，采用 Western blotting 检测脊髓 IRF8 及伏隔核 BDNF 的表达。结果显示，与 Sham 组比较，NP 组、SPRF 组和 PRF 组 CCI 后各时点 PWMT 和糖水偏爱率降低，强迫游泳不动时间延长，IRF8 和 BDNF 表达上调（$P<0.05$）。与 NP 组比较，PRF 组 CCI 后第 10～42 天 PWMT 和糖水偏爱率升高，强迫游泳不动时间缩短，IRF8 和 BDNF 表达下调（$P<0.05$），SPRF 组上述指标差异无统计学意义（$P>0.05$）。以上结果提示,背根神经节脉冲射频缓解大鼠神经病理性疼痛和抑郁行为的机制可能与下调脊髓 IRF8 及伏隔核 BDNF 表达有关。

二、肿瘤免疫与疼痛

表达于 T 细胞上的 PD-1 受体可与产生细胞程序性死亡受体配体-1(PD-L1)的肿瘤细胞结合抑制机体的免疫反应。然而,在调控疼痛方面,PD-L1 和 PD-1 的角色尚不清楚。Chen G 等[19]*报道黑色素瘤和正常神经组织(包括背根神经节)都可产生抑制急、慢性疼痛的 PD-L1。阻滞 PD-L1 或 PD-1 可诱发痛觉超敏,但小鼠足底内注射与结合 PD-1 的 PD-L1 则可缓解疼痛。缺乏 Pd1(Pdcd1)的小鼠可呈现出热和机械性疼痛超敏。在 DRG 伤害感受性神经元,PD-L1 激活 PD-1 诱导酪氨酸磷酸酶 SHP-1 的磷酸化,抑制 Na^+ 电流,增强 TREK2 K^+ 电流,抑制疼痛。黑色素瘤的小鼠接受阻断 PD-L1/PD-1 通路的治疗,则可引出自发性疼痛和触诱发痛。结果表明,PD-1L 可激活神经元的 PD-1 受体抑制急、慢性疼痛。

三、肠道微生物与化疗痛

30% 的患者可因化疗药物导致的疼痛而限制其剂量的使用。Shen S 等[20]*发现肠道菌群可能促进化疗药物诱导的机械性痛觉过敏。无菌小鼠以及预先使用抗生素处理的小鼠对奥沙利铂诱导的机械性痛觉过敏呈现缓解趋势,而恢复无菌小鼠的肠道菌群则可以消除这种保护作用,这种现象可能和表达于造血细胞的 TRL4 因子(包括巨噬细胞)相关。

孙晓晨等[21] 探究氟比洛芬酯对结肠切除吻合术后大鼠的肠功能、疼痛及吻合口愈合的影响。将 48 只 6~8 周龄雄性 SD 大鼠随机分为 4 组(n=12),行肠切除吻合术。从术毕起连续 3 d 分别给予各组以下药物:脂肪乳(Z 组,0.4 ml/d)、低剂量氟比洛芬酯 [F1 组,12.5 mg/(kg·d)]、中剂量氟比洛芬酯 [F2 组,25 mg/(kg·d)]、高剂量氟比洛芬酯 [F3 组,37.5 mg/(kg·d)]。于术后 12 h、24 h、36 h、48 h、60 h 定时观察是否出现新鲜粪便;在术毕当日至术后第 3 天测定手术切口疼痛行为学变化。分别在术后第 3 天、第 7 天每组各处死 6 只动物,测定吻合口爆破压力、吻合部位 COX-2 表达(免疫组化法)及羟脯氨酸含量(碱水解法)。结果显示,各组术后排便恢复时间无明显差异;术毕当日至术后第 3 天,F1 组、F2 组、F3 组大鼠对 10 g von Frey 纤毛刺激手术切口的阳性反应率均较脂肪乳组下降($P<0.01$)。F3 组大鼠在术后第 3 天、第 7 天的吻合口爆破压力、COX-2 表达情况和羟脯氨酸含量均较 Z 组明显降低($P<0.05$),F2 组大鼠术后第 7 天吻合口的爆破压力较 Z 组明显降低、术后第 3 天吻合组织 COX-2 表达较 Z 组明显降低($P<0.05$)。以上结果表明,氟比洛芬酯可以改善大鼠肠道术后疼痛,对肠功能恢复无明显影响。高剂量的氟比洛芬酯可能增加吻合口愈合不良的风险。

四、痛觉过敏机制研究

吴廷丽等[22]* 评价维拉帕米对瑞芬太尼诱发切口痛大鼠痛觉过敏时脊髓背角钾氯共转运体 2

（KCC2）表达的影响。将清洁级健康成年雄性SD大鼠32只，6~7周龄、体重250~300 g，采用随机数字表法分为4组（$n=8$）：对照组（C组）皮下泵注生理盐水；切口痛组（I组）制备大鼠切口痛模型；切口痛+瑞芬太尼+维拉帕米组（I+R+V组）制备切口痛模型前10 min腹腔注射维拉帕米5 mg/kg；切口痛+瑞芬太尼组（I+R组）和I+R+V组制备切口痛模型同时皮下泵注瑞芬太尼80 μg/（kg·h），泵注时间为30 min。于模型制备前1 d（T0）和制备后2 h、6 h、24 h、48 h（T1~T4）时采用von Frey纤维丝测定机械刺激缩足反应阈值（PWMT）。于T4时测定PWMT结束后处死大鼠取脊髓腰膨大，采用免疫荧光法检测KCC2的表达。结果显示，与C组比较，其余组T1~T4时PWMT降低，脊髓KCC2表达下调（$P<0.05$）；与I组比较，I+R组T1~T4时PWMT降低，脊髓KCC2表达下调（$P<0.05$）；与I+R组比较，I+R+V组T1~T4时PWMT升高，脊髓KCC2表达上调（$P<0.05$）。结论提示，维拉帕米减轻瑞芬太尼诱发切口痛大鼠痛觉过敏的机制与上调脊髓KCC2表达有关。

五、脊髓胶质细胞保护

卫晓丰等[23]探讨腹腔注射右美托咪定（dexmedetomidine，DEX）对糖尿病神经病理性疼痛（diabetic neuropathic pain，DNP）大鼠脊髓胶质细胞活化及炎症因子表达的影响。将健康清洁级雄性SD大鼠32只，体重180~200 g，采用随机数字表法将大鼠分为4组（每组8只）：对照组（C组）、DNP组、DEX组和α_2受体拮抗剂组（YOH组）。采用链脲菌素（streptozotocin，STZ）注射法建立大鼠DNP模型。从链脲菌素注射28 d开始：DEX组连续7 d腹腔注射右美托咪定50 μg/kg；YOH组连续7 d腹腔注射育亨宾0.1 mg/kg，之后30 min腹腔注射右美托咪定50 μg/kg。于注射链脲菌素后29~35 d测定各组大鼠机械刺激缩足反应阈值（PWMT）。于35 d测定PWMT后处死大鼠，采用免疫荧光双标法测定各组大鼠脊髓内小胶质细胞和星形胶质细胞的活化情况，采用ELISA法检测各组大鼠脊髓内TNF-α和IL-1的含量。结果显示，与C组比较，DNP组、DEX组、YOH组3组大鼠均体重下降、血糖升高（$P<0.05$）；DNP组、DEX组和YOH组3组大鼠组间比较，体重和血糖差异无统计学意义（$P>0.05$）。与C组比较，DNP组和YOH组术后各时点PWMT均降低（$P<0.05$）；与DNP组比较，DEX组术后各时点PWMT均升高（$P<0.05$）。与C组比较，DNP组和YOH组大鼠脊髓内小胶质细胞活化率、TNF-α和IL-1的含量均升高（$P<0.05$）；与DNP组比较，DEX组大鼠脊髓内小胶质细胞活化率、TNF-α和IL-1的含量均降低（$P<0.05$）；各组大鼠组间比较，脊髓内星形胶质细胞活化率差异无统计学意义（$P>0.05$）。以上结果表明，右美托咪定能够缓解DNP大鼠的痛觉过敏，其机制可能与抑制小胶质细胞活化，从而减轻脊髓内炎症反应有关。

六、离子通道与病理性疼痛

李春伟等[24]探讨鞘内注射米诺环素对骨癌痛（bone cancer pain，BCP）大鼠脊髓水平酸敏感离子通道蛋白1a（acid-sensing ion channel 1a，ASIC1a）表达的影响。将雌性SD大鼠（体重180~220 g），采用随机数字表法分为4组：假手术+生理盐水组（I组）、假手术+米诺环素组（II组）、

BCP+米诺环素组（Ⅲ组）和BCP+生理盐水组（Ⅳ组）。①于造模前1 d及造模后3 d、5 d、7 d、10 d、14 d、18 d测定大鼠（每组选8只）自由行走痛行为评分，同时测定大鼠机械刺激缩足反应阈值（PWMT）至14 d；②于造模前1 d及造模后3 d、5 d、7 d、10 d、14 d、21 d同一时段随机处死大鼠（每组选4只），取腰段脊髓，采用Western blotting检测ASIC1a的表达；③于造模后1 d、3 d、7 d、14 d、21 d，采用免疫荧光技术观察大鼠（每组选4只）患侧脊髓ASIC1a和小胶质细胞标记物离子钙接头蛋白分子1（ionized calcium binding adapter 1，Iba-1）免疫反应阳性产物的共表达。结果显示：①与Ⅰ组和Ⅱ组比较，造模后14 d、18 d，Ⅲ组、Ⅳ组自由行走痛行为评分明显升高（$P<0.01$）；造模后5 d时Ⅲ组、Ⅳ组PWMT开始下降（$P<0.01$），至7 d、14 d维持在低水平（$P<0.01$）；与Ⅳ组比较，Ⅲ组PWMT在造模后7 d、10 d、14 d均较高（$P<0.05$）。②与Ⅰ组和Ⅱ组比较，Ⅲ组、Ⅳ组从造模后3 d开始ASIC1a表达上调（$P<0.01$），于14 d达到高峰（$P<0.01$）；与Ⅳ组比较，Ⅲ组在造模后5 d、7 d、10 d、14 d、21 d ASIC1a表达量均较低（$P<0.05$）。③与Ⅰ组和Ⅱ组比较，Ⅲ组、Ⅳ组在造模后3 d、7 d、14 d、21 d脊髓背角ASIC1a阳性细胞数和活化的小胶质细胞数均较高（$P<0.05$），未发现双标细胞；与Ⅳ组比较，Ⅲ组大鼠脊髓ASIC1a阳性细胞数和活化的小胶质细胞数均明显降低（$P<0.01$）。以上结果表明，大鼠BCP的形成和维持可能与ASIC1a有关；鞘内注射米诺环素可以减轻大鼠的机械性痛觉过敏，其作用可能是通过抑制脊髓ASIC1a的表达实现的。

郑翔等[25]探讨鞘内注射热敏感TRPV3离子通道的小分子干扰RNA（siRNA）慢病毒对骨癌痛大鼠疼痛行为的影响。将鞘内成功置管雌性sprague-Dawley（SD）大鼠40只随机分为4组（每组10只）：假手术组（S组）、骨癌痛模型组（B组）、空载慢病毒组（C组）和TRPV3-siRNA慢病毒组（T组）。大鼠右侧胫骨平台接种Waker256细胞或灭活细胞。造模后第1～6天，C组和T组分别鞘内给予5 μl空载慢病毒和TRPV3-siRNA慢病毒。于造模前和造模后第1、第3、第6、第9、第12、第15、第18、第21天测量同侧足底热刺激缩足反应潜伏期（PWTL）和机械刺激缩足反应阈值（PWMT），并取$L_{4\sim6}$段腰膨大处，RT-PCR和蛋白质印迹法检测TRPV3含量变化。结果显示，造模后第6天，B组PWTL、PWMT较S组和基础值减小，差异具有统计学意义（$P<0.05$）。造模后第9天，T组PWTL[（17.52±2.15）s]较C组PWTL[（14.36±1.67）s]显著增高（$P<0.05$）。造模后第21天，T组PWMT[（16.89±1.54）g]与C组PWMT[（15.53±1.36）g]无明显差异（$P>0.05$）。RT-PCR和蛋白质印迹法检测结果表明T组TRPV3的mRNA和蛋白质比C组明显减少（$P<0.05$）。结论提示，鞘内注射TRPV3-siRNA慢病毒，抑制TRPV3离子通道表达，从而降低骨癌痛大鼠的PWTL，但不能改变PWMT。

（张志发　花璐　梅伟）

参考文献

[1] Zhang H, Qian YL, Li C, et al. brain-derived neurotrophic factor in the mesolimbic reward circuitry mediates nociception in chronic neuropathic pain. Biol Psychiatry, 2017, 82(8):608-618.

[2]* Xia T, Chu S, Cui Y, et al. The role of NR2B-CREB-miR212/132-CRTC1-CREB signal network in pain regulation in vitro and in vivo. anesth Analg, 2017, 124(6): 2045-2053.

[3] 张萌，陈沁怡，谭朝阳，等. PAR2 和 TMEM16A 在神经病理性疼痛模型大鼠背根神经节上的表达及意义. 实用医学杂志，2017, 33（22）: 3702-3706.

[4]* 杨俊霞，姜彦羽，花璐，盐酸布桂嗪对神经病理性疼痛模型小鼠痛行为及前扣带回小窝蛋白 1 表达的影响. 中华行为医学与脑科学杂志，2017, 26（11）: 967-971.

[5] Zou W, Xu W, Song Z, et al. Proteomic identification of an upregulated isoform of annexin A3 in the spinal cords of rats in a neuropathic pain model. Front Neurosci, 2017, 11: 484.

[6]* 李晓倩，张再莉，马虹. NMDA 受体 NR1 亚基对神经病理性疼痛大鼠脊髓组织中谷氨酸及转运体 GLT-1 的影响. 中国医师杂志，2017, 19（1）: 48-52.

[7] 刘金凤，刘丹彦. 神经病理性痛大鼠脊髓 NLRP3 炎症小体表达的变化. 中华麻醉学志，2017, 37（1）: 92-95.

[8] Bao X, Cai Y, Wang Y, et al. Liver X receptor beta is involved in formalin-induced spontaneous pain. Mol neurobiol, 2017, 54(2): 1467-1481.

[9]* Sun L, Zhao JY, Gu X, et al. Nerve injury-induced epigenetic silencing of opioid receptors controlled by DNMT3a in primary afferent neurons. Pain, 2017, 158 (6): 1153-1165.

[10] Zhao JY, Liang L, Gu X, et al. DNA methyltransferase DNMT3a contributes to neuropathic pain by repressing Kcna2 in primary afferent neurons. Nat Commun, 2017, 8: 14712.

[11] Xu B, Cao J, Zhang J, et al. Role of microRNA-143 in nerve injury-induced upregulationof dnmt3a expression in primary sensory neurons. Front Mol Neurosci, 2017, 10: 350.

[12] 杨程，张娜娜，黄红洁，等. 米诺环素对糖尿病大鼠神经病理性疼痛的影响. 中华神经医学杂志，2017, 16（1）: 46-50.

[13] 刘文捷，姜军，李安超，等. 脊髓背角神经元 miR-9 在糖尿病神经痛大鼠钙稳态调节蛋白 1 过表达中的作用. 中华麻醉学杂志，2017, 37（8）: 954-957.

[14] 苏林，宋程程，舒瑞辰，等. 神经病理性痛大鼠冷痛觉过敏与背根神经节 TRPM8 膜转运的关系. 中华麻醉学杂志，2017, 37（5）: 532-535.

[15] Sun L, Tai L, Qiu Q, et al. Endocannabinoid activation of CB1 receptors contributes to long-lasting reversal of neuropathic pain by repetitive spinal cord stimulation. Eur J Pain, 2017, 21(5): 804-814.

[16] Huang RY, Liao CC, Tsai SY, et al. Rapid and delayed effects of pulsed radiofrequency on neuropathic pain: electrophysiological, molecular, and behavioral evidence supporting long-term depression. Pain Physician, 2017, 20(2): E269-E283.

[17] Xie X, Pascual C, Lieu C, et al. Analgesic microneedle patch for neuropathic pain therapy. ACS Nano, 2017, 11(1): 395-406.

[18]* 刘荣国，林星武，方向宇，等. 背根神经节脉冲射频对神经病理性痛大鼠脊髓 IRF8 和伏核 BDNF 表达的影响. 中华麻醉学杂志，2017, 37（5）: 540-543.

[19]* Chen G, Kim YH, Li H, et al. PD-L1 inhibits acute and chronic pain by suppressing nociceptive neuron activity via PD-

1. Nat Neurosci, 2017, 20(7): 917-926.

[20]* Shen S, Lim G, You Z, et al. Gut microbiota is critical for the induction of chemotherapy-induced pain. Nat Neurosci, 2017, 20(9): 1213-1216.

[21] 孙晓晨，马晓冉，鞠辉，等. 氟比洛芬酯用于大鼠肠道术后镇痛与肠道安全性的研究. 中国疼痛医学杂志，2017，23（9）：656-661.

[22]* 吴廷丽，顾小萍，刘玥，等. 维拉帕米对瑞芬太尼诱发切口痛大鼠痛觉过敏时脊髓背角氯共转运体2表达的影响. 中华麻醉学杂志，2017，37（7）：848-851.

[23] 卫晓丰，陈戟，谭秀华，等. 腹腔注射右美托咪定对糖尿病神经病理性疼痛大鼠脊髓胶质细胞活化的影响. 国际麻醉学与复苏杂志，2017，38（6）：510-514.

[24] 李春伟，朱珊珊. 鞘内注射米诺环素对骨癌痛大鼠脊髓水平酸敏感离子通道蛋白1a表达的影响. 国际麻醉学与复苏杂志，2017，38（10）：865-870.

[25] 郑翔，方志成，李阳，等. 鞘内注射TRPV3-siRNA慢病毒对骨癌痛大鼠疼痛行为的影响. 中华行为医学与脑科学杂志，2017，26（5）：400-404.

七、骨癌痛

（一）概述

转移性骨肿瘤引起严重的疼痛，2017年骨癌痛仍是研究者关注的热点。研究多以肿瘤细胞接种于大鼠或小鼠的胫骨骨髓腔内模拟骨癌，通过观察动物行为学评价骨癌疼痛（bone cancer pain，BCP）或癌症诱导的骨痛（cancer induced bone pain，CIBP）的严重程度。

Yu等[1]研究靶向肝配蛋白受体B1（ephrin receptor B1，EphB1）的microRNA-129-5p在骨癌痛中的作用。结果显示，在给予miR-129-5p类似物的野生型小鼠以及EphB1敲除鼠中，骨癌痛引起的痛觉阈值较未处理的野生型小鼠增高；进一步研究发现，给予miR-129-5p类似物可以抑制EphB1的表达和活化，而给予miR-129-5p抑制剂则增加EphB1的表达。结果提示miR-129-5p可以通过抑制EphB1缓解骨癌痛。

Meng等[2]研究Toll样受体4（TLR4）-p38 MAPK信号通路在骨癌痛中的作用。在体外实验中发现脑源性神经营养因子（brain-derived neurotrophic factor，BDNF）的表达依赖于TLR4-p38MAPK信号通路。体内实验显示，鞘内注射靶向TLR4的干扰RNA后大鼠骨癌痛减轻，伴随着脊髓背角小胶质细胞p38MAPK、ATP门控离子通道受体4（P2X4R）及BDNF的表达及活化被抑制，进一步研究发现给予p38MAPK抑制剂后也可减轻骨癌痛。提示TLR4-p38MAPK通路参与骨癌痛的发生。

Hang等[3]研究组蛋白赖氨酸甲基转移酶SET7/9是否参与骨癌痛的发生。发现鞘内注射赛庚啶可以抑制脊髓SET7/9及炎症相关分子RANTES的表达，并且剂量相关地抑制小鼠骨癌痛；而提前鞘内注射SET7/9则阻断赛庚啶的作用。结果提示SET7/9参与小鼠CIBP的发生。

Yan等[4]研究替尼泊苷对骨癌痛的作用。结果显示，骨癌大鼠的脑脊液中ATP的升高，同时伴随脊髓背角ATP门控离子通道受体7（P2X7R）表达的升高。给予骨癌大鼠P2X7R特异性抑制剂可抑制骨癌痛，而替尼泊苷可以达到与P2X7R抑制剂相似的抑制骨癌痛作用程度。机制研究发现，替尼泊苷可以抑制促炎因子的表达、减少ATP依赖的内源性电流产生。结果提示，替尼泊苷在转移性骨癌痛中具有治疗作用。

Hou等[5]研究组蛋白去乙酰化酶抑制剂TSA对骨癌痛的作用。结果显示，给予骨癌大鼠鞘内注射TSA可以缓解骨癌痛，而TSA的这种作用可以被阿片μ受体拮抗剂阻断；骨癌痛大鼠的脊髓中阿片μ受体表达降低，而TSA可以逆转此变化。研究得出结论：TSA通过维持脊髓中阿片μ受体的数量起到缓解骨癌痛的作用。

Hu等[6]研究CXC趋化因子受体-4（CXCR4）在骨癌痛中的作用。骨癌痛小鼠的脊髓神经元中CXCR4、磷酸化钙调节蛋白依赖的蛋白激酶Ⅱ（p-CaMKⅡ）及磷酸化CREB（p-CREB）表达明显升高，CXCR4介导p-CaMKⅡ及p-CREB表达升高，鞘内注射CXCR4干扰RNA及CaMKⅡ抑制剂可以抑制骨癌引起的痛觉过敏及CaMKⅡ、CREB活化。反过来，鞘内注射CXCR4配体则可以促进p-CaMKⅡ及p-CREB表达，引起疼痛反应，而给予CXCR4抑制剂或给予PLC抑制剂则可以逆转上述作用。鞘内注射CXCR4干扰RNA可明显抑制骨癌痛引起的门冬氨酸受体1（NMDAR1）表达的上调，而以往研究证实NMDAR1是CREB的下游基因。结果提示，CaMKⅡ/CREB通路介导CXCR4促进骨癌痛的发生。

Mei等[7]在大鼠骨癌痛模型上研究在吗啡耐受的机制中，miR-338是否通过CXCR4起作用。骨癌大鼠CXCR4的mRNA及蛋白表达较健康对照大鼠增加，而miR-338表达则健康对照大鼠降低。给予骨癌痛大鼠吗啡组较给予盐水对照组能引起CXCR4的mRNA及蛋白质表达增加，miR-338表达降低。Mei HX进一步使用干扰RNA、干扰腺病毒等实验手段发现，在骨癌痛中miR-338通过抑制CXCR4对吗啡耐受起到明显的抑制作用。

Liu等[8]在大鼠骨肿瘤模型中研究P2Y12R在骨癌痛中起的作用及其分子机制。研究将Walker246肿瘤细胞移植入SD大鼠左腿胫骨，鞘内注射MRS2395选择性拮抗P2Y12R。结果显示，在骨癌同侧脊髓小胶质细胞被抑制，且机械痛觉过敏也明显被抑制。另外，MRS2395引起p38 MAPK的磷酸化水平以及白介素（interleukin，IL）-1β、IL-6的生成减少，同时TNF-α水平增加。因此，研究得出结论，CIBP的发生机制可能是P2Y12R通过激活脊髓小胶质细胞及p38 MAPK通路产生的。

Song等[9]*在大鼠中研究主要组织相容性复合体（MHCⅡ）在癌性骨痛中起的作用及其相关机制。研究发现，CIBP大鼠脊髓小神经胶质细胞MHCⅡ的表达水平受STAT磷酸化水平影响而显著增多。通过抑制MHCⅡ、p-STAT及p-ERK可改善机械痛觉超敏，而鞘内注射IFN-γ可加重痛觉超敏。进一步体内试验或体外实验发现，抑制ERK通路可降低STAT1磷酸化水平及MHCⅡ的生成。因此研究得出结论，在CIBP的形成机制中，STAT1作为ERK通路的下游因子可通过调节脊髓小神经胶质细胞中MHCⅡ的表达水平而产生作用。

既往研究证实脊髓趋化因子受体5（CCR5）的配体RANTES参与控制CIBP。Hang等[10]对骨癌痛中脊髓CCR5/蛋白激酶Cγ（PKCγ）通路的作用进行研究。此研究发现，胫骨内注射肿瘤细胞可诱发大鼠的机械性痛觉超敏，注射6~15 d后可上调脊髓CCR5及p-PKCγ水平；鞘内注射CCR5的特异性拮抗剂DAPTA可降低大鼠的机械性痛敏，并下调注射后第15天脊髓内CCR5及p-PKCγ水平。预先鞘内注射RANTES可以逆转DAPTA的抗痛觉超敏效应。鞘内注射PKC抑制剂可减轻大鼠的机械性痛敏，并降低脊髓内p-PKCγ的表达水平，而不影响脊髓小胶质细胞内CCR5的水平。研究说明，脊髓 CCR5/PKCγ 通路参与 CIBP 的形成。

Ding 等[11]*对 BCP 大鼠的胶质细胞源神经营养因子（GDNF）表达进行研究。给予大鼠胫骨内注射乳腺癌细胞建立骨癌痛模型，观察到大鼠最早于注射后 5 d 可出现明显的机械性痛觉过敏和热痛敏及持续性疼痛。注射后 16 d，L_3 段脊髓背根神经节及腰段脊髓内 GDNF 表达水平下降，而其他水平脊髓及前扣带回处 GDNF 无变化；同时，GDNF 家族配体的受体 Ret 磷酸化的水平下降。此外，慢病毒过表达 GDNF 可显著降低骨癌痛大鼠机械性痛觉过敏和热痛觉过敏、脊髓胶质细胞活化及 ERK 的磷酸化，对持续性疼痛无明显影响。研究认为，GDNF 可作为骨癌痛的一种新治疗方法。

Lu 等[12]探究 G 蛋白偶联受体激酶 2（GRK2）在大麻素受体 2（CB2R）激动剂诱发的骨癌痛镇痛效应中的作用。胫骨髓内注射 Walker256 乳腺癌细胞建立 SD 大鼠 BCP 模型。术后第 10 天鞘内或腹腔内注射选择性 CB2R 激动剂 JWH-015。术后第 1、第 4、第 7、第 10 天及第 2、第 6、第 24、第 48、第 72 小时进行行为学及自发性疼痛测量，并测定 CB2R 及 GRK2 的表达。结果显示，鞘内或腹腔内注射 JWH-015 呈时间相关性地降低骨癌痛大鼠的机械性痛觉超敏及自发性疼痛，抑制脊髓 GRK2 表达的下调，该作用可被预注入 CB2R 选择性 CB2R 拮抗剂 AM630 逆转。研究再次证实 CB2R 激动剂可作为治疗骨癌痛的靶点，而脊髓 GRK2 是 CB2R 激动剂镇痛通路的重要调节因子。

突触可塑性在骨癌痛的脊髓敏化中发挥关键作用，兴奋性突触形成可以促进骨癌痛。Ke 等[13]*研究骨癌痛兴奋性突触形成的分子机制。新突触的形成需要神经突起的生长和轴突与树突间的相互作用，以及突触前和突触后并向特化。既往研究显示 Slit2、Robo1 和 RhoA 有促进神经突生长和指引轴突形成突触的作用。肉瘤接种诱发兴奋性突触形成和骨癌痛可被 *Slit2* 敲除逆转，但是被 RhoA 敲除加重。体外培养的神经元突触形成也可被 *Slit2* 敲除抑制，但是被 *RhoA* 敲除加强。肉瘤植入引起 Slit2 表达增加，Robo1 和 RhoA 减少，而 *Slit2* 敲除则引起 Robo1 和 RhoA 增加。以上结果提示，Slit2/Robo1 通过调节突出形成参与骨癌痛的发生。

Sun 等[14]研究基因重组的人骨髓间充质干细胞（hBMSCs）对骨癌痛的治疗作用。将原代培养的 hBMSCs 经传代和人脑啡肽原（hPPE）基因重组改良后，将其细胞悬液注入骨癌大鼠鞘内，测定大鼠行为学变化。结果显示，转基因的 hBMSCs 外观表型及分化无明显改变。鞘内注射 hPPE-hBMSC 自术后 12 d 起改善骨癌大鼠的机械性痛觉过敏，该镇痛效应可被纳洛酮逆转；同时，hPPE-hBMSC 注射引起促炎因子 IL-1β 和 IL-6 的水平下降、亮氨酸-脑啡肽分泌增加。该研究得出结论：鞘内给予 hPPE 基因重组的 BMSCs 可有效减轻骨癌大鼠疼痛。

（二）吗啡耐受与阿片诱导的痛觉过敏

阿片类药物长期应用可导致耐受及撤药后痛觉过敏，从而限制其临床应用，而机制尚不清楚。2017 年多项研究探讨吗啡耐受（morphine tolerance）与阿片类诱导痛觉过敏（opioid-induced hyperalgesia，OIH）的机制。

Zhang 等[15]研究 CB2R 激动剂对于吗啡耐受的作用。研究发现连续 8 d 给予骨癌大鼠吗啡会导致大鼠 DRG 中瞬时受体电位香草酸亚型 1（TRPV1）蛋白表达升高且引起吗啡耐受；而预先给予 CB2R 激动剂可以抑制吗啡引起的 TRPV1 表达升高，并且减轻吗啡耐受。

Peng 等[16]研究趋化因子配体 CX3CL1 及受体 CX3CR1 在吗啡耐受中的作用。结果显示，长期多次给予大鼠吗啡不能改变脊髓中 CX3CL1 及 CX3CR1 的表达，且无论是 CX3CL1 抑制剂还是 CX3CR1 抑制剂都不能改变吗啡耐受的程度。该研究同时进行基因谱分析，发现在吗啡处理的大鼠脊髓内，有 15 种趋化因子家族分子表达上升，但并不包括 CX3CL1 及 CX3CR1。此研究提示 CX3CL1/CX3CR1 可能不直接参与吗啡耐受的形成。

Zhang 等[17]*研究 β-ARK1 在吗啡耐受中的作用。首先连续 8 d 给予大鼠注射吗啡以引起吗啡耐受，进而发现鞘内注射 β-ARK1 抑制剂可以明显缓解吗啡耐受和痛觉过敏。研究中记录了脊髓背侧板Ⅱ神经元的电流，发现给予吗啡可以抑制吗啡耐受大鼠神经元的兴奋性突触后电流（excitatory post-synaptic currents，EPSCs）及诱发的谷氨酸相关的 EPSCs，而给予 NMDAR 阻断剂可以抑制吗啡上述作用；另外，给予 β-ARK1 抑制剂与 NMDAR 阻断剂具有相同作用。结果提示，抑制 β-ARK1 可以通过调节脊髓 NMDAR 活性减轻吗啡耐受。

Fan 等[18]研究内源褪黑素系统在吗啡耐受中的作用。首先构建大鼠吗啡耐受模型，进而检测血清褪黑素水平及脊髓灰质后角内阿片 μ 受体、褪黑素受体及蛋白激酶 Cγ（PKCγ）的表达。结果显示，与对照组大鼠相比，吗啡耐受大鼠的血清褪黑素水平明显降低、脊髓灰质后角内褪黑素受体表达下降、PKCγ 表达升高。结果提示，褪黑素参与吗啡耐受的形成。

Wang 等[19]研究 CXCL10/CXCR3 通路在吗啡耐受中的作用。研究发现随着吗啡重复给药次数的增加，脊髓水管周围灰质中小胶质细胞被激活、CXCR3 及 CXCL10 的表达逐渐增加；而 CXCR3 主要定位于神经元，而 CXCL10 主要定位于小胶质细胞；给予小胶质细胞抑制剂可以抑制 CXCL10 的表达、缓解吗啡耐受，而给予 CXCR3 抑制剂也可以缓解吗啡耐受。结果提示，脊髓水管周围灰质的 CXCL10/CXCR3 通路参与吗啡耐受形成。

Liu 等[20]研究单核细胞趋化因子 -1（MCP-1）在吗啡耐受的骨癌痛大鼠中的作用。通过胫骨髓内注射 Walker 256 细胞建立骨癌痛模型，并连续 9 d 以上鞘内注射吗啡产生吗啡耐受；然后鞘内注射抗 MCP-1 抗体探究 MCP-1 与机械性痛觉超敏及热性痛觉超敏的关系，同时测定 MCP-1 及其受体 CCR2 的表达。结果显示，吗啡耐受骨癌痛大鼠脊髓内 MCP-1 及 CCR-2 表达增加，鞘内注射抗 MCP-1 吗啡耐受骨癌痛抗体降低机械性痛觉超敏及热性痛觉超敏。因此，脊髓 MCP-1 及 CCR2 的高表达可能与吗啡耐受骨癌痛大鼠的机械性痛觉超敏有关。

Xie 等[21]在大鼠中研究靶向 NLRP3 的 miRNA-223 对吗啡耐受的作用。建立大鼠 CCI 模型后，根据给予 miR-223、NLRP3、吗啡或吗啡联合等情况分为 10 组。测定大鼠脊髓腰段 NLRP3、凋亡相关蛋白（ASC、caspase-1）及炎症因子（IL-1β、IL-18）的表达。结果显示，CCI 引起大鼠痛觉过敏。吗啡组和 miR-223＋吗啡组镇痛效应较盐水对照组明显，NLRP3 及 ASC、caspase-1、IL-1β、IL-18 水平显著下降，而 NLRP3 组及 NLRP3＋吗啡组的上述蛋白水平明显升高。此研究说明，miR-223 可以抑制 NLRP3 炎症小体的活化从而减轻吗啡耐受。

Li 等[22]的研究关注于 CaMKⅡα 调节阿片类诱导痛觉过敏的相关机制。以往的研究证明，阿片类诱导痛觉过敏的形成可能与杏仁核中央核侧囊部（CeLC）、导水管周围灰质（PAG）、延髓头端腹内侧区（RVM）及脊髓有关。实验在上述部位微注射 CaMKⅡα 的拮抗剂 KN93。通过冯 - 弗雷测试和足底测痛法评估机械及热导致的痛觉敏化，蛋白质印迹法检测 CaMKⅡα 的磷酸化水平，全细胞膜片钳检测 PAG 上突触后兴奋电位。结果表明，用 KN93 分别抑制 CeLC、PAG 或脊髓 CaMK Ⅱα 活性可逆转机械和热导致的痛觉过敏。因此，CaMK Ⅱα 可通过 CeLC- PAG-RNM- 脊髓轴调节阿片类诱导痛觉过敏。

Zhao 等[23] 研究含有 GluN2B 的 NMDA 受体（GluN2B-NMDAR）在瑞芬太尼诱导的痛觉过敏（remifentanil-induced hyperalgesia，RIH）中的信号通路及关键蛋白。研究结果证明，瑞芬太尼导致痛觉过敏大鼠的 $L_4 \sim L_6$ 脊髓背角中 PKMζ 表达水平及磷酸化水平增高，其增高从瑞芬太尼使用 2 h 开始，2 d 达到高峰，7 d 恢复基础水平。鞘内注射 ZIP（PKMζ 抑制剂）可阻滞瑞芬太尼导致的行为学改变，而 Ro25-6981（GluN2B 的选择性拮抗剂）可剂量依赖性缓解痛觉过敏并降低 PKMζ 的表达水平及磷酸化水平。因此得出结论，GluN2-NMDAR 通过调节 PKMζ 的表达水平介导 RIH 的形成。

Zhu 等[24] 在 RIH 大鼠模型中研究 IL-17 在 CXCL13 介导的 NMDA 受体转运中起到的作用。研究发现，瑞芬太尼可导致机械性痛觉超敏及热痛觉过敏，伴有脊髓 CXCL13/CXCR5、IL-17/IL-17RA 表达水平以及 GluN2B-NMDAR 转运水平增加。鞘内注射 CXCL13 中和抗体（anti-CXCL13）及 IL-17 抗血清（anti-IL-17）可缓解 RIH 的行为学表现及 GluN2B 转运水平的增加。给予外源 CXCL13 可剂量依赖性的快速产生痛觉敏化，这个作用可被 anti-IL-17 阻断。CXCL13 诱导的 IL-17RA 过表达及 GluN2B 转运可被 anti-IL-17 逆转。GluN2B 拮抗剂可阻滞 CXCL13、IL-17 诱导的痛觉敏化。结果提示，在 RIH 的发病机制中，IL-17 相关通路在 CXCL13 诱导的 GluN2B-NMDAR 转运中起重要作用。

Liu 等[25] 在 SD 大鼠模型上研究抑制基质金属蛋白酶（matrix metalloproteinase，MMP）对于 RIH 的治疗作用。研究发现，术中瑞芬太尼的应用可上调及激活脊髓背根神经节而非脊髓的 MMP-9 水平。MMP-9 主要表达于背根神经节，并且与 μ 受体共表达，且可诱导背根神经节神经元及星形胶质细胞中 IL-1β 的裂解。腹腔注射 N- 乙酰半胱氨酸（NAC）可通过抑制 MMP-9 的激活从而缓解 RIH。且 NAC 可通过抑制 IL-1β 的降解从而显著抑制瑞芬太尼诱导的脊髓背根神经节胶质细胞活化和神经元兴奋性。因此得出结论，NAC 可通过有效抑制 MMP-9 的活化从而缓解 RIH。

Ye 等[26] 研究脊髓小神经胶质中乙酰半胱氨酸蛋白酶组织蛋白酶 S（CatS）是否参与 RIH 的产生。研究发现，静脉注射瑞芬太尼可导致脊髓激活的小神经胶质细胞中成熟和不成熟的 CatS 显著增高。鞘内注射 LHVS（CatS 不可逆抑制剂）可减轻痛觉过敏，缓解脊髓小神经胶质细胞激活，并且可阻断瑞芬太尼诱导的 NMDA 受体 NR1 亚型磷酸化。进一步研究发现，抑制小神经胶质细胞可有效抑制 RIH 及 CatS 上调。另外，瑞芬太尼可导致脊髓神经元中活性氧（ROS）升高，全身应用 PBN（ROS 清除剂）可有效抑制 RIH。PBN 清除 ROS 可预防成熟 CatS 的上调，而不影响未成熟 CatS 蛋白水平的升高。研究得出结论，脊髓后角神经元内 ROS 可通过促进小胶质细胞 CatS 成熟进而激活 NMDAR，此机制参与 RIH 及其相关神经元 - 小神经胶质的正反馈。

Sun 等[27] 研究鞘内注射硫酸镁（$MgSO_4$）对瑞芬太尼诱导的痛觉敏化的作用及其机制。研究将 32 只大鼠随机分配到对照组、RIH 模型组、RIH 模型＋100 μg $MgSO_4$ 及 RIH 模型＋300 μg $MgSO_4$ 组，术后行机械性痛觉过敏及热痛觉过敏检测，检测脊髓磷酸化 NMDA 受体 NR2B 亚型（p-NR2B）的表达。结果发现鞘内注射 $MgSO_4$ 可剂量依赖性地降低术后 48 h 以内的热刺激及机械刺激疼痛过敏。输注瑞芬太尼可显著增加脊髓 p-NR2B 的表达。然而，RIH 诱导的 p-NR2B 增加可剂量依赖性的被鞘内注射 $MgSO_4$ 所阻滞。此研究得出结论，$MgSO_4$ 可通过作用于 NR2B 从而缓解 RIH。

Jin 等[28]研究脊髓瞬时受体电位通道（TPRC6）对吗啡耐受及撤药痛觉过敏形成中的作用机制。TRPC6 可调节胞质内、内质网及线粒体内 Ca^{2+} 水平，从而对脑发育及功能有主要影响。此研究发现，长期吗啡治疗可导致脊髓 TRPC6 的表达上调。抑制 TPRC6 可避免出现吗啡耐受及痛觉过敏，但不影响基本的疼痛感觉；其机制为抑制吗啡引起的神经免疫激活及脊髓 CaMK Ⅱ 和神经型一氧化碳合酶（neural NO synthase，nNOS）水平上调。因此研究得出结论，特异性 TRPC6 抑制剂可作为慢性疼痛治疗中预防吗啡耐受及痛觉过敏的手段。

OIH 一直是引起术后疼痛及慢性疼痛的重要因素。杏仁核中央核群外侧隔（CeLC）是中枢调节疼痛的重要部位，Li 等[29]的研究发现，杏仁核 ERK 通路的激活参与调节大鼠芬太尼诱发的痛觉过敏。反复皮下注射芬太尼诱发大鼠 OIH 后，CeLC 处的 p-ERK 表达显著增加。使用 ERK 抑制剂 U0126 可以呈剂量相关性地抑制大鼠的痛觉超敏。体外实验中，全细胞记录显示 OIH 大鼠 CeLC 神经元的微弱兴奋性突触后电流的频率和波幅显著增加，并立即被 U0126 完全逆转。体内实验中，CeLC 处微小剂量注射 U0126 可逆转 OIH 大鼠脊髓内长时程增强。以上结果表明，ERK 活化可能导致芬太尼诱发的痛觉超敏的出现，并增强 CeLC 神经元的突触传递。

Shi 等[30]通过动物实验研究术中电刺激减轻瑞芬太尼诱发的术后痛觉过敏的机制。建立大鼠 RIH 模型，术中给予双侧足三里穴位电刺激，术后测定行为学，并检测脊髓胶质细胞活化标志、促炎因子及 p-MAPK 的表达。结果显示，瑞芬太尼持续输注显著加重手术切割引起痛觉过敏。胶质细胞活化标志物、促炎因子以及 p-MAPK 相关蛋白（p-p38、p-JNK、p-ERK1/2）的水平在术后及瑞芬太尼持续输注后均明显上升。术中电刺激显著减轻切口及瑞芬太尼诱发的痛觉过敏，抑制脊髓胶质细胞活化及促炎因子和 p-MAPK 的表达。结果显示，术中电刺激可通过抑制脊髓胶质细胞、减少炎性因子和 MAPK 的活化减轻瑞芬太尼诱发的术后痛觉过敏。

Li 等[31]研究 NMDAR 与 PKC、CaMK Ⅱ、ERK1/2 的相互作用在 RIH 中的机制。大鼠持续输注瑞芬太尼后，给予对照液或 PKC（白屈菜红）、ERK Ⅱ（KN93）、ERK1/2（PD98059）的抑制剂，测定行为学；另外，利用胚胎脊髓 DRG 细胞用相同的步骤进行体外实验。测定 NMDAR 亚基（NR1、NR2B、p-NR1、p-NR2B）的表达以及电镜下 NMDAR 的功能改变。结果显示，白屈菜红、KN93、PD98059 显著减轻 RIH。随时间延长，NR1、NR2B、p-NR1 及 p-NR2B 的表达显著增加，并被白屈菜红、KN93、PD98059 抑制。3 种抑制剂还可抑制瑞芬太尼诱发的 NMDAR 的功能增强。本研究提示，RIH 的机制可能与 PKC 及 CaMK Ⅱ 活化介导的 NMDAR 亚基的磷酸化有关。

Gu 等[32]利用动物实验研究瑞芬太尼诱导的术后痛觉过敏中 α7-烟碱型乙酰胆碱受体（α7-nAChR）活化对脊髓 DRG 神经元 BDNF/酪氨酸受体激酶 B（TrkB）-钾氯协同转运体 2（K^+-Cl^- cotransporter 2，KCC2）的影响。结果显示，在 RIH 中脊髓内 BDNF/Trk B 表达下降，并与伤害性行为学反应呈时间相关性。鞘内给予 PNU-120596（α7-nAChR 调节剂）可促进瑞芬太尼诱发的术后痛觉过敏更早恢复，并可逆转痛觉过敏诱发的 KCC2 下调。鞘内给予 KCC2 抑制剂 VU0240551 显著降低 PNU-120596 的效应。研究得出结论：α7-nAChR 通过恢复大鼠脊髓背角 BDNF/TrkB-KCC2 信号通路缩短 RIH 时间。

八、神经病理性疼痛

（一）神经损伤引起的神经病理性疼痛

神经系统原发性损害和功能障碍可激发或引起神经病理性疼痛，常用研究模型为大鼠或小鼠慢性压迫性损伤（CCI）模型、脊神经结扎（spinal nerve ligation，SNL）模型、选择性神经损伤（spared nerve injury，SNI）模型等。

Su 等[33]在大鼠 CCI 模型中研究 GDNF 家族受体 α_3（$GFR\alpha_3$）的作用。结果显示，通过鞘内注射干扰 RNA 敲低脊髓背根神经节的 $GFR\alpha_3$ 可以通过抑制瞬时受体电位通道 M8 亚型（transient receptor potential M8，TRPM8）的表达缓解 CCI 导致的冷痛觉过敏。

Xu 等[34]在小鼠 CCI 模型中研究饮食失调对痛觉敏感的影响。结果显示，饮食失调组小鼠痛觉阈值较自由饮食组小鼠明显降低，而给予褪黑素可以缓解饮食失调导致的痛觉敏感，提示睡眠觉醒周期与痛觉敏感具有相关性。

Xie 等[35]研究草乌甲素（BLA）治疗神经病理性疼痛的机制。研究发现在大鼠 SNI 模型中，BLA 主要抑制未损伤的背根神经节神经元的 Na^+ 电流，且更倾向于抑制河豚毒敏感的（TTX-S）钠离子通道。机制研究发现，未损伤背根神经节中 PKC 的上调参与 BLA 抑制 TTX-S 钠离子通道的作用，鞘内注射 BLA 可以剂量依赖性地缓解大鼠的机械性触摸痛及温度觉痛觉过敏。研究认为，草乌甲素通过抑制背根神经节处神经元的 TTX-S 钠离子通道缓解神经病理性疼痛。

Jin 等[36]研究槲黄素（QUE）对神经病理性疼痛的作用机制。利用大鼠 SNL 模型模拟神经病理性疼痛，发现给予大鼠单次或连续口服 QUE 都可以剂量依赖地缓解 SNL 引起的痛觉过敏，QUE 可以抑制 SNL 引起的炎症因子表达升高。体外实验中，QUE 可以减少星形胶质细胞 TLR 信号通路（TAK1、IKK、JNK2 等）的激活，并且 QUE 可以通过 TAK1 通路抑制 NF-κB 活性。结果提示，QUE 可能通过 TLR 信号通路缓解神经病理性疼痛引起的痛觉过敏。

Xu 等[37]在小鼠及大鼠的 SNI 模型中研究肝 X 受体 α（liver X receptor α，LXRα）在神经病理性疼痛中的作用。结果显示，给予小鼠或大鼠 LXR 激动剂 T0901317 或 GW3965 可以预防及缓解 SNI 引起的痛觉过敏；GW3965 可以抑制脊髓背角中胶质细胞的激活，抑制 TNF-α、IL-1β 的表达，促进 IL-10 的表达；而 LXR 突变则可阻断 GW3965 的作用。另外，与野生型小鼠相比，SNI 引起 LXR 敲除鼠的脊髓背角胶质细胞激活更明显、IL-1β 释放更多。神经类固醇抑制剂可以抑制 T0901317 的作用。以上结果说明，激活 LXR 可以通过抑制胶质细胞的激活、平衡炎症因子表达缓解机械性痛觉过敏。

Li 等[38]*研究转录因子 C/EBPβ 在 CCI 引起的神经病理性疼痛中的作用。研究发现，CCI 引起小鼠同侧背根神经节中 C/EBPβ 表达升高，给予 C/EBPβ 干扰 RNA 可以缓解 CCI 引起的痛觉敏感，而给予腺病毒过表达 C/EBPβ 会加重痛觉敏感。进一步机制研究发现，C/EBPβ 可以上调组蛋白赖氨酸甲基转移酶2（Ehmt2）表达，而 Ehmt2 可以下调电压门控钾通道 Kv1.2 及阿片 μ 受体的表达、减弱吗啡的镇痛效能。抑制 DRG 中 C/EBPβ 可以提高 CCI 后吗啡的镇痛作用。本研究提示，C/EBPβ 是内源性神经病理性疼痛的起始因子。

Wang 等[39]在小鼠中研究中药川芎嗪的主要成分四甲基吡嗪（tetramethylpyrazine，TMP）对神经病理性疼痛的作用。结果显示，TMP 明显抑制 CCI 引起的神经病理性疼痛。TMP 抑制 CCI 引起的小胶质细胞及星形胶质细胞的活化，抑制 CCI 引起的神经中 P 物质、诱导型一氧化氮合酶（iNOS）、降钙素基因相关肽（calcitonin gene related peptide，CGRP）、促炎因子等的升高。在体外培养的小胶质细胞中，TMP 抑制脂多糖引起的 NF-κB 的激活。结果提示，TMP 可以通过抑制神经炎症反应缓解神经病理性疼痛。

Wu 等[40]在大鼠中研究坐骨神经局部注射右美托咪定对 CCI 引起痛觉过敏的作用。研究发现，坐骨神经 CCI 引起小鼠痛阈降低，同时可见同侧 DRG 处卫星胶质细胞及脊髓背角小胶质细胞激活。早期给予坐骨神经局部注射右美托咪定可以抑制 CCI 引起痛觉过敏及相关病理学改变，而晚期给予右美托咪定可以缓解痛觉过敏但不能逆转相关病理学改变。该研究提示局部注射右美托咪定可以通过抑制胶质细胞激活缓解神经病理性疼痛。

Zhou 等[41]研究肝配蛋白（EphrinB1）在 CCI 诱导的痛觉过敏中的机制。结果显示，CCI 降低脊髓 microRNA-182-5p（miR-182-5p）的表达水平，并且与脊髓肝配蛋白水平呈负相关。过表达脊髓 miR-182-5p 可预防或逆转股神经损伤导致的痛觉行为，并伴有肝配蛋白水平的下调。相反，下调 miR-182-5p 加重股神经损伤导致的痛觉行为并上调肝配蛋白水平。另外，股神经损伤导致的 miR-182-5p 下调及肝配蛋白上调是通过 NMDA 受体介导的。因此得出结论，神经损伤导致的痛觉敏感是通过 miR-182-5p 调节肝配蛋白实现的。

Yu 等[42]在大鼠 CCI 模型上研究 ERK5/CREB 通路在 EphrinB-EphB 信号通路造成痛觉过敏中起到的作用。研究发现，鞘内注射 EphrinB2-Fc 可诱发大鼠机械性痛觉过敏及热痛觉超敏，同时可观察到脊髓 ERK5 及 CREB 激活。研究使用慢病毒干扰 RNA 敲低脊髓 ERK5，发现 ERK5 敲除可抑制 EphrinB2-Fc 诱导的 CREB 激活及痛觉敏化。另外，阻滞 ERK5 可预防 CCI 引起的神经病理性疼痛及脊髓 ERK5/CREB 的激活。此研究得出结论：ERK5/CREB 通路在 EphrinB-EphB 通路参与的痛觉信号传导方面起重要作用。

Liang 等[43]在 SD 大鼠 CCI 模型上研究 α_2 肾上腺素受体激动药——右美托咪定（DEX）对于改善痛觉过敏及改善炎性反应中的作用。CCI 可使机械刺激缩足反应阈值（PWMT）及热刺激缩足反应潜伏期（PWTL）显著缩短，而右美托咪定可逆转这种作用。CCI 组手术后 IL-1、TNFα、IL-6 的 mRNA 表达较对照组显著升高。而右美托咪定可阻滞 IL-1、TNF-α、IL-6、NR2B、NF-κB、iNOS-mRNA 水平的升高。因此研究得出结论，右美托咪定在大鼠股神经 CCI 模型造成的神经病理性疼痛中，可通过抑制脊髓 NR2B、NF-κB、iNOS 的表达缓解神经病理性高敏反应及炎性反应。

Tsai 等[44]在大鼠股神经 CCI 模型上研究斜坡跑步运动对热刺激或机械刺激导致的缩足反应的影响，并研究相应促炎因子（IL-6、TNF-α）及抗炎因子（IL-10）的表达变化。研究发现，与行 CCI 手术但不运动的大鼠相比，行 CCI 手术且进行 8% 斜坡运动的大鼠增重最少机械刺激缩足反应阈值和热刺激缩足反应潜伏期降低较少，且术后 12 d 及 26 d 股神经内 TNF-α 及 IL-6 水平较低，IL-10 水平降低较少。因此研究得出结论，增加平板运动的坡度可增加其镇痛作用，斜坡运动可降低促炎因子水平并且增加抗炎因子水平。

Wang 等[45]在小鼠中研究不同剂量的甲基转移酶复合物 G9a/GLP 抑制剂对神经损伤诱发的痛觉超敏的影响。研究者给予小鼠保留性神经损伤术（SNI），从术后第 14 天起连续 14 d 鞘内注射不同剂量的 G9a/Glp 抑制剂 BIX01294 或 UNC0638。结果显示，术后第 14 天单次注射 G9a/Glp 抑制剂后剂量 - 行为学曲线呈 V 形：BIX01294 和 UNC0638 加重痛觉超敏的阈剂量分别为 10.0 μg 和 80.0 μg。然而，连续给予小鼠 14 d 的高于或低于阈剂量的两种抑制剂均显著改善 SNI 引起的痛觉超敏。低剂量 G9a/Glp 抑制剂缓解神经损伤引起的痛觉过敏，而高剂量 G9a/Glp 抑制剂加重痛觉过敏。

Wu 等[46]在大鼠腰椎间盘突出（LDH）模型中研究蛇床子素（osthole）对放射性痛的作用及机制。结果显示，LDH 放射痛引起机械性痛觉过敏可持续 28 d，于建模后第 1～21 天都可观察到脊髓背角 p-ERK 水平的增加。给予 ERK 抑制剂能减轻放射性痛觉过敏。硬膜外给予蛇床子素通过抑制 ERK 的活化而不是降低 ERK 的表达，缓解 LDH 引起的痛觉超敏。蛇床子素还能通过下调 ERK 信号通路，抑制背角环氧化酶 2（COX2）的高表达。该研究得出结论：蛇床子素对 LDH 疼痛有镇痛作用，其机制是通过抑制背角 ERK 的活化进而下调 COX2 表达实现的。

（二）糖尿病神经病理性疼痛

Zheng 等[47]研究高比重利多卡因对糖尿病大鼠神经病理性疼痛的作用。在糖尿病大鼠中，鞘内注射高比重利多卡因造成的神经阻滞的时间明显长于非糖尿病大鼠，也明显长于注射等比重利多卡因的大鼠。在糖尿病大鼠 L_4～L_5 脊髓处可见明显的神经病理性改变，而高比重利多卡因可以造成明显的神经元水肿、凋亡。给予 p38 MAPK 抑制剂可以减少高比重利多卡因引起的糖尿病大鼠的神经凋亡。结果提示，高比重利多卡因可以造成糖尿病大鼠的神经凋亡，而此作用是通过 p38 MAPK 介导的。

Liu 等[48]*在痛性糖尿病神经病变（painful diabetic neuropathy，PDN）大鼠模型上研究钙平衡调节蛋白 1（calcium homeostasis modulator 1，CALHM1）的表达及功能相关机制。研究发现，与对照组相比，PDN 大鼠的脊髓背角处 CALHM1 的表达水平升高，其 mRNA 的水平与痛觉阈值呈负相关。同样，PDN 大鼠脊髓背角神经元 miR-9 水平上调，且与 CALHM1 表达呈正相关性。神经胶质细胞内钙和 ATP 浓度及 P2X7R 表达水平在 PDN 大鼠亦升高，并且此升高可以被 CALHM1 抑制剂或 miR-9 逆转。因此研究认为，CALHM1 参与 PDN 大鼠神经元及胶质细胞中 miR-9 介导的 ATP-P2X7R 通路改变。

Deng 等[49]研究 EphB1 受体在糖尿病神经病理性疼痛（diabetic neuropathic pain，DNP）形成中的机制。研究发现，在 70% 的链脲菌素诱导糖尿病大鼠中同时出现 DNP 和高血糖。在 DNP 大鼠中，EphB1 磷酸化水平、神经胶质细胞及小胶质细胞激活水平、TNF-α、IL-1β 水平均显著升高。给予链脲菌素后期阻滞脊髓 EphB1 受体可显著抑制 DNP 形成，抑制神经胶质细胞和小胶质细胞激活及 TNF-α 和 IL-1β 水平。而在链脲菌素注射早期给予 EphB1-Fc 并不能阻断 DNP 的形成。因此研究得出结论，脊髓 EphB1 受体的激活对于 DNP 的发展而非形成起到重要作用。

Zhou 等[50]探究调节神经调节蛋白 1（neuregulin-1，NRG1）可否减轻 DNP 及其机制。将 SD 大鼠分为对照组、糖尿病组和 NGR1 干预组，链脲菌素诱导 2 周后，连续 7 d 进行 NRG1 干预，4 周后测定机械刺激缩足反应阈值、脊髓 DRG 及腓神经的形态学变化，以及脊髓神经生长因子（NGF），IL-1β，TNF-α 的表达。研究发现，与糖尿病组相比，NRG1 治疗组提高糖尿病大鼠机械刺激缩足反应阈值，电镜下 DRG 及腓神经的病理性改变减轻。与对照组相比，糖尿病组大鼠 NGF 表达减弱，

IL-1β 及 TNF-α 显著增加。研究认为，NRG1 可以改善链脲菌素诱导的 DNP 大鼠的行为学及病理性改变，其潜在机制可能与促进 NGF 生成及抑制炎性因子生成有关。

Yu 等[51]探究长链非编码 RNA（LncRNA）NONRATT021972 在 DNP 中的作用及机制。纳入 154 名 2 型糖尿病（T2DM）患者作为糖尿病组，测定糖尿病足及对照组患者血液中 LncRNA 表达和 TNF-α 的水平。纳入有神经病理性疼痛而无 T2DM 的患者探究 LncRNA NONRATT021972 在神经病理性疼痛中的作用。给予成年糖尿病 SD 大鼠 NONRATT021972 siRNA 或生理盐水治疗。结果显示，与对照组相比，T2DM 患者血液中 LncRNA NONRATT021972 浓度更高、神经病理性疼痛症状更严重、TNF-α 水平更高。动物实验显示，LncRNA NONRATT021972 的 siRNA 可通过降低 TNF-α 水平减轻神经病理性疼痛。因此，T2DM 患者 LncRNA NONRATT021972 表达增加，与该病的神经病理性疼痛评分呈正相关，其机制是激活 TNF-α 相关通路加重神经病理性疼痛。

（三）其他神经病理性疼痛

Nie 等[52]研究右美托咪定与乌司他丁对长春新碱引起的神经病理性疼痛的作用。研究发现，给予大鼠鞘内注射右美托咪定或腹腔内注射乌司他丁可以上调大鼠 DRG 处 IL-10 表达、激活 α₂ 肾上腺素受体，进而缓解长春新碱导致的机械性痛觉过敏。而右美托咪定与乌司他丁联合使用可以产生协同的镇痛作用，并且不影响大鼠的血压、心率及记忆功能，说明右美托咪定及乌司他丁可以协调抑制长春新碱导致的神经病理性疼痛。

Zhang 等[53]对眼镜蛇毒诱发的三叉神经痛模型中 CREB/BDNF 通路在认知损害中的作用进行研究。将 55 只大鼠随机分成眼镜蛇毒组（眶下神经鞘内注射眼镜蛇毒）、假手术组（注射生理盐水）及对照组。术后 3 d、4 d、7 d、14 d、21 d、28 d、56 d 评估疼痛行为学。Morris 迷宫法评估术后第 4、第 8 周的空间学习记忆能力。结果显示，眼镜蛇毒组大鼠的面部表情及行与较另两组有明显差异；第 4 周时获得能力轻度受损，不影响记忆；第 8 周时空间学习能力和记忆力受影响。此外，眼镜蛇毒组术后第 9 周海马及前额叶皮质的 p-CREB 及 BDNF 表达降低。这项研究表明，眼镜蛇毒诱发的三叉神经痛模型中认知损害与 CREB/BDNF 表达下调有关。

九、炎性疼痛

（一）关节炎疼痛

Sun 等[54]研究加巴喷丁缓解关节炎疼痛的机制研究。研究给予大鼠弗氏完全佐剂（complete Freund's adjuvant，CFA）以诱导关节炎模型，再给予大鼠腹腔内注射加巴喷丁，进而评估大鼠的痛觉阈值及 DRG 纤维生长因子（FGF）2、FGF 受体（FGFR）1 的表达。结果显示，给予加巴喷丁的明显提高关节炎大鼠的痛觉阈值；进一步研究发现关节炎大鼠的 FGF2 及 FGFR2 表达明显升高、miRNA-15a 降低，而给予加巴喷丁可以降低 FGF2、FGFR1 表达，升高 miRNA-15a；机制研究则证实 miRNA-15a 可以与 FGF2、FGFR1 的 3′ 非编码区（UTR）区结合进而抑制 FGF2 及 FGFR1 的表达；给予 FGF2 拮抗剂也可以提升关节炎大鼠的痛觉阈值。结果提示，加巴喷丁通过减少 FGF2、FGFR1

表达缓解关节炎疼痛。

Lin 等[55]在谷氨酸钠碘乙酸（MIA）诱导的骨关节炎大鼠模型中研究 IL-6 在关节炎疼痛中的作用。结果发现，骨关节炎大鼠脊髓灰质后角 IL-6 表达明显升高，而给予 IL-6 单抗 tocilizumab 可以明显抑制小胶质细胞及星形胶质细胞的激活、抑制谷氨酸受体的上调、缓解骨关节炎大鼠的机械性痛觉过敏。研究提示脊髓 IL-6 介导骨关节炎的慢性疼痛形成，而 IL-6 单抗 tocilizumab 可能具有治疗骨关节炎引起的慢性疼痛作用。

Zhang 等[56]在大鼠 CFA 诱导炎症疼痛模型中研究中脑腹侧被盖区非编码 miRNA-219-5p 的作用。结果显示，在痛觉过敏大鼠的中脑腹侧被盖区 miR-219-5p 表达明显降低，而通过病毒过表达 miR-219-5p 可以抑制 CFA 引起的疼痛。连续 7 d 注射慢病毒下调 miR-219-5p 表达可以引起大鼠痛觉过敏，而给予星形胶质细胞抑制剂可以逆转此作用。另外，若干扰星形胶质细胞 NF-κB 信号通路或抑制多巴胺能神经元也可逆转 miR-219-5p 下调引起的疼痛。结果提示 miR-219-5p 下调引起的疼痛反应是通过星形胶质细胞、NF-κB 通路及多巴胺神经元活性增强介导的。

Du 等[57]研究穴位埋线治疗炎性疼痛的机制。研究者在 CFA 诱导炎症疼痛大鼠模型中进行穴位埋线（ACE），发现 CFA 引起内质网伴侣蛋白 Sig-1 受体、p38MAPK、ERK 表达上调，而 ACE 可以明显缓解疼痛、抑制上述蛋白表达变化。另外，给予 Sig-1R 激动剂可以阻断 ACE 的上述作用。结果提示 ACE 通过抑制 Sig-1R 缓解炎性疼痛。

DNA 羟甲基化酶 TET 可以使 DNA 的 5-甲基胞嘧啶为 5-羟甲基胞嘧啶，Pan 等[58]研究 TET 在慢性炎症性疼痛中的作用：CFA 引起炎症疼痛小鼠脊髓中 5-羟甲基胞嘧啶、TET-1 及 TET-3 较对照小鼠明显升高。敲除 TET-1 及 TET-3 可以明显缓解 CFA 引起的痛觉过敏、逆转 CFA 引起的 Fos 表达上调及 Stat3 启动子处 DNA5-羟甲基胞嘧啶的水平，并引起 Stat3 表达下降。本研究提示表观遗传学机制在痛觉过敏中的作用，TET-1 及 TET-3 可能通过 Stat3 参与炎性疼痛的发生。

Shen 等[59]研究 microRNA-141-3p 及其下游分子 HMGB1 在慢性炎症性疼痛中的作用。首先给予体外培养的 BV2 小胶质细胞脂多糖（LPS）模拟神经炎症，发现 miR-141-3p 可以抑制 LPS 引起的小胶质细胞分泌炎症因子及表达 HMGB1。在大鼠中，CFA 可以引起温度及机械痛阈的降低，伴随 miR-141-3p 表达降低和 HMGB1 及其他炎症因子的表达升高；而给予 miR-141-3p 可以抑制 CFA 引起的上述反应。研究表明，miR-141-3p 可以通过下调 HMGB1 缓解神经病理性疼痛。

Gong 等[60]研究慢性关节炎疼痛加重认知损伤的机制。结果显示，在阿尔茨海默病大鼠中，慢性关节炎可以引起海马 CA3 区 NR2B 表达的升高，并且加重大鼠认知功能障碍。结果提示慢性疼痛可能通过激活海马 NMDAR 加重认知功能损伤。

（二）炎性内脏痛

Zhang 等[61]研究右美托咪定（DEX）在炎症内脏痛的作用。结果显示，右美托咪定能够剂量依赖地缓解甲醛引起的炎性内脏痛，右美托咪定降低脊髓中去甲肾上腺素水平、升高乙酰胆碱水平，且降低 nNOS、PKCγ、PAR2 表达。若给予 α_2 肾上腺素受体阻滞药或咪唑啉受体拮抗药，则能够阻断右美托咪定的上述作用。此研究得出结论：右美托咪定通过激活 α_2 肾上腺素受体及咪唑啉受体抑制 nNOS、PKCγ、PAR2 的表达，从而抑制甲醛引起的内脏痛。

Zhang 等[62]研究脑脊液包含核（cerebral spinal fluid-containing nucleus，CSF-CN）在内脏痛中的作用。首先利用免疫荧光染色证实 CSF-CN 中存在神经激肽 1 受体（NK1R）。在甲醛引起内脏痛的大鼠中，CSF-CN 中 NF1R 明显升高；脑室内注射 NK1R 拮抗剂可以明显缓解大鼠的内脏痛。说明 CSF-CN 中 NK1R 参与内脏痛的发生。

Qiu 等[63]在大鼠的甲醛诱发的炎性疼痛模型中预先注射丙泊酚，探究丙泊酚的抗伤害作用及其潜在机制。将 SD 大鼠分为空白组、甲醛组、预注射丙泊酚后 30 min 诱导组、预注射丙泊酚后 2 h 诱导组，害性刺激的反应和背根神经节处磷酸化及非磷酸化 GluN2B、ERK1/2、p38MAPK、c-JNK 的表达。测定 SH-SY5Y 细胞 NMDAR 激动剂诱发的细胞内钙离子浓度变化。结果显示，预注射丙泊酚降低甲醛引起的延迟性疼痛，减轻痛觉超敏长达 2 h，减弱甲醛引起的 GluN2B 及 ERK1/2 的活化，对 p38 及 JNK 无影响。另外，丙泊酚对 SH-SY5Y 细胞内 NMDAR 介导的钙离子内流有抑制作用。研究认为，预注射丙泊酚通过调节背角 GluN2B 及 ERK1/2 通路，对炎性疼痛产生预先镇痛作用。

（三）术后痛

Song 等[64]*在大鼠皮肤/肌肉切口牵拉（skin/muscle incision and retraction，SMIR）模型中研究脊髓 DRG 星形胶质细胞 P2X7R-ERK 信号通路在术后持续疼痛中的作用。研究发现 SMIR 可以增加 L_3 段 DRG 中 ERK 信号通路活化、增加 TNF-α 的表达；而给予 ERK 抑制剂可以抑制 SMIR 引起的 TNF-α 的表达及痛觉过敏。给予 TNF-α 拮抗剂也可以抑制痛觉过敏，抑制 ERK 活化。进一步研究发现 P2X7R 主要表达于星形胶质细胞，并且在 SMIR 时与磷酸化 ERK1/2 共定位。且给予 P2X7R 拮抗剂可以抑制 DRG 中 ERK 信号通路活化、降低 TNF-α 表达、缓解 SIMR 导致的机械性触摸痛。结果提示 P2X7R/ERK/TNF-α 信号通路的激活参与 SMIR 导致的慢性术后疼痛。

Li 等[65]在大鼠 SIMR 模型中研究膜蛋白 Nav1.7 在术后痛的作用。结果发现，SMIR 可导致 $L_{4\sim6}$ 段 DRG 中 Nav1.7 表达升高，鞘内注射 Nav1.7 抑制剂减轻 SMIR 引起的机械性痛觉过敏；另外，给予大鼠 p65 抑制剂也可以抑制痛觉过敏，同时伴有 Nav1.7 表达的下降。进一步机制研究发现，磷酸化 p65 可以与 Nav1.7 基因启动子区域结合，提示 p65 可能通过调节 Nav1.7 表达参与术后疼痛发生。

Huang 等[66]对外周给予右美托咪定对术后急性疼痛及神经病理性疼痛的影响。4 组 SD 大鼠分别给予生理盐水、0.5% 罗哌卡因（隐神经处）、0.5% 罗哌卡因+1 μg 右美托咪定，0.5% 罗哌卡因+5 μg 右美托咪定，然后行腿部 SMIR。观察机械性痛觉过敏和热性痛觉过敏情况以及电镜下背根神经节神经元的形态学改变。结果显示，4 组分别有 62.5%、50%、12.5%、25% 的大鼠出现机械性痛觉超敏。对照组大鼠 DRG 神经元线粒体肿胀数量、内质网和高尔基体水肿情况显著高于右美托咪定组。研究认为外周给予右美托咪定改善机械性及热性痛觉超敏，减轻术后疼痛。

Zhu 等[67]研究 Wnta 蛋白家族在大鼠胸廓切开术后慢性疼痛中的作用。研究发现胸廓切开术后大鼠 DRG 及脊髓背角的星形胶质细胞活化，且 wnt3a、Wnt5a、TLR4 及炎症因子表达升高。鞘内注射 Wnt5a 抑制剂可以缓解手术导致的机械性痛觉过敏、抑制星形胶质细胞活化、降低 TLR4 及炎症因子表达。结果提示，Wnt5a 通过炎症反应参与胸廓切开术后慢性疼痛的发生。

Guo 等[68]研究沙利度胺在老龄大鼠术后疼痛与记忆障碍中的作用。给予老年大鼠腹腔镜手术以诱发术后认知功能障碍，观察到术后给予沙利度胺可以降低大鼠术后疼痛、改善空间记忆力。术后单次给予沙利度胺明显减少血浆中炎症因子如 TNF-α、IL-1β 的产生，并且在术后第 14 天仍能检测到海马 NMDA 受体被明显抑制。结果提示沙利度胺可以对 NMDA 受体产生长效抑制作用，进而减少术后疼痛及术后认知功能障碍的发生。

Sun 等[69]*通过给予大鼠单次持久应激（single prolonged stress，SPS）刺激诱导术前焦虑状态，24 h 后给予大鼠足跖切割术，进而评价术前焦虑对术后疼痛的影响。结果显示，SPS 加重大鼠术后疼痛，同时引起循环皮质酮水平升高、脊髓小胶质细胞激活、脊髓炎症因子表达升高。抑制小胶质细胞可以阻断 SPS 引起的痛觉过敏，同时降低脊髓炎症分子的表达。给予大鼠皮质酮受体拮抗剂也可抑制 SPS 引起的脊髓小胶质细胞激活、缓解疼痛反应。结果提示，抑制应激引起的皮质酮受体激活可以缓解手术焦虑导致的术后疼痛加重。

Liu 等[70]观察能量限制对大鼠术后疼痛的影响。研究将成年非肥胖大鼠分为自由进食（AL）组和能量限制（CR）组。CR 组大鼠提供的能量为 AL 组的 60%。6 周后，通过切割大鼠足底产生的行为学及炎性因子的变化评估能量限制的效果。CR 可明显降低非爆发痛、机械触发痛及热痛觉过敏，血浆、切口附近皮肤组织及同侧脊柱背角神经元内的促炎因子浓度降低。另外，CR 可增强帕瑞昔布及吗啡的镇痛作用。此研究得出结论，CR 对于大鼠伤害性刺激的抑制作用可能为临床上术后疼痛的改善提供思路，其机制可能是通过抑制手术刺激产生炎症反应的原因。

Xing 等[71]在大鼠中研究 CXCL12/CXCR4 通路在术后疼痛中的作用及其机制。结果显示，足底切开后脊髓背角 CXCL12/CXCR4 表达及 NF-κB p65、ERK1/2 及 Akt 的磷酸化增加。预先鞘内注射 CXCR4 抗体 AMD3100 或 CXCL12 中和性抗体可减轻手指造成的痛觉过敏。鞘内预先给予 NF-κB p65 抑制剂 PDTC 减轻术后疼痛及脊髓内 CXCL12 的表达。预先给予 AMD3100 可以抑制 ERK 的磷酸化，而不影响 Akt 的活化。反复预先给予 ERK 抑制剂 PD98059 也能改善术后机械性痛觉过敏及热性痛觉过敏。因此，手术引起 NF-κB 通路激活介导脊髓内 CXCL12 表达的上调，而 CXCL12/CXCR4 活化引起 ERK 通路激活促进术后疼痛的产生。

Sun 等[72]研究钠离子电压门控通道亚基 SCN11A 的基因多态性与中国汉族女性妇科术后疼痛敏感性的相关性。研究发现 5 个 SNP 位点与基础疼痛敏感相关，并且其中 2 个位点与妇科术后镇痛泵 PCA 使用增加明显相关。

十、其他

Wang 等[73]在小鼠中构建原位胰腺癌模型，发现随着胰腺癌进展小鼠表现出疼痛的相关行为学改变；Wang 等进一步检测小鼠脊髓灰质后角疼痛相关的基因谱表达，发现 10 个相关疼痛基因表达的变化。该研究为胰腺癌痛机制研究提供了新的动物性模型。

Zhang 等[74]构建大鼠二度烧伤模型，研究硫胺素（维生素 B_{12}）对烧伤痛的作用。烧伤可引起痛觉过敏、星形胶质细胞及小胶质细胞活化标志表达上调；往烧伤的水疱内注射维生素 B_{12}，结果显示局部注射维生素 B_{12} 对痛觉过敏无明显作用。

Huang 等[75]建立一个大鼠全身麻醉腹部手术模型，把接受丙泊酚＋舒芬太尼全身麻醉的大鼠分为开腹手术组及腹腔镜探查术组，并且检测血压、心率、血糖、血皮质醇以衡量大鼠的应激水平。结果显示，腹腔镜探查较开腹手术对大鼠造成的应激更少，而高剂量舒芬太尼较高剂量丙泊酚更能抑制应激反应，加速术后康复。

Sung 等[76]研究 IL-1β 在痛觉过敏中的作用。结果显示，给予大鼠鞘内注射 IL-1β 增加神经元及小胶质细胞 NMDA 受体亚基 NR1 的磷酸化水平，减少谷氨酸转运蛋白（GT）表达，增加脑脊液中谷氨酸及 NO 水平。MK-801（NMDAR 拮抗剂）抑制 IL-1β 的上述作用。小神经胶质细胞抑制剂（Minocycline）及 p38MAPK 抑制剂（SB203580）阻断 IL-1β 对 GT 的下调作用及谷氨酸的上调作用，但没有阻断 IL-1β 对 p-NR1 的上调作用。上述结果提示，IL-1β 激活的 p38/iNOS/NO 通路的激活参与谷氨酸激活反应及痛觉过敏。

Zhu 等[77]研究 PAR2 信号通路在胰腺癌痛中的作用。发现 PAR2 在胰腺癌组织中与神经元标志物共定位。在胰腺癌组织中，胰酶和蛋白酶活性较正常胰腺组织明显增高。使用人胰腺癌细胞培养上清刺激 DRG 神经元，DRG 神经元表达 P 物质上调、降钙素基因相关肽的释放增加，而使用 PAR2 拮抗剂可以抑制此作用。给予原位胰腺癌小鼠 PAR2 拮抗剂可以降低胰腺癌导致的痛觉过敏。在大鼠中，皮下注射胰腺癌细胞培养上清可诱导出疼痛行为学改变，而给予 PAR2 拮抗剂及广谱蛋白酶抑制剂可以抑制此反应。以上结果提示，胰酶 -PAR2 通路参与胰腺癌痛，而以 PAR2 为靶点可以缓解胰腺癌痛。

Lin 等[78]研究 T 型钙通道参与急性瘙痒的机制，结果显示局部阻断皮肤传入神经的 T 型钙通道可以抑制急性瘙痒及痛觉反应，而选择性阻断 T 型钙通道的亚型 Cav3.2 则仅阻断急性疼痛反应，不能阻断急性瘙痒。以上结果提示，T 型钙通道亚型 Cav3.1、Cav3.3 参与急性瘙痒的发生。

Ma 等[79]在离体人脐带血 T 淋巴细胞上研究芬太尼麻醉对 T 细胞免疫的影响。研究发现芬太尼可剂量依赖性地降低 $CD4^+$、$CD8^+$ 及 $Foxp3^+Treg$ T 淋巴细胞亚群在脐带血单核细胞中的比例和数量。芬太尼可剂量依赖性地抑制激活的 $CD4^+T$ 细胞的分化及诱导的凋亡。而在已经激活的组，芬太尼并不能逆转细胞分化的增加。与对照组相比，中到大剂量的芬太尼可显著降低 IFN-γ、IL-2、IL-4 细胞因子的水平，而 MAPK 信号通路相关蛋白表达未见显著改变。另外，芬太尼可抑制 IKKs 诱导的 NF-κB 的激活。因此研究认为，芬太尼对脐带血中获得的 T 淋巴细胞有免疫抑制作用。

Li 等[80]研究在吗啡位置偏爱（CPP）产生、消退及复原时背侧海马内源性大麻素系统（eCB）相关基因的表达情况。研究发现，吗啡 CPP 的产生与大麻素（AEA）、2-AG［脂肪酸氨基水解酶（FAAH）及单酰甘油酯酶（MAGL）］的主要清除途径相关的 mRNA 表达显著升高有关，而 CB1R 及 CB2R 是降低的。然而，研究发现 MAGL 及 CB1R 的 mRNA 水平的降低与吗啡的 CPP 复原相关。另外，与 AEA 和 2-AG 生物合成相关的酶的 mRNA 的表达未见明显变化。因此研究得出结论，eCB 系统的合成和（或）降解的差异性调控参与吗啡 CPP 的产生与复原。

Wu 等[81]利用 SD 大鼠建立慢性间断低氧模型（CIH）模拟呼吸睡眠暂停（OSAs），用来研究成年大鼠 CIH 时对吗啡呼吸敏感性的改变及相关机制。CIH 模型建立 4 周后给予吗啡（MOR），V_T、MV、RF、V_T/Ti 在 CIH 组及对照组均下降，而 CIH 组下降较对照组更显著。给予 μ-OR 特异性拮抗剂或 δ-OR 特异性拮抗剂可缓解 V_T、MV、RF 和 V_T/Ti 的降低。研究发现，间断低氧可显著增加大鼠延髓 μ-OR 及 δ-OR 的表达。HIF-1α 蛋白表达显著增加，而 HIF-1α mRNA 水平不变。因此研究得出结论，CIH 可增加大鼠对吗啡的呼吸敏感性，其机制是通过上调延髓 μ-OR 及 δ-OR 的表达水平，且与 HIF-1α 的水平增加有关。

（尹毅青　刘　悦　赵　晶）

参考文献

[1] Yu SN, Liu GF, Li LY, et al. Analgesic effects of microRNA-129-5p against bone cancer pain through the EphB1/EphrinB2 signaling pathway in mice. J Cell Biochem, 2017. doi:10.1002/jcb.26605.

[2] Meng XW, Gao JL, Zuo JL, et al. Toll-like receptor-4/p38 MAPK signaling in the dorsal horn contributes to P2X4 receptor activation and BDNF over-secretion in cancer induced bone pain. Neurosci Res, 2017, 125 (12) 37-45.

[3] Hang LH, XU ZK, Wei SY, et al. Spinal SET7/9 may contribute to the maintenance of cancer-induced bone pain in mice. Clin Exp Pharmacol Physiol, 2017, 44 (10) 1001-1007.

[4] Yan J, Sun J, Zeng Z. Teniposide ameliorates bone cancer nociception in rats via the P2X7 receptor. Inflammopharmacology, 2017, 26 (Pt A): 1-8.

[5] Hou X, Weng Y, Ougang B,et al. HDAC inhibitor TSA ameliorates mechanical hypersensitivity and potentiates analgesic effect of morphine in a rat model of bone cancer pain by restoring μ-opioid receptor in spinal cord. Brain Res, 2017, 1669: 97-105.

[6] Hu XM, Zhang H, Xu H, Xu et al. Chemokine receptor CXCR4 regulates CaMKII/CREB pathway in spinal neurons that underlies cancer-induced bone pain. Sci Rep, 2017, 7(1): 4005.

[7] Mei HX, Zhou MH, Zhang XW, et al. Effects of miR-338 on morphine tolerance by targeting CXCR4 in a rat model of bone cancer pain. Biosci Rep, 2017, 37(2).doi:10.1042/BSR2016517.

[8] Liu M, Yao M, Wang H,et al.P2Y12 receptor-mediated activation of spinal microglia and p38MAPK pathway contribute to cancer-induced bone pain. J Pain Res, 2017,10:417-426.

[9]* Song Z, Xiong B, Zheng H, et al. STAT1 as a downstream mediator of ERK signaling contributes to bone cancer pain by regulating MHC Ⅱ expression in spinal microglia. Brain Behav Immun,2017,60:161-173.

[10] Hang LH, Li SN, Dan X, et al. Involvement of spinal CCR5/PKCgamma signaling pathway in the maintenance of cancer-induced bone pain. Neurochem Res, 2017,42(2): 563-571.

[11]* Ding Z, Xu W, Zhang J, et al. Normalizing GDNF expression in the spinal cord alleviates cutaneous hyperalgesia but not ongoing pain in a rat model of bone cancer pain. Int J Cancer, 2017,140(2): 411-422.

[12] Lu C, Shi L, Sun B, et al. A single intrathecal or intraperitoneal injection of CB2 receptor agonist attenuates bone cancer pain and induces a time-dependent modification of GRK2. Cell Mol Neurobiol, 2017, 37(1): 101-109.

[13]* Ke C, Gao F, Tian X, et al. Slit2/Robo1 mediation of synaptic plasticity contributes to bone cancer pain. Mol Neurobiol, 2017, 54(1): 295-307.

[14] Sun Y, Tian Y, Li H ,et al. Antinociceptive effect of intrathecal injection of genetically engineered human bone marrow stem cells expressing the human proenkephalin gene in a rat model of bone cancer pain. Pain Res Manag,

2017,2017:7346103.

[15] Zhang M, Chi M, Zou H, et al. Effects of coadministration of low dose cannabinoid type 2 receptor agonist and morphine on vanilloid receptor 1 expression in a rat model of cancer pain. Mol Med Rep, 2017, 16(5): 7025-7031.

[16] Peng Y, Guo G, Shu B, et al. Spinal CX3CL1/CX3CR1 may not directly participate in the development of morphine tolerance in rats. Neurochem Res, 2017, 42(11): 3254-3267.

[17]* Zhang X, Chen S, Chen H, et al. Inhibition of beta-ARK1 ameliorates morphine-induced tolerance and hyperalgesia via modulating the activity of spinal NMDA receptors. Mol Neurobiol, 2018, 55(6): 5393-5407.

[18] Fan Y, Liang X, Wang R, et al. Role of endogenous melatoninergic system in development of hyperalgesia and tolerance induced by chronic morphine administration in rats. Brain Res Bull, 2017, 135:105-112.

[19] Wang W, Peng Y, Yang H, et al. Potential role of CXCL10/CXCR3 signaling in the development of morphine tolerance in periaqueductal gray. Neuropeptides, 2017, 65:120-127.

[20] Liu L. Gao XJ, Ren CG, et al. Monocyte chemoattractant protein-1 contributes to morphine tolerance in rats with cancer-induced bone pain. Exp Ther Med, 2017, 13(2): 461-466.

[21] Xie XJ, Ma LG, Xi K, et al. Effects of microRNA-223 on morphine analgesic tolerance by targeting NLRP3 in a rat model of neuropathic pain. Mol Pain, 2017, 13:1744806917706582.

[22] Li Z, Yin P, Chen J, et al. CaMK II alpha may modulate fentanyl-induced hyperalgesia via a CeLC-PAG-RVM-spinal cord descending facilitative pain pathway in rats. PLoS One, 2017, 12(5): e0177412.

[23] Zhao Q, Zhang L, Shu R, et al. Involvement of spinal PKMzeta expression and phosphorylation in remifentanil-induced long-term hyperalgesia in rats. Cell Mol Neurobiol, 2017, 37(4): 634-653.

[24] Zhu M, Yuan ST, Yu WL, et al. CXCL13 regulates the trafficking of GluN2B-containing NMDA receptor via IL-17 in the development of remifentanil-induced hyperalgesia in rats. Neurosci Lett, 2017, 648:26-33.

[25] Liu Y, Ni Y, Zhang W, et al. N-acetyl-cysteine attenuates remifentanil-induced postoperative hyperalgesia via inhibiting matrix metalloproteinase-9 in dorsal root ganglia. Oncotarget, 2017, 8(10): 16988-17001.

[26] Ye L, Xiao L, Yang SY, et al. Cathepsin S in the spinal microglia contributes to remifentanil-induced hyperalgesia in rats. Neuroscience, 2017, 344: 265-275.

[27] Sun J, Lin H, He G, et al. Magnesium sulphate attenuate remifentanil-induced postoperative hyperalgesia via regulating tyrosine phosphorylation of the NR2B subunit of the NMDA receptor in the spinal cord. BMC Anesthesiol, 2017, 17(1): 30.

[28] Jin H, Sun YT, Guo GQ, et al. Spinal TRPC6 channels contributes to morphine-induced antinociceptive tolerance and hyperalgesia in rats. Neurosci Lett, 2017, 639:138-145.

[29] Li Z, Yin P, Chen J, et al. Activation of the extracellular signal-regulated kinase in the amygdale modulates fentanyl-induced hypersensitivity in rats. J Pain, 2017, 18(2): 188-199.

[30] Shi C, Liu Y, Zhang W, et al. Intraoperative electroacupuncture relieves remifentanil-induced postoperative hyperalgesia via inhibiting spinal glial activation in rats. Mol Pain, 2017, 13:1744806917725636.

[31] Li S, Zheng J, Wan X, et al. Enhancement of spinal dorsal horn neuron NMDA receptor phosphorylation as the mechanism of remifentanil induced hyperalgesia: Roles of PKC and CaMK II. Mol Pain, 2017, 13: 1744806917723789.

[32] Gu W, Zhang W, Lei Y, et al. Activation of spinal alpha-7 nicotinic acetylcholine receptor shortens the duration of remifentanil-induced postoperative hyperalgesia by upregulating KCC2 in the spinal dorsal horn in rats. Mol Pain,2017,13:1744806917704769.

[33] Su L, Shu R, Song C, et al. Downregulations of TRPM8 expression and membrane trafficking in dorsal root ganglion mediate the attenuation of cold hyperalgesia in CCI rats induced by GFRalpha3 knockdown. Brain Res Bull, 2017,135: 8-24.

[34] Xu F, Zhao X, Liu H, et al. Misaligned feeding may aggravate pain by disruption of sleep-awake rhythm. Anesth Analg, 2017,127(1):255-262.

[35] Xie MX, Pang RP, Yang J, et al. Bulleyaconitine A preferably reduces tetrodotoxin-sensitive sodium current in uninjured dorsal root ganglion neurons of neuropathic rats probably via inhibition of protein kinase C. Pain, 2017, 158(11): 2169-2180.

[36] Jin C, Xu Y, Han F, et al. Quercetin alleviates thermal and cold hyperalgesia in a rat neuropathic pain model by inhibiting Toll-like receptor signaling. Biomed Pharmacother, 2017,94:652-658.

[37] Xu J, Feng YW, Liu L, et al. Liver X receptor alpha is involved in counteracting mechanical allodynia by inhibiting neuroinflammation in the spinal dorsal horn. Anesthesiology, 2017, 127(3): 534-547.

[38]* Li Z, Mao Y, Liang L, et al. The transcription factor C/EBPbeta in the dorsal root ganglion contributes to peripheral nerve trauma-induced nociceptive hypersensitivity. Sci Signal, 2017, 10(487). doi: 10. 1126/scisignal. aam5345.

[39] Wang Z, Wang Q, Wang C, et al. Tetramethylpyrazine attenuates periorbital allodynia and neuroinflammation in a model of traumatic brain injury. J Inflamm (Lond), 2017,14:13.

[40] Wu JR, Chen H, Yao YY, et al. Local injection to sciatic nerve of dexmedetomidine reduces pain behaviors, SGCs activation, NGF expression and sympathetic sprouting in CCI rats. Brain Res Bull, 2017,132:118-128.

[41] Zhou X, Zhang C, Zhang C, et al. MicroRNA-182-5p regulates nerve injury-induced nociceptive hypersensitivity by targeting ephrin type-b receptor 1. Anesthesiology, 2017, 126(5): 967-977.

[42] Yu LN, Sun H, Wang M, et al. EphrinB-EphB signaling induces hyperalgesia through ERK5/CREB pathway in rats. Pain Physician, 2017, 20(4): E563-E574.

[43] Liang F, Liu M, Fu X, et al. Dexmedetomidine attenuates neuropathic pain in chronic constriction injury by suppressing NR2B, NF-kappaB, and iNOS activation. Saudi Pharm J, 2017,25(4): 649-654.

[44] Tsai KL, Huang PC, Wang LK,et al. Incline treadmill exercise suppresses pain hypersensitivity associated with the modulation of pro-inflammatory cytokines and anti-inflammatory cytokine in rats with peripheral nerve injury. Neurosci Lett, 2017, 643: 27-31.

[45] Wang X, Shen X, Ma S, et al. Threshold effect of G9a/Glp on peripheral nerve injury induced hypersensitivity. Mol Pain,2017, 13:1744806917729305.

[46] Wu HX, Wang YM, Xu H,et al. Osthole, a coumadin analog from cnidium monnieri (L.) cusson, ameliorates nucleus pulposus-induced radicular inflammatory pain by inhibiting the activation of extracellular signal-regulated kinase in rats. Pharmacology, 2017, 100(1-2): 74-82.

[47] Zheng X, Chen L, Du X,et al. Effects of hyperbaric factors on lidocaine-induced apoptosis in spinal neurons and the role

of p38 mitogen-activated protein kinase in rats with diabetic neuropathic pain. Exp Ther Med, 2017, 13(6): 2855-2861.

[48]* Liu W, Ao Q, Guo Q, et al. miR-9 Mediates CALHM1-activated ATP-P2X7R signal in painful diabetic neuropathy rats. Mol Neurobiol, 2017, 54(2): 922-929.

[49] Deng XT, Wu MZ, Xu N, et al. Activation of ephrinB-EphB receptor signalling in rat spinal cord contributes to maintenance of diabetic neuropathic pain. Eur J Pain, 2017, 21(2): 278-288.

[50] Zhou F, Xia Z, Liu K, et al. Exogenous neuregulin-1 attenuates STZ-induced diabetic peripheral neuropathic pain in rats. Acta Cir Bras, 2017, 32(1): 28-37.

[51] Yu W, Zhao GQ, Cao RJ, et al. LncRNA NONRATT021972 was associated with neuropathic pain scoring in patients with type 2 diabetes. Behav Neurol, 2017, 2017: 2941297.

[52] Nie B, Zhang S, Huang Z, et al. Synergistic interaction between dexmedetomidine and ulinastatin against vincristine-induced neuropathic pain in rats. J Pain, 2017, 18(11): 1354-1364.

[53] Zhang L, Ding X, Wu Z, et al. Trigeminal neuralgia induced by cobra venom leads to cognitive deficits associated with downregulation of CREB/BDNF pathway. Pain Physician, 2017, 20(2):53-68.

[54] Sun D, Yang J, Wang D, et al. Gabapentin regulates expression of FGF2 and FGFR1 in dorsal root ganglia via microRNA-15a in the arthritis rat model. J Orthop Sci, 2017, 22(6): 1112-1119.

[55] Lin Y, Liu L, Jiang H, et al. Inhibition of interleukin-6 function attenuates the central sensitization and pain behavior induced by osteoarthritis. Eur J Pharmacol, 2017, 811:260-267.

[56] Zhang S, Yang XN, Zang T, et al. Astroglial microRNA-219-5p in the ventral tegmental area regulates nociception in rats. Anesthesiology, 2017, 127: 548-564.

[57] Du K, Wang X, Chi L, et al. Role of sigma-1 receptor/p38 MAPK inhibition in acupoint catgut embedding-mediated analgesic effects in complete Freund's adjuvant-induced inflammatory pain. Anesth Analg, 2017, 125(2): 662-669.

[58] Pan Z, Xue ZY, Li GF, et al. DNA Hydroxymethylation by ten-eleven translocation methylcytosine dioxygenase 1 and 3 regulates nociceptive sensitization in a chronic inflammatory pain model. Anesthesiology, 2017, 127(1): 147-163.

[59] Shen WS, Xu XQ, Zhai NN, et al. Potential mechanisms of microRNA-141-3p to alleviate chronic inflammatory pain by downregulation of downstream target gene HMGB1: in vitro and in vivo studies. Gene Ther, 2017, 24(6): 353-360.

[60] Gong WY, Wang R, Liu Y, et al. Chronic monoarthritis pain accelerates the processes of cognitive impairment and increases the NMDAR subunits NR2B in CA3 of hippocampus from 5-month-old transgenic APP/PS1 mice. Front Aging Neurosci, 2017, 9:123.

[61] Zhang H, Yan X, Wang DG, et al. Dexmedetomidine relieves formaldehyde-induced pain in rats through both alpha2 adrenoceptor and imidazoline receptor. Biomed Pharmacother, 2017, 90: 914-920.

[62] Zhang C, Li Y, Wang X, et al. Involvement of neurokinin 1 receptor within the cerebrospinal fluidcontacting nucleus in visceral pain. Mol Med Rep, 2017, 15(6): 4300-4304.

[63] Qiu Q, Sun L, Wang XM, et al. Propofol produces preventive analgesia via GluN2B-containing NMDA Receptor/ERK1/2 signaling pathway in a rat model of inflammatory pain. Mol Pain, 2017, 13:1744806917737462.

[64]* Song J, Ying Y, Wang W, et al. The role of P2X7R/ERK signaling in dorsal root ganglia satellite glial cells in the development of chronic postsurgical pain induced by skin/muscle incision and retraction (SMIR). Brain Behav

Immun, 2017, 69: 180-189.

[65] Li Z, Li Y, Cao J, et al. Membrane protein Nav1.7 contributes to the persistent post-surgical pain regulated by p-p65 in dorsal root ganglion (DRG) of SMIR rats model. BMC Anesthesiol, 2017, 17(1): 150.

[66] Huang X, Deng R, Tu W, et al. Dexmedetomidine reduces neuropathic pain in a rat model of skin/muscle incision and retraction. Asian J Surg, 2017, 40(1): 35-40.

[67] Zhu A, Shen L, Xu L, et al. Huang. Suppression of Wnt5a, but not Wnts, relieves chronic post-thoracotomy pain via anti-inflammatory modulation in rats. Biochem Biophys Res Commun, 2017, 493(1): 474-480.

[68] Guo P, Hu SP, Thalidomide alleviates postoperative pain and spatial memory deficit in aged rats. Biomed Pharmacother, 2017, 95:583-588.

[69]* Sun R, Zhao Z, Feng J, et al. Glucocorticoid-potentiated spinal microglia activation contributes to preoperative anxiety-induced postoperative hyperalgesia. Mol Neurobiol, 2017, 54(6):4316-4328.

[70] Liu Y, Ni Y, Zhang W, et al. Antinociceptive effects of caloric restriction on post-incisional pain in nonobese rats. Sci Rep, 2017, 7(1): 1805.

[71] Xing F, Kong C, Bai L, et al. CXCL12/CXCR4 signaling mediated ERK1/2 activation in spinal cord contributes to the pathogenesis of postsurgical pain in rats. Mol Pain, 2017, 13:1744806917718753.

[72] Sun J, Duan G, Li N, et al. SCN11A variants may influence postoperative pain sensitivity after gynecological surgery in Chinese Han female patients. Medicine (Baltimore), 2017, 96(39): e8149.

[73] Wang L, Xu H, Ge Y, et al. Establishment of a murine pancreatic cancer pain model and microarray analysis of painassociated genes in the spinal cord dorsal horn. Mol Med Rep, 2017, 16(4): 4429-4436.

[74] Zhang K, Pei Y, Gan Z, et al. Local administration of thiamine ameliorates ongoing pain in a rat model of second-degree burn. J Burn Care Res, 2017, 38(5): e842-e850.

[75] Huang HM, Cao J, Zhu LM, et al. Impact of different analgesic depths and abdominal trauma of different severities on stress and recovery of rats undergoing total intravenous anesthesia. J Pain Res, 2017, 10:1143-1153.

[76] Sung CS, Wen ZH, Feng CW, et al. Potentiation of spinal glutamatergic response in the neuron-glia interactions underlies the intrathecal IL-1beta-induced thermal hyperalgesia in rats. CNS Neurosci Ther, 2017, 23(7): 580-589.

[77] Zhu J, Miao XR, Tao KM, et al. Trypsin-protease activated receptor-2 signaling contributes to pancreatic cancer pain. Oncotarget, 2017, 8(37): 61810-61823.

[78] Lin SF, Wang B, Zhang FM, et al. T-type calcium channels, but not Cav3.2, in the peripheral sensory afferents are involved in acute itch in mice. Biochem Biophys Res Commun, 2017, 487(4): 801-806.

[79] Ma K, Ma P, Lu H, et al. Fentanyl suppresses the survival of CD4(+) T cells isolated from human umbilical cord blood through inhibition of IKKs-mediated NF-kappaB activation. Scand J Immunol, 2017, 85(5): 343-349.

[80] Li W, Zhang CL, Qiu ZG, Differential expression of endocannabinoid system-related genes in the dorsal hippocampus following expression and reinstatement of morphine conditioned place preference in mice. Neurosci Lett, 2017, 643:38-44.

[81] Wu J, Li P, Wu X, The effect of chronic intermittent hypoxia on respiratory sensitivity to morphine in rats. Sleep Breath, 2017, 21(1): 227-233.

第二节　疼痛的临床研究

本年度疼痛的临床研究主要关注点是术后急性疼痛的管理及部分慢性疼痛和病理性疼痛的治疗。部分文章还涉及不同药物对疼痛治疗的协调作用。

在术后疼痛控制方面，神经阻滞被广泛应用。李刚等[1]*探讨超声引导下腰方肌阻滞（quadratus lumborum block，QLB）在经腹直肠癌根治术后的镇痛效果。选择择期行经腹直肠癌根治术患者60例，其中男患者36例，女患者24例。随机分为全身麻醉联合QLB组（quadratus lumborum block，QLB组）和单纯全身麻醉组（C组），每组30例。QLB组患者于全身麻醉诱导后手术前行超声引导下双侧QLB，每侧给予0.375%罗哌卡因20 ml，C组行单纯全身麻醉。观察两组患者切皮前即刻、切皮后5 min的收缩压、舒张压和心率；记录术中芬太尼用量、术后镇痛泵首次按压时间、舒芬太尼用量、补救性镇痛次数、首次下床活动时间和术后镇痛满意度。研究结果显示，QLB组切皮前即刻、切皮后5 min的收缩压、舒张压和心率差值均明显小于C组（$P<0.05$）；术中芬太尼用量明显少于C组（$P<0.05$）；镇痛泵首次按压时间明显晚于C组（$P<0.05$）；术后0~12 h、12~24 h的舒芬太尼用量明显少于C组（$P<0.05$）；补救性镇痛发生率明显低于C组（$P<0.05$）；首次下床时间明显早于C组（$P<0.05$）；术后镇痛满意度明显高于C组（$P<0.05$）。该研究得出以下结论：全身麻醉联合双侧腰方肌阻滞可明显减少经腹直肠癌根治术患者术中及术后阿片类药物用量，患者术后下地时间明显提前，术后镇痛效果满意，提高患者的舒适度。

Han等[2]*回顾性分析自2015年以来采用连续硬膜外自控镇痛的妊娠期高血压产妇，对分娩和新生儿的影响进行分析，患者年龄在20~35岁，第1次妊娠，单胎并且孕周在36~41周的患者232例，分为两组：连续硬膜外镇痛组患者共126例，对照组共106例。连续硬膜外镇痛组选择在腰$L_{2~3}$或$L_{3~4}$椎间隙实施硬膜外穿刺，并向头侧置入3 cm硬膜外导管，首先给予2 mg/ml的罗哌卡因5 ml，监测5 min后，再给予1 mg/ml罗哌卡因+0.5 μg/ml舒芬太尼10~15 ml，30 min后，使用硬膜外泵持续输注，鼓励患者休息或适当的活动以便促进产程。如果镇痛效果降低时，患者可通过控制微量注射泵调节硬膜外给药。当宫颈口完全打开后，停止硬膜外镇痛。对照组在分娩期间拒绝使用连续硬膜外镇痛。本研究认为在分娩过程中连续硬膜外镇痛是治疗妊娠期高血压安全、有效的方法。对妊娠期高血压的患者和新生儿有明显益处，并且无明显不良反应。

Ge等[3]*将胸椎旁阻滞（thoracic paravertebral block，TPVB）和患者静脉自控镇痛（intravenous patient-controlled analgesia，IVPCA）应用多发性肋骨骨折患者（multiple rib fractures，MRFs），评估两者的镇痛效果及对肺功能的影响。本研究共纳入90例单侧多发性肋骨骨折患者（≥3根肋骨），年龄在18~70岁，BMI<35。随机分为TPVB组和IVPCA组。TPVB组实施连续TPVB，给予0.5%罗哌卡因15 ml，术后给予神经阻滞镇痛泵，药物为0.2%罗哌卡因250 ml，背景剂量为5 ml/h，bolus 5 ml，锁定时间为15 min。IVPCA组药物为：舒芬太尼2 μg/kg加生理盐水到100 ml，背景剂量为2 ml/h，负荷剂量2 ml，锁定时间为15 min。每位患者术后每12 h口服对乙酰氨基酚500 mg，

如果患者 VAS 评分＞4 分，根据情况可给予曲马多 1 mg/kg。研究结果显示，与术前（T0）疼痛比较，TPVB 组和 IVPCA 组在术后 60 min（T1）、术后第 1 天 TPVB（T2）、术后第 2 天（T3）、术后第 3 天（T4）静息状态和咳嗽时的 VAS 评分均明显下降（$P<0.05$），两组患者均能得到良好的术后镇痛；与 IVPCA 组比较，TPVB 组在 T1、T2 静息状态的 VAS 评分明显降低，各时间点咳嗽时的 VAS 评分 TPVB 组均低于 IVPCA 组（$P<0.05$）；TPVB 组在 T1、T2、T3、T4 的 FCV、FEV1/FVC 和 PEFR 明显高于 IVPCA 组，T2、T3、T4 TPVB 组 PaO_2 和 PaO_2/FiO_2 明显增高，TPVB 在 T1～T4 的 $A-aDO_2$ 明显降低（$P<0.05$）。结论认为 TPVB 能缓解多发性肋骨骨折疼痛，并保护肺功能。

牟晓杰等[4] 探讨超声引导下股神经阻滞联合关节腔周围注射鸡尾酒用于全膝关节置换术后镇痛。共纳入全膝关节置换术患者 120 人，随机分为 4 组，每组 30 例，Ⅰ组为对照组，Ⅱ组为鸡尾酒组，Ⅲ组为神经阻滞组，Ⅳ组为神经阻滞＋鸡尾酒组。Ⅲ组和Ⅳ组在蛛网膜下腔阻滞前实施股神经阻滞，给予 0.5% 罗哌卡因 20 ml，Ⅱ组和Ⅳ组在截骨和安装假体后行关节腔周围注射鸡尾酒。术后所有患者均采用 PCIA，所有患者如有疼痛剧烈，可肌内注射曲马多 100 mg。研究结果显示，术后 8 h、12 h、24 h Ⅳ组 VAS 评分明显降低（$P<0.05$）；Ⅳ组患者满意度明显增高（$P<0.05$），并且无患者肌内注射曲马多，无恶心呕吐等并发症。结论认为超声引导下股神经阻滞联合关节腔周围注射鸡尾酒对全膝关节置换术患者提供良好的镇痛，减少并发症的发生，提高患者满意度。

胡宇等[5]* 将超声引导前锯肌平面（serratus plane，SP）阻滞应用于乳腺癌根治术，观察患者术后镇痛效果。选择拟在全身麻醉下行乳腺癌根治术的患者共 60 例，ASA 分级Ⅰ或Ⅱ级，年龄 44～67 岁，体重 50～75 kg，随机分为两组：SP 阻滞组和对照组。麻醉诱导成功后，SP 组患者在超声引导下实施 SP 阻滞，给予 0.375% 罗哌卡因 20 ml，对照组患者在相同位置注射等量 0.9% 氯化钠注射液。术后两组患者均给予患者静脉自控镇痛（patient-controlled intravenous analgesia，PCIA），研究结果认为，超声引导 SP 阻滞可以有效减轻乳腺癌根治术患者术后早期疼痛，减少术中及术后阿片类药物使用剂量，是一种对乳腺癌根治术患者安全有效的镇痛方法。

张凯等[6] 观察 43 例神经刺激定位仪引导下肩胛上神经阻滞对肩关节镜下肩袖修复术后早期镇痛的效果。随机分为治疗组与对照组。治疗组患者手术开始前采用神经刺激定位仪引导下肩胛上神经阻滞，给予药物 10 ml（维生素 B_1 注射液 100 mg，甲泼尼龙注射液 40 mg，0.33% 罗哌卡因），应用术后静脉自控镇痛泵，对照组患者仅使用术后静脉自控镇痛泵。研究发现，治疗组患者术后静息状态 6 h、12 h VAS 评分明显低于对照组（$P<0.05$）；治疗组术后运动状态 12 h、24 h、48 h VAS 评分明显好于对照组（$P<0.05$）；此外，治疗组使用吗啡量和不良反应的发生率明显低于对照组（$P<0.05$）。结论认为，肩胛上神经阻滞联合镇痛可以为肩关节镜下肩袖修复术患者提供有效的围术期镇痛，促进早期康复，减少术后使用阿片类药物相关不良反应的发生。

Ma 等[7] 评估超声引导下肋下腹横肌平面阻滞（transversus abdominis plane block，TAPB）的镇痛作用。20 例择期行腹腔镜下胆囊切除术患者，在术前 1 h 行超声引导下左侧肋下 TAPB，所用药物为 0.25% 左旋布比卡因 0.5 ml/kg。根据解剖标志线将腹部和背部划分为 19 个区域，在各个区域使用针刺法测试痛觉，75% 乙醇测试温觉。测试时间为阻滞后 10 min、20 min、30 min、1 h、3 h、12 h。超过 50% 的患者在 30 min 内出现痛觉丧失或温度觉丧失，并能持续到阻滞后 3 h 及 12 h 认定为阻滞有效。该研究得出以下结论：超声引导下肋缘下 TAP 阻滞给予 0.25% 左旋布比卡因 0.5 ml/kg，可获得有效前腹壁阻滞。

Sun 等[8]对腹横肌平面阻滞所用罗哌卡因浓度进行 Meta 分析，探讨 TAPB 罗哌卡因最适浓度。Sun 等检索了 PubMed、Embase、Web of Science 以及 Cochrane Library 数据库。将 19 项随机对照研究纳入 Meta 分析，研究中用于 TAPB 的罗哌卡因浓度为 0.2%、0.25%、0.375%、0.5%、0.75%。评估术后 2 h、12 h、24 h 的静息疼痛及运动疼痛评分，术后 24 h 阿片类药物使用量及阿片类药物相关不良反应，同时对患者舒适度进行评价。分析结果显示，0.375% 和 0.5% 罗哌卡因 TAPB 可减轻患者术后 2 h 疼痛，减少术后 24 h 阿片类药物使用。但是，仅有使用 0.375% 罗哌卡因的 TAPB 可提高患者术后 24 h 内舒适度。因此，该研究得出以下结论：用于腹部术后镇痛的 TAPB 罗哌卡因推荐浓度为 0.375%。

朱群芳[9]在无痛分娩中使用舒芬太尼配伍罗哌卡因椎管内麻醉，观察其临床疗效，并与普通分娩进行比较。205 例产妇速记分为两组，镇痛组采用舒芬太尼配伍罗哌卡因椎管内麻醉进行分娩镇痛，对照组不接受分娩镇痛。对比两组产妇总产程、分娩时视觉模拟评分（VAS）得分、新生儿 Apgar 评分、最终分娩方式以及是否器械助产等。结果显示，与对照组相比，镇痛组产妇总产程和 VAS 评分显著降低；剖宫产率亦降低。新生儿 Apgar 评分及产妇器械助产比例两组无差异。分娩后 3 d，镇痛组产妇外周血 C 反应蛋白水平显著低于对照组。该研究得出以下结论：在临床无痛分娩工作中，使用舒芬太尼配伍罗哌卡因椎管内麻醉的方案，可取得良好的镇痛效果，同时可降低剖宫产率以及产妇分娩后系统性应激水平。

韩彬等[10]*比较腰方肌阻滞（QLB）与腹横肌平面阻滞（TAPB）用于阑尾切除术后镇痛的效果。将 77 名患者，ASA 分级 Ⅰ～Ⅱ 级，随机分为两组。QLB 组患者术毕于超声引导下在腰方肌后表面行 QLB，TAP 组术毕于超声引导下在腹内斜肌和腹横肌之间行 TAP 阻滞，两组均给予 0.25% 罗哌卡因 20 ml。所有患者均给予患者自控静脉镇痛。结果显示，术后 12～48 h QLB 组舒芬太尼消耗量明显少于 TAP 组（$P<0.05$）。两组不同时点静息 VAS 评分无差别。QLB 组术后恶心呕吐、眩晕的发生率明显低于 TAP 组。该研究得出以下结论：腰方肌阻滞适用于阑尾炎术后镇痛，能够明显减少术后阿片类药物用量及不良反应的发生。并且其效果优于腹横肌平面阻滞。

马丹旭等[11]将超声引导竖脊肌平面（erector spinae plane，ESP）阻滞用于胸腔镜下肺叶切除患者术后镇痛，观察其与患者自控静脉镇痛（PCIA）联合使用的镇痛效果。将 40 例择期行胸腔镜下肺叶切除患者随机分为两组，P 组术后镇痛单纯使用 PCIA，EP 组加用 ESP 阻滞。麻醉诱导前，对 EP 组患者施行 ESP 阻滞。术毕两组患者均使用相同配方 PCIA。对比术后 1 h、6 h、18 h、24 h、48 h 静息和咳嗽时 VAS 评分，镇痛泵按压次数，输注总量，氟比洛芬酯给药次数，以及术后不良反应发生情况。结果显示，与 P 组相比，EP 组术后 48 h 内任意时间点静息和咳嗽时 VAS 评分均降低，镇痛泵按压次数、输注总量和氟比洛芬酯给药次数明显减少。该研究得出以下结论：超声引导下单次竖脊肌平面阻滞联合 PCIA 用于胸科手术术后镇痛安全有效，值得临床推广。

刘建龙等[12]在股骨颈骨折患者椎管内麻醉前，给予超声引导下股神经三合一阻滞或髂筋膜间隙阻滞，比较两者对体位摆放疼痛的影响。将 60 例择期行股骨颈骨折手术患者随机分为股神经三合一阻滞组（Ⅰ组）和髂筋膜间隙阻滞组（Ⅱ组）。两组患者分别在椎管内麻醉体位摆放前 30 min，给予 1% 利多卡因 30 ml 行相应神经阻滞。该研究得出以下结论：椎管内麻醉摆体位前，施行超声引导下股神经三合一阻滞或髂筋膜间隙阻滞，可缓解股骨颈骨折患者疼痛。髂筋膜间隙阻滞起效更快，有效率更高，推荐临床使用。

Che 等[13]*探讨腹部局部肝切除术后持续伤口导管局部麻醉药浸润的有效性和安全性，拟行开腹部分肝切除术患者镇痛方式：连续伤口导管（CWC）浸润、硬膜外自控镇痛（PCEA）、吗啡静脉自控镇痛（PCIAM）和舒芬太尼静脉自控镇痛（PCIAS）。研究结果显示，4组患者术后4 h、12 h、48 h、72 h 的 VAS 评分无明显差异（P 均>0.05）；术后48 h、72 h CWC 浸润组与其他3组的抢救药物需求差异无统计学意义（P 均>0.05）。CWC 浸润组与其他3组术后恶心呕吐发生率、肛门排气时间无显著性差异（P 均>0.05）。该研究得出结论：连续伤口导管浸润术后镇痛效果与传统镇痛方法相比，在大多数时间点具有相同的镇痛效果，因此连续伤口导管浸润可作为开腹部分肝切除术后患者镇痛的安全选择。

陈鹏等[14]*将超声引导胸椎旁神经阻滞用于非体外循环冠状动脉旁路移植术患者，观察其超前镇痛的效果。将择期行非体外循环冠状动脉旁路移植术患者60例（ASA 分级Ⅱ或Ⅲ级），随机分为30例单纯全身麻醉（N 组）和30例全身麻醉复合胸椎旁神经阻滞组（P 组）。P 组患者在麻醉诱导前行双侧 T_4～T_5 胸椎旁神经阻滞。分别记录胸椎旁神经阻滞后痛觉阻滞平面及术中麻醉药用量；记录术后疼痛视觉模拟评分（VAS）等。研究结果显示，与 N 组比较，P 组术中瑞芬太尼用量、术后 PCIA 单位时间用药量、气管拔管时间、ICU 滞留时间及术后恢复时间明显减少（$P<0.05$）；P 组 T1、T2 和 T3 时 VAS 评分明显降低，陈鹏等得出该结论：超声引导下胸椎旁神经阻滞对非体外循环冠状动脉旁路移植术患者具有超前镇痛的效果，可改善患者的预后。

本年度也有文章研究术后静脉用药对镇痛效果的影响。Liang 等[15]*通过系统回顾和 Meta 分析评估静脉注射对乙酰氨基酚在全膝关节和髋关节置换术后的镇痛效果。其在 PubMed、Embase、Web of Science、MEDLINE 和 Cochrane Library 等数据库系统地搜集关于"total knee replacement or arthroplasty""total hip replacement or arthroplasty""acetaminophen"和"pain management"等的相关研究，其中有4项研究包括865例患者满足入选标准，包括随机对照试验和非随机对照试验。经过 Meta 分析结果显示，与对照组相比，静脉注射对乙酰氨基酚在全膝关节和髋关节置换术后24 h、48 h 和72 h 的疼痛评分有显著性差异。该研究得出结论：静脉注射对乙酰氨基酚可减少全膝关节和髋关节置换术后患者的疼痛及阿片类药物的使用。

Peng 等[16]*研究阿片类药物联合右美托咪定用于术后患者静脉自控镇痛的有效性和安全性，并通过三序列分析来评估当前证据的稳定性，所用阿片类药物包括吗啡、芬太尼、舒芬太尼、羟考酮、曲马多、哌替啶等。在 MEDLINE、Embase 和 CENTRAL 等数据库检索相关文献，经过筛选排除，选择其中18项研究包括1 284例患者。研究的首要结果指标是术后疼痛强度、阿片类药物需求和镇痛药补救的必要性，次要结果指标是 PCA 相关不良反应和患者满意度。随机效应模型用于估计具有95% CI 的平均差异（MD）或相对风险（RR），采用 TSA 以检验证据是否可靠和显著。该研究得出结论：右美托咪定是术后阿片类药物——PCA 的有效佐剂，可减轻术后疼痛，减少阿片类药物需求和相关不良反应。

Zhao 等[17]采用双盲随机对照试验来研究氟比洛芬酯对超声引导下经阴道取卵患者的镇痛作用，以及其对患者妊娠率的影响。200例患者，氟比洛芬酯组（FA 组）和对照组各100例，在术前30 min 给予 FA 组患者氟比洛芬酯 1.5 mg/kg，随后两组患者术中均采用丙泊酚＋瑞芬太尼的全身麻醉。记录患者术后的疼痛评分、胚胎植入率和妊娠率，并检测卵母细胞卵泡液中的神经内分泌生物标志物和前列腺素 E_2 水平。该研究得出结论：在超声引导下经阴道取卵术患者术前给予氟比洛芬酯可减少患者术后疼痛，而不影响患者的临床妊娠率。

楼群兵等[18]探讨围术期多日低剂量氯胺酮输注是否能预防乳腺切除术后疼痛综合征。研究选择66例 ASA 分级Ⅰ或Ⅱ级拟行乳腺癌根治术患者，随机分为对照组（C组）和氯胺酮组（K组），K组患者术前一天上午10时接受氯胺酮0.5 mg/kg，用0.9%生理盐水稀释至250 ml，输注时间为1 h，连续应用7 d，手术当天麻醉诱导后输注。C组患者接受相同剂量的0.9%生理盐水，两组患者术中均采用全凭静脉麻醉，并使用自控静脉镇痛泵，患者要求额外镇痛时，可以给予舒芬太尼或酮咯酸。研究发现，K组患者 PACU 和术后4 h、24 h 及2~5 d 疼痛 VAS 评分及术后所需镇痛药物的消耗量明显低于对照组（$P<0.05$）；术后3个月、6个月乳房切除术后疼痛综合征（PMPS）的发生率、焦虑和抑郁评分明显降低（$P<0.05$）。研究认为，围术期连续多日低剂量氯胺酮注射可减少 PMPS 的发生，提供有效的术后镇痛。

Wang 等[19]将瑞芬太尼用于臀先露初产妇外倒转术镇痛，评估其安全性和有效性。将144名拟行外倒转术单臀先露初产妇纳入研究，随机分为试验组和对照组。在行外倒转术时，试验组给予瑞芬太尼 0.1 μg/（kg·min）持续泵注，必要时单次给予 0.1 μg/kg。对照组给予生理盐水。对比两组视觉模拟评分（VAS）、倒转成功率、产妇舒适性及不良事件发生率。结果显示，接受瑞芬太尼治疗的产妇疼痛程度更低，倒转成功率更高，同时产妇舒适性高，且不良事件发生率无明显变化。因此，该研究得出以下结论：瑞芬太尼用于胎头外倒转术可以缓解疼痛，提高倒转成功率和产妇舒适性，同时不增加临床风险，值得推广使用。

Zhou 等[20]探讨地佐辛超前镇痛在腹腔镜妇科手术术后镇痛的效果和安全性，共纳入390例 ASA Ⅰ或Ⅱ级择期行妇科腹腔镜手术的患者，随机分为3组，每组130例：A 组地佐辛 0.1 mg/kg，B 组地佐辛 0.15 mg/kg，C 组地佐辛 0.2 mg/kg，两组患者常规进行全身麻醉进行手术，在气管插管后、手术开始前15 min 静脉注射。研究结果显示，与 A 组比较，B 组和 C 组术后2 h、4 h、6 h、8 h、12 h、24 h VAS 评分明显降低（$P<0.001$），术后12 h C 组 VAS 评分明显低于 B 组，其他时间点两组 VAS 评分无显著差异（$P>0.05$），2 h、4 h、6 h Ramsay 评分 C 组明显低于 A 组、B 组（$P<0.05$），A 组与 B 组 Ramsay 评分无明显差异（$P>0.05$），三组 MMSE 评分和药物不良反应发生率无明显差异（$P>0.05$）。研究认为腹腔镜妇科手术患者，手术开始前15 min 静脉注射 0.15 mg/kg 地佐辛超前镇痛，可以提供安全有效的术后镇痛和镇静。

刘祥等[21]将右美托咪定用于全子宫切除术患者的术后镇痛中，观察右美托咪定是否能改善术后镇痛的效果。将40例年龄40~60岁、ASA Ⅰ或Ⅱ级、进行全子宫切除术的患者随机分成两组，A 组为舒芬太尼+地佐辛组，B 组为右美托咪定+舒芬太尼+地佐辛组。两组均进行常规全身麻醉，术后均给予患者自控镇痛（PCIA）。A 组舒芬太尼 2 μg/kg+地佐辛 10 mg+托烷司琼 5 mg，用0.9%生理盐水稀释至100 ml 入泵；B 组右美托咪定 100 μg+舒芬太尼 2 μg/kg+地佐辛 10 mg+托烷司琼 5 mg，用0.9%生理盐水稀释至100 ml 入泵。结果显示，右美托咪定联合舒芬太尼组各时点的 VAS 评分均小于舒芬太尼组，术后30 min、4 h 的 Ramsay 评分较高。两组不良反应发生率无显著差异。因此，该研究得出以下结论：右美托咪定联合舒芬太尼进行 PCIA 具有协同互补的优势，同时很好地消除患者术后紧张、焦虑的情绪，提高患者舒适度。

张立等[22]研究右美托咪定用于老年患者股骨头置换术后镇痛的效果和适合剂量。将拟行人工股骨头置换术的老年患者160例随机分成4组，每组40例。C组为对照组，PCIA药物为舒芬太尼1.5 μg/kg、托烷司琼5 mg，用生理盐水稀释到100 ml。D1组、D2组、D3组为试验组，PCIA药物除上述药物外加入不同剂量的右美托咪定。比较4组患者术后4 h、8 h、24 h的VAS评分、Ramsay镇静评分，记录术后追加镇痛药情况，发生恶心呕吐、低血压、心动过缓、呼吸抑制等不良反应发生情况。该研究得出以下结论：右美托咪定用于PCIA在老年患者股骨头置换术后可以增强舒芬太尼的镇痛效果，减少阿片类药物的不良反应；右美托咪定配伍舒芬太尼用于老年患者股骨头置换术后的最适剂量约为0.04 μg/（kg·h）。

在控制术后疼痛方面，除了神经阻滞和静脉用药之外，非药物因素也不可忽视。Chuang等[23]研究在急性疼痛治疗中非药物治疗联合静脉患者自控镇痛的效果。其中非药物干预主要通过医患交流改善项目的实施，包括接触、介绍、沟通、询问、反应和退出，简称为CICARE（connect, introduce, communicate, ask, respond, exit）。20~80岁、进行大手术且术后使用静脉患者自控镇痛（intravenous patient-controlled analgesia, IV-PCA）的患者被纳入此项研究。APS护士记录以下指标：患者的性格、吗啡用量、给药/需求比、IV-PCA不良反应、疼痛数字评分（numeric rating scale, NRS, 0~10分）。当NRS≥4分时，认为镇痛不足。患者在IV-PCA后自愿填写调查问卷，主要询问患者的疼痛控制情况和患者满意度，另外还有沟通技巧评分等。该研究得出以下结论：CICARE非药物干预能够改善急性疼痛处理的效果，提高患者满意度，但并不能减轻实际的疼痛。

Zheng等[24]讨论性别对不同临床疼痛相关因素的影响，并评价假设的干扰因素对性别差异的作用。研究筛选拟行骨科手术患者1 372例，共纳入890例。应用经验证的国际疼痛调查表评估性别在疼痛的严重程度、生理和心理的功能干扰，以及患者对手术后第1天护理的感受，评估干扰因素年龄、术前慢性疼痛、麻醉技术的使用和手术方式。本研究认为不同性别术后24 h疼痛的频率和强度、对心理和生理的干扰和阿片类药物的使用量有明显的区别，年龄和术前疼痛等因素影响术后严重疼痛性别差异，年龄>50岁的女性或术前合并慢性疼痛的女性术后常发生严重术后疼痛，可能需要多模式的疼痛治疗。

本年度有多篇文章报道对于急、慢性非手术疼痛的治疗。夏菊荣等[25]采用普瑞巴林联合超声引导下椎旁神经阻滞对带状疱疹后遗神经痛患者进行治疗。将疼痛门诊诊断为带状疱疹后遗神经痛的患者共计106例，随机分为两组，即普瑞巴林联合椎旁神经阻滞组（T组）和普瑞巴林组（C组），每组各53例。两组患者自纳入本研究起均口服普瑞巴林，每次75 mg，每日2次；T组患者依据患者疼痛部位确定椎旁阻滞神经根节段，于超声引导下精准定位后行椎旁神经阻滞，穿刺成功后注射0.2%罗哌卡因10 ml＋曲安奈德10 mg，每周治疗1次，持续治疗4周后间断2周，再进行4周治疗。记录两组患者治疗前（T0）、治疗后1周（T1）、治疗后2周（T2）、治疗后4周（T3）、治疗后6周（T4）、治疗后8周（T5）、治疗后12周（T6）的VAS评分及睡眠质量评分（quality of sleep, Qs）。该研究得出以下结论：普瑞巴林联合超声引导下椎旁神经阻滞能够有效缓解带状疱疹后遗神经痛患者疼痛，改善患者睡眠质量且安全性较高。

Zhao等[26]探讨带状疱疹患者脑脊液中炎症因子、神经因子的水平，以及与患者疼痛程度的相关性。50个带状疱疹后遗神经痛的患者被纳入研究，28位半侧面肌痉挛的患者被纳入对照组。所有患者脑脊液中炎症因子和神经因子水平用ELISA方法检测。与对照组相比，带状疱疹后遗神经痛的患者脑脊液中脑源性神经营养因子（BDNF）、神经生长因子（nerve growth factor，NGF）、神经营养因子-3（neurotrophin-3，NT-3）、神经营养因子-5（NT-5）、P因子（P substance）水平更低；而白介素-1β（IL-1β）的水平更高。在带状疱疹后遗神经痛的患者中，脑脊液BDNF水平与IL-8呈正相关；神经胶质细胞源性神经营养因子（GDNF）与IL-8正相关；没有发现炎性因子和神经因子与患者的疼痛视觉模拟评分（VAS）相关。该研究得出以下结论：带状疱疹后遗神经痛的患者BDNF、NGF、NT-3、NT-5水平更低，脑脊液中的神经营养因子与炎症因子水平呈正相关。

Cheng等[27]观察预先静脉注射利多卡因、氯胺酮或混合溶液对预防丙泊酚麻醉导致的注射痛的效果，研究将年龄5~12岁360例儿科患者随机分为6组：S组为对照组，L组为利多卡因组，L＋P组为利多卡因＋丙泊酚组，K组为氯胺酮组，K＋P组为氯胺酮＋丙泊酚组、M组为中长链丙泊酚组。当药物完全进入肘静脉后，关闭静脉通路。研究观察到VAS 4级评分显示各组注射痛发生率分别为S组78.3%，L组66.67%，L-P组51.66%，K组43.33%，K＋P组48.33%，M组45%。与S组比较，其他各组丙泊酚注射痛的发生率明显下降；L-P组、K组、K＋P组和M组患者各组间比较丙泊酚注射痛发生率无明显差异，与L组比较丙泊酚注射痛发生率明显下降。研究认为静脉注射丙泊酚前给予利多卡因、氯胺酮或混合溶液能减轻注射痛。

张社会等[28]*通过随机对照试验来研究超激光照射联合超声引导下胸椎旁神经阻滞治疗带状疱疹后遗神经痛的疗效。将胸部带状疱疹后遗神经痛（PHN）患者60例，随机分为激光组（20例）、阻滞组（20例）和联合组（20例）。以治疗前、首次治疗24 h后及治疗后2个月患者的疼痛程度（VAS评分）和VAS改善度（＞70%为显效，≥30%为好转，＜30%为无效）作为观察变量，结果显示，首次治疗24 h后和治疗后2个月联合组患者疼痛VAS评分显著优于激光组和阻滞组，且治疗后2个月联合组患者的临床疗效有效率（显效率－好转率）也明显高于激光组和阻滞组。因此，该研究的结论为：超激光照射联合超声引导下神经阻滞治疗PHN患者具有协同作用，其疗效明显优于单纯超激光照射或神经阻滞治疗。

Zheng等[29]*研究蛛网膜下腔药物输注系统用于治疗严重晚期癌痛的有效性及安全性。将53例口服药物治疗效果欠佳或接受其他方式治疗癌痛但不良反应严重的晚期癌痛患者纳入研究。患者被放置蛛网膜下腔导管，连接体外自控镇痛泵进行癌痛治疗，镇痛药物为吗啡－罗哌卡因混合液。放置导管前进行评估，之后每月随访一次直至患者死亡。结果显示，与使用蛛网膜下腔镇痛前相比，整个随访期间，患者疼痛程度较显著减低，综合毒性评分降低，全身阿片类药物使用量下降，生活质量核心评分升高。随访期间患者达到理想镇痛所需蛛网膜下腔吗啡用量随时间推移有所增加。未出现感染、导管相关或镇痛设备相关的并发症。该研究得出以下结论：蛛网膜下腔镇痛能较快缓解癌痛，改善患者生活质量，并且不良反应小，是治疗顽固性晚期癌痛的一种有效选择。

俞盛辉等[30]通过前瞻性临床对比研究观察在射频毁损术治疗三叉神经痛时，静脉滴注氢吗啡酮注射液联合丙泊酚注射液给予镇痛的的临床疗效及安全性。该研究将92例符合研究标准的原发性三叉神经痛患者随机分为对照组46例和试验组46例。其中，对照组给予5 mg/kg丙泊酚注射液（静脉滴注）-射频毁损术；试验组先给予氢吗啡酮注射液 20 mg/ml（静脉滴注）镇痛，15 min 后给予 5 mg/kg 丙泊酚注射液（静脉滴注）＋射频毁损术。然后比较两组患者三叉神经痛的治疗疗效、术中和术后的疼痛视觉模拟评分（VAS），以及药物不良反应的发生情况。因此该研究得出结论：氢吗啡酮注射液联合丙泊酚注射液和射频毁损术治疗三叉神经痛的临床疗效确切，能显著减轻患者术中和术后疼痛，且安全性较高。

贺显建等[31]研究神经阻滞联合加巴喷丁治疗原发性三叉神经痛的效果。该研究将 89 例原发性三叉神经痛患者随机分为卡马西平组（C 组）30 例，加巴喷丁组（G 组）30 例和神经阻滞联合加巴喷丁组（NG 组）29 例。观察 3 组治疗前和治疗后第 1、第 3、第 7、第 14、第 21 天的疼痛数字（NRS）评分，治疗前、治疗 3 周后疼痛发作频次和匹兹堡睡眠质量指数（PSQI）评分，以及治疗 7 d 后疼痛缓解率及不良反应发生情况等。该研究得出结论：神经阻滞联合加巴喷丁治疗原发性三叉神经痛效果优于单用加巴喷丁或卡马西平。

本年度部分文献报道了在控制疼痛方面，非阿片药临床应用的效果及不同的药物具有协同效应。Pei 等[32]*研究昂丹司琼减轻丙泊酚注射痛的有效性。通过搜索 PubMed、Cochrane Library 和中国知网（China National Knowledge Infrastructure，CNKI）3 个数据库中昂丹司琼减少丙泊酚注射痛的随机、对照研究，最终将 10 个随机、对照研究被纳入此项 Meta 分析，总共 782 例病例。Meta 分析显示：①与对照组相比，昂丹司琼能够减轻丙泊酚的注射痛；②与利多卡因减少丙泊酚注射痛的病例组相比，差异无统计学意义；③昂丹司琼减轻丙泊酚注射痛组与硫酸镁减轻丙泊酚注射痛组相比，差异无统计学意义；④与对照组相比，昂丹司琼组丙泊酚引起的中、重度注射痛的发生率明显降低。该研究得出以下结论：昂丹司琼能够有效减少丙泊酚的注射痛，其效果与硫酸镁和利多卡因相似。

Chen 等[33]*研究子宫切除术患者术后泵入右美托咪定对患者睡眠情况的影响。60 例 ASA 分级Ⅰ～Ⅱ级的子宫切除术的患者被纳入研究。C 组患者接受舒芬太尼泵入，D 组患者接受舒芬太尼和右美托咪定泵入。所有患者在术后的 3 个夜间都进行多导睡眠描记术（polysomnography，PSG），包括手术当天夜间（PSG1）、术后第 1 天夜间（PSG2）、术后第 2 天夜间（PSG2）。同时记录术后疼痛程度评分、镇静程度评分以及术后舒芬太尼的用量。该研究得出以下结论：右美托咪定不仅能够改善患者的术后镇痛情况，还能够改善患者术后的睡眠情况。

Fan 等[34]探讨全身麻醉术中应用右美托咪定是否使用预充量对患者术后镇痛的影响。该研究设计探索预先镇痛在这两组患者的效果。70 例进行全身麻醉腹部手术的患者被纳入该项研究，并被随机分为 3 组。第 1 组患者全身麻醉维持使用丙泊酚、瑞芬太尼和林格液（PRR）；第 2 组患者使用丙泊酚、瑞芬太尼和右美托咪定，并且使用右美托咪定预充量（PRDw）；第 3 组患者使用丙泊酚、瑞芬太尼和右美托咪定，不使用右美托咪定预充量（PRDo）。使用右美托咪定的两组患者术后即刻的 Romsay 镇静评分更高。与 PRR 组相比，使用右美托咪定的两组患者首次使用吗啡进行术后镇痛的时间明显延后，术后 24 h 吗啡用量明显减少。但使用右美托咪定的两组之间在各项参数上并没有明显的统计学差异。因此，该研究得出以下结论：全身麻醉术中应用右美托咪定预充量并不能改善术后吗啡镇痛效果。

Mang 等[35]采用 Meta 分析评估地塞米松应用于全膝关节或髋关节置换术疼痛治疗的有效性和安

全性，Mang J 等独立从 Embase、PubMed、ScienceDirect、Web of Science 和 Cochrane Library 检索相关研究。监测各研究之间的异质性，必要情况下，对随机效应模型进行数据聚合，二分类变量的结果以 95%CI 表示为风险差异。连续性变量应用 95%CI 的平均差或标准平均差进行评估。研究结果显示 4 个随机对照试验共包含 361 例患者，试验组为静脉注射或局部注射地塞米松，对照组为应用安慰剂或不用药。与对照组比较，试验组 12 h、24 h、38 h VAS 评分和应用阿片类药物的剂量明显降低。住院时间两组患者无明显差异。术后恶心呕吐的发生率试验组明显低于对照组。调查结果显示，地塞米松能减少全膝关节或全髋关节术后 1~48 h 术后疼痛和阿片类药物的应用。

Jiang 等[36]对普瑞巴林用于治疗脊柱术后疼痛的安全性和有效性进行 Meta 分析。通过检索 PubMed、EMBASE、Web of Science 及 Cochrane Library 数据库。将 10 项随机对照研究、535 名患者纳入 Meta 分析。Meta 分析结果显示，术前给予普瑞巴林可以降低术后 12 h、24 h 和 48 h 的静息视觉模拟评分（VAS），但对各时间点运动 VAS 无改善。普瑞巴林可以减少术后 24 h 及 48 h 吗啡累计使用量，减少恶心发生率。对嗜睡、头晕、头痛、视物模糊等不良反应的发生无影响。因此，该研究得出以下结论：脊柱手术术前使用普瑞巴林，可以减轻术后急性疼痛，降低恶心发生率。但需要更多的 RCT 研究来证实其有效性及最佳有效剂量。

Li 等[37]*探讨地塞米松作为佐剂用于罗哌卡因股神经阻滞，对膝关节置换术后局部炎性反应的影响。该研究将 60 例行择期膝关节置换术的患者随机分为两组，两组患者均在术前神经刺激仪定位下行单次股神经阻滞。对照组给予 0.5% 罗哌卡因 20 ml，试验组往 20 ml 0.5% 罗哌卡因中加入 1 μg/kg 地塞米松。术后给予连续股神经阻滞镇痛，镇痛时间为 48 h。两组对比内容包括术后 6 h、12 h、24 h、48 h 的静息与运动视觉模拟评分（VAS）以及膝关节引流液中 IL-6 和前列腺素 E_2 水平；术前及术后 12 h、24 h、48 h 膝关节周长；术后 24 h 引流量及心率、血压、血氧饱和度等。该研究得出以下结论：1 μg/kg 剂量的地塞米松用于罗哌卡因股神经阻滞，可以减轻局部炎性反应，并且可在膝关节置换术后获得更好的镇痛效果。

（王　庚　郑少强　郑媛芳　赵尧平　赵聪聪）

参考文献

[1]* 李刚, 张建欣. 超声引导下腰方肌阻滞对经腹直肠癌根治术后镇痛效果的影响. 临床麻醉学杂志, 201, 33（10）: 987-999.

[2]* Han B, Xu M. A comprehensive analysis of continuous epidural analgesia's effect on labor and neonates in maternal hypertensive disorder patients. Pregnancy hypertens, 2017,7:33-38.

[3]* Ge yeying, Liyong Y, Yuebo C, et al. Thoracic paravertebral block versus intravenous patient-controlled analgesia for pain treatment in patients with multiple rib fractures. J int Med Res, 2017, 46(5):2085-2091.

[4] 牟晓杰, 张鹏, 陈丽. 超声引导下股神经阻滞联合关节腔周围注射鸡尾酒对全膝关节置换术后疼痛效果的影响. 中国药物与临床杂志, 2017, 17（11）: 1635-1637.

[5]* 胡宇, 牟虹, 张莉, 等. 乳腺癌根治术中超声引导前锯肌平面阻滞对患者术后镇痛的临床评价. 中国医师

杂志，2017，19（11）：1692-1695.

[6] 张凯，邓迎杰，方锐，等. 肩胛上神经阻滞联合镇痛对肩关节镜下肩袖修复术镇痛效果观察. 临床药物治疗杂志，2017，15（7）：68-71.

[7] Ma J, Jiang Y, Tang S, et.al. Analgesic efficacy of ultrasound-guided subcostal transversus abdominis plane block. Medicine (Baltimore), 2017,96(10):e6309.

[8] Sun N, Wang S, Ma P, et al. Postoperative analgesia by a transversus abdominis plane block using different concentrations of ropivacaine for abdominal surgery: a Meta-analysis. Clin J Pain, 2017,33(9):853-863.

[9] 朱群芳. 舒芬太尼配伍罗哌卡因椎管内麻醉用于无痛分娩的临床效果观察. 中国妇幼保健，2017，32（22）：5559-5562.

[10]* 韩彬，王武涛，何爱萍. 超声引导下腰方肌阻滞或腹横肌平面阻滞联合舒芬太尼PCIA在阑尾切除术后镇痛中的比较. 临床麻醉学杂志，2017，33（10）：984-986.

[11] 马丹旭，任惠龙，芮燕，等. 超声引导下单次竖脊肌平面阻滞对胸腔镜下肺叶切除患者静脉自控镇痛效果的影响. 临床麻醉学杂志，2017，33（10）：965-967.

[12] 刘建龙，陈笑苗，徐辉，等. 探讨不同麻醉阻滞方式对股骨颈骨折患者椎管内麻醉前体位摆放时疼痛的影响. 浙江医学，2017，39（20）：1806-1808.

[13]* Che Lu, Lu X, Pei LJ. Efficacy and safety of a continuous wound catheter in open abdominal partial hepatectomy. Chin Med Sci J, 2017, 32(3):171-176.

[14]* 陈鹏，王鹏. 超声引导胸椎旁神经阻滞用于非体外循环冠脉旁路移植术患者超前镇痛的效果. 天津医科大学学报，2017，23（5）：453-455.

[15]* Liang L, Cai Y, Li A, et al. The efficiency of intravenous acetaminophen for pain control following total knee and hip arthroplasty: a systematic review and meta-analysis. Medicine (Baltimore), 2017, 96(46):e8586.

[16]* Peng K, Zhang J, Meng XW, et al. Optimization of postoperative intravenous patient-controlled analgesia with opioid-dexmedetomidine combinations: an updated Meta-analysis with trial sequential analysis of randomized controlled trials. Pain Physician, 2017, 20(7):569-596.

[17] Zhao H, Feng Y, Jiang Y, et al. Flurbiprofen axetil provides effective analgesia without changing the pregnancy rate in ultrasound-guided transvaginal oocyte retrieval: a double-blind randomized controlled trial. Anesth Analg, 2017,125(4):1269-1274.

[18] 楼群兵，南克，项芳芳，等. 围手术期多日低剂量氯胺酮输注对预防乳房切除术后疼痛综合征的影响. 中国医学杂志，2017，97（46）：3636-3641.

[19] Wang ZH, Yang Y, Xu GP, et al. Remifentanil analgesia during external cephalic version for breech presentation in nulliparous women at term: A randomized controlled trial. Medicine (Baltimore), 2017,96(11):e6256.

[20] Zhou M, Wang L, Wu C, et al. Efficacy and safety of different doses of dezocine for preemptive analgesia in gynecological laparoscopic surgeries: A prospective, double blind and randomized controlled clinical trial. Int J Surg, 2017, 37 (Suppl 1): 539-545.

[21] 刘祥，李蒙蒙. 右美托咪定复合舒芬太尼在全子宫切除术患者术后镇痛中的应用效果评价. 实用临床医药杂志，2017，21（19）：185-186.

[22] 张立，张树波，张小平. 右美托咪定应用于老年患者股骨头置换术后镇痛的效果观察. 中华老年医学杂志，2017，36（11）：1220-1223.

[23] Chuang CC, Lee CC, Wang LK,et al. An innovative nonpharmacological intervention combined with intravenous patient-controlled analgesia increased patient global improvement in pain and satisfaction after major surgery. Neuropsychiatr Dis Treat,2017,13:1033-1042.

[24] Zheng H, Schnable A, Yahiaoui-Doktor M,et al. Age and preoperative pain are major confounders for sex differences in postoperative pain outcome: a prospective database analysis. PLoS ONE, 2017, 12(6):e0178659.

[25] 夏菊荣，杜忠举. 普瑞巴林联合超声引导下椎旁神经阻滞对带状疱疹后遗神经痛治疗效果的临床研究. 中国医师杂志，2017，19（10）：1570-1572.

[26] Zhao W, Wang Y, Fang Q,et al. Changes in neurotrophic and inflammatory factors in the cerebrospinal fluid of patients with postherpetic neuralgia. Neurosci Lett,2017,637:108-113.

[27] Cheng D, Liu L, Hu Z,et al. Prevention of anesthesia-induced injection pain of propofol in pediatric anesthesia. Pak J Med Sci, 2017, 33(3):752-756

[28]* 张社会，左珊珊. 超激光照射联合超声引导下胸椎旁神经阻滞治疗带状疱疹后遗神经痛的疗效观察. 中华物理医学与康复杂志，2017，39（10）：783-784.

[29]* Zheng S, He L, Yang X, et al. Evaluation of intrathecal drug delivery system for intractable pain in advanced malignancies: a prospective cohort study. Medicine (Baltimore), 2017, 96 (11): e6354.

[30] 俞盛辉，丁力，胡建雷. 氢吗啡酮注射液联合丙泊酚注射液治疗三叉神经痛的临床研究. 中国临床药理学杂志，2017，33（20）：2023-2025.

[31] 贺显建，朱淑金，郭苏晋，等. 神经阻滞联合加巴喷丁治疗原发性三叉神经痛效果观察. 人民军医，2017，60（3）：257-259，271.

[32]* Pei S, Zhou C, Zhu Y,et al. Efficacy of ondansetron for the prevention of propofol injection pain: a meta-analysis. J Pain Res,2017,10:445-450.

[33]* Chen Z, Tang R, Zhang R,et al. Effects of dexmedetomidine administered for postoperative analgesia on sleep quality in patients undergoing abdominal hysterectomy. J Clin Anesth,2017,36:118-122.

[34] Fan W, Yang H, Sun Y,et al. Comparison of the pro-postoperative analgesia of intraoperative dexmedetomidine with and without loading dose following general anesthesia-a prospective, randomized, controlled clinical trial. Medicine,2017,96(7):e6106.

[35] Mang J, Li L. The efficiency and safety of dexamethasone for pain control in total joint arthroplasty a meta-analysis of randomized controlled trials. Medicine(Baltimor), 2017, 96(24) :e7126.

[36] Jiang HL, Huang S, Song J,et al. Preoperative use of pregabalin for acute pain in spine surgery: a meta-analysis of randomized controlled trials. Medicine (Baltimore), 2017, 96(11):e6129.

[37]* Li J, Wang H, Dong B,et al. Adding dexmedetomidine to ropivacaine for femoral nerve block inhibits local inflammatory response. Minerva Anestesiol,2017,83(6):590-597.

第八章　港澳台地区研究进展

本年度来自中国香港、澳门、台湾地区 PubMed 收录论文 114 篇，涉及临床操作、围术期器官保护、术后疼痛、静脉麻醉药等多个方面。整体上，港澳台地区研究无论是基础研究还是临床试验，更注重贴近临床实际问题，值得内地（大陆）学者借鉴。

一、基础研究

阿片类药物的应用推动现代麻醉学里程碑式的发展，但长时间使用阿片类药物，可引起药物耐受。Lin 等[1]在一项转化研究中发现，CXCL12/CXCR4 信号参与阿片类药物耐受机制。研究中通过比较阿片类药物耐受患者与非耐受患者脑脊液 CXCL12 表达差异性，随后设计动物模型。动物模型使用每天腹腔注射吗啡和连续蛛网膜下腔输注吗啡方式，通过检测大鼠尾弹开反射，滴定阿片类药物急性阵痛和发展为药物耐受的可能最大浓度（%MPE）。结果显示，阿片类药物耐受患者脑脊液 CXCL12 表达水平显著升高 [（892 pg/ml± 34 pg/ml，$n=27$） vs.（755 pg/ml±33 pg/ml，$n=10$）]。大鼠腰背部脊髓背角 mRNA 表达水平在蛛网膜下腔连续输注吗啡 2 d 和 5 d 均显著升高 [（3.2±0.7）倍，$P=0.016$；（3.4±0.3）倍，$P=0.003$]。在每天腹腔注射吗啡实验中，在第 1 次腹腔注射吗啡之前，连续 24 h 蛛网膜下腔输注 CXCL12 并不能降低吗啡第 1 天的阵痛作用，但会加速第 2 天的耐受 [最大镇痛效应百分比（MPE%）：49.5% vs. 88.1%，$P=0.000\ 3$]。在蛛网膜下腔持续共同输注吗啡实验中，CXCL12 加速耐受进程（第 1 天 MPE%：9.4% vs. 43.4%，$P<0.000\ 1$）。与 CXCL12 中和抗体共同输注时，阿片类药物耐受得到改善（第 1 天 MPE%：72.5% vs. 43.4%，$P<0.000\ 1$；第 2 天 MPE%：47.6% vs. 17.5%，$P<0.000\ 1$）。与受体激动剂 AMD3100 共同输注时，可在整个实验过程中持续协同吗啡的阵痛作用（第 5 天 MPE%：27.9%±4.1% vs. 0.9%±1.6%，$P=0.03$）。因此，Lin 等推断，CXCL12/CXCR4 通路参与阿片类药物耐受机制，干扰 CXCL12/CXCR4 通路对阿片类药物耐受具有潜在的治疗价值。

血小板在调节炎症反应，尤其输血反应过程中起着关键性的作用，目前机制尚不明确。Huang 等[2]将取自血库浓缩红细胞作为供体，行心脏手术患者全血及其洗涤血小板作为受体。供体浓缩红细胞用受体悬浮洗涤血小板稀释成浓度 1%、5%、10%（体积百分比）。血液分 3 组混合。M 组，交叉配血（$n=20$）；S 组，ABO 血型非交叉配血（$n=20$）；I 组，ABO 非兼容（既非 ABO 血型亦非交叉配血）混合（$n=20$）。流式细胞术检测结果显示，3 组血小板表面 CD40L 表达均显著升高（$P<0.001$），3 组之间无显著差异（$P=0.988$）。即每一组输血反应中，CD40L 表达均升高，说明红细胞表面抗原与血浆抗体之间的生化反应不会诱导 CD40L 的表达。

血管内皮细胞异常扩增是导致心血管疾病的病理生理基础。静脉麻醉药可直接抑制血管内皮细胞扩增，进而调节血压。Chang 等[3]研究发现，氯胺酮浓度依赖性抑制血小板源性生长因子 BB（PDGF-BB）介导的血管内皮细胞扩增，且不伴随细胞毒性和磷脂酰肌酶 3 激酶（PI3K），以及细胞外信号调节蛋白激酶受体（ERK）LY294002 和 PD98059。氯胺酮能够改善 PI3K、AKT 和 ERK1/2 磷酸化诱导的 PDGF-BB。冈田酸为选择性蛋白激酶（PP）2A 抑制剂，能够显著降低氯胺酮调节 PDGF-BB 介导的 PI3K、Akt 和 ERK1/2 磷酸化。一种转染蛋白激酶 2α（pp2α）siRNA 能显著降低 Akt 和 ERK1/2 磷酸化。3-甲基鞘磷脂（3-OME）为一种鞘磷脂酶抑制剂，能够显著抑制 ERK1/2 磷酸化。氯胺酮能够呈剂量依赖性抑制酪氨酸磷酸化和 PP2A 脱甲基作用。pp2α siRNA 能够降低氯胺酮激活的 PP2A 催化亚基（PP2A-C）活性。以上结果说明，氯胺酮能够抑制血管内皮细胞扩增，其机制是通过抑制 PI3K、Akt 和 ERK 磷酸化，激活 PP2A。因此，可考虑使用氯胺酮抑制血管内皮细胞扩增的机制，降低动脉粥样硬化进程。

血浆外泌体 miR-223 表达调节心脏手术体外循环过程中炎症反应。Poon 等[4]研究发现，血浆外泌体 miR-223 表达可调节心脏手术过程中体外循环引起的炎症反应。Poon 等在术前、转机前和转机后 2 h、4 h、24 h 时间点分别取患者（$n=21$）外周血，离心，检测。结果显示，血浆中 TNF-α 转机后表达水平较术前显著升高。血浆中 IL-8、IL-6 表达水平在转机后 4 h 达到峰值，但 24 h 出现下降。转机后 2 h（55.1%±8.3%）、4h（63.8%±10.1%）和 24h（83.5%±3.72%）收集血浆外泌体，均较转机前（42.8%±0.11%）显著增加。这些外泌体主要来自于血浆中红细胞和血小板。而且，血浆中外泌体 miR-223 在转机后表达水平较转机前显著升高。Poon 等进一步发现，转机后外泌体 miR-223 开始下调单核细胞 IL-6 和 NLRP3 表达。因此，Poon 等认为，血浆外泌体 miR-223 在心脏手术患者体外循环过程中表达升高，可能参与调节细胞间相互作用，下调炎症反应。

丙泊酚通过上调 Caveolin-3 改善高糖环境下 H9C2 细胞在缺氧条件下线粒体损伤和细胞死亡。Deng 等[5]将 H9C2 大鼠心肌细胞在高糖环境中，采用低氧和复氧处理。通过 ELISA 方法检测细胞活性、乳酸脱氢酶（LDH）、线粒体活性以及肌酸激酶同工酶（CK-MB）、肌钙蛋白 I（cTn I）、胞内腺苷三磷酸（ATP）。胞内氧化应激水平用 DCF-DA 荧光标记，线粒体依赖性凋亡通过线粒体膜电位和凋亡蛋白 caspase-3、caspase-9 表示。结果显示，高糖环境下的细胞无论是否经历低氧和复氧处理，均出现显著损伤、凋亡和氧化应激能力升高，表现在线粒体功能障碍和 Cav-3 蛋白表达升高。上述改变在低氧和复氧条件下严重程度更甚。丙泊酚（浓度在 12.5～50 μmol/L）能显著改善低氧和复氧损伤，表现在 Cav-3 表达增加，Akt 和 STAT3 蛋白激活，丙泊酚浓度为 50 μmol/L（P25）时表现最明显。β-甲基环糊精可通过破坏 Cav-3 逆转丙泊酚（P25）上述活性。Deng 等认为，丙泊酚通过上调糖尿病 Cav-3，改善线粒体损伤，提高线粒体生物学活性，保护心肌细胞免受低氧和复氧损伤。

二、临床研究

Wu 等[6]通过比较两种每搏量变异度（SVV）为基础的目标导向液体治疗，在幕上小脑肿瘤切除术的应用。将 80 例拟行幕上小脑肿瘤切除术的成年患者，按照每搏量变异度分为低 SVV 组和高 SVV 组。根据 SVV 界值决定是否使用胶体溶液。结果显示，低 SVV 组胶体溶液使用量[（869±404）ml *vs.*（569±453）ml，$P=0.0025$]、尿量（3.4±2.4）ml/（kg·h）*vs.*（2.5±1.7）ml/（kg·h），

$P=0.041\ 6$〕及平均心脏指数〔(3.2 ± 0.7) L/$(min\cdot m^2)$ vs. (2.8 ± 0.6) L/$(min\cdot m^2)$, $P=0.020\ 4$〕均显著高于高SVV组，而且ICU滞留时间〔(1.4 ± 0.7) d vs. (2.6 ± 3.3) d, $P=0.032\ 6$〕明显缩短。低SVV组术后神经学相关并发症显著减少（17.5% vs. 40%, $P=0.046\ 9$）。除此之外，低SVV组显著降低NSE、GFAP和术中乳酸水平，Barthel指数也明显高于高SVV组（$P<0.05$）。由此研究中认为，在小脑幕上肿瘤切除术中，与严格的液体方案相比，采用低SVV的目标导向液体治疗，患者更能够从中获益。

在临床操作方面，Chen等[7]通过一项前瞻性观察性研究比较胸科术后患者右侧颈内静脉导管相关性血栓。研究中采用多普勒超声技术，探测纳入的24例患者术前至拔除导管期间甲状软骨水平至锁骨上区域内血栓形成情况。结果显示，纳入患者术前均不存在血栓，但75%（18/24）患者术后在上述区域内出现血栓。血栓形成的危险因素与长时间麻醉、大出血和术后使用呼吸机存在相关性。因此，Chen等建议早期拔除深静脉导管可降低导管相关性血栓，避免导管相关性血栓造成的致命性并发症。那么选择左侧颈内静脉置管是否可以改善患者导管相关性并发症的发生呢？为此，Lin等[8]观察研究235例（117例左侧置管，118例右侧置管）癌症患者导管相关性血栓或堵塞发生率为4%（9/235）；时间方面，导管每留置1 000 d，导管相关性血栓或堵塞发生率为6.5%。左、右两侧发生率无显著差异（$P=0.333$），留置时间对导管相关性血栓或堵塞的影响无显著差异（$P=0.328$）。因此，导管相关性血栓或堵塞与导管是否放置在左侧无显著相关性。

过敏性休克是危及生命的系统性疾病，然而来自于亚洲人群的流行病学资料却很少。我国台湾学者Liu等[9]回顾性分析2005—2012年2 219例发生在台湾地区因过敏性休克住院的病例。2005—2012年间过敏性休克发生率为（12.71～13.23）/100万，低于包括美国在内的西方国家。过敏性休克死亡率为1.08%，其中24例死于药物导致的过敏性休克。发生过敏性休克病例中，18（0.81%）例在30 d内死亡，22（0.99%）例在2个月内死亡。过敏性休克发生率最高年龄段在70～79岁，但食物引起的过敏性休克与年龄无关。Liu等最终得出结论，药物引起的过敏性休克是住院患者过敏性休克死亡的主要原因，大多数过敏性休克发生在老年患者。女性过敏性休克死亡率低于男性，但没有统计学差异。

疼痛被称为"第五大生命体征"，它的存在一直困扰着人们的身心健康。为深入了解疼痛，Lien等[10]回顾性分析2000—2005年帕金森病肌肉骨骼痛发生情况。纳入490例50岁以上新发帕金森病患者，同时纳入相同时期1 960例不存在帕金森病患者。帕金森病组患者，数据跟踪至2007年。结果显示，帕金森病组肌肉骨骼痛发生率高于对照组（RR 1.31, 95% CI 1.09～1.58）。在年龄和性别分层中，帕金森病组肌肉骨骼痛危险度均较高，其中中年组校正风险比最高，其次是老年组。Lien等认为，帕金森病患者发生肌肉骨骼痛的风险显著增加，尤其是中年男性患者。临床医师应对此类患者提高警惕，考虑尽早干预。

ICU患者常需要长时间使用镇静药和镇痛药，Tse等[11]纳入33项研究（$n=2\ 016$）对长时间应用的药物进行药动学分析。纳入研究中，22项（67%）证据等级不高（4级）。长时间用药率中位数80%（IQR 66%～86%）。随时间推移，整体长时间用药率（78%, 95% CI 73%～83%）稳定（$P=0.38$）。与非坚持用药或非特异性用药研究（69%）相比，有3项研究（88%, $P<0.01$）、2项研究（83%, $P<0.01$）和1项研究（77%, $P=0.17$）坚持用药率较高。相对于重症患者药动学数据解释，如疾病严重程度（48%）、

器官功能障碍（36%）、肾移植治疗（32%）等报道较少。

Chen 等[12]比较 Disposcope® 可视喉镜与传统喉镜盲探在双腔气管导管在插管应用中的优劣。将54例（每组27例）拟行胸部手术患者随机分为两组，其中预计困难气道或可能存在插管困难（Mallampati 分级＞3，张口度＜2 cm，甲颏距＜6 cm）患者不纳入研究。两组患者分别使用 Disposcope® 可视喉镜或传统喉镜盲探插管，插管完成后，由一位不知情试验分组麻醉科医师通过听诊和使用纤维支气管镜的方法确定双腔气管导管位置是否正确（左侧），调整双腔气管导管至正确的深度。结果显示，Disposcope® 可视喉镜辅助组插管时间 [（18.6±2.5）s vs.（21.4±2.9）s，$P<0.001$]、定位时间（83.4±3.0）s vs.（93.9±5.7）s，$P<0.001$] 和总操作时间 [（130.7±6.1）s vs.（154.5±6.3）s，$P<0.001$] 均显著低于传统喉镜组。尽管 Disposcope® 可视喉镜辅助组插管成功率（100% vs. 92.6%）与传统喉镜组无显著差异，Disposcope® 可视喉镜辅助组放置于理想位置的成功率（88.9%）显著高于传统喉镜组（4.0%）。因此，Chen 等认为，Disposcope® 可视喉镜可显著提高双腔气管导管定位成功率，降低操作时间，可取代传统操作方法。

Tai 等[13]采用 Cox 回归模型分析 1 679 例肿瘤分期 I～III 级，在 2011 年 1 月至 2014 年 12 月行结直肠癌切除术患者，在 2016 年 8 月术后无瘤生存率和整体生存率。所有患者术中均接受芬太尼 1～2 μg/kg、丙泊酚 1～2 mg/kg、罗库溴铵 0.8 mg/kg 或顺式阿曲库铵 0.2 mg/kg 麻醉诱导，术中采用七氟烷 2%～3%（体积百分比）或地氟烷 6%～8%（体积百分比）混合氧气（40%～60%）。患者如果无硬膜外置管，术前给予 50 μg 芬太尼，术中根据麻醉科医师判断是否间断或连续给予芬太尼。如果患者术前行硬膜外穿刺，试验剂量用局部麻醉药（1.0% 或 2.0% 利多卡因）合并或不合并使用 50 μg 芬太尼，随后连续泵注局部麻醉药（0.25% 或 0.5% 布比卡因＋5 μg/ml 芬太尼），速度为 5～10 ml/h。多变量 Cox 回归分析显示，患者术后无瘤生存率（校正 RR 1.03，95% CI 0.89～1.19）和整体生存率（校正 RR 0.84，95% CI 0.64～1.09）与术中芬太尼的使用量不存在剂量相关性。将术中芬太尼的使用量，以 3.0 μg/kg 为界，进一步分为高剂量组和低剂量组，两组术后无瘤生存率（校正 RR 0.93，95% CI 0.74～1.17）和总体生存率（校正 RR 0.79，95% CI 0.52～1.19）仍无显著差异。因此，Tai 等推测，术中芬太尼的使用量与结直肠肿瘤患者术后无瘤生存率和总体生存率之间无显著影响。

Chang 等[14]进行一项 Meta 更新、深入分析多黏菌素 B 灌注对脓毒症患者死亡率的影响。Chang 等以 "PMX" 或 "多黏菌素 B 灌注" 和 "脓毒症休克" 为关键词，检索 Pubmed、Embase、Cochrane Library 数据库中多黏菌素 B 灌注与死亡率关系的相关文献，数据库更新至 2016 年 5 月。将纳入的研究根据患者死亡率高低进一步分为 3 个亚组，低风险组（死亡率＜30%）、中风险组（死亡率 30%～60%）、高风险组（死亡率＞60%）。分析结果如下，纳入 17 篇文献，脓毒症整体死亡率分析中，多黏菌素 B 灌注可显著降低脓毒症患者死亡率（RR 0.81，95% CI 0.70～0.95，$P=0.007$）。对疾病严重程度进行亚组分析，中风险（RR 0.84，95% CI 0.77～0.92）和高风险（RR 0.64，95% CI 0.52～0.78）疾病死亡率显著下降，但低风险（RR 1.278，95% CI 0.888～1.839）反而增加。采用非线性 Meta 回归分析显示，基线死亡率与死亡率风险降低值几乎相反。研究中最终得出结论，多黏菌素 B 灌注可显著降低重度脓毒症或脓毒症休克患者死亡率。

Ngan Kee[15]纳入 180 例拟行剖宫产手术产妇，麻醉穿刺完成后，血压监测间隔时间为 1 min，低血压定义为收缩压下降超过基础值 20%，出现低血压后立即静脉给予试验药物，并用 1 ml 生理盐水冲管。如果产妇在子宫切开之前未出现低血压，则该例患者被剔除研究，其随机号则可被重复使用。将去甲肾上腺素按照 4 μg、5 μg、6 μg、8 μg、10 μg、12 μg 分为 6 个剂量组，去氧肾上腺素按照 60 μg、80 μg、100 μg、120 μg、160 μg、200 μg 分为 6 个剂量组。椎管内麻醉后给予单剂量去甲肾上腺素或去氧肾上腺素，处理最初阶段的低血压。给予试验药物完成后，停止血压循环监测，待给药 60 s 后开始测血压。以收缩压恢复至基线百分比作为药物反应指标。测量血压反应完成后，该例试验即结束。使用非线性回归描记四参数剂量－反应曲线。结果显示，ED_{50} 估计值去甲肾上腺素 10（95% CI 6～17）μg 和去氧肾上腺素 137（95% CI 79～236）μg。该两种药估计相对效价强度比值 13.1（95% CI 10.4～15.8）μg。去氧肾上腺素 100 μg 效价约等于去甲肾上腺素 8（95% CI 6～10）μg。

（胡宝吉　薄禄龙）

参考文献

[1] Lin CP, Kang KH, Tu H, et al. CXCL12/CXCR4 signaling contributes to the pathogenesis of opioid tolerance: a translational study. Anesth Analg, 2017. 124(3): p. 972-979.

[2] Huang GS, Hu MH, Lin TC, et al. Blood mixing upregulates platelet membrane-bound CD40 ligand expression in vitro independent of Abo compatibility. Shock, 201,50(3):301-307.

[3] Chang Y, Li JY, Jayakumar T, et al. Ketamine, a clinically used anesthetic, inhibits vascular smooth muscle cell proliferation via PP2A-activated PI3K/Akt/ERK inhibition. Mol Sci, 2017. 18(12).doi: 10.3390/ijms18122545.

[4] Poon KS, Palanisamy K, Chang SS, et al. Plasma exosomal miR-223 expression regulates inflammatory responses during cardiac surgery with cardiopulmonary bypass. Sci Rep, 2017, 7(1): 10807.

[5] Deng F, Wang S, Zhang L, et al. Propofol through upregulating caveolin-3 attenuates post-hypoxic mitochondrial damage and cell death in H9C2 cardiomyocytes during hyperglycemia. Cell Physiol Biochem, 2017, 44(1): 279-292.

[6] Wu CY, Lin YS, Tseng HM, et al. Comparison of two stroke volume variation-based goal-directed fluid therapies for supratentorial brain tumour resection: a randomized controlled trial. Br J Anaesth, 2017. 119(5): 934-942.

[7] Chen PT, Chang KC, Hu KL, et al. Catheter-related right internal jugular vein thrombosis after chest surgery. Br J Anaesth, 2017. 119(2): 192-199.

[8] Lin WY, Lin CP, Hsu CH, et al. Right or left? Side selection for a totally implantable vascular access device: a randomised observational study. Br J Cancer, 2017. 117(7): 932-937.

[9] Liu FC, Chiou HJ, Kuo CF, et al. Epidemiology of anaphylactic shock and its related mortality in hospital patients in Taiwan: a nationwide population-based study. Shock, 2017. 48(5): 525-531.

[10] Lien WH, Lien WC, Kuan TS, et al. Parkinson disease and musculoskeletal pain: an 8-year population-based cohort study. Pain, 2017. 158(7): 1234-1240.

[11] Tse AH, Ling L, Joynt GM, et al. Prolonged infusion of sedatives and analgesics in adult intensive care patients: a systematic review of pharmacokinetic data reporting and quality of evidence. Pharmacol Res, 2017. 117: 156-165.

[12] Chen PT, Ting CK, Lee MY, et al. A randomised trial comparing real-time double-lumen endobronchial tube placement

with the Disposcope® with conventional blind placement. Anaesthesia, 2017, 72(9): 1097-1106.

[13] Tai YH, Wu HL, Chang WK, et al. Intraoperative fentanyl consumption does not impact cancer recurrence or overall survival after curative colorectal cancer resection. Sci Rep, 2017. 7(1): 10816.

[14] Chang T, Tu YK, Lee CT, et al. Effects of polymyxin b hemoperfusion on mortality in patients with severe sepsis and septic shock: a systemic review, meta-analysis update, and disease severity subgroup meta-analysis. Crit Care Med, 2017. 45(8): e858-e864.

[15] Ngan Kee. A random-allocation graded dose-response study of norepinephrine and phenylephrine for treating hypotension during spinal anesthesia for cesarean delivery. Anesthesiology, 2017. 127(6): 934-941.

第九章　其他研究进展

一、临床研究

术后谵妄是临床研究的热点。空气污染对手术患者术后谵妄有何影响？Che 等[1]收集 26 个主要城市在 2014 年 1 月 1 日至 2015 年 12 月 31 日的电子住院病历。通过条件 Logistic 回归探讨围术期颗粒物质（PM）暴露与谵妄的关系。A 组中总计 559 例手术患者出现谵妄。手术当天 PM 2.5 和二氧化硫（SO_2）均为负面影响，PM 2.5（47.5 μg/m³）和 SO_2（22.2 μg/m³）的四分位数范围（IQR）分别与 8.79%（95% CI 0.01%～18.47%，$P<0.05$）和 16.83%（95% CI 0.10%～36.35%，$P<0.05$）的谵妄发病率显著相关。术前不同时间的 PM 对围术期无明显影响。结果表明在住院治疗期间，在手术当天短期暴露于环境空气的 PM 增加谵妄的发生率。

能否预测患者术后谵妄的风险？Guo 等[2]*对 209 例老年拟进行半髋关节置换术的患者进行研究。手术当日上午 7 时采集空腹外周静脉血，建立血清标本库进行分析。术后第 3 天，采用混乱评估法（中文版）对患者进行每日 2 次的评估。43 例患者被诊断为术后谵妄，纳入术后谵妄组。同时，根据年龄、性别、体重指数，选择 43 例无术后谵妄的患者进行配对，组成对照组。用气相色谱－飞行时间质谱法和高效液相色谱－四极杆飞行时间质谱法对两组血清样品进行分析。鉴定出与术后谵妄风险增加相关的 4 种代谢物为 S-甲基半胱氨酸、亚麻酸、二十碳五烯酸和亚油酸。

关于预防患者术后谵妄的方法，Xin 等[3]*对 120 名接受髋关节手术的老年患者进行研究，生理盐水组患者预先注射等渗盐水 4 ml/kg，高渗盐水组患者预先注射 7.5% 的高渗盐水 4 ml/kg。所有患者都施行全身麻醉。检测血中炎症因子 IL-1β、IL-6、IL-10 和 TNF-α 以及神经损伤因子 S100β 的浓度，检测外周静脉血单核细胞数量，用护理谵妄筛选量表（Nu-DESC）评估术后 1～3 d 的认知功能。多变量 Logistic 回归分析显示麻醉前给予高渗盐水与术后谵妄低风险（OR 0.13，95% CI 0.04～0.41，$P=0.001$）和 $CD14^+CD16^+$ 单核细胞的减少相关（$β = -0.61$，95% CI -0.74～-0.48，$P = 0.000$）。以高渗盐水和 $CD14^+CD16^+$ 单核细胞为自变量，谵妄为因变量，当考虑 $CD14^+CD16^+$ 单核细胞时，高渗盐水对谵妄发生率的影响下降（OR 0.86，95% CI 0.14～5.33，$P=0.874$），TNF-α 与术后谵妄显著相关（OR 1.10，95% CI 1.05～1.16，$P=0.000$），而 IL-1β、IL-6、IL-10 和 S100β 与术后谵妄没有显著的相关性。研究认为，高渗盐水可能抑制单核细胞分泌炎症因子，预防老年患者发生术后谵妄。

俯卧位增加腹内压降低肺顺应性，Ni 等[4]选取 37 例成年患者，分为 2 组：正常体重组（19 例，BMI 18.5～24.9 kg/m²），超重组（18 例，BMI ≥25 kg/m²）。全身麻醉后，患者又分为 2 组，一组使用 Jackson 手术台，一组使用普通手术台，均摆俯卧位。记录患者术中腹内压、气道压峰值（PAP），肺动态顺应性（Cdyn）和氧合指数。与使用Jackson手术台组相比，当使用普通手术台时，超重组气道压峰值明显升高，肺顺应性明显降低。使用Jackson手术台时患者氧合指数明显升高，腹内压明显下降。在俯卧位腰椎手术中，氧合指数和体重指数呈负相关，腹内压与体重指数呈正相关。研究认为，在使用Jackson手术台时，全身麻醉诱导，患者由仰卧位转换为俯卧位后，氧合指数明显上升和腹内压明显下降（与使用普通手术台相比）。因此，患者体重指数和使用手术台类型与氧合指数和腹内压密切相关；与使用普通手术台相比，超重患者在使用Jackson手术台时腹内压下降尤为显著。

全身麻醉患者术中有压力性损伤（pressure injury，PI）的风险，Chen等[5]回顾性分析某医院2015年10月至2016年10月期间803例肝胆切除术患者的临床资料。发现在接受肝胆大部分切除术的患者中，术后即时，术后第1天、第2天的PI患病率分别是19.8%、4.9%和4.1%。胰十二指肠切除术（OR 3.957，95% CI 2.145～7.302，$P<0.001$）、开放性手术（OR 2.917，95% CI 1.558～5.463，$P=0.001$）、手术时长（增加PI风险的手术时间为197 min，OR 1.004，95% CI 1.002～1.006，$P=0.001$）以及术中低血压（OR 1.022，95% CI 1.005～1.039，$P=0.010$）均增加发生PI的风险。

颈围/切牙间距比例能否预测插管困难，Han等[6]收集213例20～70岁的全身麻醉下行颈椎手术的患者。术前评估指标包括切牙间距（IIG）、甲颏距离（TMD）、颈围/切牙间距比例（RNIIG）、颈围/甲颏距离比例（RNTMD）和改良的Mallampati分级（MMT）。采用Cormack-Lehane分级法评估喉镜暴露困难。喉镜暴露困难发生率为16.4%。单变量分析显示喉镜暴露困难的相关变量为男性、年龄增加、体重、颈围（NC）、颈围/切牙间距比例（RNIIG）、颈围/甲颏距离比例、切牙间距和甲颏距离缩短、Mallamptti 3级和4级。二元多变量Logistic回归分析确定只有一个独立因素和喉镜暴露困难相关，即颈围/切牙间距比例（RNIIG）。RNIIG的比值是1.932（95%CI 1.504～2.482）。RNIIG（≥9.5）表现出最大的曲线下面积（0.80，95%CI 0.73～0.86），最高敏感性（88.6%，95%CI 78.1%～99.1%）和阴性预测值（96.6%，95%CI 94.0%～99.2%）。研究认为，颈围/切牙间距比例RNIIG有比较好的预测喉镜暴露困难的能力。

产妇行蛛网膜下腔阻滞后发生低血压有两个原因：①妊娠子宫压迫动、静脉；②蛛网膜下腔阻滞阻断交感神经舒张血管。Xu等[7]研究足趾灌注指数是否能预测蛛网膜下腔阻滞下行剖产术产妇的低血压发生率和反映妊娠子宫对腹腔动、静脉的压迫。共入选100例接受择期行宫产术的产妇。足趾灌注指数基线和蛛网膜下腔阻滞后低血压发生率用受试者工作曲线面积测量，比较左、右趾的灌注指数。左、右趾灌注指数工作曲线面积分别为0.81（95% CI 0.71～0.88）和0.76（95% CI 0.66～0.84）。蛛网膜下腔阻滞后，发生低血压的产妇足趾灌注指数没有改变，但在未发生低血压的产妇中足趾灌注指数显著升高。研究认为，足趾灌注基线与剖宫产时蛛网膜下腔阻滞后低血压的发生率呈负相关。持续监测足趾灌注指数有助于预测蛛网膜下腔阻滞后低血压的发生，也能反映妊娠子宫压迫动、静脉的程度。

怎么评估术前焦虑？Cao等[8]建立一个简单的视觉面部焦虑量表（VFAS）来评估急性术前焦虑。VFAS由11个类似风格的简笔画组成，反映不同类型的面部表情。通过斯皮尔曼相关和频率分析，最终确定的表情与焦虑对应关系是：A0对应无焦虑，A1对应轻度焦虑，A5对应轻、中度焦虑，A7对应中度焦虑，A8对应中、高度焦虑，A10对应高度焦虑。研究认为，VFAS是评估急性焦虑严重程度（状态）的有效工具，在日常临床工作中简单易行。

氯胺酮具有快速抗抑郁作用，Fan 等[9]将 42 例新诊断癌症患者纳入研究，随机分为两组：氯胺酮组和咪达唑仑组。两组患者分别接受亚麻醉剂量的盐酸消旋氯胺酮或咪达唑仑。自杀观念评分由贝克量表评定，自杀倾向部分由 Montgomery-Asberg 抑郁量表评定，氯胺酮组在第 1 天和第 3 天的评分均显著低于咪达唑仑组。而且，在氯胺酮治疗的第 1 天，Montgomery-Asberg 抑郁量表评分提示氯胺酮组患者整体抑郁水平得到缓解。研究认为，氯胺酮改善新诊断癌症患者的急性抑郁和自杀倾向。

如何减少小儿对静脉置管的反应，Xie 等[10]对 106 名年龄 2~5 岁择期行眼科手术的小儿患者进行研究，均鼻内接受右美托咪定镇静，剂量为 2 μg/kg、容量为 20 μl/kg。将患儿随机分为注射器组和黏膜喷雾装置组，分别使用注射器滴鼻及黏膜喷雾装置喷鼻。主要研究终点为鼻内给右美托咪定后 30 min，通过 FLACC 评分法（面部表情、腿部活动、躯体活动、哭闹和可安慰性）评估对外周静脉置管的反应。次要研究终点包括鼻内给药的接受程度、镇静起效时间、静脉穿刺次数以及术前停留区发生的任何不良事件。结果：鼻黏膜喷雾组 FLACC 评分低于注射器滴鼻组（$P=0.021$）。鼻内给药的接受程度两组具有可比性（$P>0.05$）。镇静起效时间、静脉穿刺 2 次及更多的发生率两组间差异无统计学意义（$P>0.05$）。两组使用右美托咪定后所有患儿均未出现需要干预的心率下降以及没有患儿出现呼吸抑制。研究认为，与滴鼻比较，右美托咪定喷鼻镇静减少小儿对静脉置管的反应。

术后镇痛是否改善动脉内皮功能，Wu 等[11]对 160 例腹腔镜胆囊切除术的患者进行研究，患者被随机分为两组，在手术后用曲马多镇痛药或盐水（安慰剂）治疗。在术前第 1 天（基线）和术后 2 h、第 1 天和第 5 天，用视觉模拟评分（VAS）评估疼痛，并用 B 型超声检测臂内皮依赖性血流介导的扩张（FMD）和硝酸甘油引起的扩张。与其他 3 个时间点相比，术后 2 h 两组 FMD 明显降低（$P\leq0.005$），而 VAS 显著升高（$P<0.05$）。曲马多组患者术后 2 h 和第 1 天的 VAS 值与安慰剂组相比显著降低，FMD 明显升高于术后 2 h（6.7%±1.5% vs. 6.0%±1.7%，$P=0.001$）和第 1 天（7.3%±1.3% vs. 6.9%±1.4%，$P=0.03$）。VAS 评分<5 与术后 FMD≥7（OR 2.5，95% CI 1.0~6.0，$P=0.047$）独立相关。向后多元线性回归分析显示，FMD 与年龄和 VAS 评分独立相关（$B=-1.403$，$P=0.011$；$B=-0.579$，$P=0.003$）。硝酸甘油引起的扩张反应在基线时和所有术后时间点在所有患者中均保持稳定。研究认为，术后镇痛可以改善非心脏手术后的动脉内皮功能，可能有助于预防术后心肌损伤。

积极的疼痛管理意向是有效治疗疼痛的重要影响因素，Fang 等[12]对 512 名进行临床轮转的护理学生进行疼痛管理问卷调查，发现中国护理学生对疼痛管理显示出消极的态度及行为意向。学校的教育水平和以前的疼痛管理训练对疼痛管理意向有很大的影响。研究认为，中国的医院和大学应该改进教育和加强疼痛管理训练，以改善护理学生在疼痛管理方面的能力。

术中心搏骤停（intraoperative cardiac arrest，IOCA）的发生率、发生的潜在原因以及复苏失败的危险因素有哪些？Han 等[13]回顾 2005—2014 年发生术中心搏骤停患者的病历资料，并对比分析复苏成功和复苏失败患者的一般情况。在此期间，142 853 例行肿瘤外科手术的患者中有 15 例发生 IOCA，其即刻生存率为 60%，最终的医院生存率为 46.7%。2010—2014 年 IOCA 的发生率比 2005—2009 年降低（$P<0.05$）。影响 IOCA 复苏成功率的危险因素包括 ASA 分级≥Ⅲ级（$P<0.05$）、术前心动过速（心率≥100 次/分钟，$P<0.05$），麻醉方法对复苏结果并无影响。在肿瘤外科手术麻醉患者中，IOCA 发生率为 1.05/10 000。IOCA 总体死亡率为 0.56/10 000。IOCA 发生率在 10 年间呈下降趋势。

二、基础研究

术后认知功能障碍是研究热点。Zheng 等[14]研究 P2X7 受体在术后神经炎症反应和认知功能障碍中的作用。敲除 C57BL/6J 或 P2X7 受体的 8 周龄雄性小鼠分别在 1.8% 异氟烷、2.5% 七氟烷和 10% 地氟烷麻醉下接受右侧颈动脉暴露手术。术后 2 周对小鼠进行巴恩斯迷宫和条件性恐惧实验的测试。在术后 6 h、24 h、7 d 分别取小鼠海马进行免疫组化染色和蛋白印迹检测。结果发现，巴恩斯迷宫训练 1 d 或 8 d 后，接受异氟烷、七氟烷或地氟烷麻醉的小鼠识别目标盒的时间比对照组小鼠长。受异氟烷或七氟烷麻醉的小鼠在条件性恐惧实验中不动时间比对照组少，而接受地氟烷麻醉的小鼠未观察到该现象。接受手术与麻醉的小鼠海马中钙离子结合分子 1 和 IL-1β 均增加，但地氟烷麻醉的小鼠比异氟烷麻醉的小鼠增加幅度小。术后的小鼠 P2X7 受体及其下游分子半胱天冬酶 1 均增加。抑制或敲除 P2X7 受体减轻手术和麻醉诱导的神经炎症反应和认知功能的损害。研究认为，与异氟烷相比，地氟烷减少神经炎症反应和认知功能损害。P2X7 受体可介导术后的神经炎症反应和认知功能障碍。

Wang 等[15]研究磷酸二酯酶-4（PDE4）在神经炎症反应中的作用。选择雄性 14 个月大的 C57BL/6 小鼠，暴露颈动脉建立 POCD 模型。采用 Morris 水迷宫（MWM）和条件性恐惧实验（FCS）评估小鼠术后认知功能，同时，检测小鼠 PDE4 亚型、促炎性细胞因子、p-CREB 和 PSD95 的表达情况以及 cAMP 的水平。然后，使用咯利普兰 PDE4 抑制剂对 PDE4 的作用进行阻断。再次检测小鼠认知功能、PDE4 亚型、促炎细胞因子、p-CREB 和 PSD95 的表达情况及 cAMP 水平。术后小鼠表现出学习和记忆的损害，PDE4B 和 PDE4D 过度表达，促炎细胞因子升高，p-CREB、PSD95 表达减少，cAMP 水平降低。使用咯利普兰阻断 PDE4 后，海马组织中 PDE4B 和 PDE4D 的表达均下降。与此同时，咯利普兰减轻手术引起的认知损害，抑制促炎性细胞因子的升高，而且逆转 p-CREB、PSD95 的减少。研究认为，PDE4 亚型的过度表达可能参与手术诱导的小鼠认知功能障碍。

Xu 等[16]*研究星形胶质细胞来源的 CCL2 是否通过诱导小胶质细胞的活化参与手术诱发的意识障碍和神经炎症。发现胫骨骨折手术导致活化的星形胶质细胞中 CCL2 上调，增加活化的小胶质细胞的 CCR2 表达，诱发学习和记忆的损害。侧脑室预注射 CCR2 拮抗剂 RS504393 可抑制小胶质细胞活化、M1 标记物（TNF-α、IL-1β 和 CD86）极化和炎性细胞因子表达，减少神经损伤和死亡。RS504393 抑制星形胶质细胞 CCL2 的上调和活化的小胶质细胞 CCR2 的表达，从而改善认知功能。研究认为，在中枢神经系统炎症中 CCL2-CCR2 信号通路参与星形胶质细胞介导的小胶质细胞活化过程，干扰 CCL2 信号传导通路对于治疗 POCD 具有潜在的应用价值。

麻醉对发育中的大脑可能产生毒性作用，Gui 等[17]*将出生 7 d 的 SD 大鼠暴露于 3% 的七氟烷 2 h，同时行或不行右侧颈总动脉暴露。在颈动脉暴露前 30 min 以及暴露后 6 h 给予大鼠抗炎药吡咯烷二硫氨基甲酸酯（PDTC）。在七氟烷暴露结束时给予大鼠抗胶质细胞源性神经营养因子的抗体或胶质细胞源性神经营养因子（GDNF）。通过巴恩斯迷宫和恐惧条件反射的评估发现麻醉手术导致学习记忆功能的损害。麻醉手术诱发神经炎症，降低 GDNF 水平［(对照组（10.6±0.6）pg/mg＞麻醉手术组（7.7±0.4）pg/mg，$n=17$，$P=0.007$］以及海马的神经发生。PDTC 则抑制这种手术效应［麻醉手术＋

PDTC 组 GDNF（9.7±0.6）pg/mg，n=17，P=0.763］。侧脑室注射抗 GDNF 抗体诱导对照组学习记忆功能障碍，而侧脑室注射 GDNF 减轻麻醉手术后学习记忆功能障碍。研究认为，麻醉手术诱导新生大鼠发生神经炎症，继而降低 GDNF 水平和减少海马神经发生，导致认知功能障碍。GDNF 的减少在麻醉手术诱发认知功能障碍的机制中扮演重要角色。

后期促进复合物/周期体（anaphase-promoting complex/cyclosome，APC/C）及其共激活剂 Cdh1 是 E3 泛蛋白连接酶，在调节神经元生存、突触发育和哺乳动物学习和记忆中起重要作用。Li 等[18]将出生后 7 d（P7）大鼠幼鼠和原代海马神经元暴露于 2% 异氟烷 6 h，用末端脱氧核苷酸转移酶原位末端标记法（TUNEL）检测神经元凋亡，免疫印迹法（Western blotting）检测细胞凋亡相关蛋白的表达（cleaved caspase-3、Bax 和 Bcl-2）。海马组织中 Cdh1 水平在异氟烷诱导的神经细胞凋亡过程中下调。在异氟烷处理前通过慢病毒 Cdh1 转染，提高 Cdh1 水平，能减少异氟烷诱导神经元凋亡。此外，双侧海马 Cdh1 的过表达能够减弱异氟烷暴露后引起的长期认知损伤。研究认为，Cdh1 是预防异氟烷诱发的发育性神经毒性的一个重要靶标。

Li 等[19]研究促红细胞生成素（EPO）能否治疗七氟烷所致神经毒性。培养原代大鼠皮质神经元细胞并暴露于七氟烷，通过检测裂解的半胱天冬酶-1、半胱天冬酶-3、Nrf 2、Bach1、总 Erk1/2 和磷酸化 Erk1/2 来评估神经元细胞。发现七氟烷增加原代大鼠皮质神经元细胞的凋亡、死亡、损伤，升高 MDA（n=9，P＜0.05），降低细胞活力（n=9，P＜0.05），下调 SOD（n=9，P＜0.05）。给予 EPO 可部分缓解七氟烷引起的神经毒性（n=9，P＜0.05），同时增加 Nrf 2 mRNA 和 Nrf 2/Bach1 的表达比率（n=9，P＜0.05）。给予 PD98059 抑制 Erk1/2 磷酸化作用，发现促红细胞生成素的保护作用被逆转（n=9，P＜0.05）。研究认为，促红细胞生成素能减少七氟烷引起的神经元死亡和凋亡，其保护作用与 ERK1/2-Nrf 2/Bach1 信号通路有关。

关于焦虑和抑郁，Li 等[20]运用慢病毒载体调控大鼠海马齿状回高表达转运蛋白，分别采用蛋白质免疫印迹实验和酶联免疫吸附测定法检测海马组织的转运蛋白和异孕（甾）烷醇酮的表达浓度（双侧注射部位直径为 3 mm）。结果表明，微量注射 LV-TSPO 可显著提高海马表达转运蛋白和异丙肾上腺素的浓度，大鼠海马齿状回的转运蛋白过度表达产生显著的抗焦虑和抗抑郁样行为效应。腹腔内注射转运蛋白拮抗剂 PK11195（3 mg/kg）和 5α-还原酶抑制剂非那雄胺（5 mg/kg）完全阻断这些作用。同时，PK11195 和非那雄胺可逆转异孕（甾）烷醇酮的过表达；此外，前两者药物对转运蛋白的表达没有影响。研究认为，转运蛋白在海马齿状回中的过度表达产生抗焦虑和抗抑郁样行为效应，是一种潜在的抗焦虑和抗抑郁治疗靶点。

Liu 等[21]研究中脑边缘奖赏回路中抑郁和痛觉的特定投射的调节机制。采用电生理技术及药理学方法和行为学测试中脑腹侧被盖区的多巴胺神经元特异突起，探讨该突起在调节慢性不可预测轻度应激（CMS）大鼠的抑郁样和痛觉感觉行为作用。证明 CMS 降低中脑腹侧被盖区投射到中额前皮质的放电活性，但给予吗啡微注射的 CMS 大鼠中脑腹侧被盖区投射到伏隔核或到多巴胺神经元放电活性增加。行为学结果表明 25.5 ng/0.15 μl 吗啡微注射中脑腹侧被盖区可缓解抑郁样行为，然而，却伴随着热痛觉过敏。吗啡微注射腹侧被盖区缓解 CMS 大鼠抑郁样行为的效应，可以通过阻断脑源性神经营养因子（BDNF）信号通路而阻止。在中额前皮质而不是伏隔核区给予外源性 BDNF，可以模仿出吗啡微注射腹侧被盖区缓解 CMS 大鼠抑郁样行为的效应。吗啡注射 CMS 大鼠激动中脑腹侧被盖区多巴胺神经元诱发的痛觉敏感性反应，可以通过阻断 BDNF 信号通路而阻止。在伏隔核区而不是中额前皮质给予外源性 BDNF 可以模仿出上述痛觉敏感性反应。这些结果揭示了在中脑边缘奖赏回路中抑郁和痛觉的特定投射的调节机制，并提供有关处理抑郁和痛觉信息的神经回路新见解。

关于脊髓在顽固性瘙痒发病机制中的作用，Liu 等[22]*将成年雄性 C57Bl/6 小鼠分成 4 组：一组给予生理盐水，其他 3 组分别皮内注射 48/80、组胺、α-Me-5-HT 和辣椒素（致痛物质）。皮内微注射致瘙痒和疼痛的化合物导致瘙痒/疼痛的行为显著增加。微阵列数据分析显示，脊髓 $C_{5\sim8}$ 节段中的 15 个基因在对照组和 48/80 组之间表达有差异，其中 9 个基因上调，6 个基因下调。此外，对脊髓 $C_{5\sim8}$ 节段的 RT-qPCR 检测结果显示，9 个 mRNA（Sgk1、Bag4、Fos、Ehd2、Edn3、Wdfy、Corin、4921511E18Rik 和 4930423020Rik）在给予不同药物的小鼠中表现为迥然不同的模式，特别是 α-Me-5-HT 和辣椒素组更为明显。在 3 个瘙痒模型中，Fos 和 Ehd2 被上调，而 Corin、4921511E18Rik 和 4930423020Rik 被下调。此外，与辣椒素组比较，瘙痒模型组中 Corin 和 4930423020Rik 被下调。研究认为，上述结果有助于理解预防或治疗顽固性瘙痒的药理方法。

Wang 等[23]研究慢性应激的影响。将 SD 成年大鼠（12～14 周）进行 14 d 的慢性不可预见性应激刺激（CUS），在最后一次应激刺激 24 h 后进行肝部分切除手术。在应激刺激前 1 h 大鼠接受糖皮质激素（GCs）受体拮抗剂 RU486（30 mg/kg，腹腔注射）的预处理。采用开阔场地实验和高架十字迷宫实验对大鼠行为变化进行评估。术后 1 d、3 d、7 d 测定海马区细胞因子 IL-1β 和 IL-6；同时检测离子钙接头蛋白 -1（Iba-1）、小胶质细胞 M2 型标记物 Arg1、脑源性神经营养因子（BDNF）和 CD200。发现 CUS 加剧手术诱导的病态行为。单独接受 CUS 不能改变大脑中促炎细胞因子的水平。然而，CUS 扩大手术诱导的促炎细胞因子的表达（例如，IL-1β 和 IL-6），而且上调术后 1 d 和 3d Iba-1 的水平。术后应激刺激大鼠的 BDNF、CD200 及 Arg1 水平均有显著降低。RU486 预处理减弱 CUS 对手术诱导的病态行为和神经炎症反应的增效作用。研究认为，慢性不可预见性应激刺激加剧手术诱导的病态行为和神经炎症反应。应激刺激产生的糖皮质激素通过调节小胶质细胞功能，在增强手术诱导的神经炎性中发挥关键作用。

Gao 等[24]研究慢性应激时 $GABA_B$ 受体功能是否改变。对下丘脑室旁核神经元进行全细胞膜片钳检测，记录无应激大鼠和遭受慢性不可预知的轻度应激（CUMS）大鼠脑切片中 CRH 启动子 eGFP 的表达。发现 CUMS 显著升高基础循环皮质酮（CORT）水平，同时增加 PVN-CRH 神经元的基本放电活动。与无应激大鼠相比，给予轻度应激的大鼠 PVN 微量注射 $GABA_B$ 受体激动剂巴氯芬，抑制大鼠 CORT 水平的增加。CUMS 减弱巴氯芬对 PVN-CRH 神经元及其外向电流的抑制作用。CUMS 显著减少 $GABA_BR1$ 在 PVN 中的表达水平。使用 AP5 显著阻断 NMDA 受体后，能够显著恢复 CUMS 大鼠因巴氯芬诱导的电流减弱，但对 $GABA_BR1$ 表达水平无影响。CUMS 处理增强巴氯芬诱导的 PVN-CRH 神经元谷氨酸兴奋性突触后电流（EPSCs）和 GABA 能抑制性突触后电流的频率下降。$GABA_B$ 受体拮抗剂 CGP55845 显著增强 CUMS 处理后 PVN-CRH 神经元的放电活动，但未改变无应激大鼠的 PVN-CRH 神经元的放电活动。研究认为，慢性应激减弱突触后 $GABA_B$ 受体功能，增强突触前 $GABA_B$ 受体功能，从而控制 PVN-CRH 神经元谷氨酸能和 GABA 能信号的输入。

Chen 等[25]研究布比卡因（Bv）诱导的神经毒性。将鼠的背根神经节神经元体外培养并用布比卡因处理。实时荧光定量 PCR 用于评估布比卡因损伤的背根神经节神经元的 miR-137-3p 的表达。

下调 *MiR-137-3p* 基因并评估其对布比卡因诱导的背根神经节神经元凋亡和轴突回缩的减轻作用。通过双荧光素酶活性测定和 qPCR 的方法评估 *miR-137-3p* 对其下游靶标 LSD1 编码基因 *KDM1A* 的影响。在 miR-137-3p 下调的背根神经节神经元中，KDM1A 被抑制以评估其参与 miR-137-3p 介导的对布比卡因诱导的背根神经节神经元神经毒性的调节。此外，通过实时荧光定量 PCR 评估布比卡因损伤的背根神经节神经元中的 KDM1A 表达，LSD1 在背根神经节神经元中过表达用来评估其对布比卡因诱导的神经毒性的直接作用。发现 MiR-137-3p 在布比卡因损伤的背根神经节神经元中上调。下调 MiR-137-3p 减少布比卡因诱导的背根神经节神经元凋亡和神经突回缩。LSD1 是 MiR-137-3p 下游靶标。在布比卡因损伤的背根神经节神经元中，LSD1 下调逆转 miR-137-3p 下调诱导的神经保护作用。LSD1 上调直接减少布比卡因诱导的背根神经节神经元凋亡和神经轴突回缩。研究认为，MiR-137-3p 及其下游靶标 LSD1 呈负相关调节背根神经节神经元中麻醉药诱导的神经毒性。

Zhao 等[26]研究外源性神经生长因子（NGF）预处理对利多卡因导致的大鼠脊髓神经脱髓鞘的作用。将 36 只大鼠随机分为对照组（Sham 组）、利多卡因组（Lido 组）、神经生长因子组（NGF 组）。Lido 组大鼠接受利多卡因鞘内注射，NGF 组大鼠在接受利多卡因鞘内注射后继续行 NGF 鞘内注射。用甩尾实验评估神经行为功能；用透射电镜分析亚显微结构的改变；免疫荧光法检测髓鞘碱性蛋白（MBP）和脑源性神经营养因子（BDNF）的表达；酶联免疫吸附法（ELISA）检测 MBP 和蛋白脂质蛋白（PLP）的血浆浓度；免疫印迹法检测丝裂原活化蛋白激酶（MAPK）的表达。发现 NGF 预处理可减少利多卡因相关神经行为改变和神经纤维脱髓鞘改变，同时减少脊髓中 MBP 的表达以及提高血浆中 MBP 和 PLP 的水平。此外，NGF 预处理增加利多卡因处理后的大鼠脊髓中 BDNF 的表达，并且减少其脊髓中 p38 MAPK 的磷酸化。研究认为，NGF 可通过上调 BDNF 的表达和抑制 p38 MAPK 的活化来减少利多卡因相关的神经毒性。

肝肺综合征是晚期肝病的一个严重并发症，循环介质引起的肺血管重塑（PVR）是发病机制中的重要因素。He 等[27]发现在肝肺综合征的小鼠中 ET-1 上调，ANX A1 下调，而且 ET-1 会剂量依赖性减少小鼠肺动脉平滑肌细胞 ANXA1 的表达。ANXA1 可以降低细胞核 ERK1/2 的累积和减少细胞周期蛋白 D1（cyclin D1）的表达，从而抑制肺动脉平滑肌细胞的增殖。研究认为，ET1-ANXA1-细胞增殖的信号传导级联反应为阻断 IPS 相关肺血管重塑提供一种潜在的治疗策略。

Liu 等[28]研究环氧酶-2（COX-2）的提高是否导致骨形成蛋白-2（BMP-2）/Crossveinless-2 蛋白（CV-2）比例的失衡，然后激活 BMP 信号途径，促使巨噬细胞聚集于胆总管结扎（CBDL）模型大鼠的肺内。该研究检测 CBDL 大鼠肺内和肝肺综合征（HPS）患者血清培养的肺小血管内皮细胞（PMVEC）中 COX-2/PGE$_2$ 信号的活化水平、BMP-2/CV-2 比例失衡情况以及 Smad1 蛋白的活化水平。分别检测帕瑞昔布（COX-2 抑制剂）的作用效果、4 周龄 CBDL 大鼠肺内的 BMP-2 和 CV-2 重组蛋白的表达。发现随着 NF-κB p65 的激活，CBDL 大鼠肺内和 PMVEC 中 COX-2/PGE2 信号转导途径也被激活。帕瑞昔布对 COX-2 的抑制减少巨噬细胞的聚集和肺血管的再生，并改善 HPS。与此同时，CBDL 大鼠肺 BMP-2 分泌增多，CV-2 分泌减少，BMP-2 和 CV-2 的比例失衡增加 BMP 信号的活化并促进巨噬细胞的聚集和肺血管再生。COX-2/PGE2 信号转导途径的激活导致 BMP-2 和 CV-2 的比例失衡，这种失衡状态可被帕瑞昔布所逆转。研究认为，帕瑞昔布对 COX-2 的抑制作用可降低 BMP 信号的活化程度并减少巨噬细胞聚集，从而改善 HPS。

急性肺损伤是体外循环后常见的并发症。Wang 等[29]*研究电针刺激对急性肺损伤的作用。预先在大鼠的足三里（ST36）和肺俞（BL13）两个穴位电针处理 5 d，进行体外循环 2 h 后，收集血标本、支气管肺泡灌洗液（BALF）和肺组织并进行相关检测。进行体外循环后肺组织中 α7 烟碱型乙酰胆碱受体（α7-nAChR）表达明显下降，而给予电针预处理能增加肺组织中 α7-nAChR 表达，从而减轻肺水肿，抑制血液中炎症因子的释放，降低支气管肺泡灌洗液中蛋白浓度，并抑制高迁移率族蛋白 1 的释放。α-BG（一种特异的 α7-nAChR 拮抗剂）可以减弱电针预处理的保护作用。研究认为，电针预处理对大鼠体外循环后的急性肺损伤有保护作用，主要通过激活 α7-nAChR，从而抑制高迁移率族蛋白 1 的释放。

电针疗法治疗肌肉萎缩的潜在分子机制尚未完全阐明。Yang 等[30]假设骨骼肌肌无力是由于细胞膜 γ 烟碱型乙酰胆碱受体（γ-nAChR）和 α7-nAChR 的表达增加，而电针疗法可以降低 γ-nAChR 和 α7-nAChR 的表达，开发制动的小鼠模型进行验证。与对照组相比，经过 14 d 制动的小鼠胫骨前肌肌肉重量显著减少，出现肌萎缩和功能障碍，这与神经调节蛋白 1 的表达减少和 γ-nAChR 与 α7-nAChR 的表达增加有关。电针疗法显著增强神经调节蛋白 1 的表达并减轻肌肉丢失，同时还降低 γ-nAChR 和 α7-nAChR 的表达。研究认为，电针疗法的治疗效果可能是由于抑制 γ-nAChR 和 α7-nAChR 的表达，从而改善神经肌肉功能，同时促进神经调节蛋白 1 的合成。

肺动脉高压（PAH）以血管重塑为特征，Nie 等[31]培养来自肺动脉高压患者的肺动脉平滑肌细胞，应用 α-茄碱逆转功能障碍的 AXIN2、β-连环蛋白和骨形态生成蛋白受体 2 型信号传导，而恢复$[Ca^{2+}]i$、IL-6 和 IL-8 的浓度，有助于降低肺动脉高压引起的肺动脉平滑肌细胞增殖和抗细胞凋亡作用。同时，α-茄碱通过抑制 Akt/GSK-3α 活化、抑制肺动脉高压-肺动脉内皮细胞的增殖、迁移和管腔形成。在动物实验中，α-茄碱治疗减少野百合碱诱导和 Sugen/缺氧诱导的小鼠肺动脉高压的远端肺动脉重塑，降低平均肺动脉压和减轻右心室肥大。研究认为，AXIN2/β-连环蛋白轴和 Akt 途径可能是肺动脉高压中 α-茄碱治疗的靶点。α-茄碱可作为治疗肺动脉高压的新治疗策略。

血管升压药物被广泛应用临床，同时引起肺动脉高压。Jiang 等[32]假设血管升压药物引起肺动脉高压是因为增加了肺循环血容量。在正常心脏组（模型 1），应用 2.5 μg/(kg·min)的去氧肾上腺素短暂增加右心室排血量，同时降低左心室排血量，因而增加肺循环血容量（63%±11.8%，$P=0.007$），左房压、肺毛细血管压和肺动脉压均升高。然而，跨肺压和肺血管阻力保持不变。这种变化在血容量减少或右心室功能不全引起肺循环血容量减少时消失（模型 2）。在双室分流组（模型 3），1 μg/(kg·min)、2.5 μg/(kg·min)、10 μg/(kg·min)的去氧肾上腺素仅引起肺血管轻微收缩。血管加压素（1 U 和 2 U）呈剂量依赖性增加肺动脉压力（52%±8.4% 和 71%±10.3%），但是在正常心脏组（模型 1）不引起肺血管收缩。在左心功能不全时（模型 4）肺动脉和左心房压力升高，而且在泵注去氧肾上腺素后，肺动脉压和左房压分别增加 31%±5.6% 和 43%±7.5%。研究认为，血管升压药物增加肺循环血容量，同时收缩肺微小血管。这种肺动脉高压是由于血液从体循环再分布到肺循环引起的，因而是被动的。理解其深层的发生机制可以更好地对并存心脏疾病患者使用血管升压药物。

Wang 等[33]研究不同剂量的肾上腺素对布比卡因致心脏毒性的大鼠模型肺气体交换的影响。该研究将 24 只成年雄性 SD 大鼠被分为 4 组（$n=6$），每组通过左股静脉输注布比卡因［2.5 mg/(kg·min)，6 min］以诱发心脏毒性。在布比卡因输注结束时，各组立即分别给予以下药物：等渗氯化钠溶液（生理盐水，NS组）、5 μg/kg 肾上腺素（Epi 5组），10 μg/kg 肾上腺素（Epi 10组）及 20 μg/kg 肾上腺素（Epi 20组）。肾上腺素给药后监测左心房压力 20 min（NS组同样监测）。在布比卡因输注前和 20 min 监测期结束时进行动脉血气分析。与 NS组相比，Epi 10组和 Epi 20组的 pH、PaO_2 更低（$P<0.001$），$PaCO_2$ 更高（$P<0.001$）。Epi 5组与 NS组比较，pH、$PaCO_2$、PaO_2 差异无统计学意义。注射肾上腺素后 2 min 内，Epi 10组（$P<0.001$）和 Epi 20组（$P<0.001$）左心房收缩压较 NS组升高。Epi 5组和 NS组在左心房收缩压的差异无统计学意义。研究认为，在布比卡因致心脏毒性的大鼠模型中，单次注射 10 μg/kg 或更大剂量肾上腺素与肺气体交换的恶化有关。

如何快速高效通过血脑屏障？Gao 等[34]* 研究一种新的由磷脂酰乙醇胺触发释放而快速通过血脑屏障的方法。疏水性药物，即丙泊酚、碘和1,1′-二十八烷基四甲基吲哚三氰碘化物，应用丙酰酯直链淀粉纳米螺旋（HLPAH）簇加载后，分别形成 PLPAH、ILPAH 和 DLPAH 纳米团簇。这些团簇，经由分子动力学模拟、结构测定、体外触发实验、体内 DLPAH 成像，并分析 PLPAH 对家兔的镇静作用。结果表明，HLPAH 纳米团簇最初分布在血脑屏障，然后螺旋体展开释放运载的疏水药物。被释放的药物穿过血脑屏障，通过浓度梯度和疏水作用在中枢神经系统发挥作用。这种由 HLPAH 穿过血脑屏障的机制具有以下特征：高膜通透性和特异性，快速起效，维持时间短、快速恢复，所需药物剂量更低。研究认为，这种新的方法对于中枢神经系统的药物载体有重要意义，该系统可以用来改善中枢神经系统疾病的治疗效果。

Qie 等[35] 研究甲基苯丙胺诱发血脑屏障内皮细胞损伤机制和内质网应激抑制剂的保护作用。暴露于甲基苯丙胺中的永生脑微血管内皮细胞系（bEnd.3）细胞活力明显减少，细胞发生凋亡，膜单分子的紧密性减少。甲基苯丙胺激活的内质网应激传感器蛋白，包括 Pyk、ATF6 和 IRE1，上调促凋亡蛋白 CHOP。内质网应激抑制剂显著阻断 CHOP 的上调。基因敲除 CHOP 的 bEnd.3 细胞可免于甲基苯丙胺诱发的细胞毒性。而且甲基苯丙胺上调氧自由基表达和降低 Bcl2/Bax 比值，从而导致线粒体功能障碍，氧自由基释放可以逆转部分线粒体膜电位塌陷、细胞色素 C 和内质网应激释放，基因敲除 CHOP 阻断细胞色素 C 部分释放。最后，4-苯基丁酸钠盐显著减弱 C57BL/6J 小鼠中甲基苯丙胺诱导的荧光素钠和凡斯蓝染料渗漏，以及紧密连接蛋白的丢失。研究认为，甲基苯丙胺通过内质网应激诱导血脑屏障内皮细胞损伤，并诱发线粒体功能障碍，4-苯基丁酸钠盐是一种甲基苯丙胺诱导的血脑屏障破坏的有效治疗手段。

吗啡耐受是临床疼痛管理中的挑战。Wang 等[36]* 发现长期吗啡治疗后 miR-219-5P 的表达显著降低，通过慢病毒注射过量表达 miR-219-5p 可防止吗啡耐受的发展。miR-219-5P 靶基因 *CaMKIIγ* 在体内和体外均通过 miR-219-5P 的过度表达而下调。慢病毒介导的 miR-219-5p 降低 NMDA 受体亚基1（NR1）的表达，从而减弱吗啡耐受。研究认为，miR-219-5P 通过抑制 CaMKII/NMDA 受体通路，对减轻吗啡耐受性具有重要的作用。miR-219-5p 的过度表达可能是改善吗啡耐受性的潜在策略。

Wang 等[37]* 研究梗阻性黄疸对大鼠下胸段脊髓的影响。首先证实胆管结扎（BDL）式梗阻性黄疸模型伴有外周伤害性反应的改变，然后对胆管结扎术后不同时间段大鼠的下胸段脊髓进行高通量 RNA 测序，分析其差异基因和 lncRNA 的表达。使用反转录-定量聚合酶链式反应（RT-qPCR）分析差异表达的基因（DEGs），然后进行聚类分析、基因本体分析（GO分析）和通路分析。发现胆管结扎 28 d 后差异性表达的 lncRNA 共有 2 033 个，其中 1 545 个上调，488 个下调；差异性表达的 mRNA 有 2 800 个，其中 1 548 个上调，1 252 个下调。高通量 RNA 测序数据为选择性的 RT-PCR 所证实。胆管结扎 28 d 后，lncRNA NONRATT002335 和 NONRATT018085 的表达明显上调，而 NONRATT025415、NONRATT025388 和 NONRATT025409 的表达明显下调。胆管结扎 14 d 后，lncRNA NONRATT002335 和 NONRATT018085 的表达也明显上调，lncRNA NONRATT025415、NONRATT025388 和 NONRATT025409 的表达也明显下调。研究认为，黄疸伴随外周伤害性反应降低脊髓中基因和 lncRNA 表达谱的改变。

急性腹膜炎时，神经肌肉阻滞药对骨骼肌的松弛不完全，但机制未明。Zhang 等[38]*研究急性腹膜炎对罗库溴铵引起的腹腔内压力降低、腹直肌松弛、肌质网 Ca^{2+}-ATP 酶摄取功能的影响。急性腹膜炎由胃肠道穿孔引起，使用罗库溴铵前后的腹腔内压力变化都被记录。检测急性腹膜炎大鼠腹直肌的收缩特性、肌质网的摄取和释放功能及 SERCA 活性。与对照组比较，急性腹膜炎组腹直肌 50% 松弛时间明显延长（$P<0.01$）。在急性腹膜炎组，整个肌匀质中肌质网的钙离子摄取峰值速率明显减少，但由 $AgNO_3$ 诱发的钙离子释放速率没有降低。研究认为，胃肠道穿孔引起的急性腹膜炎减弱罗库溴铵降低腹腔内压力的作用，急性腹膜炎导致腹直肌舒张功能障碍。急性腹膜炎导致肌质网 Ca^{2+}-ATP 酶摄取速率也减小。

术中血液回收技术已被临床广泛接受，但其在肿瘤手术中的使用仍存在争议。Zhang 等[39]研究直线加速器产生的 X 射线以一定剂量照射血液，是否能杀死肝癌细胞，同时又保留红细胞。HepG2、SK-Hep1、Huh7 3 种肝癌细胞混合加入等份的来自健康志愿者的红细胞中。混合后的细胞暴露于剂量为 30 Gy 和 50 Gy X 射线照射，通过 MTT 法、平板集落形成实验、5-乙炔-2'-脱氧尿苷结合实验、免疫缺陷小鼠皮下异种移植实验评估肿瘤细胞的生存能力、克隆形成能力、DNA 合成能力、致瘤性。测量与红细胞相关的变量：ATP、2,3-DPG、游离血红蛋白、渗透脆性、血气。分析照射 0 h、12 h、24 h、48 h、72 h 后的红细胞形态。30 Gy 的 X 射线照射能有效抑制 HepG2、SK-Hep1、Huh7 细胞的存活、增殖和致瘤性，而不明显损害红细胞的携氧能力、细胞膜完整性和形态。研究认为，30 Gy 的 X 线照射回收血液可以安全地清除肝癌细胞，同时又保留红细胞。

地西泮（DZP）和咪达唑仑（MZL）在人脐静脉内皮细胞中具有抗血管生成特性。Yan 等[40]研究 DZP 和 MZL 在大鼠 9 L 胶质肉瘤脑肿瘤模型中的抗血管生成活性。使用具有梯度回波（GE）和自旋回波（SE）的动态磁化率对比磁共振成像来评估灌注参数，用其评估地西泮和咪达唑仑对肿瘤血管的影响。灌注参数包括脑血容量（CBV）、脑血流量（CBF）、平均通过时间（MTT）和平均血管直径。未处理对照的肿瘤中 GE 标准化的 CBF（nCBF）显著低于正常脑组织，而 CBV 和 MTT 比正常脑组织高。与未处理对照组相比，DZP 和 MZL 处理组大鼠具有更高的 CBF 和更低的 CBV、MTT 值。与对照组相比，DZP 处理组大鼠的肿瘤大小显著下降 33.5%（$P<0.001$），MZL 处理组大鼠的肿瘤大小显著下降 22.5%（$P<0.01$）。与对照组相比，DZP 治疗组大鼠的肿瘤大小显著下降 33.5%（$P<0.001$），MZL 治疗组大鼠的肿瘤大小显著下降 22.5%（$P<0.01$）。与对照组相比，DZP 处理组（32.9%）和 MZL 处理组（10.6%）大鼠的 SE 标准化 CBV 较低。与对照组相比，DPZ 处理组的平均血管直径显著下降 32.5%，MZL 处理组的大鼠的平均血管直径显著下降 24.9%（$P<0.01$）。GE 和 SE nCBF 值在 DZP 处理组（分别为 49.9% 和 40.1%）和 MZL 处理组（分别为 41.2% 和 32.1%）的均高于对照组。GE 标准化和 SE 标准化的 MTT 在 DZP 处理组（分别为 48.2% 和 59.8%）和 MZL 处理组（分别为 40.5% 和 51.2%）

均低于对照组。研究认为，DZP 和 MZL 均对肿瘤灌注和脉管系统具有抗血管生成作用。DZP 的抗血管生成活性比 MZL 更有前景。

（思永玉　谢玉波　陶建平）

参考文献

[1] Che L, Li Y, Gan C. Effect of short-term exposure to ambient air particulate matter on incidence of delirium in a surgical population. Sci Rep, 2017, 7(1): 5461.

[2]* Guo Y, Zhang Y, Jia P, et al. Preoperative serum metabolites are associated with postoperative delirium in elderly hip-fracture patients. J Gerontol A Biol Sci Med Sci, 2017, 72(12):1689-1696.

[3]* Xin X, Xin F, Chen X, et al. Hypertonic saline for prevention of delirium in geriatric patients who underwent hip surgery. J Neuroinflammation, 2017,14(1): 221.

[4] Ni L, Fan Y, Bian J, et al. Effect of body mass on oxygenation and intra-abdominal pressure when using a Jackson surgical table in the prone position during lumbar surgery. Spine (Phila Pa 1976), 2018, 43(4): 965-970.

[5] Chen Y, He L, Qu W, et al. Predictors of intraoperative pressure injury in patients undergoing major hepatobiliary surgery. J Wound Ostomy Continence Nurs, 2017, 44(5):445-449.

[6] Han YZ, Tian Y, Xu M, et al. Neck circumference to inter-incisor gap ratio: a new predictor of difficult laryngoscopy in cervical spondylosis patients. BMC Anesthesiol, 2017, 17(1):55.

[7] Xu Z, Xu T, Zhao P, et al. Differential roles of the right and left toe perfusion index in predicting the incidence of postspinal hypotension during cesarean delivery. Anesth Analg, 2017, 125(5):1560-1566.

[8] Cao X, Yumul R, Elvir Lazo O, et al. A novel visual facial anxiety scale for assessing preoperative anxiety. PLoS One, 2017, 12(2): e0171233.

[9] Fan W, Yang H, Sun Y, et al. Ketamine rapidly relieves acute suicidal ideation in cancer patients: a randomized controlled clinical trial. Oncotarget, 2017,8(2):2356-2360.

[10] Xie Z, Shen W, Lin J, et al. Sedation effects of intranasal dexmedetomidine delivered as sprays versus drops on pediatric response to venous cannulation. Am J Emerg Med, 2017, 35(8):1126-1130.

[11] Wu MJ, Yang MC, Ran LQ, et al. Analgesic therapy improves arterial endothelial function following non-cardiovascular surgery: a randomized, placebo-controlled trial. Exp Ther Med, 2017, 14(5):4767-4772.

[12] Fang LY, Xu YC, Lin DN, et al. Attitude and intention regarding pain management among Chinese nursing students: a cross-sectional questionnaire survey. Pain Manag Nurs, 2017, 18(4):250-259.

[13] Han F, Wang Y, Wang Y, et al. Intraoperative cardiac arrest: a 10-year study of patients undergoing tumorous surgery in a tertiary referral cancer center in China. Medicine (Baltimore), 2017, 96(17):e6794.

[14] Zheng B, Lai R, Li J, et al. Critical role of P2X7 receptors in the neuroinflammation and cognitive dysfunction after surgery. Brain Behav Immun, 2017,61:365-374.

[15] Wang W, Zhang XY, Feng ZG, et al. Overexpression of phosphodiesterase-4 subtypes involved in surgery-induced

neuroinflammation and cognitive dysfunction in mice. Brain Res Bull, 2017, 130:274-282.

[16]* Xu J, Dong H, Qian Q, et al. Astrocyte-derived CCL2 participates in surgery-induced cognitive dysfunction and neuroinflammation via evoking microglia activation. Behav Brain Res, 2017, 332:145-153.

[17]* Gui L, Lei X, Zuo Z. Decrease of glial cell-derived neurotrophic factor contributes to anesthesia- and surgery-induced learning and memory dysfunction in neonatal rats. J Mol Med (Berl), 2017, 95(4):369-379.

[18] Li X, Wei K, Hu R, et al. Upregulation of Cdh1 attenuates isoflurane-induced neuronal apoptosis and long-term cognitive impairments in developing rats. J Front Cell Neurosci, 2017, 11:368.

[19] Li R, Zhang LM, Sun WB. Erythropoietin rescues primary rat cortical neurons from pyroptosis and apoptosis via Erk1/2-Nrf2/Bach1 signal pathway. Brain Res Bull, 2017, 130:236-244.

[20] Li L, Wang W, Zhang LM, et al. Overexpression of the 18 kDa translocator protein (TSPO) in the hippocampal dentate gyrus produced anxiolytic and antidepressant-like behavioural effects. Neuropharmacology, 2017, 125:117-128.

[21] Liu D, Tang QQ, Yin C, et al. Brain-derived neurotrophic factor-mediated projection-specific regulation of depressive-like and nociceptive behaviors in mesolimbic reward circuitry. Pain, 2018,159(1): 175.

[22]* Liu BW, Li ZX, He ZG, et al. Altered expression of target genes of spinal cord in different itch models compared with capsaicin assessed by RT-qPCR validation. Oncotarget, 2017, 8(43):74423-74433.

[23] Wang N, Ma H, Li Z, et al. Chronic unpredictable stress exacerbates surgery-induced sickness behavior and neuroinflammatory responses via glucocorticoids secretion in adult rats. PLoS One, 2017, 12(8):e0183077.

[24] Gao Y, Zhou JJ, Zhu Y, et al. Neuroadaptations of presynaptic and postsynaptic $GABA_B$ receptor function in the paraventricular nucleus in response to chronic unpredictable stress. Br J Pharmacol, 2017, 174(17):2929-2940.

[25] Chen L, Wang X, Huang W, et al. MicroRNA-137 and its downstream target LSD1 inversely regulate anesthetics-induced neurotoxicity in dorsal root ganglion neurons. Brain Res Bull, 2017,135:1-7.

[26] Zhao G, Li D, Ding X, et al. Nerve growth factor pretreatment inhibits lidocaine-induced myelin damage via increasing BDNF expression and inhibiting p38 mitogen activation in the rat spinal cord. Mol Med Rep, 2017,16(4):4678-4684.

[27] He J, Yi B, Chen Y, et al. The ET-1-mediated carbonylation and degradation of ANXA1 induce inflammatory phenotype and proliferation of pulmonary artery smooth muscle cells in HPS. PLoS One, 2017, 12(4):e0175443.

[28] Liu C, Gao J, Chen B, et al. Cyclooxygenase-2 promotes pulmonary intravascular macrophage accumulation by exacerbating BMP signaling in rat experimental hepatopulmonary syndrome. Biochem Pharmacol, 2017,138:205-215.

[29]* Wang Z, Hou L, Yang H, et al. Electroacupuncture pretreatment attenuates acute lung injury through α7 nicotinic acetylcholine receptor-mediated inhibition of HMGB1 release in rats after cardiopulmonary bypass. Shock, 2018, 50(3):351-359.

[30] Yang J, Min S, Xie F, et al. Electroacupuncture alleviates neuromuscular dysfunction in an experimental rat model of immobilization. Oncotarget, 2017, 8(49):85537-85548.

[31] Nie X, Dai Y, Tan J, et al. α-Solanine reverses pulmonary vascular remodeling and vascular angiogenesis in experimental pulmonary artery hypertension. J Hypertens, 2017, 35(12):2419-2435.

[32] Jiang C, Qian H, Luo S, et al. Vasopressors induce passive pulmonary hypertension by blood redistribution from systemic to pulmonary circulation. Basic Res Cardiol, 2017, 112(3):21.

[33] Wang QG, Wu C, Xia Y, et al. Epinephrine deteriorates pulmonary gas exchange in a rat model of bupivacaine-induced cardiotoxicity: a threshold dose of epinephrine. Reg Anesth Pain Med, 2017, 42(3):342-350.

[34]* Gao W, Liu Y, Jing G, et al. Rapid and efficient crossing blood-brain barrier: Hydrophobic drug delivery system based on propionylated amylose helix nanoclusters. Biomaterials, 2017, 113:133-144.

[35] Qie X, Wen D, Guo H, et al. Endoplasmic reticulum stress mediates methamphetamine-induced blood-brain barrier damage. Front Pharmacol, 2017, 8:639.

[36]* Wang J, Xu W, Shao J, et al. miR-219-5p targets CaMKIIγ to attenuate morphine tolerance in rats. Oncotarget, 2017,8(17):28203-28214.

[37]* Wang Q, Li ZX, Liu BW, et al. Altered expression of differential gene and lncRNA in the lower thoracic spinal cord on different time courses of experimental obstructive jaundice model accompanied with altered peripheral nociception in rats. Oncotarget, 2017, 8(62):106098-106112.

[38]* Zhang JY, Gong Y, Yang MR, et al. Effect of acute peritonitis on rocuronium-induced intraperitoneal pressure reduction and the uptake function of the sarcoplasmic reticulum. Exp Ther Med, 2017, 13(6):2707-2714.

[39] Zhang FJ, Yang JT, Tang LH, et al. Effect of X-ray irradiation on hepatocarcinoma cells and erythrocytes in salvaged blood. Sci Rep, 2017, 7(1):7995.

[40] Yan N, Zheng Y, Yang C, et al. Functional and morphological effects of diazepam and midazolam on tumor vasculature in the 9L gliosarcoma brain tumor model using dynamic susceptibility contrast MRI: a comparative study. Drug Des Devel Ther, 2017, 11:2931-2936.

第十章　中国麻醉学研究精选文摘与评述

一、麻醉药物研究进展

文选 1

【题目】下丘脑环路内源性大麻素信号调节小鼠全身麻醉后的觉醒（Endocannabinoid signaling in hypothalamic circuits regulates arousal from general anesthesia in mice）

【来源】J Clin Invest，2017，127（6）：2295-2309

【文摘】Zhong 等研究发现下丘脑环路中内源性大麻素信号调节小鼠全身麻醉后的觉醒。首先，Zhong 等为了验证内源性大麻素信号是否影响全身麻醉后的觉醒，通过观察记录小鼠全身麻醉后翻正反射恢复时间，发现腹腔注射 MAGL 和 FAAH 抑制药 JZL 195 延长小鼠异氟烷麻醉后的觉醒时间，内源性大麻素Ⅰ型受体抑制药 AM281 则缩短异氟烷和七氟烷麻醉后的觉醒时间。利用核团微注射技术进而发现双侧 Pef 和 VLPO 注射 AM281 均未对小鼠全身麻醉后的觉醒时间产生影响，而双侧下丘脑背内侧核（DMH）注射 AM281 显著缩短小鼠全身麻醉后的觉醒时间，提示内源性大麻素通过 DMH 产生促觉醒作用。而后根据 DMH 谷氨酸能和 GABA 能神经细胞电生理特性，以及运用特异性的转基因和基因敲除动物，发现全身麻醉药物增强 DMH 的谷氨酸能神经突触的内源性大麻素信号而不是 GABA 能神经突触的内源性大麻素信号，并且发现异氟烷未能在 AM281 存在的情况下对 DMH 的谷氨酸能神经细胞和 GABA 能神经细胞产生作用。随后，通过分别对 DMH-Pef 和 DMH-VLPO 神经传导通路的阻断，观察到 Pef 和 VLPO 介导阻断 DMH 的谷氨酸能突触上大麻素Ⅰ型受体而产生的促进小鼠全身麻醉后觉醒的作用。另外，基于前额皮质对 DMH 存在较强的投射，还探究了前额皮质对 DMH 谷氨酸能神经投射的影响，发现特异性敲除小鼠 PFC 谷氨酸能神经元上的大麻素Ⅰ型受体可促进小鼠全身麻醉后的觉醒。而后运用 DREADD 技术研究发现，使 PFC-DMH-Pef/VLPO 环路内任意通路失活可以抵消 AM281 的促全身麻醉后觉醒的作用。最后，发现活化 PFC-DMH-Pef/VLPO 环路中的任意通路均可产生促进觉醒的作用。因此，结论认为，增强 PFC-DMH-Pef/VLPO 环路能促进全身麻醉后的觉醒，而内源性大麻素Ⅰ型受体拮抗药 AM281 促进全身麻醉后觉醒的作用可能需要通过多种神经通路来实现，其中包括 PFC-DMH、DMH-Pef 和 DMH-VLPO。　　　　　　　　　（李健楠）

【评述】近年来，全身麻醉机制的研究方向以神经环路学说为主。研究认为，在麻醉-觉醒过程中下丘脑核团之间通过复杂的相互调节以及和皮质之间相互调节引起意识状态的改变，实现麻醉-觉醒过程的可逆转变。内源性大麻素与成瘾及摄食密切相关，是一种重要的神经递质，但其在全身麻醉过程中的作用机制并不明确。新近研究表明，阻滞内源性大麻素信号可抑制丙泊酚麻醉的诱导过程，提示其在全身麻醉过程中处于上调表达状态。该文通过转基因和基因敲除、DREADD等前沿技术，以及严谨的实验设计，比较全面地阐述了下丘脑内源性大麻素信号对全身麻醉后觉醒的调节作用，进一步完善了全身麻醉的神经环路机制。

（董海龙）

文选 2

【题目】 七氟烷麻醉启动和中止时对外界刺激响应缺失与α觉醒振荡波强度降低相关（Lack of responsiveness during the onset and offset of sevoflurane anesthesia is associated with decreased awake-alpha oscillation power）

【来源】 Front Syst Neurosci，2017，11：38

【文摘】 麻醉药物通常被用于诱导患者从镇静到全身麻醉的觉醒状态转变。目前，系统神经科学研究正着力于解析麻醉诱导觉醒状态改变的神经回路机制。大量研究提示，全身麻醉的作用机制，可能是麻醉药物通过诱导脑振荡变化，扰乱与觉醒状态相关的脑振荡动力学特征，从而介导觉醒状态转变。然而在实际的临床观察中发现，即便使用相对稳定的麻醉剂量，患者在轻度镇静阶段有时仍可间歇性地对口头命令产生响应。在此期间，诸如δ慢波振荡（0.1～4 Hz）这种典型的麻醉诱发的神经振荡出现明显缺失。目前对镇静阶段的间歇性响应的神经机制相关研究还不充分。阐明间歇性响应的神经机制可从根本上帮助人们加深对维持觉醒状态所必需的神经动力学活动的理解，并了解这一过程是如何被麻醉药物破坏的。Pavone等在健康志愿者中利用高密度（128通道）脑电图（EEG）研究（$n=8$）七氟烷诱导觉醒状态转变的机制。研究表明，闭目期间，α觉醒振荡波（8～12 Hz）能量降低与七氟烷起效和结束时的对外界刺激反应性缺失相关。此外，脑电活动的前向化，即由枕叶为主的α觉醒振荡波向前额叶为主的麻醉诱发α觉醒振荡波的转变，并非单纯的二元现象。相反，这一对外界响应缺失的镇静阶段，代表了一种大脑觉醒状态转变的中间过渡态。综上此研究得出结论，以往被认为仅是空载节律的α觉醒振荡波，实际上与对行为刺激的响应能力密切相关。

（冉明梓）

【评述】 全身麻醉药物的主要临床应用价值体现在其可以稳定可逆地介导意识状态的转变，但目前的系统神经学研究和临床研究均未能彻底破解其起效的具体机制。近年来，通过利用脑电图（EEG）研究技术探究全身麻醉介导觉醒状态转变时大脑的神经动力学变化特征取得重要突破。先前的研究已发现δ慢波振荡是麻醉诱发的典型脑电活动特征，且在麻醉诱导起始的轻度镇静阶段，δ波与对外界刺激响应残留密切相关。神经振荡动力学的解析有助于对觉醒和麻醉时大脑两种状态的理解，但是麻醉药物引起的觉醒状态转变究竟是一个非此即彼的二元变化，还是连续性转变，仍不得而知。本文报道了在七氟烷麻醉介导的觉醒状态转变时，健康志愿者对外界刺激的反应性与脑电活动中α觉醒振荡波的能量衰弱密切相关。同时，Pavone等认为先前研究已报道的全身麻醉启动后α觉醒振荡波由枕叶为主向前额叶为主的前向化转变，同对外界刺激响应性的变化一致，是连续性的变化过程。该研究首先突破了以往认为脑电α节律仅是觉醒时空载活动的观点，α觉醒振荡波的缺失与睡眠、麻醉等意识消失变化均存在密切联系，为大脑功能态转变的神经机制研究提供了重要支撑。 （董海龙）

文选 3

【题目】 中央内侧丘脑核去甲肾上腺素能通路调节丙泊酚麻醉大鼠脑电活动的觉醒（Noradrenergic transmission in the central medial thalamic nucleus modulates the electroencephalographic activity and emergence from propofol anesthesia in rats）

【来源】 J Neurochem, 2017, 140（6）: 862-873

【文摘】 全身麻醉导致意识丧失的机制尚未被研究清楚，中央内侧丘脑核（CMT）属于少数被研究的中线丘脑复合体的组成部分，被认为组成非特异性唤醒神经系统。尽管 CMT 参与调节觉醒并接受来自蓝斑的兴奋性去甲肾上腺素（NE）能投射，但 CMT 中的去甲肾上腺素能途径是否参与调节唤醒系统仍不清楚。因此，假设 CMT 中的去甲肾上腺素能递质参与调节丙泊酚麻醉的诱导和觉醒。首先，将 NE 核团微注射至 CMT 以观察该递质在调节丙泊酚诱导过程中的作用。结果显示，向 CMT 注射 NE 可加速丙泊酚麻醉的觉醒，但在大鼠中并不影响丙泊酚麻醉的诱导或敏感性。此外，将 NE 注入 CMT 可以引起前额叶皮质和前扣带回的脑电图变化。最后，应用全细胞膜片钳技术来检测 NE 对 CMT 核团中神经元的兴奋性和 GABA 能递质传递的影响。在 CMT 层面切片中，丙泊酚抑制神经元兴奋性并增强 GABA 能传递，而灌流 NE 则逆转该效应。因此，该研究得出结论：中央内侧丘脑核中的去甲肾上腺素能通路在调节全身麻醉的出现中起重要作用。

（赵广超）

【评述】 本文对于丙泊酚麻醉的机制研究切入点为麻醉药影响皮质 - 丘脑的整合性，而不简单的因为麻醉药阻断感觉到传输的通路。而以往的研究表明，丘脑中的 CMT 核团在丙泊酚麻醉中被检测到最早发生局部场电位的变化，并被认为对于丙泊酚诱导意识消失是其重要作用。同样 NE 作为促进觉醒的递质，文献表明存在蓝斑核团释放的 NE 递质可以促进异氟烷麻醉的觉醒。因此，该研究联系 CMT 核团是否通过 NE 递质参与麻醉的作用机制，并推测 NE 可能是通过调节 CMT 的 GABA 递质系统产生促觉醒的作用，为静脉麻醉的作用机制提供了新的思路。

（杨 岑 董海龙）

文选 4

【题目】 芬太尼激活 Wnt/β-catenin 信号通路介导 α1, 6-岩藻糖基化水平，促进乳腺癌干细胞产生和上皮 - 间质的转化（Fentanyl promotes breast cancer cell stemness and epithelial-mesenchymal transition by upregulating α1, 6-fucosylation via Wnt/β-catenin signaling pathway）

【来源】 Front Physiol, 2017, 8: 510

【文摘】 癌性疼痛是人类乳腺癌常见的和严重并发症，缓解疼痛是治疗的基本策略。芬太尼作为阿片类镇痛药，广泛用于乳腺癌患者。然而，关于其对乳腺癌干细胞和上皮 - 间质转化（EMT）的影响知之甚少。异常蛋白质糖基化与恶性肿瘤相关。α1, 6 - 岩藻糖基化是一种重要的糖基化类型，并且在许多肿瘤中发现由岩藻糖基转移酶Ⅷ（FUT8）催化的 α1, 6 - 岩藻糖基化升高。然而，α1, 6 - 岩藻糖基化是否参与调节干性和 EMT 以及芬太尼能否对其产生影响尚不清楚。在本研究中，通过分析球体形成、干性标记物（Sox2、Oct4）和 EMT 标记物（N- 钙黏蛋白、E- 钙黏蛋白和波形蛋白）的表达，发现芬太尼可诱导乳腺癌细胞 MCF-7 和 MDA-MB-223 中的干性和 EMT。通过 qPCR、免疫印迹法和免疫荧光染色还发现芬太尼可上调 FUT8 基因和蛋白质的表达，而且通过凝集素印记和凝集素荧光染色发现 α1，6 - 岩藻糖基化水平升高。此外，通过 FUT8 siRNA 转染或 LCA 凝集素阻断来降低或阻断 α1，6 - 岩藻糖基化可降低干性和 EMT。此外，芬太尼可激活 Wnt/β - 连环蛋白信号通路中的关键分子和靶基因。LGK-974（Wnt 配体的抑制剂）可抑制芬太尼介导的 α1，6 - 岩藻糖基化、干性和 EMT 上调。异种移植瘤结果显示芬太尼可增强肿瘤生长、α1，6 - 岩藻糖基化、干细胞增殖和 EMT。综上所述，研究表明芬太尼通过激活 Wnt/β-catenin 信号通路上调 FUT8 的表达，增加 α1，6 - 岩藻糖基化水平，从而诱导乳腺癌干细胞的产生和 EMT。这项研究提示芬太尼在治疗癌症方面可能有不良反应，这可能会指导芬太尼在临床应用中的安全性。　　　　　　　　　　　（史　佳　余剑波）

【评述】　乳腺癌是女性最常见的恶性肿瘤，世界范围患病率逐年上升。芬太尼广泛应用于乳腺癌患者镇痛，效果确切。然而，芬太尼对乳腺癌本身的影响并不明确。乳腺癌干细胞是导致乳腺癌复发、转移和耐药根源之一。上皮 - 间质转化（EMT）不仅使乳腺癌细胞具有迁移和侵袭特征，还可以促进乳腺癌干细胞产生。本研究利用人类乳腺癌细胞株 MCF-7 和 MDA-MB-231 进行离体研究，发现芬太尼可以促进乳腺癌干细胞产生和 EMT，且这种作用可能与激活 Wnt/β-catenin 信号通路、增加 α1，6 - 岩藻糖基化水平有关。此项研究为芬太尼在临床癌症患者中的合理应用敲响了警钟。　　　　　　（杜洪印）

文选 5

【题目】　早期丙泊酚暴露可诱发小鼠小脑发育障碍（Propofol exposure in early life induced developmental impairments in the mouse cerebellum）

【来源】　Front Cell Neurosci，2017，11：373

【文摘】　丙泊酚是临床中广泛使用的麻醉药，有些研究表明，丙泊酚暴露于发育中的大脑可能会引起神经毒性；然而，丙泊酚早期暴露对小脑发育的影响目前尚不清楚。丙泊酚（30 mg/kg 或 60 mg/kg）在小鼠出生后第 7 天（P7）给予，在第 8 天（P8）评估浦肯野纤维树突发育和 Bergmann 神经胶质细胞发育，并在第 10 天（P10）分析颗粒神经元迁移。结果表明，在 P7 给予丙泊酚可导致钙结合蛋白标记的浦肯野细胞及其树突长度显著减少。此外，60 mg/kg（不是 30 mg/kg）丙泊酚所致 Bergmann 神经胶质细胞发育受损，可能与其在 P8～P10 期间颗粒神经元从外颗粒层（EGL）向内颗粒层（IGL）迁移延迟有关。有几项研究表明，Notch 信号通路在 Bergmann 神经胶质细胞的形态发育中起重要作用。本研究结果显示，用丙泊酚处理后小脑中的 Jagged1 蛋白和 Notch1 蛋白水平在出生后第 8 天降低。总之，在新生儿期暴露于丙泊酚会损害 Bergmann 神经胶质细胞的发育，并可能导致小脑发育缺陷。该研究结果可能有助于了解丙泊酚用于婴儿麻醉时的神经毒性效应。　　　　　　　（史　佳　余剑波）

【评述】　静脉麻醉药丙泊酚普遍应用于麻醉诱导、维持及 ICU 镇静，随着研究的不断深入，丙泊酚的神经毒性作用也越来越引起人们的关注。本实验对出生后 7 d 的小鼠给予丙泊酚，结果发现浦肯野细胞及其树突长度显著减少，其机制可能与丙泊酚降低小脑中 Jagged1 蛋白和 Notch1 蛋白的水平有关，并且研究发现丙泊酚对小脑发育的影响与丙泊酚暴露的浓度相关。因此，探讨安全的麻醉药物浓度，最大程度地减轻药物对婴儿神经系统发育的影响，是麻醉科医师一项十分具有临床意义的研究任务。　　　　　　　　　　　　　　　　　　　　　　　　　　（杜洪印）

文选 6

【题目】 丙泊酚预处理对人类多能干细胞中衍生的神经祖细胞的影响（Effects of propofol treatment in neural progenitors derived from human-induced pluripotent stem cells）

【来源】 Neural Plast，2017：9182748

【文摘】 丙泊酚是一种广泛用于临床的静脉麻醉药。除了其麻醉作用外，也有报道丙泊酚可影响自主神经系统的调节。目前有关丙泊酚暴露对妊娠妇女和幼儿是否安全仍存在争议。在这项研究中，将人类诱导多能干细胞（hiPSC）衍生的神经祖细胞（NPCs）用 20 μmol/L、50 μmol/L、100 μmol/L 或 300 μmol/L 丙泊酚处理 6 h 或 24 h，评估急性和亚急性细胞损伤、细胞增殖和凋亡。对处理的和对照 iPSC-NPC 进行全基因组基因表达谱的比较。丙泊酚在临床相关浓度（20 μmol/L 或 50 μmol/L）下处理 6 h 不会影响细胞活力、凋亡或增殖，而高浓度（100 μmol/L 或 300 μmol/L）丙泊酚则可降低 NPC 活力并诱导细胞凋亡。另外，20 μmol/L 丙泊酚处理 6 h 不会改变总体基因表达。总之，临床剂量丙泊酚处理 6 h 对 hiPSC 衍生的 NPC 无不良反应。相反，较长时间的暴露和（或）较高的浓度则可降低 NPC 活力并诱导细胞凋亡。

（史　佳　余剑波）

【评述】 丙泊酚在孕妇和婴幼儿麻醉中的安全性越来越受到关注。本实验通过使用不同浓度的丙泊酚处理神经祖细胞，观察细胞损伤、增殖和凋亡情况以评估丙泊酚对神经细胞的安全浓度。结果发现，临床使用浓度不会影响神经细胞的生理状况，而超临床使用浓度的丙泊酚则会降低神经祖细胞活力并诱导细胞凋亡。该实验肯定了丙泊酚临床使用浓度的安全性，同时在妊娠妇女和婴幼儿丙泊酚的使用剂量（浓度）方面具有一定的临床指导意义。

（杜洪印）

文选 7

【题目】 丙泊酚预处理通过抑制小窝以阻抑缺氧－再复氧模型中微泡释放及细胞损伤（Inhibition of caveolae contributes to propofol preconditioning-suppressed microvesicles release and cell injury by hypoxia-reoxygenation）

【来源】 Oxid Med Cell Longev，2017：3542149

【文摘】 内皮细胞（EC）凋亡或活化后释放的内皮微泡（EMV）可携带许多不良信号并通过细胞间传递引起损伤。小窝是参与许多病理生理过程的 50～100 nm 细胞表面质膜内陷。最近证据表明，EMVs 和小窝可能在缺氧－再复氧（H/R）损伤的细胞中发挥作用。丙泊酚是一种广泛使用的麻醉药，同时具有抗氧化应激能力，但 EMVs、H/R 和小窝之间的联系仍不明确。该研究发现 H/R 可显著增加 EMV 的释放、CAV-1（负责维持小窝形状的结构蛋白）的表达以及氧化应激和线粒体损伤，丙泊酚预处理则能抑制上述这些变化。有趣的是，小窝抑制药 Mβ-CD 可增强丙泊酚预处理的保护作用。进一步研究发现，丙泊酚预处理的同时，给予细胞外信号抑制药 Mβ-CD，其 EMV 释放显著减少。在共培养 4 h 后，从 H/R 处理细胞释放的 EMV 可大大增加对正常人脐静脉内皮细胞（HUVECs）线粒体和细胞的损伤。因此，研究认为，丙泊酚预处理通过抑制小窝以阻抑 H/R 模型中微泡释放和细胞损伤。

（史　佳　余剑波）

【评述】 有关丙泊酚预处理对缺氧-再复氧细胞的保护机制目前仍不清楚。内皮细胞不仅是缺血-再灌注损伤的靶细胞，而且是损伤过程中氧自由基的来源。有研究表明，EMVs 和小窝可能在缺氧-再复氧损伤的细胞中发挥作用。本实验利用人脐静脉内皮细胞（HUVECs）建立细胞缺氧-再复氧的模型，结果发现，缺氧-再复氧细胞模型中 EMV 的释放和 CAV-1 表达增加，丙泊酚预处理则可通过破坏小窝蛋白的结构、抑制细胞微泡的释放，以减轻缺氧-再复氧内皮细胞和线粒体氧化应激的损伤。该研究初步阐明了丙泊酚预处理对缺氧-再复氧损伤细胞的保护机制可能与抑制小窝有关，具有一定的理论参考意义。

（王国林）

文选 8

【题目】 丙泊酚通过抑制自发性高血压大鼠蛋白激酶 C β_2 和 θ 导致主动脉环过度扩张（Propofol induces excessive vasodilation of aortic rings by inhibiting protein kinase Cβ_2 and θ in spontaneously hypertensive rats）

【来源】 Br J Pharmacol，2017，174（13）：1984-2000

【文摘】 众所周知，高血压患者使用丙泊酚后可出现严重低血压，然而其扩张血管的机制尚不明确。蛋白激酶 C（PKC）在调节血管张力中起关键作用。该实验通过制备自发性高血压（SH）大鼠胸主动脉环，探讨丙泊酚是否通过抑制 SH 大鼠中 PKC 活性的增加来诱导血管舒张，若是，这种收缩性是否涉及 Ca^{2+} 致敏效应和丝状-球状（F/G）肌动蛋白动力学。研究人员通过应用蛋白质印迹法和 ELISA 法分别测定血压正常 Wistar-Kyoto（WKY）大鼠和 SH 大鼠胸主动脉环血管平滑肌（VSM）细胞中 PKC 的表达和活性。同时，检测 PKC 致敏效应中磷酸化的关键蛋白，并通过差速离心来检测 G-肌动蛋白和 F-肌动蛋白含量以评估肌动蛋白的聚合。研究结果显示，SH 大鼠胸主动脉血管平滑肌中 PKCβ_2 和 PKCθ 的表达和活性增加。且 LY333531（一种特异性 PKCβ 抑制剂或 PKCθ 假底物抑制剂）可明显减弱丙泊酚对 SH 大鼠主动脉的舒张作用。此外，丙泊酚可抑制去甲肾上腺素增强的磷酸化 PKCβ_2 和 PKCθ 的转位，减少 SH 大鼠胸主动脉中肌动蛋白聚合和 PKCβ_2 介导的 Ca^{2+} 致敏途径（$P<0.05$）。其结论是，丙泊酚可抑制 PKCβ_2 和 PKCθ 活性的增加，这是造成 SH 大鼠血管扩张的部分原因；这种抑制作用可以抑制肌动蛋白的聚合以及 PKCβ_2（而不是 PKCθ）介导的 Ca^{2+} 致敏途径。

（史 佳 余剑波）

【评述】 高血压患者由于血管弹性差及自主调节能力降低，此类患者在麻醉过程中的血压波动很常见。丙泊酚作为一种超短效的静脉麻醉药，以其起效快、作用迅速、恢复时间短、易于调控等特性广泛应用于多种手术麻醉中，但低血压作为其主要的不良反应，可影响各脏器的血流灌注，同样对患者产生不利影响，故探究丙泊酚用于高血压患者出现严重低血压的机制具有重要意义。该研究通过比较正常大鼠与自发性高血压大鼠胸主动脉血管平滑肌细胞中 PKC 的表达及活性，以及通过差速离心来检测 G-肌动蛋白和 F-肌动蛋白含量以评估肌动蛋白的聚合，并检测 PKC 致敏效应中磷酸化的关键蛋白，得出丙泊酚通过抑制自发性高血压大鼠蛋白激酶 Cβ_2 和 θ，从而导致主动脉环过度扩张的结论。丙泊酚应用于高血压患者麻醉出现低血压的情况较为常见，故研究丙泊酚扩张血管的机制能够为防治高血压患者丙泊酚麻醉所致严重低血压提供一定的理论依据，具有重要的临床意义。

（王国林）

文选 9

【题目】 总蛋白和磷酸化蛋白质组的定量分析揭示丙泊酚和右美托咪定对 HT 22 细胞的不同影响（Quantitative analyses of the global proteome and phosphoproteome reveal the different impacts of propofol and dexmedetomidine on HT22 cells）

【来源】 Sci Rep，2017，7：46455

【文摘】 丙泊酚和右美托咪定都是常用的麻醉药，虽然它们的麻醉机制不同，但两种化合物都可影响海马和 HT22 细胞系，HT22 细胞广泛用于神经生物学研究。在这项研究，评估丙泊酚和右美托咪定对 HT22 细胞信号传导的影响。使用细胞培养中氨基酸的稳定同位素标记（SILAC）技术、固定金属亲和层析（IMAC）富集和高分辨率液相色谱串联质谱（LC-MS/MS）分析，研究在用丙泊酚或右美托咪定处理的 HT22 细胞中定量分析蛋白质组和磷酸化蛋白质组。在用这两种麻醉药处理的细胞中共定量分析 4 527 种蛋白质和 6 824 个磷酸化位点。在强化生物信息学的帮助下，丙泊酚和右美托咪定处理后可在 HT22 细胞中诱导不同的蛋白质组谱和磷酸化蛋白质组谱。与生物信息学分析一致，右美托咪定对细胞存活的作用比丙泊酚小。　　　　　　　（史　佳　余剑波）

【评述】 近年来，全身性麻醉药物中枢毒性越来越引起人们的关注，特别是其可能引起高速发育期大脑神经元细胞的大量凋亡，且丙泊酚可以改变突触可塑性，进而影响认知和记忆功能。探讨丙泊酚和右美托咪定这两种常用的麻醉药对海马神经元细胞信号传导的影响有重要意义。该研究通过使用 SILAC 标记技术、IMAC 富集和高分辨率 LC-MS/MS 定量分析丙泊酚或右美托咪定处理的 HT22 细胞中的蛋白质组和磷酸化蛋白质组，得出右美托咪定对细胞存活的影响小于丙泊酚的结论，为这两种麻醉药物的临床应用提供了一定的理论支持。　　　　　　　　　　　　　　　（王国林）

文选 10

【题目】 氯胺酮诱导的小鼠大脑皮质细胞凋亡具有类似生理凋亡的特征并受神经元活动的调节（Ketamine-induced apoptosis in the mouse cerebral cortex follows similar characteristic of physiological apoptosis and can be regulated by neuronal activity）

【来源】 Mol Brain，2017，10（1）：24

【文摘】 在脑发育早期，全身麻醉药诱导神经细胞凋亡已有详细记载，然而，由于生理性细胞凋亡也在该凋亡期间发生，所以探讨麻醉诱导的细胞凋亡与生理性细胞凋亡是否靶向相同的细胞群或完全不同的细胞类型十分重要。该实验将氯胺酮与右美托咪定共同使用，通过免疫组织化学对小鼠初级体感皮质（S1）中的凋亡神经元进行定量分析，并应用被特定设计药物激活的设计受体（DREADD）和环境富集（EE）的方法，研究神经活动对氯胺酮诱导细胞凋亡的影响。研究结果显示，氯胺酮诱导的 S1 细胞凋亡在出生后第 5 天（P5）和第 7 天（P7）最为显著，并且在第 12 天（P12）后变得不明显。生理性细胞凋亡和氯胺酮诱导的细胞凋亡遵循类似的凋亡发生模式，在 P5 主要发生在Ⅴ层锥体神经元，截至第 9 天（P9）转变的主要是Ⅱ～Ⅳ GABA 能神经元。由 DREADD 系统诱导的神经元活动可双向调节氯胺酮介导的细胞凋亡模式，活性降低诱导细胞凋亡增加，并且将层压模式转变为更不成熟的形式。重要的是，环境富集方法中饲养小鼠可显著降低氯胺酮诱导细胞凋亡的程度，并将其发育模式转变为更成熟的形式。总之，研究结果证实，层压模式和细胞类型依赖的对氯胺酮诱导凋亡的易感性遵循生理学细胞凋亡模式，并且这种凋亡模式具有年龄和活性依赖性，提高神经元活性可能是减少全身麻醉不良反应的一种方法。

（史 佳）

【评述】 全身麻醉药物诱导神经细胞凋亡越来越引起人们的关注，进一步深入研究麻醉药物诱导的细胞凋亡与生理性细胞凋亡靶向作用是否为相同的细胞群或细胞类型具有重要意义。该研究通过免疫组织化学对小鼠初级体感皮质（S1）中的凋亡神经元进行定量分析，并采用DREADD和EE的方法研究神经活动对氯胺酮诱导细胞凋亡的影响。该研究发现，氯胺酮诱导凋亡的易感性遵循生理学细胞凋亡模式，并且这种凋亡模式具有年龄和神经元活性依赖性，故提高神经元活性可减少氯胺酮诱导大脑皮质细胞凋亡，该研究为减少全身麻醉的不良反应提供了一种新思路。

（余剑波）

文选 11

【题目】 氯胺酮可改善神经损伤后的抑郁状态并调控炎性因子及脑源性神经营养因子表达（Alterations in the inflammatory cytokines and brain-derived neurotrophic factor contribute to depression-like phenotype after spared nerve injury: improvement by ketamine）

【来源】 Sci Rep，2017，7（1）：3124

【文摘】 疼痛时常伴有抑郁，但目前对疼痛与抑郁共病个体差异的风险因素知之甚少。该研究检测了神经病理性疼痛诱发抑郁过程中细胞因子和脑源性神经营养因子（BDNF）的变化。该研究将大鼠随机分为保留神经结扎（SNI）组或假手术组，通过抑郁相关行为测试的数据将SNI大鼠又分成两组。与无抑郁样表型组和假手术组相比，具有抑郁样表型的大鼠促炎细胞因子［例如，白细胞介素（IL）-1β、IL-6］升高以及促炎/抗炎细胞因子的失衡。抑郁样表型组大鼠前额叶皮质BDNF水平低于无抑郁样表型组和假手术组大鼠。单剂量氯胺酮可改善抑郁样表型大鼠抑郁样行为。有趣的是，抑郁样表型大鼠血清IL-1β和IL-6水平高，但在给予单次剂量氯胺酮后恢复正常。这些发现表明，炎性细胞因子和BDNF的改变可能与神经病理性疼痛诱发抑郁相关，并且血清细胞因子可能是氯胺酮抗抑郁作用可预测的生物标志物。

（史 佳）

【评述】 神经病理性疼痛与抑郁共病严重影响患者的生活质量，防治神经病理性疼痛所致抑郁一直是研究的热点课题。该研究通过建立保留神经结扎模型，并通过测试抑郁相关行为将保留神经损伤大鼠分为有或无抑郁症表型，研究发现炎性细胞因子和BDNF改变与神经病理性疼痛诱导的抑郁相关，同时发现抑郁样表型大鼠在给予单次剂量氯胺酮后其血清水平升高的IL-1β和IL-6可恢复正常。研究认为，血清细胞因子可能是氯胺酮抗抑郁作用可预测的生物标志物。该研究为氯胺酮防治神经病理性疼痛与抑郁共病提供了一定的理论基础。

（余剑波）

文选 12

【题目】 使用丙泊酚进行无痛人工流产术的中国患者 UGT1A9 基因多态性与丙泊酚安全性及有效

性的关系：一项基于人群的研究（Relationship between UGT1A9 gene polymorphisms, efficacy, and safety of propofol in induced abortions amongst Chinese population: a population-based study）

【来源】 Biosci Rep, 2017, 37（5）: BSR20170722.

【文摘】 Wang 等探讨 UGT1A9 基因多态性对无痛人工流产患者丙泊酚药效的影响。共 156 名准备行终止妊娠手术的女性，使用丙泊酚麻醉进行无痛人工流产术。同时采用限制性片段长度多态性聚合酶链反应（PCR-RFLP）技术检测所有患者 UGT1A9 基因在 -440C/T、-1818C/T 和 -1887T/G 3 个位点的多态性。观察并记录停用丙泊酚后，患者警觉/镇静评分（OAA/S）达到 4 分时的时间、效应室浓度和脑电双频谱指数（BIS）。观察并记录停用丙泊酚后，患者 BIS 到达 80 的时间和效应室浓度。术后观察不良反应，如恶心呕吐和呼吸抑制，均进行记录。结果表明，与 UGT1A9-440C/T 为 CT 和 TT 的患者相比，UGT1A9-440C/T 为 CC 的患者 OAA/S 达到 4 分及 BIS 到达 80 的用时更短，相应的效应室浓度更高。未发现术后恶心呕吐、呼吸抑制发生率与 -UGT1A9-440C/T、-UGT1A9-1818T/C 和 -UGT1A9-1887T/G 基因多态性有关。这项研究表明，在接受无痛人工终止妊娠手术的患者中，UGT1A9-440C/T 基因多态性与正性丙泊酚药效有关。

（任　浩）

【评述】 丙泊酚是短效静脉注射麻醉药，常用于全身麻醉的诱导及维持、成人机械呼吸支持，随着无痛诊疗逐渐在推广，丙泊酚也常用于如胃肠镜检查、人工流产等短小手术。而在临床工作中，相同剂量丙泊酚进行麻醉诱导或麻醉维持，患者的苏醒时间各有不同。丙泊酚的代谢受多种因素的影响，包括年龄、性别等，同时也受多种基因多态性影响。本研究将丙泊酚的药效与接受人工流产女性在 UGT1A9 基因的多态性进行研究，提出 UGT1A9-440C/T 基因多态性与正性丙泊酚药效有关。该研究从基因多态性的新视角出发研究药物的药效，其结论有助于解释不同患者的药效学差异。

（李　姝　韩如泉）

文选 13

【题目】 右美托咪定复合依托咪酯时抑制梗阻性黄疸患者气管插管反应的半数有效剂量

【来源】 中华麻醉学杂志，2017，37（3）: 341-343

【文摘】 唐庆凯等探讨梗阻性黄疸患者应用依托咪酯复合右美托咪定时，抑制气管插管反应的半数有效剂量（ED_{50}）。选择择期全身麻醉手术的梗阻性黄疸患者，随机分配至对照组（C 组）和右美托咪定组（D 组）。诱导前 15 min，C 组静脉注射生理盐水 0.1 ml/kg，D 组静脉注射右美托咪定 0.4 μg/kg，常规给予麻醉诱导。采用序贯法进行试验，第一例患者静脉注射依托咪酯 0.2 mg/kg，气管插管后 3 min 内平均动脉压（MAP）和（或）心率（HR）升高幅度超过基础值的 20%，第二例患者采用高一级剂量，否则采用低一级剂量，相邻剂量比值为 1.1。结果显示，C 组依托咪酯抑制气管插管反应的 ED_{50} 0.185（95%CI 0.162～0.201）mg/kg，D 组依托咪酯抑制气管插管反应的 ED_{50} 为 0.129（95%CI 0.093～0.143）mg/kg，两组间差异有统计学意义（$P<0.05$）。结论是，复合右美托咪定时，梗阻性黄疸患者依托咪酯抑制气管插管反应的 ED_{50} 为 0.129 mg/kg。

（王　朔　谢思宁）

【评述】 依托咪酯是临床常用的静脉麻醉药物，常作为麻醉诱导药物使用。然而依托咪酯复合右美托咪定进行麻醉诱导，抑制插管反应的研究还较少。气管插管引起体内儿茶酚胺释放增加，表现为心率加快、血压升高或心律失常等血流动力学的变化。研究通过复合右美托咪定，研究两种剂量诱导全身麻醉气管插管、依托咪酯抑制气管反应的 ED_{50}，从而对在复合右美托咪定情况下依托咪酯的诱导剂量有了新的认识。根据该研究，未来应进一步对右美托咪定复合依托咪酯行麻醉诱导的不良反应等进行研究。

（李　姝　韩如泉）

文选 14

【题目】　MRI 法评价氯胺酮对创伤性脑外伤小鼠的脑保护作用

【来源】　中华麻醉学杂志，2017，37（4）：501-503

【文摘】　高璇等采用 MRI 法评价氯胺酮对创伤性脑外伤（TBI）小鼠的脑保护作用。选择清洁级雄性 C57BL/6 小鼠 32 只，并随机分为 4 组：正常对照组（C 组，$n=7$）、氯胺酮组（K 组，$n=7$）、TBI 组（$n=9$）和 TBI+氯胺酮组（TBI+K 组，$n=9$）。采用气压颅脑外伤撞击仪制备 TBI 模型。于术后 1 h 腹腔注射氯胺酮 150 mg/kg，对照组给予等量生理盐水。于术后 24 h、72 h、7 d 时进行旷场实验。术后 6 h、24 h 和 72 h 时，对 TBI 组和 TBI+K 组行 MRI 扫描；C 组和 K 组于术后 24 h 时行 MRI 扫描。结果显示，C 组和 K 组 MRI 扫描未见脑水肿发生，TBI 组和 TBI+K 组均发生不同程度的脑水肿。与 C 组比较，TBI 组术后 24 h、72 h 时运动距离缩短（$P<0.05$）；与 TBI 组比较，TBI+K 组脑水肿面积减小，术后 24 h、72 h 时运动距离延长（$P<0.05$ 或 $P<0.01$）。结论是，MRI 法进一步明确了氯胺酮对 TBI 小鼠可产生一定程度的脑保护作用。

（王　朔　孙　哲）

【评述】　近年来，通过对氯胺酮作用机制及药效学的不断认识，麻醉学界对兼具麻醉及镇痛作用的氯胺酮在作为神经保护药治疗脑卒中、神经创伤、蛛网膜下腔出血和癫痫持续状态有了新的认识。该研究通过对小鼠在脑创伤处理后进行氯胺酮处理后行旷场实验，检测小鼠 MRI 扫描脑水肿程度。结果提出小鼠脑创伤后进行氯胺酮处理可降低其脑水肿程度，延长运动距离，氯胺酮具有一定程度的脑保护作用。该研究为典型的动物研究，具有阴性对照和阳性对照，研究设计较合理。进一步研究可结合分子生物学检测进行研究。

（李　姝　韩如泉）

文选 15

【题目】　氯胺酮在抑郁症患者无抽搐电休克治疗中的疗效分析

【来源】　临床麻醉学杂志，2017，33（9）：864-867

【文摘】　梅凤美等探讨氯胺酮在抑郁症患者无抽搐电休克治疗中的疗效。选择行无抽搐电休克治疗（MECT）的抑郁症患者 60 例，并随机分为氯胺酮组和丙泊酚组（$n=30$）。在 MECT 前静脉注射阿托品 0.5~1.0 mg、丙泊酚 1.0 mg/kg（丙泊酚组）或氯胺酮 0.8 mg/kg（氯胺酮组），睫毛反射消失后静脉注射琥珀胆碱 0.7~1.0 mg/kg。分别在第 2、第 4、第 6 次治疗后完成汉密尔顿抑郁量表（HAMD）评分。结果显示，随着治疗次数增加，两组 HAMD 总分均明显下降（$P<0.05$）。氯胺酮组

HAMD 总分下降明显快于丙泊酚组（$P<0.05$）。两组患者抽搐时间、抽搐指数、能量百分比、呼吸恢复时间无差异。结论是，抑郁症患者 MECT 治疗中氯胺酮降低 HAMD 评分的效果优于丙泊酚。

（王　朔　崔倩宇）

【评述】 近年来，通过对氯胺酮作用机制及药效学的不断认识，在精神科领域，氯胺酮作为一种起效快、不良反应发生率低的药物，多次进行研究。该研究通过对进行无抽搐电休克治疗的抑郁症患者进行氯胺酮或丙泊酚注射，从而提出氯胺酮降低汉密尔顿抑郁量表评分优于丙泊酚。在精神科领域，患者精神症状评估包括自评和他评，而该研究所采用的汉密尔顿抑郁量表为他评量表，因此研究应进一步加入患者自评量表，从而加强氯胺酮降低抑郁、提高电休克治疗效果的结论。

（李　姝　韩如泉）

文选 16

【题目】 脑电双频谱指数指导无痛胃镜检查中瑞芬太尼最适剂量的选择
【来源】 国际麻醉学与复苏杂志，2017，38（7）：605-607，612
【文摘】 肖兴鹏等探究无痛胃镜检查中瑞芬太尼复合丙泊酚静脉麻醉时瑞芬太尼的最适剂量。该研究纳入接受无痛胃镜检查患者 300 例，并随机分成 3 组（$n=100$）：R1 组瑞芬太尼 0.25 μg/kg、R2 组瑞芬太尼 0.5 μg/kg、R3 组瑞芬太尼 1.0 μg/kg。结果显示，3 组患者麻醉前（T0）、置入胃镜时（T1）、退出胃镜时（T2）时 BIS 值、MAP、HR 组间无差异（$P>0.05$）。T1 时 R1 组、R2 组 SpO_2 高于 R3 组（$P<0.05$），R1 组与 R2 组相比无差异，T2 时 3 组之间相比无差异（$P>0.05$）。丙泊酚用量 R1 组>R2 组>R3 组（$P<0.05$），R1 组、R2 组与 R3 组相比，术中辅助呼吸明显少于 R3 组（$P<0.05$）；与 R2 组、R3 组比较，R1 组患者苏醒时间、离院时间明显延长，术中体动及离院时眩晕发生较多（$P<0.05$）；但 R2 组、R3 组之间相比无差异（$P>0.05$）。3 组患者胃镜检查时间、术中知晓及术后恶心呕吐发生情况相比无差异（$P>0.05$）。结论是，瑞芬太尼 0.5 μg/kg 辅助适量丙泊酚是胃镜检查中较适合的搭配方案。

（王　朔　贾怡童）

【评述】 随着无痛诊疗的推广，为提高患者术中舒适度，保证手术安全进行，在胃镜检查中常采用瑞芬太尼复合丙泊酚静脉麻醉。瑞芬太尼作为超短效镇痛药物，代谢速度快是其最显著特点。该研究通过给予无痛胃镜检查患者不同剂量瑞芬太尼复合相同剂量丙泊酚进行麻醉维持，从而探索其最佳麻醉浓度。提出其最适麻醉浓度为 0.5 μg/kg。该研究为随机对照研究，研究样本量较大，研究设计相对合理，但随机对照过程中，缺乏阴性对照，这是研究的缺点之一。

（李　姝　韩如泉）

文选 17

【题目】 靶控输注丙泊酚时舒芬太尼抑制肺结核患者双腔气管导管插管反应的量效关系
【来源】 中华麻醉学杂志，2017，37（2）：199-201
【文摘】 罗宏等分析靶控输注丙泊酚时舒芬太尼抑制肺结核患者双腔气管导管插管反应的量

效关系。选取择期全身麻醉下行胸科手术的肺结核患者 100 例,随机分为 5 组（$n=20$）,麻醉诱导分别静脉注射舒芬太尼 0.35 μg/kg、0.40 μg/kg、0.45 μg/kg、0.50 μg/kg、0.55 μg/kg,靶控输注丙泊酚（血浆靶浓度为 3.5 μg/ml）,静脉注射维库溴铵 0.15 mg/kg,双腔气管导管插管后机械通气。双腔气管导管插管后 5 min 内 MAP 升高＞基础水平的 20% 和（或）HR＞90 次/分钟,为气管插管反应阳性。结果显示,靶控输注丙泊酚时舒芬太尼抑制肺结核患者双腔气管导管插管反应的 ED_{50} 为 0.411（95%CI 0.370～0.441）μg/kg,ED_{95} 为 0.635（95%CI 0.556～0.888）μg/kg。

（王　朔　邹丽华）

【评述】 胸科手术通常需要双腔气管导管插管以保证肺隔离,对咽喉、气管的刺激性比单腔气管导管更强烈,导致剧烈的气管插管反应。肺结核患者因为长期的慢性消耗性疾病,生理储备下降,大剂量的阿片类药物全身麻醉诱导可能会造成循环功能剧烈波动,风险增加。该研究通过将患者分为 5 组,随机给予不同剂量的舒芬太尼,从而探索舒芬太尼抑制肺结核患者双腔气管导管插管反应的量效关系。已有研究显示,静脉复合丙泊酚时舒芬太尼抑制胸科手术患者双腔气管导管插管反应的半数有效剂量（ED_{50}）为 0.464 μg/kg。因此,该研究设置其中一组的舒芬太尼输注剂量为 0.35 μg/kg,低于普通胸科患者抑制双腔气管导管插管反应的半数有效剂量（ED_{50}）,因此该组剂量设置应慎重考虑。

（李　姝　韩如泉）

文选 18

【题目】 地佐辛复合舒芬太尼患者自控静脉镇痛对腹腔镜肝癌切除术后疼痛和炎症反应的影响

【来源】 临床麻醉学杂志,2017,33（3）:244-247

【文摘】 孙亚林等观察地佐辛复合舒芬太尼患者自控静脉镇痛（PCIA）对腹腔镜肝癌切除术后疼痛和炎症反应的影响。该研究纳入择期行腹腔镜下肝癌切除术患者 60 例,并随机分为 2 组（$n=30$）:舒芬太尼组（S 组）和地佐辛复合舒芬太尼组（DS 组）。术毕使用 PCIA,S 组配方为舒芬太尼 2.0 μg/kg＋托烷司琼 5 mg＋生理盐水配至 100 ml,DS 组配方为地佐辛 0.5 mg/kg＋舒芬太尼 2.0 μg/kg＋托烷司琼 5 mg＋生理盐水配至 100 ml。结果表明,术后 4 h、24 h、48 h DS 组 VAS 评分明显低于 S 组；DS 组患者满意度评分明显高于 S 组。与麻醉诱导前比较,术后 4 h、24 h、48 h,两组 TNF-α 和 IL-6 浓度明显升高,IL-2 浓度明显降低；术后 24 h、48 h,DS 组 TNF-α、IL-6 浓度明显低于 S 组,IL-2 浓度明显高于 S 组。术后 48 h 内 DS 组 PCIA 泵按压次数明显少于 S 组。两组患者不良反应发生率无差异。结论是,地佐辛 0.5 mg/kg 复合舒芬太尼 2.0 μg/kg 患者自控静脉镇痛可提供安全、有效的镇痛,并可减轻腹腔镜肝癌切除术后的炎症反应。

（王　朔　邹丽华）

【评述】 随着加速康复外科概念的推广,目前麻醉学科的研究和关注重点已经由术中转变为围术期医疗。为了加速患者康复,术后疼痛管理是重点内容之一。该研究通过给予腹腔镜肝癌切除术后患者舒芬太尼及地佐辛复合舒芬太尼进行术后镇痛,探究术后疼痛镇痛模式,提出地佐辛复合舒芬太尼可提供安全、有效的镇痛。该研究立题较新颖,但研究设计有一些缺陷。根据研究所述,研究为对照研究,但对照研究的一些要素,包括研究的随机、盲法、对照等,均未详细阐述,这些缺陷,导致研究结果的可信度降低。

（李　姝　韩如泉）

文选 19

【题目】 混合氟比洛芬酯和布托啡诺时右美托咪定用于开腹肠肿瘤根治术后静脉镇痛的适宜剂量

【来源】 中华麻醉学杂志，2017，37（6）：681-683

【文摘】 刘婷等探究混合氟比洛芬酯和布托啡诺时右美托咪定用于开腹肠肿瘤根治术后静脉镇痛的适宜剂量。该研究选择择期行开腹肠肿瘤根治术患者 120 例，并随机分为 4 组（$n=30$）：对照组（C 组）和不同剂量右美托咪定组（DEX1 组、DEX2 组和 DEX3 组）。C 组用氟比洛芬酯 2 mg/kg 和布托啡诺 0.05 mg/kg 静脉镇痛，DEX1 组、DEX2 组和 DEX3 组在术毕前 30 min 开始静脉滴注右美托咪定 0.5 μg/kg，镇痛泵配方分别用右美托咪定 1 μg/kg、2 μg/kg、3 μg/kg 混合氟比洛芬酯 2 mg/kg 和布托啡诺 0.05 mg/kg，用 0.9% 生理盐水配成 100 ml，2 ml/h 速率静脉泵注。术后静脉注射布托啡诺 0.5 mg 用于镇痛补救，采用咳嗽时 VAS 评分法评估术后疼痛程度，维持 VAS 评分<4 分。结果显示，与 C 组比较，DEX2 组和 DEX3 组术后镇痛补救率减少，镇痛满意度增加，DEX3 组术后嗜睡发生率增加（$P<0.05$）。DEX1 组、DEX2 组和 DEX3 组未见其他不良反应发生。结论是，混合氟比洛芬酯和布托啡诺时，右美托咪定用于开腹肠肿瘤根治术后静脉镇痛的适宜剂量为 2 μg/kg。 （王 朔 贾怡童）

【评述】 右美托咪定目前是静脉麻醉药物研究的新热点，其镇痛、镇静作用，使其能与多种麻醉药物复合使用。该研究选择择期行开腹肠肿瘤根治术患者，随机给予氟比洛芬酯和布托啡诺、氟比洛芬酯和布托啡诺复合不同剂量右美托咪定，提出混合氟比洛芬酯和布托啡诺时右美托咪定用于开腹肠肿瘤根治术后静脉镇痛的适宜剂量为 2 μg/kg。该研究为随机对照研究，但在研究设计方面，并未明确阐述随机方法；另外，在统计学设计方面，样本量的计算也未进行详细阐述。研究样本量的过大或者过小，导致研究的把握度降低，研究结果的可信性降低。 （李 姝 韩如泉）

文选 20

【题目】 右美托咪定对经皮冠状动脉介入治疗患者氧化应激的影响

【来源】 临床麻醉学杂志，2017，33（7）：668-670

【文摘】 罗建民等探究右美托咪定对经皮冠状动脉介入治疗（PCI）患者氧化应激的影响。该研究选择急性心肌梗死急诊 PCI 患者 50 例，并随机分为 2 组（$n=25$）：右美托咪定组（D 组）和对照组（C 组）。D 组诱导前 30 min 静脉泵注负荷剂量右美托咪定 0.5 μg/kg，泵注 10 min 后维持泵注速率 0.2～1.0 μg/（kg·h）至术毕，C 组用同样方法静脉泵注等量生理盐水。T0～T3 分别为麻醉诱导前（T0）、术毕（T1）、术后 6 h（T2）和 24 h（T3）。结果显示，与 T0 时比较，T1～T3 时，两组血清中性粒细胞（PMN）计数、血清丙二醛（MDA）浓度均升高，血清 SOD 活性降低（$P<0.01$ 或 $P<0.05$）；T1～T3 时 D 组 PMN 计数、MDA 浓度低于 C 组，血清 SOD 活性高于 C 组（$P<0.05$）。两组术中低血压、心动过缓和低氧血症的发生率无差异。结论是，持续静脉泵注右美托咪定 0.5 μg/kg 可以更好地抑制 PCI 患者的氧化应激反应，有助于减轻心肌缺血-再灌注损伤。 （王 朔 贾怡童）

【评述】 氧化应激指机体或细胞内氧自由基的产生与清除失衡，导致活性氧在体内或细胞内蓄积而引起的氧化损伤过程，是心肌缺血－再灌注损伤的主要因素之一。该研究通过对经皮冠状动脉介入治疗患者麻醉诱导前和术中持续静脉泵注右美托咪定和生理盐水，检测不同时间点血清中性粒细胞数、血清丙二醛浓度及血清 SOD 活性。研究提出，持续静脉泵注右美托咪定 0.5 μg/kg 可以更好地抑制 PCI 患者的氧化应激反应。研究立题新颖，但需要注意影响心肌缺血－再灌注损伤及氧化应激反应的因素较多，除研究中所提到的患者年龄、性别、合并症、手术时间等，患者介入治疗前冠状动脉狭窄程度、手术方式等均对氧化应激反应有所影响。

(李　姝　韩如泉)

文选 21

【题目】　右美托咪定对颈内动脉球囊闭塞试验患者术中唤醒试验质量的影响

【来源】　中华麻醉学杂志，2017，37（5）：601-605

【文摘】　陈淼等讨论右美托咪定对颈内动脉球囊闭塞试验患者术中唤醒试验质量的影响。该研究选择全身麻醉下行颈内动脉球囊闭塞试验的患者 42 例，并随机分为两组（$n=21$）：丙泊酚复合瑞芬太尼组（PR 组）和右美托咪定复合丙泊酚＋瑞芬太尼组（DPR 组）。DRP 组 15 min 静脉注射右美托咪定负荷剂量 0.5 μg/kg 后以 0.3μg/(kg·h) 速率维持，并靶控输注丙泊酚（0.5～1.0 μg/ml）和瑞芬太尼（1～3 ng/ml）；PR 组靶控输注丙泊酚（3～5 μg/ml）和瑞芬太尼（3～6 ng/ml），BIS 维持 40～60。唤醒试验前两组停止丙泊酚，瑞芬太尼用量降至 0.5 ng/ml，DPR 组右美托咪定输注速度降为 0.1 μg/(kg·h)。时间点为入室后（T0，基础状态）、唤醒前 10 min（T1）、唤醒后即刻（T2）、唤醒后 10 min（T3）、唤醒试验结束（T4）。结果显示，两组唤醒期间 MAP、HR、SpO_2 和 RR 均在正常范围；与 T0 时比较，PR 组 T1、T3、T4 时 MAP 降低，DPR 组和 PR 组 T1～T4 时 BIS 值降低（$P<0.05$）；与 PR 组比较，DPR 组 T1、T3 时 MAP 升高，T2～T4 时 BIS 值降低，唤醒时间缩短，Ramsay 镇静评分和唤醒质量升高，苏醒时间缩短，躁动发生率降低（$P<0.05$），拔除喉罩后进行词语等级量表评分无差异（$P>0.05$）。两组均未见心血管事件、呼吸抑制、术中知晓、术后恶心呕吐、反流误吸和重度疼痛发生。结论是，右美托咪定可提高颈内动脉球囊闭塞试验患者术中唤醒试验的质量。

(王　朔　孙　哲)

【评述】　颈内动脉球囊闭塞试验为介入治疗中常见的手术方式，术中闭塞一侧颈动脉后，患者可能因为动脉闭塞，一侧大脑半球灌注不足而出现延迟苏醒、躁动等意识改变。右美托咪定既有镇痛又有镇静作用，复合使用右美托咪定可减少术中阿片类药物及镇静药物的用量，从而缩短苏醒时间；而右美托咪定特殊的镇静作用，又可保证患者在术中唤醒时间缩短。该研究提出右美托咪定可提高颈内动脉球囊闭塞试验患者术中唤醒试验的质量，证明了右美托咪定在唤醒试验中的有效性，满足神经外科介入手术的要求。

(李　姝　韩如泉)

文选 22

【题目】　右美托咪定辅助全身麻醉对开颅手术小儿围术期血流动力学影响的初步研究

【来源】　国际麻醉学与复苏杂志，2017，38（5）：409-413

【文摘】 张静静等探讨右美托咪定用于开颅手术小儿全身麻醉辅助用药对围术期血流动力学的影响。该研究选择全身麻醉下行颅内肿瘤切除术的患儿 52 例，并随机分为两组（$n=26$）：DEX 组麻醉诱导后予右美托咪定 0.5 μg/kg 持续静脉输注 15 min，之后以 0.5 μg/（kg·h）用量维持至硬脑膜关闭；对照组给予等量生理盐水持续静脉输注。结果显示，给药后 15 min DEX 组 SBP、DBP 与入室值无差异，但高于对照组；拔管时和拔管后 5 min、10 min DEX 组 HR 与入室时无差异，但低于对照组；其余各时点 SBP、DBP、HR 组间比较无差异；DEX 组丙泊酚用量低于对照组（$P<0.01$）。两组苏醒时间及不良反应发生率无差异（$P>0.05$）。结论是，开颅手术小儿全身麻醉期间辅助使用右美托咪定可使围术期血流动力学更平稳，且不影响苏醒时间，不增加不良事件发生率。

（王 朔 孙 哲）

【评述】 右美托咪定在成人用于辅助全身麻醉可明显减轻疼痛刺激引起的血流动力学改变等不良反应，但负荷量的右美托咪定通过兴奋迷走神经可导致低血压和心动过缓，因此，在小儿开颅手术中尚未广泛应用。该研究通过给予颅内肿瘤切除术的患儿右美托咪定或等量生理盐水，检测各时间点两组间血流动力学变化和术后苏醒时间及不良反应发生率。该研究立题较新颖，对右美托咪定在小儿患者行神经外科肿瘤切除手术的应用提供了良好的依据。

（李 姝 韩如泉）

文选 23

【题目】 丙泊酚联合舒芬太尼在内镜下注射硬化剂治疗食管静脉曲张的应用（Role of combined propofol and sufentanil anesthesia in endoscopic injection sclerotherapy for esophageal varices）

【来源】 World J Gastroenterol，2017，23（44）：7875-7880

【文摘】 Yu 等对 182 名首次接受内镜下硬化剂注射（EIS）治疗的严重食管静脉曲张（EVs）患者进行分析。患者接受舒芬太尼联合丙泊酚气管插管麻醉，注射 0.5～1 μg/kg 舒芬太尼和 1～2 mg/kg 丙泊酚进行诱导，以 2～5 mg/（kg·h）用量丙泊酚维持。记录相关信息，包括年龄、性别、体重、ASA 分级、Child-Turcotte-Pugh（CTP）分级、适应证、麻醉前问题、内镜手术、手术顺利完成与否、麻醉时间、恢复时间以及麻醉药使用情况。也对不良事件，包括低血压、高血压、心动过缓进行记录。182 名患者（男性 140 名，女性 42 名）的年龄为（56.1±11.7）岁。患者体重为（71.4±10.7）kg。ASA 分级 Ⅱ 级 79 例，Ⅲ 级 103 例。95 例患者的 CTP 分级为 A，87 例为 B。静脉麻醉在所有病例中均成功。平均麻醉时间为（33.1±5.8）min。平均苏醒时间为（12.3±3.7）min。两名患者发生低血压（1.1%）。内镜治疗过程中没有患者出现高血压。1 例患者出现心动过缓（0.5%）。1 例患者出现低氧血症（0.5%）。所有并发症都容易治疗，无任何不良后遗症。所有内镜手术均顺利完成。丙泊酚和舒芬太尼联合麻醉用于 EVs 气管插管辅助 EIS 是有效和安全的。

（任 浩）

【评述】 食管静脉曲张为门静脉高压的一种表现，一旦食管静脉曲张破裂，其临床结果非常严重。因此，目前越来越多的门静脉高压患者通过注射硬化剂治疗食管静脉曲张。为探讨丙泊酚联合应用舒芬太尼对于食管静脉曲张内镜下注射硬化剂治疗患者的安全性。虽然通过若干研究提出在内镜治疗过程中不良事件发生率极低，纠正过程容易，丙泊酚和舒芬太尼联合麻醉用于 EVs 气管插管辅助 EIS 有效且安全，但研究为队列研究，为提高证据等级，后续可开展随机对照研究。

（李 姝 韩如泉）

文选 24

【题目】 纳布啡和舒芬太尼用于结肠镜检查的比较：一项随机对照研究（Comparison of nalbuphine and sufentanil for colonoscopy: a randomized controlled trial）

【来源】 PLoS One, 2017, 12 (12): e0188901

【文摘】 Deng 等研究比较纳布啡和舒芬太尼用于结肠镜检查患者的疗效和安全性，并确定纳布啡在此类手术中的最佳剂量。该研究连续招募 240 名年龄在 18～65 岁、ASA 分级 I～Ⅱ级，计划行结肠镜检查的患者。患者被随机分配到 4 个给药剂量组：舒芬太尼 0.1 μg/kg 组（S 组）、纳布啡 0.1 mg/kg 组（N1 组）、纳布啡 0.15 mg/kg 组（N2 组）、纳布啡 0.2 mg/kg 组（N3 组）。手术前记录基线生命体征。使用脑电双频谱指数（BIS）监测 4 组的丙泊酚镇静，使用视觉模拟评分（VAS）和改良行为疼痛量表评估非插管患者的疼痛缓解。记录术中呼吸抑制以及术后进入麻醉后监测治疗室。第 1 个和第 2 个 24 h 内的恶心呕吐、嗜睡和腹胀的发生率。结果显示舒芬太尼组和纳布啡组的镇痛效果无显著差异（$P>0.05$）。S 组呼吸抑制明显多于 N1 组和 N2 组（$P<0.05$）。结肠镜检查后 24 h 内纳布啡组的恶心发生率显著高于舒芬太尼组（$P<0.05$）。在接受结肠镜检查的患者中，纳布啡可被认为是舒芬太尼的合理替代者。推荐剂量范围为 0.1～0.2 mg/kg。较低的呼吸抑制和呼吸暂停风险使纳布啡适用于呼吸困难的患者。

（任　浩）

【评述】 纳布啡为阿片类药物，是 μ 受体和 κ 受体激动药，同时具有镇痛和镇静作用，作用时间持续 3～6 h。该研究比较纳布啡和舒芬太尼用于结肠镜检查患者的疗效和安全性，并确定纳布啡在此类手术中的最佳剂量。该研究为前瞻性、双盲、随机对照研究，研究依从性较好，科学问题新颖，因此其结果证据等级较高，为纳布啡在结肠镜检查术中的临床推广提供了可信的依据。

（李　姝　韩如泉）

文选 25

【题目】 右美托咪定降低神经外科手术围术期阿片类药物的使用和术后疼痛强度：Meta 分析（Dexmede-tomidine reduces perioperative opioid consumption and postoperative pain intensity in neurosurgery: a meta-analysis .）

【来源】 J Neurosurg Anesthesiol, 2018, 30 (2): 146-155

【文摘】 Liu 等采用 Meta 分析的方法评估右美托咪定在控制神经外科手术患者疼痛方面的疗效。右美托咪定已在神经外科手术期间用于患者。此项 Meta 分析纳入 11 篇已发表的随机对照试验，涉及 674 名接受神经外科手术的患者（治疗组 335 名，对照组 339 名）。两组在麻醉后监测治疗室（PACU）中的视觉模拟量表存在显著差异，合并平均差异（MD）=-1.54, 95% CI 为 -2.33～0.75, $I^2=87\%$, $P=0.0001$。另外，治疗组和对照组之间 PACU 阿片类药物需求存在显著差异，标准平均差 SMD)=-0.88, 95% CI 为 -1.74～0.02, $I^2=91\%$, $P=0.05$。治疗组术中阿片类药物消耗量显著降低，$MD=-127.75$, 95% CI 为 -208.62～46.89, $I^2=98\%$, $P=0.002$。结论认为，右美托咪定可减少围术期和 PACU 中阿片类药物消耗，降低术后疼痛强度。另一项 Meta 分析则对右美托咪定的安全性进行了评估。

（任　浩）

【评述】 右美托咪定作为新型静脉麻醉药物,可减少围术期阿片类药物消耗,降低术后疼痛强度,但目前临床研究结果尚无确凿证据证实。该研究通过对 11 项 RCT 研究结果进行 Meta 分析,评估右美托咪定在控制神经外科手术患者疼痛方面的疗效,此项 Meta 分析认为右美托咪定可减少围术期和 PACU 中阿片类药物消耗,降低术后疼痛强度。此项研究存在一定的局限性,主要包括纳入研究的 11 项 RCT 研究在主要结局指标方面异质性较高,麻醉方案不统一等。虽然具有一些局限性,但该研究结果可信度仍然较高。

(李 姝 韩如泉)

文选 26

【题目】 羟考酮用于剖宫产术后患者自控静脉镇痛的疗效:一项随机对照研究(Effect of oxycodone patient-controlled intravenous analgesia after cesarean section: a randomized controlled study)

【来源】 J Pain Res,2017,10:2649-2655

【文摘】 Nie 等进行的一项随机对照试验比较羟考酮和舒芬太尼患者自控静脉镇痛(PCIA)的疗效。将 120 例择期行剖宫产手术的初产妇随机分配至不同药物的 PCIA 组:S 组(舒芬太尼 100 μg),OS1 组(舒芬太尼 70 μg,羟考酮 30 mg),OS2 组(舒芬太尼 50 μg,羟考酮 50 mg),O 组(羟考酮 100 mg)。每组加入雷莫司琼 0.3 mg。在所有组中,将药物稀释至 100 ml,并以 1 ml/h 连续输注。静脉注射剂量为 2 ml,锁定间隔为 15 min。每小时 PCIA 的最大剂量为 10 ml。手术后,比较组间疼痛评分、PCIA 剂量和不良反应。在各时间点(手术后 6 h、12 h、24 h),O 组数字子宫痉挛疼痛评分(NRS-U)低于 OS1 组和 S 组($P<0.008$);OS2 组和 OS1 组 NRS-U 低于 S 组($P<0.008$)。O 组坐位数字疼痛评分(NRS-S)低于其他组($P<0.008$)。OS2 组 NRS-S 低于 OS1 组和 S 组($P<0.008$)。术后 12 h、24 h,O 组静息数字疼痛评分(NRS-R)低于其他组($P<0.008$)。在各时间点,OS2 组的 NRS-R 均低于 OS1 组和 S 组($P<0.008$)。O 组的 PCIA 静脉注射量和阿片类药物消耗量在各时间点低于 OS1 组和 S 组($P<0.008$)。羟考酮 PCIA 可能比舒芬太尼 PCIA 对剖宫产术后疼痛缓解更有效,但不良反应的发生率需要进一步研究。

(任 浩)

【评述】 剖宫产术后患者常伴随强烈疼痛,疼痛主要来源于切口疼痛以及子宫痉挛疼痛,因此剖宫产术后患者的疼痛管理非常重要。该研究为一项随机对照研究,随机后分别给予三组患者舒芬太尼、羟考酮、不同剂量舒芬太尼复合羟考酮进行镇痛治疗,观察患者术后疼痛评分,镇痛泵使用剂量及不良反应。提出羟考酮静脉镇痛泵输注可能比舒芬太尼对剖宫产术后疼痛缓解更有效。研究设计完整,立题新颖,结果展现全面。进一步研究可针对羟考酮术后镇痛的不良反应进行探讨。

(李 姝 韩如泉)

文选 27

【题目】 后续的母婴分离加剧七氟烷麻醉对新生小鼠造成的神经行为异常(Subsequent maternal separation exacerbates neurobehavioral abnormalities in rats neonatally exposed to sevoflurane anesthesia）

【来源】 Neurosci Lett，2017，661：137-142

【文摘】 近期多项临床研究提示，七氟烷短时间麻醉后对神经行为学的影响均为阴性结果，为进一步探讨短时间七氟烷麻醉对神经发育的影响，Yang 等观察短时间七氟烷麻醉及后续的母婴分离应激对新生大鼠神经发育的影响。该研究将出生后 6 d 的雄性 SD 大鼠分为 3 组：对照组正常笼内饲养；七氟烷麻醉组大鼠给予 2.1% 七氟烷麻醉 60 min；布美他尼组大鼠在麻醉前 15 min 腹腔注射 Na-K-2Cl 转运蛋白（NKCC1）抑制药布美他尼。处理后的各组大鼠再分为两部分：第一部分在出生后第 10 天处死并收集脑组织下丘脑标本，用 PCR 技术检测 NKCC1 mRNA、K-Cl 转运蛋白（KCC2）mRNA、NKCC1/KCC2 mRNA 比例及促肾上腺素释放激素（CRH）mRNA 水平；第二部分各组大鼠在出生后第 10 天进行母婴分离 180 min。因此，分为对照组、七氟烷麻醉组、母婴分离组、七氟烷麻醉加母婴分离组及布美他尼加母婴分离组，各组大鼠成年后即出生后 54 d 时开始进行水迷宫实验。结果显示，与对照组相比，七氟烷麻醉组下丘脑中 NKCC1 mRNA 水平没有明显变化，KCC2 mRNA 水平显著降低，NKCC1/KCC2 mRNA 比例升高，CRH mRNA 升高；与七氟烷麻醉组相比，布美他尼组 CRH mRNA 显著降低，因此布美他尼减弱七氟烷引起的 CRH mRNA 以上变化。在水迷宫行为学检测中，大鼠在目标象限停留时间结果显示，与对照组相比，七氟烷麻醉组、母婴分离组及布美他尼加母婴分离组大鼠在目标象限停留时间没有显著性差异，七氟烷麻醉加母婴分离组却有明显降低。且与布美他尼加母婴分离组相比，七氟烷麻醉加母婴分离组的降低有统计学差异。因此，在一定程度上提示接受七氟烷麻醉的新生期动物对于后续的生活中的应激较敏感，虽然有时可能短时间的麻醉本身不足以造成显著的影响，但是麻醉后受到的应激可能会加剧七氟烷麻醉本身引起的神经发育异常。

（王　婕）

【评述】 以往动物实验提示新生大鼠或小鼠长时间接受七氟烷（通常为 6 h）麻醉后能引起远期行为学改变，提示七氟烷麻醉可能影响动物的神经发育。短时间七氟烷麻醉是否对动物神经发育有影响存在争议，而本研究中将出生后 6 d 的大鼠接受七氟烷麻醉 60 min 后，观察 10 d 时母婴分离应激对动物的影响，结论显示，短时间麻醉的新生大鼠对后续生活中的应激较敏感。研究人员也提出，此变化在七氟烷麻醉前给予 NKCC1 抑制药可以得到预防。本研究从不同的角度观察七氟烷对新生大鼠神经发育的影响，为今后临床研究短时七氟烷麻醉是否引起神经发育异常提供了新的思路。本研究结果值得关注，但对机制探讨还需进一步研究来证实，如神经发育变化是否与下丘脑 - 垂体 - 肾上腺轴有关等。

（张加强）

文选 28

【题目】 妊娠小鼠接受多次七氟烷麻醉通过抑制转录因子 Pax6 抑制幼鼠大脑海马区的神经发育（Multiple sevoflurane anesthesia in pregnant mice inhibits neurogenesis of fetal hippocampus via repressing transcription factor Pax6）

【来源】 Life Sci，2017，175：16-22

【文摘】 Fang 等研究妊娠期小鼠多次接受七氟烷麻醉对幼鼠神经发育和神经干细胞增殖的影响。

研究中将妊娠 15.5 d 的小鼠连续 3 d 接受 2.5% 七氟烷麻醉 2 h，麻醉期间吸入 100% 的氧气，对照组按同样方法仅吸入 100% 氧气。经处理后部分孕鼠于妊娠 21.5 d 娩出小鼠，在小鼠出生后第 28～32 天（P28～P32）测定认知功能。部分孕鼠经处理后于妊娠 17.5 d 时直接剖腹取出胎鼠，断头处死胎鼠，取出海马，分离神经干细胞（NSCs），NSCs 接受连续 3 d、每天 2 h 的 4.1% 七氟烷处理。子代小鼠 P28、P29、P32 认知功能测定存在显著性差异。通过免疫荧光法、免疫印迹法和 qPCR 方法分析胎儿脑和神经干细胞中 Ccnd1 和 Pax6 的表达，通过 BrdU 染色评估神经发生。结果表明，妊娠小鼠多次暴露于七氟烷导致 Pax6 和 Ccnd1 表达下降，抑制神经干细胞增殖和胎儿海马神经发育，这可能是导致后代幼鼠出生后 28 d 时学习记忆受损的原因。研究中发现，锂可以缓解七氟烷引起的 Pax6、Ccnd1 的下降和神经发育的抑制。研究结果表明，小鼠妊娠期多次暴露于七氟烷影响胎儿海马神经发生和认知功能。离体实验表明，神经干细胞暴露七氟烷后神经发生受到抑制，机制可能与 Pax6 和 Ccnd1 通路有关。研究结论提示小鼠妊娠期多次暴露于七氟烷对胎儿脑发育有影响，其作用机制包括抑制 Pax6 表达、降低细胞周期因子 Ccnd1 的表达，从而影响胎儿神经发育，导致后代认知功能障碍。

（王　婕）

【评述】 有 0.15%～2% 的妊娠妇女接受全身麻醉下非产科手术，既往研究提示新生儿早期反复多次或长时间接受吸入麻醉可能影响神经系统发育。妊娠妇女接受全身麻醉对子代神经发育的影响也有相关报道，但相关研究较少，结论尚不明确。该研究模拟临床妊娠妇女多次接受七氟烷全身麻醉，观察对子代神经发育的影响。结果表明，子代小鼠出生后 28 d、29 d 及 32 d 测定的认知功能低于对照组，子代的神经干细胞暴露于七氟烷引起 Pax6 和 Ccnd1 表达下降，抑制神经干细胞增殖和胎儿海马神经发育。研究结论提示，小鼠妊娠期反复多次暴露于七氟烷麻醉对子代神经细胞增殖、认知功能产生影响，其机制可能与 Pax6 和 Ccnd1 有关。本研究在前期研究的基础上探讨妊娠期反复多次接受全身麻醉对子代神经发育的影响，妊娠中、晚期是神经发育的关键时期，此阶段外来干扰对神经发育有不利影响，对今后的临床研究有较大的启发意义。

（张加强）

文选 29

【题目】 七氟醚单次和多次暴露对新生鼠海马神经元结构的影响

【来源】 临床麻醉学杂志，2017，33（4）：389-392

【文摘】 高宇博等探讨等同时间不同次数七氟烷（七氟醚）暴露对新生大鼠海马 CA1 细胞形态及超微结构的影响。研究选取出生 7 d 的 SD 雄性大鼠 45 只，体重 14～18 g，随机均分为 3 组：对照组（C 组）、单次七氟烷暴露组（SS 组）和多次七氟烷暴露组（TS 组）。SS 组于出生后第 7 天吸入 3% 七氟烷 6 h；TS 组于出生后第 7、第 8、第 9 天每天吸入 3% 七氟烷 2 h，累计 6 h；C 组在相应日龄吸入 60% 氧气。每组于出生后第 14 天随机选取 10 只大鼠用 10% 水合氯醛（0.3 ml/100 g）腹腔注射麻醉后，用 4% 多聚甲醛心脏灌注。灌注完毕后取脑组织，采用 HE 和尼氏染色观察大鼠海马 CA1 区锥体神经元形态及数量变化；另外，每组各取 5 只大鼠，用 10% 水合氯醛腹腔麻醉后暴露心脏，用 4% 多聚甲醛心脏灌注至大鼠四肢僵硬为止。断头快速取脑，在冰上分离出海马，用透射电镜观察大鼠脑组织海马 CA1 超微结构。采用 ImageProPlus 6.0 图像分析软件对突触后致密物（PSD）厚度、突触活性区长度行定量分析。HE和尼氏染色显示，与C组比较，SS组和TS组海马CA1细胞排列稀疏，神经元数量明显减少（$P<0.05$）；与SS组比较，TS组海马CA1神经元数量明显减少（$P<0.05$）。电镜结果显示，C组神经元胞核形态正常，核膜清晰完整，常染色质呈细颗粒状，均匀分布，胞质内可见丰富的细胞器，细胞器结构形态清晰；SS组神经元核膜皱缩、凹陷，核染色质密度增高，线粒体轻微肿胀；TS组神经元核膜消失、断裂，线粒体结构松散、空泡状，粗面内质网囊性变。与C组比较，SS组和TS组海马CA1神经元亚细胞器均有不同程度的受损，突触后致密物厚度明显变薄，活性区长度明显缩短（$P<0.05$）；与SS组比较，TS组神经元亚细胞器损伤更明显，突触后致密物厚度更薄，活性区长度缩短更严重（$P<0.05$）。研究结论提示，七氟烷单次和多次暴露均会引起新生大鼠海马CA1区锥体神经元数量减少及细胞超微结构的改变，等同时间多次暴露比单次暴露对神经元形态的损伤更严重。

（王 婕）

【评述】 该研究对比多次暴露于七氟烷与等同时间单次暴露于七氟烷对大鼠出生早期神经发育的影响，研究结论提示等同时间多次暴露比单次暴露对神经元形态学的损伤更为严重。以往的动物研究提示长时间或反复多次七氟烷麻醉对大鼠出生早期的神经发育有一定影响。2016年12月，美国FDA发出一项"药物安全通告"指出：3岁以下婴幼儿或妊娠第三期孕妇接受手术或医疗操作期间重复暴露，或长时间使用全身麻醉药物或镇静药，婴幼儿或胎儿脑发育受影响的风险明显增加。可见反复和重复使用全身麻醉药物对发育期神经均是高危因素，既往对比等同时间多次暴露和单次暴露对神经元形态学的影响研究较少，本研究对今后的相关研究具有提示意义。

（张加强）

文选30

【题目】 七氟烷联合丙泊酚对老年非小细胞肺癌胸腔镜切除术后认知功能及血清氧化应激水平的影响

【来源】 中国临床药理学与治疗学，2017，22（2）：190-193

【文摘】 尤匡掌等评价七氟烷联合丙泊酚对老年非小细胞肺癌（NSCLC）胸腔镜切除术后认知功能及血清氧化应激水平的影响。研究选择116例老年NSCLC患者并随机分为对照组（58例）和试验组（58例），两组患者均接受胸腔镜下肺癌切除术及淋巴结清扫术。采用芬太尼、咪达唑仑、依托咪酯、罗库溴铵行麻醉诱导，诱导完成后对照组患者给予0.08 mg/（kg·min）丙泊酚注射液靶控输注维持麻醉，试验组患者给予0.05 mg/（kg·min）丙泊酚靶控输注＋0.8 MAC七氟烷以维持麻醉。手术结束缝皮时停用麻醉药物。在治疗前后分别采集空腹血5 ml并检测两组患者血清神经特异性烯醇化酶（NSE）、β淀粉样蛋白（Aβ）、超氧阴离子自由基（O_2^-）、丙二醛（MDA）、谷胱甘肽过氧化物酶（GSH-Px）水平，评估患者氧化应激水平（其中血清NSE、Aβ分别为神经细胞损伤程度的相关标志物；O_2^-、MDA能够反映氧化应激程度，而GSH-Px与机体抗氧化能力有关）；患者认知功能采用MMSE评分评价；同时采用视觉模拟评分（VAS）对患者镇痛效果进行评估（0分，无痛；1~3分，有轻微的疼痛，但可以忍受；4~6分，疼痛明显，且影响睡眠，但尚能忍受；7~10分，疼痛感强烈、难忍）；药物安全性通过不良反应发生率评估。结果显示，与手术前比较，手术后两组患者血清NSE、Aβ水平明显升高，MMSE评分明显降低；与对照组比较，试验组患者血清NSE、Aβ水平较低，

MMSE 评分较高。与手术前比较，手术后两组患者血清 O_2^-、MDA 水平明显升高，血清 GSH-Px 水平明显降低；与对照组比较，试验组患者血清 O_2^-、MDA 水平较低，血清 GSH-Px 水平较高；术后 2 h、4 h、6 h 两组患者 VAS 评分均逐渐降低，试验组 VAS 评分明显低于对照组；两组患者不良反应发生率差异无统计学意义。综上所述，七氟烷联合丙泊酚能够降低老年 NSCLC 胸腔镜切除术后患者的血清氧化应激水平，且减少对术后认知功能的影响，具有较高的安全性。　　　　　（杨夏敏　邓　萌）

【评述】 尤匡掌等对七氟烷联合丙泊酚对老年非小细胞肺癌胸腔镜切除术后认知功能及血清氧化应激水平的影响进行研究。随着社会老龄化的不断加深，老年人进行手术麻醉的比例也日益升高，这使得老年人术后认知功能障碍成为当下的研究热点。该研究选题符合目前临床需求，通过选择与老年术后认知功能状态紧密相关的生物指标及临床评估量表，对老年患者术后认知功能状态进行从心理到生理不同层次的评估，思路清晰，逻辑结构严谨，也为麻醉科医师日常临床工作中如何为老年患者选择麻醉药物提供一定的参考及借鉴作用。　　　　　　　　　　　　　　（王英伟）

文选 31

【题目】 单次短时七氟烷全身麻醉对 0～3 岁儿童术后早期智能发育的影响
【来源】 温州医科大学学报，2017，47（9）：670-673
【文摘】 黄梦朦等探讨单次短时七氟烷全身麻醉对 0～3 岁儿童术后早期智能发育的影响。选取择期于全身麻醉下接受骨科手术的患儿 200 例，年龄为 0～3 岁，ASA 分级Ⅰ～Ⅱ级，无中枢神经系统疾病史、术前 1 d Gesell 量表测定值正常者。该量表包括 4 个能区，即动作能、应物能、言语能和应人能，以正常行为范型（身体方面：站、坐、躺、走、捏物、抓物；智能方面：视、听、说、对事物的简单分析）为标准进行比较，用被测儿童行为推测发育年龄，然后与实际年龄相比，算出发育商数（developmental quotience，DQ）。DQ＜85，表明可能机体存在某种损伤；DQ＜75，则可能有严重的发育落后。同时选取儿童保健科 0～3 岁正常发育儿童 Gesell 量表测量结果数据库中分别于麻醉前 1 d 和麻醉后 3 个月同龄的各 200 例为对照组Ⅰ和对照组Ⅱ。麻醉组患儿采用七氟烷吸入诱导，行喉罩或气管插管，必要时辅以臂丛神经或骶管神经阻滞，七氟烷维持麻醉，术后清醒后返回病房。该研究结果显示，麻醉组 200 例患儿麻醉后 3 个月 4 个能区发育龄较麻醉前 1 d 均有不同程度提高，但各能区 DQ 差异均无统计学意义。与对照组相比，各能区 DQ 差异均无统计学意义。该研究表明，接受单次短时七氟烷全身麻醉对 0～3 岁儿童术后 Gesell 发育量表各指标没有明显影响，各能区随着年龄发育均正常。　　　　　　　　　　　　　　　　　　　　　　　　（杨夏敏　邓　萌）

【评述】 0～3 岁是小儿大脑发育的关键时期，在此时接受手术麻醉是否会对小儿神经发育造成影响一直是学界研究的热点。文中也提到著名的 PANDA 研究与 GAS 研究均得出没有证据提示短时麻醉会对小儿神经发育产生影响。黄梦朦等通过对我国小儿人群接受麻醉前后的身体发育情况进行评估，也得出了同样的结论。该文收集了相当数量的患儿数据，使结果可信度提高，也为临床工作中加强医患沟通提供了一定的科学依据，同时，也可继续就该课题进行进一步的大型随机对照试验研究，让世界看到这一领域的中国大数据。　　　　　　　　　　　　　　　　　　　　（王英伟）

文选 32

【题目】 米库氯铵在儿科患者中的有效性及安全性（The efficacy and safety of mivacurium in pediatric patients）

【来源】 BMC Anesthesiol，2017，17：58-65

【文摘】 Zeng等评估米库氯铵在儿科人群中使用的疗效及安全性。该项前瞻性随机队列研究共纳入来自4个医疗中心的择期手术患者640例，按年龄段依次分成A（2～12月龄）、B（13～35月龄）、C（3～6岁）、D（7～14岁）4组，每组又根据不同诱导剂量（2～12月龄组采用0.15 mg/kg、0.2 mg/kg两种剂量；在其他年龄组采用0.2 mg/kg、0.25 mg/kg两种剂量）和注药时间（20 s、40 s），进一步分成4个亚组，共计16组。监测并比较尺神经对4个超强成串刺激的反应，采集给药前（P0）及给药后1 min（P1）、4 min（P2）、7 min（P3）的桡动脉血以测定血浆中的即时组胺浓度。在排除并剔除部分受试者后，共计562例患者完成该试验。结果显示，4组患者在人口资料方面的差异无统计学意义；在2～12月龄组，当以0.2 mg/kg的诱导剂量给药时，其起效速度明显快于0.15 mg/kg组 [（189±64）s vs.（220±73）s，（181±60）s vs.（213±71）s，$P<0.05$]，但两者在恢复时间上差异并无统计学意义。在3～6岁组，采用0.2 mg/kg的诱导剂量时，T1恢复到25%的时间明显短于0.25 mg/kg诱导剂量组 [（693±188）s vs.（800±206）s，$P<0.05$]。而对于13～35月龄及7～17岁的患儿，不同诱导剂量下米库氯铵的起效和恢复时间无显著差异。同年龄段各亚组之间在4个时点（P0、P1、P2和P3）的血浆组胺浓度差别无统计学意义。结论是米库氯铵的诱导剂量和注射速度对起效和恢复时间的影响不大。主要的例外情况是在2～12月龄的患者中，将米库氯铵的诱导剂量从0.15 mg/kg增加到0.2 mg/kg，可以使起效时间加速约30 s。在该研究所涉及的常规诱导剂量下，米库氯铵对于任何年龄段的患儿均不产生显著的组胺释放作用。

（凌晓敏）

【评述】 该项前瞻性临床研究在设计上紧密结合临床实际，具有较好的实用性。给药剂量在婴儿组为0.15 mg/kg和0.20 mg/kg，其余3组均为0.20 mg/kg和0.25 mg/kg，此剂量相当于常用的气管插管剂量，即2～3倍ED_{95}量（米库氯铵的ED_{95}为0.08 mg/kg）。注药速度上，各年龄组均为20 s和40 s。最终有562例患儿纳入统计分析。从气管插管时的评分看，各组患儿均达到良好的肌松效果，仅1例为3级。肌松监测结果显示，米库氯铵在各年龄组的起效时间和肌力恢复时间大部分相似，仅婴儿组差异存在统计学意义。在给药速度相同的条件下，0.20 mg/kg剂量组的起效时间较0.15 mg/kg组更短，但恢复速度均无统计学差异。比较各组患儿的恢复时间后发现，对3～6岁组采用0.2 mg/kg的诱导剂量时，T1恢复到25%的时间明显短于0.25 mg/kg诱导剂量组，其他组差异则无统计学意义。这是由于米库氯铵在血浆内迅速被假性胆碱酯酶分解所致，而临床效应关键是取决于此酶的活性。假性胆碱酯酶质与量的改变将影响酶的活性，均可引起米库氯铵药效强度与时效的改变。该研究还对各组患者注药前后的血浆组胺浓度进行了连续测定，但均未发现有显著性差异。562名患儿中，静脉注射米库氯铵后有42例（占7.5%）出现过敏反应，其中较轻的仅出现皮疹（有32例，占6.2%），出现严重过敏反应（气道压增高或有支气管痉挛）有7例（占1.3%），但未对这些患儿注药前后的血浆组胺浓度进行对比。米库氯铵的主要不良反应与其组胺释放作用有关，该药释放组胺的ED_{50}与其肌松作用的ED_{95}之比为3:1，释放组胺的倾向性属中度，且米库氯铵单次用药量越大、注药速度越快，则更易促使肥大细胞释放组胺。该研究尚存一些不足之处，比如在各年龄组内的各亚组注药前的组胺均值相差较大（在50%左右），可能导致亚组间可比性降低，抑或对之后的统计分析造成一定影响。

（庄心良）

文选 33

【题目】 左布比卡因原位植入凝胶的制备及其作为长效局部麻醉药的探索性探究（Preparation and investigation of a novel levobupivacaine in situ implant gel for prolonged local anesthetics）

【来源】 Artif Cells Nanomed Biotechnol，2017，45（3）：404-408

【文摘】 Hao等根据原位植入凝胶可用作药物释放系统的基本原理，成功将左布比卡因（LBP）融合到聚乙二醇－聚己内酯－聚乙二醇（PEG-PCL-PEG，PECE）凝胶内，并研究其制备、理化性质（相变温度）、体外药物释放特性及在体局部麻醉效果。黏度测试结果显示，该剂型在常温下有类似液体的表现，但当暴露于升高的温度（37℃）时形成刚性的凝胶。体外释放测试中，LBP随时间从凝胶中逐渐被洗脱，说明LBP被有效包裹在PECE原位凝胶中并可逐渐释放。在大鼠中进行的在体药动学研究结果显示，注射的LBP半衰期（2.7 h）要短于LBP原位凝胶（23.9 h），说明注射的LBP较凝胶会更快地被其他组织吸收。LBP原位凝胶的曲线下面积是注射LPB的2.18倍（$P<0.05$）。而在体药效学测试显示，即使在注射后9 h，凝胶组仍可维持相当好的麻醉效应，大鼠的针刺反应仍维持在较低的水平，这与注射组相比，差异有统计学意义。

（凌晓敏）

【评述】 由于局部麻醉药物的作用时间有限，一般仅能维持4～6 h，这是限制神经阻滞用于术后长时间镇痛的重要因素之一。为了延长局部麻醉药的作用时间，目前常用的手段包括：①改变注药方式：多次注射或置管后持续泵注局部麻醉药；②改变局部麻醉药的佐剂，包括在局部麻醉药中添加阿片类药物、可乐定或地塞米松等。这些方法虽然都有一定的延时作用，但是亦都存在一定缺陷。此项研究制备并测试了左布比卡因的新型凝胶缓释剂。通过与皮下直接注射左布比卡因比较，发现皮下植入该凝胶可以实现左布比卡因的缓慢释放，有利于维持较长时间的血药浓度，达到稳定且持久的镇痛作用。该凝胶制剂的缓释效果，主要取决于物理温度。若通过毒理学试验，能证实其对人体无潜在毒性，那么这一新的凝胶制剂将有重要的临床应用前景及开发价值。

（薛张纲）

文选 34

【题目】 p47phox激活介导布比卡因诱导的神经元毒性和活性氧过量表达（Activation of p47phox as a mechanism of bupivacaine-induced burst production of reactive oxygen species and neural toxicity）

【来源】 Oxid Med Cell Longev，2017，2017：8539026

【文摘】 Li等主要探讨在布比卡因导致的神经毒性过程中，一种膜易位亚单位p47phox发挥作用的可能机制。Li等发现，布比卡因在SH-SY5Y细胞系的离体实验以及大鼠模型的在体实验中，均可引起神经细胞的损伤。通过TUNEL细胞凋亡染色，Li等证实布比卡因可以在SH-

SY5Y 的细胞系以及大鼠的脊髓背角神经细胞中产生损伤作用。这种细胞损伤是由于布比卡因介导 p47phox 的膜易位，激活 NAPDH 氧化酶，产生过量的活性氧导致的。在给予 NAPDH 氧化酶（NOX）的抑制剂 VAS2870 抑制酶活性，或是使用 p47phox 的小片段干扰 RNA（siRNA）减少 p47phox 的表达后，可以抑制 p47phox 的膜易位，从而减少布比卡因导致的活性氧的过量表达以及缓解相关细胞损伤。

（凌晓敏）

【评述】 该研究总体设计合理，实验步骤清晰，但仍有部分内容值得进一步商榷。首先，VAS2870 不是一种特异性的 NOX2 的抑制剂，而是 NOX 家族的广谱性抑制剂。NOX2 是导致活性氧产生的关键分子，因此，若能应用特异性的抑制剂则能更好地的说明问题。其次，siRNA 存在一定的脱靶效应，可以采用特异性区域敲除技术来更好地说明 p47phox 的作用。最后，在体实验中，若能说明脊髓背角受损伤的细胞是哪一类细胞，对于读者了解布比卡因引起损伤发生的原因，以及后续进一步进行毒性预防或治疗措施研究会有更好的提示作用。临床上布比卡因的神经毒性发生率虽然不高，但随着超声引导下神经阻滞应用增多，以及日间手术和术后镇痛的广泛开展，都使得布比卡因的使用率增加，浓度和剂量也可能增加，由此，布比卡因的神经毒性也有可能发生。该论文对后续进一步研究布比卡因神经毒性的预防和治疗有一定的启示。

（杭燕南）

二、麻醉方法研究进展

文选 35

【题目】 超声测定小儿环状软骨横径用于带套囊气管导管型号选择的准确性

【来源】 中华麻醉学杂志，2017，37（7）：784-787

【文摘】 苏相飞等评价超声测定小儿环状软骨横径用于带套囊气管导管型号选择的准确性。选择接受气管内插管全身麻醉的患儿 120 例，随机分为 A、B 两组（$n=60$）。两组患儿均采用带套囊的气管导管，A 组导管型号选择根据超声下环状软骨横径测定的结果，B 组导管型号则根据年龄公式选择。根据置入气管导管后气道封闭压（不漏气）是否在 10~20 cmH$_2$O 来评价所选导管型号是否合适，如不合适则予以更换。记录气管导管更换次数以及插管相关并发症的发生情况。结果，A 组首次选择带套囊气管内导管型号的准确率为 95%，高于 B 组的 60%（$P<0.05$），两组患儿插管相关并发症发生率差异无统计学意义（$P>0.05$）。该研究得出结论：超声测定小儿环状软骨横径用于带套囊气管导管型号选择的准确性高，值得临床推广。

（贾继娥）

【评述】 对于婴幼儿患者而言，选择合适型号的气管导管以避免可能的气管插管并发症较成年患者更为重要。比较传统根据年龄公式选择导管型号的方法，该研究采用超声测定小儿环状软骨横径来选择带套囊气管导管型号的方法。研究结果显示，超声测量较传统按照年龄公式选择结果更为准确。但该研究中体外气管导管套囊注气后最大外径没有测量，也没有描述插管后注气套囊和环状软骨的相对位置关系，这些因素会直接影响对气管导管是否合适的判断。另外，由于苏相飞等所选择的观察对象其年龄跨度从 1 个月到 6 岁不等，而低龄儿和学龄儿童喉部的发育存有较大差异，这也会影响该研究在具体临床儿童患者中的参考价值。将小儿年龄进一步细化分组来考察可能会得出更严谨的结论。

（徐子锋）

文选 36

【题目】 小潮气量加低水平呼气末正压通气对全身麻醉下哮喘患者呼吸功能的影响

【来源】 上海交通大学学报（医学版），2017，37（10）：1413-1416

【文摘】 吴雷等探究小潮气量间歇正压通气（IPPV）联合低水平呼气末正压通气（PEEP）对哮喘患者全身麻醉时呼吸功能的影响。研究选取全身麻醉下行上腹部手术的哮喘患者 45 例，随机分为 3 组，每组 15 例：A 组常规潮气量（10 ml/kg）IPPV，B 组小潮气量（6 ml/kg）IPPV，C 组小潮气量（6 ml/kg）IPPV＋低水平 PEEP（5 cmH$_2$O）。分别记录麻醉诱导后即刻及诱导后 5 min、30 min、60 min 和 120 min 的气道峰压（P$_{peak}$），并计算肺泡动态顺应性（Cdyn）。监测麻醉诱导前脱氧 5 min 和麻醉诱导后 60 min、120 min 动脉血气；记录血氧分压（PaO$_2$）和血二氧化碳分压（PaCO$_2$）数值。研究结果提示，与 A 组相比，C 组各时段 P$_{peak}$ 均明显降低（$P<0.01$），而在麻醉诱导后 60 min 和 120 min，Cdyn 均显著增高（$P<0.05$）。与 A 组和 B 组相比，C 组在麻醉诱导后 60 min 和 120 min 的 PaO$_2$ 也明显升高（$P<0.01$），PaCO$_2$ 则明显降低（$P<0.05$）。结论：对哮喘患者而言，小潮气量联合低水平 PEEP 模式可降低气道压力，提高肺动态顺应性，改善氧合参数，是一种安全有效的麻醉呼吸管理模式。

（贾继娥）

【评述】 全身麻醉患者保护性通气策略相关研究近年来越来越受到重视，具体到哮喘患者全身麻醉下的最佳通气策略尚无明确结论。该研究采用小潮气量（6 ml/kg）复合低水平 PEEP（5 cmH$_2$O）的机械通气策略，通过前瞻性随机对照试验，发现该通气模式下的气道压低、肺动态顺应性更高，并且能够改善氧合，可以更加安全有效地应用于哮喘患者全身麻醉下行上腹部手术的呼吸管理。然而，本研究中小潮气量加较高频的呼吸模式其有效肺泡通气量相对较低，研究的局限性在于对二氧化碳排出和蓄积问题关注不够，采用固定呼吸频率的方式也值得探讨。另外，哮喘患者可能存在小气道病变和内源性 PEEP 的影响，进而影响到保护性肺通气策略的选择。

（吕　欣）

文选 37

【题目】 两种常用双手扣面罩用于意识消失、呼吸停止肥胖患者通气效果比较（Comparison of effectiveness of two commonly used two-handed mask ventilation techniques on unconscious apnoeic obese adults）

【来源】 Br J Anaesth，2017，118（4）：618-624

【文摘】 Fei 等比较两种常用的双手面罩通气法在病态肥胖无呼吸患者通气效果的有效性。该研究将 81 名 BMI 为（37±4.9）kg/m^2 的病态肥胖患者按照随机交叉分组原则在诱导后交替行 C-E 或改良 V-E 手法面罩通气（两组均不使用肌松药）。患者取仰卧位并头下垫高 10 cm，意识丧失后行压力控制面罩通气，吸气压力设为 20 cmH$_2$O，频率 10 次 / 分钟，吸呼比为 1∶2。面罩通气手法描述：C-E 法，双手拇指和示指环形向下压住面罩边沿，双手中指、环指、小指扣住下颌前部；V-E 法，双手拇指全长向下用力压住面罩两侧，示指及其他手指施力于下颌角，从后向前推下颌并保持张口状态。结果：首先行 C-E 法组共 36/81 例（55%）患者通气失败，且均被 V-E 法成功挽救，所有患者 V-E 法均通气成功；C-E 组的 V_{Te} 为 371（345）ml，V-E 组的 V_{Te} 为 720（244）ml；C-E 组通气成功的 45 例患者，其 C-E 法的 V_{Te} 为 633（242）ml，明显小于 V-E 法的 755（245）ml。此结果显示，对于伴有睡眠呼吸暂停的病态肥胖患者，全身麻醉诱导后（不使用肌松药前提下）采用改良 V-E 手法较 C-E 手法能获得更好的面罩通气效果，并且首先采用 C-E 手法面罩通气失败的患者均可以通过改良 V-E 手法面罩通气成功。

（魏 玮）

【评述】 有效的面罩通气是肥胖患者顺利完成诱导和气管插管的重要保障。按照本文研究结果，采用改良 V-E 手法较 C-E 手法能为肥胖患者提供更有效的通气。改良 V-E 手法 4 个手指施力于下颌角，力量上有效保障了下颌前推和张口动作；但也有其缺点，就是拇指使面罩气囊与患者面部的密闭相对较差，肥胖患者由于面部的脂肪较丰富，恰恰可以弥补这种密闭不全的可能性。C-E 手法是面罩通气的常规手法，优点是容易使面罩和患者面部密闭，缺点是施力下颌的三指力量相对弱，不能使肥胖患者有效张口，但对于非肥胖患者和已使用肌松药的患者，C-E 法面罩通气仍然是首选。

（徐子锋）

文选 38

【题目】 双腔管两分钟脱管法加速需单肺通气的胸腔镜手术患者非通气侧的肺萎陷（Two-minute disconnection technique with a double-lumen tube to speed the collapse of the non-ventilated lung for one-lung ventilation in thoracoscopic surgery）

【来源】 BMC Anesthesiol，2017，17（1）：80

【文摘】 Li 等研究了两分钟脱管法用于胸腔镜手术使用双腔管单肺通气（one lung ventilation，OLV）时非通气侧肺萎陷的安全性和有效性。该研究将 50 例胸腔镜手术需单肺通气的患者随机分为 N 组和 C 组：N 组，外科医师切皮时开始完全断开双腔管，2 min 后开始 OLV；C 组，切皮时即开始 OLV。结果，肺萎陷所用时间 N 组明显短于 C 组，分别为（15±3.7）min 和（22±3.6）min；外科医师满意度评分（0～10 分）N 组高于 C 组，分别为（9±0.6）分和（7±1.2）分；术中低氧、需要 CPAP 的比例、麻醉时间两和苏醒时间两组间差异无统计学意义。在切皮后 2 min，N 组 $PaCO_2$ 较 C 组高，分别为（47.7±2.9）mmHg 和（39.2±3.4）mmHg；N 组 PaO_2 较 C 组低，分别为（234±81.1）mmHg 和（335±33.4）mmHg；双侧脑氧 N 组较 C 组高，分别为左侧（78±3.4）% 和（74±5.9）%、右侧（77±4.3）% 和（74±5.2）%。该研究得出结论，2 min 脱管法可加快胸科手术使用双腔管单肺通气时非通气侧的肺萎陷，从而提供良好的手术视野且不会导致低氧。　　　　（魏 玮）

【评述】 胸腔镜手术中术侧肺萎陷的效果直接影响手术视野和外科操作，肺萎陷效果主要取决于胸腔连通大气后肺自身的弹性回缩排气及肺泡内残余气体的吸收速度。通常加速肺萎陷的方法有纯氧去氮、肺内充满 50% 氧化亚氮、脱管等方法加快排出和吸收；另外，还有反复抽吸的方法，但效果不佳，尚存争议。本文发现在 OLV 前先进行 2 min 的脱管使双肺连通大气可加速肺萎陷，但没有导致低氧血症，且高碳酸血症的程度轻，易被纠正，而脑氧略有升高，这可能与 $PaCO_2$ 升高导致脑血流量增加有关，为加速肺萎陷提供了一种好方法。但该研究没有关注患者术后的血流动力学和呼吸功能的指标，受试者排除了老年患者及合并 COPD 等心肺、脑疾病等高危人群，还有氧储备能力下降的患者可能存在安全性的问题，推广到所有单肺通气手术患者尚需要进一步的研究证实。另外，脱管时间 2 min 是否最佳也值得进一步研究探讨。

（吕　欣）

文选 39

【题目】 侧卧位和气腹对两种喉罩漏气压的影响（Influence of lateral position and pneumoperitoneum on oropharyngeal leak pressure with two types of laryngeal mask airways）

【来源】 Acta Anaesthesiol Scand, 2017, 61（9）: 1114-1121

【文摘】 Lan 等研究侧卧位和气腹对 LMA Proseal 和 LMA Supreme 两种喉罩的口咽漏气压（oropharyngeal leak pressure, OLP）及通气效能的影响。该研究将 186 例侧卧位腹腔镜下泌尿外科手术患者随机分为 Proseal 组和 Supreme 组进行对比观察。结果显示，两种喉罩侧卧位下的 OLP 较仰卧位降低，但气腹不进一步导致 OLP 下降。具体 OLP 数值显示，Proseal 喉罩仰卧位、侧卧位、侧卧位＋气腹时 OLP 分别为（29.0±3.4）cmH_2O、（26.1±4.2）cmH_2O、（25.3±3.8）cmH_2O，Supreme 喉罩仰卧位、侧卧位、侧卧位＋气腹时 OLP 分别为（26.1±9.3）cmH_2O、（24.8±3.5）cmH_2O、（24.0±3.5）cmH_2O。侧卧位下气腹患者使用 Proseal 喉罩通气效果为佳、良、差的例数分别为：83 例、7 例、2 例，Supreme 喉罩为 76 例、14 例、2 例，组间差异无统计学意义。

（魏　玮）

【评述】 长时间气腹、头低足高或其他极端体位给使用喉罩管理腹腔镜手术的麻醉带来比较大的挑战。本文对比了 LMA 家族的 Proseal 和 Supreme 两款双管喉罩，发现当患者由仰卧位转为侧卧位时漏气压下降，但气腹没有进一步降低漏气压。根据该研究的结果，Proseal 喉罩的表现优于 Supreme 喉罩，但两组均有 2% 的患者在气腹后无法满足通气需求。该研究没有具体描述转换体位时喉罩及整个呼吸环路的固定和支撑方法，若没有针对侧卧位下重力作用导致的喉罩移位采取相应的喉罩固定策略，则可能影响对研究结果的解读。

（徐子锋）

文选 40

【题目】 去甲肾上腺素和去氧肾上腺素治疗蛛网膜下腔阻滞下剖宫产低血压的随机分配分级剂量－反应的研究（A random-allocation graded dose-response study of norepinephrine and phenylephrine for treating hypotension during spinal anesthesia for cesarean delivery）

【来源】 Anesthesiology, 2017, 127: 934-941

【文摘】 Warwick 等对比研究去甲肾上腺素和去氧肾上腺素（苯肾上腺素）治疗蛛网膜下腔阻滞下剖宫产低血压的疗效。该研究纳入 180 名蛛网膜下腔阻滞下行择期剖宫产的健康产妇，按照随机分配、分级剂量的方法将产妇分入 2 大组 12 小组，每小组 15 人。每小组产妇在蛛网膜下腔阻滞后分别单次静脉注射去甲肾上腺素（4 μg、5 μg、6 μg、8 μg、10 μg 和 12 μg）或去氧肾上腺素（60 μg、80 μg、100 μg、120 μg、160 μg 和 200 μg），记录并比较静脉注射后第 60 秒每组产妇收缩压恢复至基础值的百分比。结果显示，去甲肾上腺素的 ED_{50}（达 50% 反应效果时的剂量）估计值为 10 μg，去氧肾上腺素的 ED_{50} 估计值为 137 μg。采用非线性回归方法进行剂量-反应分析，并推导出四变量 Logistic 剂量-反应曲线，经对比确定两种药物的估计相对效价比是 13.1 μg。上述结果表明，去氧肾上腺素 100 μg 的等效剂量为去甲肾上腺素 8 μg。该研究为日后对比研究的实验设计提供了新思路，也为熟悉去氧肾上腺素用法的产科麻醉医师提供了去甲肾上腺素的临床使用指导。

（邹　最）

【评述】　在治疗蛛网膜下腔阻滞下剖宫产低血压中，去氧肾上腺素是目前较为公认的一线药物，但是其存在抑制心率和心排血量的缺点。去甲肾上腺素是与去氧肾上腺素相似的有效 α 受体激动药，且不存在心率和心排血量的抑制作用，因而其被用于治疗剖宫产低血压也越来越广泛。现有研究尚未能完全确定该两种血管加压药治疗蛛网膜下腔阻滞下剖宫产低血压的相对效能。该项研究明确给出了上述两种药物的相对效价比，对临床麻醉用药具有指导意义。同时，该研究亦存局限：①仅对比研究了术中首次发生低血压时两种药物的剂量-反应，后续发生的低血压治疗反应可能不同；②尚不可由单次注射结果推断连续输注时两种药物的相对效能；③纳入患者均为择期手术，研究结果可能不适用于升压药需求量更低（敏感性更高）的临产妇（急诊手术）。

（袁红斌）

文选 41

【题目】　右美托咪定-瑞芬太尼与右美托咪定-丙泊酚在小儿纤维支气管镜检查中的效果对比（The efficacy of dexmedetomidine-remifentanil versus dexmedetomidine-propofol in children undergoing flexible bronchoscopy）

【来源】　Medicine（Baltimore），2017，96（1）：e5815

【文摘】　Zhang 等回顾性研究对比右美托咪定-瑞芬太尼（DR 组）与右美托咪定-丙泊酚（DP 组）用于小儿纤维支气管镜检查的效果。该研究共纳入行纤维支气管镜检查的患儿 123 例，分为两组，DR 组 63 人，DP 组 60 人。记录并比较两组患儿麻醉起效时间、术中体动次数、血流动力学、右美托咪定总剂量、咪达唑仑和利多卡因初次抢救的剂量和时间、术后恢复时间、不良反应及支气管镜检满意度评分等指标。结果发现，相较于 DP 组，DR 组麻醉起效时间较长，围术期血流动力学指标更稳定，患儿体动更少，抢救用咪达唑仑和利多卡因总剂量更多，初次给予咪达唑仑和利多卡因的时间更早，右美托咪定的总累积剂量更多，麻醉恢复时间（复苏并离开 PACU）更长，以及支气管镜检查满意度更高。研究结果表明，尽管 DR 组恢复时间较长，且抢救的发生率较高，但其血流动力学指标更稳定、支气管镜检满意度更高、患者体动也更少。因此，相较于右美托咪定-丙泊酚，右美托咪定-瑞芬太尼应用于小儿纤维支气管镜检查更有效。

（邹　最）

【评述】　纤维支气管镜检查用于儿科呼吸系统疾病的诊断和治疗已得到推广，全身麻醉可提高该检查的成功率。目前常规用于小儿纤维支气管镜检查的静脉麻醉药物，包括丙泊酚、依托咪酯、咪达唑仑、右美托咪定和阿片类镇痛药等。然而，上述药物都存在各自的缺陷，联合用药可能效果更佳，但相关研究较少。该研究针对行纤维支气管镜检查的患儿，通过严谨的回顾性研究，评估比较了右美托咪定-瑞芬太尼和右美托咪定-丙泊酚用于小儿纤维支气管镜检查的效果。结果表明，右美托咪定-瑞芬太尼用于小儿纤维支气管镜检查更为有效。该项研究的结论有利于推动右美托咪定-瑞芬太尼在小儿纤维支气管镜检查中的应用，但仍需前瞻性随机对照试验探究不同剂量右美托咪定－瑞芬太尼在儿童纤维支气管镜检查中的有效性及安全性，为临床提供更为可信的参考依据。

（袁红斌）

文选 42

【题目】 氨甲环酸可否用于脊柱手术止血并缩短手术时间：一项 Meta 分析（Can tranexamic acid conserve blood and save operative time in spinal surgeries? a Meta-analysis）

【来源】 Spine J，2017. dio：co.1016/j.spinee.2017.11.07

【文摘】 Hui 等研究氨甲环酸在脊柱手术中止血和缩短手术时间的作用。该研究采用 Meta 分析的方法，收集 18 个随机对照试验和 18 个非随机对照试验，最终共纳入 2 572 名患者，对比探讨静脉注射氨甲环酸与注射安慰剂/未治疗对脊柱手术的影响。研究指标包括术中、术后和围术期失血，异体血输注比例，自体血回输，手术时间以及术后血栓事件。结果显示，氨甲环酸组显著减少术中、术后和围术期失血，减少自体血回输，减少异体血输注比例及缩短手术时间；此外，高剂量氨甲环酸可以减少术中－围术期异体血输注比例和缩短手术时间，而低剂量氨甲环酸并未表现出这种效果。最终得出结论，脊柱手术中使用氨甲环酸可显著减少术中－术后－围术期失血，减少自体血回输及缩短手术时间；高剂量氨甲环酸可减少术中－围术期异体血输注比例和缩短手术时间，低剂量氨甲环酸则没有此作用。

（邹　最）

【评述】 脊柱手术时间长，出血量大，易导致患者围术期发生感染性疾病、免疫反应、凝血功能障碍和术后脊柱血肿。因此，术中有效降低出血量已成为减少围术期并发症的一个重要手段。临床麻醉医师主要通过使用止血药物减少术中出血，已有多种止血药被证实可有效减少脊柱手术术中出血，而氨甲环酸用于脊柱手术的效果并不十分确切。该研究采用循证医学的手段，证明在脊柱手术中使用氨甲环酸可显著减少围术期失血，减少自体血回输，同时可以缩短手术时间，且只有高剂量氨甲环酸才减少围术期异体血输注比例和缩短手术时间。该研究结果给脊柱手术应用氨甲环酸提供了很好的参考资料，但仍需大规模多中心前瞻性研究来验证其安全性。

（袁红斌）

文选 43

【题目】 妇科肿瘤手术不同麻醉维持方法费用效果的比较

【来源】 中国药物与临床，2017，17（11）：1656-1658

【文摘】 侯磊等对比研究妇科肿瘤手术中不同麻醉维持方法的费用及效果。该研究共纳入在气管插管全身麻醉下行择期宫颈癌手术的患者 90 例。患者被随机分配到七氟烷吸入维持麻醉组（S组）、丙泊酚静脉输注维持麻醉组（P组）和七氟烷吸入复合丙泊酚静脉输注维持麻醉组（SP组），每组 30 例。记录术中不良反应的发生情况、麻醉时间、手术时间、自主呼吸恢复时间、苏醒时间、气管拔管时间、定向力恢复时间及改良 Aldrete 评分≥9 分时间，并计算麻醉药物费用。结果发现，在苏醒时间、定向力恢复时间及 Aldrete 评分≥9 分时间等方面，P 组较其他两组有明显优势，S 组与 SP 组间差异无统计学意义；在拔管时间方面，P 组早于 SP 组；在苏醒期躁动和恶心呕吐方面，P

组和 SP 组的发生例数显著低于 S 组，且 P 组显著低于 SP 组；在麻醉费用方面，S 组费用最少，其次为 SP 组，P 组费用最多。该项研究表明，相同麻醉诱导条件下，七氟烷吸入麻醉是妇科肿瘤手术患者最经济、有效的麻醉维持方法，但是丙泊酚静脉麻醉具有术毕苏醒快、质量高和不良反应少等优势。

（邹　最）

【评述】　宫颈癌是一类高发于女性的妇科恶性肿瘤，其治疗过程花费较高，仅就麻醉方面来说，选择一种经济有效的麻醉维持方法对减轻患者及其家庭的负担十分必要。该研究针对妇科宫颈癌患者，主要研究比较 3 种麻醉维持方法的费用及效果。通过对术中及术后情况的记录与分析，研究结果表明，妇科肿瘤手术中，七氟烷吸入维持最为经济、有效，但麻醉维持效果稍逊于丙泊酚，因而临床麻醉科医师在选择麻醉维持药物时应综合考虑。

（袁红斌）

文选 44

【题目】　七氟醚和丙泊酚用于麻醉维持对患者脑氧代谢及认知功能的影响

【来源】　中国生化药物杂志，2017，37（6）：177-179，182

【文摘】　岑盛华等研究七氟烷（七氟醚）和丙泊酚用于麻醉维持对患者脑氧代谢及认知功能的影响。该研究共纳入 70 例急症创伤患者，通过随机数字法分为丙泊酚组（对照组）和七氟烷组（观察组），每组 35 人。记录并比较两组患者在麻醉维持过程中不同时间点脑氧代谢的变化情况，麻醉前后 MMSE 评分、TMT 完成时间以及苏醒后不良反应的发生率。结果发现，对照组与观察组在诱导后 2 min（T2）、插管后 2 min（T3）$SjvO_2$ 值较麻醉前（T1）显著升高，$Da\text{-}jvO_2$ 与 COER 值则较 T1 时显著降低，上述指标在各时段的组间比较无显著性差异；对照组术后 TMT 完成时间延长，MMSE 评分降低，与术前相比无显著差异，观察组患者 TMT 完成时间以及 MMSE 评分手术前后无显著性差异。两组患者不良反应的发生率比较差异无统计学意义；对照组患者术后呼唤睁眼时间、定向力恢复时间以及肛门排气时间均显著晚于观察组。研究结果表明，七氟烷和丙泊酚均能维持手术期间脑氧供需平衡，七氟烷对患者术后认知功能改变的影响较小。

（邹　最）

【评述】　七氟烷作为一种新型吸入麻醉药，用于麻醉维持时对患者循环和呼吸的影响较小；丙泊酚在麻醉维持期可降低颅内压，减少脑耗氧量及脑血流量，但对循环和呼吸具有明显抑制作用。该研究对比分析七氟烷和丙泊酚用于麻醉维持对患者脑氧代谢及认知功能的影响。通过记录并分析两组患者各时段脑氧代谢麻醉维持情况、手术前后 TMT 完成时间、MMSE 评分以及苏醒期不良反应的发生率，研究发现七氟烷和丙泊酚都能够有效调节麻醉维持期患者的脑氧代谢平衡，但七氟烷对患者术后认知功能的影响较小，该研究结果可为临床麻醉科医师针对存在认知功能障碍的患者选择麻醉维持方法提供有效参考。

（袁红斌）

文选 45

【题目】　小儿开腹手术中联合右美托咪定和罗哌卡因行腹横肌平面阻滞的效果

【来源】　广东医学，2017，38（20）：3191-3193

【文摘】 欧阳辉旺等评价小儿开腹手术中联合右美托咪定和罗哌卡因行腹横肌平面阻滞的临床效果和安全性。选取行开腹手术的小儿共64例，随机分为联合组和对照组，所有患儿均行全身麻醉，联合组采用右美托咪定和罗哌卡因行腹横肌平面阻滞对照组单用罗哌卡因行腹横肌平面阻滞，记录两组患儿不同时间点的心率、平均动脉压、麻醉药物用量等指标，对比术后不同时间点的FLACC疼痛行为评分，记录两组相关的不良反应。结果发现，两组患儿的手术时间、麻醉时间、拔管时间、PACU停留时间和术式比例对比，差异均无统计学意义（$P>0.05$）；两组患儿的麻醉药物使用量比较，差异均无统计学意义（$P>0.05$）；联合组患儿的PAED评分显著低于对照组（$t=3.127$，$P=0.003$）；两组患儿不同时间点的心率和平均动脉压对比，差异均无统计学意义（$P>0.05$）；联合组于术后6 h、24 h和术后3 d的FLACC评分均显著低于对照组（$P<0.05$），其中联合组术后每位患儿使用曲马多量显著低于对照组（$t=2.571$，$P<0.05$）；两组患者术后住院时间和禁食时间对比，差异均无统计学意义（$P>0.05$）。研究结论为，小儿开腹手术中联合右美托咪定和罗哌卡因行腹横肌平面阻滞可降低患儿苏醒期躁动，延长术后镇痛时间及效果。

（郑华容）

【评述】 腹横肌平面阻滞在成人腹部术后镇痛的应用研究已经相对成熟。小儿上腹部手术，腹横肌平面阻滞的术中、术后镇痛效果良好。右美托咪定是一种高选择性的α_2受体激动药，具有镇静、抗焦虑和一定的镇痛作用，呼吸抑制小。本研究分析小儿开腹手术中联合右美托咪定和罗哌卡因行腹横肌平面阻滞的效果。本研究得出结论为小儿开腹手术中联合右美托咪定和罗哌卡因行腹横肌平面阻滞可降低患儿苏醒期躁动，镇痛药物的使用量降低，延长术后镇痛事件及效果。

（邵建林）

文选46

【题目】 超声引导下喉上神经阻滞联合环甲膜穿刺麻醉在清醒气管插管中的应用

【来源】 上海口腔医学，2017，26（3）：336-338

【文摘】 王俊安等探讨超声引导下喉上神经阻滞联合环甲膜穿刺麻醉在清醒气管插管中的应用效果。选择在全身麻醉下实施手术的ASA分级Ⅰ～Ⅱ级的困难气道患者30例，随机分为超声引导组（U组，$n=15$）和解剖定位组（A组，$n=15$）。全部患者均选择纤维支气管镜引导下经鼻腔气管插管。U组在超声下显示呈高回声的甲舌膜，观察到无回声的喉上动脉穿出甲舌膜，喉上神经内支位于喉上动脉内侧，通过超声引导下平面内技术在此区域注入局部麻醉药，以相同的方法阻滞对侧喉上神经内支。超声下显示呈高回声的环甲膜，通过超声引导下平面内技术进行环甲膜穿刺，气管内表面麻醉。A组依靠传统的解剖标志定位方法触诊舌骨大角和甲状软骨上角，进行双侧喉上神经阻滞。触诊甲状软骨和环状软骨等解剖标志，通过环甲膜穿刺进行气管内表面麻醉。确定气管插管成功后，各组患者均进行快速麻醉诱导。比较两组患者间环甲膜穿刺成功率、各级呛咳发生率和围插管期血流动力学变化。应用SPSS 20.0软件包对数据进行统计学分析。结果发现，与A组相比，U组患者的环甲膜穿刺成功率更高（$P<0.05$），呛咳发生率更低（$P<0.05$）。与A组相比，U组患者T1（入室后）、T2（插管前）和T5（插管后3 min）HR、SBP、DBP的差异无统计学意义（$P>0.05$）；T3（插管时）、T4（插管后1 min）心率增快和血压增高的幅度较小（$P<0.05$）。因此，研究认为，超声引导下双侧喉上神经阻滞联合环甲膜穿刺麻醉，在清醒气管插管时安全、有效、优势明显。

（郑华容）

【评述】 气道问题是麻醉和围术期不良事件发生的重要因素，也是广大麻醉科医师和围术期医师持续关注的临床焦点。对于已预料到的困难气道，麻醉科医师往往选择清醒气管插管。而清醒气管插管刺激大，患者血流动力学波动大，需要患者充分地配合、良好的镇静和充分的表面麻醉。以往依靠传统的解剖标志定位方法触诊舌骨大角和甲状软骨上角，进行双侧喉上神经阻滞。触诊甲状软骨和环状软骨等解剖标志，通过环甲膜穿刺进行气管内表面麻醉。超声引导下的区域麻醉阻滞提高了穿刺阻滞的成功率。本研究分析了超声引导下喉上神经阻滞联合环甲膜穿刺麻醉在清醒气管插管中的应用。认为超声引导下双侧喉上神经阻滞联合环甲膜穿刺麻醉，降低清醒插管时的应激反应，在清醒气管插管时安全、有效、优势明显。

（邵建林）

文选 47

【题目】 TEE 监测左室舒张末期容积变异度预测高风险开颅手术患者容量反应性的能力：一项前瞻性队列研究（The ability of left ventricular end-diastolic volume variations measured by TEE to monitor fluid responsiveness in high-risk surgical patients during craniotomy: a prospective cohort study）

【来源】 BMC Anesthesiol, 2017, 17 (1): 165

【文摘】 Lan 等探究在开颅手术中通过经食管超声心动图（TEE）测得的左室末期舒张容积变异度与经 FloTrac/Vigileo 测得的每搏量变异度（SVV）的一致性，评价该方法预测容量反应性的价值。该研究纳入 26 名 ASA 分级 Ⅲ～Ⅳ 级、行开颅手术的患者，连接 FloTrac/Vigileo 系统监测 CO、CI、SV 及 SVV，通过 TEE 测左室流出道血流速度时间积分（VTI_{LOVT}）及左室舒张末期容积（LVEDV）并计算左室末期舒张容积变异度（LVEDVV）。术中采用目标导向的液体治疗方案，患者术中出现低血压（MAP<65 mmHg）、CI<2.5 L/(min·m²)，且 SVV>15% 时，给予 200 ml 胶体溶液进行扩容，并测量扩容前后的各项血流动力学参数。研究共获取 145 组数据，结果显示，扩容后患者 CO 从（3.5±0.5）L/min 增至（4.0±0.6）L/min，CI 从（2.2±0.2）L/(min·m²)增至（2.6±0.4）L/(min·m²)，SVV 从 17.8%±2.8% 降至 11.0%±2.8%，LVEDVV 从 22.1%±7.3% 降至 13.6%±3.8%，而 VTI 及两种方法测得的 SV 均无明显改变。LVEDVV 与 SVV 显著相关，$R^2=0.418\,2$，经 Bland-Altman 法计算得出 LVEDVV 与 SVV 的偏倚及精确度为（3.4%±4.9%）。分别绘制 SVV 及 LVEDVV 受试者工作特征曲线（ROC 曲线），SVV 曲线下面积为 0.971（95% CI 0.945～0.997），SVV 为 15% 时敏感度为 0.990，特异度为 0.975，LVEDVV 曲线下面积为 0.890（95% CI 0.783～0.998），对于低血容量的诊断阈值为 15.3%，敏感度为 0.912，特异度为 0.815。研究认为，经 TEE 获得的 LVEDVV 用于预测患者容量反应性准确度较高，对于需密切关注容量及心功能的危重症患者，可选择 LVEDVV 作为一项监测指标。

（覃 罡 王 锷）

【评述】 该研究探讨神经外科手术中经 TEE 测量计算的 LVEDVV 与经 FloTrac/Vigileo 系统测定的 SVV 两者的一致性及其预测患者容量反应性的价值。结果显示，LVEDVV 与 SVV 有较好的相关性，且以 LVEDVV>15.3% 预测患者容量反应性灵敏度及特异度均高，可作为需密切关注容量情况及心功能危重患者的容量监测指标。但是，临床各种复杂病例应用 LVEDVV 的可靠性、准确性仍有待研究，且 LVEDVV 评估容量反应性可能受到诸多因素的影响，有一定的局限性。仍有必要针对 LVEDVV 与其他血流动力学监测方法进行比较研究。

（郭曲练）

文选 48

【题目】 闭环反馈计算机控制输注系统用于维持蛛网膜下腔阻滞下剖宫产手术中产妇血压：去甲肾上腺素与去氧肾上腺素的随机对照比较研究（Performance of a closed-loop feedback computer-controlled infusion system for maintaining blood pressure during spinal anaesthesia for caesarean section: a randomized controlled comparison of norepinephrine versus phenylephrine）

【来源】 J Clin Monit Comput，2017，31（3）：617-623

【文摘】 Ngan 等研究以动脉血压监测为基础，比较去甲肾上腺素和去氧肾上腺素经闭环反馈计算机控制输注系统用于蛛网膜下腔阻滞剖宫产手术对产妇术中血压维持的差异。研究选择行蛛网膜下腔阻滞剖宫产手术产妇 104 名，随机分为两组，去甲肾上腺素组接受计算机控制闭环输注去甲肾上腺素（5 μg/ml），去氧肾上腺素组接受计算机控制闭环输注去氧肾上腺素（100 μg/ml）。该研究采取的算法以患者基础血压为目标值，设定输注速度为［10 −（收缩压测量值 − 收缩压基础值）/ 收缩压基础值 ×100%］×3（ml/h）。药物闭环反馈计算机控制输注系统于蛛网膜下腔阻滞诱导后立即开始输注，直至胎儿娩出。比较两组操作误差绝对值中位数（MDAPE）、操作误差中位数（MDPE）、摆动度、分散度等指标。去甲肾上腺素组 MDAPE 低于去氧肾上腺素组［3.79%（2.82%～5.17%）vs. 4.70%（3.23%～6.57%）］，去甲肾上腺素组 MDPE 及摆动度低于去氧肾上腺素组，两组分散度无明显差异。结果提示，在该研究算法及药物浓度下，经闭环反馈计算机控制输注系统应用去甲肾上腺素控制血压较去氧肾上腺素更平稳。

（覃 罡 王 锷）

【评述】 多种因素可造成蛛网膜下腔阻滞剖宫产手术产妇术中血压波动。该研究结果表明，去甲肾上腺素及去氧肾上腺素两种药物闭环反馈计算机控制输注系统用于该类患者可精确平稳地控制血压。去甲肾上腺素较去氧肾上腺素应用于该系统对血压的控制更为精确，一方面可能与其快速起效且作用时间更短有关；另一方面，去甲肾上腺素激活 α 受体时也具备弱 β 受体活性，而去氧肾上腺素临床剂量无 β 受体活性，更易引起反射性心率减慢及心排血量的降低。有待进行两种药物在其他给药模式和闭环反馈系统的进一步研究。

（郭曲练）

文选 49

【题目】 神经外科手术中 TL-300 连续无创血压监测和传统有创血压监测的比较（Comparison of continuous noninvasive blood pressure monitoring by TL-300 with standard invasive blood pressure measurement in patients undergoing elective neurosurgery）

【来源】 J Neurosurg Anesthesiol，2017，29（1）：1-7

【文摘】 Lin 等的一项回顾性研究对比连续无创血压监测仪 TL-300 与有创动脉内压力监测，评估连续无创血压监测仪 TL-300 用于神经外科择期手术患者时血压监测的准确度及精确度。研究选取于 2014 年 12 月至 2015 年 3 月在福州总医院行神经外科手术且术中同时进行连续无创血压监测及有创血压监测的患者，通过线性回归分析及 Bland-Altman 法对两种测量方法测得的血压进行比较和一致性评价。研究共纳入 23 名患者共计 4 381 组血压数据，通过 TL-300 测得的收缩压为（113.9±19.4）mmHg，舒张压为（70.7±14.4）mmHg，平均动脉压为（84.7±14.9）mmHg；通过有创血压监测测得的收缩压为（112.6±18.9）mmHg，舒张压为（67.9±12.7）mmHg，平均动脉压为（82.9±13.9）mmHg。通过线性回归分析，两种测量方法测得的收缩压决定系数为 0.908，回归系数为 0.978；平均动脉压决定系数为 0.922，回归系数为 1.033；舒张压决定系数为 0.803，回归系数为 1.018。通过 Bland-Altman 法计算得出收缩压偏倚为（1.3±5.87）mmHg，95%CI 为 −10.2～12.8 mmHg，两种方法偏倚在 5 mmHg 内占 64.2%，在 10 mmHg 内占 92.9%，在 15 mmHg 内占 99.0%；舒张压偏倚为（2.8±6.40）mmHg，95%CI 为 −9.8～15.3 mmHg，差值在 5 mmHg 内占 59.3%，在 10 mmHg 内占 87.6%，在 15 mmHg 内占 99.6%；平均动脉压偏倚为（1.8±4.20）mmHg，95%CI 为 −6.4～10.1 mmHg，差值在 5 mmHg 内占 76.0%，在 10 mmHg 内占 97.6%，在 15 mmHg 内占 99.7%。研究结果表明，TL-300 与传统的有创动脉压力监测方法相比一致性高，用于血压监测有较好的准确度及精确度。

（覃罡 王锷）

【评述】 连续无创血压监测在临床上有很好的应用前景，其既能够实现每搏连续的血压监测，又不必承担动脉内置管会引发的不必要风险和额外负担，满足麻醉科医师的临床监测需求，保障患者的安全。该研究表明，TL-300 连续无创血压监测与传统的有创动脉压力监测相比，一致性较高，准确度及精确度均在可接受范围内，可为麻醉科医师临床工作提供更多的监测选择。但是，该研究为回顾性研究且样本量偏小，具有一定的局限性。有必要进行大样本前瞻性试验以进一步评估该连续无创血压监测方法的可靠性及准确性。

（郭曲练）

文选 50

【题目】 高血压患者行腹部手术时脑氧饱和度下降发生率高（Cerebral oxygen desaturation occurs frequently in patients with hypertension undergoing major abdominal surgery）

【来源】 J Clin Monit Comput，2018，32（2）：285-293

【文摘】 Li 等进行一项前瞻性研究，采用近红外光谱学技术测量局部脑氧饱和度（rSO_2），观察行腹部手术的高血压患者 rSO_2 降低的发生率。研究纳入标准为：年满 18 岁行腹部手术，3 年以上的高血压病史，ASA 分级 Ⅱ～Ⅲ级，全身麻醉下行非血管外科手术且手术时间＞2 h。排除标准为：既往存在脑功能异常如脑卒中发作，合并有可影响脑功能的严重肝肾功能障碍，术前 MMSE 评分＜24 分，心血管手术或开颅手术病史。最终共计纳入 41 例高血压患者，根据术前是否得到有效控制进行分层。患者于术前 1 d 及术后 4 d 完成简易精神状态检查表（MMSE）评估认知功能，以术前得分为基础值，术后评分较基础值下降超过 2 分为出现术后认知功能异常。以放置 rSO_2 传感器后清醒状态下呼吸空气 5 min 的 rSO_2 平均值为基础值，术中 rSO_2 数值下降超过基础值 20% 考虑为低脑氧饱和度。根据术中是否出现 rSO_2 的降低分入 D 组（rSO_2 降低＞20%）及 N 组。rSO_2 下降程度以 90% 基础值及 80% 基础值曲线下面积表示，N 组 rSO_2 曲线 90% 基础值及 80% 基础值曲线下面积均低于 D 组，D 组中高血压未有效控制人数高于 N 组（12/20 *vs.* 4/21，$P=0.007$）。平均动脉压的降低和 rSO_2 降低相关，

$r^2=0.495$。D 组术后认知功能减退发生率高于 N 组（45% vs. 14.3%，$P=0.031$）。研究结果表明，高血压患者行腹部手术低脑氧饱和度发生率较高，高血压未控制的患者更倾向于出现低脑氧饱和度的情况。低脑氧饱和度与术中 MAP 的波动相关，且可能导致术后认知功能下降。研究结果提示，个体化的血压管理及围术期靶器官氧供需监测可能使高血压患者受益。

（覃罡 王锷）

【评述】 rSO_2 监测可以评估脑局部的氧供需平衡状况和脑血流量变化情况，具有无创、连续、方便、可床边监测的特点，可广泛应用于临床麻醉实践，对术中麻醉管理、围术期管理有一定指导价值。高血压损害脑血流的自动调节能力，增加患者围术期发生脑缺血缺氧的风险。研究表明，高血压患者的血压控制情况、危险性分层可作为术中脑氧饱和度降低的危险因素。在高血压患者行全身麻醉时运用 rSO_2 监测，可能为麻醉科医师提供一个较为准确的、个体化的血流动力学管理依据，并可能降低早期术后认知功能障碍的发生。有待进行大样本研究和更长时间预后观察的研究。

（郭曲练）

文选 51

【题目】 婴儿正中胸骨切开或微创右胸入路行室间隔修补手术中，脉搏压力变异度对容量反应性的预测（Prediction of fluid responsiveness using pulse pressure variation in infants undergoing ventricular septal defect repair with median sternotomy or minimally invasive right thoracotomy）

【来源】 Pediatr Cardiol，2017，38（1）：184-190

【文摘】 Han 等的研究通过压力记录分析法（PRAM）测得脉搏压力变异度（PPV），探究脉搏压力变异度对行室间隔缺损修补手术的婴儿体外循环后容量反应性的预测作用。研究共纳入 55 例 3～12 月龄行室间隔缺损手术患儿，其中 26 例患儿行正中开胸，29 例患儿经右胸微创切口行手术。心脏复搏后常规给予多巴胺支持，并根据 PRAM 测得的压力升支最大斜率及收缩压调节血管活性药物用量。体外循环结束及行改良超滤后，对所有患儿行容量治疗（5% 白蛋白或血浆 16 ml/kg，>15 min 输注完毕），通过压力记录分析法计算 SV、CO、PPV、CI、SVI 等指标变化，以容量治疗前后 CI 增加≥15% 与否将患儿分为有反应者及无反应者，绘制 PPV 对预测容量反应性受试者工作特征曲线（ROC 曲线）。行正中开胸手术的 26 例患儿中，有反应者 12 例，无反应者 14 例，有反应者 PPV 显著高于无反应者 [（24.7%±6.4%）vs.（16.6%±5.0%），$P<0.01$]，ROC 曲线下面积为 0.85（95% CI 0.69～1，$P=0.001$），PPV 诊断阈值为 19%，敏感度为 92%，特异度为 71%。行右胸微创手术的 29 例患儿中，有反应者 16 例，无反应者 13 例，有反应者 PPV 显著高于无反应者 [（25.0±6.8）vs.（18.2±5.3），$P<0.01$]，ROC 曲线下面积为 0.83（95% CI 0.66～0.98，$P=0.001$），PPV 诊断阈值为 18%，敏感度为 94%，特异度为 69%。Han 等认为，在两种手术方式中，PPV 可准确预测行室间隔修补手术先天性心脏病患儿的容量反应性。

（覃罡 王锷）

【评述】 根据心肺交互原理，机械通气可引起患者每搏输出量周期性的改变，进而引起周期性的脉搏、血压变化，因而可以通过 PPV 预测前负荷及液体反应性。该研究两种手术方式中，PPV 用于预测行室间隔缺损修补手术患儿体外循环结束后的容量反应性有较高的灵敏度，但仍有较高的假阳性率，有一定局限性。根据监测原理，右心功能异常及机械通气的周期性变化均可影响 PPV，可从这两方面探究引起假阳性的可能因素，寻找优化该监测手段的方法，使其更好地应用于临床。

（郭曲练）

文选 52

【题目】 小儿颈部血管解剖变异及颈内静脉走行（Anatomic variations of neck vessels and the course of pediatric internal jugular veins）

【来源】 Paediatr Anaesth，2017，27（10）：1003-1009

【文摘】 Yuan 等对 210 位儿童进行超声扫描环状软骨至锁骨上的区域，研究颈内静脉、颈总动脉及椎动脉的走行。研究发现，儿童的环状软骨至锁骨上区域的颈部血管的直径是增大的，其中颈内静脉增加 12%，颈总动脉及椎动脉各增加 5%。超声扫描发现，大多数儿童颈总动脉在颈内静脉内侧的情况会增多，但侧卧位时颈总动脉在颈内静脉内侧的情况会减少。另外，大多数儿童颈总动脉 - 颈内静脉是不重叠的，只有少数是完全重叠，但椎动脉 - 颈内静脉的重叠状态则与之相反。超过 97.14% 的儿童椎动脉位于颈内静脉的外侧，而椎动脉 - 颈内静脉的最小距离则由（0.46±0.20）cm 到（0.37±0.19）cm。儿童的颈内静脉与身体水平线的角度为 83.35°±9.04°。得出结论，颈总动脉和颈内静脉在颈部下行时距离越来越远，而椎动脉和颈内静脉的距离则会越来越靠近。此外，颈内静脉的直径是增大的，这对于通过体表解剖定位行儿童的颈内静脉穿刺置管有益。 （胡家祺）

【评述】 在无超声设备的情况下，传统的通过解剖位置行小儿颈内静脉穿刺置管很困难，尤其是婴幼儿穿刺。本研究发现颈总动脉和颈内静脉在下行时是远离的，而椎动脉和颈内静脉却是贴近的。另外，颈内静脉的血管直径增加。本文通过超声重新界定小儿的颈内静脉走行以及颈部血管的解剖变异，这对使用传统方法行小儿颈内静脉穿刺是有意义的。但是，Yuan 等未记录和观察头部的旋转以及旋转的角度对颈部血管体表定位的影响，这可能需要更进一步的研究。因此，若需更安全的方法行小儿穿刺，仍推荐超声直视下进行。 （王　晟）

文选 53

【题目】 超声引导下喉上神经阻滞联合气管内表面麻醉对老年高血压患者双腔气管插管反应的影响

【来源】 临床麻醉学杂志，2017，33（10）：968-970

【文摘】 汪树东等选择择期全身麻醉下行双腔气管插管的高血压患者 60 例，其中男 37 例，女 23 例，年龄在 65～85 岁，ASA 分级 Ⅱ 或 Ⅲ 级。并对其进行随机分组，每组 30 例，分别为喉上神经阻滞联合气管内表面麻醉组（S 组）和对照组（C 组）。采集入室时（T0），插管前即刻（T1），插管即刻（T2），插管成功后 1 min（T3）、3 min（T4）、5 min（T5）、10 min（T6）共 7 个时间段的颈内静脉血，用于测定血浆肾上腺素（E）和去甲肾上腺素（NE）浓度，并记录诱导插管期间的不良事件发生情况，包括高血压、低血压、心动过速和心动过缓等。研究发现，与 T0 时比较，T2～T5 时 C 组 E 和 NE 浓度明显升高（$P<0.05$ 或 $P<0.01$）；T2～T5 时 S 组 E 和 NE 浓度明显低于 C 组（$P<0.05$ 或 $P<0.01$）。诱导插管期间 S 组高血压发生率明显低于 C 组（0 *vs.* 37%，$P<0.01$），两组均未发生低血压、心动过速和心动过缓等不良事件。该研究得出结论：超声引导下喉上神经阻滞联合气管内表面麻醉可有效抑制老年高血压患者双腔气管插管反应，有利于维持麻醉

诱导期间的血流动力学稳定。 （胡家祺）

【评述】 老年患者常合并高血压等心血管疾病，气管插管尤其是置入双腔气管导管时，其诱发的应激反应可引起血流动力学的剧烈波动。本研究采用超声引导下喉上神经阻滞联合气管内表面麻醉，操作过程简单，超声定位准确，增加了喉上神经内支阻滞和气管内表面麻醉的准确性及有效性。通过监测老年高血压患者双腔管气管插管时生命体征及体内相关应激性激素的变化，得出结论：此种方式可利于维持高血压患者气管插管期间的血流动力学稳定，为临床胸科双腔管高血压患者麻醉诱导期维持血流动力学稳定提供了有效方法。 （王 晟）

文选 54

【题目】 超声引导下连续臂丛神经阻滞用于患儿上肢骨折固定术后镇痛的效果

【来源】 中华麻醉学杂志，2017，37（7）：781-783

【文摘】 赵丽艳等选取 60 例肱骨远端骨折拟行切开复位内固定术的患儿，ASA 分级 I 级，性别不限，年龄 3~10 岁，体重 13~46 kg，身高 97~152 cm，通过随机数字表法分为两组（$n=30$）：静脉镇痛组（V组）和连续臂丛神经阻滞组（B组）。选取的两组患儿均在全身麻醉联合臂丛神经阻滞下完成手术。术毕B组行连续臂丛神经阻滞［0.1% 罗哌卡因 250 ml，背景输注剂量为 1 ml/（kg·h），PCA 剂量为 0.2 ml/kg，锁定时间为 30 min］；V组行 PCIA，并于术后 2 h、4 h、8 h、12 h、24 h、36 h 和 48 h 时记录 Ramsay 镇静评分，以及镇静过度的发生情况；记录补救镇痛药物（曲马多）使用情况和镇痛期间呼吸抑制、头晕、恶心呕吐、皮肤瘙痒、尿潴留的发生情况。B组记录血管神经损伤、局部血肿、气胸等发生情况，记录家属对镇痛的满意度。结果显示，与V组比较，B组术后 2~12 h 时 Ramsay 镇静评分、镇静过度、恶心和头晕发生率、曲马多使用率降低（$P<0.05$），家属对于镇痛满意度差异无统计学意义（$P>0.05$）。B组未见血管神经损伤、局部血肿、气胸等不良反应发生。结果显示，超声引导连续臂丛神经阻滞可安全有效地用于患儿上肢骨折固定术后镇痛。 （胡家祺）

【评述】 目前小儿骨科手术后镇痛多采用静脉自控镇痛，但全身不良反应较多。相对于静脉镇痛，外周神经阻滞镇痛效果更确切，局部用药对全身影响小，不良反应发生率低。随着超声可视化技术的应用，可观察局部麻醉药物围绕着臂丛神经扩散，引导在臂丛神经周围置入导管，可显著提高外周神经阻滞的效果并减少血管穿刺和损伤神经的发生。该研究表明，超声引导肌间沟臂丛神经阻滞合并静脉全身麻醉，可安全有效地用于患儿上肢骨折手术麻醉，而连续臂丛神经阻滞可延长阻滞时间，安全有效地用于患儿术后镇痛。 （王 晟）

三、麻醉并发症与围术期医学

文选 55

【题目】 中国老年单侧全髋关节置换术患者 ABO 血型与术后认知功能障碍的关系（Association between ABO blood type and postoperative cognitive dysfunction in elderly patients undergoing unilateral total hip arthroplasty surgery in China）

【来源】 Med Sci Monit，2017，23，2584-2589

【文摘】 Li 等研究单侧全髋关节置换术的老年人中 ABO 血型是否与术后认知功能障碍（POCD）相关，试验选取 142 例行单侧全髋关节置换术的老年患者根据简易精神状态检查表（mini mental state examination，MMSE）和测得的 ABO 血型分为 POCD 组和非 POCD 组。其次，根据 ABO 血型，选定的 226 例患者分为 4 组：A 型组、B 型组、AB 型组和 O 型组。所有患者在手术前后完成 MMSE，记录 POCD 的出现并分析相关数据。结果发现，两组在 ABO 血型分布方面存在显著差异。发生 POCD 的老年患者是 A 型血的可能性更大，O 型血的可能性小。与 A 型血的老年人相比，O 型血患者在手术后第 1 天和第 7 天 MMSE 评分较高。最后，A 型血患者患 POCD 的风险明显更高，且 O 型血患者在术后第 1 天和第 7 天患 POCD 的风险显著降低。老年 A 型血患者早期患 POCD 的风险更高，而那些 O 型血患者早期患 POCD 的风险更低。

（孙 蓓）

【评述】 POCD 是老年患者术后常见的中枢神经系统并发症，POCD 表现为手术和麻醉后患者出现意识、认知、定向力、记忆力、睡眠等方面障碍，严重时会发展为永久性的认知损害，降低生活质量。POCD 的发病机制目前仍不明确。本文探讨老年患者 ABO 血型与术后 POCD 的关系，采用 MMSE 量表来筛选老年患者全身麻醉后 POCD 的发生，发现老年 A 型血患者 MMSE 评分较低，早期患 POCD 的风险更高，O 型血患者早期患 POCD 的风险低。研究结果提示：在临床麻醉中，对于老年 A 型血患者应给予更多关注，加强预防，降低术后 POCD 的发生率。如果有更多的研究证实血型与 POCD 有关，将为相关研究提供有用的途径。

（蔡宏伟）

文选 56

【题目】 星状神经节阻滞对老年人 CO_2 气腹时血流动力学和应激反应的影响（Effect of stellate ganglion block on hemodynamics and stress responses during CO_2-pneumoperitoneum in elderly patients）

【来源】 J Clin Anesth，2017，37：149-153

【文摘】 Chen 等研究行择期腹腔镜手术胆囊切除术（LC）的老年患者进行右侧星状神经节阻滞（RSGB），观察其对 CO_2 气腹期间的血流动力学和应激反应的影响。研究为随机单盲对照研究。研究共录入 60 例患者（年龄 65～78 岁，体重在 45～75 kg，ASA 分级 Ⅰ 级或 Ⅱ 级）接受择期 LC 手术。Chen 等使用 10 ml 1% 利多卡因在 C_7 层面进行右星状神经节阻滞，记录阻滞前（T0）、气腹后 5 min（T1）、气腹后 30 min（T2）、气腹放气后 5 min（T3）、手术完成后（T4）患者的心率（HR）和平均动脉压（MAP），并通过 ELISA 测定动脉血中每个时间点的肾上腺素（E）、去甲肾上腺素（NE）和皮质醇（COR）浓度。结果发现对照组中，与 T0 相比，在 T1～T3 时 MAP 和 RPP（RPP=SBP×HR）显著升高（$P<0.05$）。组间比较表明 RSGB 组在 T1～T4 时 MAP、HR、RPP 显著降低（$P<0.05$ 或 $P<0.01$）。与 T0 相比，对照组的 E、NE 和 COR 水平在 T1～T4 时显著上升（$P<0.05$ 或 $P<0.01$），RSGB 组的 COR 在 T2、T3 显著上升（$P<0.05$）。与对照组比较，RSGB 组 E、NE、CORG 水平在 T1～T4 时明显降低（$P<0.05$ 或 $P<0.01$）。研究得出结论，右侧星状神经节阻滞可减少 CO_2 气腹过程中血液儿茶酚胺

浓度，可以辅助维持围术期血流动力学稳定，并预防老年患者的心血管不良事件。（孙　蓓）

【评述】　星状神经节阻滞通过局部麻醉药物阻滞交感神经，调节心血管系统高张力状态。老年患者腹腔镜手术中 CO_2 气腹容易导致严重的围术期心血管应激反应。该研究证实右侧星状神经节阻滞可以维持围术期心血管系统的稳定性，降低 CO_2 气腹时血儿茶酚胺浓度，有效预防老年患者的心血管不良反应。星状神经节阻滞操作简单易行，有一定的临床应用价值。（蔡宏伟）

文选 57

【题目】　中国全身麻醉手术患者术中低体温与临床结局的关系（Intraoperative hypothermia and its clinical outcomes in patients undergoing general anesthesia: National study in China.）

【来源】　Plos One，2017，12（6）：e0177221

【文摘】　Yi 等研究术中体温过低在全身麻醉患者的临床结果，确定在中国的意外术中体温过低的总体发生率及其与临床结果相关的风险因素。Yi 等从 2014 年 11 月到 2015 年 8 月进行了一项全国性的横断面研究，并进行 30 d 的随访。在全国范围内，从 28 家医院随机抽取 3 132 名符合条件的进行全身麻醉的患者。结果发现，术中体温过低的总发生率高达 44.3%，在麻醉诱导后，在 1 h、2 h、3 h 和 4 h 中，体温过低的累积发生率分别为 17.8%、36.2%、42.5% 和 44.1%。所有患者都使用手术无菌单、床单或棉毯保温，只有 14.2% 的患者使用空气加热器、电热器或电子毛毯加温。与正常的患者相比，体温过低的患者与住入术后重症监护病房率、更长的 PACU 时间和更多的术后住院时间有关，但在手术部位感染（SSI）率或 30 d 死亡率方面没有差别。有几项措施能防止术中体温降低，分别为术中加温（$OR=0.46$，95% $CI\ 0.26\sim0.81$ ℃）、$BMI\geqslant25\ kg/m^2$（$OR=0.54$，95% $CI\ 0.45\sim0.65\ kg/m^2$）、更高的基础核心温度（$OR=0.04$，95% $CI\ 0.03\sim0.06$ ℃）以及更高的环境温度（$OR=0.83$，95% $CI\ 0.78\sim0.88$ ℃）与体温降低的风险相关的风险因素包括大手术（$OR=1.49$，95% $CI\ 1.23\sim1.79$），以及长时间的麻醉（>2 h）（$OR=2.60$，95% $CI\ 2.09\sim3.24$）。研究得出结论，在中国，术中体温过低的发生率很高，手术过程中患者加温率较低。体温过低与术后寒战、增加的入住 ICU 率和术后较长的住院时间有关。

（孙　蓓）

【评述】　体温是围术期麻醉科医师关注的麻醉管理要点之一，术中低温可能导致患者术后心血管并发症、围术期出血、药物代谢紊乱、术后感染等一系列的不良反应。该研究是一个全国性的横断面调查研究，涉及 28 家医院 3 132 名患者，有一定的代表性。该研究发现，我国术中低体温发生率很高，与手术中较少主动为患者采取加温措施有密切关系；术中低温会严重影响术后康复质量。这一结论提示麻醉科医师要针对性地进行体温管理，主动采取有效加温措施，减少术中低温相关并发症，保障患者术中安全以及术后快速康复。（蔡宏伟）

文选 58

【题目】　富氢盐水对老年小鼠肝切除术后认知功能障碍的影响（Effects of hydrogen-rich saline on hepatectomy-induced postoperative cognitive dysfunction in old mice）

【来源】 Mol Neurobiol，2017，54（4）：2579-2584

【文摘】 Tian 等调查在肝部分切除术引起的术后认知功能障碍的老年小鼠中，富氢生理盐水对认知功能（POCD）的保护作用和潜在机制。将 96 只雄性昆明种小鼠随机分为 4 组（每组 24 只）：对照组（C 组）、富氢生理盐水组（H 组）、POCD 组（P 组）和 POCD＋富氢生理盐水组（PH 组）。使用 Morris 水迷宫（MWM）测试评估认知功能。通过酶联免疫吸附测定（ELISA）和免疫组织化学测量 TNF-α 和 IL-1β 水平，并通过 ELISA 测定 NF-κB 活性，通过 HE 染色进一步观察海马组织的形态。研究观察到，与 C 组比较，P 组小鼠的学习和记忆能力在手术后第 10 天和第 14 天显著受损，部分肝切除术显著延长逃避潜伏期，减少原始平台象限时间和交叉频率（$P<0.05$）。手术还能增加手术后所有时间点的 TNF-α、IL-1β 和 NF-κB 含量（$P<0.05$）。富氢生理盐水（PH 组）的使用部分挽回了空间记忆和学习能力，缩短了逃避潜伏期，与 P 组相比，增加了时间和原始平台的交叉频率（$P<0.05$）。这种治疗也减少了 TNF-α 和 IL-1β 水平以及 NF-κB 活性（$P<0.05$）。另外，富氢生理盐水可减少在由肝切除诱发的海马中细胞坏死。研究得出结论，富氢生理盐水可通过抑制 NF-κB 活性来减轻 POCD 海马和减少炎症反应。 （孙　蓓）

【评述】 POCD 是临床老年患者手术和麻醉后常见并发症，造成的医学和社会问题日趋严重。POCD 的治疗主要集中在治疗基础疾病，维持水、电解质平衡，营养和支持治疗，药物镇静治疗等。上述措施的疗效均不甚理想，其中药物镇静治疗要慎重选择，因其有双重作用，在治疗谵妄的同时有可能导致谵妄。临床上迫切需要有效的 POCD 治疗方法。该研究发现富氢生理盐水可以通过抑制 NF-κB 活性来减轻 POCD 海马和减少炎症反应。富氢生理盐水在 POCD 治疗领域有可能的应用前景，应加强其作用机制的深入研究，有望在临床麻醉工作中能增加有效的 POCD 治疗方案。 （蔡宏伟）

文选 59

【题目】 快速康复外科策略管理对老年患者术后认知功能的影响

【来源】 重庆医学，2017，46（32）：4561-4563

【文摘】 王以新等通过研究快速康复外科（ERAS）策略探讨老年患者术后认知功能的影响。选取老年腹部肿瘤患者、术前简易智力状态检查量表（MMSE）评分＞23 分，分为 ERAS 组（E 组）和对照组（C 组）。E 组采用 ERAS 策略对麻醉方法、镇痛、体温控制、每搏量变异度（SVV）监测下的限制输液等进行优化。C 组采用一般性全身麻醉，无优化措施，按传统 4-2-1 方法进行补液。分别于术前 1 d（T0）和术后 6 h（T1）、1 d（T2）、2 d（T3）、3 d（T4）检测血清白介素 -6（IL-6）、肿瘤坏死因子 -α（TNF-α）、S100-β 蛋白水平。用 MMSE 和蒙特利尔认知评估量表（MOCA）检测认知功能。结果发现，与 C 组比较，E 组 IL-6、TNF-α、S100-β 蛋白浓度降低，MoCA 和 MMSE 评分在术后各时间点增加（$P<0.05$）；E 组 POCD 发生率降低，住院时间缩短（$P<0.05$）。王以新等认为老年手术患者麻醉管理中应用 ERAS 能降低血清 IL-6、TNF-α 和 S100-β 蛋白水平，降低术后认知功能障碍的发生率。 （段　乐）

【评述】 ERAS 是通过对围术期采取系列措施干预，主要有心理准备、优化麻醉方案、限制性输液等，减轻手术应激、炎性反应，进而减少并发症，利于术后康复和缩短住院时间。临床上防治

POCD一直是老年人麻醉管理研究的热点，而ERAS与POCD之间的相关性研究甚少。王以新等比较ERAS策略与一般麻醉管理对老年患者POCD的影响，认为ERAS策略能降低POCD发生率，这为麻醉科医师如何进行老年患者的麻醉管理以及确定POCD的研究方向带来了新的思路。（张　兵）

文选60

【题目】　颈动脉粥样硬化对老年全身麻醉患者术后认知功能的影响
【来源】　安徽医药，2017，21（10）：1826-1829
【文摘】　李世梅等探讨颈动脉粥样硬化对老年患者全身麻醉术后认知功能的影响。选择接受全身麻醉手术并经由颈动脉超声诊断为颈动脉粥样硬化的老年患者48例为观察组，无颈动脉粥样硬化的老年患者56例为对照组，分别在术前24 h和术后24 h、72 h、1周、4周、12周对患者进行MMSE评分。结果发现，与对照组相比，观察组术后24 h MMSE评分降低，POCD发生率增加；术后72 h、1周、4周、12周观察组MMSE评分较术后24 h有所上升，但两组仍有差异，POCD发生率仍高于对照组。李世梅等认为，颈动脉粥样硬化的老年患者在接受全身麻醉手术后，更易造成术后认知功能障碍。

（段　乐）

【评述】　目前尚缺乏对接受全身麻醉手术的老年颈动脉粥样硬化患者术后认知功能的研究。李世梅等利用MMSE评分评估此类患者术前及术后认知功能的改变，并与对照组做比较，认为颈动脉粥样硬化可能是术后患者认知功能障碍的危险因素之一。对于这类患者，麻醉科医师应做好完善的麻醉管理，术中尽可能维持血流动力学稳定，在一定程度上降低POCD的发生率，提高患者术后生活质量。同时，该研究提示，麻醉科医师应对接受全身麻醉手术的老年患者进行颈动脉粥样硬化的筛查，具有临床指导意义。

（张　兵）

文选61

【题目】　老年患者关节置换术前脑脊液miR-125b及miR-181c水平与术后谵妄的关系
【来源】　中华麻醉学杂志，2017，37（5）：551-554
【文摘】　董瑞等探讨术前脑脊液微小RNA-125b（miR-125b）及miR-181c水平对老年患者关节置换术后谵妄（POD）的影响。选择蛛网膜下腔阻滞下行髋关节或膝关节置换术患者52例，性别不限，年龄≥65岁，体重45～70 kg，ASA分级Ⅰ～Ⅲ级。蛛网膜下腔穿刺成功后抽取脑脊液，用PCR法检测miR-181c和miR-125b水平。术后第1天和第2天采用中文版意识模糊评估量表将患者分为POD组和非POD组。结果发现，髋关节或膝关节置换术老年患者POD发生率约为28%。与非POD组相比，POD组术前脑脊液miR-181c水平升高（$P<0.05$），miR-125b水平差异无统计学意义。研究认为，老年患者术前脑脊液miR-181c水平与POD有关，可作为POD的危险因素。

（段　乐）

【评述】　本文中髋关节或膝关节置换术老年患者POD发生率约为28%，说明术后谵妄是老年患者术后发生率较高的急性脑功能障碍综合征，其严重程度可影响患者的预后及远期的生存质量，因此，对POD危险因素的防治是麻醉管理中应着重关注的问题。既往有研究显示miR-181c和miR-125b

与神经炎症反应密切相关，而POD的发生也与神经炎症反应有关，通过研究董瑞等验证miR-181c水平与POD有关，可作为POD的危险因素。该结论为预先检测miR-181c水平预测术后POD的发生提供了临床参考价值，也为今后从miR-181c来治疗POD指引了方向。

（张 兵）

文选62

【题目】 麻醉因素与开胸食管癌根治术患者术后细胞免疫功能的关系：胸椎旁神经阻滞联合全身麻醉的价值

【来源】 中华麻醉学杂志，2017，37（6）：641-644

【文摘】 耿红芳等通过对开胸食管癌根治术患者术后细胞免疫功能的研究评价胸椎旁神经阻滞联合全身麻醉的优化效果。研究选择40例开胸食管癌根治术患者并将其随机分为2组：全身麻醉组（G组）和胸椎旁神经阻滞联合全身麻醉组（TPVB+G组）。TPVB+G组于麻醉诱导前行术侧胸椎旁神经阻滞。麻醉维持均采用TCI丙泊酚，血浆靶浓度为1～4 μg/ml，维持BIS值40～50。术后行PCIA，维持VAS评分≤3分。于麻醉诱导前、术毕、术后24 h和48 h时检测T淋巴细胞亚群$CD3^+$、$CD4^+$、$CD8^+$水平和$CD4^+/CD8^+$比值。气管拔管后10 min、20 min、30 min、1 h和术后6 h、24 h及48 h时记录Ricker镇静与躁动评分。记录术中瑞芬太尼用量、麻醉恢复期血管活性药使用情况及PCIA无效按压次数和总按压次数。结果显示，与G组比较，TPVB+G组气管拔管后10 min时Ricker镇静与躁动评分降低，术中瑞芬太尼用量、血管活性药使用率及PCIA无效按压次数降低，术后$CD4^+$水平和$CD4^+/CD8^+$比值升高（$P<0.05$）。由此，耿红芳等认为，胸椎旁神经阻滞联合全身麻醉可改善食管癌根治术患者术后细胞免疫功能，是较适宜的麻醉方案。

（段 乐）

【评述】 围术期肿瘤患者免疫功能受多种因素影响，如手术本身、应激反应、麻醉方式和药物等均对免疫功能有抑制作用。耿红芳等从麻醉因素出发，评估胸椎旁神经阻滞联合全身麻醉对食管癌根治术患者术后细胞免疫功能的影响，提示相对于单纯全身麻醉，胸椎旁神经阻滞联合全身麻醉更有利于患者术后免疫功能的恢复。分析其原因，可能与胸椎旁神经阻滞提供完善镇痛、减少阿片类药物使用、抑制应激反应有关。近年来超声引导下的神经阻滞技术趋于成熟，多模式联合的麻醉技术已在麻醉管理中起到重要作用，更关键的是为患者早期康复创造了有利条件，临床上值得大力推广。

（张 兵）

文选63

【题目】 婴幼儿时期接受全身麻醉与手术对远期的智力和感觉统合能力发育的影响

【来源】 陕西医学，2017，46（12）：1644-1646

【文摘】 可焱观察婴幼儿时期接受全身麻醉与手术对智力和感觉统合能力发育的远期影响。选取在0～3岁时全身麻醉下进行过非心脏和神经外科手术的现6～8岁儿童作为本研究的试验组（$n=79$），以该组儿童的年龄、性别、教育背景、父母职业等条件，根据1∶1匹配病例对照研究，选择在0～3岁未接受过全身麻醉与手术的儿童作为对照组（$n=79$），应用韦氏儿童智力量表、学龄儿童感觉统合评定量表评价两组患儿的智力和感觉统合能力。结果发现，两组儿童在智力发育方面差异无统计学意义；在智力内部结构方面，试验组的语言理解-工作记忆指数、言语理解-加工速度指数、知觉推理-加工速度指数的差值均明显高于对照组（$P<0.05$）；两组儿童前庭功能失调的发生率差异具有统计学意义（$P<0.05$）。可焱认为，婴幼儿时期接受全身麻醉与手术，对远期的智力和感觉统合能力无明显影响，但言语理解-工作记忆指数、言语理解-加工速度指数、知觉推理-加工速度指数的差值存在临床差异，接受全身麻醉手术对儿童前庭功能有影响。

（段　乐）

【评述】　婴幼儿接受全身麻醉手术是否影响大脑发育，尤其是对精神、智力等方面的影响一直是患儿父母关注的问题。尽管目前麻醉药物和技术在儿童应用中已成熟，但是否对婴幼儿的大脑发育有影响答案仍不明确。本研究发现婴幼儿时期接受全身麻醉手术对远期智力和感觉统合能力影响不大，只有在言语理解-工作记忆指数、言语理解-加工速度指数、知觉推理-加工速度指数、前庭功能失调方面有一定影响。该研究可作为一个临床参考，指导麻醉科医师在术前访视时如何与患儿父母沟通全身麻醉手术对患儿大脑发育的影响。

（张　兵）

四、围术期器官保护研究进展

文选 64

【题目】　免疫细胞表型调节因子髓样细胞触发受体-2 通过减轻神经炎症发挥神经保护作用（Triggering receptor expressed on myeloid cells 2, a novel regulator of immunocyte phenotypes, confers neuroprotection by relieving neuroinflammation）

【来源】　Anesthesiology, 2017, 127（1）: 98-110

【文摘】　Zhai 等研究发现，小鼠局灶性脑缺血-再灌注（I/R）后不同时期脑内免疫细胞表现为不同的功能活化状态。早期脑内免疫细胞主要表现为 M1 型功能活化状态（分泌促炎因子为主），而晚期主要表现为 M2 型功能活化状态（分泌神经营养因子为主），I/R 损伤小鼠缺血半暗带髓样细胞触发受体-2（TREM-2）的表达在再灌注后 3 d 达到高峰。体外分别采取 LPS/IFN-γ 和 IL-4/IL-13 诱导小胶质细胞向 M1 和 M2 型转化，观察到 TREM-2 在 M1 型表达下降而在 M2 型表达升高，这提示 TREM-2 可能参与脑内免疫细胞功能活化状态的调控。TREM-2 shRNA 或 TREM-2 过表达慢病毒载体分别转染小胶质细胞的离体实验表明，下调 TREM-2 表达小胶质细胞 M1 型标记物 iNOS、IL-6 表达增加，而上调 TREM-2 表达小胶质细胞 M2 型标记物 Arg-1、BDNF 表达增加。此外，将慢病毒转染的小胶质细胞与氧糖剥夺（OGD）处理 4 h 的神经元共培养，发现上调 TREM-2 的表达能够抑制小胶质细胞促炎因子的分泌，减少 OGD 后凋亡神经元的数目。TREM-2 激动剂热休克蛋白 60 腹腔注射或过表达 TREM-2 慢病毒侧脑室注射的在体实验也证实，激活或上调 TREM-2 的表达均能够促进脑内免疫细胞向 M2 型转化，改善行为学评分，减轻脑梗死容积，发挥脑保护作用（凋亡神经元减少至 $31.3\%±7.6\%$，梗死体积减少至 $44.9\%±5.3\%$）。以上结果表明，TREM2 是调节小胶质细胞功能活化状态的关键分子，能够调节脑缺血免疫机制发挥脑保护作用，拓展了神经免疫调控的研究思路，为卒中免疫学治疗提供新途径。

（李　爽）

【评述】 神经炎症反应是脑内多种细胞共同参与的防御性应答反应，通过改变细胞的形态结构与功能代谢，发挥抵御外界环境伤害、维持机体内稳态的作用。小胶质细胞作为中枢神经系统最重要的固有免疫细胞，存在经典激活（M1 phenotype）和选择性激活（M2 phenotype）两种不同的功能活化状态。M1 型的小胶质细胞是一种过度活化状态，可释放大量促炎因子和趋化因子，加重中枢神经系统的炎性损伤；M2 型是选择性激活状态，可分泌较多的神经营养物质，对神经元产生营养、保护、支持和修复的作用。因此，小胶质细胞在帕金森病、阿尔兹海默病和缺血性脑卒中等多种中枢神经系统疾病中扮演着"双刃剑"的角色。调控小胶质细胞的功能活化状态使其趋利避害，减轻脑内神经炎症，控制疾病的发生发展，将是防治缺血后神经损伤的新目标。本研究以调控 TREM-2 的表达为干预措施，以小胶质细胞 M1 型和 M2 型的转化为切入点，从分子、细胞和组织等多个层面，研究调控 TREM-2 的表达可促进小胶质细胞表型的转化，进而抑制神经炎症，减轻神经炎症的继发性损伤，改善脑卒中预后。本研究不仅揭示了 TREM2 与小胶质细胞活化状态的关系，而且能够加深人们对缺血后小胶质细胞功能活动变化的理解，为进一步明确调控小胶质细胞的其他关键分子和机制提供新的理论依据，也为防治神经炎症反应过度引起的继发性损伤提供新的作用靶点。

（王　强）

文选 65

【题目】 麻醉和手术损害小鼠血脑屏障与认知功能（Anesthesia and surgery impair blood-brain barrier and cognitive function in mice）

【来源】 Front Immunol，2017，8：902

【文摘】 围术期血脑屏障（BBB）功能异常可导致认知功能障碍，但麻醉或手术对血脑屏障渗透性和相关认知功能影响及其机制尚不明确。Yang 等通过构建麻醉或手术影响认知功能的模型，发现 1.4% 异氟烷麻醉合并开腹手术（2 h）可提高小鼠血清 IL-6 水平，促进 10 kDa 右旋糖酐在血脑屏障渗出，且该血脑屏障功能障碍表现为年龄相关性：免疫组化结果显示，麻醉或手术干预使 9 个月月龄小鼠和 18 个月月龄小鼠脑组织中 10 kDa 右旋糖酐含量增多；与 9 个月月龄小鼠相比，18 个月月龄小鼠 10 kDa 右旋糖酐渗出更多。与血脑屏障渗透性相似，麻醉或手术诱发的认知功能下降也表现为年龄依赖性：巴恩斯迷宫实验显示，18 个月月龄小鼠逃避潜伏期和逃生距离均明显增加，但 9 个月月龄小鼠无明显改变。伴随血脑屏障通透性增加，可见血脑屏障中 β- 连环蛋白、闭合蛋白、闭锁蛋白和 ZO-1 表达水平下降，而 VE- 钙黏蛋白、E- 钙黏蛋白和 p120- 连环蛋白表达未见异常。研究结果证明麻醉或手术可能通过增加血清 IL-6 水平诱发血脑屏障功能障碍进而导致小鼠认知障碍，且该变化具有年龄依赖性。

（李　爽）

【评述】 血脑屏障是脑内的毛细血管内皮细胞彼此紧密相连，同时与周围的周细胞和星形胶质细胞相互作用形成的屏障系统。组成血脑屏障的细胞通过表达紧密和黏附连接蛋白、转运体及相关信号分子，调节血脑屏障的发育和功能。血脑屏障严格限制血液中的神经毒性物质、炎症因子、免疫细胞等进入中枢神经系统，并将中枢神经系统中的代谢产物和神经毒性物质排出大脑外。通过对血液和脑内物质交换的精密控制，血脑屏障维持中枢神经系统中的离子平衡、水平衡以及神经递质和激素的水平，进而维持大脑微环境的稳态，保证神经系统功能的正常发挥。大量研究表明，在众多神经系统疾病，如卒中、阿尔茨海默病（Alzheimer's disease，AD）、帕金森病（Parkinson's disease，PD）、肌萎缩侧索硬化（amyotrophic lateral sclerosis，ALS）、多发性硬化（multiple sclerosis，MS）等疾病中都发生血脑屏障功能障碍，如血脑屏障通透性增加，导致认知障碍。本项研究证明麻醉或手术可以增加血浆IL-6水平，调节β-连环蛋白的代谢，引起年龄相关的血脑屏障功能障碍，然而，麻醉或手术对血脑屏障通透性的影响，其机制和相关的认知功能仍有待确定。本文通过建立稳定的围术期血脑屏障评估系统，确定IL-6是麻醉或手术促使血脑屏障通透性增加的重要分子；同时也证实该现象具有年龄相关性，是导致认知障碍的重要原因。本研究详细分析了IL-6对麻醉或手术后多种屏障蛋白表达的调控作用，探讨关键分子IL-6可作为改善血脑屏障功能、减轻认知障碍的新治疗靶点，对麻醉或手术导致的脑损伤提供了新机制，也有助于探索临床脑保护的新策略。

（张逢勃）

文选66

【题目】 急性缺血性脑卒中患者血清和脑脊液游离脂肪酸水平升高与不良功能结局相关（Elevated serum and cerebrospinal fluid free fatty acid levels are associated with unfavorable functional outcome in subjects with acute ischemic stroke）

【来源】 Mol Neurobiol，2017，54（3）：1677-1683

【文摘】 Duan等观察252例急性缺血性脑卒中患者血清和脑脊液游离脂肪酸（FFA）水平与预后的关系。该前瞻性队列研究比较FFA预测值、美国国立卫生研究院卒中量表（NIHSS）得分和其他已知的结果预测因子对急性缺血性脑卒中患者90 d功能结局和死亡率的预测效果。通过统计分析发现，NIHSS评估的卒中患者越严重，其脑脊液和血清FFA水平越高。此外，90 d内死亡或预后不佳的患者入院时脑脊液和血清FFA水平显著增加。通过矫正的多元逻辑回归分析发现，血清FFA≥0.71 mmol/L是预后不良（校正 OR 4.86，95% CI 2.26～10.48）及死亡（校正 OR 7.72，95% CI 3.01～21.48）的独立预测因子。血清FFA预测功能结局的ROC曲线下面积为0.79（95% CI 0.72～0.86），预测死亡的ROC曲线下面积为0.86（95% CI，0.78～0.94）。相似的，脑脊液中FFA≥0.34 mmol/L是预后不良（校正 OR 5.66，95% CI 2.79～16.33）和死亡（校正 OR 9.16，95% CI 3.95～24.38）的独立预测因子。该研究结果表明，脑脊液和血清FFA水平可能作为独立的生物标志物评估急性缺血性脑卒中的功能结果和死亡率。

（李 爽）

【评述】 缺血性脑卒中是由于脑组织局部供血动脉粥样硬化或栓塞等原因，导致血流量的逐渐减少或骤然停止，造成该血管供血区的脑组织长期慢性或突然缺血、缺氧，导致脑组织灶状坏死、软化，并伴有相应部位功能的缺失，从而引起相应的神经功能丧失的临床症状和体征，如偏瘫、偏感觉障碍、意识障碍及失语等。由于脑部的特殊结构及功能，本病致死、致残率极高，急性缺血性脑卒中（脑梗死）是最常见的脑卒中类型，占全部脑卒中的60%～80%。急性缺血性脑卒中处理应强调早期诊断、早期治疗、早期康复和早期预防再发。血清游离脂肪酸，是人体心脏、肝、骨骼肌等主要器官能量的首要来源，也是机体进行持久活动所需的能量物质，然而其大量聚集可导致氧化磷酸化解偶联及氧自由基等炎症代谢产物生成。尽管动物实验已证实卒中模型中血液和脑脊液中游离脂肪酸升高，但其对该类患者预后的影响尚不明确。本文就血清、脑脊液中游离脂肪酸水平与急性缺血性脑卒中患者预后相关性进行研究，确认血清和脑脊液中的FFA水平，可能作为评估急性缺血性脑卒中的功能和死亡率的独立生物标志物，为临床工作中对该类患者预后评估提供了可靠的客观指标，并为干预该类疾病找到了潜在的线索。

（阎文军）

文选 67

【题目】 α-7 烟碱型乙酰胆碱受体激活可减轻缺血性脑卒中和骨折小鼠脑水肿（Activation of alpha-7 nicotinic acetylcholine receptor reduces brain edema in mice with ischemic stroke and bone fracture）

【来源】 Mol Neurobiol，2017，54（10）：8278-8286

【文摘】 Zou 等以往研究证实，缺血性脑卒中急性期的骨折可恶化脑卒中预后，而激活 α7-烟碱乙酰胆碱受体（α7-nAChR）则能通过减轻炎症来改善脑卒中恢复。因此，本研究假设激活 α7-nAChR 也可提高血脑屏障的完整性。Zou 等在 C57BL/6J 小鼠上建立永久性远端大脑中动脉闭塞（pMCAO）模型，并于其后 1 d 行人为胫骨骨折。pMCAO 后 1 d 和 2 d，给予小鼠 0.8 mg/kg PHA 568487（PHA，α7-nAChR 特异性激动剂）、6 mg/kg 甲基牛扁碱（MLA，α7-nAChR 拮抗剂）或生理盐水，检测脑含水量、单胺氧化酶 B（MAO-B）和紧密连接蛋白（claudin-5）的表达。结果显示，胫骨骨折增加缺血性脑卒中小鼠大脑含水量（$P=0.006$）和 MAO-B 阳性星形胶质细胞数（$P<0.001$）；而 PHA 可减少脑卒中小鼠及脑卒中合并骨折的脑含水量和 MAO-B 阳性星形胶质细胞数，并增加 claudin-5 的表达（$P<0.05$），而 MLA 效果相反。该研究还发现，除抑制炎症外，激活 α7-nAChR 还可通过降低星形胶质细胞氧化应激和改善血脑屏障完整性来减轻脑水肿。本研究表明，α7-nAChR 特异性激动剂可能发展成为改善脑卒中或脑卒中合并骨折患者恢复的新疗法。

（李　爽）

【评述】 脑卒中具有高发病率、高致残率及高死亡率的特点，是危害我国中、老年人生命健康和生活质量的主要疾病之一，也是骨折的重要危险因素之一。临床报道显示，许多脑卒中患者在卒中后第 1 年内遭受骨折，且比没有骨折的患者预后更差。脑卒中患者，其骨折风险比普通人群高 2～4 倍。脑卒中后骨折增加老年患者的死亡率。烟碱型乙酰胆碱受体（nAChR）是介导突触间快速信号传递的配体门控的离子通道蛋白，由多种不同的亚型组成。α7-nAChR 是整个中枢神经系统和全身的巨噬细胞表面上的分布最广泛的亚型，广泛分布于大脑灰质、皮质下边缘区、海马、丘脑、基底神经核和黑质网状核等。既往认为 α7-nAChR 调节神经递质释放，对神经退行性疾病具有神经保护作用。本研究表明，激活 α7-nAChR 能够抑制脑卒中和脑卒中合并胫骨骨折小鼠的脑组织炎症，同时降低星形胶质细胞氧化应激，保护血脑屏障完整性，发挥脑保护作用。脑缺血 - 再灌注损伤是围术期常见并发症，而目前尚无可靠的保护策略，促使 α7-nAChR 激活的因素应用于脑缺血损伤发挥脑保护作用具有很好的临床应用前景。

（薛荣亮）

文选 68

【题目】 XBP1 依赖的糖基化修饰对年轻小鼠缺血性脑卒中具有神经保护作用且 Thiamet-G 可恢复其在老年小鼠的损伤［XBP1（X-box-binding protein-1）-dependent O-GlcNAcylation is neuroprotective in ischemic stroke in young mice and its impairment in aged mice is rescued by thiamet-G]

【来源】 Stroke, 2017, 48（6）: 1646-1654

【文摘】 Jiang 等探讨内质网需要酶-1/X 盒结合蛋白 1/O-连接-β-N-乙酰葡萄糖胺（IRE1/XBP1/O-GlcNAc）轴是介导缺血性脑卒中神经保护的潜在靶点。本研究在幼年和老年小鼠中，由短暂性或永久性的大脑中动脉闭塞引发脑卒中，利用 Thiamet-G 增加 O-GlcNAc 糖基化。本研究结果提示，XBP1 缺失使脑卒中后大脑中动脉短暂性和永久性闭塞后的预后恶化；脑卒中后，幼年小鼠缺血半暗带区神经元中 O-GlcNAc 糖基化作用激活，且呈 XBP1 依赖性；在老年小鼠中，糖基化活性减弱，脑卒中前后糖基化的药理作用增强，改善幼鼠和老年小鼠的预后。因此，该研究得出以下结论：IRE1/XBP1 蛋白反应分支在脑卒中后遗症中起着关键作用，O-GlcNAc 糖基化是一种促生存途径，在幼年小鼠脑卒中的缺血半暗带区被激活，但在老年小鼠中受损。激活促存活途径可以平衡年龄相关的大脑自我愈合能力下降，这将是改善老年脑卒中预后的一种有前景的策略。

（李 爽）

【评述】 缺血性脑卒中是缺血性脑血管病最常见的类型，是指各种原因所致脑部血液供应障碍，导致局部脑组织缺血、缺氧性坏死，进而出现相应神经功能缺损的一类临床综合征。颈内动脉和椎-基底动脉系统的任何部位发生动脉粥样硬化（atherosclerosis，AS），其斑块导致的管腔狭窄、斑块破裂和血栓形成是发生缺血性脑血管事件的主要原因。局部血液中断后，缺血、缺氧激活神经细胞内钙超载、兴奋性氨基酸细胞毒性作用、炎性反应等分子机制，参与细胞损伤和凋亡。近年越来越多的研究表明，内质网应激参与 AS 与缺血性脑卒中的发生与发展。

内质网是真核细胞内参与分泌蛋白及膜蛋白正确折叠与分泌的重要细胞器，存在于除红细胞外的所有细胞内。内质网内环境的稳定是实现其功能的基本条件，内质网具有极强的内稳态体系——内质网质量监控系统。但仍有很多因素，如缺血缺氧、氧化应激、同型半胱氨酸血症、脂代谢紊乱等多种物理、化学因素等均可导致内质网的内稳态失衡。内质网应激作为一种适应性反应被触发，促进细胞的存活，然而随着刺激的持续存在，其介导的凋亡通路被激活，促进细胞凋亡。内质网功能障碍所致的蛋白质稳态受损，是脑卒中等多种年龄相关疾病的一个重要特征。为了恢复应激损伤的内质网功能，通过 IRE1/XBP1/O-GlcNAc 轴激活未折叠蛋白反应，促进年龄相关的大脑自我修复能力，为改善脑缺血脑卒中老年患者的预后发现了新机制，表明 XBP1 可以作为一个新的治疗靶点，XBP1 依赖的糖基化修饰有望为脑脑卒中的转化研究提供新的思路。

（倪新莉）

文选 69

【题目】 电针对缺血性脑卒中的脑保护：副交感神经系统的作用（Electroacupuncture brain protection during ischemic stroke: a role for the parasympathetic nervous system）

【来源】 J Cereb Blood Flow Metab, 2018, 38（3）: 479-491

【文摘】 Chi 等从副交感神经系统调节角度探讨电针（EA）对缺血性脑卒中的脑保护作用。本研究探讨电针对缺血性脑卒中的神经保护作用是否通过激活副交感神经系统（PNS）介导。结果表明，切断单侧迷走神经联合外周使用阿托品诱导的副交感神经功能障碍（PD），能够减弱电针的脑保护作用及对脑灌注的改善效应，包括脑梗死面积减少、抑制细胞凋亡、减轻神经元与外周的炎症和氧化应激。更重要的是，电针能够显著减低大鼠的胆碱乙酰转移酶，5种毒蕈碱受体亚型和α7-nAChR的mRNA水平，提示电针具有减轻中枢胆碱能系统损伤的作用；电针还能激活来源于低位脑干的副交感神经节前神经元的迷走神经运动背核，但PD抑制这些改变。研究结果表明，电针能够通过激活副交感神经系统发挥脑保护作用，是一种能够替代激活副交感神经系统治疗脑卒中的新方法。

（李 爽）

【评述】 针灸作为中医的重要治疗手段，具有几千年的悠久历史，临床应用广泛，古代著作中大量记载针灸在治疗健忘、痴呆等认知功能障碍方面的经验。随着现代医学的发展，临床诊断与抢救治疗水平的提高，脑卒中死亡率明显下降，但80%的存活患者存在着不同程度的功能障碍，针灸治疗脑卒中后遗症取得了较好疗效。缺血性脑卒中是常见的中枢神经系统损伤性疾病。脑卒中后感染，尤其是呼吸系统感染和泌尿系统感染是脑卒中患者急性期及后遗症期最常见的并发症之一，是导致脑卒中患者病情恶化、预后不良及死亡的重要原因。大量的研究表明，脑卒中后存在以外周血淋巴细胞计数减少、T细胞活性受损以及致炎因子产生减少为特点的周围免疫功能的变化。现有研究表明，刺激副交感神经活化可减轻卒中后脑损害，副交感神经系统可保持身体在安静状态下的生理平衡，是联系神经系统和免疫系统之间的重要组成，刺激副交感神经兴奋可在一定程度上发挥免疫抑制作用，从而减轻炎症损伤。然而，单纯刺激副交感神经活化的手段却受到诸多临床应用限制，以致无法满足脑卒中治疗需求。本研究发现电针治疗可显著激活副交感神经系统，并减轻脑卒中后神经损伤，这无疑为电针替代副交感神经系统激活治疗脑卒中奠定了良好的理论基础，同时为电针治疗脑卒中的临床转化研究提供了有力依据。

（熊利泽）

文选70

【题目】 脊髓缺血-再灌注损伤中δ阿片肽（D-Ala2，D-leu5）脑啡肽的抗氧化和抗凋亡作用 [Antioxidative and antiapoptotic effects of delata-opioid peptide（D-Ala2，D-leu5）encephalin on spinal cord ischemia-reperfusion]

【来源】 Frontiers in Neuroscience，2017，11：603-610

【文摘】 Fu等在以往研究的基础上进一步考察δ阿片肽（D-Ala2，D-leu5）脑啡肽（DADLE）发挥脊髓缺血-再灌注损伤的分子机制。Fu等采用兔腹主动脉夹闭模型，在30 min脊髓缺血的期间，通过夹闭区域的腹主动脉给予剂量为0.05 mg/kg的DADLE，对照组只给予生理盐水，在再灌注后即刻和灌注后1 h、6 h、24 h、48 h等不同时间点采集动脉血测定经典的氧化物质丙二醛（MDA）和一氧化氮（NO），以及经典的抗氧化物质超氧化物歧化酶（SOD）、谷胱甘肽过氧化物酶（GSH-Px）的水平。在再灌注后48 h收集脊髓标本，测定反映凋亡的蛋白caspase-3和P53的表达水平。结果发现，缺血期间注射DADLE能够显著降低动脉血MDA和NO的升高水平，与此同时，增加抗凋亡的GSH-Px和SOD的水平。在再灌注48 h后，脊髓caspase-3和P53均显著增加，而缺血期间给予DADLE能够显著抑制这两种凋亡蛋白的增加。此研究也证实，作为Delata阿片受体激动剂的DADLE，发挥脊髓缺血-再灌注损伤保护作用的机制是通过抗氧化和抗凋亡途径。

（武晓文）

【评述】 脊髓缺血－再灌注损伤是胸部或腹部主动脉大血管手术常见的并发症，导致术后肢体瘫痪、运动功能障碍，发生率高达4%～16%。尽管基础研究中有多种有效的预防措施，但是很少有研究能够转化到临床。其重要的原因无外乎机制了解不清，以及药物效果单薄。Fu等在过去的研究中发现主动脉注射合成的δ阿片受体激动剂DADLE能够使脊髓缺血－再灌注损伤模型的兔下肢瘫痪发生率降低50%，存活率提高近30%，这种动物实验结果如果能够应用到临床，对于脊髓缺血－再灌注损伤的患者将会具有重大的价值和意义。能够取得如此有益的成绩一定与其独特的机制密不可分。Fu等在随后的机制研究中同时锚定了脊髓缺血－再灌注损伤的两个经典的关键途径，也就是抗氧化和抗凋亡这两条已经被认可的分子机制。Fu等没有考虑其他更加新颖的机制途径，原因肯定是与保护作用的效力相关。

在脊髓的缺血－再灌注损伤中，氧化应激是血液再灌注后激活的一类最为主要的细胞事件，也是上游事件，氧化应激激活小胶质细胞和少突胶质细胞，后者释放炎症释放因子，一方面可以损伤周围的神经元，另一方面又会破坏血脑脊髓屏障，导致脊髓水肿和白细胞粒细胞浸润，后者又会释放大量炎症因子，导致神经细胞凋亡和（或）死亡，从而产生运动功能障碍。同样，神经细胞凋亡和（或）死亡也会加重细胞的氧化损伤，这种相爱相杀的过程最终形成脊髓缺血－再灌注损伤的临床症状，也就是肢体运动功能和感觉功能的降低，甚至消失。因此，能够同时阻断氧化应激和细胞凋亡则从理论和实践上都会发挥更强的防治脊髓缺血－再灌注损伤的作用。δ阿片受体激动剂DADLE就是这种同时具备抗氧化和抗神经细胞凋亡作用的内源性配体拟合物，Fu等的研究也证实DADLE对于脊髓缺血－再灌注损伤的有效预防和保护作用。然而美中不足的是，Fu等没有进一步证明DADLE是通过何种方式，也就是δ受体依赖或非δ受体依赖方式发挥抗氧化和抗凋亡效应的。此外，缺血损伤之前和损伤之后给予δ阿片肽实施预处理和后处理，是否也能够达到同样好的保护效应，这些需要今后进一步的研究加以证实和梳理。作用方式、作用时机及作用途径（是否一定需要主动脉内注射？）这些都是等待研究人员进一步深入研究的内容。虽然还没有答案，但是特异性阿片受体与脊髓缺血－再灌注损伤的关系值得麻醉科医师和基础医学研究人员进一步探索与挖掘。 （薛庆生）

文选71

【题目】 DJ-1过表达可恢复糖尿病大鼠缺血后调节介导的心肌保护作用：自噬作用（DJ-1 overexpression restores ischaemic post-conditioning-mediated cardioprotection in diabetic rats: role of autophagy）

【来源】 Clin Sci (Lond), 2017, 22; 131 (11): 1161-1178

【文摘】 Zhou等探讨缺血后处理（IPO）介导的心脏保护作用在糖尿病缺血心肌中的机制。通过尾静脉单次注射链脲菌素（STZ）（60 mg/kg）诱导1型糖尿病大鼠模型，采用结扎左冠状动脉前降支30 min、再灌注120 min的方法制备心肌缺血－再灌注（I/R）模型；在缺血30 min、再灌注即刻给予3个循环的10 s再灌注-10 s缺血，然后再灌注120 min模拟IPO模型。结果显示，糖尿病大鼠心肌I/R相比于非糖尿病大鼠表现出更为严重的心肌损伤，心肌自噬减少，DJ-1表达降低，以及活化的AMPK/mTOR信号通路下调。研究表明，在非糖尿病大鼠I/R模型中，IPO显著减轻心肌损伤，上调心肌 DJ-1 的表达、自噬及 AMPK/mTOR 的活性；而在糖尿病大鼠 I/R 模型中，IPO 处理后的缺血心肌未出现上述改变。采用腺相关病毒 9（AAV9）介导 DJ-1 过表达以及用自噬诱导药西罗莫司预处理恢复糖尿病大鼠 I/R 中 IPO 诱导的心脏保护作用，这一效应伴随着 AMPK/mTOR 的活化以及自噬的上调。进一步研究发现，缺氧后处理（HPO）与 DJ-1 过表达显著减轻高糖（HG，30 mmol/L）培养的大鼠 H9C2 细胞的缺氧－复氧损伤，并伴有 AMPK/mTOR 信号通路的激活和自噬的上调。并且，DJ-1 过表达介导的 HPO 诱导的心脏保护作用的恢复被 AMPK 抑制剂化合物 C（CC）和自噬抑制剂 3-甲基腺嘌呤（3-MA）完全抑制。结论认为，DJ-1 介导的自噬衰减导致 IPO 介导的心脏保护作用在链脲菌素诱导的 1 型糖尿病大鼠中受损；在糖尿病大鼠体内，过表达 DJ-1 可以恢复对 IPO 介导的心脏保护作用，其潜在的机制与 AMPK/mTOR 信号通路的激活及其下游自噬增强有关。（雷少青）

【评述】 糖尿病患者较非糖尿病患者更易并发缺血性心脏病，且缺血后心肌受损程度更为严重，死亡率更高。缺血后处理应用于再灌注前，具有较好的临床应用前景。然而，如该文所证实的那样，缺血后处理诱导的心脏保护作用在糖尿病缺血心脏中似乎是减弱或缺失的，其确切机制目前尚不清楚。该文通过比较糖尿病大鼠与非糖尿病大鼠，发现在非糖尿病大鼠 I/R 模型中，IPO 显著减轻心肌损伤，上调心脏 DJ-1 的表达、自噬以及 AMPK/mTOR 活性，而在糖尿病大鼠 I/R 模型中 IPO 处理后的缺血心肌未出现上述改变。进一步研究发现，AAV9 介导的 DJ-1 过表达以及用自噬诱导药西罗莫司预处理恢复糖尿病大鼠 I/R 中 IPO 诱导的心脏保护，这一效应伴随着 AMPK/mTOR 的活化以及自噬的上调。因而得出结论：通过过表达 DJ-1 及恢复 AMPK/mTOR 信号通路，可以改善糖尿病心肌缺血－再灌注损伤及恢复糖尿病心脏对缺血后处理的敏感性。本研究阐明了糖尿病心肌损伤加重及缺血后处理保护作用丧失的可能机制，得出的结论为临床医师预防糖尿病心肌缺血－再灌注损伤等并发症、开发药物及措施提供理论基础。（夏中元）

文选 72

【题目】 支链氨基酸分解代谢缺陷可破坏葡萄糖代谢并使心脏对缺血-再灌注损伤敏感（Defective branched-chain amino acid catabolism disrupts glucose metabolism and sensitizes the heart to ischemia-reperfusion injury）

【来源】 Cell Metab, 2017, 25（2）: 374-385

【文摘】 Li 等探讨支链氨基酸（BCAAs）分解代谢调节心脏能量代谢和应激反应的分子机制。采用结扎左冠状动脉前降支 30 min，再灌注 24 h 的方法制备小鼠在体的心肌缺血－再灌注（I/R）损伤模型；将离体 Langendorff 灌注的心脏稳定 25 min 以后，进行 25 min 的低流量全心缺血以及 40 min 的灌注，建立离体心肌 I/R 损伤模型。通过对野生型和 BCAAs 分解代谢受损的小鼠模型（KO）的对比研究，发现 BCAAs 分解代谢可以调节心脏的葡萄糖代谢，其分解代谢受损会导致葡萄糖的摄入被抑制。BCAAs 分解代谢可以通过对蛋白质 O-连接的 N-乙酰葡糖胺（O-GlcNAc）的修饰进而调控丙酮酸脱氢酶复合体（PDH）的活性。在 KO 的心脏中己糖胺生物合成途径（HBP）下调，蛋白质 O-GlcNAc 的修饰减少，PDH 失活，线粒体丙酮酸盐的利用被抑制。KO 的心脏虽然拥有正常的基线功能，但是对 I/R 损伤的敏感性增加。BCAAs 的慢性积累导致蛋白糖基化过程被抑制，I/R 损伤加重；

在 KO 的心脏中 I/R 损伤加重可通过增强葡萄糖代谢而恢复。通过在 KO 的心脏中过表达葡萄糖转运蛋白 1（GLUT1），促进 BCAAs 的分解代谢或使葡萄糖利用率恢复到正常水平，可恢复心脏的代谢和功能结局。结论认为，PDH 作为一种关键的靶点以及 HBP 作为一种新颖的候选信号通路，将 BCAAs 分解代谢与心脏的基质代谢调节联系起来。通过上述机制，BCAAs 的分解代谢缺陷及其慢性积累可抑制糖代谢，降低蛋白 O-GlcNAc 的修饰，并加剧缺血－再灌注损伤。BCAAs 分解代谢受损时可促进葡萄糖代谢，如通过激活 PDH 或部分抑制脂肪酸的氧化作用，增加葡萄糖摄入以及糖酵解和葡萄糖氧化作用的耦合等，可增加心脏对 I/R 损伤的耐受。BCAAs 的分解代谢对心脏的代谢稳态至关重要。

（雷少青）

【评述】 心脏是一个高耗能器官，心脏的能量代谢对于心脏的正常生理必不可少。心脏基质代谢的改变，特别是葡萄糖和脂肪酸代谢已被认为是重要的疾病机制。BCAAs 包括亮氨酸、异亮氨酸和缬氨酸，是哺乳动物必需的氨基酸。蛋白质代谢率、BCAAs 摄入量和分解代谢率是控制机体 BCAAs 体内平衡的关键机制。正如本文所描述的关于氨基酸代谢在患病的心脏中的作用很少被研究。本文选择野生型和 BCAAs 分解代谢受损的小鼠模型（KO），在心脏体内 I/R 模型和离体 I/R 模型上探究 BCAAs 分解代谢对患病的心脏能量代谢及其功能的影响。BCAAs 的慢性累积抑制葡萄糖代谢并使心脏对缺血性损伤敏感。高水平的 BCAAs 通过抑制 PDH 活性选择性破坏线粒体丙酮酸利用。此外，KO 心脏中 HBP 的下调使蛋白质 O-GlcNAc 修饰较少以及 PDH 失活，导致葡萄糖的氧化显著降低。虽然 BCAAs 分解代谢缺陷的小鼠的代谢重塑不影响心脏能量或功能的基线值，但它使心脏易受 I/R 损伤。通过在 KO 的心脏中过表达 GLUT1，促进 BCAAs 分解代谢或使葡萄糖利用率恢复正常以改善代谢和功能结局，因而得出 PDH 作为一种关键的靶点以及 HBP 作为一种新颖的候选信号通路，将 BCAAs 的分解代谢与心脏的基质代谢调节联系起来。通过这些机制，BCAAs 的分解代谢缺陷以及其慢性积累，可抑制糖代谢，降低蛋白 O-GlcNAc 的修饰，并加剧心肌的 I/R 损伤。该研究将揭示 BCAAs 分解代谢在调节心脏代谢和应激反应中的一种新颖的作用，同时也为研发防治心肌缺血性损伤的药物提供了新的方向。

（夏中元）

文选 73

【题目】 瑞芬太尼后处理通过减弱内质网应激改善缺氧－复氧后 H9C2 心肌细胞组蛋白 H3 乙酰化修饰（Remifentanil postconditioning ameliorates histone H3 acetylation modification in H9C2 cardiomyoblasts after hypoxia/reoxygenation via attenuating endoplasmic reticulum stress）

【来源】 Apoptosis, 2017, 22（5）: 662-671

【文摘】 Chen 等探讨瑞芬太尼后处理（RPC）通过减弱与内质网应激（ERS）相关的细胞凋亡来介导对局部缺血－再灌注损伤的心脏保护作用，且组蛋白 H3 的乙酰化修饰和组蛋白脱乙酰化酶（HDAC）在心肌细胞的存活和凋亡中也具有关键作用。通过用 H9C2 心肌细胞建立体外缺血－血灌注损伤模型以研究组蛋白 H3 乙酰化和 HDAC3 在 RPC 诱导的内质网应激减弱中的作用。将 H9C2 心肌细胞进行缺氧－复氧（HR）处理，在复氧开始时给予或不给予瑞芬太尼。结果显示，内质网后处理增加细胞活力并阻止细胞凋亡，并且这些作用伴随着 GRP78、CHOP、cleaved caspase-12 和 cleaved caspase-3 的表达水平降低。并且在 HR 中，内质网后处理增加组蛋白 H3 脱乙酰化并减少 HDAC 的 mRNA 和蛋白质水平而模拟 SAHA 的作用。最后，通过用毒胡萝卜素（TG，一种特异性内质网应激激活剂）预处理，发现内质网应激相关蛋白标记降低，组蛋白 H3 的脱乙酰化和 HDAC3 下调，证明内质网后处理诱导的缺氧-复氧的保护作用完全消除。相反，用 4-苯基丁酸（广泛使用的内质网应激抑制剂 4-PBA）预处理后，未发现这些作用增强。结论认为，内质网后处理保护 H9C2 心肌细胞免受缺氧-复氧损伤，这种保护机制涉及内质网应激相关凋亡的减弱、HDAC3 表达的减少和组蛋白 H3 脱乙酰化的增加。

（雷少青）

【评述】 缺血性心脏病仍然是全球发病或死亡的主要原因，因此，在心肌梗死或手术缺血期间，用心肌保护治疗减轻心肌损害和缺血-再灌注损伤是一项非常重要，但仍难以实现的临床目标。在再灌注开始，应用阿片类镇痛药被称为阿片后处理（OPC），并且该处理已被广泛证明，可以减少心肌组织缺血性损伤。瑞芬太尼是一种广泛用于临床麻醉的超短效阿片类镇痛药，具有代谢快、对血流动力学影响小等优点。但是，瑞芬太尼对缺血-再灌注后的心肌保护作用的具体作用机制尚不明确。该研究通过用 H9C2 心肌细胞建立 I/R 模型，以瑞芬太尼后处理作为干预措施，并用内质网激动剂或内质网抑制剂预处理，最后发现，内质网后处理对 H9C2 心肌细胞具有保护作用，这种保护作用的机制与内质网应激介导相关的凋亡、HDAC3 表达和组蛋白 H3 脱乙酰化水平有关。该研究为临床上对心肌缺血患者使用瑞芬太尼提供了有力依据，并通过探讨其内在机制，为研发心肌损伤的治疗药物提供了新的药物靶点。

（夏中元）

文选 74

【题目】 N-乙酰半胱氨酸通过抑制过度自噬减轻糖尿病心肌缺血-再灌注损伤（N-Acetylcysteine attenuates diabetic myocardial ischemia reperfusion injury through inhibiting excessive autophagy）

【来源】 Mediators Inflamm，2017，2017，9257291

【文摘】 Wang 等探讨糖尿病患者心肌缺血-再灌注损伤的主要机制——过度自噬伴有氧化应激。已证明抗氧化剂 N-乙酰半胱氨酸（NAC）可以减少心肌缺血-再灌注损伤，但是抑制自噬是否代表 NAC 对糖尿病心脏有保护作用尚不清楚。通过用链脲菌素注射 SD 大鼠诱导糖尿病，制备糖尿病模型，然后对大鼠进行 4 周的 NAC [1.5g/（kg·d）] 预处理，最后对大鼠进行 30 min 冠状动脉闭塞和 2 h 再灌注。结果显示，与非糖尿病大鼠相比，糖尿病大鼠心脏中 15-F2t-异前列腺素水平增加，并且 LC3Ⅱ/LC3Ⅰ比值、P62、AMPK、mTOR 蛋白表达显著增加，证明自噬水平增加，伴随缺血后心肌梗死面积增加及 CK-MB 释放增加，但 Akt 和 eNOS 活性降低。糖尿病也与缺血后凋亡细胞死亡增加有关，表现为 TUNEL 阳性细胞增加，cleaved-caspase-3 增加以及 Bax/Bcl-2 蛋白表达比率增加。NAC 显著减弱缺血-再灌注损伤诱导的氧化应激和心脏细胞凋亡的增加，阻止糖尿病缺血后的自噬形成，并减少缺血后心肌梗死（$P<0.05$）。结论认为，过度自噬可能是糖尿病心脏对缺血-再灌注损伤较不耐受的主要机制，NAC 主要通过抑制过度自噬而对糖尿病缺血-再灌注损伤心脏有保护作用。（雷少青）

【评述】 自噬是一种保护性细胞内过程，起着蛋白质质量控制和细胞稳态保持者的作用。自噬的缺失可导致心肌的不良反应。缺血性心脏病是糖尿病最严重的并发症，增加糖尿病的发病率和死亡率。许多研究已经证明，缺血和再灌注过程中引起的活性氧（ROS）的激增与随之而来的氧化损伤和炎症是缺血-再灌注损伤的主要机制。高血糖是糖尿病的主要特征，高血糖导致活性氧过度产生，加剧糖尿病中的心肌缺血-再灌注损伤。最近的研究表明，自噬是心肌缺血-再灌注损伤情况下细胞死亡的主要形式之一，并且在糖尿病患者的心肌中自噬增强，缺血性损伤加重。但是，目前尚不清楚抗氧化剂 N-乙酰半胱氨酸对糖尿病缺血-再灌注损伤心脏是否有保护作用。该研究通过建立糖尿病缺血-再灌注大鼠模型，对大鼠进行或不进行 NAC 治疗，将糖尿病大鼠与非糖尿病大鼠、NAC 治疗大鼠与非 NAC 治疗大鼠进行对比，证明 NAC 主要通过抑制过度自噬而对糖尿病缺血-再灌注损伤心脏有保护作用。本研究阐明了糖尿病缺血后处理保护作用的可能机制，得出的结论为临床医师预防糖尿病心肌缺血-再灌注损伤等并发症、开发药物及采取干预措施提供理论基础。

（夏中元）

文选 75

【题目】　自噬在氢减轻脓毒症小鼠肺损伤中的作用
【来源】　中华麻醉学杂志，2017，37（5）：632-636
【文摘】　董艾莉等在动物实验中将 60 只小鼠随机分为 5 组：假手术组（A 组）、脓毒症组（B 组）、脓毒症＋氢气组（C 组）、脓毒症＋自噬抑制剂 3-甲基腺嘌呤（3-MA）组（D 组）和脓毒血症＋氢气＋3-MA 组（E 组）。采用盲肠结扎穿孔法制作脓毒症小鼠模型，D 组、E 组于术前 1 h 腹腔注射 3-MA，C 组、D 组、E 组分别在术后 1 h、6 h 吸入 2% 氢气 1 h。术后 24 h 采集动脉血计算氧合指数；取肺组织进行病理学评分；分离线粒体检测呼吸控制率（PCR）水平、线粒体膜电位（MMP）、线粒体 ATP 水平、自噬蛋白微管相关蛋白 1 轻链 3（LC3）表达，从而计算 LC3Ⅱ与 LC3Ⅰ比值（LC3Ⅱ/LC3Ⅰ）。结果显示，与假手术组相比，脓毒症小鼠肺组织病理学评分升高，氧合指数和肺组织线粒体 PCR、MMP、ATP 及肺组织 LC3Ⅱ/LC3Ⅰ降低（$P<0.05$）。与脓毒症组相比，术前注射自噬抑制剂 3-MA 后，小鼠肺组织病理学评分升高，氧合指数和肺组织线粒体 PCR、MMP、ATP 及肺组织 LC3Ⅱ/LC3Ⅰ降低（$P<0.05$）；吸入氢气可明显降低肺组织病理学评分，提升氧合指数和肺组织线粒体 PCR、MMP、ATP 水平及肺组织 LC3Ⅱ/LC3Ⅰ的比值（$P<0.05$），但术前注射自噬抑制剂 3-MA 后再吸入氢气，则无明显变化（$P>0.05$）。以上证据表明，氢可减轻脓毒症小鼠肺损伤，其机制可能与自噬水平增强有关。

（花　晴　许平波）

【评述】　脓毒症可导致多器官功能障碍，肺是易累及的器官。线粒体的结构和功能的完整性是其发挥作用的前提，线粒体通过氧化磷酸化产生 ATP，提供机体生命活动所需要的主要能量。脓毒性肺损伤时，线粒体结构和功能的完整性受到破坏，使得细胞能量代谢障碍。而氢气吸入可改善线粒体的功能，改善脓毒症引起的线粒体破坏所导致的肺损伤。自噬是依赖溶酶体途径对胞质蛋白和细胞器进行降解的过程，该过程分为 5 个阶段，即启动→囊泡形成→囊泡延伸→囊泡闭合→内容物降解。自噬始于 ULK1 复合体的激活，进而激活磷脂酰肌醇 3 激酶复合体（phosphatidylinostitol3-kinases，PI3K）。LC3 是自噬蛋白标志物，在囊泡闭合阶段，胞质中 LC3 前体通过蛋白水解转化成 LC3Ⅰ，脑磷脂（PE）结合到细胞质的 LC3Ⅰ产生酯化状态的 LC3Ⅱ，因此 LC3Ⅱ/LC3Ⅰ水平可反应自噬水平。

3MA 作为 PI3K 抑制剂，已广泛用于自噬抑制剂的研究。理论上，提高自噬水平可维持线粒体稳态。董艾莉等采用 CLP 法制备脓毒症大鼠，该模拟基本反映了脓毒性肺损伤患者的病理生理特点，是制备脓毒症模型的经典方法。该研究发现，氢可通过增强自噬水平减轻脓毒症小鼠的肺损伤，而抑制自噬后，可导致脓毒症小鼠肺组织线粒体功能障碍和肺损伤加重，这提示自噬是脓毒症小鼠肺保护的机制。此研究的价值在于揭示氢可通过增强自噬水平，改善线粒体功能，对脓毒症小鼠发挥肺保护作用，为以后关于自噬与脓毒症肺损伤的研究奠定了基础。

（缪长虹）

文选 76

【题目】 SERPINB1 通过 ERK1/2 介导的 STAT3 依赖性 HO-1 诱导改善肝移植急性肺损伤（SERPINB1 ameliorates acute lung injury in liver transplantation through ERK1/2-mediated STAT3-dependent HO-1 induction）

【来源】 Free Radic Biol Med，2017，108：542-553

【文摘】 Yao 等在动物实验中探讨丝氨酸蛋白抑制剂（serpin protease inhibitor B1，SERPINB1）、信号传导与转录激活因子 3（STAT3）和血红素加氧酶 -1（HO-1）在减轻肝移植术后发生急性肺损伤中的作用。研究人员给原位自体肝移植（OALT）术后的 SD 大鼠单独注射 SB1 复合体或联合注射 SB1 复合物与 STAT3 抑制剂 WP1066，而后给予 SB1-siRNA 以抑制内源性 SERPINB1，观察 SERPINB1 对 OALT 术后急性肺损伤的肺保护作用；随后，在伴或不伴 SERPINB1 下，使用 TNF-α 来刺激肺泡上皮细胞（RLE-6TN、BEAS-2B），观察细胞实验中 SERPINB1 的抗炎效应；最后，分别采用 ERK1/2 抑制剂 U0126，p38 MAPK 抑制剂 SB20358 或 JNK 抑制剂 SP600125 来处理 OALT 大鼠，探讨 SERPINB1 预防 OALT 术后急性肺损伤的机制。OALT 手术可引起大鼠肺内炎症、氧化应激，增加 SERPINB1、HO-1、STAT3 水平，导致严重的肺损伤；而抑制 SERPINB1 可加重 OALT 术后肺损伤，提高炎症水平。注射 SB1 复合体可减轻术后肺损伤，减轻肺部炎症和氧化应激，增强 STAT3 和 HO-1 蛋白表达。在 RLE-6TN 和 BEAS-2B 细胞，TNF-α 可引起细胞损伤和 STAT3、HO-1 升高。SERPINB1 可提高 STAT3 和 HO-1 蛋白表达，减轻 TNF-α 介导的氧化应激、细胞凋亡和线粒体损伤。抑制 *STAT3*、*HO-1* 基因后，则不会出现上述变化。SERPINB1 介导的 STAT3、HO-1 激活与肺保护作用可被 ERK1/2 抑制剂抑制，但不会被 p38 MAPK 或 JNK 抑制剂所抑制。这提示，SERPINB1 可通过 ERK1/2 激活 STAT3 而激活 HO-1，抑制大鼠肝移植术后肺部炎症反应和氧化应激，从而减轻急性肺损伤。

（花　晴　许平波）

【评述】 急性肺损伤及其最严重的表现形式急性呼吸窘迫综合征均为肝移植术（liver transplation，LT）后普遍的肺部并发症，可严重影响患者的长期生存率。炎症反应及随后强烈的氧化应激在 LT 后急性肺损伤的发生和发展过程中发挥着重要作用。因此，抑制炎症反应和氧化应激反应或许可减轻急性肺损伤的发展。HO-1 可通过其代谢产物胆红素和胆绿素起到抗氧化作用。在原位自体肝移植中由丙泊酚或 HO-1 激酶诱发的 HO-1，可通过抑制炎症反应和氧化应激来减轻术后急性肺损伤。STAT3 是一种可被胞外刺激激活的细胞质蛋白，通过抗氧化基因和线粒体源性基因调节细胞增殖、分化和凋亡。敲除肺上皮细胞特异性 *STAT3* 基因或 *STAT3* 抑制基因过度表达均可加重氧化应激引起的肺损伤。

这表明其在急性肺损伤发生发展中的重要作用。HO-1 过度表达可减轻氧化应激引起的肺损伤，但是对缺乏特异性 STAT3 基因的肺泡上皮细胞则无这种保护性作用。同样，特异性 STAT3 基因过度表达可对肺组织产生保护性作用，倘若缺乏 HO-1 则无效。这表明，在激活 HO-1 保护急性肺损伤的过程中，STAT3 至关重要。但 STAT3 及其与 HO-1 协同在 OALT 术后的肺保护作用的机制尚不可知。Yao 等在动物实验中证实，SERPINB1 可通过抑制炎症反应和氧化应激，减轻 OALT 术后的急性肺损伤；敲除 STAT3 或 HO-1 基因，该保护效应消失，因而推测该效应可能与 STAT3 和 HO-1 密切相关，这为以后研究如何减轻 OALT 术后的急性肺损伤提供了新视角。

（缪长虹）

文选 77

【题目】 α7-尼古丁乙酰胆碱受体激动剂 PNU-282987 减轻大鼠体外循环模型的急性肺损伤（α-7 Nicotine acetylcholine receptor agonist PNU-282987 attenuates acute lung injury in a cardiopulmonary bypass model in rats）

【来源】 Shock, 2017, 47 (4): 474-479

【文摘】 Ge 等利用 α7-nAChR 激动剂 PNU-282987 来探讨其在体外循环（CPB）造成大鼠肺损伤中的作用。将 SD 大鼠分为 5 组：对照组、假手术组、CPB 组、CPB+PNU-282987 组和假手术组+PNU-282987 组。CPB 组大鼠在麻醉状态下进行体外循环 40 min，CPB+PNU-282987 组大鼠在体外循环开始时注射 PNU-282987 4.8 mg/kg。结果显示，与其他各组相比，CPB 组肺组织损伤明显，其肺内 α7-nAChR 的密度降低（$P<0.05$）；BALF 中蛋白含量、血浆与 BALF 中 HMGB1 含量、肺组织中 TNF-α 与 IL-1 水平、肺湿/干重比均明显升高（$P<0.05$）；此外，BALF 中蛋白含量与肺泡毛细血管通透性密切相关。CPB+PNU-282987 组大鼠 α7-nAChR 的密度较 CPB 组升高（$P<0.05$），BALF 中蛋白含量、血浆与 BALF 中 HMGB1 含量、肺组织中 TNF-α 与 IL-1 含量、肺湿/干重比较 CPB 组均有下降（$P<0.05$），但仍高于假手术组（$P<0.05$）。提示 PNU-282987 可抑制 HMGB1 释放，预防体外循环引起的急性肺损伤。

（花 晴 许平波）

【评述】 体外循环常用于心血管手术，如心肺移植中。但体外循环可引起缺血-再灌注损伤（ischemia-reperfusion，I/R），导致严重的急性肺损伤，进而增加患者的死亡率。但其确切机制尚不清楚，可能与 I/R 损伤引起的瀑布样炎症反应有关。急性肺损伤患者的死亡率与血浆中高 HMGB1 含量密切相关。有研究表明，TNF-α 和 HMGB1 是体外循环后重要的炎症反应标志物。HMGB1 与炎症、免疫、细胞再生密切相关，由免疫细胞主动分泌或受损细胞被动分泌，可通过多种通道发挥作用，如 TLR2、TLR4 等。胆碱能抗炎通路（cholinergic anti-inflammatory pathway，CAP）可通过激活 α7-nAChR 来调节多种全身性炎症反应，可抑制 I/R 损伤期间 HMGB1 的释放。乙酰胆碱可激活 α7-nAChR，抑制 HMGB1 以及多种炎症因子释放以减轻炎症反应。α7-nAChR 在肝、肾、脑等多部位均可改善缺血-再灌注损伤，但在肺部尚未有相关报道。Ge 等利用 α7-nAChR 激动剂 PNU-282987 来评估 α7-nACh 在体外循环期间的肺保护作用，结果显示，体外循环可促进大鼠肺组织的炎症反应，增加肺泡毛细血管通透性，进而增加肺水肿，最终导致正常的肺组织结构被破坏。给予 α7-nAChR 激动剂 PNU-282987 可抑制 HMGB1 的释放，明显改善体外循环大鼠的肺损伤。此研究

的价值在于揭示 α7-nAChR 激动剂 PNU-282987 可预防体外循环所致的急性肺损伤，可作为急性肺损伤预防的新策略。

（缪长虹）

文选 78

【题目】 巨噬细胞中 Rab11a GTP 酶失活促进凋亡中性粒细胞的吞噬作用（Inactivation of Rab11a GTPase in macrophages facilitates phagocytosis of apoptotic neutrophils）

【来源】 J Immunol，2017，198（4）：1660-1672

【文摘】 Jiang 等探讨巨噬细胞分泌的 Rab11a GTPase 调节胞葬的机制并进而寻求防治炎性肺损伤的策略。研究发现，下调 Rab11a 的表达可促进巨噬细胞吞噬凋亡的中性粒细胞（PMNs）。转染针对 Rab11a 的 siRNA 48 h 后，Rab11a 表达下调 90%，使得巨噬细胞吞噬凋亡 PMNs 的能力增强。这说明 Rab11a 失活对清除凋亡的 PMNs 至关重要。在胞葬作用中，Rab11a 的活性由 GTP/GDP 比值决定。将巨噬细胞与凋亡的 PMNs 以 1∶10 的比例共同培养 15 min 后发现，随着时间推移，凋亡的 PMNs 可抑制 Rab11a 活性，在 15 min 末，GTP-Rab11a 几乎全部消失。为阐明 Rab11a 在吞噬凋亡的 PMNs 中的作用，将巨噬细胞与 GFP 标记的野生型 Rab11a 或显性失活的 Rab11a（Rab11a S25N）共同培养，结果发现，与对照组相比，野生型 Rab11a 巨噬细胞吞噬能力下降，而表达 Rab11a S25N 的巨噬细胞吞噬能力增强。这表明，Rab11a 失活可促进凋亡 PMNs 的清除。此外，巨噬细胞表面的多种受体对识别凋亡细胞至关重要。PMNs 与巨噬细胞共孵育后，巨噬细胞表面的 CD36 水平进行性升高；在 Rab11a 缺乏或失活巨噬细胞中，CD36 可促进巨噬细胞吞噬凋亡的 PMNs，而 Rab11a 可通过降低细胞表面 CD36 的表达，抑制胞葬作用。敲除 Rab11a 可上调巨噬细胞表面 CD36 的表达，但下调去整合蛋白与金属蛋白酶（ADAM）17 的表达，这表明 Rab11a 可促进巨噬细胞表面 ADAM17 的表达。在内毒素小鼠气管内滴入 Rab11a 缺乏的巨噬细胞后，支气管肺泡灌洗液（BALF）中 PMNs 数量减少，而巨噬细胞中凋亡的 PMNs 数量增加，预防肺损伤。据此推测，抑制巨噬细胞内 Rab11a 活动可促进巨噬细胞清除凋亡 PMNs 进而减轻肺内炎症反应，避免肺损伤。

（花 晴 许平波）

【评述】 急性炎症反应是宿主遭受致病微生物侵扰后，中性粒细胞从血液中转移到炎症部位的反应。PMNs 可以清除致病微生物，但过度的炎症反应可损害宿主细胞。因此，适时终止炎症反应不仅要减少 PMNs 浸润，且需要加强巨噬细胞的增殖分化来清除凋亡的中性粒细胞和细胞残骸以维持组织动态平衡。组织损伤后，中性粒细胞凋亡并被巨噬细胞吞噬。巨噬细胞的胞葬作用对组织修复、调控免疫反应、终止炎症反应至关重要。胞葬反应包括招募巨噬细胞到炎症部位，识别特定的凋亡细胞，吞噬及消化凋亡细胞。其中，巨噬细胞通过其表面受体识别凋亡细胞至关重要。部分胞葬受体可直接识别膜表面的磷脂酰丝氨酸（phosphatidylserine，PS），还有一些受体（如 CD36 等）可通过某些特定的桥分子，如蛋白 S/生长抑制因子 6（protein S/growth arrest-specific gene 6，Gas6）来识别 PS。脑内 Ras 相关蛋白（Ras-related proteins in brain，Rab）GTPase 是胞间信号传递的重要调节因子，有 70 个亚型，其中 Rab11 家族的 Rab11a、Rab11b 和 Rab25 是内吞作用的重要调节因子，而 Rab11a 是内涵体最为重要的组成部分。有研究报道，Rab11a 与巨噬细胞的吞噬作用有关，Rab11a 对 FcγR 介导的吞噬作用至关重要。因此，Rab11a 可调节巨噬细胞吞噬凋亡的 PMNs 进而终止炎症反应。Rab11a 失活可增强巨噬细胞的胞葬作用，并通过抑制 ADAM17 从细胞质迁移至细胞表面以抑制 CD36 的释放，进而终止肺内炎症反应，避免肺损伤。Jiang 等研究表明，抑制巨噬细胞内 Rab11a 活动可促进巨噬细胞充分清除凋亡的 PMNs 进而终止肺内炎症反应，这为以后的研究提供了新的方向。

（缪长虹）

文选 79

【题目】 IL-35 预处理通过抑制 NF-κB 活化来减轻脂多糖诱导的小鼠急性肾损伤（IL-35 pretreatment alleviates lipopolysaccharide- induced acute kidney injury in mice by inhibiting NF-κB activation）

【来源】 Inflammation，2017，40（4）：1393-1400

【文摘】 Hu 等探讨 IL-12 家族的特异性抑制因子 IL-35 对脂多糖（LPS）引起的小鼠急性肾损伤（AKI）的预防作用。在给小鼠注射 LPS 10 mg/kg 前 7d 注射编码 IL-35（pIL-35）的质粒，结果发现，与单纯注射 LPS 组相比，预注射 pIL-35 质粒的小鼠血肌酐和尿素氮水平降低，肾功能明显改善，肾病理损伤明显减轻。pIL-35 质粒可明显减少肾内炎症因子 TNF-α、IL-6 和 IL-1β 的产生，抑制炎症反应。既往有报道，IL-35 可提高血浆抗炎因子 IL-10 的含量从而抑制免疫反应，但 LPS 组和预注射 pIL-35 质粒组 IL-10 水平均升高，这表明，IL-35 的抗炎作用与 IL-10 的升高无关。抗炎因子的产生可能与 NF-κB 信号通路的调节密切相关，Hu 等的研究也同样证实了这点：预注射 pIL-35 质粒可抑制 IKK 和 NF-κB p65 磷酸化，抑制 NF-κB 信号通路的激活。这提示，IL-35 预注射可能通过抑制 NF-κB 激活可减轻 LPS 引起的小鼠急性肾损伤。

（花 晴 许平波）

【评述】 急性肾损伤是以肾小球滤过率（GFR）急剧下降、血肌酐急剧升高为特点的严重影响患者长期肾功能的疾病。脓毒症是造成急性肾损伤最主要的因素之一，尤其是严重脓毒症患者，其发病率可高达 50%。IL-35 属于 IL-12 家族，可抑制 T 细胞增殖并促进 Treg 细胞的活化、增殖，它可促进 Treg/Th17 细胞间的平衡以抑制免疫反应，故常被用来抑制炎症反应和获得性免疫反应。在 EBI3 缺乏小鼠，IL-35 缺乏可促进 LPS 引发的呼吸道嗜酸性粒细胞增多，这表明，IL-35 也可调节固有免疫。Hu 等发现，与单纯注射 LPS 组相比，预注射 pIL-35 质粒的小鼠血肌酐和尿素氮水平降低，肾功能明显改善，肾病理损伤明显减轻。pIL-35 质粒可明显减少肾内炎症因子 TNF-α、IL-6 和 IL-1β 的产生，抑制炎症反应，但不影响 IL-10 水平，其机制可能与 IL-35 抑制 NF-κB 通路、减少炎症因子释放，从而降低肾损伤有关。本研究表明，IL-35 可能是治疗脓毒症性急性肾损伤的可靠方法，这也为以后进一步了解 IL-35 对固有免疫的影响提供了帮助。

（缪长虹）

文选 80

【题目】 抑制 PTEN 活性加重缺血－再灌注诱导的急性肾损伤小鼠肾纤维化（Inhibition of PTEN activity aggravates post renal fibrosis in mice with ischemia reperfusion-induced acute kidney injury）

【来源】 Cell Physiol Biochem，2017，43（5）：1841-1854

【文摘】 Zhou 等采用肾蒂夹闭 30 min 的方法复制小鼠 I/R 肾损伤模型，实验组术前给予磷酸酯酶与张力蛋白同源物（PTEN）特异性抑制剂双过氧化钒（bisperoxovanadium，BPV）200μg/kg 治疗。术后当天、7 d 和 14 d 观察各组小鼠 PTEN 活性，并检测肝、肾病理损伤及胶原蛋白纤维沉积情况。结果显示，I/R 损伤后小鼠肾 PTEN 上调，血肌酐和尿素氮水平升高，小鼠肾组织纤维化和胶原蛋白沉积增多，说明 I/R 损伤可导致肾组织纤维化。而给予 PTEN 特异性抑制剂 BPV 后，PTEN 的产生受抑制，肾组织纤维化加重，胶原蛋白Ⅰ、纤维连接蛋白、成纤维细胞标志物 α-SMA 表达上调，且炎症因子 IL-1β、IL-6、TNF-α 和 NF-κB 表达增加。此外，BPV 治疗将增加肾成纤维细胞的数量，PI3K 表达、蛋白激酶 B（Akt）磷酸化增多。以上证据表明，抑制 PTEN 活性可加重 I/R 损伤小鼠急性肾损伤后的肾组织纤维化，这可能与激活 PTEN/PI3K/Akt 信号通路有关。　　　　　　（花　晴　许平波）

【评述】　急性肾损伤是临床上引起慢性肾脏病（CKD）的主要因素，有较高的发病率和死亡率。预防急性肾损伤发展成为慢性肾脏病是全球关注的难题。过去，大量研究聚焦在急性肾损伤后的慢性肾脏病，而急性肾损伤导致肾组织纤维化的机制尚不可知。急性肾损伤后的肾组织纤维化是慢性肾脏病的主要病理学特征，成纤维细胞活化是肾组织纤维化的主要发病机制。成纤维细胞可分泌大量的细胞外基质替代正常的肾组织，严重损害肾的结构和功能。已有研究表明，PTEN/PI3K/Akt 信号通路在调节细胞生长、浸润、胞内运输等方面发挥重要作用，而使用 PTEN 可通过 SMAD3、p53 和 Akt 等信号通路调节这一过程。Zhou 等在实验中主要探讨 PTEN 在急性肾损伤过渡到肾组织纤维化中的作用，结果发现，术前应用 PTEN 特异性抑制剂可增强肾内炎症反应，显著促进成纤维细胞浸润肾组织，从而加重 I/R 性急性肾损伤后的肾组织纤维化，同时还促进 PI3K 的表达和蛋白激酶 B（Akt）的磷酸化。这提示，PTEN 特异性抑制剂可能是通过激活 PTEN/PI3K/Akt 信号通路，促进炎症因子释放，从而增加成纤维细胞浸润，最终导致 I/R 性急性肾损伤后的肾组织纤维化。　　　　　　　　　　　　　　　　　　　　　（缪长虹）

文选 81

【题目】　高血糖通过 C/EBP 同源蛋白介导的内质网应激抑制肝脏巨噬细胞 M2 极化加重肝缺血－再灌注损伤（Hyperglycemia aggravates hepatic ischemia and reperfusion injury by inhibiting liver-resident macrophage M2 polarization via C/EBP homologous protein-mediated endoplasmic reticulum stress）

【来源】　Front Immunol，2017，8：1299

【文摘】　Rao 等通过动物和细胞实验探索内质网应激在高血糖加重肝缺血－再灌注（I/R）损伤中的作用。通过应用高血糖小鼠模型，并采用 TUNEL、HE 染色及 siRNA 等技术评估高血糖对肝缺血－再灌注损伤的作用。第一部分，通过腹腔注射链脲菌素（STZ）建立高血糖小鼠模型。与正常小鼠相比，高血糖小鼠缺血－再灌注处理后血清谷丙转氨酶水平升高、肝组织结构破坏较严重、肝细胞凋亡增多，提示高血糖加重肝缺血－再灌注损伤。另外，与正常小鼠相比，高血糖小鼠缺血－再灌注后肝细胞和血清中的促炎因子 TNF-α 和 IL-6 水平升高，而抑炎因子 IL-10 水平降低。通过肝分离出库普弗细胞并进行扩增后，上清液中也呈现类似的炎症因子改变，提示高血糖小鼠肝缺血－再灌注后炎症损伤加重，而库普弗细胞可能起到重要作用。第二部分，高血糖小鼠肝 I/R 处理后取肝组织及肝中分离培养的库普弗细胞均出现 ATF4/CHOP 信号（内质网应激的下游信号）的特异性活化，提示库普弗细胞内的 ATF4/CHOP 通路可能参与高血糖小鼠肝 I/R 后的炎性损害。第三部分，为了证实库普弗细胞内 ATF4/CHOP 信号在高血糖小鼠肝缺血－再灌注损伤中的作用，进一步运用 siRNA 方法抑制 CHOP 蛋白表达，结果发现，与 SCR-siRNA（作为对照）对比，CHOP-siRNA 的库普弗细胞的 IL-10 水平显著上升，且 CHOP-siRNA 组库普弗细胞的 Arg1、Mrc1 分子表达显著上调，STAT1 磷酸化水平降低、STAT3/STAT6 磷酸化水平增加，呈现明显的 M2 表型（巨噬细胞的炎症抑制表型）。进一步研究发现，下调 CHOP 的基因表达可使小鼠血清丙氨酸转氨酶（ALT）水平降低、肝组织结构损伤减轻、肝细胞凋亡减少，同时肝组织的 IL-6 水平降低、IL-10 水平增加。以上结果说明，高血糖加重小鼠肝缺血－再灌注损伤，并且肝内库普弗细胞内的内质网应激下游信号 ATF4/CHOP 的活化是其重要机制。

（陈 功）

【评述】 肝缺血－再灌注损伤常发生于肝手术（如肝部分切除、肝移植术）。约 25% 的肝移植患者合并糖尿病，而高血糖可加重肝缺血－再灌注损伤，具体机制有待阐明。以往的研究发现，炎症是肝缺血－再灌注损伤的重要机制，且库普弗细胞 M1/M2 表型与其损伤程度密切相关。进一步的研究证明，高血糖通过活化库普弗细胞内质网应激的下游 ATF4/CHOP 信号加重肝缺血－再灌注损伤。该研究明确了 ATF4/CHOP 信号在肝缺血－再灌注中的重要作用，为防治糖尿病患者围术期肝的缺血－再灌注损伤提供了一个有效靶点。

（欧阳文）

文选 82

【题目】 Brg1 介导的 Nrf2/HO-1 信号通路活化减轻肝缺血－再灌注损伤（Brg1-mediated Nrf2/HO-1 pathway activation alleviates hepaticischemia-reperfusion injury）

【来源】 Cell Death Dis，2017，8（6）：e2841

【文摘】 Ge 等通过动物和细胞实验探索 Brg1（Brahma 相关基因）介导的 Nrf2/HO-1 信号在减轻肝缺血－再灌注（I/R）损伤中的作用及机制。第一部分：建立小鼠肝缺血－再灌注损伤模型，小鼠在肝缺血－再灌注后出现肝组织结构破坏、血清肝酶水平升高等肝结构和功能损伤的表现。同时，与正常小鼠相比，肝内氧化应激物质 8-异前列烷和 ROS 水平显著升高。肝损伤和肝内氧化应激均在再灌注后 6 h 达到高峰，提示肝缺血－再灌注损伤与氧化应激密切相关。另外，肝缺血－再灌注使 Brg1 表达降低，其下游位点 Nrf2 和抗氧化酶 HO-1、NQO1 表达升高。第二部分：以往研究发现，肝缺血－再灌注损伤中 Brg1 表达的下调与肝氧化应激和损伤程度正相关。由此，本研究通过转基因手段使 Brg1 过表达。与野生型小鼠相比，Brg1 过表达小鼠的肝缺血－再灌注损伤减轻，氧化应激水平降低，抗氧化酶 HO-1 水平特异性升高，提示 Brg1 过表达可通过降低氧化应激从而减轻肝缺血－再灌注损伤。第三部分：在氧化应激条件下，Brg1 与 Nrf2 相互作用，并促进 HO-1 活化。为了研究 Nrf2 和 HO-1 在 Brg1 减轻肝缺血－再灌注损伤中的作用，本研究建立 AML12 肝细胞缺氧－复氧（H/R）模型，并通过 Brg1 过表达进行干预。与对照组相比，Brg1 过表达组在缺氧－复氧后氧化应激水平降低，同时 Nrf2/HO-1 水平升高。这提示 Brg1 减轻肝缺血－再灌注损伤的作用与 Nrf2/HO-1 相关。为进一步证实 HO-1 在 Brg1 减轻肝缺血－再灌注损伤中的作用，通过 ZnPP 抑制 HO-1，发现其可加重 Brg1 过表达小鼠的肝缺血－再灌注损伤。而 HO-1 过表达则减轻 AML12 细胞的缺氧－复氧处理后的氧化应激水平。因此，推测 HO-1 在 Brg1 减轻肝缺血-再灌注损伤中起重要作用。第四部分：为了进一步明确 Brg1 和 Nrf 2 如何相互作用调节 HO-1，通过染色质免疫沉淀实验（ChIP）检测发现，Brg1 过表达使 HO-1 荧光素酶活性增加，而 *Nrf 2* 基因的 Neh4/Neh5 位点突变能逆转这一效应，提示 Brg1 可能与 *Nrf 2* 基因的 Neh4/Neh5 位点直接结合；而 Brg1 过表达可促进 Brg1 与 Nrf 2 的结合。以上说明 Brg1 与 Nrf 2 的特定位点结合可促进 HO-1 活化，从而减轻肝缺血-再灌注损伤。　　　　（陈　功）

【评述】　肝缺血-再灌注损伤的重要机制之一是氧化应激导致的氧化-抗氧化失衡。HO-1 是一种抗氧化酶，在肝的氧化应激中被激活。Brg1 能调节 HO-1 的基因表达，而 Nrf 2 也能调节 HO-1 并减轻肝缺血-再灌注损伤。本研究在此基础上，进一步明确了 Brg1 与 Nrf 2 相互作用并激活 HO-1、减轻肝缺血-再灌注损伤的机制，为防治肝缺血-再灌注损伤提供了新的靶点。　　　（欧阳文）

文选 83

【题目】　MicroRNA 378 通过抑制肠黏膜细胞凋亡在肠缺血-再灌注损伤中发挥保护作用（MicroRNA-378 protects against intestinal ischemia/reperfusion injury via a mechanism involving the inhibition of intestinal mucosal cell apoptosis）

【来源】　Cell Death Dis，2017，8（10）：e3127

【文摘】　Li 等研究 MicroRNA 378 在肠缺血-再灌注损伤中的作用及机制。与正常肠黏膜相比，肠缺血-再灌注损伤的肠黏膜绒毛严重水肿，炎性细胞浸润和上皮细胞间隙增加，反应组织损伤严重程度的 Chiu 评分增加，血浆二胺氧化酶（DAO）增加。通过 MiRNA 芯片分析，肠缺血-再灌注损伤的肠黏膜中有 1 个上调的 miRNA 和 18 个下调的 miRNA，其中 miR-378 下调了 1/3.38，其差异有统计学意义。同时，Li 等分别在缺血-再灌注（I/R）损伤动物模型和氧糖剥夺（OGD）的肠上皮细胞模型中研究 miR-378 在肠缺血-再灌注损伤中的作用及机制。在动物模型中，分别给予肠缺血-再灌注损伤模型小鼠 miR-378 激动剂（agomiR-378）、拮抗剂（antagomiR-378）及阴性对照预处理。结果表明，与缺血-再灌注损伤模型相比，接受 agomiR-378 的小鼠的肠水肿和黏膜结构破坏减轻、Chiu 评分降低、血浆 DAO 下降、肠黏膜凋亡细胞减少、裂解的半胱天冬酶 3（cleaved caspase-3）减少。而接受 antagomiR-378 及 miR-378 过表达的小鼠组缺血-再灌注损伤加重、Chiu 评分和 DAO 水平增加、肠黏膜凋亡细胞增加、裂解的半胱天冬酶 3 增加。提示 miR-378 可能通过抑制肠黏膜细胞凋亡在肠缺血-再灌注损伤中发挥保护作用。在氧糖剥夺的肠上皮细胞模型中，Li 等首先使用 miR-378 前体或 miR-378 抑制剂对肠上皮细胞 IEC-6 进行转染，然后进行氧糖剥夺 4 h，再恢复供氧 4 h。结果发现，与氧糖剥夺组相比，使用 miR-378 前体预处理组的细胞活力增强、凋亡细胞的数量以及裂解的 caspase-3 的表达减少。而使用 miR-378 抑制剂预处理组的表现则与之相反。在前期的预实验中，发现 miR-378 的一个可能的作用靶点是 caspase-3。进一步的研究在 caspase-3 mRNA 的 3'-UTR 内鉴定出一个 miR-378 结合位点。在随后的双荧光素酶报告测定中发现，与 NC caspase-3-luc / miR-378 共转染后的结果相比，用 caspase-3-luc 和 miR-378 共转染 293T 细胞可使荧光素酶表达减少 46%。这表明 miR-378 通过与 caspase-3 3'-UTR 的直接结合降低 caspase-3 的表达。因此，该研究得出以下结论：MicroRNA 378 通过与 caspase-3 3'-UTR 结合抑制肠黏膜细胞凋亡，从而在肠缺血-再灌注损伤中发挥保护作用。

（卿文祥　廖娟）

【评述】　肠缺血-再灌注损伤常伴发于失血性休克、腹部外伤、严重创伤、感染、烧伤等临床重症疾病。它可引发肠道黏膜屏障功能改变，甚至导致脓毒血症和多器官功能障碍，导致严重临床结局，但目前尚无有效防治手段。细胞凋亡是肠缺血-再灌注损伤之后肠黏膜细胞死亡的主要形式，抑制细胞凋亡可能是一种潜在的肠缺血-再灌注的治疗手段。miRNA是基因调控的重要方式，能够影响生物的许多进程，如发育、分化、凋亡及肿瘤形成。近期有研究报道，部分miRNA与缺血-再灌注损伤密切相关。Li等通过动物模型和细胞实验证明miR-378在肠缺血-再灌注损伤中发挥保护作用，并且进一步研究发现，miR-378是通过与caspase-3 3′-UTR结合抑制肠黏膜细胞凋亡，从而在肠缺血-再灌注损伤中发挥保护作用，为与肠缺血-再灌注损伤相关疾病提供了新的治疗靶点。

（欧阳文）

文选84

【题目】　利多卡因对宫颈癌根治术患者应激激素及NK细胞杀伤力的影响

【来源】　临床麻醉学杂志，2017，33（11）：1057-1060

【文摘】　张素玲等通过观察围术期静脉输注利多卡因对宫颈癌根治术患者应激激素和自然杀伤（NK）细胞杀伤力的影响，探讨利多卡因的围术期免疫保护作用。张素玲等选取拟行宫颈癌根治术的患者，年龄35～65岁，ASA分级为Ⅰ级或Ⅱ级的患者，共35例。将患者随机分为利多卡因组（L组）和对照组（C组）。麻醉诱导前15 min L组患者静脉注射利多卡因1.5mg/kg，随后用利多卡因1.5mg/（kg·h）持续泵注至患者出室；而在麻醉诱导前15 min C组患者给予等量生理盐水。分别于术前24 h、术毕、术后48 h采集患者外周静脉血，测定血浆PGE2、EPI、NE浓度，分离NK细胞并检测NK细胞杀伤力，检测NK细胞磷酸化蛋白激酶A（p-PKA）和蛋白激酶A（PKA）表达。结果表明，术前24 h两组患者血浆PGE2、EP1和NE浓度无显著差异，而术后48 h的L组血浆PGE2、EPI、NE浓度明显低于C组，L组NK细胞杀伤力明显高于C组。术毕即刻，L组p-PKA/PKA低于C组，差异有统计学意义。该研究结果提示围术期静脉输注利多卡因能降低宫颈癌根治术患者血浆PGE2及儿茶酚胺水平，保护NK细胞对肿瘤细胞的杀伤能力，其机制可能是通过抑制cAMP-PKA信号通路实现的。

（刘星　黎暾亮）

【评述】　手术应激导致的免疫抑制是术后转移和复发的重要影响因素之一，但其具体的作用机制和预防治疗措施方面的研究仍较少。此项研究在临床实践中进一步证实手术应激通过抑制NK细胞的杀伤功能从而导致免疫抑制，最终引起肿瘤细胞免疫逃避的可能。该研究通过测定血浆PGE2、EPI、NE浓度及分离NK细胞的杀伤力等检测证实术后免疫抑制的发生，同时也证明诱导前给予利多卡因能有效抑制免疫抑制的发生，为预防及治疗术后免疫抑制提供了潜在的治疗靶点及方案。

（欧阳文）

文选85

【题目】　手术诱导的单核细胞骨髓来源的抑制细胞扩增肺癌患者的调节性T细胞（Surgery-induced monocytic myeloid-derived suppressor cells expand regulatory T cells in lung cancer）

【来源】 Oncotarget，2017，8（10）：17050-17058

【文摘】 Wang 等研究发现肺癌手术诱导的单核细胞骨髓来源的抑制细胞能诱导调节性 T 细胞的产生。结果表明，肺癌患者表达 $CD11b^+CD33^+HLA-DR-CD14^+$ 的 M-MDSCs 在经胸腔镜手术后，其表达显著升高，并且其累积与调节性 T 细胞（Treg）的增加呈线性相关。手术诱导的 Treg 表达高水平的 Foxp3、PD-1 和 CTLA-4；当与体外自体 T 细胞共培养时，手术诱导的 M-MDSC 更能有效地使 Treg 增殖。并且 Wang 等通过使用肺转移小鼠模型，证实 M-MDSCs 在术后的显著增加与 Treg 呈线性相关，而全反式维甲酸能显著抑制 M-MDSC 的诱导和增殖，抑制 Treg 的消耗，最终能阻止肿瘤切除后小鼠的肿瘤转移。为了评估其临床意义，Wang 等采用 CT 及 MRI 评估肺癌手术 3~6 个月后患者的生存能力。其中受试者工作特征曲线（ROC 曲线）表明，术后第 7 天的 M-MDSC 的浓度（T7-M-MDSC）可作为判断预后水平的指标优于术前、术中等时间点 M-MDSC 的浓度。此外，基于术后第 7 天 M-MDSC 的浓度，将患者分为 M-MDSC 高组和 M-MDSC 低组。M-MDSC 高组患者与 M-MDSC 低组患者相比，无复发生存率显著降低。因此，该研究结果提示，术后 M-MDSC 与 Treg 的表达和鉴定可作为肿瘤转移的潜在指标。

（刘　星　黎曦亮）

【评述】 调节性 T 细胞在维持自身耐受和避免免疫反应过度损伤机体起着重要的作用。较高水平的 Treg 可能通过抑制免疫反应而妨碍对抗肿瘤的免疫疗法，而提高肿瘤的复发转移率、降低肿瘤患者的预后水平。Wang 等还通过体内、体外及临床试验中发现 M-MDSC 与 Treg 的表达呈线性关系，手术引起的 M-MDSC 水平升高是术后 Treg 水平升高的可能原因之一。因此，该研究结果证实，M-MDSC 与 Treg 是肺癌术后第 7 天判断肿瘤复发的重要生物标志物，对判断患者预后及指导患者进一步治疗具有重要的作用；同时，提示针对手术诱导的单核细胞骨髓来源的抑制细胞可能是降低术后肿瘤复发治疗的潜在靶点。

（欧阳文）

文选 86

【题目】 不同阶段远程缺血预处理对腹腔镜下肾部分切除术患者的影响：单盲、平行组设计的随机对照试验（Effects of differential-phase remote ischemic preconditioning intervention in laparoscopic partial nephrectomy: A single blinded, randomized controlled trial in a parallel group design）

【来源】 J Clin Anesth，2017，41：21-28

【文摘】 远程缺血预处理（remote ischemic preconditioning，RIPC）有两个保护窗：早期 RIPC（ERIPC）与晚期 RIPC（LRIPC）。Hou 等比较两个阶段 RIPC 对腹腔镜下肾部分切除术患者肾功能的影响。将 65 例择期行腹腔镜下肾部分切除术患者随机分为 3 组：ERIPC 组、LRIPC 组和对照组。ERIPC 组在麻醉诱导后给予右上肢 5 min 的缺血，共 3 次；LRIPC 组则在术后 24 h 给予相同的处理；对照组不给予任何处理。分别于麻醉诱导前、术后 2 h 和 6 h 测定血清中性粒细胞明胶酶相关脂质运载蛋白（NGAL）和半胱氨酸蛋白酶抑制药 C（Cys C）浓度；分别于术前和术后评估单侧肾小球滤过率（GFR）以评价整体的肾功能。结果显示，术后 2 h 和 6 h，ERIPC 组、LRIPC 组血清 NGAL 和 Cys C 浓度显著降低（$P<0.001$）；与对照组相比，ERIPC 组、LRIPC 组术后 3 个月肾小球滤过率改变减小（$P=0.019$，$P<0.001$）。而与 ERIPC 组相比，LRIPC 组 NGAL 和 Cys C 浓度降低得更为显著，肾小球

滤过率改变减小更为明显（$P=0.016$，$P<0.001$）。结论：在腹腔镜下肾部分切除术患者中给予肢体远程缺血预处理，早期和晚期的干预均表现出对肾缺血-再灌注损伤的保护作用，但晚期RIPC更显优势。

（赵茗姝）

【评述】 RIPC预先对机体非重要器官进行缺血-再灌注可以提高重要脏器抵抗缺血性损伤的能力，缺血预处理器官和保护效应器官分离，具有更强的可操作性。干预进行多在术前，该研究分别于术前及术后给予RIPC，并比较两个时相对器官的保护作用，研究逐步深入。该研究观察诊断肾损伤的有效生物学标志物和衡量肾功能重要指标的变化。结果显示，在腹腔镜下肾部分切除术患者中，给予肢体远程缺血预处理，早期和晚期的干预均表现出对肾缺血-再灌注损伤的保护作用，但晚期RIPC更显优势。该研究结果对于明确RIPC的肾保护作用以及干预时间的优化选择具有一定的临床指导作用，可进行更多大样本的研究进一步证实。

（王海云）

文选87

【题目】 压力控制反比通气对肥胖妇科患者腹腔镜手术肺保护的影响（The effect of pressure-controlled inverse ratio ventilation on lung protection in obese patients undergoing gynecological laparoscopic surgery）

【来源】 J Anesth，2017，31（5）：651-656

【文摘】 Xu等拟观察在肥胖患者妇科腹腔镜手术中压力控制通气（PCIRV）与容量控制通气（VCV）对动脉氧合、肺功能、血流动力学、表面活性蛋白A（SP-A）和肿瘤坏死因子α（TNF-α）的影响。该研究选择60例择期行妇科腹腔镜手术的患者，$BMI \geq 30\ kg/m^2$。随机分为PCIRV组（I∶E为1.5∶1）和VCV组（I∶E为1∶2）每组30例。记录潮气量（V_T）、动态呼吸系统顺应性（CRS）、驱动压（$\Delta P = V_T/CRS$）、动脉血氧分压/吸入氧分数（PaO_2/FiO_2）和动脉血二氧化碳分压（$PaCO_2$）；记录血流动力学参数，包括平均动脉压（MAP）、心率（HR）；取血检测SP-A和TNF-α水平。结果显示，与VCV组相比，PCIRV组在气腹后20 min和60 min V_T、CRS和PaO_2/FiO_2显著升高，而ΔP和$PaCO_2$显著降低；术后24 h和48 h血清SP-A和TNF-α水平显著降低（$P<0.05$）。因此得出结论，在肥胖患者妇科腹腔镜手术中，PCIRV可以增加通气量、气体交换和氧合，且与SP-A和TNF-α水平降低相关，从而具有肺保护作用。

（赵茗姝）

【评述】 腹腔镜气腹的高压力可导致肺不张、肺容量减少和术后肺部感染，由于肥胖患者自身的生理特点，可进一步影响肺氧合功能，甚至发生顽固性低氧血症和高碳酸血症。压力控制性通气作为肺保护策略的一种，可以产生较低的气道平台压和气道峰压，可以降低通气压力和改善氧合。该研究观察指标包括肺通气和氧合参数及生物学标志物，其中SP-A具有肺部特异性并与细胞炎性反应有关。结果显示，在肥胖患者妇科腹腔镜手术中，PCIRV可以增加通气量、气体交换和氧合，且与SP-A和TNF-α水平降低相关，从而具有肺保护作用。该研究对临床上肥胖患者和腹腔镜手术患者麻醉通气模式的选择具有指导作用，可进一步适当增加术后观察时间及对术后肺部并发症发生率的观察，以便更好地应用于临床。

（王海云）

五、危重症医学研究进展

文选 88

【题目】 Rac2 缺失可通过抑制炎症反应及氧化应激减轻 CCl_4 诱导的急性肝损伤（Rac2 deficiency attenuates CCl_4-induced liver injury through suppressing inflammation and oxidative stress）

【来源】 Biomed Pharmacother，2017，94：140-149

【文摘】 Zou 等运用小鼠动物模型和肝细胞模型研究 Rac2 对四氯化碳（CCl_4）诱导急性肝损伤的影响。在动物实验部分，RT-qPCR 及蛋白质印迹法检测结果显示 CCl_4 诱发的小鼠急性肝损伤肝纤维化组织中小分子 GTP 酶蛋白 2（Rac2）表达水平明显升高。Rac2 基因敲除小鼠可减轻 CCl_4 诱导急性肝损伤中肝细胞脂肪变性及 CD24 水平。此外，与野生型小鼠相比，Rac2 缺失组可逆转 CCl_4 诱导的高炎症因子和趋化因子水平。蛋白质印迹法与 ELISA 法均显示 Rac2 缺失可下调 CCl_4 诱导肝损伤中纤维化相关基质金属蛋白酶 -9（MMP-9）、基质金属蛋白酶 -2（MMP-2）和转化生长因子 -β（TGF-β）表达。值得注意的是，Rac2 缺失也可通过增加超氧化物歧化酶（SOD）活性，降低丙二醛（MDA）、活性氧超氧自由基、过氧化氢（H_2O_2）、黄嘌呤氧化酶（XO）、黄嘌呤脱氢酶（XDH）及 XO/XDH 比值减轻 CCl_4 所致的氧化应激。蛋白质印迹法和 IHC 法均显示 Rac 基因敲除小鼠可降低（CCl_4）诱导的磷酸化 JNK 活性。在细胞实验部分，体外分离培养野生型和 Rac2 缺失型小鼠原代肝细胞，加入 LPS 刺激。结果进一步证实 Rac2 缺失可抑制前炎症因子及趋化因子释放，以及纤维化相关信号通路。值得注意的是，LPS 诱导的肝细胞损伤中，Rac2 缺失可降低 ROS，同时伴随 SOD1、SOD2 增加，XO 降低及 JNK 磷酸化。本研究提示 Rac2 对 CCl_4 诱导的急性肝损伤具有重要作用，为 Rac2 作为急性肝损伤发病调控机制之一和药物治疗靶点提供实验依据。

（张芳玲）

【评述】 急性肝损伤是多种肝病发生、发展及肝衰竭的始动环节和共同途径，亟须有效的靶点药物来改善预后。Rac 家族是 RhoGTP 酶的一个亚家族，包含 Rac1、Rac2、Rac3 和 RhoG，它们在细胞信号转导、血管生成及凋亡等方面都有着密切关系。既往研究认为 Rac2 是一种造血细胞特异的小 G 蛋白，与中性粒细胞、巨噬细胞及淋巴细胞的某些缺陷具有密切的关系，并且 Rac2 是通过对 NADPH 氧化酶的作用调节超氧化物的产生来发挥作用，涉及的信号通路主要有 MAPK、Ras 和趋化因子等信号通路。Zou 等研究表明 Rac2 敲除可以抑制 CCl_4 诱导的急性肝损伤模型和 LPS 诱导原代培养肝细胞模型引起的炎症反应和氧化应激，为新药的开发提供了有效的靶点。若进一步研究 Rac2 对肝巨噬细胞和中性粒细胞迁移趋化中的作用，或能增加药物性和酒精性肝损伤模型，对阐明机制和临床应用将更有意义。

（董一女）

文选 89

【题目】 Resolvin D1 通过激活急性呼吸窘迫综合征患者 NF-κB p50/ p50 介导的环氧合酶 -2 表达来改善炎症消退（Resolvin D1 improves the resolution of inflammation via activating NF-κB p50/p50-mediated cyclooxygenase-2 expression in acute respiratory distress syndrome）

【来源】 J Immunol, 2017, 199 (6): ji1700315

【文摘】 急性呼吸窘迫综合征 (acute respiratory distress syndrome, ARDS) 是一种常见的高死亡率综合征, 尤以难以控制的炎症反应为主要特点。炎症的转归由诸如消退素 D1 (resolvin D1, RvD1) 等一系列内源性调节因子调控。已证实 COX-2 和 PGE2 在炎症的起始阶段具有促炎症反应作用, 而在炎症后期则具有促进炎症吸收的作用。既往研究已证实消退素 D1 可上调 COX-2 和 PGD2 表达, 进而促进炎症消退。本研究进一步探讨消退素 D1 下调 COX-2 表达的深层机制。在自限性的 ARDS 动物模型上, 实验结果显示: LPS 可引起 COX-2 的二次激活; 在炎症消退期, 消退素 D1 可促进 COX-2 表达; 而 NF-κB 抑制剂则可显著阻断消退素 D1 这一作用。肺成纤维细胞的体外研究提示, NF-κB p50/p50 是 COX-2 表达的调控靶点。同时, 消退素 D1 可促进 P50 同源二聚体核转移、激活 DAN 结合能力, 并通过脂氧素 A4 受体 / 甲酰肽受体 2 (lipoxin A4 receptor/ formyl peptide receptor 2) 上调 COX-2 表达水平。最后, 在 p50 基因敲除小鼠的体内实验数据提示, p50 缺失可阻断消退素 D1 对 COX-2 和 PGD2 表达的上调作用, 导致肺部炎症加剧。总之, 消退素 D1 可通过脂氧素 A4 受体 / 甲酰肽受体 2 及 NF-κB p50/p50-COX-2 通路促进炎症消退。这些数据提示消退素 D1 有望针对 ARDS 治疗而应用于临床。

(潘玩莹)

【评述】 ARDS 是一种常见的高死亡率综合征, 其主要病理机制为不受控制和持续的炎症导致广泛的肺损伤, 进而导致多器官衰竭和死亡, 因而炎症的及时消退被认为是恢复体内平衡的关键。Gao 等研究 ARDS 中消退素 D1 (RvD1) 促进炎症消退的作用机制: 消退素 D1 可通过脂氧素 A4 受体 / 甲酰肽受体 2 (ALX/FPR2) 及 NF-κB p50/p50 通路调节 COX-2 表达, 从而促进炎症消退。其主要的研究结果有: 在炎症消退期, 消退素 D1 可促进 COX-2 表达, 而 NF-κB 抑制剂则可显著阻断消退素 D1 这一作用; 肺成纤维细胞的体外研究提示, NF-κB p50/p50 是 COX-2 表达的调控靶点; 消退素 D1 可促进 P50 同源二聚体核转移、激活 DNA 结合能力, 并通过脂氧素 A4 受体 / 甲酰肽受体 2 上调 COX-2 表达水平; 在 p50 基因敲除小鼠的体内实验数据提示, p50 缺失可阻断消退素 D1 对 COX-2 和 PGD2 表达的上调作用, 导致肺部炎症加剧。综上可以得出, 在 ARDS 中消退素 D1 是通过 NF-κB p50/p50 介导来调节 COX-2 的表达水平, 从而促进炎症消退。人们越来越发现, RvD1 可能作为对过度炎症反应的一种内源性"刹车信号", 由于其强大的抗炎和促炎症消退功能, 它能严格控制炎症的进展和炎症的按时消退, 因而 RvD1 在 ARDS 的治疗中可能有很好的潜力。

(姚志文 赵振龙)

文选 90

【题目】 PPAR-γ 激活通过抑制凋亡和坏死预防脓毒症心功能不全 (PPAR-γ activation prevents septic cardiac dysfunction via inhibition of apoptosis and necroptosis)

【来源】 Oxid Med Cell Longev, 2017, 2017 (3): 8326749

【文摘】 脓毒症引起的心功能不全仍然是重症监护病房 (ICU) 中导致死亡的主要原因之一。过度的炎症反应和无限制的细胞死亡在脓毒症诱发的心功能障碍中起关键作用。过氧化物酶体增殖激活受体 γ (PPAR-γ) 已被证明在脓毒症中具有心脏保护作用。然而, PPAR-γ 介导的心脏保护机制以及其与炎症和细胞死亡的关系尚不清楚。Peng 等假设 PPAR-γ 激活后通过减少心脏炎症、心肌细胞凋亡和坏死来预防脓毒症中的心功能障碍，并通过下列实验进一步验证。首先，采用盲肠结扎穿孔法（CLP）构建脓毒症大鼠模型，并在造模前 1 h 给予 PPAR-γ 激动剂（罗格列酮）或拮抗剂 T0070907（T007）。盲肠结扎穿孔 18 h 后，PPAR-γ 激动剂组与单纯 CLP 组比较，心功能指标得到明显改善，大鼠存活率明显提高；接着通过心肌组织 HE 染色，损伤坏死标志物 CK-MB、LDH 检测和 TUNEL 染色检测发现 PPAR-γ 激动剂能减少心肌细胞凋亡、坏死，减轻心肌损伤；进一步的研究通过 IHC、WB、RT-PCR 等技术证明：PPAR-γ 激动剂罗格列酮预处理，可通过增强 PPAR-γ 的表达及活性，上调 IκBα，下调 NF-κB、RIP1、RIP3、MLKL 表达，减少炎症因子释放，抑制细胞坏死，从而保护心肌，改善脓毒症大鼠的存活率。相反的，T007 抑制 PPAR-γ 使脓毒症大鼠病情恶化，生存率降至接近 0。

（周柏伟）

【评述】 PPARs 是一类配体激活的核转录因子超家族成员，包括 PPAR-α、PPAR-β/δ 和 PPAR-γ 3 种表型。既往的研究表明 PPAR-γ 与脂肪细胞分化、机体免疫及胰岛素抵抗关系密切。本研究采用经典的 CLP 建立脓毒症动物模型，通过 PPAR-γ 激动剂及拮抗剂进行干预，观察到 PPAR-γ 的激活对脓毒症大鼠心肌的保护作用，并从炎症因子、细胞凋亡与坏死的角度阐述其机制。该研究有助于为脓毒症心脏损伤的防治提供新的视角、方法及理论依据。

（廖欣鑫）

文选 91

【题目】 乌司他丁可抑制脓毒症引起的脊髓炎症减轻神经肌病大鼠外周神经肌肉功能障碍（Ulinastatin inhibited sepsis-induced spinal inflammation to alleviate peripheral neuromuscular dysfunction in an experimental rat model of neuromyopathy）

【来源】 J Neurochem，2017，143（2）：225-235

【文摘】 脓毒症可通过一系列炎症级联反应引发脊髓炎症，从而导致外周神经肌肉功能障碍。在此过程中 TLR4 发挥了重要的调节作用，但具体机制不明。Xie 等假设乌司他丁可通过 TLR4/MyD88/NF-κB 途径抑制脓毒症所致的脊髓炎症，从而改善外周神经肌肉功能障碍。Xie 等将小鼠分为 TLR4 抑制组和正常组，TLR4 抑制组小鼠行盲肠结扎与穿刺处理（CLP）后检测其肌肉运动、脊髓含水量和炎症因子水平。正常组小鼠行 CLP 前 1 h 分别鞘内注射不同浓度的乌司他丁或生理盐水。24 h 后检测小胶质细胞或巨噬细胞的激活情况，脊髓炎症因子表达水平，TLR4 及其下游因子（MyD88 和 NF-κB）、神经调节蛋白 -1 和 γ-/α7- 乙酰烟碱受体表达水平。结果发现，TLR4 抑制剂处理组小鼠的神经肌肉功能障碍和炎症因子的释放水平均得到改善。发现乌司他丁（5 000 U/kg）预处理小鼠 TLR4 阳性的小胶质细胞或巨噬细胞的数量、炎症因子释放水平、TLR4/MyD88/NF-κB 蛋白表达水平以及 γ-/α7- 乙酰烟碱受体表达水平均显著下降。因此，该研究得出以下结论：乌司他丁可通过 TLR4/MyD88/NF-κB 信号通路抑制脓毒症所致的脊髓炎症，从而改善患者预后。

（黄文芳）

【评述】 脓毒症可通过激活一系列炎症级联反应最终导致多器官衰竭，包括激活脊髓炎症反应，引起外周神经肌肉功能障碍。TLR4/MyD88/NF-κB 信号通路是否参与此病理生理过程，目前研究较少。

Xie 等通过神经肌病小鼠模型证实，乌司他丁可通过 TLR4/MyD88/NF-κB 信号通路改善脓毒症引发的脊髓炎症水平，减轻外周神经功能障碍。研究结果为探讨脓毒症炎症作用机制提供了新思路，为临床上脓毒症的治疗提供了新的理论依据。

（郭培培）

文选 92

【题目】 维生素 D_3 抑制脂多糖刺激后星形胶质细胞活化：离体和新生大鼠在体研究（Vitamin D_3 repressed astrocyte activationfollowing lipopolysaccharide stimulation in vitro and in neonatal rats）

【来源】 Neuroreport, 2017, 28 (9): 492-497

【文摘】 维生素 D_3 是一种免疫调节剂，高水平的维生素 D_3 与中枢神经系统疾病发展的风险降低有关。Jiao 等探讨维生素 D_3 对脂多糖（LPS）刺激新生大鼠的星形胶质细胞以及体外培养星形胶质细胞的作用。该研究分为动物实验及细胞培养两部分。将 8 只出生 1 d 的大鼠进行腹腔注射 LPS（1 mg/kg）预处理，其中 4 只大鼠注射 LPS 后腹腔注射 25（OH）D_3，每天 2 次，连续 2 d，第 3 天取大鼠脑标本做免疫荧光染色测定胶质纤维酸性蛋白（glial fibrillary acidic protein，GFAP）。另外取出生 1～3 d 的 Wistar 大鼠的大脑组织培养，培养的原代胶质细胞分成对照组、维生素 D_3 组、LPS 组、LPS＋维生素 D_3 组，根据分组给予或不给予 LPS（5μg/ml）、25（OH）D_3（10 nmol/L）预处理，收集细胞行免疫荧光染色测 GFAP、维生素 D 受体（vitamin D receptor，VDR）以及实时 PCR 测维生素 D_3 的两种活性形式 25- 羟维生素 D_3［25（OH）$_2D_3$，Cyp27B1］和 1,25- 二羟维生素 D_3［1,25（OH）$_2D_3$，Cyb24A1］、VDR、TNF-α、IL-1β、VEGF、TLR4、TLR9、TLR11 等指标的 mRNA 表达。结果显示，维生素 D_3 能增强 LPS 刺激的星形胶质细胞中 VDR 和 CYP27 B1 的表达，维生素 D_3 抑制 LPS 刺激的星形胶质细胞中炎症因子如 TNF-α、IL-1β、VEGF 的表达，同时也抑制炎症信号通路的受体 TLR4 的表达，但不影响 TLR9、TLR11 的表达。在体实验也提示维生素 D_3 能抑制星形胶质细胞 GFAP 的表达，证明维生素 D_3 抑制星形胶质细胞的激活。结论认为，维生素 D_3 在 LPS 刺激后的星形胶质细胞中有抗激活作用。由于激活的星形胶质细胞增强炎症反应，引起神经变性和脑损伤，维生素 D_3 给药可抑制星形胶质细胞活化，可能对中枢治疗有潜在的作用。

（赵 觊　卢纯华）

【评述】 星形胶质细胞是中枢神经系统内的主要胶质细胞，与各种神经系统疾病和损伤的发病有关。作为具有免疫能力的细胞，星形胶质细胞被激活后迅速增殖并分泌炎症因子，从而增强炎症反应，导致神经死亡和脑损伤。维生素 D 受体近年来已在许多组织和细胞类型（单核细胞、淋巴细胞、胶质细胞和神经元等）中被发现。特别是在星形胶质细胞的细胞核和细胞质中，VDR 都有表达。但是，维生素 D 对星形胶质细胞介导的炎症反应是否存在影响，是临床上尚待解决的重要问题。该研究（以新生小鼠为研究对象，采用脂多糖刺激激活星形胶质细胞的经典模型）证实，在星形胶质细胞介导的炎症反应中，维生素 D_3 的活性形式具有免疫调节作用，而维生素 D_3 的不足与神经系统疾病的发展有关。维生素 D_3 能抑制脂多糖诱导的新生大鼠星形胶质细胞的活化，同时促进抑制炎症因子的表达。该研究显示出，维生素 D_3 的应用在治疗中枢神经系统疾病方面的前景，为临床神经系统疾病的防治提供了新方向。

（裴有铭　刘绮虹）

文选 93

【题目】 Maresin1 通过 ALX/PI3K/Nedd4-2 通路调控肺泡上皮钠通道及 Na^+/K^+-ATP 酶促进肺泡液清除（Maresin1 stimulates alveolar fluid clearance through the alveolar epithelial sodium channel Na^+, K^+-ATP ase via the ALX/PI3K/Nedd4-2pathway）

【来源】 Lab Invest，2017，97（5）：543-554

【文摘】 Zhang 等应用大鼠动物模型和肺泡Ⅱ型上皮（ATⅡ）细胞模型研究 Maresin1（MaR1）对脂多糖诱发急性肺损伤（ALI）的肺泡液清除（AFC）的影响，并探讨其作用机制。首先，Zhang 等采用脂多糖诱发急性肺损伤大鼠模型，发现 MaR1 能够显著促进脂多糖诱发肺损伤的泡液清除肺，其结局是肺水肿和肺损伤减轻；进一步研究发现 MaR1 能够促进肺上皮细胞钠通道（ENaC）、Na^+/K^+-ATP 酶蛋白的表达以及 Na^+/K^+-ATP 酶活性，MaR1 通过 PI3K/Akt 而非 PI3K/SGK1 通路下调 Nedd4-2 蛋白的表达；其次，Zhang 等建立脂多糖刺激原代大鼠肺泡Ⅱ型上皮细胞体外模型，发现 MaR1 上调 ENaC 和 Na^+/K^+-ATP 酶蛋白在细胞膜中的表达；最后，进一步证实 ALX 受体抑制剂（BOC-2）和 PI3K 抑制剂（LY29 400）不仅阻止 MaR1 对 cAMP/cGMP，磷酸化 Akt 和 Nedd4-2 表达的影响，而且抑制 MaR1 促进肺泡液清除的作用。由此，该研究得出以下结论：MaR1 通过 ALX/PI3K/Nedd4-2 通路，促进肺泡上皮细胞 Enac 蛋白的表达及 Na^+/K^+-ATP 酶蛋白的活性，依赖 ALX 通路提高 cAMP 和 cGMP 的水平，且在体内通过激活 PI3K/AKT 通路下调 Nedd4-2 蛋白的表达，减轻脂多糖诱发的急性肺损伤并促进肺泡液清除。肺泡液清除降低是急性呼吸窘迫综合征的典型特征，因此，本研究结论可为治疗急性肺损伤或急性呼吸窘迫综合征提供一种新的方法。 （李华宇）

【评述】 急性肺损伤或急性呼吸窘迫综合征的发病机制错综复杂，涉及炎症反应、细胞凋亡、肺泡液体清除异常等多个层面。尽管其发病机制研究及临床治疗已取得很大的进展，但目前其发病率及病死率仍然较高。肺泡上皮钠水主动转运系统由钠通道（ENaC）、钠泵（Na^+/K^+-ATP）和水通道组成，在肺泡液体清除中起着重要的作用。Maresin1（MaR1）系最近发现的促炎症消退新介质，能减轻脂多糖诱导的腹膜炎，抑制中性粒细胞的浸润，增强巨噬细胞吞噬能力，具有强大的抗炎、促消退作用。但 MaR1 是否促进肺泡上皮细胞钠通道（ENaC）和钠泵（Na^+/K^+-ATP）的表达及活性，目前尚无相关报道。本文报道了 MaR1 通过 ALX/PI3K/Nedd4-2 通路，促进肺泡上皮细胞 Enac 蛋白的表达及 Na^+/K^+-ATP 酶蛋白的活性，其结局是肺水肿和肺损伤减轻，为治疗急性肺损伤或急性呼吸窘迫综合征提供一种新的治疗策略。 （余相地）

文选 94

【题目】 Protectin DX 后处理可以改善博来霉素诱导的小鼠肺纤维化和肺功能障碍（Posttreatment with protectin DX ameliorates bleomycin-induced pulmonary fibrosis and lung dysfunction in mice）

【来源】 Sci Rep，2017，7

【文摘】 Li 等建立博来霉素（BLM）诱导的小鼠纤维化动物模型，研究 Protectin DX（PDX）后处理对肺纤维化的影响，并探讨其作用机制。将小鼠分为生理盐水组、BLM 组、BLM＋PDX

组、BLM＋Alcohol 组和 PDX 组，经组织学分析、透射电镜显像、肺组织羟脯氨酸和细胞因子水平的检测，发现 BLM 组羟脯氨酸浓度明显高于对照组，PDX 组肺组织羟脯氨酸浓度明显低于 BLM 组；BLM 诱导产生间质纤维蛋白明显沉积，引起层状体肿胀或空泡形成，以及微绒毛变平或消失，而 PDX 后处理显著减弱 BLM 诱导的这些特殊结构改变；BLM 组肺组织 IL-1β、IL-17、TNF-α 和 TGF-β1 的水平增加，PDX 组上述细胞因子水平显著降低。因此认为，PDX 后处理可改善 BLM 诱导的炎症反应、细胞外基质（ECM）沉积以及与纤维化相关的细胞因子水平，从而改善血气交换和呼吸功能，延长 BLM 诱导的纤维化小鼠的存活时间。此外，体内实验或体外实验表明，PDX 抑制转化生长因子-β（TGF-β），降低肺泡Ⅱ型上皮（ATⅡ）细胞中 N-钙黏蛋白和 α-平滑肌肌动蛋白（α-SMA）水平，增加 E-钙黏蛋白水平，从而证实 PDX 通过抑制上皮细胞-间充质转化（EMT）来发挥抗纤维化作用。研究认为，PDX 后处理可以改善博来霉素诱导的小鼠肺纤维化和肺功能障碍，PDX 有望成为治疗肺纤维化的靶向药物。　　　　　　　　　　　　　　　　　　　（符校魁）

【评述】 保护素 D1（protectin D1，PD1）参与机体多种抗炎和促炎消退过程，PDX 是 PD1 的同分异构体，能够通过刺激甲酰甲硫氨酸-亮氨酸-苯丙氨酸（fMLF）降低中性粒细胞 ROS 程度、抑制中性粒细胞脱颗粒而减少 MPO 的释放、抑制 COX-1 而抑制血小板聚集、拮抗血栓烷 A_2 诱导的血小板聚集。然而，PDX 对纤维化的影响尚不清楚。本研究观察 PDX 后处理对博来霉素诱导的小鼠肺纤维化、肺功能及生存时间影响，并从 PDX 对 TGF-β1 诱导的上皮-间质转化（EMT）表型转换的角度进行机制探讨。本文立题新颖，设计合理，指标全面，方法先进，值得借鉴和参考。　（高　鸿）

文选 95

【题目】 氧化应激对食管鳞状细胞癌细胞能量代谢的调控作用（Oxidative stress regulates cellular bioenergetics in esophageal squamous cell carcinoma cell）

【来源】 Biosci Rep, 2017, 37（6）: 1-13

【文摘】 Zhang 等运用氯化钴（$CoCl_2$）和过氧化氢（H_2O_2）研究氧化应激对食管鳞状细胞癌（ESCC）细胞株 TE-1 能量代谢调控的影响，并探讨其作用机制。首先，使用 $CoCl_2$ 制造低氧环境，结果显示低氧环境下 TE-1 细胞线粒体呼吸链复合物亚基的表达显著减少，细胞内活性氧（ROS）含量明显增加；$CoCl_2$ 显著降低细胞耗氧率（OCR），提高细胞外酸化率（ECAR）；ROS 拮抗剂（NAC）可使 TE-1 细胞线粒体呼吸链复合体亚基蛋白表达恢复，同时改善 $CoCl_2$ 介导的 TE-1 细胞能量代谢障碍。提示食管鳞状细胞癌细胞 TE-1 在低氧条件下可通过能量代谢的转化来维持细胞的生存。其次，使用 H_2O_2 处理 TE-1 细胞，发现其可显著降低线粒体呼吸链复合体亚基的表达和有氧糖酵解；H_2O_2 通过激活聚腺苷二磷酸-核糖聚合酶（PARP）、caspase-3 和 caspase-9 诱导 TE-1 细胞凋亡；NAC 预处理可明显抑制 H_2O_2 诱导的 TE-1 细胞凋亡。证明 H_2O_2 通过上调 TE-1 细胞 ROS 的含量，引起进行性氧化损伤、线粒体功能障碍、细胞能量代谢紊乱，最终导致细胞死亡。因此，研究认为，食管鳞状细胞癌 TE-1 细胞在不同的氧化应激作用下，表现出明显的能量代谢变化，缺氧条件下，TE-1 细胞能量代谢方式从氧化磷酸化转变为糖酵解，利于肿瘤细胞生存；当 TE-1 细胞暴露于 H_2O_2 时，无法重新编程代谢，导致细胞因能量不足而死亡。　　　　　　　　　　　　　　　　　（王贵龙）

【评述】 肿瘤细胞需要大量的能量（ATP）和代谢产物来支持它们的快速增殖，其能量来源主要依赖于糖酵解而非氧化磷酸化（OXPHOS），糖酵解引起的低氧微环境可导致缺氧诱导因子-1α（HIF-1α）显著上调。氯化钴（$CoCl_2$）可制造低氧环境导致细胞HIF-1α积累使肿瘤恶化。过氧化氢（H_2O_2）能产生大量的氧自由基引起肿瘤细胞氧化应激，许多抗癌药物通过提高细胞内H_2O_2的含量来促进癌细胞死亡，研究H_2O_2对癌细胞的影响有助于为癌症的预防和治疗提供新的策略。本文观察$CoCl_2$诱导的缺氧和H_2O_2对食管鳞状细胞癌细胞能量代谢的影响，分析不同氧化应激对食管鳞状细胞癌细胞能量代谢的调控及其分子机制，可为临床上肿瘤细胞的靶向治疗提供参考。目前氧化应激在肿瘤治疗方面的研究尚缺统一认识，对于机体内不同水平ROS发挥的是抗癌/促癌作用并没有定量研究，故应用促氧化药物进行肿瘤治疗仍需深入探讨。Zhang等可进一步研究改变TE-1细胞内H_2O_2浓度是否能够达到食管鳞状细胞癌化学预防和治疗目的。

（刘艳秋）

文选 96

【题目】 中国ICU中脓毒症-1和脓毒症-3的表现比较：一项多中心回顾性研究（Comparison of the performance between sepsis-1 and sepsis-3 in ICUs in China: a retrospective multicenter study）

【来源】 Shock，2017，48（3）：301-306

【文摘】 脓毒症的定义在2016年2月更新为脓毒症-3标准。然而在中国，脓毒症先前和新定义的差异始终未得以明确表达。Cheng等通过一项回顾性多中心研究，分析来自5所大学附属医院的6个重症监护病房（ICU），比较在中国ICU中脓毒症-1和脓毒症-3的差异化表现。2016年5月1日至2016年6月1日，共计496例患者纳入分析。研究通过测量受试者工作特征曲线下面积（AUROC）来预测28 d死亡率，从而评估脓毒症-1和脓毒症-3的差异。在496例登记患者中，186例（37.5%）根据脓毒症-1定义标准被诊断为脓毒症，而175名（35.3%）符合脓毒症-3的诊断标准。对于预测感染患者的28 d死亡率中，全身炎症反应综合征（SIRS）的AUROC明显小于连续器官衰竭评估（SOFA）[0.55（95% CI 0.46～0.64）vs.0.69（95% CI 0.61～0.77），$P=0.008$]。此外，5.9%的感染患者（11例患者）根据脓毒症-1标准被诊断为脓毒症，但不符合脓毒症-3诊断标准。该11例患者与同时符合新、旧脓毒症诊断标准的患者相比，APACHE Ⅱ评分、SOFA评分和死亡率明显较低 [（8.6±3.5）vs.（16.3±6.2），$P≤0.001$；1（0～1）vs.6（4～8），$P≤0.001$；0.0 vs.33.1%，$P=0.019$]。此外，随SOFA评分（非SIRS评分）的逐渐提升，APACHE Ⅱ，ICU住院时间和脓毒症患者28 d死亡率呈上升态势。因此，在中国ICU的研究样本中，脓毒症-3的诊断价值优于脓毒症-1。

（杨 涛）

【评述】 此项研究可以说是在中国的ICU内进行的第一项多中心临床研究，旨在验证以美国人群标准提出的脓毒症新诊断标准在中国人群中的临床诊断价值。结果提示，脓毒症-3诊断标准在研究样本中运用良好，较之脓毒症-1标准更为准确，具有更好的临床应用价值。这项研究的结果对于将脓毒症-3标准应用到各种医疗环境或不同人群中提供了相关的应用信息，特别是在低收入和中等收入国家。进一步还需要研究确认SOFA评分是否可用于评估脓毒症的严重程度，这也将有助于改善脓毒症的临床管理和ICU中的资源分配。

（邓小明）

文选 97

【题目】 低体重指数与老年危重患者术后并发症风险的相关性分析

【来源】 中华老年多器官疾病杂志，2017，16（5）：349-352

【文摘】 张丹凤等探讨老年患者术前体重指数（BMI）与术后并发症发生风险的关系。本研究是对前期多中心随机对照研究中安慰剂组患者资料的二次分析，共纳入 350 例非心脏手术后入重症监护室（ICU）的老年患者（≥65 岁）。主要终点是术后并发症发生情况，采用 Logistic 回归模型分析术前 BMI 分级与术后并发症风险的关系。结果显示，350 例患者中有 35.1%（123 例）发生术后并发症。Logistic 多因素回归分析显示，与正常体重（BMI 18.5～23.9 kg/m²）患者相比，体重过低患者（BMI＜18.5 kg/m²）伴随术后并发症风险增加（$OR=2.210$，$P=0.032$）；而超重和肥胖患者（BMI≥24.0 kg/m²）对术后并发症风险无明显影响（$OR=0.820$，$P=0.438$）。结论是，对于在全身麻醉下非心脏手术后入 ICU 的老年患者，体重过低伴随术后并发症风险增加。

（周 莉）

【评述】 尽管外科技术的发展提高了手术的安全性，但老年患者术后并发症仍时有发生。为降低术后并发症，对老年患者的麻醉管理上推荐术中采用肺保护性通气策略、目标导向液体管理、避免低血压和低 BIS（double low）、围术期多模式镇痛、多模式预防术后恶心呕吐（PONV）等。同时，BMI 与患者预后的关系逐渐引起关注。该研究通过对前期（小剂量右美托咪定对 ICU 老年术后患者谵妄的预防作用）研究资料的二次分析，得出对于在全身麻醉下非心脏手术后入 ICU 的老年患者，体重过低伴随术后并发症风险增加的结论。既往研究多关注高 BMI 对手术患者预后的影响，本研究将进一步敦促临床医师关注低 BMI 患者，为围术期加强低 BMI 患者的营养指导、优化患者体重，以降低围术期并发症提供理论依据。

（姜春玲）

文选 98

【题目】 预测危重患者死亡率的多因素模型：一项多中心前瞻性队列研究（A multifactor model for predicting mortality in critically ill patients: a multicenter prospective cohort study）

【来源】 J Crit Care，2017，42：18-24.

【文摘】 Li 等探讨如何基于临床常用指标的组合，建立危重患者死亡风险模型。本队列研究纳入 8 所大学附属医院 ICU 的 500 例患者，采集乳酸值、急性生理评分、中性粒细胞/淋巴细胞比值（NLR）等指标后，运用 Logistic 回归分析建立死亡风险模型；进一步通过区分度及校准度分析，评价该风险预测模型的效能。结果显示，该死亡风险预测模型包含乳酸水平（$OR=1.11$，$P=0.029$），NLR（$OR=1.03$，$P=0.002$），急性生理评分（$OR=1.11$，$P<0.001$），Charlson 合并症指数（$OR=1.36$，$P<0.001$）与手术类型（OR：择期手术=Ref，未手术=8.04，$P<0.001$，急诊手术=3.66，$P=0.002$）5 项指标。使用该模型预测危重患者住院期间死亡率时具有很好的区分度（AU-ROC 0.84，95% CI 0.80～0.87）及校准度（Hosmer-Lemeshow test，$P=0.137$）。研究结论是，危重患者入住 ICU 时使用该模型可有效地预测其死亡率。

（周 莉）

【评述】 随着集束化治疗手段的进步，危重患者的救治水平不断提高，但ICU患者院内死亡率仍高达15%。因此，如何客观、简便而又精准地预测危重患者死亡风险，以指导救治是临床亟待解决的重要问题之一。目前ICU医师多采用急性生理与慢性健康（APACHE Ⅱ）评分评估患者危重程度，预测危重患者死亡率。APACHE-Ⅱ是Knaus等于1985年修订完成，其由急性生理评分、年龄及慢性健康评分3部分组成，该评分虽区分度较高，但计算偏烦琐。此后，1994年欧洲危重病医学会提出了序贯器官衰竭（SOFA），目前临床上也较常用，但多用于脓毒症患者的诊断与器官功能障碍程度的评估。近年来，越来越多的证据表明血乳酸水平，尤其是2h乳酸清除率在评估疾病严重程度及预后时具有重要意义。而该研究通过Logistic回归分析，建立一个由乳酸水平、急性生理评分、NLR、Charlson合并症指数与手术类型5项指标组合的死亡风险模型，同时发现该模型用于预测危重患者住院期间死亡率时具有很好的区分度及校准度，进而得出危重患者入住ICU时使用该模型可有效地预测其死亡率的结论。由于该模型所运用的指标均是临床常用指标，获取简便，该模型将有助于简化危重患者死亡风险预测方法，为早期、快速识别高风险患者，进而积极采取有效救治措施，以争取最佳抢救时机提供理论依据。本研究的不足之处在于，该风险模型尚需更大样本的研究进一步验证。

（姜春玲）

文选 99

【题目】 体重指数增加与脓毒症患者转归的系统评价和荟萃分析（The role of increased body mass index in outcomes of sepsis: a systematic review and meta-analysis）

【来源】 BMC Anesthesiol, 2017, 17: 118

【文摘】 Wang等检索PubMed、Embase、Web of Science、Cochran Library和ClicalTrials.gov数据库系统在2016年12月1日以前的文献数据，总结研究体重超重（25 kg/m² < BMI < 29.9 kg/m²）、肥胖（30 kg/m² < BMI < 39.9 kg/m²）和病态肥胖（BMI > 40 kg/m²）的脓毒血症患者转归以探讨肥胖指数对脓毒血症患者预后结果的影响。总共检索了3 713篇文献，最后共有8篇文献研究符合研究要求，其数据进入分析系统。主要研究结果指标是死亡率，次要指标是加强治疗监护中心的治疗时间或住院日。8篇研究中共计有9 696例患者入组研究。与正常体重指数（18.5 kg/m² < BMI < 24.9 kg/m²）患者相比，肥胖指数高于正常体重患者（BMI > 25 kg/m²）整体死亡率显著下降（$P<0.000\ 1$）。随后亚组分组研究显示，超重组的患者与正常体重患者相比死亡率要低（$P=0.02$），而肥胖组和病态肥胖组患者与正常体重组患者相比，并没有显示出明显降低的死亡率（$P>0.05$）。

（马　宇）

【评述】 肥胖的脓毒血症患者死亡率和住院日低于正常体重患者，可以解释的原因有很多，原因中重要的一点是肥胖患者能够提供更多可供机体积极充分利用的内源性脂肪类能量物质。提示在临床管理脓毒症患者中对于营养和能量支持方面依然需要进一步加强。肥胖患者体内相对分泌较高的瘦蛋白也是今后脓毒血症治疗研究中值得研究的对象。最后强调，虽然本结果证明肥胖脓毒血症患者治疗死亡率低于正常体重患者，但应意识到这些文献研究中都是积极治疗管理的患者，肥胖脓毒血症患者治疗往往需要临床医护付出更多的工作量和更加悉心的临床管理。

（邓小明）

文选 100

【题目】 严重烧伤患者早期切除术的术后谵妄：发病率、危险因素和结果（postoperative delirium in severely burned patients undergoing early escharotomy: incidence, risk factors, and outcomes）

【来源】 J Burn Care Res，2017，38（1）：e370

【文摘】 Guo 等研究严重烧伤患者早期焦痂切开术术后谵妄（postoperative delirium，POD）的发生率、相关风险因素和结局。该研究选择了 385 例严重烧伤患者（病程<1 周，烧伤面积 31%～50% 或三度烧伤面积 11%～20%，ASA 评分 Ⅱ～Ⅳ 级），年龄 18～65 岁，在 2014 年 10 月至 2015 年 12 月间行早期焦痂切开术，通过整群抽样法入选。排除标准为术前有谵妄或诊断为痴呆、抑郁症或认知功能障碍者。研究采集术前、术中、术后患者的相关信息，包括人口特征、生命体征、病史等。术后采用混淆评估法判断术后谵妄，每日 1 次共 5 次。采用逐步二元 Logistic 回归分析判断术后谵妄的风险因素。采用 t 检验、χ^2 检验比较有无术后谵妄患者的结局。共有 56 例（占 14.55%）患者诊为术后谵妄。逐步二元 Logistic 回归分析显示，严重烧伤患者早期焦痂切开术后术后谵妄的危险因素有高龄（>50 岁）、规律饮酒史（每周>3 次）、较高的 ASA 评分（Ⅲ 或 Ⅳ 级）、受伤与手术间隔时间（>2 d）、此前焦痂切开术史（>2 次）、静脉-吸入复合麻醉、没有脑电双频谱指数监测、手术时间长（>180 min）以及术中低血压（平均动脉压<55mmHg）。研究在不同相对危险度的基础上建立加权模型。当患者相对危险度的加权值>6 时，术后谵妄的发生率显著增加（$P<0.05$）。此外，术后谵妄与更多的术后并发症相关，包括肝功能与肾功能损害、高钠血症、住院时间延长、增加医疗费用以及较高的死亡率等。

（包　睿）

【评述】 术后谵妄一直是围术期临床研究的热点。近年来，随着全球研究者对围术期脑健康的重视，深入探讨围术期神经系统功能状态与预后，成为该领域内的研究重点。本研究通过较好的临床设计，采用多种统计分析手段，对严重烧伤患者早期焦痂切开术术后谵妄的发生率、相关风险因素和结局进行一项深入研究。作为麻醉科医师，应当关注术中可能调控的相关危险因素，包括平均动脉压和脑电双频谱指数监测的应用等，从而预防术后谵妄的发生。该研究也为进一步控制术后谵妄的研究给出了提示，今后可着重关注围术期可控因素的调节，例如术中平均动脉压的管理及麻醉药物使用的影响等。此外，使用脑电双频谱指数监测减轻术后谵妄发生率的确切机制有待于深入研究和揭示。

（卞金俊）

文选 101

【题目】 腹腔镜下嗜铬细胞瘤切除术患者术后严重高乳酸血症和乳酸酸中毒的相关危险因素（Risk factors of post-operative severe hyperlactatemia and lactic acidosis following laparoscopic resection for pheochromocytoma）

【来源】 Sci Rep，2017，7（1）：403

【文摘】 Wu 等调查研究腹腔镜下嗜铬细胞瘤切除术术后重度高乳酸血症和乳酸酸中毒的发病

率和相关危险因素。重度高乳酸血症（SH）/乳酸酸中毒（LA）是腹腔镜下嗜铬细胞瘤切除术术后比较少见的并发症。为了探寻腹腔镜下嗜铬细胞瘤切除术术后重度高乳酸血症（SH）/乳酸酸中毒（LA）的发病率和相关危险因素，本研究对北京协和医院2011—2014年接受腹腔镜下嗜铬细胞瘤手术的患者进行回顾性统计分析。本研究中乳酸酸中毒定义为pH＜7.35，碳酸氢盐＜20 mmol/L，并且血清乳酸≥5mmol/L；重度高乳酸血症乳酸≥5mmol/L；中度高乳酸血症乳酸2.5～5.0mmol/L，且没有酸中毒证据［pH＞7.35和（或）碳酸氢盐＞20 mmol/L］。数据收集包括人口统计数据、疾病史和实验室数据，并进行相关统计分析。在2011—2014年，共有145例患者在北京协和医院接受腹腔镜下嗜铬细胞瘤切除术，其中有59例（40.7%）发生术后高乳酸血症。而中度高乳酸血症和重度高乳酸血症或乳酸酸中毒的发病率分别为25%和15.2%。多因素回归分析显示体重指数（BMI）（*OR*1.204，95% *CI* 1.016～1.426），24 h尿肾上腺素浓度（*OR* 1.012，95% *CI* 1.002～1.022），以及肿瘤大小（*OR* 1.571，95% *CI* 1.102～2.240）是术后重度高乳酸血症或乳酸酸中毒的独立危险因素。数据显示腹腔镜下嗜铬细胞瘤切除术术后重度高乳酸血症或乳酸酸中毒并不是一个罕见的并发症，并且可能与高BMI、大肿瘤及尿肾上腺素高浓度密切相关。

（许　涛）

【评述】　血乳酸酸中毒及严重高乳酸血症与术后患者不良预后具有一定的相关性。嗜铬细胞瘤患者本身存在儿茶酚胺物质释放较高的病理生理，可能会造成一定的组织灌注不良及乳酸升高的现象。然而在此次研究之前，腹腔镜下嗜铬细胞瘤切除术术后重度高乳酸血症和乳酸酸中毒的发病率被认为较低，但经过此次研究结果显示，术后重度高乳酸血症及乳酸酸中毒发病率高达15.2%，提示在腹腔镜嗜铬细胞瘤切除术后高乳酸血症并不少见。经过多因素回归分析显示高体重指数、24 h尿肾上腺素高浓度以及肿瘤的大小是术后重度高乳酸血症及乳酸酸中毒发生的独立危险因素，且关系密切。虽然此次研究揭示了腹腔镜下嗜铬细胞瘤术后重度高乳酸血症及乳酸酸中毒的发生率及独立危险因素，但是多因素回归分析并不能完全排除伴随因素，也没有阐明相关性的原因，具体相关性还需要进一步的研究揭示。

（徐美英）

六、疼痛研究进展

文选102

【题目】　NR2B-CREB-miR212/132-CRTC1-CREB信号通路参与离体和在体疼痛的调控（The role of NR2B-CREB-miR212/132-CRTC1-CREB signal network in pain regulation in vitro and in vivo）

【来源】　Anesth Analg，2017，124（6）：2045-2053

【文摘】　Xia等通过谷氨酸刺激原代培养小鼠脊髓神经元体外模拟疼痛发生，研究CREB、CRTC1和miR212/132三者的交互作用，并进一步通过CCI动物模型探讨上述3种因子对小鼠痛敏的影响。结果发现100 μmol/L的谷氨酸可诱导p-CREB和miR212/132-LNA（miR212/132锁核酸）的表达。CREB-miR和miR212/132-LNA可下调CRTC1蛋白的表达。感染CREB-AD（高表达CREB的重组腺病毒包装质粒）的原代神经元，CRTC1 mRNA的表达上调；而感染CREB-miR（抑制CREB表达的重组腺病毒包装质粒）和miR212-LNA的原代神经元，CRTC1 mRNA的表达下调。另外，CRTC1-AD可上调p-CREB

的表达，而 miR212/132 则下调其表达；CRTC1-AD 可上调 CREB mRNA 的表达，而 CRTC1-miR 则下调其表达；CRTC1-AD 和 CREB-AD 可上调 miR212/132 的表达，也可被 CREB-miR 下调。在 CCI 动物模型中则发现 CRTC1-miR、CREB-miR 和 miR212/132-LNA 可不同程度地增加机械刺激缩足反应阈值。以上结果表明，NR2B-CREB-miR212/132-CRTC1-CREB 信号通路在疼痛的调控过程中发挥重要作用。

（张志发）

【评述】 脊髓背角伤害性感受神经元的敏化过程被认为参与疼痛的各个环节，NR2B 受体在中枢敏化的诱发和维持中至关重要，参与下游信号分子 CRTC1 及 CREB 的调控。CRTC1 作为 CREB 的共激活分子可级联放大 CREB 的磷酸化表达并参与疼痛的形成和维持，但其在神经元中和其他信号通路分子的 crosstalk 尚不清楚。基于 CRTC1 与 miR212/132 参与神经突触发育、长时程突触可塑性过程，本研究提出：疼痛引起的谷氨酸释放可导致突触后 NR2B 受体的活化，其效应可引起 miR132 和 miR212 的表达增加，而 miR132 和 miR212 的改变则又导致 CRTC1 和 p-CREB 的表达上调；同时，受疼痛激活的 CRTC1 反过来可对 CREB 的作用产生级联放大效应，表明 NR2B-CREB-miR212/132-CRTC1-CREB 信号通路（环路）参与疼痛的调控，为揭示疼痛的发生机制提供新的依据。 （梅 伟）

文选 103

【题目】 初级神经元损伤引起的阿片受体表观遗传沉默受 DNMT3a 调控（Nerve injury-induced epigenetic silencing of opioid receptors controlled by DNMT3a in primary afferent neurons）

【来源】 Pain，2017，158（6）：1153-1165

【文摘】 DNMT 可调控 DNA 的甲基化，Sun 等发现抑制 DRG DNMT3a 的活化不仅可以上调 Oprm1 和 Oprk1 mRNAs 以及其编码的 MOR 和 KOR 蛋白的表达，也可抑制神经损伤导致的 DRG Oprm1 基因启动子和 5′ 非翻译区 DNA 甲基化，恢复吗啡或洛哌丁胺（一种作用于外周 MOR 激动剂）的镇痛效果，缓解吗啡镇痛耐受。反之，DRG DNMT3a 的活化则可下调 Oprm1 和 Oprk1 mRNAs 及其编码的 MOR 和 KOR 蛋白表达，增加初级传入 MOR 门控神经递质的释放。因此，推断 DNMT3a 可通过甲基 CpG 结合蛋白（MDB1）调控 Oprm1 基因，MDB1 敲除可导致 DNMT3a 与 Oprm1 基因启动子的结合减少，阻断 DNMT3a 对 Oprm1 基因表达的抑制。结果表明，DNMT3a 参与 MBD1 介导的 MOR 和 KOR 表观遗传调控。

（张志发）

【评述】 DNA 甲基化是表观遗传修饰的一种重要类型，它抑制基因的表达。DNA 的甲基化首先是由 DNA 甲基转移酶（DNMT）家族触发的，包括 DNMT1、DNMT3a 和 DNMT3b。Sun 等发现通过干预周围神经损伤后 DNMT3a 的活性可影响与疼痛相关的 Oprm1 基因和 Oprk1 基因的表达，并证实 MDB1 是调节 DNMT3a/Oprm1 相互作用的重要因素。因此，开发抑制 DNMT3a 活性的佐剂对弥补阿片类药物治疗神经病理性疼痛的不足具有一定的前景。 （梅 伟）

文选 104

【题目】 PD-L1/PD-1 通路通过抑制伤害性神经元的活性缓解疼痛（PD-L1 inhibits acute and chronic pain by suppressing nociceptive neuron activity via PD-1）

【来源】 Nat Neurosci，2017，20（7）：917-926

【文摘】 表达于 T 细胞上的 PD-1 受体可与产生细胞程序性死亡受体配体 -1（PD-L1）的肿瘤细胞结合抑制机体的免疫反应。然而，在调控疼痛方面，PD-L1 和 PD-1 的角色尚不清楚。Chen 等报道黑色素瘤和正常神经组织（包括 DRG）都可产生抑制急、慢性疼痛的 PD-L1。阻滞 PD-L1 或 PD-1 可诱发痛觉超敏，但小鼠足底内注射与结合 PD-1 的 PD-L1 可缓解疼痛。缺乏 Pd1（Pdcd1）的小鼠可呈现出热痛和机械性疼痛超敏。在 DRG 伤害感受性神经元，PD-L1 激活 PD-1 诱导酪氨酸磷酸酶 SHP-1 的磷酸化，抑制 Na^+ 电流，增强 TREK2 K^+ 电流，抑制疼痛。黑色素瘤的小鼠接受阻断 PD-L1/PD-1 通路的治疗，则可引出自发性疼痛和触诱发痛。结果表明，PD-1L 可激活神经元的 PD-1 受体抑制急、慢性疼痛。

（张志发）

【评述】 肿瘤细胞可以通过表达一些抑制免疫反应的分子来对抗机体免疫系统的免疫监视，比如黑色素瘤细胞可以增加 PD-L1 的表达，PD-L1 与位于 T 细胞表面的受体 PD-1 结合抑制 T 细胞的激活，从而逃避免疫清除。近年来，抗 PD-1、PD-L1 免疫治疗已在癌症治疗上取得了较大的进展。本研究发现除肿瘤组织以外，包括背根神经节、脊髓和脑在内的神经组织也表达 PD-L1，而且 PD-L1 的受体 PD-1 在神经系统中也有广泛表达，并证实 PD-L1 是一种强效的镇痛分子，可以通过激活神经元上的 PD-1 受体来抑制急、慢性疼痛。表明肿瘤组织可通过 PD-L1/PD-1 通路抑制疼痛从而逃避神经系统监视的机制，这对理解肿瘤及疼痛的关系具有重要的临床意义。

（梅 伟）

文选 105

【题目】 肠道菌群是诱导化疗所致疼痛的关键因素（Gut microbiota is critical for the induction of chemotherapy-induced pain）

【来源】 Nat Neurosci，2017，20（9）：1213-1216

【文摘】 30% 的患者可因化疗药物导致的疼痛而限制其剂量的使用。Shen 等发现肠道菌群可能促进化疗药物诱导的机械性痛觉过敏。无菌小鼠以及预先使用抗生素处理的小鼠对奥沙利铂诱导的机械性痛觉过敏呈现缓解趋势，而恢复无菌小鼠的肠道菌群则可以消除这种保护作用，这种现象可能和表达于造血细胞的 TRL4 因子（包括巨噬细胞）相关。

（张志发）

【评述】 近年来，肠道菌群已成为生物学界最为火热的研究领域之一，很多结论都证实肠道微生物和多种疾病的发病直接相关。本研究基于肠道菌群的改变可影响化疗药物引起小鼠机械性痛阈改变这一现象，在排除抗生素直接干预化疗药物诱导的机械性痛阈改变以及肠道菌群失调对化疗药物分布产生影响导致的痛觉过敏等可能后，层层递进，推断出肠道菌群是介导化疗药物造成痛觉异常的重要因素，并进一步证实表达于造血细胞的 TLR4 所介导的炎性因子在 DRG 的分布异常是肠道菌群引起化疗药物痛敏异常的关键因子。该研究全面深入地分析了肠道菌群与化疗药物引起的痛觉异常的关系，拓展了疼痛领域的研究范围，为理解疼痛的发生机制提供重要的补充。

（梅 伟）

文选 106

【题目】 盐酸布桂嗪对神经病理性疼痛模型小鼠痛行为及前扣带回小窝蛋白 1 表达的影响

【来源】 中华行为医学与脑科学杂志，2017，26（11）：967-971

【文摘】 杨俊霞等采用慢性坐骨神经结扎（chronic constriction injury，CCI）小鼠模型，探讨盐酸布桂嗪对神经病理性疼痛模型小鼠痛行为及前扣带回（anterior cingulate cortex，ACC）小窝蛋白 -1（caveo-lin-1，Cav-1）表达的影响。将 20～25 g 的成年雄性昆明小鼠 64 只按完全随机分组法分为 4 组（每组 16 只）：假手术（Sham）+BH（bucinnazine hydrochloride，盐酸布桂嗪）组、Sham+NS（normal saline，生理盐水）组、CCI+BH 组、CCI+NS 组。从 CCI 第 4 天开始腹腔注射相应药物，每天 1 次，连续给药 3 d。热辐射刺激仪检测小鼠热刺激缩足反应潜伏期（PWTL/TWL），电子测痛仪检测小鼠机械痛刺激缩足反应阈值（PWMT/MWT），免疫组化法检测前扣带回 c-Fos 蛋白的表达，免疫印迹法检测总 Car-1 蛋白（t-Cav-1）、磷酸化 Cav-1 蛋白（p-Cav-1）的表达变化。结果提示，腹腔注射盐酸布桂嗪（0.1 ms/10 g）能够改善神经病理性疼痛小鼠痛行为，CCI+BH 组小鼠热缩足潜伏期在 CCI 后第 5、6、7 天与第 4 天相比延长；与第 4 天相比，机械缩足反应阈在第 6、第 7 天提高。免疫组化结果法显示，盐酸布桂嗪可使神经病理性疼痛小鼠前扣带回 c-Fos 蛋白表达降低（$P<0.01$）。免疫印迹法显示，与 CCI+NS 组比较，盐酸布桂嗪可使神经病理性疼痛小鼠前扣带回 t-Cav-1、p-Cav-1 表达降低（均 $P<0.01$）。结论：盐酸布桂嗪能够缓解神经病理性疼痛模型小鼠的热痛和机械痛行为，降低神经病理性疼痛小鼠前扣带回 c-Fos、t-Cav-1、p-Cav-1 蛋白的表达。

（花　璐）

【评述】 前扣带回区不仅能够参与疼痛情绪调节，还可以恒定的被外周伤害性刺激所激活，即外周持续性刺激的传入可以使前扣带回本身发生可塑性变化，小窝蛋白 -1 在神经病理性疼痛的细胞信号传导中具有重要的作用，但是前扣带回区小窝蛋白 -1 在神经病理性疼痛的治疗中如何改变仍未知。本文基于以往的实验基础，研究发现用于癌痛治疗的盐酸布桂嗪也能够缓解神经病理性疼痛，并且前扣带回区小窝蛋白 -1 的表达与神经病理性疼痛的发生和发展存在关联。该研究从临床角度出发，阐明盐酸布桂嗪在神经病理性疼痛治疗过程中产生作用的机制，为临床治疗提供新的思路。　　（梅　伟）

文选 107

【题目】 NMDA 受体 NR1 亚基对神经病理性疼痛大鼠脊髓组织中谷氨酸及其转运体 GLT-1 的影响

【来源】 中国医师杂志，2017，19（1）：48-52

【文摘】 李晓倩等观察鞘内注射 N- 甲基 -D- 天门冬氨酸（NMDA）受体 NR1 亚基激动和拮抗剂对坐骨神经慢性缩窄性损伤（CCI）模型大鼠行为学、痛阈以及脊髓组织中谷氨酸转运体 -1（GLT-1）表达的影响，探讨 NMDA 受体 NR1 亚基在神经病理性疼痛中的作用及机制。将 60 只 SD 大鼠按随机数字表法分为 4 组，每组 40 只。假手术组（Sham 组）和 CCI 组每只大鼠鞘内注射 10 μl 生理盐水，NMDA 受体激动剂组（NMDA 组）坐骨神经结扎前 3 d 每只大鼠鞘内注射 10 μl（10 nmol）

NMDA，NMDA受体NR1亚基拮抗剂组（Humanin，HN组）坐骨神经结扎前3 d鞘内注射10 μl（10 nmol）Humanin。Sham组仅暴露坐骨神经而不结扎，其余各组均行右侧坐骨神经分支结扎术。术后1 d、3 d、5 d、7 d、10 d、14 d分别观察大鼠行为学变化，测定各组大鼠的热痛阈、机械性痛阈；蛋白质印迹法检测脊髓组织中GLT-1表达，ELISA法测定组织中谷氨酸含量变化。结果显示，与Sham组相比，术后各观察点CCI组大鼠逐渐出现术侧后肢足趾并拢、足外翻以及反复舔舐术侧后肢等症状，且术后各观察点机械性撤足阈值（PWT）和热刺激撤足潜伏期（PWL）评分明显降低，第7天达最低水平；同时脊髓组织中谷氨酸含量增加而其转运体GLT-1表达降低（$P<0.05$）。与CCI组比较，NMDA组术后各观察点PWT、PWL、谷氨酸转运体GLT-1进一步降低（$P<0.05$），而脊髓组织中谷氨酸含量增高；而与CCI组比较，Humanin组术后各观察点PWT、PWL、谷氨酸转运体GLT-1明显增高（$P<0.05$），脊髓组织中谷氨酸含量则明显降低（$P<0.05$）。结论：NMDA受体NR1亚基参与神经病理性疼痛的调节，抑制MDA受体NR1亚基可以通过降低谷氨酸及其转运体GLT-1的表达缓解坐骨神经结扎引起的神经病理性疼痛。

（花　璐）

【评述】　神经病理性疼痛病因多样，目前尚无有效的治疗措施，分子机制的研究非常必要。谷氨酸在突触传递、可塑性等方面发挥重要的作用。脊髓是外周神经系统与中枢神经系统的枢纽，是痛敏产生的关键部位。本文基于坐骨神经结扎后NMDA受体普遍激活后，再注射其激动剂与拮抗剂观察大鼠的行为学，发现术后脊髓组织中GLT-1表达和谷氨酸含量变化与既往研究结果相符，进一步证实抑制NMDA受体NR1亚基可以通过增加GLT-1表达负调节组织中谷氨酸含量缓解疼痛，为临床治疗提供了新的靶点。

（梅　伟）

文选108

【题目】　背根神经节脉冲射频对神经病理性痛大鼠脊髓IRF8和伏隔核BDNF表达的影响

【来源】　中华麻醉学杂志，2017，37（5）：540-543

【文摘】　刘荣国等评价背根神经节脉冲射频对神经病理性疼痛大鼠脊髓干扰素调节因子8（IRF8）和伏隔核脑源性神经营养因子（BDNF）表达的影响。将健康清洁级雄性Wistar大鼠40只，体重180~200 g，2月龄，采用随机数字表法分为4组（$n=10$）：假手术组（Sham组）、神经病理性疼痛组（NP组）、假脉冲射频组（SPRF组）和脉冲射频组（PRF组）。采用坐骨神经慢性压迫性损伤（CCI）法制备神经病理性疼痛模型。于CCI前和CCI后第3、7、10、14、21、28、35天和第42天测定大鼠机械刺激缩足反应阈值（PWMT）；CCI后第42天进行糖水偏爱和强迫游泳实验，采用蛋白质印迹法检测脊髓IRF8及伏隔核BDNF的表达。结果显示，与Sham组比较，NP组、SPRF组和PRF组CCI后各时点PWMT和糖水偏爱率降低，强迫游泳不动时间延长，IRF8和BDNF表达上调（$P<0.05$）。与NP组比较，PRF组CCI后第10~42天PWMT和糖水偏爱率升高，强迫游泳不动时间缩短，IRF8和BDNF表达下调（$P<0.05$），SPRF组上述指标差异无统计学意义（$P>0.05$）。结论：背根神经节脉冲射频缓解大鼠神经病理性疼痛和抑郁行为的机制可能与下调脊髓IRF8及伏隔核BDNF表达有关。

（花　璐）

【评述】　脊髓背角是信息传递和整合疼痛的主要中心，其中包含丰富的生物活性介质，在神经病理性疼痛的中枢敏化中发挥重要作用。IRF8 是一种主要表达于免疫细胞的核转录因子，在细胞增殖调控、细胞因子信号转导等方面具有重要的作用。本实验初步研究脊髓背角中 IRF8 与伏隔核中 BDNF 在神经病理性疼痛的发展过程中表达升高，背根神经节脉冲射频消融可以缓解神经病理性疼痛及大鼠的抑郁行为，同时也可以减少脊髓背角中 IRF8 及伏隔核中 BDNF 的表达，进一步说明了脉冲射频通过脊髓 IRF8 及伏隔核 BDNF 的表达调节神经病理性疼痛。从临床角度为神经病理性疼痛的治疗提供了新的方法。

（梅　伟）

文选 109

【题目】　维拉帕米对瑞芬太尼诱发切口痛大鼠痛觉过敏时脊髓背角钾氯共转运体 2 表达的影响

【来源】　中华麻醉学杂志，2017，37（7）：848-851

【文摘】　吴廷丽等评价维拉帕米对瑞芬太尼诱发切口痛大鼠痛觉过敏时脊髓背角钾氯共转运体 2（KCC2）表达的影响。将清洁级健康成年雄性 SD 大鼠 32 只，6~7 周龄、体重 250~300 g，采用随机数字表法分为 4 组（$n=8$）：对照组（C 组）皮下泵注生理盐水；切口痛组（I 组）制备大鼠切口痛模型；切口痛+瑞芬太尼+维拉帕米组（I+R+V 组）制备切口痛模型前 10 min 腹腔注射维拉帕米 5 mg/kg；切口痛+瑞芬太尼组（I+R 组）和 I+R+V 组制备切口痛模型同时皮下泵注瑞芬太尼 80 μg/（kg·h），泵注时间为 30 min。于模型制备前 1 d（T0）和制备后 2 h、6 h、24 h 和 48 h（T1~T4）时采用 von Frey 纤维丝测定机械刺激缩足反应阈值（PWMT）。于 T4 时测定 PWMT 结束后，处死大鼠，取脊髓腰膨大，采用免疫荧光法检测 KCC2 的表达。结果显示，与 C 组比较，其余组 T1~T4 时 PWMT 降低，脊髓 KCC2 表达下调（$P<0.05$）；与 I 组比较，I+R 组 T1~T4 时 PWMT 降低，脊髓 KCC2 表达下调（$P<0.05$）；与 I+R 组比较，I+R+V 组 T1~T4 时 PWMT 升高，脊髓 KCC2 表达上调（$P<0.05$）。以上结果表明，维拉帕米减轻瑞芬太尼诱发切口痛大鼠痛觉过敏的机制与上调脊髓 KCC2 表达有关。

（花　璐）

【评述】　术后痛觉过敏包括伤害性刺激所致的痛觉过敏和阿片类药物停药后引起的痛觉过敏，术后疼痛不同于一般的生理性疼痛，除外科手术创伤引起的机械性损伤外，周围神经敏感性改变也是其原因之一。目前认为其形成与外周和中枢敏化有关，且瑞芬太尼诱发的痛觉过敏与脊髓背角 NMDA 受体激活、谷氨酸受体激活等有关。本文基于以往的研究发现，维拉帕米减轻瑞芬太尼诱发切口痛大鼠痛觉过敏，且引起在脊髓的痛觉调制中发挥关键 KCC2 表达的上调，证实术后痛觉过敏与脊髓上 KCC2 有关，从而为术后痛觉过敏的治疗提供了新的思路。

（梅　伟）

文选 110

【题目】　背根神经节中的卫星胶质细胞中的 P2X7R/ERK 信号通路在大鼠慢性皮肤/肌肉切开牵拉术后疼痛进展中的作用 [The role of P2X7R/ERK signaling in dorsal root ganglia satellite glial cells in the development of chronic postsurgical pain induced by skin/muscle incision and retraction（SMIR）]

【来源】　Brain Behav Immun，2018，69：180-189.

【文摘】 手术后慢性疼痛的发病机制仍有待于进一步阐明。本文报道了大鼠手术后疼痛模型——皮肤/肌肉切开牵拉术（SMIR）对大鼠第3腰椎背根神经节（L_3 DRG）内细胞外调节蛋白激酶（ERK）信号成分c-Raf、MEK（ERK激酶）和ERK 1/2的磷酸化作用。鞘内注射ERK特异性抑制剂SCH 772984可抑制SMIR所致的机械性痛觉超敏。此外，SMIR上调L3 DRG中肿瘤坏死因子α（TNF-α）的表达，SCH 772984对此也有抑制作用。鞘内注射TNF拮抗剂依那西普（etanercept）也能抑制SMIR诱发的L_3 DRG的机械性痛觉超敏和ERK磷酸化的增加。此外，免疫荧光数据显示P2X7受体仅位于GFAP标记的卫星胶质细胞，并与SMIR后的p-ERK 1/2高度共定位。经过P2X7受体拮抗剂亮蓝G（BBG）的预处理，可阻断机械性痛觉超敏，抑制c-Raf、MEK、ERK 1/2的磷酸化，降低TNF-α的表达。最后，鞘内注射BzATP可诱发L_3 DRG卫星胶质细胞机械性痛觉超敏和ERK磷酸化。因此，第3腰椎背根神经节的卫星胶质细胞上P2X7受体活化，将导致ERK通路激活与TNF-α产生之间的正反馈，提示P2X7受体参与SMIR诱发术后慢性疼痛的过程。

（王 甦）

【评述】 各种常见手术中常伴随长时间的组织切开、牵拉，这种操作会给患者带来手术后持续的慢性疼痛。10%～50%的患者会发生慢性疼痛，并且会产生生理和心理上的不良影响。P2X7受体是腺苷三磷酸（ATP）门控的离子通道，属于嘌呤能P2受体家族，参与细胞信号传导、细胞因子的分泌等多种生理功能。本研究采用免疫组化及分子生物学技术等研究手段，证明SMIR术后大鼠术侧脊髓背根神经节卫星胶质细胞P2X7受体表达水平显著增高、ERK信号通路被激活、TNF-α释放水平明显上调，而且三者的变化均与SMIR术后大鼠行为学痛觉超敏的改变呈显著性相关。本研究首次探讨背根神经节卫星胶质细胞P2X7受体在术后慢性疼痛形成中的作用和地位，并证明其参与SMIR诱发术后慢性疼痛的过程，为防治手术后慢性疼痛提供了实验室依据。

（安海燕）

文选111

【题目】 Slit2/Robo1介导的突触可塑性参与骨癌疼痛（Slit2/Robo1 mediation of synaptic plasticity contributes to bone cancer pain）

【来源】 Mol Neurobiol，2017，54（1）：295-307

【文摘】 突触可塑性是骨癌疼痛脊髓敏感性的基础。我们已证明，兴奋性突触的生长会增强骨癌疼痛。新的突触形成需要前神经元的突触与后神经元的树突相互识别，突触前和突触后的特异性蛋白产生并聚集于接触部位。本研究证明Slit2、Robo1和RhoA是促进突起生长和引导轴突形成突触的要素。肉瘤种植可诱导兴奋性突触生长和骨癌疼痛，敲除 *Slit2* 基因可使之逆转，敲除 *Robo1* 基因则使之加重。敲除 *Slit2* 基因可抑制神经元突触的生长，而敲除 *Robo1* 基因则可促进神经元突触的生长。肉瘤种植可以导致Slit2增加、Robo1和RhoA降低，敲除 *Slit2* 基因则会导致Robo1和RhoA增加。这些结果证明了骨癌疼痛中突触生长的分子机制。

（王 甦）

【评述】 骨癌痛是原发性或转移性骨肿瘤引起的慢性疼痛，由于目前对骨癌痛机制的认识不足以及临床现有治疗措施的局限性，约50%的骨癌患者疼痛未得到有效控制。骨癌痛与其他慢性疼痛不同，既有炎性痛，又有神经病理性疼痛的成分。本研究证实骨癌痛大鼠脊髓中Slit2表达上调，Robo1和RhoA表达下调；下调Slit2表达则明显缓解骨癌痛，而下调Robo1表达则显著加剧骨癌痛。本研究首次证明 Slit2 抑制 Robo1 和 RhoA 的表达，促进神经元轴突的延伸和分支形成，介导轴突导向作用促进兴奋性突触的形成，导致骨癌痛大鼠脊髓敏化，揭示了新的骨癌痛形成的分子机制。为疼痛的机制研究以及治疗靶点的选择提供了依据，揭示了新的骨癌痛形成的分子机制。但是 Slit2、Robo1 和 RhoA 只是骨癌痛形成过程的一个重要分子环节，且其生物功能复杂，以此为靶点治疗骨癌痛的安全性和有效性还需深入研究。

（车向明）

文选 112

【题目】 miR-9 介导 CALHM1 激活的 ATP-P2X7R 信号通路参与大鼠痛性糖尿病神经病变（miR-9 mediates CALHM1-activated ATP-P2X7R signal in painful diabetic neuropathy rats）

【来源】 Mol Neurobiol，2017，54（2）：922-929

【文摘】 该研究旨在阐明 CALHM1 在痛性糖尿病神经病变（PDN）中的表达和功能的机制。构建 PDN 大鼠模型，检测大鼠脊髓背角神经元 CALHM1 mRNA 水平与 50% PWT 的关系以及 CALHM1 和 miR-9 表达的关系。用 qRT-PCR 或蛋白质印迹法检测 miR-9 和 CALHM1 对 PDN 大鼠脊髓背角神经元表达的影响。构建 PDN 大鼠脊髓背角神经元和胶质细胞共培养体系，测定大鼠脊髓背角神经元钙、ATP 浓度及 CALHM1 和 miR-9 调控 P2X7 受体表达。结果表明，与对照组相比，PDN 大鼠 CALHM1 表达增加，而 mRNA 水平呈阴性，与 50% PWT 相关。PDN 大鼠脊髓背角神经元 miR-9 也上调，与 CALHM1 表达呈正相关。PDN 大鼠脑内钙、ATP 的浓度以及 P2X7 受体的表达也增加，抑制 CALHM1 和（或）miR-9 来恢复。CALHM1 参与 PDN 大鼠神经元和胶质细胞中 miR-9 介导的 ATP-2X7 通路。

（林思芳）

【评述】 随着糖尿病患者人数的逐年增加，痛性糖尿病神经病变（PDN）成为危害公众身体健康及生活质量最严重的问题之一，在 2 型糖尿病患者中患病率约为 20%。PDN 与炎性疼痛、其他痛性神经病变发病基础不同，以自发性疼痛、痛觉过敏和异常性疼痛为特征，是疼痛治疗领域的一大难题。虽然针对糖尿病神经病变发病机制的治疗药物的研究广泛开展，但目前针对疼痛发生机制的治疗仍被认为是缓解 PDN 疼痛症状的主要治疗方式。2008 年，MARAMBAUD 的研究小组发现一个与阿尔茨海默病发病有关的新基因，即 *CALHM1* 基因，其表达产物 CALHM 1 是一个多重跨膜糖蛋白。*CALHM1* 基因表达的糖基化蛋白主要表达于成人脑组织的神经元或其他可兴奋细胞的细胞膜或内质网膜上，其他组织器官表达水平较低。由于 *CALHM1* 在维持钙稳态和淀粉样蛋白 B 调节中具有重要功能，因此被视为可能在癫痫发作中具有重要功能的基因。本研究证明 CALHM1 参与痛性糖尿病的机制，这为下一步探索开发新的诊治方法提供了一个新的视角，为更好地治疗 PDN 找到一个可能的治疗靶点和新思路。

（范 婷）

文选 113

【题目】 糖皮质激素活化脊髓小胶质细胞促进术前焦虑诱导的术后痛觉过敏（Glucocorticoid-potentiated spinal microglia activation contributes to preoperative anxiety-induced postoperative hyperalgesia）

【来源】 Mol Neurobiol，2017，54（6）：4316-4328

【文摘】 Sun 等探讨应激诱导的糖皮质激素（GCS）和小胶质细胞在术前焦虑诱导的术后痛觉过敏过程中的作用。本研究采用动物模型，大鼠暴露于单次延长应激（SPS）程序，以便在足底手术前 24 h 诱导出术前焦虑样行为。行为测试显示术前 SPS 能增强足底手术机械性痛觉异常。同时发现 SPS 诱导循环中皮质酮水平升高，增强脊髓小胶质细胞的活化，并增强脊髓促炎细胞因子的表达。通过米诺环素预处理抑制小胶质细胞，减弱 SPS 增强的机械性痛觉异常，同时伴有脊髓小胶质细胞的活化和促炎性细胞因子表达的下降。另一个实验是通过给予大鼠 GC 受体（GR）拮抗剂 Ru486。结果表明，Ru486 抑制 SPS 诱导和强化的脊髓小胶质细胞的激活，产生镇痛作用。抑制应激诱导的 GR 激活减轻术前焦虑导致的术后疼痛加重，而抑制脊髓小胶质细胞的激活可能是这种抗痛觉过敏作用的基础。这些数据表明，GR 和脊髓小胶质细胞在术前焦虑导致的术后痛觉过敏中有重要作用，可以作为预防该现象的新目标。

（林思芳）

【评述】 术前焦虑对术后痛觉过敏有不利影响。近年，很多学者对通过减轻患者焦虑来缓解术后疼痛进行相关研究。诸多实验研究证明 GR 在神经病理性疼痛中枢痛敏的形成、发展中发挥重要的作用，但其在神经病理性疼痛中的作用机制尚不十分明确。小胶质细胞是中枢神经系统内的免疫细胞，能够对不同的刺激做出反应。在各种痛觉模型及痛觉过敏的出现均伴有小胶质细胞的活化。米诺环素是第二代半合成的四环素类抗生素，能选择性地抑制小胶质细胞的激活。GR 和脊髓小胶质细胞在术前焦虑诱发的术后痛觉过敏的发展中起重要作用，这为疼痛治疗提供了新的思路，并且可以作为预防这一现象的新靶点。但后续需要更多相关分子与细胞机制方面的研究。

（耿志宇）

文选 114

【题目】 大鼠骨癌痛模型中脊髓 GDNF 的正常表达可缓解皮肤痛觉过敏，但对于持续性疼痛进展无效（Normalizing GDNF expression in the spinal cord alleviates cutaneous hyperalgesia but not ongoing pain in a rat model of bone cancer pain）

【来源】 Int J Cancer，2017，140（2）：411-422

【文摘】 骨癌痛（BCP）是骨癌患者最常见的并发症，而目前认为胶质细胞源性神经营养因子（GDNF）是与这种慢性疼痛状态有关。本文采用胫骨内注射 Walker 256 大鼠乳腺癌细胞的方法建立骨癌痛的大鼠模型，并研究 GDNF 的表达和作用。在注射后 5 d 就观察到明显的机械性痛觉过敏和热性痛觉过敏及持续疼痛。注射后 16 d，癌灶同侧 L_3 背根神经节和腰段脊髓的 GDNF 蛋白表达水平显著下调，但脊髓其他阶段和前扣带回皮质并无明显变化。Ret 作为 GDNR 家族配体的多组分受体的一部分，同时观察到其磷酸化的显著减少。本研究进一步通过慢病毒载体鞘内注射的方法恢复 GDNF 的表达后可以明显缓解机械性痛觉过敏和热性痛觉过敏，还可以减少脊髓胶质的异常活化和胫骨内注射诱发的 pERK 活化，这在慢性疼痛的角质细胞和神经元调节免疫应答及疼痛信号通路活化的复杂网络中有很多的研究报道。

（李卫霞）

【评述】 胶质细胞源性神经营养因子的作用正如其名，在中枢神经系统或外周神经系统的发育和功能维持中起着重要作用；另外，在肾发育和精子形成中的作用也有报道，而在慢性疼痛中的作用也有越来越多的研究报道。在临床上骨癌痛是骨癌或肿瘤骨转移的患者很常见的慢性疼痛，传统的镇痛药物如非甾体抗炎药（NSAIDs）和阿片类药物治疗很容易耐药，所以骨癌痛机制的研究为疼痛治疗提供新的策略。尽管有些研究指出神经病理性疼痛患者的脊髓中 GDNF 的表达下调，而且大鼠慢性疼痛动物模型中鞘内注射 GDNF 可以缓解机械性痛觉过敏和热性痛觉过敏，但 GDNF 及其相关的信号通路在其中的作用机制仍知之甚少。在正常脊髓 GDNF 的表达信号几乎都出现在背根神经节神经元。在本研究中通过胫骨内注射乳腺癌肿瘤细胞建立骨癌痛大鼠模型，注射后 16 d 发现仅有癌灶同侧 L_3 背根神经节和腰段脊髓 GDNF 的表达明显下调。通过慢病毒载体鞘内注射的方法恢复 GDNF 的表达后可以缓解痛觉过敏，为骨癌痛的治疗提供了新的思路，因此在今后的研究中可以关注 GDNF 在脊髓中的作用，探索骨癌痛患者鞘内注射的潜在镇痛效果。

　　癌痛的出现是一个复杂而动态变化的过程。骨癌痛通常包括持续疼痛、爆发痛和诱发痛（如痛觉过敏和触诱发痛）。与骨癌痛疼痛治疗相关的研究多使用动物模型，由于临床上癌痛患者多为持续疼痛，而实验研究中动物模型主要观察的是诱发痛，所以在临床转化过程中需注意上述区别的存在。在肿瘤生长的早期，促痛因子如 PGE_2 和内皮素 ET 是引起疼痛的主要原因，NSAIDs 药物在这一阶段通常是有效的。当肿瘤破坏周围的神经引起的疼痛通常需要使用控制神经病理性疼痛的药物。在后期引起疼痛的机制也会发生变化，故治疗的策略也需要调整。DNF 及其相关的信号通路的靶向治疗或许能成为一种治疗疼痛的策略。

（尹毅青）

文选 115

【题目】　ERK 信号下游介质 STAT1 调节脊髓小胶质细胞 MHC Ⅱ 表达导致骨癌疼痛（STAT1 as a downstream mediator of ERK signaling contributes to bone cancer pain by regulating MHC Ⅱ expression in spinal microglia）

【来源】　Brain Behav Immun，2017，60：161-173

【文摘】　主要组织相容性复合物Ⅱ类（MHCⅡ）特异的 $CD4^+$ 辅助 T 细胞激活会产生针对肿瘤的特异而持续的适应性免疫。越来越多的证据显示，MHC Ⅱ 也会参与基本的疼痛感知过程，但在癌性骨痛（CIBP）发生中的作用知之甚少。本研究结果显示，CIBP 大鼠模型中 STAT1 磷酸化应答引起脊髓小胶质细胞 MHC Ⅱ 明显表达。机械性痛觉超敏的改善可以通过药物或遗传学方法抑制 MHC Ⅱ 的上调来实现，也可以通过抑制 pSTAT1 和 pERK 实现，但鞘内注射 IFN-γ 会加重机械性痛觉超敏。另外，抑制 ERK 的信号通路可以减少 STAT1 的磷酸化，同时可以减少 MHC Ⅱ 体内外的表达。上述结果提示，STAT1 是 ERK 信号通路的下游介质，通过调节脊髓小胶质细胞的 MHC Ⅱ 表达来参与骨癌痛的形成。

（李卫霞）

【评述】　由于骨癌痛（BCP）的机制尚不清楚，故在临床中的治疗差强人意，严重影响恶性肿瘤骨转移患者的生活质量。目前越来越多的证据提示神经免疫应答在慢性疼痛的形成中起重要作用，而小胶质细胞是中枢神经系统的定居巨噬细胞，任何神经元的活动均可引起特定小胶质细胞的变化。在慢性疼痛或神经炎性条件下，小胶质细胞激活并高水平地表达 MHC Ⅱ，而很多遗传学方面的研究都证实MHC Ⅱ在基本的疼痛感知、镇痛的敏感性以及慢性疼痛状态等方面起重要作用，但具体的机制并不清楚。本研究中通过胫骨内注射肿瘤细胞的方法成功建立BCP大鼠模型，在注射同侧的脊髓背角小胶质细胞活性增强并且MHC Ⅱ表达上调，而通过药物或遗传学方法使MHC Ⅱ表达下调后，可以缓解机械性触觉诱发痛，在既往的研究中也发现，与野生型小鼠相比，MHC Ⅱ敲除的小鼠触觉诱发痛明显减弱，这说明在BCP模型中诱发痛介导机械性触觉诱发痛的形成。

MHC Ⅱ与BCP相关的信号通路研究甚少。该研究发现BCP大鼠模型中MHC Ⅱ及其上游调节因子STAT1和ERK均有明显的激活，传统的STAT1上游因子JAK的抑制并不能抑制STAT1的活化，而ERK信号通路与STAT1的活化有关。在既往多项研究都发现ERK的磷酸化（pERK）可以引起STAT1的活化（pSTAT1）。人体神经系统是个非常复杂的信号调节网络，不同的信号通路在特定的状态下交互作用共同调节。虽然细胞内pERK信号通路是BCP发生的重要调节通路，但细胞外的信号如何与细胞内作用还需要进一步的研究。

（尹毅青）

文选116

【题目】 背根神经节转录因子C/EBPβ参与外周神经创伤诱导的疼痛超敏反应（The transcription factor C/EBPβ in the dorsal root ganglion contributes to peripheral nerve trauma–induced nociceptive hypersensitivity）

【来源】 Sci Signal, 2017, 10 (487): 1-13

【文摘】 该研究报道大鼠坐骨神经慢性压迫损伤后，脊髓背根神经节（dorsal root ganglion, DRG）神经元转录因子C/EBPβ（CCAAT增强子结合蛋白β）丰度明显增加。通过微注射干扰RNA（siRNA）来阻断C/EBPβ的产生，可以减轻机械痛、热痛和冷痛的敏感性。相反，微注射腺相关病毒5-C/EBPβ则可导致机械痛、热痛和冷痛的超敏反应。同时，C/EBPβ可以降低电压门控钾通道Kv1.2和μ阿片受体（μ-opoid receptor, MOR）的mRNA和蛋白质水平，与同侧DRG神经元兴奋性增加、吗啡镇痛效果降低具有明显相关性。这可能与C/EBPβ介导的转录激活Ehmt2有关，Ehmt2通过编码表观遗传的沉默子G9a实现。G9a也参与神经损伤诱导同侧DRG中的阿片类受体抑制基因编码。

（任宪凤）

【评述】 外周神经损伤所致的神经病理性疼痛至今仍然是一个世界性的临床疑难问题，对神经病理性疼痛发生机制的研究对于神经病理性疼痛治疗药物的研制非常重要。神经病理性疼痛的基础研究大多来源于动物模型，该研究所采用的是1988年Bennett等建立的CCI模型，该模型与临床神经病理性疼痛特征有相似之处，已经在疼痛学界广泛应用。神经病理性疼痛发病机制复杂，宏观包括外周神经系统和中枢神经系统的可塑性改变，微观涉及神经细胞受体、通道、神经递质及基因多态性的变化调控疼痛的感知。该研究从神经病理性疼痛模型背根神经节的细胞核转录因子出发，探索C/EBPβ在神经病理性疼痛的发生和发展中的角色。文献表明MOR和Kv1.2是神经病理性疼痛启动和维持的关键因素，而转录因子C/EBPβ对MOR和钾通道Kv1.2具有调控作用，有力支持了C/EBPβ在神经病理性疼痛的重要作用。该研究结果从一定程度提示：C/EBPβ可能成为预防和治疗神经病理性疼痛的一个潜在靶向指标，为临床治疗提供了一个有效的治疗方向。

（赵 晶）

文选 117

【题目】 抑制 β-ARK1 可调节脊髓 NMDA 受体活性，改善吗啡诱导的耐受和痛觉过敏（Inhibition of β-ARK1 ameliorates morphine-induced tolerance and hyperalgesia via modulating the activity of spinal NMDA receptors）

【来源】 Mol Neurobiol，2018，55（6）：5393-5407

【文摘】 该实验研究吗啡诱导的大鼠吗啡耐受性和痛觉过敏的细胞机制。每日注射吗啡诱导大鼠吗啡耐受和痛觉过敏 8 d 后，采用全细胞膜片钳技术记录大鼠脊髓背角 II 板层神经元自发兴奋性突触后电流（spontaneous excitatory postsynaptic currents，sEPSCs）和 AMPA 受体兴奋性突触后电流（evoked-AMPA-EPSCs）的变化。此外，在活体动物中评估和量化对机械和热伤害性刺激的反应阈值。短暂应用吗啡（1 μmol/L，3 min）后，吗啡耐受组和对照组 AMPA-EPSC 强度均可显著降低，而吗啡耐受组降低幅度较小。洗脱后，吗啡耐受组的 AMPA-EPSCs 高于基线水平。吗啡洗脱 15 min 后，吗啡耐受组的 AMPA-EPSC 持续增加，而对照组 AMPA EPSC 强度和 sEPSCs 的频率则持续下降，这些变化不受突触后 MOR 阻滞剂、GDP-β-S 的影响。特异性 NMDA 受体阻断剂 AP5 处理 2 h 后，吗啡的 3 min 短暂应用可导致 AMPA EPSC 强度和 sEPSCs 的频率在接下来的 21 min 内持续减低。β-ARK1（β 肾上腺素受体激酶-1）抑制剂可有效防止 AP5 诱导的变化。活体动物鞘内注射 β-ARK1 抑制剂可降低机械撤足反应阈，表明痛觉过敏和吗啡耐受的减弱。

（任宪凤）

【评述】 阿片类药物耐受性和痛觉过敏是阿片类药物疼痛治疗的重要并发症。它们不仅降低阿片类药物治疗的有效性和效率，而且还产生与阿片类药物滥用有关的社会问题。目前文献证明 N-甲基-D-天冬氨酸受体（NMDARs）上调可以削弱阿片类药物的镇痛作用，同时可以促进阿片类药物耐受和痛觉过敏的发生和发展。阿片类药物可以减少突触前 NMDARs 介导的初级传入神经末梢谷氨酸释放，从而产生镇痛作用；但长期持久反复注射阿片类药物后，又可以激活突触前 NMDARs 而增加谷氨酸释放，导致痛觉过敏和阿片类药物耐受。然而，关于 NMDARs 参与脊髓阿片类药物镇痛、耐受和痛觉过敏的细胞信号通路尚不清晰。β-ARK1 是一种 G 蛋白偶联受体激酶，参与阿片诱导的突触可塑性的形成，引发脊髓神经元的中枢致敏。已有研究发现 β-ARK1 表达增加可以导致吗啡耐受和痛觉过敏的发生。本研究进一步发现 β-ARK1 通过影响 NMDARs 的活性参与吗啡耐受和痛觉过敏；并通过 β-ARK1 抑制剂及特异性 NMDA 受体阻断剂所获得的电生理学证据，作为反证证实 β-ARK1 参与吗啡耐受和痛觉过敏的发生。因此，靶向 β-ARK1 治疗可以作为阿片类耐受和痛觉过敏治疗方法的研究方向，也可以为改善阿片类药物镇痛效应等方面提供一新的思路。

（赵 晶）

文选 118

【题目】 超声引导下腰方肌阻滞对经腹直肠癌根治术后镇痛效果的影响

【来源】 临床麻醉学杂志，2017，33（10）：987-990

【文摘】 李刚等探讨超声引导下腰方肌阻滞（quadratus lumborum block，QLB）在经腹直肠癌根治术后的镇痛效果。首先，李刚等选择择期行经腹直肠癌根治术患者 60 例，其中男患者 36 例，女患者 24 例，年龄在 30～70 岁，ASA 分级 Ⅰ 或 Ⅱ 级。随机分为全身麻醉联合 QLB 组（QLB 组）和单纯全身麻醉组（C 组），每组 30 例。QLB 组患者于全身麻醉诱导后手术前行超声引导下双侧 QLB，每侧给予 0.375% 罗哌卡因 20 ml，C 组行单纯全身麻醉。观察两组患者切皮前即刻、切皮后 5 min 的收缩压、舒张压和和心率，计算并记录其差值（切皮后－切皮前）；记录术中芬太尼用量、术后镇痛泵首次按压时间、舒芬太尼用量、补救性镇痛次数、首次下床活动时间和术后镇痛满意度。研究结果显示，QLB 组切皮前即刻、切皮后 5 min 的收缩压、舒张压和和心率差值均明显小于 C 组（$P<0.05$）；术中芬太尼用量明显少于 C 组（$P<0.05$）；镇痛泵首次按压时间明显晚于 C 组（$P<0.05$）；术后 0～12 h、12～24 h 的舒芬太尼用量明显少于 C 组（$P<0.05$）；补救性镇痛发生率明显低于 C 组（$P<0.05$）；首次下床时间明显早于 C 组（$P<0.05$）；术后镇痛满意度明显高于 C 组（$P<0.05$）。因此，该研究得出结论，全身麻醉联合双侧腰方肌阻滞可明显减少经腹直肠癌根治术患者术中及术后阿片类药物用量，使患者术后下地时间明显提前，提高术后镇痛效果满意度，提高患者的舒适度。（郑少强）

【评述】 良好的术中麻醉管理、术后多模式镇痛可加速腹部手术患者的康复，促进患者及早下床，减少并发症，改善患者结局。随着超声可视化的应用，区域神经阻滞也已广泛开展，区域神经阻滞作为多模式镇痛的一部分，越来越受到重视。腰方肌阻滞是一种较为新兴的神经阻滞方法，可提供 T_6～L_1 脊髓节段的阻滞范围，是腹部手术较为理想的区域阻滞方法之一。在该研究中，腰方肌阻滞有效地减少术中及术后镇痛药的用量，并且明显改善患者的术后镇痛效果。腰方肌阻滞是促进腹部手术患者快速恢复可选择的方法之一。（王 庚）

文选 119

【题目】 全面分析连续硬膜外自控镇痛对妊娠期高血压产妇分娩及新生儿的影响（A comprehensive analysis of continuous epidural analgesia's effect on labor and neonates in maternal hypertensive disorder patients）

【来源】 Pregnancy hypertens，2017，7：33-38

【文摘】 Han 等回顾性分析自 2015 年以来采用连续硬膜外自控镇痛的妊娠期高血压产妇，对分娩和新生儿的影响进行分析，患者年龄在 20～35 岁，第一次妊娠，单胎并且孕 36～41 周的患者 232 例，分为两组：连续硬膜外镇痛组患者共 126 例，其中 28 例患者诊断为重度先兆子痫，对照组共 106 例。连续硬膜外镇痛组在进入第一产程后且胎儿胎心正常的情况下，选择在 L_2～L_3 椎间隙或 L_3～L_4 椎间隙实施硬膜外穿刺，并向头侧置入 3 cm 硬膜外导管，首先给予 2 mg/ml 的罗哌卡因 5 ml，监测 5 min 后，再给予 1 mg/ml 罗哌卡因＋0.5 μg/ml 舒芬太尼 10～15 ml，30 min 后，使用硬膜外泵持续输注，药物为 1 mg/ml 罗哌卡因＋0.5 μg/ml 舒芬太尼，背景剂量为 5 ml/h，自控剂量为 5 ml，锁定时间为 15 min。鼓励患者休息或适当的活动以便促进产程进展。如果镇痛效果降低时，患者可通过控制微量注射泵调节硬膜外给药。当宫颈口开全后，停止硬膜外镇痛。对照组在分娩期间拒绝使用连续硬膜外镇痛。本研究发现，连续硬膜外镇痛组第一产程和第二产程稍有延长，但两组比较，差异无统计学意义（$P>0.05$）；与对照组比较，连续硬膜外镇痛组使用缩宫素剂量明显增加（$P<0.01$），但是抗高血压治疗的需求明显下降（$P<0.001$），而两组患者产后出血及子痫的发生率无明显差异。此

外，连续硬膜外镇痛组自然分娩比率和 1 min 时 Apgar 评分明显高于对照组（$P<0.05$），但新生儿体重和 5 min、10 min 的 Apgar 评分及脐带血气分析两组无明显差异（$P>0.05$）。因此，本研究认为在分娩过程中连续硬膜外镇痛是治疗妊娠期高血压安全、有效的方法。对妊娠期高血压患者和新生儿有明显益处，并且无明显的不良反应。

（郑少强）

【评述】 妊娠期高血压是一种妊娠期特殊的疾病，患者常表现为高血压和蛋白尿。如果没有很好地控制妊娠期高血压，则会导致溶血、肝功能异常、HELLP 综合征和 DIC 等并发症。分娩的疼痛引起的应激反应能使产妇的情况恶化，甚至出现子痫。目前一些研究已经证明，连续硬膜外麻醉可安全、有效地用于分娩镇痛，有益于孕妇和新生儿。连续硬膜外麻醉能形成稳定的镇痛平面，减少运动阻滞和低血压的发生。近来研究发现，分娩镇痛能够改善疼痛引起的应激反应和控制血压，同时减少胎儿窘迫。但是连续硬膜外麻醉对妊娠期高血压患者的利弊的大样本研究结果尚不清楚。该研究通过回顾性分析观察到连续硬膜外麻醉能控制血压，提高自然分娩率和新生儿出生后 1 min Apgar 评分，为妊娠期高血压患者分娩提供安全、有效的治疗、镇痛方法，为临床工作提供一定的参考。

（王 庚）

文选 120

【题目】 胸椎旁神经阻滞与患者静脉自控镇痛在多发性肋骨骨折患者疼痛治疗中的应用（Thoracic paravertebral block versus intravenous patient-controlled analgesia for pain treatment in patients with multiple rib fractures）

【来源】 J Int Med Res，2017，46（5）：2085-2091

【文摘】 Ge 等将胸椎旁阻滞（thoracic paravertebral block，TPVB）和患者静脉自控镇痛（intravenous patient-controlled analgesia，IVPCA）应用多发性肋骨骨折（multiple rib fractures，MRFs）患者，评估两者的镇痛效果及对肺功能的影响。本研究共纳入 90 例单侧多发性肋骨骨折患者（≥3 根肋骨），年龄在 18～70 岁，$BMI<35\ kg/m^2$。随机分为 TPVB 组和 IVPCA 组。TPVB 组实施连续 TPVB，使用 7.5 MHz 的线性探头确定目标节段的解剖标志：棘突、横突、胸膜和上肋横突韧带。穿刺针由外侧向内侧进行穿刺，尖端穿过上肋横突韧带进入椎旁间隙，回抽无血液或脑脊液后给予 0.5% 罗哌卡因 15 ml，之后置入导管 3～4 cm，再次回抽无血液或脑脊液，给予 0.5% 罗哌卡因 15 ml，术后给予神经阻滞镇痛泵，药物为 0.2% 罗哌卡因 250 ml，背景剂量为 5 ml/h，负荷剂量 5 ml，锁定时间为 15 min。IVPCA 组药物为舒芬太尼 2 μg/kg 加生理盐水到 100 ml，背景剂量为 2 ml/h，负荷剂量 2 ml，锁定时间为 15 min。每位患者每 12 h 术后口服对乙酰氨基酚 500 mg，如果患者 VAS 评分>4 分，根据情况可给予曲马多 1 mg/kg。研究结果显示与术前（T0）疼痛比较，TPVB 组和 IVPCA 组在术后 60 min（T1）、术后第 1 天 TPVB（T2）、术后第 2 天（T3）、术后第 3 天（T4）静息状态和咳嗽时的 VAS 评分均明显下降（$P<0.05$），两组患者均能提供良好的术后镇痛；与 IVPCA 组比较，TPVB 组在 T1、T2 静息状态的 VAS 评分明显降低，各时间点咳嗽时的 VAS 评分 TPVB 组均低于 IVPCA 组（$P<0.05$）；TPVB 组在 T1、T2、T3、T4 的 FCV，FEV1/FVC 和 PEFR 明显高于 IVPCA 组，T2、T3、T4 时 TPVB 组 PaO_2 和 PaO_2/FiO_2 明显增高，TPVB 在 T1～T4 的 $A-aDO_2$ 明显降低（$P<0.05$）；两组患者无严重麻醉相关并发症和患者死亡，IVPCA 组术后恶心呕吐、嗜睡及肺部并发症发生率明显

高于 TPVB 组（恶心呕吐，28.9% vs.6.7%，$P<0.05$；嗜睡，8.9% vs.0，$P<0.05$）。结论认为，TPVB 能缓解多发性肋骨骨折疼痛，并保护肺功能。

（郑少强）

【评述】 肋骨骨折是最常见的胸部外伤，80% 的患者由胸部钝性外力所致。多发性肋骨骨折常引起严重的疼痛，患者常不敢深呼吸和咳嗽。缓解疼痛对预防肺不张、肺部感染和呼吸衰竭的发生非常重要，这些并发症如果加重，则可能造成比多发性肋骨骨折更为严重的损伤，甚至死亡。TPVB 能提供确切的单侧感觉阻滞，近年来，超声引导下区域阻滞技术的发展，TPVB 目前广泛应用于开胸、乳腺、食管、心脏、肝等手术。多发性肋骨骨折患者硬膜外麻醉与 TPVB 镇痛有相同效果，而关于 TPVB 与 IVPCA 应用于多发性肋骨骨折患者的比较报道很少。该研究观察到两组患者的疼痛均能得到不同程度的缓解，但是 TPVB 镇痛效果更好，不良反应少，有助于呼吸功能的恢复，对于多发性肋骨骨折患者是安全、有效的镇痛方法。但是，本研究为了避免打扰患者休息，只收集一些时间点的数据，还有血气分析、呼吸频率的数据未采集，以后可以进一步研究。

（王 庚）

文选 121

【题目】 乳腺癌根治术中超声引导前锯肌平面阻滞对患者术后镇痛的临床评价

【来源】 中国医师杂志，2017，19（11）：1692-1695

【文摘】 胡宇等将超声引导前锯肌平面（serratus plane，SP）阻滞应用于乳腺癌根治术，观察患者术后镇痛效果。胡宇等选择拟在全身麻醉下行乳腺癌根治术的患者共 60 例，ASA 分级 Ⅰ 及或 Ⅱ 级，年龄 44～67 岁，体重 50～75 kg，随机分为两组：SP 阻滞组和对照组。麻醉诱导成功后，SP 阻滞组患者超声引导下实施 SP 阻滞，使用 10～13 MHz 的探头放置于腋中线，确认第 5 肋骨，并区分背阔肌和前锯肌，先注入 2 ml 的试验剂量 0.9% 氯化钠注射液，确定给药位置位于前锯肌表面，回抽无血、无气后，给予 0.375% 罗哌卡因 20 ml；对照组患者在相同位置注射等量 0.9% 氯化钠注射液。术后两组患者均给予静脉自控镇痛（patient-controlled intravenous analgesia，PCIA）。药物方案：舒芬太尼 100 μg＋托烷司琼 5 mg 溶入 0.9% 氯化钠注射液 98 ml，无背景剂量，负荷剂量 2 ml，锁定时间为 15 min。研究结果显示，术后 2 h、4 h、8 h SP 阻滞组 Prince-Henry 疼痛评分（简称 PHPS 评分）明显低于对照组（$P<0.01$），在 8 h 内 SP 阻滞能提供良好的镇痛作用，各时间点两组患者 Ramsay 评分无显著差异（$P>0.05$）；SP 阻滞组术中瑞芬太尼使用量、术后 24 h 舒芬太尼使用量明显少于对照组，SP 阻滞组与对照组 24 h 内 PCIA 有效按压次数与实际按压次数比值分别为 0.57±0.19、0.89±0.13，SP 阻滞组明显减少（$P<0.01$）；两组患者术后穿刺部位均未出现血肿、感染及气胸等穿刺相关并发症，术后 SP 阻滞组患者未出现恶心呕吐、眩晕等并发症，对照组出现恶心呕吐 4 例、眩晕 2 例、皮肤瘙痒 1 例，总发生率为 23.3%，SP 阻滞组并发症发生率明显降低（$P<0.05$）。结论认为：超声引导 SP 阻滞可以有效地减轻乳腺癌根治术患者术后早期疼痛，减少术中及术后阿片类药物使用剂量，是一种对乳腺癌根治术患者安全有效的镇痛方法。

（郑少强）

【评述】 乳腺癌根治术是治疗乳腺癌的主要手段，由于手术区域广泛，创伤大，术后患者常出现严重的急性疼痛，25%～60% 的患者可转化为慢性疼痛。目前临床患者使用静脉自控镇痛泵缓解术后疼痛，但易出现阿片类药物不良反应。近年来区域阻滞广泛应用于临床麻醉，胸椎旁神经阻滞虽然有确切的镇痛效果，但由于存在气胸的风险，临床上较少应用于乳腺手术，SP 阻滞是一种新的区域阻滞技术，可阻滞 $T_{2\sim9}$ 肋间神经外侧皮支，可用于前外侧胸壁手术术后镇痛。有研究报道 SP 阻滞用于部分胸科手术及前外侧肋骨骨折疼痛的治疗，但 SP 阻滞应用于乳腺癌根治术的报道较少。该研究观察到 SP 阻滞可以提供良好的术中及术后镇痛，减少阿片类药物应用及并发症，是一种安全、有效的区域阻滞方法，可以在临床推广。但本研究术后 12 h、24 h 两组疼痛评分无明显差异，下一步可以探讨更合适的局部麻醉药物浓度和剂量，以提供更长时间的术后镇痛。

（王　庚）

文选 122

【题目】　超声引导下腰方肌阻滞或腹横肌平面阻滞联合舒芬太尼 PCIA 在阑尾切除术后镇痛中的比较

【来源】　临床麻醉学杂志，2017，33（10）：984-986

【文摘】　韩彬等比较腰方肌阻滞（quadratus lumborum block，QLB）与腹横肌平面阻滞（transversus abdominis plane block，TAPB）用于阑尾切除术后镇痛的效果。首先，韩彬等将 77 例 ASA 分级 Ⅰ～Ⅱ级，拟于腰硬联合麻醉下行阑尾切除的患者随机分为两组，QLB 组 39 人，TAPB 组 38 人。两组患者在同一位高年资麻醉科医师给予麻醉后施行手术。QLB 组患者术毕于超声引导下在腰方肌后表面行 QLB，而 TAPB 组术毕于超声引导下在腹内斜肌和腹横肌之间行 TAPB，两组均给予 0.25% 罗哌卡因 20 ml。所有患者均给予患者自控静脉镇痛，药物方案：舒芬太尼 100 μg，生理盐水 100 ml，自控剂量为 3 ml，锁定时间为 10 min，无背景剂量，每小时最大量为 12 ml。对两组患者术后 4 h、8 h、12 h、24 h、48 h 舒芬太尼的消耗量及静息 VAS 评分进行对比。结果显示，术后 12～48 h QLB 组舒芬太尼消耗量明显少于 TAPB 组（$P<0.05$）。两组不同时点静息 VAS 评分无差别。同时将两组术后恶心呕吐、眩晕、皮肤瘙痒等不良反应的发生情况进行对比，结果显示，QLB 组术后恶心呕吐、眩晕的发生率明显低于 TAPB 组。因此，该研究得出以下结论：腰方肌阻滞适用于阑尾炎术后镇痛，能够明显减少术后阿片类药物用量及不良反应的发生，并且其效果优于腹横肌平面阻滞。

（郑媛芳）

【评述】　腰方肌阻滞最早由 Blanco 于 2007 年提出，是将局部麻醉药物注射在腰方肌周围，通过胸腰筋膜扩散而产生区域阻滞与镇痛效果的一种区域阻滞技术。该区域麻醉技术与腹横肌平面阻滞相似，主要对前腹壁的皮肤、肌肉和壁腹膜有镇痛效果。先前的研究已发现，腰方肌阻滞可缓解腹腔、盆腔疼痛，获得比腹横肌平面阻滞更广的阻滞范围，并且持续时间更长。该研究报道腰方肌阻滞用于阑尾炎术后镇痛，效果优于腹横肌平面阻滞。探索了腰方肌阻滞在临床应用的可操作性和有效性，丰富和扩展 QLB 阻滞的适应证，同时，为临床阑尾炎术后多模式镇痛提供了新思路。

（王　庚）

文选 123

【题目】　连续伤口置管在开腹部分肝切除术中的疗效和安全性（Efficacy and safety of a continuous wound catheter in open abdominal partial hepatectomy）

【来源】　Chin Med Sci J，2017，32（3）：171-176

【文摘】 Che等的研究目的在于探讨腹部局部肝切除术后持续伤口导管局部麻醉药浸润的有效性和安全性，此研究为前瞻性、非随机、同期、对照研究。拟行开腹部分肝切除术患者根据其意愿选择术后镇痛方式：连续伤口导管（CWC）浸润、硬膜外自控镇痛（PCEA）、吗啡静脉自控镇痛（PCIAM）和舒芬太尼静脉自控镇痛（PCIAS）。连续伤口导管浸润镇痛是在手术结束时在腹直肌和腹横肌之间放置导管，另一端连接可装有0.4%利多卡因300 ml的弹性泵，可持续泵药72 h。主要观察结果是术后患者休息和运动时的视觉模拟评分（VAS），次要结果包括抢救药物的消耗、不良反应以及与术后疼痛管理相关的并发症。共有80例患者接受术后镇痛，其中CWC组10例、PCEA组22例、PCIAM组29例、PCIAS组19例。研究结果显示，4组患者术后4 h、12 h、48 h、72 h的VAS评分无明显差异（P均>0.05）；术后48 h、72 h，CWC组与其他3组的抢救药物需求差异无统计学意义（P均>0.05）。CWC组与其他3组术后恶心呕吐发生率、肛门排气时间无显著性差异（P均>0.05）；在研究期间没有观察到严重的不良反应与持续伤口浸润有关。因此，该研究得出结论：在大多数时间点CWC术后镇痛与传统镇痛方法具有相同的镇痛效果，因此CWC可作为开腹部分肝切除术后患者镇痛的安全选择。

（郑媛芳）

【评述】 开腹手术患者术后常面临着急性或慢性疼痛，硬膜外自控镇痛和静脉自控镇痛都是常用的选择，但同时也面临着相关并发症的挑战。尤其是近年来抗凝血药的广泛应用，使硬膜外镇痛的风险明显增加。静脉镇痛的不良反应是无法回避的问题。任何能降低静脉镇痛不良反应的多模式镇痛都值得研究和应用。Che等采用连续伤口导管局部浸润的方式用以镇痛，想法新颖，镇痛效果良好，不良反应少，为患者术后镇痛的选择提供了帮助。

（王　庚）

文选124

【题目】 超声引导胸椎旁神经阻滞用于非体外循环冠状动脉旁路移植术患者超前镇痛的效果
【来源】 天津医科大学学报，2017，23（5）：453-455
【文摘】 陈鹏等将超声引导胸椎旁神经阻滞用于非体外循环冠状动脉旁路移植术患者，以观察其超前镇痛的效果。研究对象为择期行非体外循环冠状动脉旁路移植术患者60例（ASA分级Ⅱ及或Ⅲ级），采用随机数字法将其分为30例单纯全身麻醉组（N组）和30例全身麻醉复合胸椎旁神经阻滞组（P组）。P组患者在麻醉诱导前30 min于B超引导下行双侧$T_{4\sim5}$胸椎旁神经阻滞，两侧分别给予0.375%罗哌卡因20 ml。分别记录胸椎旁神经阻滞后痛觉阻滞平面及术中麻醉药用量；记录术后2 h（T1）、6 h（T2）、12 h（T3）、24 h（T4）、48 h（T5）疼痛视觉模拟评分（VAS）；记录患者静脉自控镇痛（PCIA）单位时间用药量及镇痛补救率；记录术后48 h内嗜睡、恶心呕吐、呼吸抑制、肺不张等不良反应发生情况；记录气管拔管时间、ICU滞留时间及术后恢复时间。研究结果为：与N组比较，P组术中瑞芬太尼用量、术后PCIA单位时间用药量、气管拔管时间、ICU滞留时间及术后恢复时间明显减少（$P<0.05$）；P组T1、T2和T3时VAS评分明显降低，术后镇痛补救率明显也低于N组（$P<0.05$），且P组嗜睡发生率明显降低（$P<0.05$）。因此，陈鹏等得出结论：超声引导下胸椎旁神经阻滞对非体外循环冠状动脉旁路移植术患者具有超前镇痛的效果，可改善患者的预后。

（郑媛芳）

【评述】 非体外循环冠状动脉旁路移植术患者术后易出现急性疼痛，可导致患者出现肺不张、肺炎等并发症，对患者的预后与康复极为不利。超声引导下胸椎旁神经阻滞操作简便、临床应用广泛、不良反应小，在术前应用可明显减轻患者术后急性疼痛，减少静脉镇痛药物的用量，达到超前镇痛的效果；有利于患者术后的呼吸功能锻炼，降低术后肺部并发症的发生。

（王　庚）

文选 125

【题目】　静脉注射对乙酰氨基酚在全膝关节和髋关节置换术后的镇痛效果：系统回顾和荟萃分析（The efficiency of intravenous acetaminophen for pain control following total knee and hip arthroplasty: A systematic review and meta-analysis）

【来源】　Medicine（Baltimore），2017，96（46）：e8586

【文摘】　Liang 等通过系统回顾和 Meta 分析来评估静脉注射对乙酰氨基酚在全膝关节和髋关节置换术后的镇痛效果。其在 PubMed、Embase、Web of science、MEDLINE 和 Cochrane Library 等数据库系统地搜集关于"total knee replacement or arthroplasty""total hip replacement or arthroplasty""acetaminophen"和"pain management"等的相关研究，其中有 4 项研究包括 865 例患者满足入选标准，包括随机对照试验和非随机对照试验。经过 Meta 分析结果显示，与对照组相比，静脉注射对乙酰氨基酚在全膝关节和髋关节置换术后 24 h、48 h 和 72 h 的疼痛评分有显著性差异；阿片类药物在 24 h、48 h 和 72 h 的使用也有显著性差异；并且术后恶心呕吐的发生率也有明显的降低。因此，该研究得出结论：静脉注射对乙酰氨基酚可减少全膝关节和髋关节置换术后患者的疼痛以及阿片类药物的使用。

（郑媛芳）

【评述】　对乙酰氨基酚是历史悠久的解热镇痛药。在患者术后镇痛的应用也很广泛。但对于关节置换术后的中、重度疼痛患者，单纯应用对乙酰氨基酚的效果并不理想。但复合其他药物，则能起到很好的协调作用，进而改善镇痛效果。这篇研究采用 Meta 分析的方法对以往的研究进行整理归纳，以进一步验证对乙酰氨基酚的临床疗效及安全性，提供了更有利的证据，为临床工作者提供了很好的参考和帮助。

（王　庚）

文选 126

【题目】　阿片类药物联合右美托咪定优化术后患者静脉自控镇痛：随机对照试验序贯分析的最新荟萃分析（Optimization of postoperative intravenous patient-controlled analgesia with opioid-dexmedetomidine combinations: an updated meta-analysis with trial sequential analysis of randomized controlled trials）

【来源】　Pain Physician，2017，20（7）：569-596

【文摘】　Peng 等通过该研究主要用来验证阿片类药物联合右美托咪定用于术后患者静脉自控镇痛的有效性和安全性，并通过三序列分析来评估当前证据的稳定性，所用阿片类药物包括吗啡、芬太尼、舒芬太尼、羟考酮、曲马多、哌替啶等。在 MEDLINE、Embase 和 CENTRAL 等数据库检索相关文献，经过筛选排除，选择其中 18 项研究包括 1 284 例患者。研究的首要结果指标是术后疼痛强度、阿片类药物需求和镇痛药补救的必要性，次要结果指标是 PCA 相关不良反应和患者满意度。随机效应模型用于估计具有95% CI 的平均差异（MD）或相对风险（RR），采用TSA以检验证据是否可靠和显著。经过Meta分析表明，阿片类药物联合右美托咪定可减轻术后疼痛强度，等效吗啡需求也有所降低，且不良反应发生率较低［恶心：$RR=0.66$（$0.52\sim0.83$）；呕吐：$RR=0.65$（$0.49\sim0.87$）；瘙痒：$RR=0.57$（$0.40\sim0.81$）］。右美托咪定对术后低血压或心动过缓的发生率也无影响，TSA证实了这一现象。因此，该研究得出结论：右美托咪定是术后阿片类药物PCA的有效佐剂，可减轻术后疼痛，减少阿片类药物需求和相关不良反应。 （赵尧平）

【评述】 患者静脉自控镇痛在临床应用广泛，但如何减少相关不良反应仍是临床一大挑战，以多模式镇痛为中心的优化镇痛方案仍有待探讨。静脉镇痛仍是不可或缺的一部分。镇痛药物的选择及配伍依然在不断的优化中。该研究深入探讨右美托咪定用作PCA佐剂的安全性及有效性，为临床工作者制订有效、安全的术后镇痛方案提供了很大的参考和帮助。 （王 庚）

文选127

【题目】 超激光照射联合超声引导下胸椎旁神经阻滞治疗带状疱疹后遗神经痛的疗效观察

【来源】 中华物理医学与康复杂志，2017，39（10）：783-784

【文摘】 张社会等通过随机对照试验来研究超激光照射联合超声引导下胸椎旁神经阻滞治疗带状疱疹后遗神经痛的疗效。该研究对象为胸部带状疱疹后遗神经痛（PHN）患者60例，疼痛视觉模拟评分（VAS）>6分，采用随机数字表法将患者分为激光组（20例）、阻滞组（20例）和联合组（20例）。以治疗前、首次治疗24 h后及治疗后2个月患者的疼痛程度（VAS评分）和VAS改善度（>70%为显效，≥30%为好转，<30%为无效）作为观察变量，其中VAS改善度=（治疗前VAS评分－治疗后VAS评分）/治疗前VAS评分×100%。结果显示，首次治疗24 h后和治疗后2个月联合组患者疼痛VAS评分显著优于激光组和阻滞组，且治疗后2个月联合组患者的临床疗效有效率（显效率＋好转率）也明显高于激光组和阻滞组。因此，该研究的结论为：超激光照射联合超声引导下神经阻滞治疗PHN患者具有协同作用，其疗效明显优于单纯超激光照射或神经阻滞治疗。 （赵尧平）

【评述】 带状疱疹后遗神经痛具有病程长、难治疗的特点，在年老体弱、抵抗力低弱的中、老年人群中发病率较高，一般会严重影响患者的生活质量。临床中多采用口服药物、神经阻滞或椎管内阻滞等治疗手段，但疗效均有待提高。该研究所采用的超激光照射联合超声引导下胸椎旁神经阻滞的方法大大提高PHN患者治疗后的疗效，改善患者的生活质量，并且操作简便、不良反应少、安全性高，很适合在临床上广泛推广。 （王 庚）

文选128

【题目】 鞘内给药系统用于治疗晚期恶性肿瘤难治性疼痛：一项前瞻性队列研究（Evaluation of intrathecal drug delivery system for intractable pain in advanced malignancies: A prospective cohort study）

【来源】 Medicine（Baltimore），2017，96（11）：e6354

【文摘】 Zheng等探索蛛网膜下腔药物输注系统用于治疗严重晚期癌痛的有效性及安全性。Zheng等将53名口服药物治疗效果欠佳，或接受其他方式治疗癌痛，但不良反应严重的晚期癌痛患者纳入研究。为入选患者放置蛛网膜下腔导管，连接体外自控镇痛泵进行癌痛治疗，镇痛药物为吗啡–罗哌卡因混合液。放置导管前进行评估，之后每月随访1次，直至患者死亡。评估和随访内容包括数字疼痛强度量表、美国国家癌症研究所综合毒性评分、欧洲癌症研究与治疗组织研制的生活质量核心调查问卷。记录全身阿片类药物用量（基础剂量和应急加用剂量）和蛛网膜下腔吗啡用量（背景剂量和患者自控剂量）以及相关并发症。结果显示，与使用蛛网膜下腔镇痛前相比，整个随访期间，患者疼痛程度较显著减低，综合毒性评分降低，全身阿片类药物使用量下降，生活质量核心评分升高。随访期间，患者达到理想镇痛所需蛛网膜下腔输注吗啡用量随时间推移有所增加。未出现感染、导管相关或镇痛设备相关的并发症。因此，该研究得出以下结论：蛛网膜下腔镇痛能较快缓解癌痛，改善患者生活质量，并且不良反应作小，是治疗顽固性晚期癌痛的一种有效选择。 （赵尧平）

【评述】 疼痛是晚期癌症患者经常需要面对的困扰。疼痛控制不佳不仅影响生活质量，还可能对患者的生存期造成影响。癌痛三阶梯治疗能使大多数癌痛患者受益，但仍有部分患者无法通过口服或注射药物缓解疼痛，或需要忍受药物带来的严重不良反应。鞘内药物输注、神经阻滞、神经损毁等技术可以有效控制常规策略无法治疗和受不良反应限制的顽固性疼痛。蛛网膜下腔内注入药物，将药物直接注入脑脊液中，避免了药物吸收代谢的消耗，同时没有血脑屏障的作用，可以大大减少药物的用量，减轻药物不良反应。该研究报道了蛛网膜下腔输注系统联合患者自控镇痛，可减轻晚期癌痛患者痛苦，提高生活质量，同时不增加不良反应，为临床难治性癌痛治疗提供了可选择途径。 （王 庚）

文选129

【题目】 昂丹司琼减轻丙泊酚注射痛的有效性：一项荟萃分析（Efficacy of ondansetron for the prevention of propofol injection pain：a meta-analysis）

【来源】 Pain Res，2017，10：445-450

【文摘】 Pei等探讨昂丹司琼减轻丙泊酚注射痛的有效性。首先，Pei等搜索PubMed、Cochrane Library和中国知网（China National Knowledge Infrastructure，CNKI）3个数据库，搜索昂丹司琼减少丙泊酚注射痛的随机、对照研究。然后使用RevMan 5.2软件进行Meta分析。共有10个随机、对照研究被纳入此项Meta分析，总共782例病例。Meta分析显示：①与对照组相比，昂丹司琼能够减轻丙泊酚的注射痛，差异有统计学意义（$RR=0.41$，95% CI 0.34~0.49，$P<0.000\ 01$）；②与利多卡因减少丙泊酚注射痛的病例组相比，差异无统计学意义（$RR=1.28$，95% CI 0.85~1.93，$P=0.25$）；③昂丹司琼减轻丙泊酚注射痛组与硫酸镁减轻丙泊酚注射痛组相比，差异无统计学意义（$RR=1.20$，95% CI 0.87~1.66，$P=0.27$）；④与对照组相比，昂丹司琼组丙泊酚引起的中、重度注射痛的发生率明显降低（$RR=0.37$，95% CI 0.26~0.52，$P<0.000\ 01$；$RR=0.27$，95% CI 0.17~0.43，$P<0.000\ 01$），但轻度注射痛的发生率无显著差别（$RR=0.83$，95% CI 0.63~1.10，$P=0.20$）。因此，该研究得出以下结论：昂丹司琼能有效减少丙泊酚的注射痛，其效果与硫酸镁和利多卡因相似。

（赵聪聪）

【评述】 丙泊酚是最常用的麻醉药物，不良反应少，但注射痛较为常见。许多因素影响疼痛的产生及程度，包括注射部位、静脉口径、注射速度、丙泊酚水相浓度、血液缓冲效应、静脉输液速度、丙泊酚温度等。麻醉药的注射痛多系其制剂的非生理性渗透浓度或pH的直接效应，刺激静脉壁内皮和中膜之间的传入神经末梢。最常用的减轻丙泊酚注射痛的药物是利多卡因，但近些年亦有研究给临床提供了更多的选择。

（王　庚）

文选 130

【题目】 子宫切除术患者术后使用右美托咪定镇痛对睡眠情况的影响（Effects of dexmedetomidine administered for postoperative analgesia on sleep quality in patients undergoing abdominal hysterectomy）

【来源】 J Clin Anesth，2017，36：118-122

【文摘】 Chen等探讨子宫切除术患者术后泵入右美托咪定对患者睡眠情况的影响。Chen等设计了一个随机双盲研究，将60位ASA分级Ⅰ～Ⅱ级的子宫切除术患者纳入研究。C组患者接受舒芬太尼泵入［持续泵入0.02 μg/（kg·h），单次剂量为0.02 μg/kg，锁定时间为10 min），D组患者接受舒芬太尼和右美托咪定泵入［舒芬太尼持续泵入0.02 μg/（kg·h），右美托咪定持续泵入0.05 μg/（kg·h），单次泵入舒芬太尼0.02 μg/kg、右美托咪定0.05 μg/kg，锁定时间为10 min］。所有患者在术后的3个夜间都进行多导睡眠描记术（polysomnography，PSG），包括手术当天夜间（PSG1）、术后第1天夜间（PSG2）、术后第2天夜间（PSG2）。同时记录术后疼痛程度评分、镇静程度评分及术后舒芬太尼的用量。研究结果显示，患者在术后确实存在明显的睡眠干扰情况。与对照组相比，应用右美托咪定的患者睡眠情况有明显的改善。但快速眼动睡眠和N3阶段在两组间无明显的差别。在PSG2和PSG3，D组的N1阶段和唤醒指数更低，而N2阶段更高。与对照组相比，D组患者术后疼痛评分更低，舒芬太尼用量更少。因此，该研究得出以下结论：右美托咪定不仅能够改善患者的术后镇痛情况，还能够改善患者术后的睡眠情况。

（赵聪聪）

【评述】 右美托咪定为有效的α_2-肾上腺素受体激动药。临床上多用于行全身麻醉的手术患者气管插管和机械通气时的镇静，同样也适用于重病监护治疗期间开始插管和使用呼吸机患者的镇静。现逐步用于行术后静脉镇痛的患者。多项研究均发现右美托咪定不仅能改善患者的疼痛治疗效果，还可以改善患者术后的睡眠治疗，从而促进患者的术后康复。

（王　庚）

文选 131

【题目】 将右美托咪定加入罗哌卡因行股神经阻滞时，可抑制局部炎性反应（Adding dexmedetomidine to ropivacaine for femoral nerve block inhibits local inflammatory response）

【来源】 Minerva Anestesiol，2017，83（6）：590-597

【文摘】 Li等探讨地塞米松作为佐剂用于罗哌卡因股神经阻滞，对膝关节置换术后局部炎性反应的影响。Li等设计一项前瞻性随机对照试验。将60名行择期膝关节置换术的患者随机分为两组，两组患者均在术前神经刺激仪定位下行单次股神经阻滞。对照组给予 0.5% 罗哌卡因 20 ml，试验组 20 ml 0.5% 罗哌卡因中加入 1 μg/kg 地塞米松。阻滞完成后，全身麻醉下行膝关节置换术，术后给予连续股神经阻滞镇痛，镇痛时间为 48 h，药物为 0.2% 罗哌卡因，背景剂量为 0.15 ml/（kg·h），自控剂量每次位 4 ml，每小时自控总量不超过 15 ml。两组对比内容包括术后 6 h、12 h、24 h、48 h 的静息与运动视觉模拟评分（visual analogue score，VAS）以及膝关节引流液中白细胞介素 -6（interleukin-6，IL-6）和前列腺素 E_2（prostaglandin E_2，PGE_2）水平；术前及术后 12 h、24 h、48 h 膝关节周长；术后 24 h 引流量及心率、血压、血氧饱和度等。结果显示，使用地塞米松配伍罗哌卡因股神经阻滞的患者，在术后各随访时间点静息与运动 VAS 评分均较低，膝关节肿胀较轻。膝关节引流液中 IL-6 在术后 12 h、24 h、48 h 低于单纯使用罗哌卡因股神经阻滞组。而 PGE_2 在术后各随访点一直低于对照组。两组均无心动过缓或心动过速，以及严重血压波动和低氧血症等不良反应。因此，该研究得出以下结论：1 μg/kg 剂量的地塞米松用于罗哌卡因股神经阻滞，可以减轻局部炎性反应，并且可在膝关节置换术后获得更好的镇痛效果。

（赵聪聪）

【评述】 随着可视化技术的发展，超声引导下神经阻滞在临床中应用越来越广泛。地塞米松、右美托咪定及舒芬太尼等各种佐剂亦被用于神经阻滞中。地塞米松在神经阻滞中可能的作用机制主要有：①糖皮质激素可使局部血管收缩；②增加 C 纤维上异质性钾通道的活性；③抑制创伤部位氧化酶活性和前列腺素的合成；④作为载体与局部麻醉药结合，减慢局部麻醉药代谢等。先前的研究已发现地塞米松复合罗哌卡因用于股神经阻滞能够缩短罗哌卡因的起效时间，延长其作用时间。该研究报道地塞米松用于罗哌卡因股神经阻滞可减轻局部炎性反应，获得更好的镇痛效果。为临床上将地塞米松作为神经阻滞佐剂提供了新的证据。

（王 庚）

七、港澳台地区研究进展

文选 132

【题目】 血浆外泌体 miR-223 表达调节心脏手术体外循环过程中炎症反应（Plasma exosomal miR-223 expression regulates inflammatory responses during cardiac surgery with cardiopulmonary bypass）

【来源】 Sci Rep，2017，7（1）：10807

【文摘】 Poon 等研究发现，血浆外泌体 miR-223 表达可调节心脏手术过程中体外循环引起的炎症反应。Poon 在术前、转机前和转机后 2 h、4 h、24 h 时间点分别取患者（$n=21$）外周血，离心，检测。结果显示，血浆中 TNF-α 转机后表达水平较术前显著升高。血浆中 IL-8、IL-6 表达水平在转机后 4 h 达到峰值，但 24 h 出现下降。转机后 2 h（55.1%±8.3%）、4 h（63.8%±10.1%）和 24 h（83.5%±3.72%）收集血浆外泌体，均较转机前（42.8%±0.11%）显著增加。这些外泌体主要来自于血浆中红细胞和血小板。而且，血浆中外泌体 miR-223 在转机后表达水平较转机前显著升高。Poon 等进一步发现，转机后外泌体 miR-223 开始下调单核细胞 IL-6 和 NLRP3 表达。因此，Poon 认为，血浆外泌体 miR-223 在心脏手术患者体外循环过程中表达升高，可能参与调节细胞间相互作用，下调炎症反应。

（胡宝吉）

【评述】 心脏手术过程中，体外循环可引起机体炎症反应，而机体有效的内环境调节可有效避免全身炎症反应。生理情况下血小板参与机体止血和凝血过程，但在病理或应激情况下，被激活的血小板可合成并释放大量生物活性物质，调节血栓与炎症反应。在该实验研究中来自于血小板的miR-223可直接与IL-6编码序列和NLRP3 3′端尿嘧啶位点结合，抑制两者的表达，调节机体炎症反应。目前对于血小板参与炎症反应过程的激活机制及其炎症调节机制目前尚不明确。

（薄禄龙）

文选 133

【题目】 丙泊酚通过上调caveolin-3改善高糖环境下H9C2细胞在缺氧条件下线粒体损伤和细胞死亡（Propofol through upregulating caveolin-3 attenuates post-hypoxic mitochondrial damage and cell death in H9C2 cardiomyocytes during hyperglycemia）

【来源】 Cell Physiol Biochem，2017，44（1）：279-292

【文摘】 Deng等将H9C2大鼠心肌细胞在高糖环境中采用低氧和复氧处理。通过ELISA方法检测细胞活性、乳酸脱氢酶（LDH）、线粒体活性以及肌酸激酶同工酶（CK-MB）、肌钙蛋白Ⅰ（cTnⅠ）、胞内腺苷三磷酸（ATP）。胞内氧化应激水平用DCF-DA荧光标记，线粒体依赖性凋亡通过线粒体膜电位和凋亡蛋白caspase-3、caspase-9表示。结果显示，高糖环境下的细胞无论是否经历低氧和复氧处理，均出现显著损伤、凋亡和氧化应激能力升高，表现在线粒体功能障碍和caveolin-3（Cav-3）蛋白表达升高。上述改变在低氧和复氧条件下严重程度更甚。丙泊酚（浓度在12.5～50 μmol/L）能显著改善低氧和复氧损伤，表现在Cav-3表达增加，Akt和STAT3蛋白激活，丙泊酚浓度为50 μmol/L（P25）时表现最明显。β-甲基环糊精可通过破坏Cav-3逆转丙泊酚（P25）上述活性。Deng等认为，丙泊酚通过上调糖尿病Cav-3，改善线粒体损伤，提高线粒体生物学活性，保护心肌细胞免受低氧和复氧损伤。

（胡宝吉　文平山）

【评述】 糖尿病患者易发生心肌缺血-再灌注损伤，丙泊酚具有抗氧化作用，对心肌细胞具有潜在的保护作用。心肌再灌注时大量活性氧引起并加剧心肌细胞氧化应激反应，导致再灌注损伤。Cav蛋白可以与多种心肌保护信号分子（如eNOS、PI3K、MER/MRK等）相互作用，提高心肌线粒体功能，改善心肌-再灌注损伤程度。在该研究中，心肌细胞经丙泊酚处理后，功能活性得到不同程度的改善，为进一步验证本实验结论的可信度，可通过Cav-3 siRNA和（或）Cav-3-/-动物模型在体验证。至于丙泊酚对糖尿病患者是否同样具有心肌保护作用，同样需要进一步验证。

（卞金俊）

文选 134

【题目】 Disposcope® 可视喉镜与传统盲探方法应用于双腔气管导管的一项临床随机对照研究（A randomised trial comparing real-time double-lumen endobronchial tube placement with the Disposcope(R) with conventional blind placement）

【来源】 Anaesthesia，2017，72（9）：1097-1106

【文摘】 Chen等比较Disposcope®可视喉镜与传统喉镜盲探在双腔管插管应用中的优劣。

将54例（每组27例）拟行胸部手术患者随机分为两组，其中预计困难气道或可能存在插管困难（Mallampati分级>3，张口度<2 cm，甲颏距<6 cm）患者不纳入研究。两组患者分别使用Disposcope®可视喉镜或传统喉镜盲探插管，插管完成后，由一位不知情试验分组麻醉科医师通过听诊和使用纤维支气管镜的方法确定双腔管位置是否正确（左侧），调整双腔管至正确的深度。结果显示，Disposcope®可视喉镜辅助组插管时间[(18.6±2.5) s vs. (21.4±2.9) s，$P<0.001$]、定位时间[(83.4±3.0) s vs. (93.9±5.7) s，$P<0.001$]和总操作时间[(130.7±6.1) s vs. (154.5±6.3) s，$P<0.001$]均显著低于传统喉镜组。尽管Disposcope®可视喉镜辅助组插管成功率（100% vs. 92.6%）与传统喉镜组无显著差异，Disposcope®可视喉镜辅助组放置于理想位置的成功率（88.9%）显著高于传统喉镜组（4.0%）。因此，Chen等认为，Disposcope®可视喉镜可显著提高双腔管定位成功率，降低操作时间，可取代传统操作方法。

（胡宝吉　陈　辉）

【评述】　可视化技术是麻醉科医师的"第三只眼"，在临床工作中，应用率逐渐增加。随着导引光棒、可视装置等轻质、操作简单、便捷插管装置的普遍应用，非可预计困难气道发生率逐渐降低。与目前市面上硬质Disposcope®可视喉镜不同，该研究中所采用前段软质Disposcope®可视喉镜，插管过程中实时可视，操作者熟练掌握应用技巧可提高成功率，降低操作时间。遗憾的是，该研究没有困难气道处理相关数据，而临床工作中，更希望该技术能够应用于困难气道的处理，而且该研究样本量不足，其研究结论有待进一步验证。

（卞金俊）

文选135

【题目】　术中阿片类药物使用量不影响结直肠癌患者术后癌症复发率或整体生存率（Intraoperative fentanyl consumption does not impact cancer recurrence or overall survival after curative colorectal cancer resection）

【来源】　Sci Rep, 2017, 7（1）: 10816

【文摘】　Tai等采用Cox回归模型分析1 679例肿瘤分期Ⅰ~Ⅲ级，在2011年1月—2014年12月期间行结直肠癌切除术患者，在2016年8月术后无瘤生存率和整体生存率。所有患者术中均接受芬太尼1~2 g/kg、丙泊酚1~2 mg/kg、罗库溴铵0.8 mg/kg或顺式阿曲库铵0.2 mg/kg麻醉诱导，术中采用七氟烷2%~3%（体积百分比）或地氟烷6%~8%（体积百分比）混合氧气（40%~60%）。患者如果没有硬膜外置管，术前给予50 g芬太尼，术中根据麻醉科医师判断是否间断或连续给予芬太尼。如果患者术前行硬膜外穿刺，试验剂量用局部麻醉药（1.0%或2.0%利多卡因）合并或不合并使用50 g芬太尼，随后连续泵注局部麻醉药（0.25%或0.5%布比卡因+5 g/ml芬太尼），速度为5~10 ml/h。多变量Cox回归分析显示，患者术后无瘤生存率（校正RR 1.03，95% CI 0.89~1.19）和整体生存率（校正RR 0.84，95% CI 0.64~1.09）与术中芬太尼的使用量不存在剂量相关性。将术中芬太尼的使用量以3.0 μg/kg为界，进一步分为高剂量组和低剂量组，两组术后无瘤生存率（RR 0.93，95% CI 0.74~1.17）和总体生存率（校正RR 0.79，95% CI 0.52~1.19）仍无显著差异。因此，Tai等推测，术中芬太尼的使用量与结直肠肿瘤患者术后无瘤生存率和总体生存率之间无显著影响。

（胡宝吉　万小健）

【评述】　术中阿片类药物的使用量与肿瘤术后复发率的关系一直是肿瘤研究关注的热点。既往多项研究提示，阿片类药物作用于受体可促进人非小细胞肺癌肿瘤生长，以及乳腺癌肿瘤生长等。尽管该研究提示术中芬太尼使用量与患者术后生存率之间无显著相关性，但该研究为回顾性分析，证据等级本身不高；其次，早期结直肠癌患者术后生存率较高，该研究仅随访术后 2~5 年患者的生存情况，不能代表结直肠癌患者术后生存的整体状况。因此，癌症患者术中及阵痛治疗需要使用阿片类药物，应权衡利弊。

（邓小明）

文选 136

【题目】 多黏菌素 B 灌注对严重脓毒症和脓毒症休克患者死亡率的影响：一项系统综述、荟萃分析更新和疾病严重程度亚组荟萃分析（Effects of polymyxin B hemoperfusion on mortality in patients with severe sepsis and septic shock: A systemic review, meta-analysis update, and disease severity subgroup meta-analysis）

【来源】 Crit Care Med, 2017, 45（8）: e858-e864

【文摘】 Chang 等进行的一项 Meta 分析更新，深入分析多黏菌素 B 灌注对脓毒症患者死亡率的影响。Chang 等以"PMX"或"多黏菌素 B 灌注"和"脓毒症休克"为关键词，检索 Pubmed、Embase、Cochrane Library 数据库中多黏菌素 B 灌注与死亡率关系的相关文献，数据库更新至 2016 年 5 月。将纳入的研究根据患者死亡率高低进一步分为 3 个亚组，低风险组（死亡率<0.3）、中风险组（死亡率 0.3~0.6）、高风险组（死亡率>0.6）。分析结果如下，纳入 17 篇文献，脓毒症整体死亡率分析中，多黏菌素 B 灌注可显著降低脓毒症患者死亡率（$RR\ 0.81$, $95\%\ CI\ 0.70~0.95$, $P=0.007$）。对疾病严重程度进行亚组分析，中风险（$RR\ 0.84, 95\%\ CI\ 0.77~0.92$）和高风险（$RR\ 0.64, 95\%\ CI\ 0.52~0.78$）疾病死亡率显著下降，但低风险（$RR\ 1.278$, $95\%\ CI\ 0.888~1.839$）疾病死亡率反而增加。采用非线性 Meta 回归分析显示，基线死亡率与死亡率风险降低值几乎相反。研究最终得出结论，多黏菌素 B 灌注可显著降低重度脓毒症或脓毒症休克患者死亡率。

（胡宝吉）

【评述】 脓毒症排在当今人类死亡原因的第 10 位，但每年为治疗脓毒症费用高达数千亿美元。为降低脓毒症为人类身体、心理、经济等方面带来的创伤，人们对脓毒症的研究从未停歇。该研究纳入 17 篇文献，仅 5 篇为 RCT 研究，未进行 Grade 评分，证据等级不高。而且未对患者生存期做出准确定义，因此，亚组分析意义不大。近年来，关于多黏菌素 B 应用于脓毒症治疗的研究较多，因其有效性更多在于脓毒症诊断初期应用，治疗效果与脓毒症严重程度的关系有待进一步验证。

（薄禄龙）

八、其他研究进展

文选 137

【题目】 老年髋部骨折患者术前血清代谢物与术后谵妄的关系（Preoperative serum metabolites are associated with postoperative delirium in elderly hip-fracture patients）

【来源】 J Gerontol A Biol Sci Med Sci, 2017, 72（12）: 1689-1696

【文摘】 关于术后谵妄（PD）发病机制的假说有"神经炎症""神经元老化""氧化应激""神经递质缺乏"和"神经内分泌"。本研究拟通过代谢组学研究来判定可能增加术后谵妄风险的血清代谢产物。Guo等对209例老年髋部骨折拟进行半髋关节置换术的患者进行研究。手术当日7时采集空腹外周静脉血，建立血清标本库进行分析。术后3 d内，采用混乱评估法（中文版）对患者进行每日2次评估。最终，43例患者被诊断为术后谵妄，组成术后谵妄组。同时，根据年龄、性别、体重指数，选择43例无术后谵妄的患者进行配对。用气相色谱-飞行时间质谱法和高效液相色谱-四极杆飞行时间质谱法对两组血清样品进行分析。两组人群的人口学特征相匹配。鉴定出与术后谵妄风险增加相关的4种代谢物：S-甲基半胱氨酸、亚麻酸、二十碳五烯酸和亚油酸。该研究认为，谵妄组在术前多种代谢途径已发生改变，包括ω3脂肪酸、ω6脂肪酸，能量代谢和氧化应激与缺氧和线粒体功能障碍之间相互作用，以及谷氨酸和谷氨酰胺循环功能障碍。这些代谢异常可能会增加大脑的易感性，促成术后谵妄的发生。

（李元涛）

【评述】 谵妄是急性认知功能改变，表现为随时间波动的意识改变和注意力不集中。术后谵妄是指患者在经历外科手术后出现的谵妄，主要发生在术后24～72 h。高龄是术后谵妄的易感因素，65岁以上的患者谵妄发生率明显增加，且随年龄增加而增加。关于术后谵妄发病机制的假说很多，Guo等从血清代谢组学的角度来研究术后谵妄的易感性非常新颖。代谢组学能展现细胞生命过程留下的独特的化学指纹，也可用于探测病理生理变化的先兆或痕迹。该研究发现了可能增加术后谵妄易感性的4种代谢产物，多为人体必需脂肪酸，表明饮食结构与营养是术后谵妄的危险因素之一，其与术后谵妄的确切机制还需进一步研究。

（思永玉）

文选 138

【题目】 高渗盐水可预防老年髋关节手术后谵妄（Hypertonic saline for prevention of delirium in geriatric patients who underwent hip surgery）

【来源】 J Neuroinflammation, 2017, 14 (1): 221.doi: 10.1186/s12974-017-0999-y

【文摘】 术后谵妄（POD）是老年患者常见的疾病，神经炎症是其机制之一。该研究旨在确定高渗盐水（HS）预注射是否可以减轻老年患者术后谵妄。Xin等研究120名接受髋关节手术的老年患者。将患者随机分为两组：对照组（生理盐水组）和高渗盐水组。生理盐水组患者预先注射等渗盐水 4 ml/kg，高渗盐水组患者预先注射 7.5% 的高渗盐水 4 ml/kg。所有患者都施行全身麻醉。检测血中炎症因子 IL-1β、IL-6、IL-10 和 TNF-α 及神经损伤因子 S100β 的浓度。用流式细胞术检测外周静脉血单核细胞数量，评估炎症与谵妄的关系。用护理谵妄筛选量表（Nu-DESC）评估术后1～3 d的认知功能。结果显示，使用随机效应多变量 Logistic 回归分析显示麻醉前给予高渗盐水与术后谵妄低风险（OR 0.13，95% CI 0.04～0.41，$P=0.001$）和 $CD14^+CD16^+$ 单核细胞的减少相关（$β=-0.61$，95% CI 0.74～0.48，$P=0.000$）。当高渗盐水与谵妄的关系受制于 $CD14^+CD16^+$ 单核细胞时，效应值无显著性（OR 0.86，95%CI 0.14～5.33，$P=0.874$），即以高渗盐水和 $CD14^+CD16^+$ 单核细胞为自变量，谵妄为因变量。当考虑 $CD14^+CD16^+$ 单核细胞时，高渗盐水对谵妄发生率的影响下降（OR 0.86，95%CI 0.14～5.33，$P=0.874$）。TNF-α 与术后谵妄显著相关（OR 1.10，95% CI 1.05～1.16，$P=0.000$），然而，

IL-1β、IL-6、IL-10 和 S100β 与术后谵妄没有显著的相关性。该研究认为，高渗盐水可减轻老年患者的术后谵妄，可能与抑制单核细胞分泌炎症因子有关。

（李元涛）

【评述】 术后谵妄是术后常见的并发症之一，通常认为老年患者术后谵妄发生率更高，但其发生机制尚未明了。目前有胆碱能学说、应激反应学说和神经炎性学说等。该研究证实高渗盐水能减轻老年患者的术后谵妄发生率，且与单核细胞有关。同时还发现 TNF-α 与术后谵妄相关，但未发现其他炎症因子和神经损伤因子与术后谵妄有相关性，提示术后谵妄与单核细胞和 TNF-α 关系更为密切，这对深入研究老年患者术后谵妄有一定的指导意义。遗憾的是，本研究没有论证高渗盐水给药时间和剂量与术后谵妄的关系，其临床应用还有待于进一步研究。

（思永玉）

文选 139

【题目】 星形胶质细胞来源的 CCL2 通过诱导小胶质细胞的活化参与手术诱发的意识障碍和神经炎症（Astrocyte-derived CCL2 participates in surgery-induced cognitive dysfunction and neuroinflammation via evoking microglia activation）

【来源】 Behav Brain Res，2017，332：145-153

【文摘】 外周组织创伤介导的神经炎症在术后认知功能障碍（POCD）的进展中具有重要作用。大量证据指出，反应性胶质细胞在炎症过程中是关键性的因素。然而，星形胶质细胞和小胶质细胞相互间的功能性作用鲜为人知。近年的证据表明，C-C 趋化因子 2 型配体（CCL2）-C-C 趋化因子 2 型受体（CCR2）通路与中枢神经炎症相关疾病有关。该课题组目前的研究表明，星形胶质细胞来源的 CCL2 在体外可以诱导小胶质细胞的活化。在这样的背景下，Xu 等尝试测定 CCL2-CCR2 通路是否参与星形胶质细胞和小胶质细胞的相互作用，并提高神经炎症反应程度。研究结果显示，胫骨骨折手术导致活化的星形胶质细胞中 CCL2 的上调，增加活化的小胶质细胞 CCR2 的表达，并且诱发学习和记忆的损害。侧脑室预注射 CCR2 拮抗剂 RS504393 可减少小胶质细胞活化、M1 标记物极化、炎性细胞因子表达以及神经损伤和死亡，抑制星形胶质细胞 CCL2 的上调和活化的小胶质细胞 CCR2 的表达并改善认知功能。该研究认为，中枢神经系统炎症中 CCL2-CCR2 信号通路参与星形胶质细胞介导的小胶质细胞活化过程，干扰 CCL2 信号传导通路对于治疗 POCD 具有潜在的应用价值。

（陈治军）

【评述】 术后认识功能障碍是手术后出现的常见的中枢神经系统并发症，尤其是老年人更易发生。目前术后认知功能障碍的机制并不明确，可能涉及外周组织创伤介导的神经炎症，其中反应性胶质细胞是导致炎症的重要因素之一，而星形胶质细胞和小胶质细胞的相互作用研究甚少。CCL2-CCR2 通路与中枢神经炎症相关疾病有关，本研究通过对星形胶质细胞中 CCL2 和小胶质细胞中 CCR2 的研究，发现胫骨骨折手术导致星形胶质细胞活化，CCL2 表达上升，小胶质细胞活化，CCR2 表达上升，且诱发学习和记忆的损害。抑制 CCR2 的表达可以改善认知功能，可能与减少小胶质细胞活化、M1 极化、炎性细胞因子表达以及神经元损伤和死亡相关。此项研究发现 CCL2-CCR2 通路在中枢神经系统炎症反应的作用，干扰 CCL2-CCR2 通路可能成为 POCD 的潜在治疗靶标。

（谢玉波）

文选 140

【题目】 胶质细胞源性神经营养因子的减少导致新生大鼠麻醉手术后学习记忆功能障碍（Decrease of glial cell-neurotrophic factor contributes to anesthesia- and surgery-induced learning and memory dysfunction in neonatal rats）

【来源】 J Mol Med（Berl），2017，95（4）：369-379

【文摘】 长时间麻醉对发育中的大脑可能产生毒性作用。然而，手术与麻醉的联合作用对发育中大脑的影响至今仍所知甚少，其作用机制也不明了。为了研究上述影响，Gui 等将出生 7 d 的 SD 大鼠暴露于 3% 的七氟烷 2 h，同时行或不行右侧颈总动脉暴露。在颈动脉暴露前 30 min 以及暴露后 6 h 给予大鼠抗炎药吡咯烷二硫氨基甲酸酯（PDTC）。在七氟烷暴露结束时，给予大鼠抗胶质细胞源性神经营养因子（GDNF）的抗体或胶质细胞源性神经营养因子（GDNF）。通过对巴恩斯迷宫和恐惧条件反射测试的评估发现麻醉手术导致学习记忆功能的损害。麻醉手术诱发神经炎症，降低 GDNF 水平［对照组（10.6±0.6）pg/mg＞麻醉手术组（7.7±0.4）pg/mg，$n=17$，$P=0.007$）以及海马的神经发生。PDTC 则抑制这种手术效应［麻醉手术＋PDTC 组 GDNF（9.7±0.6）pg/mg，$n=17$，$P=0.763$］。侧脑室注射抗 GDNF 抗体诱导对照组学习记忆功能障碍，而侧脑室注射 GDNF 减轻麻醉手术后学习记忆功能障碍。该研究认为，麻醉手术诱导新生大鼠发生神经炎症，继而降低 GDNF 水平和减少海马神经发生，导致认知功能障碍。GDNF 的减少在麻醉手术诱发认知功能障碍的机制中扮演重要角色。

（思永玉）

【评述】 长时间麻醉对发育的大脑产生毒性作用，机制有脑细胞凋亡、神经炎症、学习与记忆功能的损害。以前的大多数研究均集中于麻醉因素，而没有纳入手术因素。该研究将麻醉因素与手术因素结合，发现麻醉与手术诱发新生大鼠的神经炎症。神经炎症导致 GDNF 水平下降。神经炎症减少海马的神经发生并导致认知功能障碍。GDNF 的下降是麻醉手术诱发认知功能障碍的重要因素。该研究的不足：选取的手术方式为颈动脉暴露术，而在儿童中，这类手术几乎没有；其次，实验动物为新生大鼠，而啮齿目动物与人类大脑的结构、功能差异很大，所得研究结论尚难直接应用到人类。该研究发现侧脑室注射 GDNF 减轻麻醉手术后学习记忆功能障碍，未来可循这一途径深入研究，寻找新的方法预防治疗麻醉手术后学习记忆功能障碍。

（鲁开智）

文选 141

【题目】 通过 RT-qPCR 评估不同瘙痒模型脊髓靶基因表达改变：与辣椒素疼痛模型的比较（Altered expression of target genes of spinal cord in different itch models compared with capsaicin assessed by RT-qPCR validation.）

【来源】 Oncotarget，2017，8（43）：74423-74433

【文摘】 脊髓在顽固瘙痒发生发展的发病机制中起中枢作用。Liu 等将成年雄性 C57Bl/6 小鼠分成 4 组：一组给予生理盐水，其他 3 组分别皮内注射 48/80、组胺、α-Me-5-HT 和辣椒素（致痛物质）。皮内微注射瘙痒和疼痛的化合物导致瘙痒或疼痛的行为显著增加。微阵列数据分析显示，脊髓（C$_{5\sim8}$）中的15个基因在对照组和48/80之间表达有差异，其中9个基因上调，6个基因下调。此外，对脊髓C$_{5\sim8}$节段的RT-qPCR检测结果显示，9个mRNA（Sgk1、Bag4、Fos、Ehd2、Edn3、Wdfy、Corin、4921511E18Rik和4930423O20Rik在给予不同药物的小鼠中表现为迥然不同的模式，特别是α-Me-5-HT和辣椒素组更为明显。在3个瘙痒模型中，Fos和Ehd2被上调，而Corin、4921511E18Rik和4930423O20Rik被下调。此外，与辣椒素组比较，瘙痒模型组中Corin和4930423O20Rik被下调。因此，微阵列技术的应用，加上RT-qPCR技术证实，进一步解释了瘙痒化合物诱发瘙痒的机制。有助于理解预防或治疗顽固性瘙痒的药理方法。

（谢玉波）

【评述】 瘙痒是临床中常见的症状，与部分疾病密切相关。该研究通过建立小鼠瘙痒模型，采用微阵列数据和RT-qPCR技术，发现不同基因改变在瘙痒中的可能作用。该研究从基因层面较为全面地探讨瘙痒的内在机制，较好地填补了国内外在此领域的空白。该研究能够为临床预防和治疗瘙痒提供一定的理论依据。基于该基因筛查结果，进一步分析各差异基因及其下游通路将能够更加全面地阐释瘙痒发病的内在机制，可为预防或治疗顽固性瘙痒提供一定的实验基础。

（魏　珂）

文选142

【题目】 电针预处理通过α7烟碱型乙酰胆碱受体（α7nAChR）抑制高迁移率族蛋白1（HMGB1）释放来减轻大鼠体外循环后急性肺损伤（Electroacupuncture pretreatment attenuates acute lung injury through α7 nicotinic acetylcholine receptor-mediated inhibition of HMGB1 release in rats after cardiopulmonary bypass.）

【来源】 Shock，2017. doi：10.1097/SHK.0000000000001050

【文摘】 急性肺损伤是体外循环（CPB）后常见的并发症。α7烟碱型乙酰胆碱受体（α7nAChR）和α7烟碱型乙酰胆碱受体依赖的信号通路通过抑制高迁移率族蛋白1的释放来减轻炎症反应。有文献报道，电针（EA）预处理可以增加肺损伤的耐受性，但是，电针预处理对体外循环后急性肺损伤的作用知之甚少。本研究通过使用电针刺激和大鼠体外循环模型，来探讨电针刺激与大鼠体外循环后急性肺损伤的相关性。预先在大鼠的足三里［zusanli（ST36）］和肺俞［feishu（BL13）］两个穴位电针处理5 d，进行体外循环2 h后，收集血标本、支气管肺泡灌洗液（BALF）和肺组织并进行相关检测。结果显示，进行体外循环后肺组织中α7烟碱型乙酰胆碱受体表达明显下降，而给予电针预处理能增加肺组织中α7烟碱型乙酰胆碱受体表达，从而减轻肺水肿，抑制血液中炎症因子的释放，降低支气管肺泡灌洗液中蛋白质浓度，并抑制高迁移率族蛋白1的释放。α-BG（一种特异的α7烟碱型乙酰胆碱受体拮抗剂）可以减弱电针预处理的保护作用。该研究表明，电针预处理对大鼠体外循环后的急性肺损伤有保护作用，主要通过激活α7烟碱型乙酰胆碱受体，从而抑制高迁移率族蛋白1的释放。

（陈治军）

【评述】 急性肺损伤是体外循环后常见的并发症，电针预处理可以增加肺损伤的耐受性，然而，电针预处理对CPB后急性肺损伤发生的影响并不明确。炎症反应是导致CPB后急性肺损伤的重要因素，α7烟碱型乙酰胆碱信号通路可以通过抑制高迁移率族蛋白1的释放来减轻炎症反应。本研究利用电针刺激预处理的大鼠CPB模型进行在体研究，发现电针预处理可以抑制血液中炎症因子的释放和降低支气管肺泡灌洗液中蛋白质浓度并减轻肺水肿,且这种作用可能与电针预处理增加肺组织中 α7 烟碱型乙酰胆碱受体表达有关。此项研究为电针预处理在临床 CPB 患者中的合理应用提供了新的思路。

(谢玉波)

文选 143

【题目】 快速高效通过血脑屏障:基于丙酰酯直链淀粉纳米螺旋簇的疏水性药物转运系统(Rapid and efficient crossing blood-brain barrier: hydrophobic drug delivery system based on propionylated amylose helix nanoclusters.)

【来源】 Biomaterials,2017,113:133-144

【文摘】 Gao 等研究一种新的由磷脂酰乙醇胺触发释放而快速通过血脑屏障的方法。疏水性药物,即异丙酚、碘和 1,1'-二十八烷基四甲基吲哚三氰碘化物,应用丙酰酯直链淀粉纳米螺旋(HLPAH)簇加载后,分别形成 PLPAH、ILPAH 和 DLPAH 纳米团簇。这些团簇经由分子动力学模拟、结构测定、体外触发实验、体内 DLPAH 成像,并分析 PLPAH 对家兔的镇静作用。结果表明,HLPAH 纳米团簇最初分布在血脑屏障,然后螺旋体展开释放运载的疏水药物。被释放的药物穿过血脑屏障,通过浓度梯度和疏水作用在中枢神经系统发挥作用。这种由 HLPAH 穿过血脑屏障的机制具有以下特征:高膜通透性和特异性、快速起效、维持时间短、快速恢复,所需药物剂量更低。研究认为,这种新的方法对于中枢神经系统的药物载体有重要意义,该系统可以用来改善中枢神经系统疾病的治疗效果。

(王 强)

【评述】 临床常见的中枢神经系统疾病难以治疗的重要原因就是药物难以通过血脑屏障,无法高效作用于脑实质。目前临床最常用的镇静药物丙泊酚就是一个疏水药物,采用的策略是制备成脂肪乳亲水制剂,但是它对呼吸、循环的抑制作用明显,体系不稳定、易破乳,有明显注射痛,大量使用会使患者产生高脂血症、胰腺炎甚至致死性的丙泊酚注射综合征。主要原因:一是不能实现脑靶向,无法减少丙泊酚的使用量;二是包裹材料本身对代谢的不良影响。针对这个科学问题,本研究制备了丙酸酯直链淀粉纳米螺旋载体并负载疏水药物,形成高效快速通过 BBB 的药物载体系统(HLPAH 螺旋载体系统)。与丙泊酚脂肪乳制剂比较,该系统可以快速实现脑靶向,可将丙泊酚 BBB 通过率提高 6~8 倍;单次给予 HLPAH 螺旋载体系统的丙泊酚可加快诱导、维持、苏醒时间分别到原来的 50%、61%、26%,而且减轻循环抑制作用;持续给药剂量减少到原来的 13%,达到了"高、低、短、快"四个特性,即高血脑屏障渗透性和特异性,低给药量,短的作用时间,快速起效和恢复。本文将纳米载药体系设计思想应用于麻醉学领域解决麻醉药物制剂的问题,属于少有的学科交叉领域,为麻醉药物设计提供了新的思路,建议拓展研究药品的种类。丙泊酚目前在临床上应用评价较好,可选择临床效果较差的药物研究,如 γ 羟丁酸钠等亲水药物,更能显示出药物载体的重要性。

(谢玉波)

文选 144

【题目】 miR-219-5p 靶向作用于 *CaMK II γ* 减弱大鼠吗啡耐受(miR-219-5p targets CaMK II γ to attenuate morphine tolerance in rats）

【来源】 Oncotarget，2017，8（17）：28203-28214

【文摘】 吗啡耐受是临床疼痛管理中的挑战。Wang 等发现长期吗啡治疗后 miR-219-5P 的表达显著降低，通过慢病毒注射过量表达 miR-219-5p 可防止吗啡耐受的发展。miR-219-5P 靶基因 *CaMKⅡγ* 在体内和体外均通过 miR-219-5P 的过度表达而下调。慢病毒介导的 miR-219-5p 降低 NMDA 受体亚基 1（NR1）的表达，从而减弱吗啡耐受。研究认为，miR-219-5P 通过抑制 CaMKⅡ/NMDA 受体通路，对减轻吗啡耐受性具有重要的作用。miR-219-5p 的过度表达可能是改善吗啡耐受性的潜在策略。

（金　华）

【评述】 吗啡耐受现象限制了阿片类药物在临床的应用，对其机制的研究受到业内学者的普遍关注。该文应用 miRNA-219-5p 干扰 CaMKⅡ/NMDA 受体通路，降低吗啡耐受的发生，提出 miRNA-219-5p 过表达可能为防治吗啡耐受提供策略。该文采用先进的 miRNA 技术从正向和反向验证了 miRNA-219-5p 在吗啡耐受发展中的关键作用，同时证明 CaMKⅡ/NMDA 受体通路不仅参与吗啡诱导的痛觉敏化，也参与吗啡耐受的形成。该文立题新颖，研究方法科学、可靠，围绕临床问题展开研究，为解决临床问题提供了新的方向。

（谢玉波）

文选 145

【题目】 实验性梗阻性黄疸伴外周伤害感受改变大鼠下胸段脊髓差异基因和 lncRNA 在不同时间段的表达变化（Altered expression of differential gene and lncRNA in the lower thoracic spinal cord on different time courses of experimental obstructive jaundice model accompanied with altered peripheral nociception in rats）

【来源】 Oncotarget，2017，8（62）：106098-106112

【文摘】 黄疸诱导的脊髓源性外周伤害性反应知之甚少。Wang 等首先证实胆管结扎（BDL）式梗阻性黄疸模型伴有外周伤害性反应的改变，然后对胆管结扎术后不同时间段大鼠的下胸段脊髓进行高通量 RNA 测序，分析其差异基因和 lncRNA 的表达。使用逆转录-定量聚合酶链式反应（RT-qPCR）分析差异表达的基因（*DEGs*），然后进行聚类分析、基因本体（GO 分析）分析和通路分析。发现胆管结扎 28 d 后差异性表达的 lncRNA 共有 2 033 个，其中 1 545 个上调，488 个下调；差异性表达的 mRNA 有 2 800 个，其中 1 548 个上调，1 252 个下调。高通量 RNA 测序数据为选择性的 RT-PCR 所证实。胆管结扎 28 d 后，lncRNA NONRATT002335 和 NONRATT018085 的表达明显上调，而 NONRATT025415、NONRATT025388 和 NONRATT025409 的表达明显下调。胆管结扎 14 d 后，lncRNA NONRATT002335 和 NONRATT018085 的表达也明显上调，lncRNA NONRATT025415、NONRATT025388 和 NONRATT025409 的表达也明显下调。该研究表明，黄疸伴随着外周伤害性反应降低，其机制涉及脊髓中基因和 lncRNA 表达谱的改变。

（李元涛）

【评述】 黄疸是临床常见症状之一，梗阻性黄疸患者约 70% 可出现瘙痒；疼痛与瘙痒关系密切，疼痛可以抑制瘙痒，而中枢性镇痛又可以导致瘙痒。该研究证实梗阻性黄疸具有抗伤害效应，并通过高通量测序筛查出差异表达基因，从生物信息学角度分析下胸段脊髓基因和 lncRNA 表达谱的改变，筛选出具时间相关性改变的关键 lncRNA。lncRNA 虽不编码蛋白质却功能强大，其在脊髓抗伤害效应中的作用机制仍需深入研究。此外，该研究表明，对于梗阻性黄疸患者，适当减少镇痛药物的用量是可取的，这也有助于肝功能的保护。

（谢玉波）

文选 146

【题目】 急性腹膜炎对罗库溴铵引起的腹腔压力降低及肌质网摄取功能的影响（Effect of acute peritonitis on rocuronium-induced intraperitoneal pressure reduction and the uptake function of the sarcoplasmic reticulum）

【来源】 Exp Ther Med，2017，13（6）：2707-2714

【文摘】 急性腹膜炎时，神经肌肉阻断药对骨骼肌的松弛不完全，但机制未明。Zhang 等研究急性腹膜炎对罗库溴铵引起的腹腔内压力降低、腹直肌松弛、肌质 Ca^{2+}-ATP 酶摄取功能的影响。急性腹膜炎由胃肠道穿孔引起，使用罗库溴铵前后的腹腔内压力变化都被记录下来。检测急性腹膜炎大鼠腹直肌的收缩特性、肌质网的摄取和释放功能及 SERCA 活性。与对照组比较，急性腹膜炎组腹直肌 50% 的松弛时间明显延长（$P<0.01$）。在急性腹膜炎组，整个肌匀浆中肌质网的钙离子摄取峰值速率明显减少，但由 $AgNO_3$ 诱发的钙离子释放速率没有降低。研究认为，胃肠道穿孔引起的急性腹膜炎减弱罗库溴铵降低腹腔内压力的作用，急性腹膜炎导致腹直肌舒张功能障碍。急性腹膜炎也导致肌质网 Ca^{2+}-ATP 酶摄取速率减小。

（朱昭琼）

【评述】 罗库溴铵是目前广泛应用于全身麻醉手术过程中的肌肉松弛药，然而临床上发现其对急腹症患者的腹部肌松效果不佳，但具体原因还未完全阐明。该研究首先建立急性腹膜炎大鼠动物模型，并创新性地发现大鼠腹直肌肌质网钙离子摄取降低是罗库溴铵对腹肌松弛作用减弱的可能机制。虽然该研究对肌质网钙离子摄取降低的可能影响因素及机制未进行深入探索，但仍为如何改善罗库溴铵对急性腹膜炎手术患者的肌松作用奠定了坚实的实验基础，具有现实的临床意义。

（谢玉波）